国家基本药物
处方集

（化学药品和生物制品）

·2018年版·

·国家基本药物临床应用指南和处方集编委会·

人民卫生出版社

图书在版编目(CIP)数据

国家基本药物处方集：化学药品和生物制品：2018年版/国家基本药物临床应用指南和处方集编委会组织编写．—北京：人民卫生出版社，2019

ISBN 978-7-117-28501-8

Ⅰ．①国…　Ⅱ．①国…　Ⅲ．①处方－汇编　Ⅳ．①R925

中国版本图书馆CIP数据核字（2019）第099027号

国家基本药物处方集

（化学药品和生物制品）2018年版

组织编写：国家基本药物临床应用指南和处方集编委会
出版发行：人民卫生出版社（中继线 010-59780011）
地　　址：北京市朝阳区潘家园南里19号
邮　　编：100021
E - mail：pmph @ pmph.com
购书热线：010-59787592　010-59787584　010-65264830
印　　刷：保定市中画美凯印刷有限公司
经　　销：新华书店
开　　本：710×1000　1/16　　**印张**：55
字　　数：1016千字
版　　次：2019年8月第1版　2019年8月第1版第1次印刷
标准书号：ISBN 978-7-117-28501-8
定　　价：126.00元
打击盗版举报电话：010-59787491　E-mail：WQ @ pmph.com
（凡属印装质量问题请与本社市场营销中心联系退换）

2018年版国家基本药物临床应用指南和处方集编委会成员名单

主任委员 曾益新

副主任委员 余艳红

委　　员（以姓氏笔画为序）

于忠和　于竞进　王　真　王承德　王雪涛　田金洲　冯婉玉
安效先　孙建宁　孙树椿　杜守颖　李曰庆　李乾构　肖永红
肖承悰　张伯礼　张国强　张宗久　张德芹　张耀华　陆建伟
金有豫　郑　宏　房书亭　郝　阳　胡　欣　姚乃礼　聂春雷
晁恩祥　钱　英　钱忠直　高学敏　唐旭东　蒋　健　翟所迪

2018年版国家基本药物临床应用指南和处方集编委会办公室成员名单

主　　任 于竞进　蒋　健

副 主 任 王雪涛　陆建伟

成　　员 李　波　戚　畅　邴媛媛　孟丽华　王桂华

2018年版《国家基本药物处方集（化学药品和生物制品）》编写组成员名单

组　　长 胡　欣

成　　员（以姓氏笔画为序）

王晓玲　冯婉玉　李国辉　陆　进　赵环宇　徐小薇　郭代红
梅　丹　崔一民　葛卫红　翟所迪　缪丽燕

前言

党的十九大以来，以习近平新时代中国特色社会主义思想为指导，坚持以人民健康为中心，我国卫生健康事业开启新的征程。国家基本药物制度是医疗卫生领域基本公共服务的重要内容，党中央、国务院高度重视基本药物制度建设，这对于推进药品回归临床价值，强化基本药物“突出基本、防治必需、保障供应、优先使用、保证质量、降低负担”的功能定位，健全药品供应保障体系、保障群众基本用药、减轻患者用药负担发挥重要作用。

2018 年，国务院印发了《关于完善国家基本药物制度的意见》，出台了 2018 年版《国家基本药物目录》，包括化学药品和生物制品以及中成药（含民族药）685 种，增加了 187 种药品，包括新增肿瘤用药 12 种、临床急需儿童用药 22 种等。同以往相比，新版目录在优化目录结构、规范剂型规格、强化临床必需、突出基本用药需求的同时，更加注重儿童等特殊人群用药。为进一步加强基本药物配备使用，2019 年 1 月国家卫生健康委员会和国家中医药管理局出台《关于进一步加强公立医疗机构基本药物配备使用管理的通知》，加大力度，推动各级各类公立医疗机构全面配备、优先使用基本药物。为做好目录实施和药品使用管理工作，国家卫生健康委员会适时启动新一轮临床应用指南和处方集的修订工作。

按照科学、简明、易懂、实用的原则，2018 年版《国家基本药物临床应用指南（化学药品和生物制品）》和《国家基本药物处方集（化学药品和生物制品）》在内容编写中注重与临床常见病、慢性病以及负担重、危害大疾病和公共卫生等方面基本用药需求的衔接，覆盖了 19 大类疾病。在创新出版形式和内容展示方面，增加二维码方式链接视频，扩大媒体资源，丰富表现形式，补充拓展的知识内容力求深入浅出、简明扼要，提升阅读体验。

2018 年版《国家基本药物临床应用指南（化学药品和生物制品）》和《国家基本药物处方集（化学药品和生物制品）》既是合理用药指导性文件，也是建立实施国家基本药物制度的重要技术指南，主要用于指导各级公立医疗机构医务人员科学规范使用基本药物，形成科学规范的用药理念，引导广大患者建立科学规范的用药习惯和素养。临床应用指南和处方集也可供其他医疗机构医务人员参考使用。由于各地用药水平和习惯存在差异，在临床使用过程中，医务人员应当依法依规，结合实际，最大限度发挥临床应用指南和处方集的指导作用，促进安全用药、合理用药。

本书的编写和出版得到中国药师协会及相关专业委员会和人民卫生出版社的大力支持，来自全国各地高等院校、医疗机构的医药专家积极参加编写审校，本书凝聚了专家们的智慧和汗水，在此，谨致以诚挚敬意和由衷感谢！

编委会办公室

2019年7月

说　明

一、本书按照科学、简明、易懂、实用的原则，主要用于指导和规范医疗机构医务人员合理使用国家基本药物，也可供广大药学技术人员学习参考，公众也可以从中得到有益的启示。医疗机构配备使用国家基本药物还应遵循《处方管理办法》《抗菌药物临床应用管理办法》等相关规定。

二、全书正文分总论、各论两部分。

三、总论部分包括合理用药概述，药品不良反应和药品不良反应监测，药物的体内过程，影响药物作用的因素，特殊人群的用药，肝、肾功能不全的患者用药等内容。

四、各论部分各章节结合相关疾病的选药、用药，首先根据各类药物在作用机制或临床应用方面的共性进行叙述，再按药物品种分项进行系统论述，包括【通用名称（中文、英文）】【药理作用】【适应证】【用法和用量】【禁忌证】【不良反应】【注意事项】【药物相互作用】【剂型和规格】【贮存】等项目。对涉及儿童用药的剂型，在【用法和用量】部分专项列出用法用量。相关资料主要来自国家药品监督管理部门批准的说明书。

五、化学药品和生物制品名称采用中文通用名称和世界卫生组织编定的国际非专有药名（International Nonproprietary Names，INN）；INN 没有的，采用药品说明书的英文名称。表达化学成分的部分，剂型单列；未标明酸根或盐基的药品，其主要化学成分相同而酸根或盐基不同的均为目录药品；酯类衍生物药品，单独标明。

六、各论部分药物标注“△”号表示药品应在具备相应处方资质的医师或在专科医师指导下使用，并加强使用监测和评价。

七、附录部分包括处方常用缩略语，肝、肾功能受损儿童用药，抗 HIV 病毒药物及一线治疗方案，儿科临床常用药物监测的药动学参数，抗菌药物在特殊人群中的应用，药物代谢动力学符号注释，部分医学、分子生物学及相关名词英文缩写。

八、索引部分包括药品中文、英文名称索引。

九、本书各章均附有二维码，链接各章微课视频，可供读者快速了解各章的主要内容。更多精彩课程请登录“人卫电子书”平台。

2018年版
《国家基本药物目录》

目　录

总　论

各　论

总 论

一、合理用药概述

合理用药（rational use of drug）是药物治疗中的重要问题。合理用药是以当代的、系统的、综合的医药学和管理学等知识来指导用药，使药物治疗达到安全、有效、经济、适当的基本要求。世界卫生组织对合理用药的定义是“患者能得到适合于他们的临床需要和符合他们个体需要的药品以及正确的用药方法（给药途径、剂量、给药间隔和疗程）；这些药物必须质量可靠、可获得，而且可负担得起（对患者和社会的费用最低）”。合理用药并不能保证用药绝对无风险，但要承担最小的治疗风险，并尽可能取得最好的治疗效果，支付合理的费用，保证患者的用药安全。

（一）药物作用

药物作用可使机体器官组织原有生理生化功能水平增强（兴奋作用）或降低（抑制作用）。药物借其作用调节机体失衡的功能并使之恢复正常，从而治疗疾病。药效学是研究和阐明有关药物对机体的作用及其效应的科学。

药物经吸收入血后分布于全身，但并非对所有的器官组织都产生同样的作用。某些药物或药物在某种剂量时，只选择性地影响某一个或几个器官组织的功能，这是药物对这些器官组织具有较强的亲和力，或是机体的不同器官组织对药物敏感性有差异所致，这就是药物作用的选择性。如钙通道阻滞药对血管平滑肌的作用、利尿药对肾小管的作用、青霉素对革兰氏阳性菌的杀菌作用等。有些药物选择性低，作用广泛，如阿托品具有解除平滑肌痉挛、散瞳、抑制腺体分泌、加快心率等多方面作用。药物作用的选择性决定该药的适应证，也是临床选择药物的重要依据。对不同的疾病应选择不同药物或不同剂量，例如阿托品在解救有机磷农药中毒时需用较大剂量，而在缓解胃肠痉挛时则只需小剂量。

（二）药物的剂量、效价强度及治疗指数

1. 药物的剂量 药物的不同用量会起到不同的疗效，所谓用量就是“剂量”。能出现最佳治疗作用的剂量叫做治疗量，即“常用量”，也就是通常治病

时所需的量，也是符合大多数患者的用量。“最大治疗量”或“极量”是指超过这一剂量就可能出现中毒反应的剂量。可引起中毒的剂量即“中毒量”。可引起死亡的剂量即“致死量”。药物剂量通常指一个范围，可因年龄、对药物的敏感性、个体差异等不同，剂量也有差异。医生开具处方时对于药品的剂量必须准确无误。

2. 药物的效价强度　指药物作用达到一定强度时所需的药物剂量。同类药物中某种药物达到同一效应强度所需的药量越小，其在同类药物中的效价强度越大。

3. 治疗指数　药物的作用在一定剂量范围内随剂量的增加而增强，甚至产生毒性反应。经动物实验，可测得某一药物的半数有效量（ED_{50}，指对半数的实验动物有效的剂量）和半数致死量（LD_{50}，指可使半数的实验动物死亡的剂量）。一般常用药物的 LD_{50} 与 ED_{50} 的比值来衡量药物的安全性，如常用的治疗指数（therapeutic index，TI）$=LD_{50}/ED_{50}$，其数值越大则越安全。虽然这是由动物实验测得的数值，但仍有一定的参考意义。

（三）合理用药

合理用药是一个有特定含义的医药学词汇。合理用药的基本要素是安全、有效、经济、适当。合理用药有助于得到最好的临床获益，将用药风险控制在最低限度，节约有限的医药资源，体现“以人为本”的现代药物治疗学理念。

合理用药的基本原则是：

（1）正确的疾病诊断和正确的药物选用，做到有的放矢，防止误诊误治。

（2）注意病史和用药史，明确用药指征，防止由于病史和用药史不明而导致药源性疾病发生。

（3）用药个体化。由于个体差异而导致药物剂量等值而作用不等效或不良反应有差异，有些必须根据监测患者的血药浓度变化、药物基因组学及药物作用来不断调整给药方案，达到用药个体化。

（4）严格掌握适应证，防止药物滥用而造成不良后果。

（5）注意药物相互作用（包括体内的及体外的）。

（6）注意药物的不良反应。

（7）根据药物和其制剂的药动学及药效学特点，合理选择（高效、低毒）和应用。包括合理的给药途径、恰当的剂量、准确的给药时间和间隔、适宜的疗程等。

二、药品不良反应和药品不良反应监测

药物作用具有两重性。使用药物后，机体可产生治疗作用和不良反应。药物的作用价值在于其有益作用，即预防、诊断和治疗作用，而几乎所有的药

物作用于机体时，都呈多种效应，加之个体差异的影响，药物在产生有益作用的同时，常伴随不良反应的发生。

世界卫生组织（WHO）对药品不良反应（adverse drug reaction，ADR）的定义为：在预防、诊断、治疗疾病和调节生理功能过程中，给予正常剂量的药物时出现的任何有害的和与作用目的无关的反应。我国对药品不良反应的定义为：合格药品在正常用法用量情况下出现的与治疗目的无关的有害反应。该定义排除了有意的或用药不当所致的不良反应。ADR 包括过度作用、首剂效应、副作用、毒性反应、撤药反应、继发反应、后遗效应、耐药性、药物依赖性、变态反应、特异质反应，以及致癌、致畸、致突变反应等方面。

为保证用药安全，国家实行 ADR 监测和报告制度。ADR 监测和报告是指 ADR 的发现、报告、评价和控制过程。药品生产企业、经营企业、医疗机构应按规定报告所发现的不良反应。开展 ADR 监测和报告工作，有助于及时了解异常的（如药品说明书中未述及者或发生频率较高时）或严重的不良反应，以保证患者用药的安全性。ADR 报告的内容和统计资料是加强药品监督管理、指导合理用药的依据，不能作为医疗事故、医疗诉讼和处理药品质量事故的依据。

三、药物的体内过程

药物可从应用部位被吸收进入血液，然后随血流分布至全身或某些器官，经过肝脏和 / 或其他器官或组织被代谢（生物转化），或经肾脏或其他排泄器官排泄而离开机体，这就是药物的体内过程，即药物的吸收、分布、代谢和排泄。药物代谢动力学（简称药动学）就是研究药物体内过程的学科，研究血药浓度随时间移动而发生变化的规律，并以数学公式求出药物的各种参数（如最常用的参数“半衰期”），用以指导临床合理应用药物。

1. 吸收　指药物从用药部位进入血液循环的过程。药物的吸收速率可受许多因素影响，包括药物的理化性质（如脂溶性、解离度）、给药途径、剂型和制剂因素、合并用药及吸收部位的血流状况等。其药动学参数是生物利用度，表示药物吸收入血的程度。

药物可经过口服给药、舌下给药、注射给药、吸入给药、直肠给药、皮肤给药等不同途径吸收。药物吸收部位及其吸收特点（多少和快慢）由其本身性质决定，不同给药途径的吸收快慢不同。口服给药时，饮食或消化系统功能可能影响药物的吸收。舌下给药时，药物溶解后通过口腔黏膜吸收，可避免胃液、肠酶及肝药酶对药物的破坏。皮肤给药的药物吸收较少，经皮肤给药一般可发挥局部治疗作用；但有的药物也可制成透皮吸收制剂发挥全身作用。有些药物通过直肠黏膜吸收，可制成栓剂经直肠给药。某些气体药物或将固体药物制成特殊的制剂可经吸入给药，由于肺泡面积大、血管丰富，吸收速度快。

2. 分布

(1) 药物分布：药物进入血液后即通过各种生理屏障向不同部位转运。血流丰富的组织如心脏、肝脏和肾脏常分布较多。有些药物可分布于全身，有些则选择性地分布于某些甚至某个组织，其药动学参数为表观分布容积。药物分布速度、分布量和选择性与各组织的血流量、膜的通透性和组织特性有关。例如血脑屏障(脑组织的毛细血管内皮细胞紧密相连，不具有多数组织毛细血管内皮组织之间的小孔和吞饮小泡，其外表面几乎全为星形胶质细胞包围形成的屏障)可使药物进入脑脊液受到限制。又如胎盘屏障是保护胎儿的生理屏障，但是有些脂溶性药物易于进入胎儿血液循环，可能影响胎儿发育，妊娠期妇女用药时应注意。

(2) 药物与血浆蛋白的结合：药物可与血浆蛋白结合，影响药物在体内的分布和药物作用，但这种结合常是可逆的。药物与血浆蛋白的结合率各不相同，两个结合率均高的药物合并应用时，可产生置换作用，使某一非结合药物的血药浓度增加，可能出现该药的毒性反应。

3. 代谢(生物转化)　药物在体内经过机体的代谢，大多数药物经代谢而失效，也有药物经过代谢后产生具有药理活性的代谢产物。某些药物在胃肠道吸收时，随血流首次进入肝脏时，可被代谢而失效，这种现象称为首关效应。

肝脏是药物代谢的主要器官。药物在肝中主要被肝药酶(主要指细胞色素P450)代谢。有些药物可增强或抑制肝药酶活性。能增强肝药酶活性的药物称为肝药酶诱导剂，如苯巴比妥、苯妥英钠、利福平等。能抑制肝药酶活性的药物称肝药酶抑制剂，如咪唑类抗真菌药、大环内酯类抗生素、异烟肼、西咪替丁等。作为肝药酶底物的药物与肝药酶诱导剂或抑制剂合用时，其作用可被减弱(由于增加了代谢)或被增强(由于减少了代谢)，应注意联合用药时的药物相互作用。

4. 排泄　体内的药物或其代谢产物最终可通过排泄器官或分泌器官排出体外。排泄或分泌途径主要通过肾脏排泄和胆汁分泌。药物可通过肾小球滤过和肾小管分泌排泄。随着药物的排泄，药物作用相应减弱或消失。各种药物的排泄途径和速度各不相同，而且排泄速度与排泄器官的功能状态有密切关系，因此应用主要经肾排泄的药物时应特别注意患者的肾功能。

很多药物经肝以原型或与葡萄糖醛酸及谷胱甘肽结合后主动转运到胆汁，自胆汁排入十二指肠后再被肠黏膜吸收，重入体循环，称为肝肠循环。药物肝肠循环可使药物在机体停留的时间延长，因而其作用持续时间也相对较长。

四、影响药物作用的因素

1. 机体方面的因素

（1）生理状态：包括年龄、性别、营养状态、精神状态、遗传因素。

（2）病理状态：疾病可影响机体对药物的敏感性，也可改变药物的体内过程，从而影响药物的效应，其中包括肝、肾功能，胃、肠功能，免疫功能，神经与精神状态等。

（3）耐受性：患者在连续用药后出现药效逐渐降低，需加大剂量才能达到原有药效的现象，称为耐受性。若短期内连续用药即产生上述现象，称为快速耐受，一般停药后可恢复敏感性。

（4）个体差异：个体之间对同一药物的反应可以有先天性的差异，称为药物作用的个体差异。如对同一药物，有的个体就特别敏感，只需很小剂量就可以达到应有的效应，常规剂量就能产生强烈效应或中毒反应，称为高敏性；而有的个体对药物敏感性低，需要用较大的剂量才能达到同等药效，称为耐受性。

2. 药物方面的因素

（1）药物剂型和给药途径：不同剂型的药物其吸收程度或吸收速度不同，从而影响药物作用的快慢和强弱。大多数情况下，不同给药途径能影响药效的强弱和起效快慢，某些情况还会产生作用性质的不同，如硫酸镁口服产生导泻和利胆作用，而注射给药却产生抗惊厥和降压作用。

不同给药途径可以影响药物吸收的程度和速度，药物经非静脉注射给药时，吸收速度快慢比较如下：吸入给药 > 肌内注射 > 皮下注射 > 直肠黏膜给药 > 口服给药 > 皮肤给药。

（2）药物相互作用和联合用药：药物相互作用是指两种或多种药物同时或先后经相同或不同途径给药时，药物之间在体内相互作用，致使药物的作用和效应发生改变，包括治疗作用与不良反应增强或减弱，甚至出现不应有的效应。

多种药物合用可因它们的药效学或药动学而产生药物相互作用，即药物在作用以及在吸收、分布、代谢和排泄等方面相互干扰，如药物在受体部位的竞争、药物与血浆蛋白结合的竞争性置换以及药物在肾小管排泄过程中竞争分泌通道等，从而改变药物的效应和毒性。

随着用药品种的增加和疾病的复杂程度，联合用药的机会增多。临床上常需两种或两种以上药物联合应用以增强疗效或减少不良反应。了解药物相互作用已成为合理用药的重要因素。其中合理的联合用药，如异烟肼和乙胺丁醇合用不但能增强抗结核作用，而且乙胺丁醇还可以延缓异烟肼耐药性的产生，因而增加药物疗效；不合理的联合用药，如四环素和钙剂等同时服用，可使四环素的吸收降低而影响其疗效。

3. 药物治疗的依从性 药物治疗的依从性是指患者对医生开具的药物应用的服从程度，是药物发挥疗效的重要保证。患者对药物治疗的依从性差，药物的治疗效果就无从谈起，严重者可导致疾病恶化甚至死亡，同时也增加了医疗监护的费用。患者对需长期服用的口服药物，或需长期反复应用的注射药物（如胰岛素），或者能引起明显不良反应、带来身心痛苦的药物（如激素）等的依从率不高。患者用药的依从性问题已成为临床治疗的常见问题，有资料表明，患者对药物治疗的不依从性发生率为 36%，其中住院患者占 9.5%，门诊流动患者占 26.5%，并有日益增高的趋势，应引起注意。影响药物治疗的依从性的因素有：

(1) 患者因素：患者的性别、年龄、职业、文化程度、心理素质、社会地位、经济状况及所患疾病种类均可影响其药物治疗的依从性。患者对疾病了解不深入、对治疗可能带来的益处缺乏信心、担忧服药带来的影响（ADR、成瘾）等，老人因健忘而漏服，小儿因任性而拒服，均是影响依从性的原因。

(2) 药物因素：药物的口味、复杂的治疗方案和使用方法、用药种类多和频率高以及药物的疗效和 ADR 等也影响治疗依从性。例如药品说明书上所列的种种不良反应往往让患者望而却步。

(3) 医护因素：医护人员对患者在用药前未与患者进行有效沟通、发药时交代不清或交代错误、对患者的用药情况观察不够仔细和及时，以及不良的服务态度等，均可导致药物治疗的不依从性。

提高患者药物治疗的依从性可通过加强依从性教育，改进用药计划，改善医患之间的沟通以及调动患者对于依从的自觉性等措施来实现。

4. 个体差异和基因多态性 个体差异是指人群中不同个体对同一剂量的同一药物所产生的不同反应。即使年龄和性别等条件相同，但体质、生理状态等不尽相同，仍可出现个体之间的差异。个体差异属于正常的生物学差异范畴。药品说明书和《中国药典临床用药须知》等药物治疗参考书中推荐的药物剂量，一般是药物治疗的平均剂量。由于个体差异的存在，对同一种药物，有的人敏感性很低，使用常规剂量往往达不到治疗效果；而有的人又特别敏感，只需要很小剂量就有明显效果，如果使用常规剂量则可出现强烈的药效反应，甚至发生中毒。因此，应了解患者的个体差异，根据不同患者的实际情况而选择和调整合适的剂量和疗程。给药方案个体化是提高临床疗效的重要保证。在用药过程中，对作用强烈、反应较大和安全范围小的药物应加强用药监测。必要时进行体液药物浓度测定，实现给药方案个体化。

目前，药物基因组学的研究为个体化和合理化用药提供了研究方向。药物基因组学是以药物疗效和安全性为目标，研究药物在体内过程差异的基因特性及基因变异所导致的不同患者对药品疗效和毒性的不同反应的一门新兴学科。大量研究证实，药物相关的基因多态性以及患者的基因变异，是导致个体差异的重要原因。研究个体化给药，应从基因差异入手，分析患者对某些药物的疗效反应与基因亚型之间的相关性，通过基因和转运体检测，实现“量体裁衣”，为特定人群设计理想的个体化治疗方案，从而达到提高疗效、减少或避免不良反应、降低医疗费用的目的，实现真正意义上的药物个体化治疗。

五、特殊人群的用药

（一）儿童用药

儿童作为一个特殊的群体，生长发育是其突出特点。在整个生长发育过程中，各脏器和身体功能不断成熟和完善。不同年龄段儿童的身高、体重、体表面积、组织器官、内脏功能等差别很大，对药物的吸收、分布、代谢、排泄，以及所患疾病与成人不尽相同。因此，不能把儿童看作“成人的缩影”，在治疗疾病用药时不能仅仅将成人剂量进行简单的缩减。应根据疾病特点、生理特点、个体特点选择适宜的药物和剂量，保证治疗药物的安全和有效。

1. 儿童生长发育分期　根据生长发育快慢的不同，临床将儿科年龄划分为六个时期。

（1）新生儿期：指自出生起到生后 28 天。胎儿从母体娩出后，为了适应外界生存环境，新生儿生理功能需要进行有利于生存的一系列重大调整，约需 1 个月功能才渐趋完善。新生儿的生理与代谢变化迅速，其体内药动学过程亦随之迅速变化；对药物的吸收、分布、代谢、排泄等过程有其特殊性。

（2）婴儿期：从出生 28 天后到满 1 周岁以前为婴儿期，这段时期生长迅速，如体重比出生时增加 3 倍，身长增加 50%，对营养素和能量的需求量相对较高，但是消化吸收功能又不完善，因此，消化紊乱和营养紊乱性疾病多见。同时，基础免疫程序在这个阶段完成。

（3）幼儿期：1 周岁以后到满 3 周岁之前称为幼儿期。此期儿童的体格生长速度相对减慢，语言、行动和表达能力增强，接触外界环境机会增多，因此感染的机会较婴儿期多。

（4）学龄前期：3 周岁后到 6～7 岁入小学前为学龄前期。幼儿园的学前教育，增加了儿童间的交流，也增加了互相交叉感染的机会。此阶段儿童行动能力进一步增强，但对各种危险的识别能力不足，故应注意防止各种传染病和意外创伤及中毒。

（5）学龄期：从6～7岁入小学起到12～13岁进入青春期为止称为学龄期或小学学龄期。此期各器官外形和功能逐渐发育（除生殖器官外）接近成人；智能发育更加成熟，是学习的重要时期。

（6）青春期：从第二性征出现到生殖功能基本发育成熟、身高停止增长的时期称为青春期。

2. 儿童解剖生理和病理特点 生长发育是儿童不同于成人的重要特点，是影响药动学和药效学的最重要因素之一，为患儿制订药物治疗方案时要充分考虑到该特点。

（1）解剖生理特点：从出生到长大成人，儿童在外形上不断发生变化，组织器官和脏器功能也在不断变化，对药物的反应不尽相同。如婴幼儿皮肤娇嫩、皮肤角化层薄、黏膜血管丰富，经皮吸收药物较成人快而多，用药不当可因药物吸收过量导致中毒。如外用新霉素治疗烫伤可发生严重的听力减退；硼酸治疗湿疹可引起呕吐和肾功能损害等不良反应等。又如婴幼儿血脑屏障不完善，中枢神经系统对地西泮、麻醉剂、吗啡类药如可待因和哌替啶等特别敏感，易致呼吸中枢抑制。小儿新陈代谢旺盛，体液所占的比例较大，会对给药后药物分布容积及药物效应强度产生影响，特别是对影响水盐代谢或酸碱代谢的药物敏感，如应用利尿药后极易产生低钠或低钾血症。再如新生儿肝、肾功能极度不成熟，尤其早产儿血浆蛋白亲和力低、红细胞缺乏葡萄糖-6-磷酸脱氢酶（G-6-PD）和谷胱甘肽还原酶，应用对乙酰氨基酚、磺胺类药物、过量维生素K_3等可引起高胆红素血症和核黄疸。

（2）病理特点：小儿的皮肤娇嫩，屏障功能差，免疫功能不如成人健全，易发生感染，且感染易扩散，甚至出现各种并发症，如新生儿局部皮肤的轻微感染，如脐炎不及时处理即可能导致脓毒血症的发生。儿童期易患疾病的种类、临床表现与成人也有很大的不同，如先天性、遗传性疾病和感染性疾病较成人多见，但心脑血管病及2型糖尿病等代谢性疾病较成人少。另外对同一致病因素的反应，不同年龄段儿童的反应也有差异，胎龄小于35周、体重低于2 500g的新生儿易发生呼吸窘迫综合征；肺炎链球菌所致的肺部感染在婴儿常为支气管肺炎，而年长儿则发生大叶性肺炎等。

（3）心理特点：一方面由于年幼儿童不具备语言表达能力或表达能力差，治疗时应密切观察药物反应，及时调整治疗方案和处理可能发生的药物相关不良事件。另一方面儿童对于色彩鲜艳、形状可爱、味感好的药物更易接受，可据此特点制备适宜的制剂提高儿童用药的依从性。

3. 儿童药动学特点 儿童由于解剖、生理、生化的特点，尤其是肝、肾功能与成人差异很大，药动学（pharmacokinetics，PK）有其自身独特的规律。

(1) 吸收

1) 口服给药：一方面，新生儿、婴幼儿胃酸缺乏或过低，酸不稳定的药物如青霉素类口服时吸收增强；弱酸性药物如苯巴比妥、苯妥英钠、利福平等吸收减少。另一方面，新生儿胃蠕动差，胃排空时间延长达6～8小时(6～8个月才接近成人水平)，口服药物吸收的量难以预料，因此大多数新生儿患者宜采用胃肠道外给药。

2) 透皮给药：新生儿、婴幼儿的皮肤娇嫩，黏膜面积相对较大，且皮肤角化层薄，药物相对成人易透皮吸收，甚至可能出现中毒。另外，药物对局部皮肤的刺激导致炎症机会增多。

3) 肌内注射、皮下注射：由于小儿(学龄前儿童)臀部肌肉不发达、皮下脂肪少，以及局部血流量少，药物吸收不佳，过多注射会导致药物局部贮积、刺激，易造成局部继发感染。

4) 直肠给药：药物从直肠下部吸收后，不经过肝肠直接进入体循环，保证了通过肝脏代谢的药物的有效性；脂溶性的药物在直肠易吸收，适用剂型为栓剂和部分灌肠剂。对于呕吐的婴儿和不愿口服用药的幼儿适用直肠给药。

(2) 分布：与成人比较，影响儿童药物分布的主要因素有体液量、组分、血浆蛋白。儿童体液占体重比例较成人大，水盐转换率快，易造成水、电解质调节失衡，直接影响药物的吸收和代谢。而体脂肪与体重的比例低于成人，水溶性药物的分布容积增大。儿童期血浆蛋白(特别是白蛋白)浓度较低，与药物结合能力弱，使得血浆中游离药物浓度增高。因此蛋白结合率高的药物如苯妥英钠、磺胺类、水杨酸盐和地西泮应慎用于高胆红素血症患儿。此外婴幼儿，尤其是新生儿血脑屏障不完善，一些药物对血脑屏障的通透性增加。

(3) 代谢：儿童(尤其是婴儿)肝药酶发育尚未成熟，酶的活性较低，对多数药物的代谢能力较成人差。尤其是新生儿，某些药物代谢酶少、活性低甚至缺如，对一些主要经肝脏代谢的药物，应谨慎使用。足月新生儿体内的细胞色素P450酶活性和NADPH-细胞色素C还原酶的活性大约是成人的50%；体内的葡萄糖醛酸酶活性仅为成人的1%。新生儿体内的高铁血红蛋白还原酶活性亦较低，某些有氧化作用的药物可能引起高铁血红蛋白血症，如磺胺类、氯丙嗪等。

(4) 排泄：新生儿肾小球滤过率仅为成人的1/4～1/3，肾小管功能仅为成人的1/5～1/3，因此，对药物的清除率远较成人低。一些以肾脏排泄为主要消除渠道的药物，其药物半衰期($t_{1/2}$)延长，血药浓度升高，有效作用时间延长，甚至可能引起蓄积中毒，如地高辛、毒毛花苷K、磺胺类、氨基糖苷类、林可霉素类等。婴幼儿期肾小球滤过率和肾血流量迅速增加，6～12 个月时可超过成人水平；肾小管排泌功能在 7 个月～1 岁时可接近成人水平。婴幼儿排泄速率快，对某些药物的消除速率快于成人，其 $t_{1/2}$ 短于新生儿和年长儿，也短于成人。

4. 儿童用药剂量 从新生儿期到青春期，不同年龄段儿童对同一药物的用药剂量差别很大，即使是同一年龄的儿童，其发育水平也可能相差较大，因此儿童用药剂量较成年人更需准确。应按药品说明书推荐的儿童剂量确定；如果药品说明书中未提供儿童剂量，可参考国内外相关诊疗指南或权威书籍。

儿童用药剂量具体计算方法如下：

（1）按儿童体重计算：此方法方便、实用，是常用的儿童用药剂量计算方法之一。需要注意的是，按照本方法计算的剂量，对于婴幼儿可能偏小；而对于年长儿，尤其是体重过高的儿童，计算出的剂量可能偏大。此外，还需注意对于年长儿或肥胖儿童，所用剂量不能超过成人常用量。

儿童每次（日）剂量 = 儿童体重 × 每次（日）剂量 /kg

儿童体重应实际称量；若不能称量体重时，可根据年龄估算。

出生时平均体重 3kg：

1～6 个月儿童体重（kg）=3（出生时体重）+ 月龄 × 0.6

7～12 个月儿童体重（kg）=3（出生时体重）+ 月龄 × 0.5

1 岁以上儿童体重（kg）= 年龄 × 2+8

（2）按体表面积计算：该方法计算剂量最为合理，适用于各个年龄段，包括新生儿及成年人；但比较烦琐，使用不便，临床常用于安全范围窄、毒性较大的药物，如抗肿瘤药、激素等。

1）儿童剂量 = 儿童体表面积（m^2）× 每次（日）剂量 /m^2

2）儿童剂量 = 成人剂量 × 儿童体表面积（m^2）/1.73m^2

儿童体表面积（BSA）的计算方法如下：

BSA（m^2）=0.035（m^2/kg）× 体重（kg）+0.1（m^2）

该公式适用于体重在 30kg 以下者，对体重大于 30kg 的儿童，则每增加体重 5kg，BSA 增加 0.1m^2，如 35kg 的儿童为 1.2m^2，40kg 为 1.3m^2，45kg 为 1.4m^2，50kg 为 1.5m^2。体重超过 50kg 时，则每增加体重 10kg，BSA 增加 0.1m^2。

5. 儿童用药注意事项

（1）根据儿童疾病特点，合理选药：由于儿童特殊的病理生理特点和对药物反应的特殊性，儿童用药除需要全面了解所用药物及患者的情况外，还必须熟悉儿科用药的药物选择、给药方法、剂量计算、药品不良反应及儿童禁用、慎用的药物等方面的特点，以取得最好的治疗效果，尽可能避免或减少不良反应和药源性疾病。

由于儿童易患感染性疾病，且多为急性感染，病情变化快，因此，抗感染药物较常应用。就儿科临床常用的抗菌药物而言，与成人相同，只有诊断为细菌性感染者，方有指征应用抗菌药物，并应尽早查明感染病原，根据病原种类及细菌药物敏感试验结果选用抗菌药物；确诊为病毒性感染（如麻疹、风疹、流感等），不能经验性使用抗菌药物治疗。需要注意的是：氨基糖苷类抗菌药物可能有耳、肾毒性，儿童应尽量避免应用。只在有明确应用指征且又无其他毒性低的抗菌药物可供选用时，方可选用该类药物，并在治疗过程中严密观察不良反应，有条件者应监测血药浓度，根据其结果个体化给药。四环素类抗菌药可导致牙齿黄染及牙釉质发育不良，不用于 8 岁以下儿童。喹诺酮类抗菌药对骨骼发育可能产生不良影响，该类药物一般避免用于儿童，尤其是低年龄段儿童。

（2）严格掌握用药剂量，并根据具体情况进行调整：药物剂量应随儿童年龄（日龄、月龄）及病情不同而不同，不可将儿童视为缩小的成人，按照成人剂量简单缩减，而应该根据儿童的生理特点和药物在儿童体内的药动学特点，确定用药剂量和用药间隔。由于很多药物的代谢受到患者肝、肾功能的影响，加之儿童期个体肝、肾功能不完善，因此用药时要关注患儿的肝、肾功能，必要时调整用药剂量。肝、肾功能受损时用药注意见附录二。此外，对于一些个体差异大、治疗窗比较窄的药物需要进行血药浓度监测，儿科临床常用药物监测的动力学参数见附录四。

（3）根据儿童不同时期特点，选择合适的剂型和给药途径：儿童易接受的剂型是口服溶液剂、糖浆剂、颗粒剂、混悬剂、注射剂、贴剂以及栓剂等。给药途径不仅影响药物吸收，而且关系到药物分布和发挥作用的快慢、强弱及作用时间的长短。应根据儿童各生长发育阶段的生理特点和病情需要慎重选择适当的给药途径。

一般而言能口服者尽量口服，以减少注射给药给患儿带来的不良刺激。婴幼儿及不能吞咽药片的儿童，最好选用液体制剂、颗粒剂，或具有灵活性固体制剂，如片剂可以制成分散片或者该片剂可用于制备液体制剂（如混悬液和溶液）。同时要注意到药物色泽、形状和味道对儿童依从性的特殊影响。注射给药的药效发挥较口服快，对重症、急症或有呕吐者多用。尤其是新生儿静脉给药可直接进入血液循环，对危重新生儿是较可靠的给药途径。透皮给药安全、方便，但因制作工艺复杂，目前上市的药品不多，需要注意的是新生儿长期大量透皮给药可能发生中毒反应。

（4）密切观察药物治疗反应：由于年幼儿童不具备语言表达能力或表达

能力差，治疗时应密切观察药物治疗反应。

（二）老年人用药

由于老年人在生理、心理等方面均处于衰退状态，许多老年人同时患有多种疾病，通常为慢性病，需长期治疗，因此用药种类较多，容易出现药物相互作用和药物蓄积，药物引起的不良反应也明显增加。了解老年期各系统、器官和组织的生理、生化功能和病理、生理学所发生的特征性改变，以及老年人药动学和药效学的特点，对于正确使用药物，减少或避免 ADR 以及药源性疾病尤为重要。

1. 老年人的药动学特点

（1）吸收：老年人胃肠道肌肉纤维萎缩，张力降低，胃排空延缓，胃酸分泌减少，胃液的 pH 升高，一些酸性药物解离部分增多，吸收减少。胃排空时间延迟，小肠黏膜表面积减小，心排血量降低和胃肠动脉硬化而致胃肠道血流减少，有效吸收面积减小。胃肠功能的变化对被动扩散方式吸收的药物几乎没有影响，如阿司匹林、对乙酰氨基酚、复方磺胺甲嗯唑等。而对需要载体参与吸收的药物，如维生素 B_1、维生素 B_6、维生素 B_{12}、维生素 C、铁剂、钙剂等则吸收减少。

（2）分布：人的有效组织体积随年龄增长而减小，脂肪和体重的比例逐渐增大。老年人细胞内液减少，功能减退，脂肪组织增加，而总体液及非脂肪组织减少，使药物表观分布容积减小。加上心肌收缩无力，心血管灌注量减少，故影响药物的分布。老年人肝细胞合成白蛋白的能力降低，血浆白蛋白与药物结合能力也降低，非结合型药物浓度增高，药物效应增强。

（3）代谢：老年人由于肝脏重量减少，肝细胞和肝血流量下降，酶的合成减少，活性降低，药物代谢减慢，半衰期明显延长，代谢能力明显降低，容易受药物损害。机体自身调节和免疫功能低下，也影响药物的代谢。由于老年人肝功能降低，对于一些药物分解的首关效应减低，药物吸收增多。

（4）排泄：老年人由于肾脏血管硬化、血流减少，肾功能仅为年轻人的一半，而且老年人的某些慢性疾病也可减少肾脏的灌注，这些因素均可影响药物排泄，使药物在体内积蓄，容易产生不良反应或中毒。

2. 老年人的药效学特点　老年人机体各器官结构功能老化，适应力减退，体内调节功能下降，药动学性质改变，可使药物达到作用部位或受体的血药浓度改变，引起细胞与受体数量和反应性改变，可能是药效学改变的因素。

（1）神经系统功能改变：老年人脑血流量减少、酶活性减弱或靶组织中受体数目和结合力改变、神经递质代谢和功能变化，均可影响药效，如巴比妥类和地西泮易引起老年人精神错乱和共济失调。

（2）心血管系统功能改变：老年人心血管系统功能减退，压力感受器的反射调节功能降低，心脏和自主神经系统反应障碍，利尿药、亚硝酸类、抗高血压药等在正常血液浓度即可引起直立性低血压。老年人心脏对儿茶酚胺的最大效应降低，β受体拮抗剂对其作用增强。

（3）药物的耐受性降低：老年人的中枢神经系统有些受体处于高敏状态，小剂量即可起治疗作用，常规治疗剂量可引起较强的药理反应，出现耐受性降低现象。如老年人对抗惊厥药、苯二氮䓬类、三环类抗抑郁药等较敏感。这类药物可能严重干扰老年人的中枢神经系统功能，从而引起精神错乱、烦躁、抑郁、激动、幻觉、失眠等临床症状。

（4）药物的依从性降低：老年人记忆力减退，对药物了解不足，常常忽视按规定服药的重要性，对药物的依从性较差。

（三）妊娠期和哺乳期妇女用药

药物治疗有其两面性，妊娠期和哺乳期妇女用药必须考虑药物对胎儿和乳儿的影响。用药前应权衡治疗的获益和不良反应，兼顾母体、胎儿乃至乳儿的同时，对母体所患疾病给予有效的治疗，减少或避免药物对胎儿和乳儿的影响，减少或避免药物可能导致的出生缺陷和其他不良反应。

1. 妊娠期用药　有资料表明，妊娠期由于治疗疾病的需要或误用药物，平均用药可有3～4种。一般情况下，母体的肝脏和肾脏具有解毒功能，能将药物分解和排出体外，通过胎盘屏障进入子宫的药物只是一小部分。同时，胎盘对母血中的药物有一定的屏障作用和解毒作用。但当进入胎儿体内的药物浓度大、持续时间长，则会对胎儿产生伤害。妊娠期用药应注意，了解妊娠期药物对胎儿的影响，权衡利弊，尽量选用对母体及胎儿比较安全的药物。凡属于临床试验或验证的药物，或疗效不确定的药物，都禁止使用。另外应慎重使用可致子宫收缩的药物。

应该注意的是，多数畸形是由遗传和环境因素相互作用所导致的。严格意义上，没有一种药物对胎儿是绝对安全的。因此，妊娠期用药应注意以下原则：首先应明确诊断，确定用药指征，权衡患者的受益程度及可能的风险，充分考虑后决定。治疗时应慎重制订用药方案（药物种类、剂量、途径和时间），尽量选择成分明确、疗效肯定的药物，避免使用新药。必要时终止妊娠。

关于妊娠期使用药物的安全性，以前的ABCDX分类法对药物的风险评定过于简单，且可能造成混淆，2014年12月美国FDA发布新的妊娠期与哺乳期标示规则，并以格式化的文字说明，取代简化的字母分类系统。妊娠期标识涵盖妊娠、产程与分娩全过程，主要内容包括：①怀孕暴露注册试验（用于研究妊娠期妇女与新生儿服用药物或使用疫苗时的相关信息，并与未服用药物的妊娠期妇女进行对比）；②风险概要（基于人类资料的风险声明、基于动物资料的风险声明、基于药理学的风险声明）；③临床考虑（与疾病相关的母体和/或胎儿风险、妊娠期与产后的剂量调整、对母体的不良反应、对胎儿或新生儿的不良反应)；④数据（人类数据、动物数据）。新的妊娠安全等级系统较为全面地规定了药品对妊娠期人群的安全使用，并起到了更严格的监控作用。

2. 哺乳期用药 药物经母乳进入乳儿体内的量取决于药物分布到母乳中的数量，与药物本身的分子量、解离度、脂溶性、酸碱性等因素有关。药物由母体血浆通过血浆-乳汁屏障进入乳汁中，而后经乳儿吮吸后通过消化道吸收。药物通过乳汁转运到乳儿体内，但其含量一般不超过母亲摄入量的1%～2%，通常不会给乳儿带来明显危害。但某些药物在乳汁中排泄量较大，如磺胺甲噁唑、红霉素、巴比妥类和地西泮等，母亲服用时应考虑对乳儿的危害，尽量避免使用。

哺乳期用药时应注意，衡量药物对母亲和所哺育乳儿的益处和危害，尽量选择对母亲和乳儿危害较小的药物。应避免使用长效药物及多种药物联合应用，考虑以单剂量疗法代替多剂量疗法，尽可能减少药物在乳儿体内的蓄积。要适时哺乳，避免在哺乳期妇女血药浓度高峰期间哺乳，或可考虑暂时采用人工喂养，必要时停药或终止哺乳。

2014年12月美国FDA发布新的妊娠期与哺乳期标示规则，哺乳期标示规则指母乳喂养期间的药品使用信息，例如药物在母乳中的含量及其对幼儿的潜在影响，主要内容包括：①风险概要（存在人体乳汁的药物、药物对接受哺乳幼儿的影响、药物对乳汁产生与分泌的影响、风险与利益声明）；②临床考虑（尽量减少暴露、监测不良反应）；③数据。通过上述指导规则的修订，哺乳期女性及相关医务人员可以及时、有效地获取最新的药品信息，以指导哺乳期处方决策。

六、肝、肾功能不全的患者用药

（一）肝功能不全者用药

肝脏是人体主要的代谢器官，具有十分重要的生理功能。肝脏具有物质代谢、加工和储存功能，同时还有生物转化和解毒功能。人体内绝大部分的药物和毒物，都在肝脏进行代谢，通过氧化、还原、水解、结合等化学反应，以代谢物排出体外。肝脏又是药物代谢的主要器官，当肝功能不全时，药物的生物转化减慢，血浆中游离型药物增多，药物代谢受到影响，进而影响到药物效应和不良反应。

当肝脏遭受有毒物质或病毒、毒素、药物和寄生虫等感染或损害时，轻者丧失一定功能，重者造成肝细胞坏死，最后进展为终末期肝病甚至死亡。一般情况下，肝功能不全对药物代谢的影响与疾病的严重程度呈正比。肝功能不全时，药物的生物转化减慢。急性肝炎时，药物代谢的变化较轻微和短暂，失代偿期的肝硬化患者则较为明显。慢性或严重肝损害时，药酶活力改变，有效肝血流量降低，有肝脏首关效应的药物口服给药后生物利用度可能增加，经肝脏代谢的药物消除可能减慢，血中药物浓度增加。慢性肝损害还引起血浆白蛋白浓度降低，与药物结合能力减少，可引起药效增强，可能出现毒性反应增加。因此，对于肝功能不全的患者应注意，常规给药剂量可能造成药物过量或蓄积中毒；而需要经过肝代谢才具有药理作用的药物，常规的给药剂量可能达不到预期治疗效果。

肝功能不全患者用药时应注意，首先是明确诊断，合理选择药物；应避免或减少使用对肝脏毒性较大的药物，注意药物相互作用，尤其应避免肝毒性药物联合用药，必要时进行血药浓度监测，调整给药方案。同时应注意定期检查肝功能，及时调整治疗方案。对于患有肝脏疾病者，应了解药物的药动学特点，使用主要经过肝脏代谢的药物应适当减少剂量。

（二）肾功能不全者用药

肾脏是药物排泄的主要器官，也是药物代谢的器官之一。肾功能可分为正常、轻度损害、中度损害、较重损害、严重损害。也有人按肌酐清除率分类，即将肾功能损害程度分为轻度、中度、重度。肾功能受损时，药物吸收、分布、代谢、排泄以及机体对药物的敏感性均可能发生改变。不同程度的肾损害，引起药物排泄的改变不同，应根据个体情况调整给药剂量和治疗方案。

肾功能不全者用药时应注意：

1. 应按药物成分由肾脏排泄的百分率选择药物和剂量。药物引起肾脏损害的因素很多，在应用中可按照药物成分由肾脏排出的百分率来估计药物的肾毒性。凡药物有效成分由肾脏排出少于 15% 者，一般认为无害，如红霉素、林可霉素等。由肾脏排出大于 50% 者又可分为两大类：一类认为无害，如青霉素类和多数头孢菌素类，若无过敏反应可认为无害；另一类可导致肾脏损害，如氨基糖苷类和万古霉素等，肾功能不全时，应严格控制使用。

2. 应按肾功能损害程度调整用药剂量。肾功能不全者，应该按其肾功能损害程度调整药物剂量。一般认为，肌酐清除率是测定肾功能的可靠方法，而且它与药物在血清内的消除半衰期呈反比关系，可利用这种关系考虑是否需要调节用药剂量。例如，某一主要由肾脏排泄的药物，其肌酐清除率正常时，药物半衰期为 1 小时；当肾功能减退，肌酐清除率为正常人的 50% 时，则药物半衰期为 2 小时；肌酐清除率若为正常人的 25% 时，则药物的半衰期可延长为 4 小时。因此，当肌酐清除率低于正常的 25% 时，则应调整药物治疗剂量和治疗方案。

3. 肾衰竭时使用抗菌药应注意，氨基糖苷类、多黏菌素、万古霉素等主要通过肾脏排泄，对肾脏毒性较大，应调整剂量或监测血药浓度，必要时选择其他药物替代。四环素类可诱发肾脏损害，甚至造成严重的尿毒症。某些药物在体内的代谢产物仍有药理活性，甚至毒性。肾功能受损时，这些代谢产物在体内蓄积产生不良反应。

肾功能不全患者用药时的基本原则：首先应明确诊断，合理选药；避免或减少使用对肾脏毒性大的药物；注意联合用药及药物相互作用，尤其应避免与有肾毒性的药物联合用药。对于肾功能不全而肝功能正常者可选用具有双通道排泄的药物，必要时进行血药浓度监测，实现个体化给药。定期检查肾功能，依据肾小球滤过率、肌酐清除率及时调整治疗方案和药物剂量。

（崔一民）

各 论

第一章

抗微生物药

本章药物按照它们的化学结构或所作用的微生物分类为：①青霉素类；②头孢菌素类；③氨基糖苷类；④四环素类；⑤大环内酯类；⑥其他抗生素；⑦磺胺类；⑧喹诺酮类；⑨硝基咪唑类；⑩硝基呋喃类；⑪抗结核病药；⑫抗麻风病药；⑬抗真菌药；⑭其他抗菌药；⑮抗病毒药。

多数感染性疾病是由微生物侵入机体并进行繁殖造成的。由于机体的免疫功能薄弱，不能将病原菌限于局部，以致病原菌及其毒素向周围扩散，经淋巴或直接侵入血液中，引起全身感染；导致血液、心脏、肺、脑、肾、肝和肠道等的变化，进一步发展为菌血症、毒血症、败血症及脓毒血症。抗微生物药可抑制或杀灭有关病原微生物，多用于治疗或预防相关微生物的各种感染。

抗微生物药物包括抗细菌药物，抗病毒药物，抗滴虫、原虫药物，抗支原体、衣原体、立克次体药物等，但不包括抗寄生虫药物。抗菌药物即为抗细菌药物，其作用和作用机制各不相同，本章主要介绍各类抗菌药物。

抗菌药物对控制各种细菌感染性疾病起了重大作用，但由于其广泛应用，病原微生物的耐药性愈来愈严重和复杂，已引起全世界高度重视。细菌产生耐药性的机制包括：接触抗生素后，细菌产生灭活抗生素的酶；细菌细胞外膜通透性改变，对有的抗生素到达靶位起到屏障作用；改变靶位蛋白，使抗生素不能与其结合或亲和力降低，或与靶位蛋白结合数量减少。细菌耐药的机制非常复杂，许多细菌耐药往往是多种耐药机制共存，因此，合理应用抗菌药，严格掌握使用指征，避免滥用，对降低耐药菌的增长率和延长抗菌药使用寿命至关重要。

抗菌药物的合理使用已成为当前临床治疗中的重要环节，为规范抗菌药物的合理使用，我国发布了《抗菌药物临床应用指导原则》，主要包括以下内容：

1. 选择抗菌药物的基本原则

(1) 尽早明确病原学诊断，是合理选择和使用抗菌药物的先决条件。

1）采集标本送检：缩短临床标本采集、送检时间，规范操作流程，减少操作产生的误差，以获得准确的病原学诊断。

2）进行常规药物敏感试验：体外药敏试验是临床选用抗菌药物的重要依据，选用敏感抗菌药物治疗，治愈率可达80%以上。

（2）熟悉各类抗菌药物的抗菌活性、作用和抗菌谱、药动学特征和不良反应；根据药物抗菌效应及疾病严重程度选择药物；根据药动学特点和感染部位选药。

（3）按患者的生理、病理、免疫功能等状态合理用药。

（4）尽量应用序贯治疗，即感染得到控制或稳定后，由肠外给药改为生物利用度相对较高的口服给药，这种方法更适用于老年患者。

（5）对老年人的选药需谨慎。对老年患者宜掌握下列原则：①选用杀菌剂（如氟喹诺酮类），并严密观察可能发生的不良反应；②避免使用肾毒性大的药物，如氨基糖苷类、万古霉素、多黏菌素等，必须应用时需定期检查尿常规和肾功能，并进行血药浓度监测以调整给药剂量和间隔；③老年人肝、肾等重要器官清除功能减退，药物易蓄积，宜采取低治疗剂量，避免大剂量抗菌药物静脉滴注；④注意心脏功能以及水和电解质平衡等全身状况。

（6）了解、掌握抗菌药物使用禁忌证和与其他药物的相互作用，减少抗菌药物不良反应的发生。

2. 应用抗菌药物的基本原则

（1）制订合理的给药方案：抗菌药物分为浓度依赖型和时间依赖型两类，以时间依赖型抗菌药物为例，对中度以上感染，有些青霉素类药物一日给药2次难以达到理想治疗效果，最好每隔6小时给药1次，使血浆和组织中药物浓度尽可能长时间地维持在有效水平。浓度依赖型的氨基糖苷类和氟喹诺酮类药则有所不同，其药物浓度越高，杀菌活性就越强，且有抗生素后效应，即足量用药后即使浓度下降到有效水平以下，细菌在若干小时内依然处于被抑制状态。因此，庆大霉素、阿米卡星等无须一日给药多次，将全日剂量一次静脉滴注效果更好。氨基糖苷类、大环内酯类、林可霉素类、氯霉素类、四环素类等抗生素均有明显的抗生素后效应。

（2）注意给药方法的合理性。

（3）严格控制抗菌药物的联合应用。

（4）注意对肝、肾功能减退者的应用。

（5）强调综合性治疗措施的重要性。

总之，抗菌药物的合理使用：第一，要严格掌握适应证，对于病毒感染，除非有继发细菌感染，否则不宜使用。第二，要尽快确定病原菌并进行药敏测定。第三，要根据抗菌药物的抗菌活性、抗菌谱、药动学特征和不良反应，结合疾病严重程度选择药物。第四，联合用药仅限用于病因未明的严重感染、单一抗菌药不能控制的严重感染或混合感染；长期用药致病菌有产生耐药性的可能，同时注意毒性相加和适当减少剂量。此外，对毒性大的药物注意监测毒性反应，根据个体差异调整剂量或延长给药间隔时间。关注不良反应，强调综合治理措施，制订合理的治疗方案，才能安全合理地使用好抗菌药物。

（一）青霉素类

青霉素类是一类重要的β- 内酰胺抗生素。本节包括天然的青霉素（由发酵液提取）和半合成的青霉素类药物，有青霉素（注射剂）、苄星青霉素（注射剂）、苯唑西林（口服常释剂型、注射剂）、氨苄西林（注射剂）、哌拉西林（注射剂）、阿莫西林（口服常释剂型）及复方的阿莫西林克拉维酸钾（口服常释剂型、注射剂）、哌拉西林钠他唑巴坦钠（注射剂）。

本类药物通过干扰细菌细胞壁的合成而产生抗菌作用，具有作用强、毒性低的特点。天然青霉素由发酵液提取，应用其钠盐、钾盐，主要用于革兰氏阳性球菌及杆菌、革兰氏阴性球菌和梅毒螺旋体所致感染。但抗菌谱窄、不耐酸、不耐酶，易引起过敏反应。经过半合成修饰研制成抗菌谱广、耐酸、耐酶的半合成青霉素。耐酶青霉素苯唑西林具有抑制耐金黄色葡萄球菌β- 内酰胺酶的能力。氨苄西林、阿莫西林具有抑制某些革兰氏阴性杆菌的作用，耐酸，可口服，但对假单胞菌属无效，并可被金黄色葡萄球菌β- 内酰胺酶所分解；哌拉西林具有氨苄西林的药理学特性，并有抗假单胞菌属等细菌的作用。

临床应用青霉素类时，过敏反应较常见，包括皮疹、药物热、血管神经性水肿、血清病型反应和过敏性休克等，其中以过敏性休克最为严重。在应用青霉素前，应问清患者有无青霉素过敏反应史，在3日内未用过青霉素者均应进行青霉素皮试。青霉素类不同品种间存在交叉过敏。

目前青霉素皮试方法为传统的青霉素皮试法：步骤为①配制青霉素皮肤试验溶液。第1步，青霉素钾盐或钠盐以氯化钠注射液配制成为含20万单位/ml青霉素溶液（80万单位/瓶，注入4ml氯化钠注射液即成）；第2步，取20万单位/ml溶液0.1ml，加氯化钠注射液至1ml，成为2万单位/ml溶液；第3步，取2万单位/ml溶液0.1ml，加氯化钠注射液至1ml，成为2 000单位/ml溶液；第4步，取2 000单位/ml溶液0.25ml，加氯化钠注射液至1ml，即成含500单位/ml的青霉素皮试液。②用75%乙醇消毒前臂屈侧腕关节上约3～5cm处皮肤。③抽取皮试液0.1ml（含青霉素50单位），作皮内注射成一皮丘（儿童注射0.02～0.03ml）。④等20分钟后，如局部出现红肿，直径大于1cm或局部红晕或伴有小水疱者为阳性。⑤对可疑阳性者，应在另一前臂用氯化钠注射液做对照试验。

做青霉素皮试时须注意：①极少数高敏患者可在皮肤试验时发生过敏性休克，常于注射后数秒至数分钟内出现，应立即按过敏性休克抢救方法进行救治；②试验用药含量要准确，配制后在冰箱中保存不应超过 24 小时；③更换同类药物或停药 3 日以上，须重新做皮肤试验。

青霉素类在水溶液中极不稳定，宜在临用前进行溶解配制。酸性或碱性增强，均可使之加速分解。应用时最好用灭菌注射用水或氯化钠注射液溶解青霉素类。苯唑西林耐酸，在葡萄糖液中稳定。青霉素类在碱性溶液中分解极快，因此，严禁将碱性药液（碳酸氢钠、氨茶碱等）与其配伍。

青霉素类药物为杀菌性抗生素，杀菌疗效主要取决于血药浓度的高低，在短时间内有较高的血药浓度时对治疗有利。若采取静脉滴注给药，宜将一次剂量的药物溶于约 100ml 输液中，于 0.5～1 小时内滴完。一则可在较短时间内达到较高的血药浓度，二则可减少药物分解并产生致敏物质。

1. 青霉素 Benzylpenicillin

【药理作用】本品通过干扰细菌细胞壁的合成，对繁殖期细菌起杀菌作用。青霉素钠、青霉素钾不耐酸，口服吸收差，不宜用于口服。对溶血性链球菌等链球菌属、肺炎链球菌和不产青霉素酶的葡萄球菌具有良好抗菌作用。对肠球菌有中等抗菌作用。淋病奈瑟菌、脑膜炎奈瑟菌、白喉棒状杆菌、炭疽杆菌、牛型放线菌、念珠状链杆菌、李斯特菌、钩端螺旋体和梅毒螺旋体对本品敏感。本品对流感嗜血杆菌和百日咳鲍特菌亦具一定抗菌活性，其他革兰氏阴性需氧或兼性厌氧菌对本品敏感性差。本品对梭状芽孢杆菌属、消化链球菌厌氧菌以及产黑色素拟杆菌等具良好抗菌作用，对脆弱拟杆菌的抗菌作用差。

本品不耐酸，不宜口服。肌内注射后，0.5 小时达血药峰浓度（C_{max}），可广泛分布于组织、体液中，易透入有炎症的组织。血浆蛋白结合率为 45%～65%，消除半衰期（$t_{1/2\beta}$）约为 30 分钟，肾功能减退者可延长至 2.5～10 小时，老年人和新生儿也可延长。本品约 19% 在肝内代谢，主要通过肾小管分泌排泄，亦有少量经胆道排泄。血液透析可清除本品，而腹膜透析则不能。

【适应证】用于敏感菌或敏感病原体所致的感染；溶血性链球菌引起的咽炎、扁桃体炎、猩红热、心内膜炎、丹毒、蜂窝织炎和产褥热等；肺炎球菌引起的肺炎、中耳炎、脑膜炎和菌血症等；梭状芽孢杆菌引起的破伤风和气性坏疽等。

【用法和用量】

（1）肌内注射：①成人，一日 80 万～200 万单位，分 3～4 次给药。②小儿，2.5 万单位 /kg，每 12 小时给药 1 次。③新生儿(足月产)，每次 5 万单位 /kg，出生第一周每 12 小时 1 次，一周以上者每 8 小时 1 次，严重感染者每 6 小时 1 次。

(2) 静脉滴注：适用于重症感染。①成人，一日 200 万～2 000 万单位，分 2～4 次静脉滴注。给药速度不能超过每分钟 50 万单位。②儿童，一日 5 万～20 万单位 /kg，分 2～4 次静脉滴注。③新生儿(足月产)，用量同肌内注射。

【禁忌证】对本品或其他青霉素类药过敏者禁用。

【不良反应】常见过敏反应，包括严重的过敏性休克和血清病型反应、白细胞减少、药疹、接触性皮炎和哮喘发作等。低剂量用药毒性反应少见。肌内注射部位可发生周围神经炎。鞘内注射超过 2 万单位或静脉大剂量滴注可引起抽搐、肌肉阵挛和昏睡等，也可致短暂的精神失常，停药或降低剂量可恢复。长期用药引起二重感染，可出现耐青霉素金黄色葡萄球菌、革兰氏阴性杆菌或念珠菌感染。

【注意事项】

(1) 首先详细询问过敏史，有过敏史者一般不宜做皮试。

(2) 用药前要按规定方法进行皮试(浓度为 500 单位 /ml，皮内注射 0.05～0.1ml)。

(3) 一旦出现过敏性休克症状，应立即肌内注射 0.1% 的肾上腺素 0.5ml(含肾上腺素 0.5mg)，临床表现无改善者，5 分钟后重复 1 次，同时配合其他对症治疗。

(4) 本品不宜鞘内注射，可经肌内或静脉给药，当成人一日剂量超过 500 万单位时宜静脉给药。静脉给药时速度不能超过每分钟 50 万单位，且宜分次快速滴入，一般每 6 小时 1 次，以避免发生中枢神经系统反应。

(5) 有哮喘、湿疹、花粉症、荨麻疹等过敏性疾病史者慎用，严重肾功能损害者应调整剂量或延长给药间隔。

(6) 大剂量给药时，应考虑到带入的钠离子或钾离子，可引起高钠血症或高钾血症。青霉素钠 100 万单位含钠离子 1.7mmol(39mg)；青霉素钾 100 万单位含钾离子 1.5mmol(65mg)。

(7) 本品水溶液不稳定，易水解，因此注射液应新鲜配制，必须保存时，应置冰箱冷藏，24 小时内用完。

【药物相互作用】

(1) 与丙磺舒、阿司匹林、吲哚美辛和磺胺类药物合用，可减少青霉素类药物的排泄，使青霉素类血药浓度升高，作用增强，但毒性反应也可能增加。

(2) 与华法林合用，可加强抗凝血作用。

(3) 同时服用避孕药，可能影响避孕效果。

【剂型和规格】

(1)（钾盐）注射用无菌粉末：① 0.25g（40万单位）；② 0.5g（80万单位）。

(2)（钠盐）注射用无菌粉末：① 0.24g（40万单位）；② 0.48g（80万单位）；③ 0.96g（160万单位）。

【贮存】 干燥、冷暗处保存。勿置冰箱中，以免瓶装品吸潮。

2. 苄星青霉素 Benzathine Benzylpenicillin

【药理作用】 本品为青霉素G长效制剂，通过抑制细菌细胞壁合成而发挥杀菌作用。对溶血性链球菌、不产青霉素酶的金黄色葡萄球菌、敏感的肺炎链球菌等革兰氏阳性球菌以及脑膜炎奈瑟菌、淋病奈瑟菌等革兰氏阴性球菌具有较强的抗菌活性。对本品敏感的还有白喉棒状杆菌、炭疽杆菌、厌氧破伤风梭状芽孢杆菌、产气荚膜梭状芽孢杆菌、肉毒梭状芽孢杆菌、放线菌属、真杆菌属、丙酸杆菌等革兰氏阳性杆菌，螺旋体（梅毒螺旋体、回归热螺旋体、钩端螺旋体等）及个别革兰氏阴性杆菌（如嗜血杆菌属）。

肌内注射缓慢吸收后，本品可逐渐水解为活性产物青霉素。成人肌内注射240万单位，2周后血药浓度为0.12μg/ml。本品可广泛分布于各组织和体液中，主要经肾随尿液排泄，少量经胆汁排泄。

【适应证】 主要用于预防风湿热复发，也可用于控制链球菌感染的流行。

【用法和用量】 仅供肌内注射。①成人，一次60万～120万单位，2～4周1次。②儿童，一次30万～60万单位，2～4周1次。

【禁忌证】 对本品或其他青霉素类过敏者禁用。

【不良反应】 同青霉素，注射部位可出现疼痛和压痛等局部刺激症状。

【注意事项】 同青霉素。

(1) 肝、肾功能严重损害者和有过敏性疾病史者慎用。

(2) 对严重肾功能不全者应减少给药剂量。

(3) 由于局部刺激性较强，一般不宜用于婴儿。

(4) 本品禁用于静脉注射，可造成心搏骤停和呼吸困难。

【药物相互作用】 同青霉素。

【剂型和规格】

注射用无菌粉末：① 30万单位；② 60万单位；③ 120万单位。

【贮存】 同青霉素。

3. 苯唑西林　Oxacillin

【药理作用】本品是耐酸和耐青霉素酶青霉素。对产青霉素酶葡萄球菌具有良好抗菌活性，对各种链球菌及不产青霉素酶的葡萄球菌抗菌活性则不如青霉素。

本品对酸稳定，空腹口服 1g 后于 0.5～1 小时达血药峰浓度 11.7μg/ml；肌内注射 0.5g 半小时后达血药峰浓度 16.7μg/ml。血浆蛋白结合率为 90%～94%。广泛分布于肝、肾、肠、脾、胸腔积液和关节腔液中，消除半衰期为 0.4～0.7 小时，约 49% 的药物由肝脏代谢，随尿液排出。约 10% 的药物经胆汁排泄。

【适应证】主要用于产青霉素酶的金黄色葡萄球菌和表皮葡萄球菌所致的各种感染，如败血症、心内膜炎、肺炎、皮肤和软组织感染等，也可用于化脓性链球菌或肺炎球菌与耐青霉素葡萄球菌所致的混合感染。对中枢感染不适用。

【用法和用量】

（1）静脉滴注：①成人，一次 0.5～1.0g，每 4～6 小时 1 次，严重感染可增加剂量；血流感染和脑膜炎时，每日剂量可增加至 12g。②儿童，体重 40kg 以下者，每 6 小时 12.5～25mg/kg，体重超过 40kg 者予以成人剂量。新生儿体重低于 2kg 者，日龄 1～14 日者每 12 小时 25mg/kg，日龄 15～30 日者每 8 小时 25mg/kg；体重超过 2kg 者，日龄 1～14 日者每 8 小时 25mg/kg，日龄 15～30 日者每 6 小时 25mg/kg。

（2）肌内注射：成人，一次 0.5～1g，一日 3～4 次。

（3）口服：成人，一次 0.5～1g，一日 4 次。

【禁忌证】对本品或其他青霉素类过敏者禁用。

【不良反应】过敏反应可见药疹、药物热和过敏性休克。大剂量应用可出现神经系统反应，如抽搐、痉挛、神志不清和头痛等。偶见中性粒细胞减少，对特异体质者可致出血倾向。个别人转氨酶升高。静脉给药可见静脉炎。少数人可发生白念珠菌继发感染。

【注意事项】同青霉素。

（1）新生儿，肝、肾功能严重损害者和有过敏性疾病史者慎用。

（2）轻、中度肾功能减退患者不需调整剂量，严重肾功能减退患者应避免应用大剂量，以防中枢神经系统毒性反应发生。

（3）用药过量出现中枢神经系统不良反应，应及时停药并给予对症和支持治疗。

【药物相互作用】

（1）丙磺舒阻滞本品的排泄，血药浓度升高，使作用维持较长。

（2）与西索米星或奈替米星合用，可增强其抗金黄色葡萄球菌的作用。

（3）与庆大霉素或氨苄西林合用，可相互增强对肠球菌的抗菌作用。

【剂型和规格】

（1）片剂、胶囊：0.25g。

（2）注射用无菌粉末：① 0.5g；② 1.0g。

【贮存】密闭、干燥处保存。

4. 氨苄西林　Ampicillin

【药理作用】本品为半合成的广谱青霉素，抗菌机制是阻止细菌的细胞壁合成，故不仅能抑制其增殖，而且能直接杀灭细菌。对革兰氏阳性菌的作用与青霉素近似，对草绿色链球菌和肠球菌的作用较优，对其他菌的作用则较差，对耐青霉素的金黄色葡萄球菌无效。革兰氏阴性菌中淋球菌、脑膜炎球菌、流感杆菌、百日咳杆菌、大肠埃希氏菌、伤寒与副伤寒杆菌、痢疾杆菌、奇异变形杆菌、布鲁氏菌等对本品敏感，但易产生耐药性。肺炎杆菌、吲哚阳性变形杆菌、铜绿假单胞菌对本品不敏感。

肌内注射 0.5g 后，于 0.5～1 小时达到血药峰浓度 12μg/ml。静脉注射 0.5g 后，15 分钟和 4 小时后血药浓度分别为 17μg/ml 和 0.6μg/ml。广泛分布于胸腹腔积液、关节腔积液、房水中，且浓度较高。胆汁中浓度高于血药浓度数倍。蛋白结合率为 20%～25%。半衰期约为 1.5 小时，肾功能不全者半衰期可延长。12%～50% 的药物在肝脏代谢，部分通过肾小球滤过、肾小管分泌。

【适应证】主要用于敏感菌所致的泌尿系统、呼吸系统、肠道感染以及脑膜炎、软组织感染、败血症、心内膜炎等。

【用法和用量】

（1）肌内注射：①成人，一次 0.5～1g，一日 4 次。②儿童，每日 50～100mg/kg，分 4 次给药。

（2）静脉滴注：①成人，每日 4～12g，分 2～4 次，一日最高剂量为 14g；肾功能不全者，肌酐清除率为 10～50ml/min 或小于 10ml/min 时，给药间期应分别延长至 6～12 小时和 12～24 小时。②儿童，每日 100～200mg/kg，分 2～4 次给药。一日最高剂量为 300mg/kg。③足月新生儿，一次 12.5～25mg/kg，出生第 1、2 日每 12 小时 1 次，第 3 日～2 周每 8 小时 1 次，以后每 6 小时 1 次。④早产儿，出生第 1 周、1～4 周和 4 周以上每次 12.5～50mg/kg，分别为每 12 小时、8 小时和 6 小时 1 次。

【禁忌证】对本品或其他青霉素类过敏者禁用；传染性单核细胞增多症、巨细胞病毒感染、淋巴细胞白血病和淋巴瘤等患者避免使用。

【不良反应】与青霉素相似，过敏反应常见皮疹和荨麻疹，较其他青霉素类发生率高。偶见过敏性休克、粒细胞和血小板减少，少见肝功能异常，大剂量静脉给药可发生抽搐等神经症状。

【注意事项】同青霉素。

（1）用药期间如出现严重的持续性腹泻，可能发生假膜性肠炎，应立即停药，确诊后采用相应抗生素治疗。

（2）在弱酸性葡萄糖液中分解较快，宜选用中性输液作溶媒。溶解后立即使用。

【药物相互作用】

（1）与下列药物有配伍禁忌：氨基糖苷类、多黏菌素类、红霉素、四环素类、氯化钙、葡萄糖酸钙、肾上腺素、间羟胺、多巴胺、维生素 B 族、维生素 C 和含有氨基酸的注射剂等。

（2）与阿司匹林、吲哚美辛和磺胺类药物合用，可减少本品的排泄，使血药浓度升高。

（3）本品可加强华法林的抗凝血作用，降低口服避孕药的药效。

（4）与别嘌醇合用可增加皮疹发生率。

（5）与丙磺舒合用会延长本品的半衰期。

（6）与卡那霉素合用对大肠埃希氏菌、变形杆菌具有协同抗菌作用。

（7）刺激雌激素代谢或减少肝肠循环，因而可降低口服避孕药的效果。

【剂型和规格】

注射用无菌粉末：① 0.5g；② 1.0g。

【贮存】密闭、干燥处保存。

5. 哌拉西林　Piperacillin

【药理作用】本品为半合成的氨脲苄类抗假单胞菌青霉素，作用机制为通过抑制细菌细胞壁合成发挥杀菌作用。不耐酶。对革兰氏阳性菌的作用与氨苄西林相似，对肠球菌有较好的抗菌作用，对于某些拟杆菌和梭菌也有一定作用。对革兰氏阴性菌的作用强，对大肠埃希氏菌、变形杆菌属、沙雷菌属、肺炎克雷伯菌、肠杆菌属、枸橼酸菌属、沙门氏菌属和志贺菌属等肠杆菌科细菌，以及铜绿假单胞菌、不动杆菌属、流感嗜血杆菌、奈瑟菌属等其他革兰氏阴性菌均具有良好的抗菌作用。

本品口服不吸收。正常人肌内注射 1g 后 0.71 小时达血药峰浓度，蛋白结合率为 17%～22%，在骨、心脏等器官和体液中分布良好，脑膜有炎症时在脑脊液中也可达到相当浓度。半衰期为 0.6～1.2 小时，中重度肾功能不全者可延长至 3.3～5.1 小时，在肝内不代谢。本品通过胆汁和肾脏排泄。很少量的药物经乳汁排出。

【适应证】用于治疗铜绿假单胞菌和敏感革兰氏阴性杆菌所致的败血症、尿路感染、呼吸道感染、胆道感染、腹腔感染、盆腔感染以及皮肤和软组织感染。哌拉西林与氨基糖苷类联合应用亦可用于有粒细胞减少症免疫缺陷患者的感染。

【用法和用量】静脉滴注和静脉注射。①成人，中度感染一日 8g，分 2～4 次静脉滴注；严重感染一次 3～4g，每 4～6 小时 1 次。一日总剂量不超过 24g。②婴幼儿和 12 岁以下儿童，每日 80～100mg/kg，分 2～4 次（严重感染每日 100～200mg）。

【禁忌证】有本品或其他青霉素类药物过敏史或青霉素皮肤试验阳性患者禁用。

【不良反应】参见青霉素。

【注意事项】同青霉素。

(1) 有出血史、溃疡性结肠炎、克罗恩病或假膜性结肠炎者慎用。

(2) 长期用药应注意检查肝、肾功能。

(3) 肾功能减退者应用大剂量时，因脑脊液浓度增高，出现青霉素脑病，故此时应按肾功能进行剂量调整。

【药物相互作用】

(1) 丙磺舒阻滞本品的排泄，血药浓度升高，使作用维持时间延长。

(2) 与氨基糖苷类合用，对铜绿假单胞菌、沙雷菌、肺炎克雷伯菌、其他肠杆菌属和葡萄球菌的敏感菌株有协同抗菌作用。

(3) 与肝素等抗凝血药合用，增加出血危险。与溶栓药合用，可发生严重出血。

【剂型和规格】

注射用无菌粉末：① 0.5g；② 1.0g；③ 2.0g。

【贮存】密闭、凉暗、干燥处保存。

6. 阿莫西林　Amoxicillin

【药理作用】对肺炎链球菌、溶血性链球菌等链球菌属，不产青霉素酶葡萄球菌、粪肠球菌等需氧革兰氏阳性球菌，大肠埃希氏菌、奇异变形杆菌、沙门氏菌属、流感嗜血杆菌和淋病奈瑟菌等需氧革兰氏阴性菌的不产 β- 内酰胺酶菌株及幽门螺杆菌具有良好的抗菌活性。抗菌谱与氨苄西林相同，但耐酸性、杀菌作用强，本品和氨苄西林有完全的交叉耐药性。

本品口服后吸收迅速，达峰时间约为 2 小时。分布广泛，表观分布容积为 0.41L/kg，血浆蛋白结合率为 17%～20%。消除半衰期为 1～1.3 小时；严重肾功能不全者半衰期可延长至约 7 小时。单次口服 0.25g 和 0.5g 后，分别有

24% 和 33% 的给药量在肝内代谢。约 60% 口服药量于 6 小时内以原型经肾随尿液排出；另有部分药物可经胆汁排泄。血液透析能清除部分药物，但腹膜透析不能清除本品。

【适应证】用于敏感菌所致的呼吸道、尿路和胆道感染以及伤寒、钩端螺旋体病等。与克拉霉素、奥美拉唑（或其他质子泵抑制剂）三联用药可用于根除胃、十二指肠幽门螺杆菌。

【用法和用量】口服。

（1）成人：一次 0.5g，每 6～8 小时 1 次。一日剂量不超过 4g。肌酐清除率为 10～30ml/min 者，一次 0.25～0.5g，每 12 小时 1 次；肌酐清除率小于 10ml/min 者，一次 0.25～0.5g，每 24 小时 1 次。

（2）儿童：① 3 个月以上小儿，一日 25～50mg/kg，每 8 小时 1 次。② 3 个月以下婴儿，一日 30mg/kg，每 12 小时 1 次。

【禁忌证】对本品或其他青霉素类过敏者禁用。传染性单核细胞增多症、巨细胞病毒感染、淋巴细胞白血病和淋巴瘤等患者使用本品易引发皮疹，应避免使用。

【不良反应】同其他青霉素类药物。口服给药胃肠道反应常见恶心、呕吐和腹泻等，偶见假膜性肠炎。

【注意事项】同其他青霉素类药物。食物可延迟本品的吸收，但不影响药物吸收总量，为减轻胃肠道反应，宜饭后服用。

【药物相互作用】

（1）与丙磺舒、阿司匹林、吲哚美辛和磺胺类药物合用，可减少本品的排泄，半衰期延长，血药浓度升高。

（2）与别嘌呤类尿酸合成抑制药合用，发生皮肤不良反应的风险增大。

（3）与甲氨蝶呤合用，可增加甲氨蝶呤的毒性。

（4）同时服用避孕药，可能影响避孕效果。

【剂型和规格】

片剂、胶囊、颗粒剂、干混悬剂：① 0.125g；② 0.25g。

【贮存】避光、密闭保存。

7. 阿莫西林克拉维酸钾

Amoxicillin and Clavulanate Potassium

【药理作用】本品为阿莫西林与克拉维酸的复方制剂，前者是广谱青霉素但不耐青霉素酶，后者为 β- 内酰胺酶抑制剂，具有广谱抑酶作用，合用可提高阿莫西林抗产酶耐药菌的作用。本品对产酶金黄色葡萄球菌、表皮葡萄球菌、凝固酶阴性葡萄球菌及肠球菌均具良好作用，对某些产 β- 内酰胺酶的肠杆菌科细菌、流感嗜血杆菌、卡他莫拉菌和脆弱拟杆菌等也有较好的抗菌活性。但对耐甲氧西林葡萄球菌及肠杆菌属等产染色体介导Ⅰ型酶的肠杆菌科细菌和假单胞菌属无作用。

本品静脉滴注后在体内的处置符合二室开放模型，阿莫西林 $t_{1/2\beta}$ 为（1.03 ± 0.11）小时，克拉维酸钾 $t_{1/2\beta}$ 为（0.84 ± 0.04）小时。两个药的蛋白结合率均较低，约70%以游离状态存在于血清中，均以很高的浓度从尿中排出。本品片剂口服后胃肠道吸收良好，阿莫西林与克拉维酸的达峰时间分别为（2.89 ± 0.87）小时和（1.43 ± 0.83）小时，$t_{1/2\beta}$ 分别为1.3小时和1.0小时。

【适应证】适用于敏感菌引起的各种感染。上呼吸道感染：鼻窦炎、扁桃体炎、咽炎等。下呼吸道感染：急性支气管炎、慢性支气管炎急性发作、肺炎、肺脓肿和支气管合并感染等。泌尿系统感染：膀胱炎、尿道炎、肾盂肾炎、前列腺炎、盆腔炎、淋病奈瑟菌尿路感染及软下疳等。皮肤和软组织感染：疖、脓肿、蜂窝织炎、伤口感染、腹内脓毒症等。其他感染：中耳炎、骨髓炎、败血症、腹膜炎和手术后感染等。

【用法和用量】

（1）口服：①成人及体重在40kg以上儿童，一次500mg（剂量按阿莫西林计算，下同），12小时1次。②3个月以上及体重≤40kg的儿童，一次12.5mg/kg，每12小时1次；或一次7mg/kg，每8小时1次。较重感染，一次22.5mg/kg，每12小时1次，或一次13mg/kg，每8小时1次。③新生儿及3个月以下婴儿，一次15mg/kg，每12小时1次。

（2）静脉滴注：①成人及12岁以上儿童，一次1 200mg，每8小时1次。严重感染可加至每6小时1次。②3个月以上及体重≤40kg的儿童，一次30mg/kg，每8小时1次，严重感染可加至每6小时1次。③新生儿及3个月以下婴儿，一次30mg/kg，早产儿每12小时1次，足月儿每8小时1次。

（3）肾功能减退者：肌酐清除率＞30ml/min时不需减量；肌酐清除率10～30ml/min者，口服一次375mg或625mg，每12小时1次；肌酐清除率＜10ml/min者，每12～24小时用375mg。静脉滴注首剂1 200mg后每24小时静脉滴注600mg。

【禁忌证】青霉素皮试阳性反应者、对本品及其他青霉素类药物过敏者及传染性单核细胞增多症患者禁用；妊娠期妇女禁用。

【不良反应】常见胃肠道反应如腹泻、恶心和呕吐等。皮疹，尤其易发生于传染性单核细胞增多症者中。可见过敏性休克、药物热和哮喘等。偶见血清转氨酶升高、嗜酸性粒细胞增多、白细胞降低及念珠菌或耐药菌引起的二重感染。

【注意事项】

（1）服用本品前必须先进行青霉素皮试。

（2）老年患者、肾功能不全患者应根据肾功能情况调整用药剂量或用药间隔。

（3）有头孢菌素类药物过敏史、严重肝功能障碍者、中度或严重肾功能障碍者及有哮喘、湿疹、花粉热、荨麻疹等过敏性疾病史的患者慎用。

（4）注射剂不宜肌内注射。

（5）本品在胃肠道的吸收不受食物影响，与食物同服可减少胃肠道反应。

【药物相互作用】同阿莫西林。体外不能与氨基糖苷类药物混合，本品可使其丧失活性；本品溶液不能与血液制品、含蛋白质的液体混合，也不可与静脉脂质乳化液混合。

【剂型和规格】

（1）片剂：①2：1；②4：1；③7：1。（阿莫西林：克拉维酸）

（2）颗粒剂：① 125mg：31.25mg（4：1）；② 200mg：28.5mg（7：1）。（阿莫西林：克拉维酸）

（3）干混悬剂：① 250mg：62.5mg（4：1）；② 200mg：28.5mg（7：1）。（阿莫西林：克拉维酸）

（4）注射用无菌粉末：① 250mg：50mg（5：1）；② 500mg：100mg（5：1）；③ 1 000mg：200mg（5：1）。（阿莫西林：克拉维酸）

【贮存】避光、密闭保存。

8. 哌拉西林钠他唑巴坦钠

Piperacillin Sodium and Tazobactam Sodium

【药理作用】本品为哌拉西林钠与他唑巴坦钠的复方制剂，前者是广谱青霉素但不耐青霉素酶，后者为 β- 内酰胺酶抑制剂，具有广谱抑酶作用，合用可提高哌拉西林钠抗产酶耐药菌的作用。本品对产酶金黄色葡萄球菌、表皮葡萄球菌、凝固酶阴性葡萄球菌及肠球菌均具良好作用，对某些产 β- 内酰胺酶的肠杆菌科细菌、流感嗜血杆菌（β- 内酰胺酶阴性、对氨苄西林产生耐药性的分离株除外）、铜绿假单胞菌、肺炎克雷伯菌、不动杆菌、卡他莫拉菌和脆弱拟杆菌等也有较好抗菌活性。但对耐甲氧西林葡萄球菌及肠杆菌属等产染色体介导Ⅰ型酶的肠杆菌科细菌和假单胞菌属无作用。

哌拉西林和他唑巴坦都是约 30% 与血浆蛋白结合，广泛分布在组织和体液内，包括肠黏膜、胆囊、肺、女性生殖系统（子宫、卵巢和输卵管）、细胞间液和胆汁。平均组织浓度通常为血浆中浓度的 50%～100%。哌拉西林钠他唑巴坦钠部分经肝脏代谢，原型药物和代谢物都通过肾脏清除。

【适应证】适用于敏感菌引起的各种感染。呼吸道感染：社区获得性肺炎（仅限中度），医院获得性肺炎（中至重度）（由铜绿假单胞菌导致的医院获得性肺炎应与氨基糖苷类药物合用治疗）；泌尿道感染；腹腔内感染；皮肤及软组织感染；细菌性败血症；妇科感染；与氨基糖苷类药物联合用于中性粒细胞减少症的病人的细菌感染；骨与关节感染；多种细菌混合感染，包括怀疑感染部位（腹腔内、皮肤和软组织、上下呼吸道、生殖系统）存在需氧菌和厌氧菌的感染。

【用法和用量】

（1）缓慢静脉滴注（例如，给药时间 20～30 分钟以上）：①成人及 12 岁以上儿童，一次 4.5g，每 8 小时 1 次。每日的用药总剂量根据感染的严重程度和部位增减，剂量范围可每 6 小时、8 小时或 12 小时 1 次，一次 2.25～4.5g。② 9 个月以上及体重≤40kg 的儿童，哌拉西林 100mg /kg、他唑巴坦 12.5mg/kg，每 8 小时 1 次。③ 2～9 个月婴儿，哌拉西林 80mg /kg、他唑巴坦 10mg/kg，每 8 小时 1 次。

（2）肾功能减退者：肌酐清除率＞40ml/min 时不需减量；肌酐清除率 20～40ml/min 者，每日 13.5g，每次 4.5g，每 8 小时 1 次；肌酐清除率 <20ml/min 者，每日 9g，每次 4.5g，每 12 小时 1 次。

【禁忌证】对本品的活性物质、任何其他青霉素 - 抗菌药物或任何辅料成分过敏的患者；对任何其他 β- 内酰胺类活性物质（例如头孢菌素、单酰胺菌素或碳青霉烯）有急性严重过敏反应的病史患者；对 β- 内酰胺酶抑制剂有过敏反应史者禁用。

【不良反应】本品常见不良反应有：

（1）皮肤反应：皮疹、类过敏症状（呼吸困难、哮喘样发作、皮肤瘙痒等）。

（2）肝功能损伤：有时引起急性肝炎、谷草转氨酶（GOT）、谷丙转氨酶（GPT）升高等引起的肝功能损伤、黄疸。

【注意事项】

（1）使用本品前必须先进行青霉素皮试。

（2）有出血因素的患者，使用本品有增加出血的可能，应予以注意。

（3）有肝功能不全的患者，应注意对血药浓度的观察。

（4）使用本品应定期做血液、肝功能及肾功能检查。

【药物相互作用】同阿莫西林。体外不能与氨基糖苷类药物混合，本品可使其丧失活性；本品溶液不能与血液制品、含蛋白质的液体混合，也不可与静脉脂质乳化液混合。

【剂型和规格】

注射用无菌粉末：① 2.25g（哌拉西林 2.0g 与他唑巴坦 0.25g）；② 4.5g（哌

拉西林 4.0g 与他唑巴坦 0.5g)。

【贮存】避光、密闭保存。

(二)头孢菌素类

头孢菌素类抗生素的抗菌作用机制与青霉素类相同,均为繁殖期杀菌剂。头孢菌素类的药品品种很多,常按其作用特点分代。各代头孢菌素又各具抗菌特点。第一代头孢菌素对革兰氏阳性菌抗菌作用优于第二代和第三代,但对革兰氏阴性杆菌作用差。第二代头孢菌素对革兰氏阴性杆菌作用不及第三代,对革兰氏阳性菌的作用与第一代接近或稍弱。第三代头孢菌素则对革兰氏阴性菌产生的β- 内酰胺酶稳定,对革兰氏阴性杆菌作用进一步加强,而且还可渗入炎性脑脊液中。

本部分主要介绍第一代头孢菌素头孢唑林、头孢拉定、头孢氨苄;第二代头孢菌素头孢呋辛;第三代头孢菌素头孢曲松和头孢他啶。

一般来说,由于青霉素和头孢菌素存在交叉过敏,故对青霉素过敏及过敏体质者应慎用头孢菌素。头孢菌素用前是否要做皮试,尚无统一规定,可按各药物产品的说明书行事。

由于本类药物可强力抑制肠道菌群,可致菌群失调,也可引起二重感染,如假膜性肠炎、念珠菌感染等,尤以第二代、第三代头孢菌素为甚;长期使用可引起维生素 B 族和维生素 K 缺乏而发生潜在的凝血功能障碍。头孢菌素类的主要不良反应还有胃肠道反应:多数头孢菌素可致恶心、呕吐和食欲缺乏等反应。头孢菌素用药时应避免饮酒,此类药物与乙醇合用可产生双硫仑样反应,其严重程度与用药剂量和饮酒量成正比。

9. 头孢唑林 Cefazolin

【药理作用】为半合成的第一代头孢菌素。对葡萄球菌(包括产酶菌株)、链球菌(肠球菌除外)、大肠埃希氏菌、奇异变形杆菌、肺炎克雷伯菌、流感嗜血杆菌以及产气肠杆菌等有抗菌作用。

肌内注射后 1~2 小时达血药峰浓度。20 分钟内静脉滴注本品 0.5g,血药峰浓度为 118mg/L,有效浓度维持 8 小时。难以透过血脑屏障,乳汁中含量低,蛋白结合率 74%~86%,正常人 $t_{1/2\beta}$ 为 1.5~2 小时,以原型药通过肾脏排泄。血液透析 6 小时后血药浓度减少 40%~50%,腹膜透析一般不能清除本品。

【适应证】用于敏感菌所致的呼吸道、泌尿生殖系、皮肤软组织、骨和关节、胆道等感染,也可用于心内膜炎、败血症、咽和耳部感染。

【用法和用量】肌内注射或静脉给药。

(1)成人:①一次 0.5~1g,一日 2~4 次。严重者可每日 6g。②急性无并发症的尿路感染和肺炎链球菌肺炎，一次0.5～1g，一日2次。③预防手术部位感染，术前0.5～1小时肌内注射或静脉滴注1g，手术时间>6小时者术中加用0.5～1g，术后每6～8小时0.5～1.0g，至手术后24小时止。

(2) 儿童：每日25～50mg/kg，分3～4次给予。重症可用到一日100mg/kg。

(3) 肾功能减退者的肌酐清除率大于50ml/min时，仍可按正常剂量给药；肌酐清除率为35～50ml/min者，每8小时0.5g；肌酐清除率为10～34ml/min者，每12小时0.25g；肌酐清除率小于10ml/min者，每18～24小时0.25g；所有不同程度肾功能减退者的首次剂量为0.5g。

【禁忌证】对本品或其他头孢菌素类药过敏者，对青霉素类药有过敏性休克史者禁用。

【不良反应】常见皮疹、红斑、药物热和支气管痉挛等过敏反应，偶见过敏性休克。胃肠道反应有恶心、呕吐、食欲减退、腹痛、腹泻和味觉障碍等症状，偶见假膜性肠炎。用药后可出现暂时性肝功能异常。少数患者可能出现血红蛋白降低、血小板减少、中性粒细胞减少、嗜酸性粒细胞增多，偶见溶血性贫血。对肾脏影响，少数患者可出现尿素氮、肌酸、肌酐值升高，对肾功能减退患者应用高剂量的本品时可出现脑病反应。

【注意事项】

(1) 青霉素过敏者慎用，如说明书要求皮试则应进行皮试。肝、肾功能不全者，有胃肠道疾病史者慎用。

(2) 肌内注射偶可引起局部疼痛，静脉注射后少数患者可引起静脉炎。

(3) 长期用药也可引起二重感染。

(4) 有的供肌内注射的注射剂内含利多卡因，不可用于静脉注射。

【药物相互作用】

(1) 与庆大霉素或阿米卡星合用，对某些敏感菌株有协同抗菌作用。

(2) 与丙磺舒合用，可抑制本品在肾脏的排泄，使血药浓度升高约30%。

(3) 与肾毒性药物（如强效能利尿药、氨基糖苷类和抗肿瘤药等）合用，可增加肾毒性。

(4) 与华法林合用可增加出血的危险。

【剂型和规格】

注射用无菌粉末：① 0.5g；② 1.0g。

【贮存】密闭、凉暗、干燥处保存。

10. 头孢拉定 Cefradine

【药理作用】本品为广谱抗生素，作用机制与其他头孢菌素相同，为抑制细菌细胞壁的合成。对革兰氏阳性及阴性菌均有杀菌作用，在酸性条件下稳定，空腹时服用吸收迅速，不受青霉素酶的影响，对大多数产生青霉素酶的金黄色葡萄球菌和大肠埃希氏菌亦有显著的抗菌活性。

本品口服后吸收迅速，空腹口服 0.5g 后 1 小时达血药峰浓度（C_{max}）11～18mg/L，消除半衰期（$t_{1/2\beta}$）为 1 小时。本品在组织体液中分布良好，肝组织中的浓度与血清浓度相等，在心肌、子宫、肺、前列腺和骨组织中皆可获有效浓度。脑组织中药物浓度仅为同期血药浓度的 5%～10%，脑脊液中浓度更低。本品可透过血 - 胎盘屏障进入胎儿血液循环，少量经乳汁排出。血清蛋白结合率为 6%～10%。6 小时累积排出给药量的 90% 以上，本品较少代谢，主要肾脏排泄，少量可自胆汁排泄，后者的浓度可为血清浓度的 4 倍。本品在体内很少代谢，能为血液透析和腹膜透析清除。

【适应证】适用于敏感菌所致的急性咽炎、扁桃体炎、中耳炎、支气管炎和肺炎等呼吸道感染、泌尿生殖道感染及皮肤软组织感染等。不宜用于严重感染。

【用法和用量】口服。

（1）成人：①轻度感染，一次 0.25～0.5g，一日 3～4 次。②中度感染：一次 0.5～1g，一日 3～4 次。一日总量不超过 4g。

（2）儿童：一次 6.25～12.5mg/kg，每 6～8 小时 1 次。

【禁忌证】对本品或其他头孢菌素类药过敏者，对青霉素类药有过敏性休克史者禁用。

【不良反应】本品不良反应较轻，发生率约 6%。恶心、呕吐、腹泻、上腹部不适等胃肠道反应较为常见。药疹发生率 1%～3%，假膜性肠炎、嗜酸性粒细胞增多、周围血象白细胞及中性粒细胞减少等见于个别患者。少数患者可出现暂时性血尿素氮升高，血清转氨酶、血清碱性磷酸酶一过性升高。

【注意事项】

（1）妊娠期及哺乳期妇女慎用。

（2）肝、肾功能不全者和有胃肠道疾病史者慎用。

（3）本品主要经肾排出，肾功能减退者须减少剂量或延长给药间期。

（4）长期用药也可引起二重感染。

【药物相互作用】

（1）与庆大霉素或阿米卡星合用，对某些敏感菌株有协同抗菌作用，但可增加肾毒性。

（2）头孢菌素可延缓苯妥英钠在肾小管的排泄，丙磺舒可减少本品经肾排泄。

（3）与肾毒性药物（如强效利尿药、氨基糖苷类和抗肿瘤药等）合用，可增加肾毒性。

(4) 与美西林联合应用，对大肠埃希氏菌和沙门氏菌属等革兰氏阴性杆菌具协同作用。

【剂型和规格】

片剂、胶囊：① 0.25g；② 0.5g。

【贮存】密封，凉暗处保存

11. 头孢氨苄　Cefalexin

【药理作用】本品为半合成的第一代口服头孢菌素。对金黄色葡萄球菌(包括耐青霉素菌株)、溶血性链球菌、肺炎球菌、大肠埃希氏菌、奇异变形杆菌、肺炎克雷伯菌、流感嗜血杆菌和卡他球菌等有抗菌作用。葡萄球菌的部分菌株、粪链球菌、吲哚阳性变形杆菌和肠杆菌属对本品耐药。对铜绿假单胞菌无抗菌作用。本品口服吸收良好。

健康成年人空腹单次口服500mg后，1小时后达血药峰浓度，餐后血药峰浓度值降低，但吸收量不减；半衰期为0.6～1小时。肾功能衰竭时半衰期延长至5～30小时；除脑和脑脊液外，组织分布良好，可透过胎盘进入胎儿血液循环，蛋白结合率10%～15%。本品体内不代谢，主要经肾排泄，对铜绿假单胞菌无抗菌作用。本品可被血液透析和腹膜透析所清除。

【适应证】适用于敏感菌所致的急性扁桃体炎、咽峡炎、中耳炎、鼻窦炎、支气管炎、肺炎等呼吸道感染、尿路感染及皮肤软组织感染等。本品为口服制剂，不宜用于重症感染。

【用法和用量】口服。

(1) 成人：一次250～500mg，一日4次，最高剂量一日4g，空腹服用。肾功能减退者，应根据肾功能减退的程度，减量用药。

(2) 儿童：一日25～50mg/kg，分4次服用。

【禁忌证】对头孢菌素过敏者和有青霉素过敏性休克史者禁用。

【不良反应】服药后常见胃肠道反应，如恶心、腹泻和食欲缺乏等。少见皮疹、荨麻疹、红斑和药物热等过敏反应，偶见过敏性休克。用药后可出现暂时性肝功能异常。少数患者可能出现血红蛋白降低、血小板减少、中性粒细胞减少、嗜酸性粒细胞增多和偶见溶血性贫血。少数患者可出现尿素氮、肌酸、肌酐值升高。

【注意事项】

(1) 对青霉素过敏或过敏体质者慎用，若有皮试要求须进行皮试。有胃肠道疾病史，肝、肾功能不全者慎用。

(2) 肾功能严重损害者应酌减用量。

【药物相互作用】同头孢唑林。

【剂型和规格】

（1）片剂、胶囊：① 0.125g；② 0.25g。

（2）颗粒剂：① 0.05g；② 0.125g。

【贮存】密闭、凉暗处保存。

12. 头孢呋辛　Cefuroxime

【药理作用】本品为半合成的第二代头孢菌素，作用机制是抑制细菌细胞壁的合成。对革兰氏阳性菌的抗菌作用低于或接近于第一代头孢菌素。对本品敏感的为革兰氏阴性的流感嗜血杆菌、淋球菌、脑膜炎球菌、大肠埃希氏菌、肺炎克雷伯菌、奇异变形杆菌、肠杆菌属、枸橼酸杆菌、沙门氏菌属、志贺菌属以及某些吲哚阳性变形杆菌。本品有较好的耐革兰氏阴性菌β-内酰胺酶的性能，对上述菌中耐氨苄西林或耐第一代头孢菌素的菌株也能有效。铜绿假单胞菌、弯曲杆菌、不动杆菌、沙雷杆菌大部分菌株、普通变形杆菌、难辨梭状芽孢杆菌和李斯特菌等对本品不敏感。头孢呋辛酯为头孢呋辛的酯化制剂，口服后在肠黏膜及血中被酯酶分解生成头孢呋辛而发挥作用。

本品脂溶性强，肌内注射 750mg 本品后血药浓度达峰时间为 45 分钟；静脉注射 1.5g 后，8 小时内维持 2μg/ml 的有效浓度。口服吸收后迅速，于 2.5～3 小时达血药峰浓度，血清蛋白结合率约为 50%，食物可促进本品吸收。本品的消除半衰期（$t_{1/2\beta}$）为 1.2～1.6 小时，新生儿、老年患者、肾功能减退患者的 $t_{1/2\beta}$ 延长，绝大部分以原型药由肾脏排出，血液透析可降低本品的血药浓度。

【适应证】用于敏感的革兰氏阴性菌所致的下呼吸道、泌尿系、皮肤和软组织、骨和关节及女性生殖器等部位的感染；对败血症、脑膜炎也有效。

【用法和用量】

（1）肌内注射或静脉注射：①成人，一次 0.75～1.5g，一日 3 次；对严重感染，一次 1.5g，一日 4 次。应用于脑膜炎，剂量每 8 小时不超过 3.0g。② 3 个月以上儿童，每日 50～100mg/kg，每 6～8 小时 1 次。③肾功能不全者，按患者的肌酐清除率制订给药方案。肌酐清除率＞20ml/min 者，每次 0.75～1.5g，一日 3 次；10～20ml/min 者，每次 0.75g，一日 2 次；＜10ml/min 者，每次 0.75g，一日 1 次。

（2）口服：①成人，一次 250mg，一日 2 次，重症可增至每次 500mg。②儿童，3 个月～12 岁，急性咽炎或急性扁桃体炎，一日 20mg/kg，分 2 次服用，一日不超过 0.5g；急性中耳炎、脓疱病，一日 30mg/kg，分 2 次服用，一日不超过1g。

口服制剂不可压碎给药，应餐后整片吞服，故幼儿不宜用。

【禁忌证】对本品或其他头孢菌素类药过敏者和有青霉素过敏性休克史者禁用。

【不良反应】同头孢唑林。少数患者用药后可出现头痛和眩晕，偶有致急性脑病的报道，停药可恢复。

【注意事项】同头孢唑林。

【药物相互作用】同头孢唑林。本品与抗酸药合用可减少本品的吸收。

【剂型和规格】

(1)(头孢呋辛酯)片剂、胶囊、分散片：①0.125g；②0.25g。

(2)(钠盐)注射用无菌粉末：①0.25g；②0.5g；③0.75g；④1.5g。

【贮存】密闭、凉暗、干燥处保存。

13. 头孢曲松　Ceftriaxone

【药理作用】本品为半合成的第三代头孢菌素，通过影响细菌细胞壁的合成起到杀菌作用。对革兰氏阳性菌有中度的抗菌作用，对革兰氏阴性菌的作用强。主要敏感菌有金黄色葡萄球菌、链球菌属、嗜血杆菌属、奈瑟菌属、大肠埃希氏菌、肺炎克雷伯菌、沙雷杆菌、各型变形杆菌、枸橼酸杆菌、伤寒杆菌、痢疾杆菌、消化球菌、消化链球菌和梭状芽孢杆菌等。肠杆菌属对本品也敏感。产酶金黄色葡萄球菌、耐氨苄西林的流感嗜血杆菌、耐第一代头孢菌素和庆大霉素的一些革兰氏阴性菌常对本品敏感。但粪链球菌和耐甲氧西林的葡萄球菌对本品均耐药。

口服不吸收，静脉滴注或肌内注射可被充分吸收。体内分布广、可透过血脑屏障，并可进入羊水和骨组织。体内不经生物转化，以原型排出体外，约2/3量通过肾脏，1/3通过胆道排泄，本品脂溶性强，消除半衰期为6～8小时。

【适应证】用于敏感致病菌所致的下呼吸道感染、尿路、胆道感染，以及腹腔感染、盆腔感染、皮肤软组织感染、骨和关节感染、败血症、脑膜炎等，以及用于手术期感染预防。本品单剂可治疗单纯性淋病。

【用法和用量】肌内注射、静脉注射或静脉滴注。

(1) 成人：每24小时1～2g，或每12小时0.5～1g。最高剂量一日4g。疗程7～14日。治疗单纯性淋病和软下疳均为250mg，单剂肌内注射。

(2) 儿童：一日1次。新生儿(14日以下)一日剂量为20～50mg/kg，不超过50mg/kg，无须区分早产儿及足月婴儿。婴儿及儿童(15日～12岁)一日剂量20～80mg/kg；体重50kg以上的儿童，应使用通常成人剂量。

（3）肌酐清除率＜10ml/min 者，每日用量不能超过 2g。

【禁忌证】

（1）对本品或其他头孢菌素类药过敏者和有青霉素过敏性休克史者禁用。

（2）头孢曲松不得用于新生儿高胆红素血症的治疗。体外研究表明头孢曲松能取代胆红素与血清白蛋白结合，导致这些患者有可能发生胆红素脑病的风险。

【不良反应】过敏反应可见皮疹、荨麻疹、红斑、药物热和支气管痉挛等，偶见过敏性休克。胃肠道反应，如恶心、呕吐、腹泻、味觉障碍等，罕见假膜性肠炎。用药后可出现一过性肝功能异常。少数患者可能出现嗜酸性粒细胞增多、白细胞减少、血小板减少，偶见溶血性贫血。少数患者可出现尿素氮、肌酸、肌酐值升高。少数患者可出现头痛和眩晕等神经系统症状。

【注意事项】

（1）对青霉素过敏和过敏体质者、严重肾功能不全者慎用。

（2）长期用药可致二重感染，如念珠菌病、假膜性肠炎等，应予警惕。

（3）青少年、儿童使用本品，偶可致胆结石，但停药后可消失。

【药物相互作用】

（1）与氨基糖苷类药合用，有协同抗菌作用，但同时可能加重肾损害。

（2）丙磺舒不影响本品的清除。

（3）本品可影响乙醇代谢，使血中乙醛浓度升高，出现双硫仑样反应。

【剂型和规格】

注射用无菌粉末：① 0.25g；② 0.5g；③ 1.0g；④ 2.0g。

【贮存】密闭、凉暗、干燥处保存。

14. 头孢他啶△ Ceftazidime

【药理作用】本品为半合成的第三代头孢菌素。对革兰氏阴性杆菌产生的广谱 β- 内酰胺酶稳定，对大肠埃希氏菌、肠杆菌属、肺炎克雷伯菌、枸橼酸杆菌、奇异变形杆菌、普通变形杆菌、流感嗜血杆菌（包括耐氨苄西林菌株）和脑膜炎球菌等有良好的抗菌作用。对铜绿假单胞菌的作用强，超过其他三代头孢菌素类。对革兰氏阳性菌的作用与第一代头孢菌素近似或较弱。

口服不吸收。消除半衰期约为 2.2 小时。给药后在组织和体液中分布良好，也可透过血脑屏障。脑膜有炎症时，脑脊液内药物浓度可达同期血浓度的 17%～30%。血浆蛋白结合率约为 10%。本品主要自肾脏排泄，静脉给药后 24 小时内以原型自尿中排出给药量的 84%。脑膜有炎症时，脑脊液内药物浓度可达同期血药浓度的17%～30%。中、重度肾功能损害者本品的消除半衰期延长，当内生肌酐清除率≤2ml/min时，半衰期可延长至14～30小时。在新生儿中的半衰期平均4～5小时。本品可通过血液透析清除。

【适应证】用于敏感革兰氏阴性杆菌所致的败血症、下呼吸道感染、腹腔和胆道感染、复杂性尿路感染和严重皮肤软组织感染等。对于由多种耐药革兰氏阴性杆菌引起的免疫缺陷者感染、医院内感染以及革兰氏阴性杆菌或铜绿假单胞菌所致中枢神经系统感染尤为适用。

【用法和用量】静脉滴注或静脉注射。

（1）常用量：①成人，一日1～6g，每8小时或每12小时1次。②儿童，2个月以上的儿童，一般的剂量范围是一日30～100mg/kg，分2或3次给药。新生儿～2个月龄的婴儿，一日25～60mg/kg，分2次给药。③新生儿，出生体重＞2kg，日龄≤7日者，每12小时50mg/kg；日龄＞7日者，每8小时50mg/kg。

（2）尿路感染：单纯性尿路感染，每12小时0.25～0.5g。复杂性尿路感染，每8～12小时0.5g。

（3）骨和关节感染：每12小时2g。

（4）单纯性肺炎和皮肤软组织感染：每8小时0.5～1g。

（5）危重感染患者：每8小时2g。

（6）肾功能中度或严重损害者：给予首次饱和剂量1g，以后根据肌酐清除率调整剂量。肌酐清除率为31～50ml/min时，剂量为每12小时1g；肌酐清除率为16～30ml/min时，剂量为每24小时1g；肌酐清除率为6～15ml/min时，剂量为每24小时0.5g；肌酐清除率＜6ml/min时，每48小时0.5g。血液透析患者一日剂量为1g，透析后补给1g。

【禁忌证】对本品或其他头孢菌素类药过敏者和对青霉素类药有过敏性休克史者禁用。

【不良反应】常见不良反应有皮疹、皮肤瘙痒和药物热，恶心、腹泻、腹痛；注射部位轻度静脉炎，一过性血清转氨酶、血尿素氮及血肌酐值的轻度升高等；血液系统不良反应以白细胞、血小板减少及嗜酸性粒细胞增多常见。

【注意事项】

（1）对青霉素过敏或过敏体质者慎用。

（2）本品遇碳酸氢钠不稳定，不可配伍。

（3）长期用药也可引起菌群失调和二重感染。可引起念珠菌病及维生素K、维生素B缺乏。

【药物相互作用】

（1）与哌拉西林联用，对大肠埃希氏菌、铜绿假单胞菌有协同或累加作用。

（2）与氨基糖苷类合用，有协同抗菌作用，但肾毒性会加重。

（3）与氯霉素合用，有相互拮抗作用。

（4）与利尿剂或抗肿瘤药合用，可加重肾毒性。

【剂型和规格】

注射用无菌粉末：① 0.5g；② 1.0g。

【贮存】密闭、凉暗、干燥处保存。

（三）氨基糖苷类

本节药物包括阿米卡星和庆大霉素。其抗菌谱主要为需氧的革兰氏阴性杆菌和革兰氏阳性球菌。对阴性球菌作用差，对厌氧菌和链球菌无效，对肠球菌属多不敏感或耐药。氨基糖苷类抗生素通过作用于细菌蛋白质合成的多个重要环节，对静止期细菌具有较强的杀灭作用，在碱性条件下其杀菌作用更强。细菌对本类药物产生耐药性主要是由于细菌可通过质粒传导产生氨基糖苷类钝化酶所致。一种氨基糖苷类药物可被一种或多种酶所钝化（庆大霉素可被 6 种酶灭活，阿米卡星可被 2 种酶灭活），而几种氨基糖苷类药物也可被同一种酶钝化。因此，此类抗生素之间存在不完全交叉耐药性。本类药物的药动学特点为口服难吸收，蛋白结合率低，不易跨膜转运，除胎盘外很难通过体内各种屏障。

氨基糖苷类抗生素均有不同程度的耳、肾和神经 - 肌肉阻滞等毒性作用。耳毒性表现为前庭功能和耳蜗神经的损害。对肾功能不良者、老人、儿童和妊娠期妇女，应尽量避免使用本类抗生素。使用该类药物治疗期间，应注意观察患者有无耳鸣、眩晕等早期症状，进行听力和血药浓度监测。庆大霉素的耳毒性比阿米卡星大。肾毒性的临床早期症状有蛋白尿、管型尿、尿中有红细胞、尿量减少，严重者可出现氮质血症和无尿。庆大霉素和阿米卡星的肾毒性相似。本类药物与其他肾毒性药或耳毒性药、肌肉松弛药和麻醉药合用，上述毒性均会被加强。应用本类药物时，须注意药物相互作用，避免联合应用。

15. 阿米卡星　Amikacin

【药理作用】对大肠埃希氏菌、铜绿假单胞菌、吲哚阴性和阳性变形杆菌、肺炎克雷伯菌、不动杆菌、枸橼酸杆菌以及沙雷杆菌和肠杆菌的部分菌株有良好的抗菌作用。对于结核杆菌、非结核分枝杆菌和金黄色葡萄球菌（产酶和不产酶株）也有良好的抗菌作用。其他革兰氏阳性球菌（包括粪链球菌）、厌氧菌、立克次体、真菌和病毒均对本品不敏感。本品的耐酶性能较强，当微生物对其他氨基糖苷类耐药后，对本品有可能敏感。

肌内注射后迅速被吸收，主要分布于细胞外液，部分药物可分布到各种组织，并可在肾脏皮质细胞和内耳液中蓄积；但在心脏心耳组织、心包液、肌肉、脂肪和间质液内的浓度很低，在支气管分泌物、胆汁及房水中浓度低；可透过胎盘进入胎儿组织，脑脊液中浓度低。蛋白结合率约4%。在体内不代谢，成人消除半衰期（$t_{1/2\beta}$）为2～2.5小时，主要经肾脏排泄，给药后24小时内排出90%以上。血液透析与腹膜透析可清除相当量的药物。

【适应证】用于对卡那霉素或庆大霉素耐药的革兰氏阴性杆菌所致的尿路、下呼吸道、腹腔、软组织、骨和关节、生殖系统等部位的感染，以及败血症等。

【用法和用量】肌内注射或静脉滴注。

（1）成人：①单纯性尿路感染，每12小时0.2g。②其他全身性感染，每12小时7.5mg/kg或每24小时15mg/kg。成人一日量不超过1.5g，治疗不超过10日。

（2）儿童：开始用10mg/kg，以后一次7.5mg/kg，每12小时1次。

（3）肾功能不全者：肌酐清除率51～90ml/min者，每12小时给予正常剂量（7.5mg/kg）的60%～90%；肌酐清除率10～50ml/min者，每24～48小时用7.5mg/kg的20%～30%。

【禁忌证】对本品或其他氨基糖苷类药过敏者或有严重毒性反应者禁用。

【不良反应】对耳蜗神经的影响，可致听力减退、耳鸣、耳聋，一般听力减退在停药后症状不再加重，个别可继续发展至耳聋。对肾脏的损害在近曲小管，可出现蛋白尿、管型尿、血尿，进而发生氮质血症、血肌酐值升高、肾功能减退，偶有肾衰竭报道。神经肌肉阻滞引起心肌抑制、软弱无力、嗜睡、呼吸困难甚至衰竭。少数患者出现过敏反应、消化系统、神经系统症状。

【注意事项】

（1）本品具有耳毒性和肾毒性，对于肾功能减退、脱水、应用强效利尿药的患者以及儿童、老年患者均应谨慎使用。可透过胎盘屏障进入胎儿组织，可能引起胎儿听力损害，妊娠期妇女使用应权衡利弊。

（2）本品干扰正常菌群，长期应用可导致非敏感菌过度生长。

（3）用药前后及用药期间应检查听力、尿常规和肾功能，监测血药浓度。

（4）有神经-肌肉阻滞和抑制呼吸作用，不可静脉注射。

【药物相互作用】

（1）对于铜绿假单胞菌感染，常需与抗假单胞菌青霉素（如哌拉西林等）联合应用。但两者不可置于同一容器中，以免降效。

（2）与碳酸氢钠、氨茶碱等合用时，可增强抗菌作用。

（3）与右旋糖酐、利尿药和其他氨基糖苷类药及具有肾毒性或神经毒性的药物合用，可增加耳毒性和肾毒性。

（4）与具有肌肉松弛作用的药物合用可能使神经 - 肌肉阻滞作用增强，出现肌肉软弱、呼吸抑制等症状。

【剂型和规格】

注射液：① 1ml：0.1g（10 万单位）；② 2ml：0.2g（20 万单位）。

【贮存】密闭、凉暗处保存。

16. 庆大霉素　Gentamycin

【药理作用】本品作用于细菌体内的核糖体，抑制细菌蛋白质合成，并破坏细菌细胞膜的完整性。对大肠埃希氏菌、产气杆菌、肺炎克雷伯菌、奇异变形杆菌、某些吲哚阳性变形杆菌、铜绿假单胞菌、某些奈瑟菌、某些无色素沙雷杆菌和志贺菌等革兰氏阴性菌有抗菌作用。革兰氏阳性菌中，金黄色葡萄球菌对本品尚可有一定敏感性；链球菌（包括化脓性链球菌、肺炎链球菌、粪链球菌等）均对本品耐药。对厌氧菌（拟杆菌属）、结核杆菌、立克次体、病毒和真菌无效。

本品肌内注射后吸收迅速而完全，在 0.5～1 小时达到血药峰浓度（C_{max}）。蛋白结合率低。在体内分布广泛，可通过胎盘屏障，不易透过血脑屏障。在体内不代谢，以原型经肾脏排泄，给药后 24 小时内排出给药量的 50%～93%。消除半衰期（$t_{1/2\beta}$）2～3 小时，肾功能减退者可显著延长。血液透析与腹膜透析可从血液中清除相当药量。

【适应证】主要用于大肠埃希氏菌、痢疾杆菌、肺炎克雷伯菌、变形杆菌、铜绿假单胞菌等革兰氏阴性菌引起的呼吸道、胆道、肠道、腹腔、泌尿生殖系统、皮肤及软组织感染，烧伤感染和李斯特菌病；敏感细菌所致中枢神经系统感染，如脑膜炎、脑室炎。

【用法和用量】肌内注射或静脉滴注。

（1）成人：①一次 80mg，一日 2～3 次（间隔 8 小时），或按体重一次 1～1.7mg/kg，每 8 小时 1 次；或一次 5mg/kg，每 24 小时 1 次。疗程为 7～14 日。也可采用一日剂量一次给药的方法。②单纯性尿路感染，体重低于 60kg 者，一次 3mg/kg，一日 1 次。体重超过 60kg 者，一次 160mg，一日 1 次。或一次 1.5mg/kg，每 12 小时 1 次。

（2）儿童：一次 2.5mg/kg，每 12 小时 1 次；或一次 1.7mg/kg，每 8 小时 1 次，共 7～14 日。治疗中应监测血药浓度。

（3）肾功能减退患者：肾功能正常者，每 8 小时 1 次，一次的正常剂量为 1～1.7mg/kg；肌酐清除率为 10～50ml/min 者，每 12 小时 1 次，一次为正常剂量的 30%～70%；肌酐清除率＜10ml/min 者，每 24～48 小时给予正常剂量的 20%～30%。

【禁忌证】对本品或其他氨基糖苷类药过敏者禁用。

【不良反应】与阿米卡星相似。

【注意事项】同阿米卡星。本品血药峰浓度超过 12μg/ml、谷浓度超过 2μg/ml 以上时可出现毒性反应，对于肾功能不全者或长期用药者应进行血药浓度监测。

【药物相互作用】同阿米卡星。

【剂型和规格】

注射液：① 1ml：40mg（4 万单位）；② 2ml：80mg（8 万单位）。

【贮存】密闭、凉暗处保存。

（四）四环素类

四环素类抗生素为广谱抑菌剂，高浓度时具杀菌作用。通过特异性地与细菌核糖体 30S 亚基在 A 位置结合，干扰敏感菌的蛋白质合成。

17. 多西环素　Doxycycline

【药理作用】四环素类抗生素，通过特异性地与细菌核糖体 30S 亚基在 A 位置结合，干扰敏感菌的蛋白质合成。本品为广谱抗菌药，高浓度时具杀菌作用。立克次体属、支原体属、衣原体属、非结核分枝杆菌属、螺旋体也对本品敏感。对革兰氏阳性菌作用优于革兰氏阴性菌，但肠球菌属对其耐药。抗菌活性比四环素强 2～10 倍，对耐四环素的金黄色葡萄球菌仍有效。

本品有较高的脂溶性，口服吸收完全，进食对本品吸收的影响小。吸收后广泛分布于体内组织和体液，在胆汁中浓度可达同期血药浓度的 10～20 倍。蛋白结合率为 80%～93%，消除半衰期 $t_{1/2\beta}$ 为 12～22 小时，肾功能减退者 $t_{1/2\beta}$ 延长不明显。本品部分在肝内代谢灭活，主要自肾小球滤过排泄，给药后 24 小时内可排出 35%～40%。肾功能损害患者应用本品时，自胃肠道的排泄量增加，成为主要排泄途径。本品是四环素类中可安全用于肾功能损害患者的药物。血液或腹膜透析不能清除本品。

【适应证】主要用于敏感的革兰氏阳性球菌和革兰氏阴性杆菌所致的上呼吸道感染、扁桃体炎、胆道感染、淋巴结炎、蜂窝织炎和老年慢性支气管炎等，也用于斑疹伤寒、恙虫病和支原体肺炎等。尚可用于治疗布鲁氏菌病（与氨基糖苷类联合应用）、鼠疫（与氨基糖苷类联合应用）和霍乱，也可用于预防恶性疟疾和钩端螺旋体感染。

【用法和用量】口服。

（1）成人：①治疗细菌性感染，第一日100mg，每12小时1次，继以100～200mg，一日1次，或50～100mg，每12小时1次。②由沙眼衣原体或解脲支原体引起的尿道炎，以及沙眼衣原体所致的单纯性尿道炎、宫颈炎或直肠感染，均为一次100mg，一日2次，疗程7～10日。③梅毒，一次150mg，每12小时1次，早期梅毒疗程15日，晚期梅毒疗程30日。④性病性淋巴肉芽肿，一次100mg，每12小时1次，共21日。

（2）儿童：体重小于45kg者，第一日2.2mg/kg，每12小时1次，继以2.2～4.4mg/kg，一日1次，或一次2.2mg/kg，每12小时1次。体重超过45kg的小儿用量同成人。8岁以下儿童不宜使用本品。

【禁忌证】有四环素类过敏史者、8岁以下小儿及妊娠期和哺乳期妇女一般应禁用。

【不良反应】胃肠道反应多见（约20%），如恶心、呕吐和腹泻等。血液系统出现溶血性贫血、血小板、中性粒细胞和嗜酸性粒细胞减少。其他尚有良性颅内压增高、头痛、牙齿变黄染、牙釉质发育不良等。皮肤过敏引起红斑和荨麻疹、光感性皮炎等。对肝功能的影响可见血清转氨酶、碱性磷酸酶、胆红素升高，大剂量可引起肝脂肪变性。

【注意事项】

（1）肝功能不全者慎用。

（2）饭后服药可减轻胃肠道不良反应。

（3）长期用药者应定期检查血常规及肝功能。

【药物相互作用】

（1）与碳酸氢钠、铁剂、氢氧化铝和镁盐制剂等含金属离子药物或食物同服，本品吸收降低。

（2）与口服避孕药合用，避孕药效果降低，并增加经期外出血。

（3）本品可使地高辛吸收增加，导致地高辛中毒。

（4）与抗凝剂合用，能降低凝血因子Ⅱ的活性，应调整抗凝剂的剂量。

【剂型和规格】

片剂：①50mg；②100mg。

【贮存】避光、密闭保存。

18. 米诺环素　Minocycline

【药理作用】本品为半合成四环素类广谱抗生素，具高效和长效性，在四环素类抗生素中，本品的抗菌作用最强。抗菌谱与四环素相近。对革兰氏阳性菌包括耐四环素的金黄色葡萄球菌、链球菌等和革兰氏阴性菌中的淋病奈瑟菌均有很强的作用；对革兰氏阴性杆菌的作用一般较弱；本品对沙眼衣原体和解脲支原体亦有较好的抑制作用。

本品口服后迅速被吸收。口服本品 0.2g，1～4 小时内达血药峰浓度（C_{max}），易渗透入许多组织和体液中，本品在胆汁和尿中的浓度比血药浓度高 10～30 倍。在体内代谢较多，在尿中排泄的原型药物远低于其他四环素类。本品排泄缓慢，消除半衰期（$t_{1/2\beta}$）为 11.1～22.1 小时。

【适应证】本品适用于因葡萄球菌、链球菌、肺炎球菌、淋病奈瑟菌、痢疾杆菌、大肠埃希氏菌、肺炎克雷伯菌、变形杆菌、铜绿假单胞菌、梅毒螺旋体及衣原体等对本品敏感的病原体引起的下列感染：尿道炎、男性非淋菌性尿道炎（NGU）、前列腺炎、淋病、膀胱炎、附睾丸炎、宫内感染、肾盂肾炎、肾盂炎、肾盂膀胱炎等，浅表性化脓性感染，深部化脓性疾病，急慢性支气管炎、喘息型支气管炎、支气管扩张、支气管肺炎、细菌性肺炎、异型肺炎、肺部化脓症，梅毒，中耳炎、鼻旁窦炎、颌下腺炎，痢疾、肠炎、感染性食物中毒、胆管炎、胆囊炎，腹膜炎，败血症、菌血症。

【用法和用量】口服。成人，首次剂量为 0.2g，以后每 12 小时或 24 小时再服用 0.1g，或遵医嘱。寻常性痤疮每次 50mg，一日 2 次，6 周为一疗程。肾功能损害患者用药，其 24 小时内的日总剂量不应超过 200mg。

【禁忌证】有四环素类过敏史者、8 岁以下小儿及妊娠期和哺乳期妇女一般应禁用。

【不良反应】与多西环素类似。胃肠道反应多见，如腹痛、恶心、呕吐和腹泻等。血液系统出现溶血性贫血、血小板、中性粒细胞和嗜酸性粒细胞减少。其他尚有良性颅内压增高、头痛、牙齿变黄染、牙釉质发育不良等。皮肤过敏引起红斑和荨麻疹、光感性皮炎等。

【注意事项】同多西环素。

（1）肝功能不全者慎用。

（2）本品滞留于食管并崩解时，会引起食管溃疡，故应多饮水，尤其临睡前服用时。

（3）长期用药者应定期检查血常规及肝功能。

（4）据报道，使用本品可引起黄棕色 / 深褐色、绿色或蓝色尿。

【药物相互作用】

（1）由于四环素能降低凝血酶原的活性，故本品与抗凝血药合用时，应降低抗凝血药的剂量。

（2）由于制酸药（如碳酸氢钠、碳酸氢铝、碳酸氢钙、碳酸氢镁）可与四环素类药物合用形成不溶性络合物而使四环素类药物的吸收减少、活性降低，故盐酸米诺环素与制酸药应避免同时服用。含铁的制剂可削弱盐酸米诺环素的吸收。

（3）降血脂药物考来烯胺（Cholestyramine）或考来替泊（Colestipol）与本品合用时，可能影响本品的吸收。

（4）由于巴比妥类、苯妥英或卡马西平可诱导微粒体酶的活性致使本品血药浓度降低，故合用时须调整本品的剂量。

（5）甲氧氟烷和米诺环素合用可导致致命性的肾毒性。

（6）由于抑菌药物能干扰青霉素的抑菌活性，所以应避免四环素类药物与青霉素类合用。

（7）米诺环素与强利尿药（如呋塞米等）合用可加重肾损害。

（8）米诺环素与其他肝毒性药物（如抗肿瘤化疗药物）合用可加重肝损害。

（9）四环素类药物和口服避孕药合用，能降低口服避孕药的效果。

（10）避免在服用米诺环素前、使用期间及使用后即刻使用异维A酸或其他系统性类视黄醇或维生素A。这些药物中的任何一种都与脑假瘤发生有关。

（11）当麦角生物碱或其衍生物与四环素类同时给药时，会增加麦角中毒的风险。

（12）食物、牛奶和其他乳制品可损害标准米诺环素口服制剂的吸收。然而，食物和牛奶不会显著削弱微丸胶囊的吸收。

【剂型和规格】

（1）片剂：50mg。

（2）胶囊：① 50mg；② 100mg。

【贮存】避光、密闭保存。

（五）大环内酯类

大环内酯类抗生素是由链霉菌产生的一类弱碱性抗生素，按化学结构又可分为14元大环内酯类、15元大环内酯类和16元大环内酯类三类。本节包括属于14元大环内酯类的红霉素、克拉霉素和属于15元大环内酯类的阿奇霉素。本类药物的抗菌谱包括葡萄球菌、化脓性和草绿色链球菌、肺炎链球菌、粪链球菌、白喉杆菌、炭疽杆菌、脑膜炎球菌、淋球菌、百日咳杆菌、产气梭状芽孢杆菌、布鲁氏菌、军团菌、螺旋杆菌、钩端螺旋体、肺炎支原体、立克次体和衣原体等。大环内酯类可作用于细菌细胞核糖体50S亚单位，阻碍细菌蛋白质的合成，属于生长期抑菌药。本类的各个药物之间有较密切的交叉耐药性。

本类药物的不良反应主要有恶心、呕吐、胃绞痛和食欲缺乏等消化道反应。肝毒性主要表现为胆汁淤积、血清转氨酶升高等，一般停药后可恢复。其过敏反应表现为药物热、药疹、荨麻疹等。静脉给药时可发生耳鸣和听觉障碍，停药或减量后可恢复。本类药物还具有心脏毒性，红霉素、阿奇霉素可导致心电活动异常，引起心律失常。当Q-T间期延长、低血钾或低血镁、心动过缓或正在使用抗心律失常药物时，发生心律失常的风险更高。

本类药物可抑制细胞色素P450酶，联用时会增加多种药物血药浓度，例如茶碱、口服抗凝血药等。联合茶碱应用时，可使茶碱血药浓度异常升高而致中毒，甚至死亡；必须联合应用时，应监测茶碱的血药浓度和调整剂量。

19. 红霉素 Erythromycin

【药理作用】由链霉菌所产生的一种碱性抗生素，属大环内酯类。本品透过细菌细胞膜，与核糖体的50S亚基可逆性结合，使细菌蛋白质合成受到抑制，仅对分裂活跃的细菌有效，属于抑菌剂，但高浓度时对高敏感细菌也具杀菌作用。

其游离碱供口服用，乳糖酸盐供注射用。口服吸收率为18%～45%，广泛分布于各组织和体液中。血浆蛋白结合率73%，消除半衰期为1.5小时，无尿者为6小时。主要在肝脏代谢，从胆汁排出，并进行肠肝循环。琥乙红霉素为红霉素的琥珀酸乙酯，在胃酸中较红霉素稳定，在体内水解为碱。

【适应证】本品主要用于治疗成人和儿童的下列疾病：

（1）β-溶血链球菌、肺炎双球菌、嗜血流感杆菌引起的轻度或中度的呼吸道感染。

（2）肺炎支原体引起的呼吸道感染。

（3）百日咳杆菌引起的百日咳：红霉素可有效消除患者咽喉部的百日咳病菌，临床研究表明红霉素能够预防易感人群感染百日咳。

（4）白喉：白喉是由于白喉杆菌产生毒素所致，红霉素可以预防易感人群成为白喉带菌者或根除带菌者体内病菌。

（5）微小棒状杆菌引起的红癣病。

（6）溶组织阿米巴引起的肠道内阿米巴病。

（7）李斯特菌引起的单核细胞增多症。

（8）化脓性链球菌和金黄色葡萄球菌引起的皮肤、软组织的轻度、中度感染。

（9）梅毒螺旋体引起的初期梅毒：对于青霉素过敏的患者，口服红霉素可以作为治疗初期梅毒的一种选择药物，在治疗初期梅毒前，必须进行脑脊液的检查；子宫内梅毒不建议使用红霉素来治疗。

（10）沙眼衣原体引起的以下疾病：新生儿结膜炎，幼儿肺炎，妊娠期泌尿、生殖系统感染；当四环素禁忌或不能耐受时，红霉素可用于治疗沙眼衣原体引起的成人泌尿、子宫颈内、直肠的感染。

（11）肺炎军团菌引起的军团病。

【用法和用量】

（1）口服

1）红霉素：①成人，一日 1～2g，分 3～4 次服用，整片吞服。②儿童，每日 30～50mg/kg，分 3～4 次服用。

2）琥乙红霉素：①成人，一日 1.6g，分 2～4 次服用。军团病患者，一次 0.4～1.0g，一日 4 次，每日总量不超过 4g；预防链球菌感染，一次 400mg，一日 2 次；衣原体或解脲支原体感染，一次 800mg，每 8 小时 1 次，共 7 日，或一次 400mg，每 6 小时 1 次，共 14 日。②小儿，按体重一次 7.5～12.5mg/kg，一日 4 次；或一次 15～25mg/kg，一日 2 次；严重感染每日量可加倍，分 4 次服用。百日咳患儿，按体重一次 10～12.5mg/kg，一日 4 次，疗程 14 日。

（2）静脉滴注：①成人，每日 1～2g，分 3～4 次滴注。②儿童，每日 30～50mg/kg，分 3～4 次滴注。

【禁忌证】对本品及其他大环内酯类药过敏者禁用。

【不良反应】常见胃肠道反应，如腹泻、恶心、呕吐、食欲减退等症状。偶见乏力，长期及大剂量服用可引起胆汁淤积和肝酶升高。过敏反应可见药物热、皮疹、嗜酸性粒细胞增多等。少数患者用药后偶有心律失常、心动过速。

【注意事项】

（1）肝、肾功能不全者，妊娠期妇女慎用。

（2）红霉素为抑菌性药物，应按一定的时间间隔给药，以保持体内药物浓度，利于作用发挥。

（3）红霉素片应整片吞服，若服用药粉，则受胃酸破坏而发生降效。幼儿可服用对酸稳定的酯化红霉素。

（4）静脉滴注易引起静脉炎，滴注速度宜缓慢。

（5）红霉素在酸性输液中被破坏而降效，一般不应与低 pH 的葡萄糖输液配伍。在 5%～10% 葡萄糖输液 500ml 中，添加维生素 C 注射液（抗坏血酸钠）1g 或 5% 碳酸氢钠注射液 0.5ml，可使其 pH 升高到 5 以上，再加红霉素乳糖酸盐，则有助稳定。

【药物相互作用】

（1）与氯霉素、林可霉素类药物相互拮抗。

（2）本品可阻挠性激素类的肝肠循环，与口服避孕药合用可使之降效。

（3）红霉素加阿司匹林：两者均有一定的耳毒性，各自单独应用毒性不显著（阿司匹林可偶致耳鸣）。联合应用则毒性增强，易致耳鸣、听觉减弱等。

（4）红霉素为肝药酶抑制剂，如与卡马西平、丙戊酸钠、氨茶碱、环孢素、洛伐他汀、咪达唑仑、三唑仑等药合用，可抑制以上药物的代谢，导致其血药浓度升高，毒性增强。

(5) 与阿司咪唑、特非那定等抗组胺药合用可增加心脏毒性，引起心律失常。

(6) 与口服抗凝血药如华法林合用可增加出血的危险性。

【剂型和规格】

(1) 肠溶(片剂、胶囊)、(琥珀酸乙酯) 片剂、胶囊：① 0.125g(12.5 万单位)；② 0.25g(25 万单位)。

(2) 注射用无菌粉末：① 0.25g(25 万单位)；② 0.3g(30 万单位)。

【贮存】避光、密闭、干燥处保存。

20. 阿奇霉素 Azithromycin

【药理作用】本品的抗菌谱与红霉素相近，作用较强，对流感嗜血杆菌、淋球菌的作用比红霉素强 4 倍；对军团菌比红霉素强 2 倍；对梭状芽孢杆菌的作用也比红霉素强，治疗金黄色葡萄球菌引起的感染比红霉素有效。此外，本品对弓形虫、梅毒螺旋体也有良好的杀灭作用。

口服吸收迅速，生物利用度约 40%。广泛分布于人体各组织，某些组织内浓度可达到同期血药浓度的 10～100 倍，50% 以上的给药量以原型经胆道排出，单剂给药后的血浆消除半衰期为 35～48 小时。

【适应证】用于敏感菌或敏感病原体所致的呼吸道、皮肤和软组织感染；衣原体及非多种耐药淋病奈瑟菌所致的尿道炎、宫颈炎。

【用法和用量】口服。

(1) 成人：①沙眼衣原体或敏感淋病奈瑟菌所致性传播疾病，仅需单次口服本品 1.0g。②对其他感染的治疗，第一日，0.5g 顿服，第 2～5 日，一日 0.25g 顿服；或一日 0.5g 顿服，连服 3 日。

(2) 儿童：①治疗中耳炎、肺炎，第一日，按体重 10mg/kg 顿服(一日最大量不超过 0.5g)，第 2～5 日，每日按体重 5mg/kg 顿服(一日最大量不超过 0.25g)。②治疗儿童咽炎、扁桃体炎，一日按体重 12mg/kg 顿服(一日最大量不超过 0.5g)，连用 5 日。

【禁忌证】对本品及其他大环内酯类药过敏者禁用。

【不良反应】基本同红霉素。可见白细胞、中性粒细胞、血小板减少。

【注意事项】

(1) 肝、肾功能不全者，妊娠期和哺乳期妇女均需慎用。

(2) 心功能不全、心律失常的患者慎用。

(3) 本品宜在饭前 1 小时或饭后 2 小时口服。

【药物相互作用】同红霉素。

【剂型和规格】

（1）片剂、胶囊、肠溶（片剂、胶囊）：0.25g（25万单位）。

（2）颗粒剂：0.1g（10万单位）。

【贮存】密闭、阴凉、干燥处保存。

21. 克拉霉素　Clarithromycin

【药理作用】本品的抗菌谱与红霉素近似，对甲氧西林敏感的葡萄球菌、链球菌属、嗜肺军团菌、沙眼衣原体作用比红霉素强，对幽门螺杆菌有良好的抗菌作用。本品对流感嗜血杆菌有较优异的作用，14-OH-代谢物对该菌的作用为母体药物的两倍。

口服吸收迅速，绝对生物利用度约50%。蛋白结合率约70%。药物吸收后体内分布广泛，不能通过血脑屏障。消除半衰期为4.4小时。低剂量给药（每12小时250mg）时，经粪、尿两个途径排出的药量相仿，当剂量增大时（每12小时500mg），尿中排出量可增多。

【适应证】用于敏感微生物所致的耳鼻咽喉部、下呼吸道、皮肤和软组织感染；急性中耳炎、支原体肺炎、沙眼衣原体所致的尿道炎和宫颈炎。也可用于军团菌感染，或与其他药物联合用于鸟分枝杆菌感染、幽门螺杆菌感染的治疗。

【用法和用量】口服。

（1）成人：轻度感染，每次250mg，重症每次500mg，均为12小时1次，疗程7～14日。

（2）儿童：6个月～12岁以下儿童，每日15mg/kg，分为2次。或按以下方法口服给药，8～11kg体重，每次62.5mg；12～19kg体重，每次125mg；20～29kg体重，每次187.5mg；30～40kg体重，每次250mg。均为每日用药2次。

【禁忌证】对本品及其他大环内酯类药过敏者禁用。心脏病患者（包括心律失常、心动过缓、Q-T间期延长、缺血性心脏病、充血性心力衰竭等）、电解质紊乱者、妊娠期妇女禁用。

【不良反应】不良反应有腹泻、恶心、味觉改变、消化不良、腹痛或不适、头痛，一般程度较轻。尚可见谷丙转氨酶、谷草转氨酶、乳酸脱氢酶（LDH）、碱性磷酸酶、胆红素升高；白细胞减少、凝血酶原时间延长、血尿素氮（BUN）升高、血清肌酐值升高等。偶见假膜性肠炎。罕见胰腺炎。本品亦可引起Q-T间期延长、室性心律失常。

【注意事项】

（1）哺乳期妇女慎用（宜暂停哺乳）。

（2）肝功能不全者、中度至重度肾功能不全者慎用。

（3）肾功能严重损害，肌酐清除率＜30ml/min者，需作剂量调整。

（4）本品与其他大环内酯类、林可霉素和克林霉素存在交叉耐药。

【药物相互作用】

（1）与特非那定、阿司咪唑、西沙必利等药物合用导致Q-T间期延长、心律失常和充血性心力衰竭，应禁止与这些药物合用。

（2）本品与下列药物联合应用时，可使这些药物血药浓度升高，毒性反应增强，如地高辛、茶碱、口服抗凝血药、麦角胺或二氢麦角碱、三唑仑等。对于卡马西平、环孢素、苯妥英等也可有类似的阻滞代谢作用而使这些药物作用加强。

（3）利托那韦、氟康唑可抑制本品的代谢，使血药浓度增加。

【剂型和规格】

片剂、胶囊、颗粒剂：① 0.125g；② 0.25g。

【贮存】避光、密闭、阴凉、干燥处保存。

（六）其他抗生素

22. 克林霉素 Clindamycin

【药理作用】本品抑制细菌的蛋白质合成，对大多数革兰氏阳性菌和某些厌氧的革兰氏阴性菌有抗菌作用。对革兰氏阳性菌的抗菌作用类似红霉素。

肌内注射后的血药达峰时间，成人为3小时，儿童为1小时。口服后血药达峰时间45～60分钟。体内分布广泛，可透过胎盘。主要在肝脏代谢，代谢物由胆汁和尿液排泄，消除半衰期为3小时，肝、肾功能不全时半衰期会延长。血透和腹腔透析不能有效清除本品。

【适应证】用于厌氧菌引起的腹腔和妇科感染（常需与氨基糖苷类抗生素联合使用以消除需氧病原菌）。还用于敏感的革兰氏阳性菌引起的呼吸道、关节和软组织、骨组织等感染及脓胸、肺脓肿、败血症等。本品是治疗金黄色葡萄球菌骨髓炎的首选药物。

【用法和用量】

（1）口服：①成人，一次0.15～0.3g（以克林霉素计），一日3～4次。②儿童，以克林霉素计，日剂量为8～25mg/kg（一般感染8～16mg/kg，重症感染17～25mg/kg），分3～4次服用（体重10kg以下幼儿每次服药应不少于37.5mg，一日3次）；分散片包括其盐酸盐酯，温开水送服，或温开水溶解后服用。

（2）肌内注射或静脉滴注：①成人，革兰氏阳性需氧菌感染，一日0.6～1.2g，分2～4次给药；厌氧菌感染，一般一日1.2～2.7g，极严重感染，一日可用到4.8g。②儿童，1个月龄以上，重症感染一日量15～25mg/kg，极严重可按25～40mg/kg，分3～4次给药。肌内注射量一次不超过600mg，超过此量则应静脉给予。静脉滴注前应先将药物用输液稀释，600mg药物应加入不少于

100ml 的输液中，至少输注 20 分钟。1 小时内输注的药量不应超过 1 200mg。

【禁忌证】禁用于对本品或其他林可霉素类药物过敏者和 1 个月龄以下的新生儿。

【不良反应】可引起消化道反应，如恶心、呕吐、舌炎、肛门瘙痒等，长期使用可致假膜性肠炎。可见过敏反应，如皮疹、荨麻疹、多形性红斑以及白细胞减少、血小板减少等。亦可致肝功能异常、血尿、急性肾功能损害、耳鸣、眩晕、听力下降等不良反应。

【注意事项】

（1）肝功能不全者、有胃肠疾病史者慎用，4 岁以下儿童、妊娠期及哺乳期妇女慎用。

（2）应定期检查血象和肝功能。

（3）不可直接静脉注射，进药速度过快可致心搏骤停和低血压。静脉滴注时，输注浓度小于或等于 6mg/ml，滴注时间不小于 30 分钟。

【药物相互作用】本类药物与红霉素有拮抗作用，不可联合应用。

【剂型和规格】

（1）（盐酸盐）片剂、胶囊：① 0.075g；② 0.15g。

（2）（盐酸盐棕榈酸酯）分散片：① 0.075g；② 0.15g。

（3）（盐酸盐）注射液：2ml：0.15g。

（4）（盐酸盐）注射用无菌粉末：0.15g。

【贮存】密闭、阴凉处保存。

23. 磷霉素 Fosfomycin

【药理作用】本品是链霉菌培养液中分离得到的一种广谱抗生素，现已由合成法制取。其作用机制是抑制细菌细胞壁的早期合成。对革兰氏阳性菌和革兰氏阴性菌均有抑制作用，其抗菌谱包括大肠埃希氏菌、痢疾杆菌、变形杆菌、沙雷菌、金黄色葡萄球菌以及铜绿假单胞菌等。与其他抗生素间不存在交叉耐药性。

本品口服后达峰时间为 2 小时，生物利用度 30%~40%，血浆蛋白结合率低于 5%，半衰期为 3～5 小时，可透过血脑屏障，也可透过胎盘屏障进入胎儿血液循环。静脉注射或肌内注射 24 小时内约有 90% 给药量自尿液排出。

【适应证】用于敏感菌所致的呼吸道、尿路、皮肤及软组织、肠道等部位感染。对脑膜感染、败血症和骨髓炎等重症感染可与其他抗菌药物联合应用。

【用法和用量】

（1）静脉滴注：先用灭菌注射用水适量溶解，再加至 250～500ml 的 5% 葡萄糖注射液或氯化钠注射液中稀释后静脉滴注。①成人，一日 4～12g，严重感染可增至一日16g，分2～3次滴注。②儿童，一日0.1～0.3g/kg，分2～3次滴注。

(2) 口服：①成人，一次1瓶（按磷霉素计3g），服用前用适量水溶解；治疗单纯性尿路感染，空腹单剂量口服1次；治疗复杂性尿路感染，可连服3日，一日1次；或遵医嘱。②对12岁以下儿童用药的安全性和有效性尚未确定。

【禁忌证】

(1) 对本品过敏者禁用。

(2) 严重肾功能不全者（肌酐清除率Cl＜10ml/min者）和正在进行血液透析的患者禁用。

(3) 溶血性疾病患者禁用。

【不良反应】 毒性较轻，但仍可致皮疹、嗜酸性粒细胞增多、血清转氨酶升高等反应。口服可致胃肠道反应，主要为腹泻及软便、恶心，停药后消失。肌内注射可致局部疼痛和硬结。静脉给药过快可致血栓性静脉炎、心悸等。

【注意事项】

(1) 肝、肾功能不全者，妊娠期妇女慎用。

(2) 磷霉素钠的含钠量约为25%，以1g药物计，含钠约为0.32g。对于心、肾功能不全，高血压等患者应慎用。

(3) 静脉滴注宜缓慢，时间应为1～2小时或2小时以上。

【药物相互作用】

(1) 与氨基糖苷类药合用，具有协同作用，并可减少或延迟细菌耐药性的产生。

(2) 与β-内酰胺类药合用对金黄色葡萄球菌、铜绿假单胞菌有协同抗菌作用。

(3) 与一些金属盐可生成不溶性沉淀，勿与钙、镁等金属盐相配伍。

【剂型和规格】

(1)（钠盐）注射用无菌粉末：① 1.0g（100万单位）；② 2.0g（200万单位）；③ 4.0g（400万单位）。

(2)（氨丁三醇）散剂：3.0g。

【贮存】 密闭、阴凉、干燥处保存。

（七）磺胺类

24. 复方磺胺甲噁唑

Compound Sulfamethoxazole

【药理作用】 本品为磺胺甲噁唑（SMZ）与甲氧苄啶（TMP）以5∶1比例

组成的复方制剂。SMZ为广谱抑菌药，属中效磺胺药。SMZ通过竞争性作用于细菌体内的二氢叶酸合成酶，阻止细菌二氢叶酸的合成，从而抑制细菌生长繁殖。TMP是细菌二氢叶酸还原酶抑制药，使二氢叶酸不能还原为四氢叶酸，抑制细菌的生长繁殖，抗菌谱与SMZ相似。两者合用，可使细菌的叶酸代谢受到双重阻断，因此抗菌作用大幅度提高（故TMP有磺胺增效剂之称），并可减少抗药菌株的出现。本品对多数革兰氏阳性菌和革兰氏阴性菌具有抗菌活性。

本品口服后经胃肠道吸收完全，两种成分在全身均匀分布良好，吸收后可透过血脑屏障，也可透过胎盘，磺胺甲噁唑（SMZ）与甲氧苄啶（TMP）消除半衰期分别为10小时和8～10小时，服药24小时内各有约50%的给药量随尿液排泄。

【适应证】用于对本品敏感菌所致的慢性支气管炎急性发作，肺部、尿路、肠道感染，皮肤化脓性感染，扁桃体炎，伤寒等。

【用法和用量】

（1）成人及12岁以上儿童：复方磺胺甲噁唑片（400mg：80mg），每日2次，每次2片，首剂2～4片，早饭及晚饭后服。

（2）12岁以下儿童：小儿复方磺胺甲噁唑片（100mg：20mg），2～6岁儿童，早晚各1～2片；6～12岁儿童，早晚各2～4片。

【禁忌证】对高度过敏体质特别是对磺胺过敏者禁用。2个月以下的婴儿，妊娠期、哺乳期妇女，严重肝、肾功能损害患者及巨幼红细胞贫血患者禁用本品。

【不良反应】可引起药物过敏，轻者出现红斑性药疹，重者发生大疱表皮松解萎缩性皮炎，甚至危及生命。发现药物过敏（皮疹），应立即停药，并采取抗过敏措施。此外，尚可引起白细胞减少、肾功能损伤。口服后可出现恶心、呕吐、食欲减退、腹泻等胃肠道症状。可发生黄疸、肝功能减退。

【注意事项】

（1）在尿中乙酰化率高，且溶解度较低，故较易出现结晶尿、血尿等。大剂量、长期应用时宜与碳酸氢钠同服。

（2）用于肾功能不全患者，用量应为常用量的1/2，并且要进行监测。

【药物相互作用】

（1）与酸性药物如维生素C等同时服用易导致结晶尿、血尿。

（2）与口服抗凝药、降糖药、甲氨蝶呤、苯妥英钠合用，因竞争药物的蛋白结合部位，或抑制其代谢，使后者作用时间延长或毒性增加。

【剂型和规格】

片剂：① 100mg：20mg；② 400mg：80mg。（磺胺甲噁唑：甲氧苄啶）

【贮存】密闭、凉暗处保存。

25. 磺胺嘧啶 Sulfadiazine

【药理作用】本品为广谱抑菌药，对多数革兰氏阳性菌、革兰氏阴性菌具有抗菌活性。对脑膜炎双球菌、肺炎链球菌、淋球菌、溶血性链球菌的抑制作用较强，对葡萄球菌感染疗效差。

本品口服易吸收，3～6小时达峰浓度，脑脊液中药物浓度为同期血药浓度的50%～80%。蛋白结合率约45%。主要经肾小球滤过排泄，肾功能正常者消除半衰期约为10小时。

【适应证】预防、治疗敏感脑膜炎球菌所致的流行性脑膜炎，也可用于上呼吸道感染、中耳炎及皮肤软组织等感染的治疗。

【用法和用量】

(1) 口服：①成人，预防脑膜炎，一次1g，一日2次，疗程2日；治疗脑膜炎，首剂2g，维持量，一次1g，一日4次。②儿童，首次剂量50～60mg/kg（总量不超过2g)，以后一次25～30mg/kg，一日2次。预防脑膜炎，一日500mg，分次服用，疗程2～3日。

(2) 静脉给药：①成人，静脉注射剂量为首剂50mg/kg，继以每日100mg/kg，分3～4次静脉滴注或缓慢静脉注射本品注射液（钠盐)，需用灭菌注射用水或等渗氯化钠注射液稀释，静脉注射时浓度应低于5%；静脉滴注时浓度约为1%（稀释20倍)，混匀后应用。②儿童，一般感染可按一日50～75mg/kg，分为2次静脉滴注或缓慢静脉注射；治疗流行性脑膜炎时则按一日100～150mg/kg，分3～4次给药。

【禁忌证】对高度过敏体质特别是对磺胺过敏者禁用。2个月以下的婴儿，妊娠期、哺乳期妇女，严重肝、肾功能损害患者禁用。

【不良反应】轻者可出现恶心、呕吐及眩晕等副作用。过敏反应以药物热、皮疹为多见，偶见剥脱性皮炎、光敏性皮炎、重症多形红斑等严重反应。长期大剂量服用可出现粒细胞减少、血小板减少，偶见再生障碍性贫血和肝损害。可发生结晶尿、血尿和管型尿，偶见间质性肾炎或肾小管坏死等严重不良反应。

【注意事项】

(1) 葡萄糖-6-磷酸脱氢酶缺乏者，轻中度肝、肾功能损害者，血卟啉病患者，老年人慎用。

(2) 在尿中乙酰化率高，且溶解度较低，故较易出现结晶尿、血尿等。大剂量、长期应用时宜与碳酸氢钠同服，同时多饮水。

(3) 治疗时应严密观察，定期做血常规、尿液及肝、肾功能检查。当皮疹或其他反应早期征兆出现时即应立即停药。

（4）注射液与碳酸氢钠、5%葡萄糖液存在配伍禁忌。

【药物相互作用】

（1）与酸性药物如维生素C等同时服用易导致结晶尿、血尿。

（2）与口服抗凝药、降糖药、甲氨蝶呤、苯妥英钠合用，因竞争药物的蛋白结合部位，或抑制其代谢，使后者作用时间延长或毒性增加。

（3）在输液中禁与碳酸氢钠配伍，因可产生沉淀。

（4）与骨髓抑制药物合用可能增强此类药物对造血系统的不良反应。

（5）可能干扰青霉素类药物的杀菌作用，应避免同时应用。

【剂型和规格】

（1）片剂：① 0.2g；② 0.5g。

（2）注射液：① 2ml：0.4g；② 5ml：1g。

【贮存】密闭、凉暗处保存。

（八）喹诺酮类

喹诺酮类药物是一类合成抗菌药，它们主要作用于革兰氏阴性菌，对革兰氏阳性菌的作用较弱（某些品种对金黄色葡萄球菌有较好的抗菌作用）。喹诺酮类药物按研发先后及其抗菌性能的不同分为四代。本节包括第三代喹诺酮类的诺氟沙星（口服常释剂型）、环丙沙星（口服常释剂型、注射剂）、左氧氟沙星（口服常释剂型、注射剂）和第四代的莫西沙星（口服常释剂型、注射剂），其特点是对葡萄球菌等革兰氏阳性菌也有抗菌作用，对一些革兰氏阴性菌的抗菌作用则比第一、二代强。喹诺酮类药物的抗菌机制是作用于细菌的脱氧核糖核酸（DNA）促旋酶和DNA拓扑异构酶Ⅳ，从而影响细菌DNA的正常形态和功能，达到抗菌目的。本类药物与许多抗菌药物间无交叉耐药性。随着临床的广泛应用，本类药物的耐药性呈上升趋势，应引起重视。

本类药品长期、大剂量使用可使肝功能受损。不推荐18岁以下患者使用本类药品。

26. 诺氟沙星　Norfloxacin

【药理作用】为第三代喹诺酮类药物，具有抗菌谱广、作用强的特点，尤其对革兰氏阴性菌有强的杀菌作用，其最低抑菌浓度（MIC）远较常用的抗革兰氏阴性菌药物低。本品对金黄色葡萄球菌的作用也较庆大霉素强。

口服后迅速吸收，生物利用度不高，组织分布良好，并可渗入各种渗出液中，但在脑组织和骨组织中浓度低。在体内几乎不被代谢，主要经过肾脏（30%左右）和胆汁/粪便（约30%）排出。尿液pH影响本品溶解度，pH为7.5

时溶解最少，其他pH时溶解增多。

【适应证】用于敏感菌所致泌尿生殖道、肠道、耳鼻喉科、妇科、外科和皮肤科等感染性疾病，伤寒和其他沙门氏菌感染。

【用法和用量】口服。

(1) 大肠埃希氏菌、肺炎克雷伯菌等所致的急性单纯下尿路感染：一次0.4g，一日2次，疗程3日；其他病原菌所致单纯尿路感染，剂量同上，疗程7～10日。

(2) 单纯性淋球菌性尿道炎：单次0.8～1.2g。

(3) 肠道感染：一次0.3～0.4g，一日2次，疗程5～7日。

(4) 伤寒沙门氏菌感染：一日0.8～1.2g，分2～3次服用，疗程14～21日。

【禁忌证】对喹诺酮类药物过敏者、妊娠期妇女、糖尿病患者禁用。18岁以下患者禁用。

【不良反应】服药初期可有上腹部不适感，一般不需停药，可逐渐自行消退，但有胃溃疡病史的患者应慎用。少数患者可引起转氨酶升高，停药后可恢复正常。少数患者可出现头昏、头痛、嗜睡、失眠及周围神经刺激症状，四肢皮肤有针扎感，或有轻微的灼热感，加用维生素B_1和维生素B_{12}可减轻。本品亦可引起血肌酐、尿素氮升高，大剂量可致结晶尿，偶见血尿。

【注意事项】

(1) 严重肝、肾功能不全患者慎用。有癫痫病史、溃疡病史、重症肌无力患者慎用。

(2) 本品宜空腹服用，同时多饮水，避免产生结晶尿。

(3) 用药期间避免阳光暴晒，一旦发生光敏反应需停药。

(4) 本类药物对新生儿及婴幼儿有潜在的严重不良反应，哺乳期妇女应避免应用本品或应用时停止哺乳。

【药物相互作用】

(1) 与青霉素合用对金黄色葡萄球菌有协同抗菌作用。

(2) 与氨基糖苷类合用对大肠埃希氏菌、金黄色葡萄球菌有协同抗菌作用。

(3) 与茶碱类合用，可能使茶碱的清除减少，血药浓度升高，出现茶碱中毒症状。

(4) 避免与抗凝药，含铝、镁等金属离子的制剂，多种维生素，咖啡因合用。

(5) 与氯霉素、利福平、呋喃妥因等药物有拮抗作用。

【剂型和规格】

片剂、胶囊：0.1g。

【贮存】干燥处保存，避免阳光直射。

27. 环丙沙星 Ciprofloxacin

【药理作用】 抗菌谱与诺氟沙星相似，对肠杆菌、铜绿假单胞菌、流感嗜血杆菌、淋球菌、链球菌、军团菌、金黄色葡萄球菌、脆弱拟杆菌等的最低抑菌浓度（MIC）为0.008～2μg/ml，显著优于其他同类药物以及头孢菌素、氨基糖苷类等抗生素，对耐β-内酰胺类或耐庆大霉素的病菌也常有效。

口服后达峰时间为85分钟，生物利用度约52%，有肝脏首关效应。静脉注射后，$t_{1/2\alpha}$为5～10分钟，$t_{1/2\beta}$为2.8～4.2小时。组织分布广泛，某些组织浓度高于同期血药浓度。

【适应证】 适用于敏感菌所致的泌尿生殖系统感染、呼吸道感染、胃肠道感染、伤寒、骨和关节感染、皮肤软组织感染、败血症等全身感染。

【用法和用量】

（1）口服：成人一次250mg，一日2次，重症者可加倍。但一日最高量不可超过1 500mg。肾功能不良者（肌酐清除率低于30ml/min）应减少服量。

（2）静脉滴注：一次200～400mg，一日2次，预先用氯化钠注射液或葡萄糖注射液稀释，滴注时间不少于60分钟。

【禁忌证】 对喹诺酮类药物过敏者，妊娠期、哺乳期妇女和18岁以下患者禁用。

【不良反应】 参见诺氟沙星。

【注意事项】 参见诺氟沙星。注射剂仅用于缓慢静脉滴注，静脉滴注时间不得少于60分钟。

【药物相互作用】

（1）严重抑制茶碱的正常代谢，联合应用可引起茶碱的严重不良反应，应监测茶碱的血药浓度。

（2）可减少咖啡因的清除，使其半衰期延长，并可能产生中枢神经系统毒性。

（3）可增强华法林的抗凝作用，同时应严密监测患者的凝血酶原时间。

（4）可与食物同服，但抗酸药抑制本品吸收，应避免同服。

【剂型和规格】

（1）（盐酸盐）片剂、胶囊：① 0.25g；② 0.5g。

（2）（乳酸盐）注射液：2ml：0.1g。

（3）（乳酸盐）氯化钠注射液：100ml：0.2g。

【贮存】 避光、密闭保存。

28. 左氧氟沙星 Levofloxacin

【药理作用】本品是氧氟沙星的左旋体，其体外抗菌活性是氧氟沙星的2倍，通过作用于细菌DNA促旋酶A亚单位，抑制细菌DNA合成和复制而杀菌。对葡萄球菌和链球菌抗菌活性是环丙沙星的2～4倍，对肠杆菌与环丙沙星相当。对大多数革兰氏阳性菌和革兰氏阴性菌有较强的抗菌作用，对厌氧菌和肠球菌的作用较差。

口服后达峰时间为1～2小时。口服或静脉注射等量本品后的药时曲线相似，可相互转换，$t_{1/2\beta}$为6小时，主要以原型药从尿中排出，口服后48小时内尿中排出总量的80%～90%。

【适应证】用于敏感菌所致的呼吸道、泌尿生殖系统、消化道、胆道、皮肤和软组织、骨、关节、盆腔、眼、耳、鼻、咽喉等部位的感染。

【用法和用量】

(1) 肾功能正常的成年患者剂量：①口服，常用剂量为250mg、500mg或750mg，每24小时口服1次。②静脉滴注，常用剂量为250mg或500mg，缓慢滴注，滴注时间不少于60分钟，每24小时滴注1次；或750mg，缓慢滴注，时间不少于90分钟，每24小时滴注1次。根据感染情况按照表1-1所示使用。

表1-1 肾功能正常的成年患者用药剂量（肌酐清除率≥50ml/min）

感染类型	每24小时剂量/mg	疗程/d
医院内肺炎	750	7～14
社区获得性肺炎	500	7～14
	750	5
急性细菌性鼻窦炎	750	5
	500	7～14
慢性支气管炎的急性细菌性加重	500	7
复杂性皮肤及皮肤软组织感染（cSSTI）	750	7～14
非复杂性皮肤及皮肤软组织感染（uSSTI）	500	7～10
慢性细菌性前列腺炎	500	28
复杂性尿路感染（cUTI）或急性肾盂肾炎（AP）	750	5
	250	10
非复杂性尿路感染	250	3
吸入性炭疽（暴露后），成年及儿科患者＞50kg和≥6个月	500	60

（2）肾功能不全患者的剂量调整：如果存在肾功能不全，应慎用左氧氟沙星。由于左氧氟沙星的清除率可能下降，在开始治疗前和治疗过程中，应当进行仔细的临床观察和适当的实验室研究。在肾功能不全的患者中（肌酐清除率＜50ml/min），由于肌酐清除率下降，需要调整给药剂量，以避免左氧氟沙星的蓄积。

肌酐清除率 20～50ml/min，首剂 0.5g，以后每 24 小时最大剂量 0.25g；10～19ml/min，首剂 0.5g，以后每 24 小时最大剂量 0.125g；＜10ml/min，首剂 0.5g，以后每 24 小时最大剂量 0.125g。

【禁忌证】对喹诺酮类药过敏者，妊娠期妇女、哺乳期妇女，重症肌无力史的患者，18 岁以下患者不宜使用。

【不良反应】可见肌腱炎和肌腱断裂、横纹肌溶解症、重症肌无力恶化、超敏反应等，其他严重的反应有肝毒性、中枢神经系统效应、难辨梭菌相关性腹泻、周围神经病变、Q-T 间期延长，还可引起血糖紊乱、光敏反应、血尿素氮升高，甚至引起急性肾功能不全。

【注意事项】

（1）肝、肾功能受损者，有中枢神经系统疾病史者，高龄患者均应慎用。

（2）静脉滴注每 250mg 或 500mg 不得少于 60 分钟，过快易引起静脉刺激症状或中枢系统反应。不宜与其他药同瓶混合静脉滴注。

（3）其他参见诺氟沙星。

（4）若 2ml 和 5ml 小容量注射剂中含有助溶剂可能带来安全风险，慎用。

【药物相互作用】参见诺氟沙星。

【剂型和规格】

（1）（左氧氟沙星及盐酸盐、乳酸盐）片剂、胶囊：① 0.2g；② 0.5g。

（2）（左氧氟沙星及盐酸盐、乳酸盐）注射液：① 2ml：0.2g；② 5ml：0.5g。

（3）（左氧氟沙星及盐酸盐、乳酸盐）氯化钠注射液：① 100ml：0.2g；② 250ml：0.5g。

【贮存】避光、密闭、阴凉处保存。

29. 莫西沙星 Moxifloxacin

【药理作用】莫西沙星是具有广谱活性和杀菌作用的 8- 甲氧基氟喹诺酮类抗菌药。莫西沙星在体外显示出对革兰氏阳性菌、革兰氏阴性菌、厌氧菌、抗酸菌和非典型微生物如支原体、衣原体和军团菌具有广谱抗菌活性。

本品口服后迅速、几乎完全被吸收，绝对生物利用度总计约 91%。可以很快分布到血管外间隙，蛋白结合率约为 45%。其在组织中分布广泛，如肺

（上皮液、肺泡巨噬细胞、支气管组织），窦（筛窦、上颌窦、鼻息肉）和炎症部位（斑蝥疱疹液），其总药物浓度超过血药浓度。组织间液有很高的游离药物浓度（唾液、肌内、皮下）。莫西沙星经过第二阶段的生物转化后经过肾脏和胆汁 / 粪便以原型和硫化物（M1）以及原型和葡萄糖醛酸苷（M2）的形式排出。

【适应证】用于成人（≥18 岁）上呼吸道和下呼吸道感染，如急性窦炎、慢性支气管炎急性发作、社区获得性肺炎，以及皮肤和软组织感染。也用于复杂腹腔感染包括混合细菌感染，如脓肿。

【用法和用量】

（1）成人，推荐剂量为一次 0.4g，一日 1 次。

治疗时间应根据症状的严重程度或临床反应决定。治疗上呼吸道和下呼吸道感染时可按照下列方法：慢性支气管炎急性发作，5 日；社区获得性肺炎，7～14 日；急性窦炎，10 日。治疗非复杂性皮肤和软组织感染的推荐治疗时间为 7 日。

（2）老年人和肝、肾功能不全者无须调整剂量。

【禁忌证】对喹诺酮类药物过敏者，妊娠期、哺乳期妇女和 18 岁以下患者禁用。由于缺乏患有肝功能严重损伤（Child-Pugh C 级）的患者和转氨酶升高大于 5 倍正常值上限的患者使用莫西沙星的临床数据，该药在这类患者中禁止使用。既往因使用喹诺酮类药出现肌腱疾病的患者禁用。

【不良反应】参见左氧氟沙星。

【注意事项】

（1）如果有部分患者，在首次服用后即发生超敏反应和变态反应，应该立即告知医生。

（2）由于缺少莫西沙星用于下列患者人群的临床经验，因此，在这些人群中应避免使用该药物：已知有 Q-T 间期延长的患者；无法纠正的低钾血症患者。

（3）在使用包括莫西沙星的喹诺酮类药物治疗中有可能出现肌腱炎和肌腱断裂，特别是在老年患者和同时使用皮质激素治疗的患者中；一旦出现疼痛或炎症的症状，患者需要停止服药并休息患肢。

【药物相互作用】

（1）抗酸药、矿物质和多种维生素：莫西沙星与抗酸药、矿物质和多种维生素同时服用会因为与这些物质中的多价阳离子形成多价螯合物而减少药物的吸收。这将导致血浆中的药物浓度比预期值低，因此，抗酸药、抗逆转录病毒药（如去羟肌苷）、其他含镁或铝的制剂、硫糖铝，以及含铁或锌的矿物质，至少需要在口服莫西沙星 4 小时前或 2 小时后服用。

（2）抗凝药：曾有报道患者同时服用抗凝剂和包括莫西沙星在内的抗生素，抗凝活性升高。其危险因素包括患者的感染及其炎症过程、年龄和一般状况。尽管莫西沙星和华法林的相互作用在临床试验中未经证实，但应监测INR，如有必要相应调整口服抗凝剂的剂量。

【剂型和规格】

（1）片剂：0.4g。

（2）氯化钠注射液：250ml（莫西沙星0.4g与氯化钠2.0g）。

【贮存】避光、密闭保存。

（九）硝基咪唑类

30. 甲硝唑　Metronidazole

【药理作用】本品为硝基咪唑衍生物，其作用机制为抑制细菌脱氧核糖核酸的合成，从而干扰细菌的生长、繁殖，最终致细菌死亡。本品尚可抑制阿米巴原虫的氧化还原反应，使原虫氮链发生断裂。有较强的杀灭滴虫的作用，其机制未明。甲硝唑对厌氧微生物有杀灭作用，它在人体中还原时生成的代谢物也具有抗厌氧菌作用，其杀菌浓度稍高于抑菌浓度。本品对大多数厌氧菌具有良好的抗菌作用，但对需氧菌和兼性厌氧菌活性较差。

本品口服吸收迅速而完全，生物利用度大于80%，血药达峰时间为1～2小时。广泛分布于组织和体液中，能通过血脑屏障（脑脊液中药物浓度为同期血药浓度的43%），蛋白结合率低于5%，部分在肝脏代谢，60%～80%的药物可随尿液排出，健康成人消除半衰期为7～8小时。

【适应证】用于治疗肠道和组织内阿米巴病（如阿米巴痢疾、胸腔阿米巴病等）。还可用于治疗贾第虫病、阴道滴虫病、小袋虫病和皮肤利什曼病、麦地那龙线虫病等。临床广泛用于各种厌氧菌感染的治疗。

【用法和用量】

（1）成人：①口服，肠道阿米巴病，一次0.4～0.6g，一日3次，疗程7日；肠道外阿米巴病，一次0.6～0.8g，一日3次，疗程20日。贾第虫病，一次0.4g，一日3次，疗程5～10日。麦地那龙线虫病，一次0.2g，每日3次，疗程7日。小袋虫病，一次0.2g，一日2次，疗程5日。皮肤利什曼病，一次0.2g，一日4次，疗程10日，间隔10日后重复一疗程。滴虫病，一次0.2g，一日4次，疗程7日。厌氧菌感染，每日0.6～1.2g，分3次服，7～10日为一疗程。②静脉滴注：厌氧菌感染，常用量首次15mg/kg（70kg成人为1g），维持量7.5mg/kg，一次最大剂量不超过1g，每6～8小时静脉滴注1次，疗程不低于7日。

（2）儿童：①口服，阿米巴病，每日35～50mg/kg，分3次口服，10日为一疗程。贾第虫病，每日15～25mg/kg，分3次口服，连服10日。治疗麦地那龙线虫病、小袋虫病、滴虫病的剂量同贾第虫病。厌氧菌感染，每日20～50mg/kg。②静脉滴注，厌氧菌感染的注射剂量同成人。

【禁忌证】对本药的任何成分或吡咯类过敏者禁用。有活动性中枢神经系统疾病和血液病者禁用。妊娠期及哺乳期妇女禁用。

【不良反应】消化道反应最为常见，包括恶心、呕吐、食欲缺乏、腹部绞痛，一般不影响治疗；神经系统症状有头痛、眩晕，偶有感觉异常、肢体麻木、共济失调、多发性神经炎等，大剂量可致抽搐。少数病例发生荨麻疹、潮红、瘙痒、膀胱炎、排尿困难、口中金属味及白细胞减少等，均属可逆性，停药后自行恢复。

【注意事项】

（1）对诊断的干扰：本品的代谢产物可使尿液呈深红色。

（2）有肝脏疾病者剂量应减少。出现运动失调或其他中枢神经系统症状时应停药。

（3）重复一个疗程之前，应做白细胞计数检查。

（4）厌氧菌感染合并肾衰竭者，给药间隔时间应由8小时延长至12小时。

（5）本品可抑制酒精代谢，饮酒后可能出现腹痛、呕吐、头痛等症状，故用药期间不宜饮酒。

【药物相互作用】

（1）本品能增强华法林等抗凝药物的作用。

（2）与土霉素合用可干扰甲硝唑清除阴道滴虫的作用。

（3）与糖皮质激素合用，可加速甲硝唑从体内排泄，血药浓度下降约30%。

【剂型和规格】

（1）片剂、胶囊：0.2g。

（2）氯化钠注射液：100ml：0.5g。

【贮存】避光、密闭保存。

31. 替硝唑 Tinidazole

【药理作用】本品作用机制与甲硝唑相似，对大多数致病厌氧菌以及滴虫、阿米巴原虫、梨形鞭毛虫等有杀灭作用。对微需氧菌、幽门螺杆菌也有一定的抗菌作用。体内外抗厌氧菌及原虫的活性较甲硝唑高。

本品口服吸收良好，2小时达血药峰值。消除半衰期为12～14小时，蛋白结合率为12%，能进入各种体液，并可通过血脑屏障。大部分以原型药由尿排泄，少量随粪排出，中度或重度肾功能不全者药动学性质无明显变化。

【适应证】用于厌氧菌引起的系统与局部感染，如腹腔、手术创口、皮肤软组织、肺、胸腔、口腔等部位感染以及败血症、肠道或泌尿生殖道毛滴虫病、梨形鞭毛虫病以及肠阿米巴病和肝阿米巴病。

【用法和用量】口服。

(1) 成人：①厌氧菌感染，一次0.5g，一日2次。②毛滴虫病、急性毛滴虫病于夜间单次服用2g；慢性毛滴虫病，一次0.5g，一日2次，疗程5日。③肠阿米巴病，每日2g，服2～3日。肝阿米巴病，每日1.5～2g，连用3日，必要时可延长至5～10日。

(2) 儿童：①厌氧菌感染的治疗，12岁以上儿童同成人。②泌尿生殖道毛滴虫病的治疗，12岁以上儿童，顿服2g；6岁以上儿童，顿服1g；个别病例需重复用药一次。

【禁忌证】对本品、甲硝唑过敏者，妊娠早期、哺乳期妇女禁用。有血液病史者及器质性神经系统疾病者禁用。

【不良反应】主要不良反应有恶心、畏食、腹泻、口中有金属味，偶见头痛、疲倦、舌苔、深色尿。尚有过敏反应，如皮疹、荨麻疹、血管神经性水肿、白细胞一过性减少等。有时也可出现神经系统障碍，如头昏、眩晕、共济失调等，停药可恢复。

【注意事项】

(1) 本品的代谢产物可使尿液呈深红色。

(2) 有肝脏疾病者应减少剂量。出现运动失调或其他中枢神经系统症状时应停药。

(3) 口服片剂宜于餐间或餐后服用。

(4) 治疗阴道滴虫病时需同时治疗其性伴侣。

【药物相互作用】

(1) 本品有抑制乙醛脱氢酶作用，加强酒精的效应，可出现双硫仑样反应，如呕吐、面部潮红、腹部痉挛等。服用本品期间或停药后3日内应禁酒。

(2) 本品可增强口服抗凝药的作用，增加出血的危险性。

(3) 与土霉素合用可干扰甲硝唑清除阴道滴虫的作用。

【剂型和规格】

片剂、胶囊：0.5g。

【贮存】避光、密闭保存。

（十）硝基呋喃类

32. 呋喃妥因 Nitrofurantoin

【药理作用】本品为人工合成的硝基呋喃类抗菌药，可被敏感菌还原成活性产物，从而抑制乙酰辅酶 A 等多种酶而改变细菌的核糖体蛋白及其他大分子蛋白，导致细菌代谢紊乱并损伤其 DNA。本品具有广谱抗菌性质，对葡萄球菌、肠球菌、大肠埃希氏菌、奈瑟球菌（淋球菌等）、枯草杆菌、痢疾杆菌、伤寒杆菌等有良好的抗菌作用；对变形杆菌、肺炎克雷伯菌、肠杆菌属、沙雷杆菌等作用较弱；对铜绿假单胞菌无效。

本品的微晶型在小肠内迅速而完全吸收，大结晶型的吸收较缓。本药的生物利用度 87%～94%。蛋白结合率 60%，主要的排泄途径为肾小球滤过，少量经肾小管分泌和重吸收。30%～40% 迅速以原型经尿排出，大结晶型的排泄较慢，另有部分药物可经胆汁排泄，肾功能正常者消除半衰期为 0.3～1 小时。

【适应证】主要应用于敏感菌所致的泌尿系统感染，也用于尿路感染的预防。

【用法和用量】口服。成人一次 50～100mg，一日 3～4 次，单纯性下尿路感染用低剂量；1 个月以上小儿每日 5～7mg/kg，分 4 次服。疗程至少 1 周，或用至尿培养转阴后至少 3 日。对尿路感染反复发作给予本品预防者，成人一日 50～100mg，睡前服，儿童一日 1mg/kg。

【禁忌证】对硝基呋喃类药物过敏者、肾功能减退者、新生儿、妊娠晚期及哺乳期妇女禁用。

【不良反应】不良反应有周围神经炎（服药量大或时间长时易发生，表现为手足麻木，久之可致肌萎缩，往往迁延难愈），过敏反应（包括气喘、胸闷、皮疹、药物热、嗜酸性粒细胞增多），胃肠道反应和中毒性精神症状如幻听、幻觉、烦躁等。此外，尚可引起溶血性贫血、黄疸、肺部并发症（咳嗽、气急、呼吸困难）等。

【注意事项】

（1）肾功能不全者、葡萄糖 -6- 磷酸脱氢酶缺乏者、周围神经病变者慎用。

（2）与食物同服可增加吸收，应用肠溶片可减轻胃肠道反应。

【药物相互作用】

（1）与甲氧苄啶合用可增加抗菌作用。

（2）与诺氟沙星、萘啶酸不宜合用，因两者有拮抗作用。

（3）与可致溶血的药物、肝毒性药物、神经毒性药物合用时毒性增强。

（4）本品在酸性尿液中活性较强，碱性尿液中药效降低，故不宜与碳酸氢钠等碱性药物合用。

【剂型和规格】

肠溶片：50mg。

【贮存】避光、密闭保存。

（十一）抗结核病药

抗结核病药根据其作用特点可分为两类：

1. 对结核杆菌有杀灭作用的药物 包含链霉素、阿米卡星、异烟肼、利福平、吡嗪酰胺、环丙沙星、左氧氟沙星等。阿米卡星对结核杆菌有较强抗菌活性，与链霉素无交叉耐药，对链霉素耐药者可用阿米卡星代替。异烟肼对生长繁殖期的分枝杆菌有效，但结核杆菌对本品易产生耐药性，与其他抗结核病药联合应用可使耐药现象延缓出现。吡嗪酰胺对处于酸性环境中生长缓慢的结核杆菌作用最强，并可渗入吞噬细胞和结核杆菌体内，延缓结核杆菌产生耐药性。氟喹诺酮类药物可渗入巨噬细胞，能较好地发挥细胞内杀菌作用。

2. 对结核杆菌有抑制作用的药物 包含乙胺丁醇、对氨基水杨酸钠等，与其他抗结核病药合用有协同作用且可延缓耐药菌株的产生。

按使用来说，一线抗结核病药包括异烟肼、利福平、吡嗪酰胺、乙胺丁醇、链霉素；二线抗结核病药有对氨基水杨酸钠。对以上药物耐药者可酌情选用阿米卡星、环丙沙星、左氧氟沙星。

本节包括的药物为异烟肼、利福平、吡嗪酰胺、乙胺丁醇、链霉素、对氨基水杨酸钠。

国家推荐免费治疗肺结核病方案：

1. 初治活动性肺结核化疗方案 初治涂阳和初治涂阴（含未查痰）肺结核患者均采用此方案治疗。

(1)方案1

强化期：异烟肼、利福平、吡嗪酰胺、乙胺丁醇隔日1次，共2个月。

继续期：异烟肼、利福平隔日1次，共4个月。

(2)方案2

强化期：异烟肼、利福平、吡嗪酰胺、链霉素（或乙胺丁醇）每日1次，共2个月。

继续期：异烟肼、利福平每日1次，共4个月。

2. 复治涂阳肺结核化疗方案

(1)方案1

强化期：异烟肼、利福平、吡嗪酰胺、乙胺丁醇、链霉素隔日1次，共2个月。

继续期：异烟肼、利福平、乙胺丁醇隔日1次，共6个月。

(2)方案2

强化期：异烟肼、利福平、吡嗪酰胺、乙胺丁醇、链霉素每日1次，共2个月。

继续期：异烟肼、利福平、乙胺丁醇每日 1 次，共 6 个月。

33. 异烟肼 Isoniazid

【药理作用】对结核杆菌有良好的抗菌作用，疗效较好，用量较小，毒性相对较低。其作用机制可能是抑制敏感细菌分枝菌酸的合成而使细胞壁破裂。

口服后自胃肠道吸收，蛋白结合率 0～10%，易通过血脑屏障，在体内主要在肝脏经过乙酰化，同时有部分水解而代谢。在 24 小时内经肾脏排泄 70% 给药量。由于遗传差异，人群可分为快乙酰化者与慢乙酰化者，快乙酰化者的半衰期平均约为 0.5～1.6 小时，慢乙酰化者则半衰期平均约为 2～5 小时。

【适应证】异烟肼与其他抗结核药联合，适用于各型结核病的治疗，包括结核性脑膜炎以及其他分枝杆菌感染。异烟肼单用适用于各型结核病的预防。

【用法和用量】

（1）口服：①预防，成人一日 300mg，顿服；小儿每日 10mg/kg，一日总量不超过 300mg，顿服。②治疗，成人与其他抗结核药合用，每日口服 5mg/kg，最高 300mg；或每日 8～12mg/kg，最高 900mg，每周 2～3 次。小儿每日 10～20mg/kg，每日不超过 300mg，顿服。某些严重结核病患儿（如结核性脑膜炎），每日可高达 30mg/kg（一日量最高 500mg），但要注意肝功能损害和周围神经炎的发生。

（2）肌内注射：①成人与其他抗结核药合用，每日 5mg/kg，最高至 300mg；或每日 15mg/kg，最高至 900mg，每周 2～3 次。②儿童每日 10～20mg/kg，每日不超过 300mg。某些严重结核病患儿（如结核性脑膜炎），每日可高达 30mg/kg（一日量最高至 500mg）。

（3）静脉滴注：对较重度浸润结核，肺外结核等，一次 300～600mg，加入 5% 葡萄糖注射液或氯化钠注射液 250～500ml 中静脉滴注。

（4）局部应用（胸腔内注射治疗局灶性结核等）：一次 50～200mg。

【禁忌证】对本品过敏者、肝功能不良者、精神病患者、癫痫患者禁用。

【不良反应】大多在大剂量或长期应用时发生的反应：胃肠道症状（如食欲缺乏、恶心、呕吐、腹痛、便秘等）；血液系统症状（如贫血、白细胞减少、嗜酸性粒细胞增多，引起血痰、咯血、鼻出血、眼底出血等）；肝脏毒性，一过性肝损害（如血清转氨酶升高及黄疸）；变态反应，发热皮疹、淋巴结病；内分泌失调（如男子女性化乳房、泌乳、月经不调、阳痿等）；神经系统毒性（如头痛、失眠、疲倦、记忆力减退、精神兴奋、易怒、欣快感、反射亢进、幻觉、抽搐、排尿困难、昏迷等）；周围神经炎（表现为肌肉痉挛、四肢感觉异常、视神经炎、视神经萎缩等）；心动过速。慢乙酰化者较易引起血液系统、内分泌系统和神经精神系统的反应；而快乙酰化者则较易引起肝脏损害。

【注意事项】

(1) 严重肾功能不良者、有精神病史和癫痫病史者、妊娠期妇女慎用。

(2) 口服维生素 B_6 可防止和减轻周围神经炎及维生素 B_6 缺乏症状，每日用量 50～100mg，分 1～2 次服用，但不应作为一种常规药物普遍应用。遇到异烟肼急性中毒时，大剂量维生素 B_6 可对抗，并需进行其他对症治疗。

(3) 一日 1 次 300mg 顿服或按一周 2 次，一次 0.6～0.8g 的给药方法，可提高疗效并减少不良反应的发生。

(4) 用药期间注意检查肝功能。

【药物相互作用】

(1) 与利福平合用，有协同抗结核杆菌作用，肝毒性可能增强。

(2) 抗酸药尤其是氢氧化铝可抑制本品的吸收，不宜同服。

(3) 可加强香豆素类抗凝血药、某些抗癫痫药、降压药、抗胆碱药、三环抗抑郁药等的作用，合用时须注意。

(4) 美沙拉秦能减弱本品的乙酰化，使其血药浓度增高。

(5) 阿司匹林的乙酰化作用较强，可使异烟肼部分乙酰化，疗效降低。

(6) 与对乙酰氨基酚合用时，由于异烟肼可诱导肝细胞色素 P450，使前者形成毒性代谢物的量增加，可增加肝毒性及肾毒性。

(7) 与卡马西平同时应用时，异烟肼可抑制其代谢，使卡马西平的血药浓度增高，而引起毒性反应；卡马西平也可诱导异烟肼的微粒体代谢，导致具有肝毒性的中间代谢物增加。

(8) 本品不宜与其他神经毒药物合用，以免增加神经毒性。

【剂型和规格】

(1) 片剂：① 50mg；② 100mg；③ 300mg。

(2) 注射液：① 2ml：50mg；② 2ml：100mg。

【贮存】避光、密闭保存。

34. 利福平　Rifampicin

【药理作用】对结核杆菌和部分非结核分枝杆菌（包括麻风杆菌等）在宿主细胞内、外均有明显的杀菌作用。对脑膜炎球菌、流感嗜血杆菌、金黄色葡萄球菌、表皮链球菌、军团菌等也有一定的抗菌作用。对某些病毒、衣原体也有效。本品有酶促作用，反复用药后，药物代谢（包括首关效应）加强，还可诱导其他药物的代谢，使药效降低。

口服吸收好，服药后 1.5～4 小时达血药浓度峰值，本品可透过胎盘，蛋白结合率 80%～91%，主要在肝脏内代谢，半衰期为 3～5 小时，多次给药后缩短为 2～3 小时。主要经胆和肠道排泄，可进入肠肝循环。本品不能经血液透析或腹膜透析清除。

【适应证】用于肺结核和其他结核病，也可用于麻风病的治疗。此外也可考虑和万古霉素联用治疗耐甲氧西林金黄色葡萄球菌（MRSA）所致的感染。抗结核治疗时应与其他抗结核药联合应用。用于无症状脑膜炎奈瑟菌带菌者，以消除鼻咽部脑膜炎奈瑟菌；但不适用于脑膜炎奈瑟菌感染的治疗。

【用法和用量】

（1）肺结核及其他结核病：①成人，口服，一次0.45～0.6g，一日1次，空腹顿服，最大日剂量为1.2g。疗程半年左右。②儿童，1个月以上者一日10～20mg/kg，空腹顿服，一日量不超过0.6g。

（2）其他感染：一日剂量0.6～1g，分2～3次给予，饭前1小时服用。

【禁忌证】对本品或利福霉素类抗菌药过敏者、严重肝功能不全者、胆道阻塞者、妊娠早期妇女禁用。

【不良反应】可致恶心、呕吐、食欲缺乏、腹泻、胃痛、腹胀等胃肠道反应，还可致白细胞减少、血小板减少、嗜酸性粒细胞增多、肝功能受损、脱发、头痛、疲倦、蛋白尿、血尿、肌病、心律失常、低血钙等反应。还可引起多种过敏反应，如药物热、皮疹、急性肾衰竭、胰腺炎、剥脱性皮炎和休克等，在某些情况下尚可发生溶血性贫血。

【注意事项】

（1）肝功能不全者慎用。用药期间应检查肝功能。

（2）服药后尿、唾液、汗液等排泄物均可显橘红色。

（3）对诊断的干扰：干扰血清叶酸浓度测定；可使血液尿素氮、血清碱性磷酸酶、谷草转氨酶、谷丙转氨酶、血清胆红素等测定结果增高。

（4）食物可阻碍本品吸收，宜空腹服药。

【药物相互作用】

（1）与异烟肼联合使用，对结核杆菌有协同的抗菌作用，但肝毒性也增加，应予注意。与对氨基水杨酸钠合用也可增加肝毒性。

（2）与乙胺丁醇合用有增加视力损害的风险。

（3）有酶促作用，可使双香豆素类抗凝血药、口服降糖药、洋地黄类、皮质激素、氨苯砜等药物加速代谢而降效。

（4）长期服用本品，可降低口服避孕药的作用而导致避孕失败。

【剂型和规格】

（1）片剂：0.15g。

（2）胶囊：①0.15g；②0.3g。

【贮存】密闭、阴暗、干燥处保存。

35．吡嗪酰胺　Pyrazinamide

【药理作用】抑菌作用不及链霉素，毒性大，且易产生耐药性。对处于细胞内缓慢生长的结核杆菌有效，常与其他抗结核药合用，以缩短疗程。

口服后胃肠道吸收迅速而完全，2 小时后血药浓度可达峰值，蛋白结合率为 10%～20%，主要在肝脏代谢成为有抗菌活性的吡嗪酸，继而羟化为无活性的代谢物，经肾小球滤过排泄。消除半衰期为 9～10 小时。

【适应证】本品仅对分枝杆菌有效，与其他抗结核病药（如链霉素、异烟肼、利福平及乙胺丁醇）联合用于治疗结核病。

【用法和用量】口服。与其他抗结核病药合用，一日 15～30mg/kg，顿服；或一次 50～70mg/kg，每周 2～3 次。每日服用者，最大剂量为 2g；每周服用 3 次者，最大剂量为 3g；每周服用 2 次者，最大剂量为 4g。

【禁忌证】对异烟肼、烟酸或其他与本品化学结构相似的药物过敏者，也可对本品过敏，故禁用。急性痛风患者、高尿酸血症患者禁用。妊娠期妇女及儿童禁用。

【不良反应】可引起关节痛（高尿酸血症引起）、肝功能异常，长期大剂量可发生中毒性肝炎。可引起食欲缺乏、恶心、腹痛，严重呕吐等消化系统反应，偶可引发溃疡病发作。偶见贫血与溶血反应。还可引起过敏反应，表现为药物热、皮疹、光敏反应等。

【注意事项】

（1）糖尿病、痛风、血卟啉病患者，慢性肝病及严重肝功能减退者，肾功能不全者慎用。

（2）用药期间应定期测定血清尿酸，肝、肾功能。

【药物相互作用】

（1）与异烟肼、利福平合用有协同作用，利福平还可减少本品所致的关节痛。

（2）齐多夫定可降低本品的吸收。

（3）与别嘌醇、秋水仙碱等抗痛风药合用，可增加血尿酸浓度，降低上述药物对痛风治疗的疗效。

（4）环孢素与吡嗪酰胺同时用时，前者的血药浓度可能降低，因此需监测血药浓度调整剂量。

【剂型和规格】

片剂、胶囊：0.25g。

【贮存】避光、密闭保存。

36. 乙胺丁醇 Ethambutol

【药理作用】本品为合成抑菌抗结核药。可渗入分枝杆菌体内干扰 RNA 的合成，从而抑制细菌的繁殖，只对生长繁殖期的分枝杆菌有效。

本品口服后 2～4 小时血药浓度可达峰值，经胃肠道吸收 75%～80%，广泛分布于全身组织和体液中（脑脊液除外）。蛋白结合率 20%～30%，消除半衰期为 3～4 小时。经肾排泄，给药后约 80% 在 24 小时内排出，至少 50% 以原型排泄。

【适应证】适用于与其他抗结核病药联合治疗结核杆菌所致的肺结核。亦可用于结核性脑膜炎及非结核分枝杆菌感染的治疗。

【用法和用量】口服，与其他抗结核病药合用。

（1）结核病：每日 15mg/kg，一次顿服；或每次口服 25～30mg/kg，最大剂量 2.5g，每周 3 次；或 50mg/kg，最高剂量 2.5g，每周 2 次。

（2）结核病复治：每日 25mg/kg，一次顿服，连续 60 日，继以按体重 15mg/kg，每日 1 次顿服。

（3）非结核性分枝杆菌感染：每日 15～25mg/kg，一次顿服。13 岁以上儿童用量与成人相同。

【禁忌证】对本品过敏者、酒精中毒者、糖尿病已发生眼底病变者、13 岁以下儿童不宜使用本品。

【不良反应】多见视力模糊、眼痛、红绿色盲或视力减退、视野缩小（视神经炎：每日剂量 25mg/kg 以上时易发生），视力变化可为单侧或双侧。少见畏寒、关节肿痛（尤其大趾、髁、膝关节）、病变关节表面皮肤发热拉紧感（急性痛风、高尿酸血症）。罕见皮疹、发热等过敏反应，或麻木、针刺感、烧灼痛或手足软弱无力（周围神经炎）。

【注意事项】

（1）痛风、视神经炎患者慎用，肾功能减退者需调整剂量。

（2）服用本品可使血尿酸浓度测定值增高，干扰检测结果，易引起痛风发作。

（3）治疗期间应检查眼部，视野、视力、红绿鉴别力等，在用药前、疗程中每日检查一次，尤其是长疗程或每日剂量超过 15mg/kg 的患者。

（4）单用时细菌可迅速产生耐药性，必须与其他抗结核药联合应用。本品用于曾接受过抗结核病药的患者时，应至少与 1 种以上药物合用。

【药物相互作用】

（1）与乙硫异烟胺合用可增加不良反应。

（2）与氢氧化铝合用能减少本品的吸收。

（3）与神经毒性药物合用可增加本品的神经毒性，如视神经炎或周围神经炎。

【剂型和规格】

片剂、胶囊：0.25g。

【贮存】避光、密闭保存。

37. 链霉素 Streptomycin

【药理作用】本品属氨基糖苷类药，通过作用于细菌体内的核糖体，抑制细菌细胞壁蛋白质合成，并破坏细菌细胞膜的完整性。本品对结合杆菌有强大抗菌作用，非结合性分枝杆菌对本品大多耐药。链霉素对许多革兰氏阴性杆菌，如大肠埃希氏菌、肺炎克雷伯菌、变形杆菌属、肠杆菌属、沙门氏菌属、志贺菌属、布鲁菌属、巴斯德杆菌属等也具抗菌作用；脑膜炎奈瑟菌和淋病奈瑟菌亦对本品敏感。链霉素对葡萄球菌属及其他革兰氏阳性球菌的作用差。各组链球菌、铜绿假单胞菌和厌氧菌对本品耐药。链霉素主要与细菌核糖体30S亚单位结合，抑制细菌蛋白质的合成。细菌与链霉素接触后极易产生耐药性。链霉素和其他抗菌药物或抗结核病药物联合应用可减少或延缓耐药性的产生。

肌内注射后吸收良好，主要分布于细胞外液，并可分布至除脑以外的全身器官组织，并可通过胎盘进入胎儿组织。蛋白结合率20%～30%。半衰期为2.4～2.7小时，肾功能减退时可显著延长。本品在体内不代谢，主要经肾小球滤过排出，约1%从胆汁排出，少量从乳汁、唾液和汗液中排出。本品可经血液透析清除相当量。

【适应证】本品主要与其他抗结核病药联合用于结核杆菌所致各种结核病的初治病例，或其他敏感分枝杆菌感染。本品可单用于治疗土拉菌病，或与其他抗菌药物联合用于鼠疫、腹股沟肉芽肿、布鲁氏菌病、鼠咬热等的治疗。亦可与青霉素或氨苄西林联合治疗草绿色链球菌或肠球菌所致的心内膜炎。

【用法和用量】肌内注射。

（1）成人：①一般感染，一次0.5g（以链霉素计，下同），每12小时1次，或一日1g，一次注射。②草绿色链球菌性心内膜炎，与青霉素联合，每12小时1g，连续1周，继以每12小时0.5g，连续1周；60岁以上的患者应减为每12小时0.5g，连续2周。③肠球菌性心内膜炎，与青霉素联合，一次1g，每12小时1次，连续2周，继以一次0.5g，每12小时1次，连续4周。④鼠疫，一次0.5～1g，每12小时1次，连续10日，与四环素合用。⑤土拉菌病，每12小时0.5～1g，连续7～14日。⑥结核病，一次0.75g，一日1次，与其他抗结核病药合用；如采用间歇疗法，即每周给药2～3次，每次1g；老年患者，一次0.5～0.75g，一日1次。

（2）儿童：①其他感染，一日15～25mg/kg，分2次给药。②结核病，与其他抗结核药合用，一次20mg/kg，一日1次，每日最大剂量不超过1g。

【禁忌证】对链霉素或其他氨基糖苷类过敏的患者禁用。

【不良反应】

(1) 耳：主要损害前庭和耳蜗神经，不可逆前庭损伤的发病率明显增高。前庭神经损害出现早而多见，表现为眩晕、头痛、恶心、平衡失调。此外，发病率较高的耳毒性症状还有体力减退，耳鸣或耳部肿胀。

(2) 肾脏：常与耳毒性同时出现，其损害程度随药物剂量和疗程的增加而增大。主要损害近端小管，造成其上皮细胞退行性病变和坏死，引起蛋白尿、管型尿、血尿，排尿次数减少，血尿素氮及肌酐升高，也可出现食欲缺乏、口渴等症状。一般停药后可恢复，严重时可出现氮质血症、肾衰竭。

(3) 肝脏：少数患者用药后可出现谷丙转氨酶、谷草转氨酶、血清胆红素及血清乳酸脱氢酶升高。

(4) 神经肌肉阻滞：可引起面部、口唇、四肢麻木，嗜睡，软弱无力，偶可引起呼吸抑制。

(5) 过敏反应：以麻疹、瘙痒、药物热、嗜酸性粒细胞增多症较多见，偶可引起血管神经性水肿、过敏性出血性紫癜、过敏性休克等。过敏性休克的发生率低于青霉素，但致死率较高。

(6) 眼：有发生视力减退（视神经炎）的报道。

(7) 代谢 / 内分泌系统：少数患者用药后出现血钙、镁、钾、钠浓度的测定值降低。

【注意事项】

(1) 交叉过敏：对一种氨基糖苷类药物过敏者可能对其他氨基糖苷类药也过敏。

(2) 肾功能损害、第 8 对脑神经损害、重症肌无力或帕金森病及失水患者应慎用。

(3) 用药期间应定期检查尿常规，肝、肾功能。电解质水平和听力的测定，对老年患者尤为重要。

(4) 儿童应慎用，尤其是早产儿和新生儿。

(5) 对诊断的干扰：本品可使谷丙转氨酶、谷草转氨酶、血清胆红素浓度及乳酸脱氢酶浓度的测定值增高；血钙、镁、钾、钠浓度的测定值可能降低。

【药物相互作用】

(1) 与青霉素类药合用对草绿色链球菌、肠球菌有协同抗菌作用，但不能置于同一注射容器中使用，易发生配伍禁忌。

(2) 具有肾毒性及耳毒性的药物均不宜与本品合用或先后应用，如其他氨基糖苷类、卷曲霉素、顺铂、依他尼酸、呋塞米或万古霉素（去甲万古霉素）、头孢噻吩或头孢唑林、多黏菌素类等。

(3) 链霉素与神经肌肉阻滞剂合用，可加重神经肌肉阻滞作用导致呼吸抑制。

【剂型和规格】

注射用无菌粉末：① 0.75g（75 万单位）；② 1.0g（100 万单位）。

【贮存】密闭、干燥处保存。

38. 对氨基水杨酸钠 Sodium Aminosalicylate

【药理作用】本品只对结核杆菌有抑菌作用。它是对氨基苯甲酸（PABA）的同类物，通过对叶酸合成的竞争抑制作用而抑制结核杆菌的生长繁殖。

本药自胃肠道吸收良好。口服后 1～2 小时血药浓度达峰值。吸收后迅速分布至多种体液中，但在脑脊液中的浓度较低。在肝中代谢，50% 以上经乙酰化成为无活性代谢物。本药半衰期为 45～60 分钟，但肾功能不全时可长达 23 小时。给药后 85% 在 7～10 小时内经肾排出，其中 14%～33% 为原型，50% 为代谢物。血液透析能否清除本药尚不明确。

【适应证】适用于结核杆菌所致的肺及肺外结核病，静脉滴注可用于治疗结核性脑膜炎及急性扩散性结核病。本品仅对分枝杆菌有效，单独应用时结核杆菌对本品能迅速产生耐药性，因此必须与其他抗结核药合用。本品与链霉素和异烟肼合用时，能延缓结核杆菌对后两者耐药性的产生。本品对非结核分枝杆菌无效。主要作为二线抗结核药物。

【用法和用量】

(1) 口服：①成人，一日 8～12g，最高 20g，分 3～4 次服。②儿童，每日 0.2～0.3g/kg，分 3～4 次，每日剂量不超过 10g。

(2) 静脉滴注：①成人，一日 4～12g，临用前加灭菌注射用水适量使溶解后再用 5% 葡萄糖注射液 500ml 稀释，2～3 小时滴完。②儿童，每日 0.2～0.3g/kg。

【禁忌证】对本品及其他水杨酸类药过敏者禁用。

【不良反应】常见瘙痒、皮疹、关节酸痛与发热，极度疲乏或软弱，嗜酸性粒细胞增多（较常见的原因为过敏）。少见下背部疼痛、尿痛或排尿烧灼感（结晶尿）、血尿；月经失调、发冷、男性性欲减低、皮肤干燥、颈前部肿胀、体重加重（甲状腺肿、黏液水肿）；眼或皮肤黄染（黄疸、肝炎）；腹痛、背痛、苍白（溶血性贫血，由于葡萄糖 -6- 磷酸脱氢酶缺乏）；头痛、咽痛、乏力（传染性单核细胞增多样综合征）等。

【注意事项】

(1) 下列情况应慎用：充血性心力衰竭，胃溃疡，葡萄糖 -6- 磷酸脱氢酶（G-6-PD）缺乏症，严重肝、肾功能损害，妊娠期。

(2) 交叉过敏反应，对其他水杨酸类包括水杨酸甲酯（冬青油）或其他含对氨基苯基团(如某些磺胺药或染料)过敏的患者对本品亦可过敏。

(3) 本品可由乳汁排泄,哺乳期妇女须权衡利弊后选用。

(4) 尿液中性或稍偏碱性,可减少结晶尿的发生。

(5) 静脉滴注的溶液应现配现用,滴注时应避光,变色后不得使用。静脉滴注久易导致静脉炎。

(6) 进餐、餐后服用可减少对胃的刺激。

(7) 对诊断的干扰:使硫酸铜法测定尿糖出现假阳性,使尿液中尿胆原测定呈假阳性反应(氨基水杨酸类与 Ehrlich 试剂发生反应,产生橘红色混浊或黄色,某些根据上述原理做成的市售试验纸条的结果也可受影响);使谷丙转氨酶和谷草转氨酶的正常值增高。

【药物相互作用】

(1) 对氨基苯甲酸与本品有拮抗作用,两者不宜合用。

(2) 本品可增强抗凝药(香豆素或茚满二酮衍生物)的作用,因此在用对氨基水杨酸类时或用后,口服抗凝药的剂量应适当调整。

(3) 与乙硫异烟胺合用时可增加不良反应。

(4) 丙磺舒或磺吡酮与氨基水杨酸类合用可减少后者从肾小管的分泌量,导致血药浓度增高和持续时间延长及毒性反应发生。

(5) 本品可能影响利福平的吸收,导致利福平的血药浓度降低。

【剂型和规格】

(1) 肠溶片:0.5g。

(2) 注射用无菌粉末:2.0g。

【贮存】避光、密闭保存。

39. 耐多药肺结核用药△

耐多药肺结核(MRD-TB)是由结核分枝杆菌引起的呼吸道传染病,对抗结核一线标准治疗方案不敏感。耐多药肺结核的主要特征是至少对 2 种强效杀菌药异烟肼和利福平耐药。2011 年 7 月中国疾病预防控制中心发布《耐多药肺结核防治管理工作方案》,主要包括标准化治疗方案、经验治疗方案和个体化治疗方案。WHO 也在 2016 年发布了《WHO Treatment Guidelines for Drug-resistant Tuberculosis》。

1. 治疗方案的制订应遵循以下原则

(1) 需要考虑患者的既往抗结核治疗史,尤其是氨基糖苷类和氟喹诺酮类药物的治疗史。

(2) 需要考虑本地区常用的抗结核药物和方案,以及药敏结果中一线和二线抗结核药物的耐药情况。

（3）方案应该至少包括4种有效或者基本有效的抗结核药物。

（4）药物的剂量应根据患者体重而定。

（5）注射剂（氨基糖苷类和卷曲霉素）至少使用6个月，且痰培养阴转后至少使用4个月。

（6）治疗疗程应为痰菌转阴后至少18个月，耐多药肺结核总疗程约为24个月。

（7）患者全疗程均接受直接面视下督导化疗（DOT）。

（8）根据可重复性和可靠性高的药物的药敏试验结果指导治疗：乙胺丁醇、链霉素和第四、五组药物的药敏试验的可重复性和可靠性不高，这些药物的药敏试验结果不能完全反映药物有效还是无效，不宜根据这些药物的药敏试验结果制订个体化治疗方案。

（9）要及时、合理地处理药物不良反应，减少治疗中断的危险性，并预防由于严重不良反应造成的病死率增加。

2. 耐多药肺结核标准化治疗方案

（1）治疗方案：6Z Km（Am，Cm）Lfx（Mfx）Cs（PAS，E）Pto/18 Z Lfx（Mfx）Cs（PAS，E）Pto。

药物缩略语解释：Z，吡嗪酰胺；E，乙胺丁醇；Lfx，左氧氟沙星；Mfx，莫西沙星；Am，阿米卡星；Km，卡那霉素；Cm，卷曲霉素；Pto，丙硫异烟胺；PAS，对氨基水杨酸；Cs，环丝氨酸。

（2）方案说明

1）注射剂每日用药1次；口服药中，Lfx每日用药1次，Z、Pto每日用药3次；

2）Pto应从小剂量开始使用，每日300mg，3～5日后逐渐加大至足量，每日600～800mg；

3）如果可以获得Cs，则首先选用Cs；如果不能获得Cs，可选用PAS或E替代。

（3）药物替代：耐多药肺结核患者治疗过程中，如果出现的不良反应经处理不能缓解或出现新的耐药情况，必须更换标准化治疗方案中的药物，替代原则如下：

1）口服药物需替代时，在提供的药物中选择敏感或可能敏感的药物，例如E、Cs等；

2）Km需替代时，使用Am或Cm；

3）若Lfx耐药，可使用Mfx替代；

4）如果PAS出现不良反应，用E替代；

5）如果前四组药物不能组成有效方案，可以选用第五组药物组成有效方案。

3. 耐多药肺结核常用药物规格和剂量 国内、进口耐多药肺结核常用药物规格和剂量见表1-2、表1-3，具体用法用量请参考《耐多药肺结核防治管理工作方案》和药品说明书。

表 1-2 国内耐多药肺结核常用药物规格和剂量

组别	药物（缩写）	规格		剂量（体重分级）		
		mg/片	mg/支	＜50kg/（mg/d）	≥50kg/（mg/d）	最大剂量/（mg/d）
第一组：一线口服抗结核药物	吡嗪酰胺（Z）	250		1 500	1 750	2 000
	乙胺丁醇（E）	250		750	1 000	1 500
第二组：注射用抗结核药物	卡那霉素（Km）		500	500	750	1 000
	阿米卡星（Am）		200	400	400～600	800
	卷曲霉素（Cm）		750	750	750	750
第三组：氟喹诺酮类药物	氧氟沙星（Ofx）	100		400	600	800
	左氧氟沙星（Lfx）	100		400	500	600
	莫西沙星（Mfx）	400		400	400	400
第四组：口服抑菌二级抗结核药物	丙硫异烟胺（Pto）	100		600	600～800	800
	对氨基水杨酸（PAS）	500	2 000	8 000	10 000	12 000
第五组：疗效不确切抗结核药物	阿莫西林/克拉维酸（Amx/Clv）	375（2∶1）		1 125	1 500	—
	克拉霉素（Clr）	250		500	750	1 000
	利奈唑胺（Lzd）	300		300	600	600

表 1-3　进口耐多药肺结核常用药物规格和剂量

组别	药物（缩写）	规格		剂量（体重分级）			
		mg/ 片	mg/ 支	<33kg/ [mg/（kg•d）]	33～50kg/（mg/d）	51～70kg/（mg/d）	>70kg/（mg/d）
第一组：一线口服抗结核药物	吡嗪酰胺（Z）	500		30～40	1 000～1 750	1 750～2 000	2 000～2 500
	乙胺丁醇（E）	100～400		25	800～1 200	1 200～1 600	1 600～2 000
第二组：注射用抗结核药物	卡那霉素（Km）		1 000	15～20	500～750	1 000	1 000
	阿米卡星（Am）		1 000	15～20	500～750	1 000	1 000
	卷曲霉素（Cm）		1 000	15～20	500～750	1 000	1 000
第三组：氟喹诺酮类药物	氧氟沙星（Ofx）	200		800mg/d	800	800	800～1 000
	左氧氟沙星（Lfx）	200～400		15～20	750	750	750～1 000
	莫西沙星（Mfx）	400		7.5～10	400	400	400
第四组：口服抑菌二级抗结核药物	丙硫异烟胺（Pto）	250		15～20	500	750	750～1 000
	环丝氨酸（Cs）	250		15～20	500	750	750～1 000
	对氨基水杨酸（PAS）	4g/ 每袋		150	8g/d	8g/d	8g/d
第五组：疗效不确切抗结核药物	阿莫西林 / 克拉维酸（Amx/Clv）	375（2：1）		成人常用剂量 875mg/125mg，每日 2 次或 500mg/125mg，每日 3 次			
	克拉霉素（Clr）	250		成人 500mg，每日 2 次			

（十二）抗麻风病药

40. 氨苯砜　Dapsone

【药理作用】本品为砜类抑菌剂，对麻风杆菌有较强的抑菌作用，大剂量时显示杀菌作用。其作用机制与磺胺类药物相似，主要作用于细菌的二氢叶酸合成酶，干扰叶酸的合成，本品亦可抑制二氢叶酸还原酶。如长期单用，麻风杆菌易对本品产生耐药。

口服后吸收缓慢而完全，血药达峰时间为2～6小时或4～8小时，可广泛分布于全身组织和体液中。以肝、肾浓度最高，病损皮肤的浓度比正常皮肤高10倍。血浆蛋白结合率为50%～90%，在肝脏中代谢。慢乙酰化型者服药后其血药峰浓度（C_{max}）亦较高，易产生不良反应，但临床疗效未见增加；快乙酰化型者用药时可能需要调整剂量。消除半衰期为10～50小时（平均28小时）。70%～85%以原型和代谢产物经尿液排泄，本品有肝肠循环，停药数周后仍持续存在。

【适应证】本品与其他抗麻风药联合用于由麻风杆菌引起的各种类型麻风和疱疹样皮炎的治疗。

【用法和用量】口服，与一种或多种其他抗麻风病药合用。

（1）成人：一次50～100mg，一日1次；或按体重一次0.9～1.4mg/kg，一日1次，最高剂量一日200mg。

（2）儿童：按体重一次0.9～1.4mg/kg，一日1次。

【禁忌证】对本品及磺胺类、呋塞米类、噻嗪类、磺酰脲类、碳酸酐酶抑制剂药物过敏者，严重肝功能损害者，严重贫血和精神障碍者禁用。

【不良反应】常见背、腿痛，胃痛、食欲减退，皮肤苍白、发热、溶血性贫血，皮疹，异常乏力或软弱，变性血红蛋白血症。其中溶血性贫血的发生率与剂量有关，日剂量超过200mg时易发生。偶有皮肤瘙痒、剥脱性皮炎、精神错乱、周围神经炎、咽痛、粒细胞减少或缺乏、砜类综合征或肝脏损害等。

【注意事项】

（1）砜类药物之间存在交叉过敏现象。

（2）葡萄糖-6-磷酸脱氢酶（G-6-PD）缺乏，变性血红蛋白还原酶缺乏症患者，肝、肾功能减退，胃与十二指肠溃疡及有精神病史者，妊娠期妇女，严重贫血者慎用。

（3）肾功能减退患者用药时需减量，无尿患者应停用本品。

（4）用药前后应定期检查血常规，葡萄糖-6-磷酸脱氢酶，肝、肾功能。患者肌酐清除率低于4ml/min时，应测定血药浓度。

（5）用药过程中如出现眩晕、头痛、恶心、呕吐等持续症状，需引起注意。

如出现新的或中毒性皮肤反应，应迅速停用本品。但出现麻风反应状态时不需要停药。

(6) 由于本品有蓄积作用，故每服药 6 日停药 1 日，每服药 10 周停药 2 周。

【药物相互作用】

(1) 与丙磺舒合用可减少肾小管分泌砜类，使本品血药浓度增高而持久，易发生毒性反应，合用时应调整剂量。

(2) 利福平可诱导肝微粒体酶的活性，使本品血药浓度降低 1/10～1/7，故在服用利福平的同时或以后应用氨苯砜时，需调整后者的剂量。

(3) 与骨髓抑制药物合用，可加重白细胞和血小板减少等骨髓毒性。

(4) 本品与其他溶血药物合用时可加剧溶血反应。

(5) 与甲氧苄啶合用时，两者的血药浓度均可增高。

(6) 去羟肌苷和抗酸药可减少本品的吸收，必须合用时应至少间隔 2 小时。

(7) 可降低氯法齐明的抗炎作用，但对治疗耐药麻风分枝杆菌有协同作用。

【剂型和规格】

片剂：① 50mg；② 100mg。

【贮存】 密闭保存。

（十三）抗真菌药

真菌感染疾病一般分为浅部真菌病和深部真菌病，其中，浅部真菌病的发病率高于深部真菌病，但后者病情大多严重，常危及生命。近年来随着免疫抑制剂、肾上腺皮质激素、广谱抗菌药等的应用增多，深部真菌病的发病率较以前增高。本节包括氟康唑、伊曲康唑、两性霉素 B 和卡泊芬净，均为广谱抗真菌药。

41. 氟康唑 Fluconazole

【药理作用】 氟康唑属三唑类抗真菌药，抗菌谱较广。通过高度选择性干扰真菌细胞色素 P450 酶的活性，从而抑制真菌细胞膜上麦角固醇的生物合成。对新型隐球菌、白念珠菌及其他念珠菌、糠秕马拉色菌、小孢子菌属、毛癣菌属、表皮癣菌属、皮炎芽生菌、粗球孢子菌及荚膜组织胞浆菌、斐氏着色菌、卡氏枝孢霉等有效。

口服吸收良好。空腹口服后吸收给药量的 90% 以上，可广泛分布于组织体液中。脑膜炎症时，脑脊液中药物浓度可达到同期血药浓度的 54%～85%。本品少量在肝脏内代谢，主要经肾脏排泄，大部分以原型自尿中排出。消除半衰期（$t_{1/2\beta}$）为 27～37 小时，肾功能减退时明显延长。血液透析或腹膜透析可部分清除本品。

【适应证】

（1）念珠菌病：用于治疗口咽部和食管念珠菌感染；播散性念珠菌病，包括腹膜炎、肺炎、尿路感染等；念珠菌外阴阴道炎。尚可用于骨髓移植患者接受细胞毒类药物或放射治疗时，预防念珠菌感染的发生。

（2）隐球菌病：用于治疗脑膜炎以外的新型隐球菌病或治疗隐球菌脑膜炎时，本品可作为两性霉素 B 联合氟胞嘧啶初治后的维持治疗药物。

（3）用于治疗球孢子菌病。

（4）用于接受化疗、放疗和免疫抑制治疗患者预防念珠菌感染的治疗。

（5）本品亦可替代伊曲康唑用于芽生菌病和组织胞浆菌病的治疗。

【用法和用量】

（1）口服给药

1）成人：①系统性念珠菌病，首次剂量 800mg，以后一次 400mg，一日 1 次，至少 4 周，症状缓解后至少持续 2 周。②食管念珠菌病，首次剂量 400mg，以后一次 200mg，一日 1 次，持续服用至少 3 周，症状缓解后至少再持续服用 2 周。根据治疗反应，也可加大剂量至一次 400mg，一日 1 次。③口咽部念珠菌病，首次剂量 200mg，以后每次 100mg，一日 1 次，疗程至少 2 周。④念珠菌外阴阴道炎，单剂量 150mg，顿服。⑤预防念珠菌病，一次 200～400mg，一日 1 次。⑥隐球菌脑膜炎，一次 400～500mg，一日 1 次，治疗期一般为脑脊液菌检转阴后，再持续 6～8 周。

2）儿童：①系统性念珠菌病，治疗播散性念珠菌感染，每日 6～12mg/kg，疗程视病情而定。②食管念珠菌病，第 1 日 6mg/kg，继以每日 3mg/kg，每日 1 次，根据病情可加至 12mg/kg，每日 1 次，疗程至少 3 周，或症状缓解后至少 2 周。③隐球菌脑膜炎，首日 12mg/kg，每日 1 次，疗程为脑脊液培养转阴后 10～12 周。④儿童应用氟康唑的每日最高剂量不可超过 600mg，早产儿（26～29 周出生者）出生后首 2 周内氟康唑每次剂量同年长儿，但给药间期为 72 小时，此后改为每日给药 1 次。

3）肾功能不全者：若只需给药 1 次，不用调整剂量；需多次给药时，第 1 日及第 2 日应给常规剂量，此后应按照肌酐清除率来调节剂量，清除率＞50ml/min 者，常规剂量，清除率为 11～50ml/min 者，常规剂量的一半；进行常规透析的患者，每次透析后给药 1 次。

（2）静脉滴注：每日剂量应依据真菌感染的性质和严重程度确定。单剂量对大多数阴道念珠菌病患者治疗有效。对需要多剂量治疗的感染应持续用药，直到临床指征或实验室检查结果表明活动性真菌感染已消退为止。疗程不足可导致急性感染的复发。艾滋病和隐球菌脑膜炎或复发性口咽部念珠菌病患者常需要维持治疗，以预防疾病复发。

1）成人隐球菌性脑膜炎和其他部位隐球菌感染：第1日400mg，随后每日200～400mg，每日1次。疗程视临床和真菌学疗效而定，但对隐球菌性脑膜炎，疗程一般至少为6～8周。

2）念珠菌血症、播散性念珠菌病及其他侵袭性念珠菌感染：第1日400mg，以后每日200～400mg，根据临床反应可增至每日400mg，疗程根据临床反应而定。

3）口咽部念珠菌病：50～100mg，每日1次，连服7～14日。对免疫功能严重缺陷患者必要时可延长疗程。对牙托引起的口腔萎缩性念珠菌病，常用剂量为50mg，每日1次，连续给药14日，并同时在放置牙托的部位给予局部抗感染治疗。为防止艾滋病患者口咽部念珠菌病的复发，在患者完成一个全基本疗程后，可每周用药，一次150mg。

4）对除生殖系念珠菌病以外的其他黏膜念珠菌感染（如食管炎、非侵入性支气管炎、肺部感染、念珠菌菌尿症、皮肤黏膜念珠菌病等）：常用有效剂量为每日50～100mg，每日1次，连续给药14～30日。

5）预防念珠菌病：推荐剂量范围为50～400mg，每日1次，所用剂量可根据患者发生真菌感染的危险程度而定。对有系统性感染高危因素的患者，如已有严重或迁延性中性粒细胞减少的患者，推荐剂量为400mg，每日1次。氟康唑应在预计可能出现的中性粒细胞减少症前数日开始服用，并持续用药至中性粒细胞计数超过1×10^9/L后7日。

6）地方性深部真菌病：每次200～400mg，每日1次。疗程可长至2年。疗程应根据不同的感染而有所差异，球孢子菌病为11～24个月；类球孢子菌病为2～17个月；孢子丝菌病为1～16个月；组织胞浆菌病为3～17个月。

7）肾功能受损患者用药：单剂量给药治疗时不需调整剂量。对接受多剂量氟康唑治疗的肾功能受损患者（包括儿童），首剂可给予饱和剂量50～400mg。此后，应按照肌酐清除率调整每日剂量（根据适应证）：①肌酐清除率＞50ml/min，推荐剂量的100%；②肌酐清除率≤50ml/min（未透析），推荐剂量的50%；③定期透析患者，每次透析后应用100%的推荐剂量。

【禁忌证】对本品或其他咪唑类药物有过敏史者禁用。

【不良反应】

（1）常见消化道反应，表现为恶心、呕吐、腹痛或腹泻等。

（2）过敏反应多为皮疹，偶见严重的剥脱性皮炎（常伴随肝功能损害）、渗出性多形红斑。

（3）肝毒性：治疗过程中可发生轻度一过性血清转氨酶升高，偶可出现肝毒性症状。尤其易发生于有严重基础疾病(如艾滋病和癌症)的患者。

(4) 可见头晕、头痛。

(5) 对于有严重基础疾病(如艾滋病和癌症)的患者,可能出现肝、肾功能严重异常,偶可发生中性粒细胞减少和血小板减少等血液学检查指标改变。

【注意事项】

(1) 本品与其他咪唑类药物可发生交叉过敏反应。

(2) 由于本品主要自肾排出,因此治疗中需定期检查肾功能。用于肾功能减退患者需减量应用。

(3) 本品目前在免疫缺陷者中的长期预防用药,已导致念珠菌属对氟康唑等咪唑类抗真菌药耐药性的增加。

(4) 应定期检查肝功能,如出现持续异常,或肝毒性临床症状时均需立即停药。

(5) 本品对胚胎的危害性尚未肯定,给妊娠期妇女用药前应慎重考虑本品的利弊。哺乳期妇女慎用。

(6) 本品应用疗程应视感染部位及个体治疗反应而定。一般治疗应持续至真菌感染的临床表现及实验室检查指标显示真菌感染消失为止。隐球菌脑膜炎或反复发作口咽部念珠菌病的艾滋病患者需用本品长期维持治疗以防止复发。

【药物相互作用】

(1) 本品与异烟肼或利福平合用时,本品的血药浓度降低。

(2) 本品与氯磺丁脲和格列吡嗪等磺酰脲类降血糖药合用时,可使此类药物的血药浓度升高而可能导致低血糖,因此需要监测血糖,并减少磺酰脲类降糖药的剂量。

(3) 高剂量本品和环孢素合用时,可使环孢素的血药浓度升高,导致毒性反应发生的危险性增加,因此必须在监测环孢素血药浓度并调整剂量的情况下方可谨慎使用。

(4) 本品与氢氯噻嗪合用,可使本品的血药浓度升高。

(5) 与茶碱合用时,茶碱血药浓度约可升高 13%,可导致毒性反应,故需监测茶碱的血药浓度。

(6) 本品与华法林和双香豆素类抗凝药合用时,可增强双香豆素类抗凝药的抗凝作用,延长凝血酶原时间。

(7) 与苯妥英钠合用时,可使苯妥英钠的血药浓度升高,应监测苯妥英钠的血药浓度。

(8) 与西沙必利合用时,可使西沙必利的血药浓度显著增加,Q-Tc 间期显著延长,接受氟康唑治疗的患者禁止使用西沙必利。

（9）与他克莫司合用时可引起肾毒性。

【剂型和规格】

（1）片剂、胶囊、分散片：① 50mg；② 100mg。

（2）氯化钠注射液：100ml：0.2g。

【贮存】避光、密闭、干燥处保存。

42. 伊曲康唑　Itraconazole

【药理作用】伊曲康唑属三唑类衍生物，具有广谱抗真菌活性。体外试验研究结果表明，伊曲康唑可以破坏真菌细胞膜中麦角固醇的合成，麦角固醇是真菌细胞膜的重要组成部分，干扰它的合成将最终产生抗真菌作用。对以下真菌有效：皮肤癣菌（毛癣菌属、小孢子菌属、絮状表皮癣菌属）、酵母菌（念珠菌属包括白念珠菌、光滑念珠菌和克柔念珠菌，新生隐球菌，马拉色菌属，毛孢子菌属，地霉属）、曲霉属、组织胞浆菌属、巴西副球孢子菌、申克孢子丝菌、着色真菌、枝孢霉属、皮炎芽生菌、波氏假阿利什霉、马内菲青霉以及其他多种酵母菌和真菌。

口服后吸收迅速。单剂量口服伊曲康唑后，2～5 小时内可达血浆浓度峰值。观察到的伊曲康唑绝对生物利用度约为 55%。餐后立即服药，口服生物利用度最高。血浆蛋白结合率较高（99.8%），组织分布广泛，脑脊液中的药物浓度比血浆药物浓度低，但已证实在脑脊液中有抗感染疗效。主要在肝脏代谢成多种代谢产物。CYP3A4 是参与伊曲康唑代谢的主要酶。主要以无活性的代谢产物经尿和粪便排泄。

【适应证】适于治疗以下疾病：

（1）妇科：外阴阴道念珠菌病。

（2）皮肤科 / 眼科：①花斑癣、皮肤真菌病、真菌性角膜炎和口腔念珠菌病。②由皮肤癣菌和 / 或酵母菌引起的甲真菌病。

（3）系统性真菌感染：系统性曲霉病及念珠菌病、隐球菌病（包括隐球菌性脑膜炎）、组织胞浆菌病、孢子丝菌病、副球孢子菌病、芽生菌病和其他各种少见的系统性或热带真菌病。

（4）对于免疫受损的隐球菌病患者及所有中枢神经系统隐球菌病患者，只有在一线药物不适用或无效时，方可使用本品治疗。

【用法和用量】

（1）口服给药

1）妇科：外阴阴道念珠菌，0.2g 每日 1 次，疗程 3 日，或者 0.2g 每日 2 次，疗程 1 日。

2）皮科 / 眼科：①花斑癣，0.2g 每日 1 次，疗程 7 日。②皮肤真菌病，0.2g

或0.1g每日1次，疗程7日或15日。高度角质化区，如足底部癣、手掌部癣需0.2g每日2次，疗程7日，或0.1g每日1次，疗程30日。

3）口腔念珠菌病：0.1g每日1次，疗程15日。一些免疫缺陷病人如白血病、艾滋病或器官移植病人，伊曲康唑的口服生物利用度可能会降低，因此剂量可加倍。

4）真菌性角膜炎：0.2g每日1次，疗程21日，疗程应根据疗效进行调整。

5）甲真菌病：①冲击疗法为每日2次，每次0.2g，连服1周。指甲感染需2个冲击疗程，趾甲感染为3个冲击疗程。每个疗程之间均被不服药的3周间隔开，见表1-4。疗效明显的表现为治疗停止后新甲长出。②连续治疗，每日0.2g（2粒），共服3个月。

表1-4 冲击疗法

时间/部位	第1周	第2周	第3周	第4周	第5周	第6周	第7周	第8周	第9周
趾甲（有/无指甲感染）	第1个冲击疗程	停用伊曲康唑	停用伊曲康唑	停用伊曲康唑	第2个冲击疗程	停用伊曲康唑	停用伊曲康唑	停用伊曲康唑	第3个冲击疗程
仅指甲	第1个冲击疗程	停用伊曲康唑	停用伊曲康唑	停用伊曲康唑	第2个冲击疗程				

本品从皮肤和甲组织中清除比血浆慢。因此，对皮肤感染来说，停药后2～4周达到最理想的临床和真菌学疗效，对甲真菌病来说在停药后6～9个月达到最理想的临床和真菌疗效。

6）系统性真菌病：根据不同的感染选择不同的剂量用法，见表1-5。

表1-5 系统性真菌病的剂量用法

适应证	剂量	平均疗程*	备注
曲霉病	0.2g每日1次	2～5个月	对侵袭性或播散性感染的患者，增加剂量至0.2g每日2次
念珠菌病	0.1～0.2g每日1次	3周～7个月	对侵袭性或播散性感染的患者，增加剂量至0.2g每日2次
组织胞浆菌病	0.2g每日1～2次	8个月	
孢子丝菌病	0.1g每日1次	3个月	
副球孢子菌病	0.1g每日1次	6个月	尚无本品治疗艾滋病患者的有效性资料
着色真菌病	0.1～0.2g每日1次	6个月	
芽生菌病	0.2g每日2次	6个月	

注：*疗程应根据疗效进行调整。

（2）静脉给药：成人，第 1 日、第 2 日，每日 2 次，每次 1 个小时静脉滴注 200mg 伊曲康唑。从第 3 日起，每日 1 次，每次 1 个小时静脉滴注 200mg 伊曲康唑。静脉用药超过 14 日的安全性尚不明确。

【禁忌证】禁用于已知对本品任一成分过敏者。肌酐清除率（Cl）低于 30ml/min 的重度肾功能损害患者禁用本品。

【不良反应】

（1）血液及淋巴系统疾病：粒细胞减少症、血小板减少症。

（2）免疫系统疾病：过敏反应。

（3）代谢及营养类疾病：高血糖症、高钾血症、低钾血症、低镁血症。

（4）精神病类：意识模糊状态。

（5）神经系统疾病：周围神经病变、头晕、嗜睡。

（6）心脏器官疾病：心力衰竭、左心室衰竭、心动过速。

（7）血管与淋巴管类疾病：高血压、低血压。

（8）呼吸系统、胸及纵隔疾病：肺水肿、发声困难、咳嗽。

（9）胃肠系统疾病：胃肠障碍。

（10）肝胆系统疾病：肝衰竭、肝炎、黄疸。谷丙转氨酶升高、谷草转氨酶升高、血液碱性磷酸酶升高、血乳酸脱氢酶升高、血尿素升高、γ- 谷氨酰转移酶升高、肝酶升高、尿液分析异常。

（11）皮肤及皮下组织类疾病：红斑性发疹、多汗。

（12）肌肉骨骼及结缔组织疾病：肌痛、关节痛。

（13）肾脏及泌尿系统疾病：肾脏损害、尿失禁。

（14）全身性疾病及给药部位各种反应：全身水肿、面部水肿、胸痛、发热、疼痛、疲乏、寒战。

【注意事项】

（1）关于伊曲康唑和其他唑类抗真菌剂之间的交叉超敏反应信息有限。对其他唑类药物过敏患者开具本品处方时，应谨慎。

（2）禁忌与多种 CYP3A4 底物合用：美沙酮、丙吡胺、多非利特、决奈达隆、奎尼丁、麦角生物碱类等与伊曲康唑合用导致这些药物血药浓度升高，可能会将疗效和不良作用增加或延长至可能发生潜在严重情况的程度。例如，导致 Q-T 间期延长及室性快速性心律失常，包括尖端扭转型室性心动过速的出现（一种潜在的致死性心律失常）。

（3）除治疗危及生命或严重感染的病例，禁用于有心室功能障碍证据的患者，例如有充血性心力衰竭（CHF）或有充血性心力衰竭病史的患者。

（4）除非危及生命的病例，禁用于妊娠期妇女。

（5）育龄妇女使用本品时，应采取适当的避孕措施，直至停药后的下一个月经周期。

（6）钙通道阻滞剂具有负性肌力作用，从而会加强伊曲康唑的这一作用。此外，伊曲康唑可抑制钙通道阻滞剂的代谢，当合并使用伊曲康唑和钙通道阻滞剂时发生充血性心力衰竭的风险升高，需加注意。

（7）在使用本品时，非常罕见包括可致命性的急性肝脏衰竭在内的严重肝脏毒性病例。接受本品治疗的患者可酌情考虑进行肝功能监测。应指导患者及时向医生报告包括食欲减退、恶心、呕吐、疲劳、腹痛或尿色加深在内的有关肝炎的症状和体征。对于出现这些症状的患者，应立即停药，并进行肝功能检查。对于肝酶升高、患有活动性肝病或受到过其他药物肝毒性损伤的患者不应使用本品，除非利益超过对肝脏损害的风险。对这些病例应进行肝酶监测。

（8）轻度、中度肾功能损害患者应谨慎使用本品。密切监测血清肌酐水平，如发现可疑肾毒性，应考虑改用口服胶囊。

【药物相互作用】伊曲康唑及其主要代谢产物羟基伊曲康唑均为CYP3A4的抑制剂。因此，可能出现下列药物相互作用：

（1）本品可能降低通过CYP3A4代谢药物的清除率，这些药物在与本品合用时其血药浓度升高。血药浓度的升高可能加强或延长其治疗作用和不良反应。可能时应监测这些药物的血浆浓度，并在合用本品时调整这些药物的剂量。在适当时，建议观察这些药理学作用加强或延长的临床症状和体征。停药后，伊曲康唑血药浓度根据给药剂量和治疗持续时间逐步下降（特别是肝硬化或使用其他CYP3A4抑制剂的患者）。当使用代谢受伊曲康唑影响的药物进行治疗时，上述现象尤为明显。

（2）CYP3A4的诱导剂可能降低伊曲康唑的血药浓度。此类药物和本品合用时，可能影响本品的疗效。因此，不推荐这些药物和本品同时使用。

（3）其他CYP3A4抑制剂可能增加伊曲康唑的血药浓度。必须合用本品和此类药物时，应密切观察本品药理学作用加强或延长后的症状和体征。

【剂型和规格】

（1）分散片：0.1g。

（2）颗粒剂：0.1g。

（3）胶囊：0.1g。

（4）注射液：25ml：0.25g。

（5）口服溶液剂：150ml：1.5g。

【贮存】避光、密闭、干燥处保存。

43. 两性霉素B　Amphotericin B

【药理作用】本品为多烯类抗真菌药物。对本品敏感的真菌有新型隐球菌、皮炎芽生菌、组织胞浆菌、球孢子菌属、孢子丝菌属、念珠菌属等，部分曲菌属对本品耐药；皮肤和毛发癣菌则大多耐药；本品对细菌、立克次体、病毒等无抗菌活性。常用治疗量所达到的药物浓度对真菌仅具抑菌作用。作用机制为本品通过与敏感真菌细胞膜上的固醇相结合，损伤细胞膜的通透性，导致细胞内重要物质如钾离子、核苷酸和氨基酸等外漏，破坏细胞的正常代谢从而抑制其生长。

开始治疗时，每日静脉滴注两性霉素B 1～5mg，后逐步增加至每日0.65mg/kg。消除半衰期（$t_{1/2\beta}$）约为24小时。蛋白结合率为91%～95%。本品在体内经肾脏缓慢排泄，每日约有给药量的2%～5%以原型排出，停药后自尿中排泄至少持续7周。本品不易为透析清除。

【适应证】本品适用于敏感真菌所致的深部真菌感染且病情呈进行性发展者，如败血症、心内膜炎、脑膜炎（隐球菌及其他真菌）、腹腔感染（包括与透析相关者）、肺部感染、尿路感染和眼内炎等。

【用法用量】

（1）静脉用药：开始静脉滴注时先试以1～5mg或一次0.02～0.1mg/kg给药，以后根据患者耐受情况每日或隔日增加5mg，当增至一次0.6～0.7mg/kg时即可暂停增加剂量，此为一般治疗量。成人最高一日剂量不超过1mg/kg，每日或隔1～2日给药1次，累积总量1.5～3.0g，疗程1～3个月，也可长至6个月，视病情及疾病种类而定。对敏感真菌感染宜采用较小剂量，即成人一次20～30mg，疗程仍宜长。

（2）鞘内给药：首次0.05～0.1mg，以后渐增至每次0.5mg，最大量一次不超过1mg，每周给药2～3次，总量15mg左右。鞘内给药时宜与小剂量地塞米松或琥珀酸氢化可的松同时给予，并需用脑脊液反复稀释药液，边稀释边缓慢注入以减少不良反应。

（3）局部用药：气溶吸入时成人每次5～10mg，用灭菌注射用水溶解成0.2%～0.3%溶液应用；超声雾化吸入时本品浓度为0.01%～0.02%，每日吸入2～3次，每次吸入5～10ml；持续膀胱冲洗时每日以两性霉素B 5mg加入1 000ml灭菌注射用水中，按每小时注入40ml速度进行冲洗，共用5～10日。

静脉滴注或鞘内给药时，均先以灭菌注射用水10ml配制本品50mg，或5ml配制25mg，然后用5%葡萄糖注射液稀释（不可用氯化钠注射液，因可产生沉淀）。静脉滴注液的药物浓度不超过10mg/100ml，避光缓慢静脉滴注，每次滴注时间需6小时以上，稀释用葡萄糖注射液的pH应在4.2以上。

鞘内给药时可取 5mg/ml 浓度的药液 1ml，加 5% 葡萄糖注射液 19ml 稀释，使最终浓度成 250μg/ml。注射时取所需药液量以脑脊液 5～30ml 反复稀释，并缓慢注入。鞘内注射液的药物浓度不可高于 25mg/100ml，pH 应在 4.2 以上。

【禁忌证】 对本品过敏及严重肝病的患者禁用。

【不良反应】

（1）静脉滴注过程中或静脉滴注后发生寒战、高热、严重头痛、食欲缺乏、恶心、呕吐，有时可出现血压下降、眩晕等。

（2）几乎所有患者在疗程中均可出现不同程度的肾功能损害，尿中可出现红细胞、白细胞、蛋白和管型、血尿素氮和肌酐增高，肌酐清除率降低，也可引起肾小管性酸中毒。

（3）可见低钾血症，是由于尿中排出大量钾离子所致。

（4）血液系统毒性反应有正常红细胞性贫血，偶可有白细胞或血小板减少。

（5）肝毒性较少见，可致肝细胞坏死，急性肝功能衰竭亦有发生。

（6）心血管系统反应：如静脉滴注过快时可引起心室颤动或心搏骤停。此外本品所致的电解质紊乱亦可导致心律失常的发生。本品静脉滴注时易发生血栓性静脉炎。

（7）神经系统毒性反应：鞘内注射本品可引起严重头痛、发热、呕吐、颈项强直、下肢疼痛及尿潴留等，严重者可发生下肢截瘫等。

（8）过敏性休克、皮疹等变态反应偶有发生。

【注意事项】

（1）本品毒性大，不良反应多见，但它又是治疗危重深部真菌感染的唯一有效药物，选用本品时必须权衡利弊后作出决定。

（2）下列情况应慎用

1）肾功能损害：本品主要在体内灭活，故肾功能重度减退时半衰期仅轻度延长，因此肾功能轻、中度损害的患者如病情需要仍可选用本品，重度肾功能损害者则需延长给药间期或减量应用，应用其最小有效量；当治疗累积剂量大于 4g 时可引起不可逆性肾功能损害。

2）肝功能损害：本品可致肝毒性，肝病患者避免应用本品。

（3）治疗期间定期严密随访血、尿常规，肝、肾功能，血钾，心电图等，如血尿素氮或血肌酐明显升高时，则需减量或暂停治疗，直至肾功能恢复。

（4）为减少本品的不良反应，给药前可给解热镇痛药和抗组胺药，如吲哚美辛和异丙嗪等，同时给予琥珀酸氢化可的松 25～50mg 或地塞米松 2～5mg 一同静脉滴注。

（5）本品治疗如中断 7 日以上者，需重新自小剂量（0.25mg/kg）开始逐渐增加至所需量。

（6）本品宜缓慢避光滴注，每次滴注时间至少 6 小时。

（7）药液静脉滴注时应避免外漏，因本品可致局部刺激。

（8）仅 5mg 规格用于鞘内给药。

【药物相互作用】

（1）抗肿瘤药：抗肿瘤药物与普通两性霉素 B 同时使用可能导致增加肾毒性、支气管痉挛和低血压的可能性。因而，当抗肿瘤药与本品同时给药时需慎重。

（2）皮质类固醇和促肾上腺皮质激素（ACTH）与普通两性霉素 B 同时使用可能降低血钾并导致心脏功能异常。若它们与本品同时使用，应该监测血清电解质和心脏功能。

（3）与环孢素合用可出现血清肌酐的升高。

（4）与洋地黄糖苷同时使用可能引起低血钾和增加洋地黄毒性，若洋地黄糖苷与本品同时使用，应密切监测血清钾水平。

（5）氟尿嘧啶：含两性霉素 B 的药物与氟尿嘧啶同时使用可能增加氟尿嘧啶的毒性，当氟尿嘧啶与本品同时使用时需非常慎重。

【剂型和规格】

注射用无菌粉末：① 5mg（5 000 单位）；② 25mg（2.5 万单位）；③ 50mg（5 万单位）。

【贮存】遮光。密封，2～10℃干燥处保存。

44. 卡泊芬净　Caspofungin

【药理作用】卡泊芬净是半合成脂肽（棘球白素，echinocandin）化合物。卡泊芬净能抑制许多丝状真菌和酵母菌细胞壁的一种基本成分——β（1，3）-D- 葡聚糖的合成。哺乳类动物的细胞中不存在 β（1，3）-D- 葡聚糖。卡泊芬净对曲霉菌属（包括烟曲霉菌、黄曲霉菌、黑曲霉菌、构巢曲霉菌、土曲霉菌和白曲霉菌）和念珠菌属（包括白念珠菌、都柏林念珠菌、光滑念珠菌、吉利蒙念珠菌、乳酒念珠菌、克鲁斯念珠菌、溶脂念珠菌、葡萄牙念珠菌、近平滑念珠菌、皱褶念珠菌和热带念珠菌）具有体外活性。

单剂量卡泊芬净经 1 小时静脉输注后，其血浆浓度下降呈多相性。与白蛋白的结合率约 97%。卡泊芬净在给药后的最初 30 个小时内，很少有排出或生物转化。通过水解和 *N*- 乙酰化作用卡泊芬净被缓慢地代谢。有少量卡泊芬净以原型药形式从尿中排出。

【适应证】本品适用于成人患者和儿童患者（3 个月及 3 个月以上）：经验

性治疗中性粒细胞减少、伴发热病人的可疑真菌感染；治疗对其他治疗无效或不能耐受的侵袭性曲霉菌病。

【用法和用量】

（1）成人

1）经验性治疗：第 1 日单次 70mg 负荷剂量，随后每日单次 50mg。疗程取决于患者的临床反应。经验治疗中性粒细胞减少、伴发热的可疑真菌感染患者，需要持续至患者的中性粒细胞恢复正常。确诊真菌感染的患者需要至少 14 日的疗程，在中性粒细胞恢复正常和临床症状消除后治疗还需持续至少 7 日。如果 50mg 剂量耐受性好，但缺乏有效的临床反应，可以将每日剂量升高至 70mg。虽然尚无证据证明每日使用 70mg 剂量能够提高疗效，但现有的有限的安全性资料显示每日剂量增加至 70mg 耐受性好。

2）侵袭性曲霉菌病：第 1 日给予单次 70mg 负荷剂量的注射用醋酸卡泊芬净，随后每日给予 50mg 的剂量。疗程取决于患者疾病的严重程度、被抑制的免疫功能恢复情况以及对治疗的临床反应。虽然尚无证据证明使用更大的剂量能提高疗效，但是现有的安全性资料提示，对于治疗无临床反应而对本品耐受性良好的患者可以考虑将每日剂量加大到 70mg。

3）对老年患者（65 岁或以上）无须调整剂量。

4）无须根据性别、种族或肾脏受损情况调整剂量。

5）当本品与具有代谢诱导作用的药物依非韦伦、奈韦拉平、利福平、地塞米松、苯妥英或卡马西平同时使用时，应考虑给予每日剂量 70mg。

6）肝脏功能不全的患者：对轻度肝脏功能不全（Child-Pugh 评分 5～6 分）的成人患者无须调整剂量。但是对中等程度肝脏功能不全（Child-Pugh 评分 7～9 分）的成人患者，推荐在给予首次 70mg 负荷剂量之后，根据药动学数据将本品的每日剂量调整为 35mg。对严重肝脏功能不全（Child-Pugh 评分大于 9 分）的成人患者和任何程度的肝脏功能不全儿童患者，目前尚无用药的临床经验。

（2）儿童：在儿童患者（3 个月～17 岁）中，本品需要大约 1 小时的时间经静脉缓慢地输注给药。

1）儿童患者（3 个月～17 岁）的给药剂量应当根据患者的体表面积。对于所有适应证，第 1 日都应当给予 $70mg/m^2$ 的单次负荷剂量（日实际剂量不超过 70mg），之后给予 $50mg/m^2$ 的日剂量（日实际剂量不超过 70mg）。疗程可以根据适应证进行调整，各类适应证的疗程在成人中都有表述（参见成人患者用药）。如果 $50mg/m^2$ 的日剂量无法获得足够的临床反应，但是患者又能很好地耐受，可以将日剂量增加到 $70mg/m^2$（日实际剂量不超过 70mg）。尽管 $70mg/m^2$ 的日剂量能否提高药效尚缺乏证据，但是有限的安全性数据显示，日剂量提升至 70mg/m² 仍能被很好地耐受。肝脏功能不全儿童患者，目前尚无用药的临床经验。

2）在儿童患者中，当本品和代谢诱导剂（如利福平、依非韦伦、奈韦拉平、苯妥英、地塞米松或卡马西平）联合使用时，本品的日剂量可调整到 70mg/m²（日实际剂量不超过 70mg）。

【禁忌证】对本品中任何成分过敏的患者禁用。

【不良反应】本品使用过程中有出现过敏反应的报道。如果出现过敏症状，应停止使用本品治疗并进行适当的处理。已报告的可能由组胺介导的不良反应，包括皮疹、面部肿胀、血管性水肿、瘙痒、温暖感或支气管痉挛，可能需要停止使用本品治疗和/或进行适当的处理。

已报道有下列上市后不良事件的发生。肝胆：罕见的肝脏功能失调；心血管：肿胀和外周水肿；实验室异常：高钙血症；实验室检查发现已报告与药物有关的其他实验室检查异常有：低白蛋白、低钾、低镁血症、白细胞减少、嗜酸性粒细胞增多、血小板减少、中性粒细胞减少、尿中红细胞增多、部分凝血激酶时间延长、血清总蛋白降低、尿蛋白增多、凝血酶原时间延长、低钠、尿中白细胞增多以及低钙。

【注意事项】

（1）过敏：本品使用过程中有出现过敏反应的报道。如果出现过敏症状，应停止使用本品治疗并进行适当的处理。

（2）皮肤和皮下组织疾病：上市后使用本品有史-约综合征（Stevens-Johnson syndrome，SJS）和中毒性表皮坏死松解症（TEN）不良反应的病例报告，有皮肤过敏反应史的患者应谨慎使用。

（3）卡泊芬净与环孢素合用，可使卡泊芬净的 AUC 增加约 35%，并可能出现谷草转氨酶和谷丙转氨酶一过性升高。仅在利大于弊时合用。

（4）肝脏影响：在接受本品治疗的健康志愿者以及成人和儿童患者中已发现肝功能实验室检查异常。

（5）其他：该产品含有蔗糖。如患者患有罕见遗传性果糖不耐受症，或蔗糖酶-异麦芽糖酶缺乏症，不可使用本品。

【药物相互作用】

（1）对接受本品和他克莫司治疗的患者，应对他克莫司的血液浓度进行标准监测，同时建议对他克莫司的治疗剂量进行适当调整。

（2）对接受利福平治疗的成年患者，本品的治疗剂量应为每日 70mg。

（3）在成年患者中进行本品和药物清除诱导剂如依非韦伦、奈韦拉平、苯妥英、地塞米松或卡马西平联合给药时，成人的每日治疗剂量应考虑使用 70mg，儿童的治疗剂量应考虑使用 70mg/m²，实际每日治疗剂量不超过

70mg。

【剂型和规格】

注射用无菌粉末：① 50mg；② 70mg。

【贮存】密封，2～8℃保存。

（十四）其他抗菌药

45. 小檗碱（黄连素）　Berberine

【药理作用】抗菌谱广，体外对多种革兰氏阳性菌及阴性菌均具抑菌作用，其中对溶血性链球菌、金黄色葡萄球菌、霍乱弧菌、脑膜炎球菌、志贺痢疾杆菌、伤寒杆菌、白喉杆菌等有较强的抑制作用，低浓度时抑菌，高浓度时杀菌。对流感病毒、阿米巴原虫、钩端螺旋体、某些皮肤真菌也有一定抑制作用。体外实验证实黄连素能增强白细胞及肝网状内皮系统的吞噬能力。痢疾杆菌、溶血性链球菌、金黄色葡萄球菌等极易对本品产生耐药性。本品与青霉素、链霉素等并无交叉耐药性。

口服吸收差。注射后迅速进入各器官与组织中。肌内注射后的血药浓度低于最低抑菌浓度。药物分布广，以心、骨、肺、肝中为多。在组织中滞留的时间短暂，24小时后仅剩微量，绝大部分药物在体内代谢清除。

【适应证】用于肠道感染，如胃肠炎。

【用法和用量】口服，成人，一次0.1～0.3g，一日3次。12岁以上儿童剂量同成人，12岁以下儿童用量见表1-6。

表1-6　儿童用量表

年龄/岁	体重/kg	一次用量/g	一日次数
1～3	10～15	0.05～0.1	3次
4～6	16～21	0.1～0.15	3次
7～9	22～27	0.15～0.2	3次
10～12	28～32	0.2～0.25	3次

【禁忌证】溶血性贫血患者，葡萄糖-6-磷酸脱氢酶缺乏者，对本品过敏者禁用。本品性状发生改变时禁止使用。

【不良反应】口服不良反应较少，偶有恶心、呕吐、皮疹和药热，停药后消失。

【注意事项】

(1) 妊娠期前3个月慎用。

(2) 如服用过量或出现严重不良反应，应立即就医。

（3）过敏体质者慎用。

（4）请将本品放在儿童不能接触的地方。

（5）儿童必须在成人监护下使用。

（6）如正在使用其他药品，使用本品前请咨询医师或药师。

【药物相互作用】含鞣质的中药与本品合用后，生成难溶性鞣酸盐沉淀，降低疗效，应避免合用。

【剂型和规格】

片剂：① 50mg；② 100mg。

【贮存】密封，凉暗干燥处保存。

（十五）抗病毒药

按对不同病毒的作用，抗病毒药可分为两大类：抗非逆转录病毒药和抗逆转录病毒药。前者多用于治疗一般的病毒感染（如流行性感冒、疱疹等），而后者多用于治疗艾滋病和病毒性肝炎。本章抗非逆转录病毒药包括阿昔洛韦、更昔洛韦、奥司他韦、恩替卡韦和利巴韦林。其中阿昔洛韦对单纯性疱疹病毒、水痘带状疱疹病毒、巨细胞病毒等有效。恩替卡韦抗病毒疗效比阿昔洛韦更强，对人类疱疹病毒有很强的抑制作用。奥司他韦对甲型、乙型流感病毒有效。抗逆转录病毒药包括齐多夫定、司他夫定、拉米夫定、去羟肌苷、奈韦拉平、依非韦伦和茚地那韦，均为口服常释剂型，去羟肌苷还包括了散剂和颗粒剂型。

46. 阿昔洛韦　Aciclovir

【药理作用】本品为抗病毒药，体外对单纯性疱疹病毒、水痘带状疱疹病毒、巨细胞病毒等具有抑制作用。本品进入疱疹病毒感染的细胞后，与脱氧核苷竞争病毒胸苷激酶，药物被磷酸化成活化型阿昔洛韦三磷酸酯，然后通过两种方式抑制病毒复制：①干扰病毒 DNA 多聚酶，抑制病毒的复制；②在 DNA 多聚酶作用下，与增长的 DNA 链结合，引起 DNA 链的延伸中断。

口服吸收差，15%～30% 由胃肠道吸收。进食对血药浓度影响不明显。能广泛分布至各组织和体液中，在肾、肝和小肠中浓度高，在脑脊液中的浓度约为血药浓度的一半。可通过胎盘屏障。蛋白结合率 9%～33%。在肝内代谢，消除半衰期（$t_{1/2\beta}$）约为 2.5 小时，肌酐清除率降低时，消除半衰期（$t_{1/2\beta}$）延长。无尿者的消除半衰期（$t_{1/2\beta}$）达 19.5 小时，血液透析时将为 5.7 小时。本品由肾小球分泌而排泄，约 14% 的药物以原型由尿排泄，经粪便排泄率低于 2%。血液透析 6 小时约清除血中 60% 的药物。腹膜透析清除量很少。

【适应证】

（1）单纯疱疹病毒感染：用于生殖器疱疹病毒感染初发和复发的患者，

对反复发作者口服本品用作预防。

（2）带状疱疹：口服用于免疫功能正常者带状疱疹和免疫缺陷者轻症患者的治疗。

（3）用于免疫缺陷者水痘。

【用法和用量】口服。

（1）生殖器疱疹初治和免疫缺陷者皮肤黏膜单纯疱疹：成人常用量，一次0.2g，一日5次，共10日，或一次0.4g，一日3次，共5日。复发性感染，一次0.2g，一日5次，共5日；复发性感染的慢性抑制疗法，一次0.2g，一日3次，共6个月，必要时一次0.2g，一日5次，共6～12个月。

（2）带状疱疹：成人，一次0.8g，一日5次，共7～10日。

（3）水痘：成人，一次0.8g，一日4次，连用5日；2岁以上儿童，一次20mg/kg，一日4次，共5日，出现症状立即开始治疗；2岁以下儿童剂量尚未确立。

（4）肾功能不全的成年人按肌酐清除率调整剂量，见表1-7。

【禁忌证】对阿昔洛韦或更昔洛韦过敏者禁用。

【不良反应】偶见头晕、头痛、关节痛、恶心、呕吐、腹泻、胃部不适、食欲减退、口渴、白细胞下降、蛋白尿及尿素氮水平轻度升高、皮肤瘙痒等，长程给药偶见痤疮、失眠、月经紊乱。

【注意事项】

（1）脱水，严重肝、肾功能不全，精神异常者慎用。

（2）妊娠期及哺乳期妇女慎用。

（3）2岁以下儿童慎用。

（4）口服时应补充足够的水，防止药物在肾小管内沉积。

（5）生殖器复发性疱疹感染以间歇短疗程给药有效，长程疗法不应超过6个月。

（6）血液透析后应补给一次剂量。

（7）本品对单纯疱疹病毒的潜伏感染和复发无明显效果，不能根除病毒。

【药物相互作用】

（1）与曲氟尿苷、阿糖腺苷、干扰素、免疫增强剂、糖皮质激素合用，具有协同作用。

（2）合用丙磺舒可使本品的排泄减慢，半衰期延长，导致体内药物量蓄积。

（3）与齐多夫定合用，可引起肾毒性，表现为深度昏睡和疲劳。

【剂型和规格】

片剂、胶囊：0.2g。

【贮存】密闭、干燥、冷暗处保存。

表 1-7　肾功能不全的成年人按肌酐清除率调整剂量

适应证	肌酐清除率 /（ml/min）	剂量 /g	给药间隔 /h
生殖器疱疹			
起始或间歇疗法	＞10（0.17）	0.2	4（一日 5 次）
	0～10（0～0.17）	0.2	12
慢性抑制疗法	＞10（0.17）	0.4	12
	0～10（0～0.17）	0.2	12
带状疱疹	＞25（0.42）	0.8	4（一日 5 次）
	10～25（0.17～0.42）	0.8	8
	＜10（0～0.17）	0.8	12

47. 更昔洛韦　Ganciclovir

【药理作用】本品对巨细胞病毒（CMV）有很强的抑制作用，对人类疱疹病毒有很强的抑制作用。体外试验本品抑制病毒作用较阿昔洛韦强。更昔洛韦可竞争性抑制 DNA 多聚酶，并掺入病毒及宿主细胞的 DNA 中，从而抑制 DNA 合成。本品对病毒 DNA 多聚酶的抑制作用较对宿主多聚酶强。

口服吸收差，空腹时生物利用度大约为 5%，进食后为 6%～9%。在体内广泛分布于各种组织中，并可透过胎盘，脑脊液内浓度为同期血药浓度的 24%～70%。在体内不代谢，消除半衰期（$t_{1/2\beta}$）为 2.5～3.6 小时，肾功能减退者可延长至 9～30 小时。主要以原型经肾排出。

【适应证】

（1）适用于免疫缺陷患者（包括艾滋病患者）并发巨细胞病毒视网膜炎的诱导期和维持期治疗。

（2）亦可用于接受器官移植的患者预防巨细胞病毒感染及用于巨细胞病毒血清试验阳性的艾滋病患者预防发生巨细胞病毒疾病。

【用法和用量】

（1）静脉给药

1）治疗巨细胞病毒视网膜炎的标准剂量：①诱导期，静脉滴注一次 5mg/kg，每 12 小时 1 次，每次静脉滴注 1 小时以上，疗程 14～21 日。②维持期，静脉滴注一次 5mg/kg，静脉滴注 1 小时以上，一日 1 次，每周 7 次，或 6mg/kg，一日 1 次，每周 5 次。

2）器官移植病人预防标准剂量：①诱导期，静脉滴注一次 5mg/kg，滴注时间至少1小时以上，每12小时1次，连续7～14日。②维持治疗，静脉滴注一次5mg/kg，静脉滴注1小时以上，一日1次，每周7次，或6mg/kg，一日1次，每周5次。

（2）口服给药

1）巨细胞病毒（CMV）视网膜炎的维持治疗：在诱导治疗后，推荐维持量为每次1 000mg，一日3次，与食物同服。也可在非睡眠时每次服500mg，每3小时1次，每日6次，与食物同服。维持治疗时若CMV视网膜炎有发展，则应重新进行诱导治疗。

2）晚期人类免疫缺陷病毒（HIV）感染患者CMV病的预防：预防剂量为每次1 000mg，一日3次，与食物同服。

3）器官移植受者CMV病的预防：预防剂量为每次1 000mg，一日3次，与食物同服。用药疗程根据免疫抑制时间和程度确定。

4）若患者肾功能减退，则应根据肌酐清除率酌情调整用量。

肾功能不全的成年人按肌酐清除率调整剂量，见表1-8。

表1-8　肾功能不全的成年人按肌酐清除率调整剂量

Cl/（ml/min）	诱导治疗剂量	维持治疗剂量
≥70	5.0mg/（kg•12h）	5.0mg/（kg•d）
50～69	2.5mg/（kg•12h）	2.5mg/（kg•d）
25～49	2.5mg/（kg•d）	1.5mg/（kg•d）
10～24	1.25mg/（kg•d）	0.625mg/（kg•d）
＜10	1.25mg/kg，3次/w 血液透析后给药	0.625mg/kg，3次/w 血液透析后给药

【禁忌证】对阿昔洛韦或更昔洛韦过敏者禁用。

【不良反应】常见的不良反应为骨髓抑制，此外可见贫血。中枢神经系统症状如精神异常、紧张、震颤等，发生率约5%，偶有昏迷、抽搐等。可出现皮疹、瘙痒、药物热、头痛、头昏、呼吸困难、恶心、呕吐、腹痛、食欲减退、肝功能异常、消化道出血、心律失常、血压升高或降低、血尿、血尿素氮增加、脱发、血糖降低、水肿、周身不适、肌酐增加、嗜酸性粒细胞增多症、注射局部疼痛、静脉炎等；有巨细胞病毒感染性视网膜炎的艾滋病患者可出现视网膜脱离。

【注意事项】

（1）本品化学结构与阿昔洛韦相似，对后者过敏的患者也可能对本品过敏。

（2）本品对静止期病毒无抑制作用，因此用于艾滋病患者合并巨细胞病毒感染时往往需长期维持用药，防止复发。

（3）本品注射剂须静脉滴注给药，不可肌内注射，每次剂量至少滴注 1 小时以上，患者需给予充足水分，以免增加毒性。

（4）本品可引起中性粒细胞减少、血小板减少，并易引起出血和感染，用药期间应注意口腔卫生。

（5）用药期间应经常检查血细胞数，初始治疗期间应每 2 日测定血细胞计数，以后为每周测定 1 次。

（6）肾功能减退者剂量应酌减，血液透析患者用量每 24 小时不超过 1.25mg/kg，每次透析后血药浓度约可减低 50%，因此在透析日宜在透析以后给药。

（7）本品溶液呈强碱性（pH=11），滴注时间不得少于 1 小时，并注意避免药液与皮肤或黏膜接触或吸入，如不慎溅及，应立即用肥皂和清水冲洗，眼睛应用清水冲洗，避免药液渗漏到血管外组织。

（8）育龄妇女应用本品时应注意采取有效避孕措施，育龄男性应采用避孕工具至停药后至少 3 个月。

（9）用药期间应每两周进行血清肌酐或肌酐清除率的测定。

（10）艾滋病合并巨细胞病毒视网膜炎患者，在治疗期间应每 6 个月进行 1 次眼科检查。

（11）器官移植患者用药期间可能出现肾功能损害，尤其是与环孢素或两性霉素 B 联合用药的患者。

【药物相互作用】

（1）影响造血系统的药物、骨髓抑制剂及放射治疗等与本品同用时，可增加对骨髓的抑制作用。

（2）本品与肾毒性药物同用时（如两性霉素 B、环孢素）可能加强肾功能损害，使本品经肾排出量减少而引起毒性反应。

（3）与齐多夫定同用时可增强对造血系统的毒性，必须慎用。

（4）与去羟肌苷同用或先后使用可使后者 AUC 显著增加（增加 72%～111%），两者经肾清除量不变。

（5）本品与亚胺培南 - 西司他丁同用可发生全身抽搐。

（6）与丙磺舒或抑制肾小管分泌的药物合用可使本品的肾清除量减少约 22%，其 AUC 增加约 53%，因而易产生毒性反应。

（7）应避免与氨苯砜、喷他咪、氟胞嘧啶、长春碱、多柔比星、甲氧苄啶、磺胺类及核苷类药物合用。

【剂型和规格】

注射用无菌粉末：① 0.05g；② 0.15g；③ 0.25g。

【贮存】密闭、干燥、冷暗处保存。

48. 奥司他韦 Oseltamivir

【药理作用】磷酸奥司他韦是其活性代谢产物的药物前体，其活性代谢产物奥司他韦羧酸盐是强效的选择性的流感病毒神经氨酸酶抑制剂。磷酸奥司他韦的活性代谢产物能够抑制甲型和乙型流感病毒的神经氨酸酶活性，抑制流感病毒的复制和致病性。

口服给药后，磷酸奥司他韦在胃肠道被迅速吸收，经肝脏和 / 或肠壁酯酶迅速转化为活性代谢产物（奥司他韦羧酸盐）。至少 75% 的口服剂量以活性代谢产物的形式进入体内循环。活性代谢产物达到峰浓度后，血浆浓度下降，半衰期为 6～10 小时。超过 99% 的活性代谢产物由肾脏排泄。

【适应证】

（1）用于成人和 1 岁及 1 岁以上儿童的甲型和乙型流感治疗（磷酸奥司他韦能够有效治疗甲型和乙型流感，但是乙型流感的临床应用数据尚不多）。患者应在首次出现症状 48 小时以内使用。

（2）用于成人和 13 岁及 13 岁以上青少年的甲型和乙型流感的预防。

【用法和用量】

（1）流感的治疗：在流感症状开始的第 1 日或第 2 日（理想状态为 36 小时内）就应开始治疗。

1）成人和青少年：磷酸奥司他韦胶囊在成人和 13 岁及 13 岁以上青少年的推荐口服剂量是一次 75mg，每日 2 次，共 5 日。

2）儿童：对 1 岁及 1 岁以上的儿童推荐按照表 1-9 的体重 - 剂量表服用。

表 1-9 1 岁及 1 岁以上的儿童体重 - 剂量表

体重	推荐剂量（服用 5 日）
≤15kg	30mg，每日 2 次
15～23kg	45mg，每日 2 次
24～40kg	60mg，每日 2 次
＞40kg	75mg，每日 2 次

（2）流感的预防：磷酸奥司他韦用于与流感患者密切接触后的流感预防时的推荐口服剂量为 75mg，每日 1 次，至少 7 日。同样应在密切接触后 2 日内开始用药。磷酸奥司他韦用于流感季节时预防流感的推荐剂量为 75mg，

每日 1 次。有数据表明连用药物 6 周安全有效。服药期间一直具有预防作用。

(3) 肾功能不全的成年人需要按肌酐清除率进行调整。

1) 流感治疗：对于肌酐清除率大于 60ml/min 的患者不必调整剂量。肌酐清除率在 30～60ml/min 的患者推荐使用剂量减少为每次 30mg，每日 2 次，肌酐清除率在 10～30ml/min 的患者推荐使用剂量减少为每次 30mg，每日 1 次，共 5 日。不推荐用于肌酐清除率小于 10ml/min 的患者和严重肾功能衰竭、需定期进行血液透析或持续腹膜透析的患者。

2) 流感预防：对于肌酐清除率大于 60ml/min 的患者不必调整剂量。肌酐清除率在 30～60ml/min 的患者推荐使用剂量减少为每次 30mg，每日 1 次，肌酐清除率在 10～30ml/min 的患者推荐使用剂量减少为 30mg，隔日 1 次。不推荐用于终末期肾衰竭患者，包括慢性定期血液透析、持续腹膜透析或肌酐清除率小于 10ml/min 的患者。

【禁忌证】对本品的任何成分过敏者禁用。

【不良反应】主要的不良反应为消化道的不适，包括恶心、呕吐、腹泻、腹痛等，其次是呼吸系统的不良反应，包括支气管炎、咳嗽等，此外还有中枢神经系统的不良反应，如眩晕、头痛、失眠、疲劳等。

【注意事项】自磷酸奥司他韦上市后，陆续收到流感患者使用磷酸奥司他韦治疗发生自我伤害和谵妄事件的报告，大部分报告来自日本，主要是儿科患者，但磷酸奥司他韦与这些事件的相关性还不清楚。在使用该药物治疗期间，应该对患者的自我伤害和谵妄事件等异常行为进行密切监测。

【药物相互作用】药效学和药动学研究数据表明，磷酸奥司他韦和其他药物之间基本上没有明显临床意义的相互作用。

【剂型和规格】

(1) 胶囊：① 30mg；② 45mg；③ 75mg。

(2) 颗粒剂：① 15mg；② 25mg。

【贮存】密闭、干燥、冷暗处保存。

49. 恩替卡韦△ Entecavir

【药理作用】本品为鸟嘌呤核苷类似物，对乙型肝炎病毒(HBV)多聚酶具有抑制作用。它能够通过磷酸化成为具有活性的三磷酸盐，三磷酸盐在细胞内的半衰期为 15 小时。通过与 HBV 多聚酶的天然底物三磷酸脱氧鸟嘌呤核苷竞争，恩替卡韦三磷酸盐能抑制病毒多聚酶(逆转录酶)的三种活性：① HBV 多聚酶的启动；②前基因组 mRNA 逆转录负链的形成；③ HBV DNA 正链的合成。

本品被迅速吸收，0.5～1.5 小时达到峰浓度（C_{max}）。可广泛分布于各组织。体外试验表明本品与人血浆蛋白结合率为 13%。在达到血浆峰浓度后，血药浓度以双指数方式下降，达到终末清除半衰期约需 128～149 小时。本品主要以原型通过肾脏清除。

【适应证】本品适用于病毒复制活跃，谷丙转氨酶持续升高或肝脏组织血显示有活动性病变的慢性成年人乙型肝炎的治疗。

【用法和用量】本品应空腹服用（餐前或餐后至少 2 小时）。

（1）成人：口服本品，每日 1 次，每次 0.5mg。拉米夫定治疗时发生病毒血症或出现拉米夫定耐药突变的患者为每日 1 次，每次 1mg。

（2）儿童：已有适合 2～18 岁儿童患者的恩替卡韦片。HBeAg 阳性慢性乙型肝炎代偿性肝病儿童患者，治疗前血清 GPT 升高应该至少持续 6 个月；HBeAg 阴性儿童患者至少为 12 个月。体重 32.6kg 或以上患者每日剂量应该为片剂 0.5mg。

（3）肾功能不全患者按肌酐清除率调整剂量，见表 1-10。

表 1-10 肾功能不全患者按肌酐清除率调整剂量

肌酐清除率 /（ml/min）	通常剂量（0.5mg）	拉米夫定治疗失败（1mg）
＞50	每日 1 次，每次 0.5mg	每日 1 次，每次 1mg
29～50	每 48 小时 1 次，每次 0.5mg	每 48 小时 1 次，每次 1mg
10～30	每 72 小时 1 次，每次 0.5mg	每 72 小时 1 次，每次 1mg
＜10 或血液透析*或 CAPD	每 5～7 日 1 次，每次 0.5mg	每 5～7 日 1 次，每次 1mg

注：*接受血液透析的患者，请在血液透析后用药。

【禁忌证】对恩替卡韦或制剂中任何成分过敏者禁用。

【不良反应】本品最常见的不良反应有头痛、疲劳、眩晕、恶心。

【注意事项】停药有时会出现肝脏病情加重，所以应在医生的指导下改变治疗方法。

【药物相互作用】由于恩替卡韦主要通过肾脏清除，服用降低肾功能或竞争性通过主动肾小球分泌的药物的同时，服用恩替卡韦可能增加这两类药物的血药浓度。

【剂型和规格】

（1）片剂：① 0.5mg；② 1.0mg。

（2）分散片：① 0.5mg；② 1.0mg。

（3）胶囊：0.5mg。

【贮存】密闭、干燥、冷暗处保存。

50. 利巴韦林　Ribavirin

【药理作用】广谱抗病毒药，为一种强的单磷酸次黄嘌呤核苷（IMP）脱氢酶抑制剂，抑制 IMP，从而阻碍病毒核酸的合成。体外具有抑制呼吸道合胞病毒、流感病毒、甲肝病毒、腺病毒等多种病毒生长的作用，其机制不完全清楚。药物进入被病毒感染的细胞后迅速磷酸化，其产物作为病毒合成酶的竞争性抑制剂，抑制肌苷单磷酸脱氢酶、流感病毒 RNA 多聚酶和 mRNA 鸟苷转移酶，从而引起细胞内鸟苷三磷酸的减少，损害病毒 RNA 和蛋白合成，使病毒的复制与传播受抑。对呼吸道合胞病毒也可能具免疫作用及中和抗体作用。

本品口服后 1.5 小时达到血药浓度峰值，生物利用度约 45%。与血浆蛋白几乎不结合。药物在呼吸道分泌物中的浓度大多高于血药浓度。长期用药后，脑脊液内药物浓度可达同期血药浓度的 67%。可通过胎盘屏障，也能进入乳汁。在肝内代谢，消除半衰期为 0.5～2 小时。主要经肾排泄，72～80 小时内尿排泄率为 30%～55%。72 小时粪便排泄率约 15%。药物可进入红细胞内并蓄积数周。

【适应证】用于腺病毒性肺炎的早期治疗、呼吸道合胞病毒性肺炎与支气管炎、皮肤疱疹病毒感染。用于治疗和预防流行性感冒。FDA 批准与干扰素 α 联用于治疗代偿性肝病患者的慢性丙型肝炎。

【用法和用量】成人，每日 600mg，分 3 次服用。儿童，每日 10mg/kg，分 4 次口服，疗程 7～14 日。6 岁以下小儿口服剂量未定。

【禁忌证】对本品过敏者、心脏病患者、自身免疫性肝炎患者、严重肾功能不全者、妊娠期妇女禁用。

【不良反应】最主要的毒性是溶血性贫血，出现血红蛋白、红细胞及白细胞下降。其他不良反应包括：疲倦、乏力、胸痛、发热、流感症状、胃痛、恶心、呕吐、便秘、胃部不适、消化不良、眩晕、肌肉痛、关节痛、失眠、情绪化、易激惹、抑郁、注意力障碍、神经质、呼吸困难、鼻炎、脱发、皮疹，瘙痒。也可出现低血压，伴有贫血的患者可引起心肌损害。

【注意事项】

（1）严重贫血患者、肝功能异常者慎用。

（2）用药期间应定期监测血常规、肝功能及促甲状腺激素。

（3）不推荐在老年人中应用。

（4）尽早用药。

（5）活动性结核患者不宜使用本药。

【药物相互作用】

（1）与干扰素 α-2b 合用可增强后者的抗丙型肝炎病毒 RNA 的效果。

（2）本品可抑制齐多夫定转变成活性型的磷酸齐多夫定，合用时有拮抗作用。

（3）与核苷类似物、去羟肌苷合用，可引发致命或非致命的乳酸酸中毒。

【剂型和规格】

片剂、胶囊：0.1g。

【贮存】避光、密闭保存。

51. 索磷布韦维帕他韦△　Sofosbuvir and Velpatasvir

【药理作用】本品为索磷布韦与维帕他韦组成的复方制剂。

索磷布韦是丙肝非结构蛋白 5B 依赖性 RNA 聚合酶抑制剂，是一种核苷酸药物前体，代谢产物 GS-461203（尿苷类似物三磷酸盐）可被非结构蛋白 5B（NS5B）聚合酶嵌入丙型肝炎病毒 RNA 中而终止复制。GS-461203 既不是人类 DNA 和 RNA 聚合酶抑制剂，也不是线粒体 RNA 聚合酶的抑制剂。维帕他韦是丙肝非结构蛋白 5A（NS5A）依赖性 RNA 聚合酶抑制剂。

索磷布韦吸收迅速，在给药后 1 小时监测到中位血浆浓度峰值。在给药后 3 小时监测到维帕他韦的中位浓度峰值。食物可增加吸收。索磷布韦与人血浆蛋白的结合率约为 61%～65%，维帕他韦的人血浆蛋白结合率＞99.5%。索磷布韦在肝脏中被广泛代谢，形成具有药理学活性的核苷类似物三磷酸盐 GS-461203。索磷布韦的中位终末半衰期约为 0.5 小时。索磷布韦及代谢物主要经肾脏排泄。维帕他韦是 CYP2B6、CYP2C8 和 CYP3A4 的底物（转换率较低），胆汁排泄是维帕他韦的主要消除途径。

【适应证】本品用于治疗成人慢性丙型肝炎病毒（HCV）感染。

【用法和用量】口服。

（1）推荐剂量：每日 1 次，每次口服 1 片（每片含索磷布韦 400mg、维帕他韦 100mg），随食物或不随食物服用。

（2）老年人：对于老年患者，无须调整剂量。

（3）肾功能损害：对于轻度或中度肾功能损害患者，无须调整剂量。尚未在重度肾功能损害患者或需要进行血液透析的终末期肾病（ESRD）患者中评估安全性和疗效。

【禁忌证】对活性成分或任一赋形剂过敏者禁用；禁止与强效 P 糖蛋白（P-gp）诱导剂和强效 CYP 诱导剂联用。

【不良反应】常见头痛、疲劳和恶心。当索磷布韦与其他直接作用抗病毒药物联合，并合用药物胺碘酮和 / 或降低心率的其他药品时，观察到严重心动过缓和心脏传导阻滞情况。

【注意事项】

(1) HCV和HBV合并感染患者中的乙型肝炎病毒有再激活风险。

(2) 当索磷布韦与其他直接作用抗病毒药物(DAA)联合用药，并与药物胺碘酮(含或不含其他降低心率的药品)一起使用时，观察到严重心动过缓和心脏传导阻滞情况。尚未确定机制。

(3) 尚无临床数据支持索磷布韦维帕他韦用于治疗先前采用含另一种NS5A抑制剂的方案治疗失败患者的疗效。

【药物相互作用】

(1) 索磷布韦和维帕他韦是药物转运体P-gp和乳腺癌耐药蛋白(BCRP)的底物。维帕他韦还是药物转运体OATP1B的底物。在体外，观察到维帕他韦通过CYP2B6、CYP2C8和CYP3A4进行缓慢代谢转换。P-gp强效诱导剂或CYP2B6、CYP2C8或CYP3A4强效诱导剂类药品(例如利福平、利福布丁、圣约翰草、卡马西平、苯巴比妥和苯妥英钠)可能会降低索磷布韦或维帕他韦的血浆浓度，从而导致索磷布韦维帕他韦的疗效降低。禁止此类药品与索磷布韦维帕他韦联用。

(2) 联合使用维生素K拮抗剂治疗，治疗期间肝功能可能发生变化，所以建议密切监测国际标准化比值(INR)的数值。

【剂型和规格】

片剂：每片含400mg索磷布韦和100mg维帕他韦。

【贮存】密闭、干燥、冷暗处保存。

52. 替诺福韦二吡呋酯△　Tenofovir Disoproxil

【药理作用】替诺福韦二吡呋酯首先经水解转化为替诺福韦，然后通过细胞酶的磷酸化形成二磷酸替诺福韦，也叫链末端终止剂。二磷酸替诺福韦通过与天然底物5'-三磷酸脱氧腺苷竞争，并且在与DNA整合后终止DNA链，从而抑制HIV-1逆转录酶和HBV逆转录酶的活性。对HIV、HBV均有活性。

替诺福韦二吡呋酯首先需要水解转化为活性成分替诺福韦，替诺福韦的口服生物利用度大约为25%。替诺福韦二吡呋酯单次口服给药后，替诺福韦的终末半衰期大约为17小时。原型药通过肾脏清除。

【适应证】用于HIV-1感染、慢性乙型肝炎。

【用法和用量】

(1) 成人和12岁及12岁以上儿童患者(35kg或以上)推荐剂量如下：

1) 对HIV-1或慢性乙肝的治疗：剂量为每次300mg，每日1次，口服，空腹或与食物同时服用。

2) 对于慢性乙肝的治疗，最佳疗程尚未明确。体重小于35kg的慢性乙肝儿童患者中的安全性和疗效尚未研究。

（2）成人肾功能损害者使用剂量的调整：对轻度肾功能损害（肌酐清除率50～80ml/min）的患者，无须调整剂量。中度肾功能损害（肌酐清除率30～49ml/min）的患者，剂量为每次300mg，隔日1次。重度肾功能损害（肌酐清除率10～29ml/min）的患者，剂量为每次300mg，72～96小时1次。

【禁忌证】对本品过敏者禁用。

【不良反应】可见乳酸酸中毒/伴有脂肪变性的重度肝大；中断治疗后乙肝恶化；新发作或恶化的肾损害；骨矿物质密度下降；免疫重建综合征。

【注意事项】

（1）任何患者的临床或实验室结果如果提示有乳酸性酸中毒或显著的肝毒性（可能包括肝肿大和脂肪变性，即便转氨酶没有显著升高），应当暂停本药治疗。

（2）对感染HBV但中断本药治疗的患者必须严密监测。临床及实验室随访应持续至停止治疗后几个月后。

（3）在开始治疗前和治疗期间，建议适当对所有患者进行肌酐清除率计算。对有肾功能损害风险的患者，包括先前在接受阿德福韦酯治疗时经历过肾脏不良事件的患者，应定期监测计算出的肌酐清除率和血清磷。建议对所有肌酐清除率低于50ml/min的患者调整替诺福韦二吡呋酯的给药间期，并密切监测其肾功能。

【药物相互作用】

（1）替诺福韦二吡呋酯与去羟肌酐联合给药时应当谨慎，接受联合用药的患者应当密切监测与去羟肌酐有关的不良事件。在出现与去羟肌酐相关的不良反应的患者中，应当停用去羟肌酐。

（2）阿扎那韦和洛匹那韦利托那韦可使替诺福韦浓度增加。

（3）因为替诺福韦主要通过肾脏清除，所以替诺福韦二吡呋酯与能够导致肾功能减低或与肾小管主动清除竞争的药物合用，能够使替诺福韦的血清浓度升高和/或使其他经肾脏清除的药物浓度增高。此类药物包括但不限于阿德福韦酯、西多福韦、阿昔洛韦、万乃洛韦、更昔洛韦和缬更昔洛韦。

【剂型和规格】

（1）片剂：0.3g。

（2）胶囊：0.3g。

【贮存】避光、密闭保存。

53. 重组人干扰素$^{\triangle}$ Recombinant Human Interferon

【药理作用】干扰素通过与细胞表面的特异性膜受体相结合而产生作

用。多项研究提示，干扰素一旦与细胞膜受体结合，便可以启动一系列复杂的细胞内过程，其中包括对某些酶的诱导。据认为，这一过程至少在某种程度上导致了干扰素的各种细胞反应，包括抑制病毒感染细胞中病毒的复制、抑制细胞增殖及一系列免疫调节作用，如增强巨噬细胞的吞噬作用和淋巴细胞对靶细胞的特异性细胞毒作用。干扰素的治疗作用涉及以上某种或全部作用机制。

静脉滴注干扰素后，滴注结束时的血清干扰素浓度达峰值（135～273IU/ml），然后迅速下降，滴注后 4 小时不能测出血清浓度；浓度下降速度比皮下或肌内注射快。消除半衰期为 2 小时左右。肾脏分解代谢为主要清除途径，而胆汁分泌与肝脏代谢的清除是次要途径。

【适应证】

（1）重组人干扰素 α2a

1）淋巴或造血系统肿瘤：用于毛状细胞白血病、多发性骨髓瘤、低度恶性非何杰金淋巴瘤、皮肤 T- 细胞淋巴瘤、慢性髓性白血病、与骨髓增生性疾病相关的血小板增多。

2）实体肿瘤：用于无机会性感染史患者的与艾滋病相关的卡波西肉瘤、复发性或转移性肾细胞癌、转移性恶性黑色素瘤。

3）病毒性疾病：用于伴有 HBV-DNA、DNA 多聚酶阳性或乙肝病毒 e 抗原（HBeAg）阳性等病毒复制标志的成年慢性活动性乙型肝炎患者。用于伴有 HCV 抗体阳性和谷丙转氨酶（GPT）增高，但不伴有肝功能代偿失调（Child-Pugh A 级）的成年慢性丙型（非甲、非乙型肝炎）肝炎患者。

4）尖锐湿疣。

（2）重组人干扰素 α1b 注射液：适用于治疗病毒性疾病和某些恶性肿瘤。主要适用于治疗慢性乙型肝炎、慢性丙型肝炎和毛细胞白血病等。对尖锐湿疣、慢性宫颈炎、疱疹性角膜炎、带状疱疹、流行性出血热和小儿呼吸道合胞病毒性肺炎等病毒性疾病均有效。对其他病毒性疾病和恶性肿瘤如慢性粒细胞白血病、黑色素瘤、淋巴瘤等也有良好疗效。

（3）重组人干扰素 α2b 注射液：适合治疗某些病毒性疾病，如急慢性病毒性肝炎、带状疱疹、尖锐湿疣。还可用于治疗某些肿瘤，如毛细胞白血病、慢性髓细胞性白血病、多发性骨髓瘤、非何杰金淋巴瘤、恶性黑色素瘤、肾细胞癌、喉乳头状瘤，卡波西肉瘤、卵巢癌、基底细胞癌、表面膀胱癌等。

【用法和用量】

（1）重组人干扰素 α2a

1）毛状细胞白血病：①起始剂量，每日 300 万 IU，皮下或肌内注射，16～24 周。如耐受性差，则应将每日剂量减少至 150 万 IU，或者将用药次数改为每周3次，也可以同时减少剂量和用药次数。②维持剂量，每次300万IU，每周3次皮下或肌内注射。如耐受性差则将每次剂量减少至150万IU，每周3次。③应用该药大约6个月以后，再由医生决定是否对疗效良好的患者继续用药或是对疗效不佳的患者终止用药。也有患者连续接受治疗达20个月。目前尚未定出治疗毛状细胞白血病的最佳疗程。

2）多发性骨髓瘤：每次300万IU，每周3次皮下或肌内注射。根据不同患者耐受性，可将剂量逐周增加至最大耐受量（每次900万～1 800万IU），每周3次。除病情迅速发展或者耐受性极差外，这一剂量可持续使用。

3）低度恶性非何杰金淋巴瘤：在常规化疗结束后（伴随或不伴随放疗），每周3次，每次300万IU，皮下注射，至少维持治疗12周。治疗应该在患者从化放疗反应中一恢复就立即开始，一般时间为化放疗后4～6周。也可伴随常规的化疗方案（如结合环磷酰胺、强的松、长春新碱和阿霉素）一起进行。以28日为一周期。在第22～26日，皮下或肌内注射600万IU/m^3。结合化疗进行治疗时，使用应该和化疗同时进行。

4）皮肤T细胞淋巴瘤（CTCL）：①皮下或肌内注射，逐渐增加剂量至每日1 800万IU，共用12周。推荐逐渐增加剂量的方案，第1～3日，每日300万IU；第4～6日，每日900万IU；第7～84日，每日1 800万IU。②维持剂量，以患者可以耐受的最大剂量为每周3次皮下或肌内注射，但最大剂量不能超过1 800万IU。③患者必须接受治疗最少8周，要取得更好的疗效，至少需要治疗12周，然后再由医师决定是否对疗效良好的患者继续用药或对疗效不好的病人终止用药。为使疗效良好的病人获得病情完全和持续缓解的最大机会，最短疗程应为12个月。已有患者连续接受治疗达40个月。

5）慢性髓细胞性白血病（CML）：成人，皮下或肌内注射8～12周，推荐逐渐增加剂量的方案，第1～3日，每日300万IU；第4～6日，每日600万IU；第7～84日，每日900万IU。必须接受治疗至少8周，要取得更好的疗效至少需要治疗12周，然后，再由医生决定是否对疗效良好的患者继续用药或对血液学参数未见任何改善者终止用药。

（2）重组人干扰素α1b注射液：本品可以直接肌内、皮下注射和病灶注射。剂量和疗程如下：

1）慢性乙型肝炎：本品30～50μg / 次，皮下或肌内注射，每日1次，连用4周后改为隔日1次，疗程4～6个月，可根据病情延长疗程至1年。

2）慢性丙型肝炎：本品30～50μg / 次，皮下或肌内注射，每日1次，连用4周后改为隔日1次，治疗4～6个月，无效者停用。有效者可继续治疗至12个月。根据病情需要，可延长至18个月。疗程结束后随访6～12个月。急性丙型肝炎应早期使用本品治疗，可防止慢性化。

3）慢性粒细胞白血病：本品 10～30μg / 次，每日 1 次，皮下或肌内注射，第 2 周后改为 30～50μg / 次，每日 1 次，皮下或肌内注射，连续用药 6 个月。可根据病情适当调整，缓解后可改为隔日注射。

4）毛细胞白血病：本品 30～50μg / 次，每日 1 次，皮下或肌内注射，连续用药 6 个月以上。可根据病情适当调整，缓解后可改为隔日注射。

5）尖锐湿疣：本品 10～50μg / 次，均匀注射于各患处基底部，隔日 1 次，连续 3～6 周。不能采用此法时可行肌内注射。可根据病情延长或重复疗程。

6）肿瘤：视病情可延长疗程。开始时可皮下或肌内注射 30～50μg，每日或隔日注射。如患者未出现病情迅速恶化或严重不良反应，应在适当剂量下继续用药。

（3）重组人干扰素 α2b 注射液

1）慢性乙型肝炎：标准给药方案，成人，推荐剂量为每周总量 30～35 MIU；皮下注射，每天 5 MIU，连续 7 日，或每周 3 次，每次 10 MIU（隔日 1 次），共 16～24 周。儿童（1～17 岁）：推荐剂量为第 1 周皮下注射 3 次（隔日 1 次），每次 3 MIU/m^2，以后剂量升高至每周 3 次，每次 6 MIU/m^2（最大可达每次 10 MIU/m^2），共给药 16～24 周。

2）慢性丙型肝炎：单独治疗，推荐剂量为 3 MIU 皮下注射，每周 3 次（隔日 1 次）。产生疗效的多数患者在 12～16 周内 GPT 水平有所改善。经 16 周治疗 GPT 达正常水平的患者，本品治疗应延长至 18～24 个月（72～96 周），以提高持续应答率。经 16 周治疗后 GPT 未能达到正常水平的患者，应考虑终止本品治疗。对于停用本品后复发的患者，可重新使用本品治疗时，可采用患者以前奏效的相同给药剂量。

3）慢性丁型肝炎：本品初始剂量为 5 MIU/m^2，皮下注射，每周 3 次，至少 3～4 个月，亦可使用更长时间。可按患者对药物的耐受情况而调整剂量。

4）喉乳头状瘤：本品的推荐剂量为皮下注射每周 3 次（隔日 1 次），每次 3 MIU/m^2，于外科（激光）切除肿瘤组织后开始给药。可根据患者对本品的耐受程度调整剂量。治疗应答需要 6 个月以上的治疗。

5）毛细胞白血病：本品的推荐剂量为 2 MIU/m^2 皮下注射或肌内注射，每周 3 次（隔日 1 次）。可按患者对药物的耐受情况而调整剂量。

6）慢性髓细胞性白血病（CML）：①单独治疗，本品的推荐剂量为每日皮下注射 4～5MIU/m^2。为持续控制白细胞计数，每日的剂量范围可能需要 0.5～10MIU/m^2。当白细胞计数得以控制时，为维持血液学指标改善，应给予最大耐受量（每日 4～10MIU/m^2）。如果用药 8～12 周后仍未见部分血液指标缓解或有临床意义的血液学细胞减少，则应考虑停药。②与阿糖胞苷

（Ara-C）合用，当与阿糖胞苷合用时，先用本品每日皮下注射 5 MIU/m^2，2 周后加用阿糖胞苷（Ara-C）皮下注射每日 $20mg/m^2$，每月连续用药 10 日（最大剂量可达每日 40mg）。8～12 周后如果未取得血液指标部分改善或有临床意义的血液学细胞减少，应停用本品。③对于在诊断时白细胞计数多于 $50\times10^9/L$ 的患者，医师在开始治疗阶段可使用标准剂量的羟基脲，待白细胞数低于 $50\times10^9/L$ 时，则可改用本品。④对于新近诊断为 Ph 染色体阳性的慢性髓细胞性白血病患者，亦可合用本品和羟基脲进行治疗。本品的起始剂量范围为每日 6～10 MIU，皮下注射；如果开始治疗时白细胞数高于 $10\times10^9/L$，则可加用羟基脲，剂量为 1.0～1.5g，每日 2 次，持续用药至白细胞数低于 $10\times10^9/L$。此后停用羟基脲，并调整本品剂量以使中性粒细胞维持在 1.0×10^9～$5.0\times10^9/L$ 以上，血小板在 $75\times10^9/L$ 以上。

7）与慢性髓细胞性白血病（CML）有关的血小板增多症：治疗与 CML 有关的血小板增多症的推荐剂量与上述治疗 CML 相同。控制白细胞计数的剂量调整应同时对控制血小板计数有效。

8）多发性骨髓瘤：维持治疗，对于经诱导化疗后处于稳定期的患者，可单用本品皮下注射，剂量为 3～5 MIU/m^2，每周 3 次（隔日用药）。复发治疗或顽固性疾病治疗，对于化疗后复发或对化疗无效的患者，可单用本品治疗，剂量为 3～5 MIU/m^2，每周 3 次。

9）非霍奇金淋巴瘤与化疗结合，用本品皮下注射每周 3 次，每次 5 MIU（隔日 1 次）。

10）艾滋病有关的卡波西肉瘤最佳的剂量尚不明确。已证明，采用本品皮下或肌内注射给药，在每次 30 MIU/m^2，每周 3～5 次的剂量下有效，亦有用较低剂量（每日 10～12 MIU/m^2）而未明显减低疗效。

11）肾细胞癌：①单用本品治疗时，尚未确定最佳的剂量及给药方案。本品皮下注射或静脉注射剂量 3～30 MIU/m^2，方案有每周 3 次、每周 5 次或每周 7 次。在皮下注射、每周 3 次、每次 3～10 MIU/m^2 的剂量下，应答率最高。②与其他药物合用，如白介素 -2，尚未确定最佳剂量。与白介素 -2 合用，本品皮下注射剂量为 3～20 MIU/m^2。报道本品皮下注射 $6MIU/m^2$，每周 3 次取得最高总体应答率；治疗期间可按需要调整剂量。

12）转移性类癌瘤（胰腺内分泌肿瘤）：皮下注射本品每日 3～4 MIU/m^2 或隔日注射，已证明本品对转移性类癌瘤及类癌瘤综合征患者的治疗作用，起始剂量为皮下注射每周 3 次，每次 2 MIU/m^2，每隔两周根据耐受性增加剂量至 3 MIU/m^2、5 MIU/m^2、7 MIU/m^2 和 10 MIU/m^2。

13）恶性黑色素瘤：作为诱导治疗，可采用本品静脉给药，剂量为每日 $20MIU/m^2$，每周 5 次，共 4 周；然后维持治疗皮下给药，剂量为 10 MIU/m^2，每周3次（隔日1次），共用药48周。

【禁忌证】

（1）已知对干扰素制品过敏者禁用。

（2）有心绞痛、心肌梗死病史以及其他严重心血管病史者禁用。

（3）有其他严重疾病不能耐受本品的副作用者禁用。

（4）癫痫和其他中枢神经系统功能紊乱者禁用。

（5）未控制的甲状腺疾病患者禁用。

【不良反应】最常见的是发热、疲劳等反应，常在用药初期出现，多为一过性；其他可能存在的不良反应有头痛、肌痛、关节痛、食欲缺乏、恶心等；常见的化验异常是白细胞减少、血小板减少等血象异常，停药后可恢复。如出现上述患者不能忍受的严重不良反应时，应减少剂量或停药，并给予必要的对症治疗。

【注意事项】

（1）过敏体质，特别是对抗生素有过敏者，本品应慎用。在使用过程中如发生过敏反应应立即停药，并给予相应治疗。

（2）使用前应仔细检查瓶子或注射器，如瓶或瓶塞或注射器有裂缝、破损不可使用，溶液如有混浊或沉淀等异常现象亦不可使用。

（3）如有轻到中度肾脏、肝脏或骨髓功能低下时，需要密切监测这些功能。

【药物相互作用】本品与麻醉药、催眠药或镇静药合用时应谨慎。

【剂型和规格】

（1）重组人干扰素α1b注射液：①10μg：0.5ml；②30μg：1ml。

（2）注射用重组人干扰素α1b：①10μg；②30μg。

（3）重组人干扰素α2a注射液、注射用重组人干扰素α2a：①300万IU；②500万IU。

（4）重组人干扰素α2b注射液、重组人干扰素α2b注射液（假单细胞）、注射用重组人干扰素α2b、注射用重组人干扰素α2b（假单细胞）：①300万IU；②500万IU。

【贮存】本品应贮存于2～8℃，避光保存，请勿冷冻。药品应存放于小孩接触不到处。

54. 艾滋病用药△

艾滋病，又称获得性免疫缺陷综合征（acquired immunodeficiency syndrome，AIDS），其病原微生物为人类免疫缺陷病毒（human immunodeficiency virus，HIV），亦称艾滋病病毒，属于逆转录病毒。艾滋病用药包括抗艾滋病用药及艾滋病机会性感染用药。抗艾滋病用药是指国家免费治疗艾滋病的药品；艾滋病机会性感染用药是指按规定用于治疗艾滋病患者机会性感染的药品。具体用法用量请参见附录三和药品说明书。

（胡　欣　朱愿超）

ER-02章视频

第二章

抗寄生虫病药

本章包括的抗寄生虫病药为抗疟药、抗阿米巴病药、抗滴虫病药、抗利什曼原虫病药、抗血吸虫病药以及驱肠虫药。

（一）抗疟药

疟疾是由疟原虫引起的传染病。因疟原虫的不同，疟疾一般可分为间日疟、三日疟及恶性疟。抗疟药可选择性地作用于各种疟原虫及其不同的生长期，被用于不同疟疾的预防和治疗。本节包括氯喹、羟氯喹、伯氨喹、乙胺嘧啶和青蒿素类药物。氯喹和伯氨喹用于治疗间日疟、三日疟；乙胺嘧啶为预防和防止复发用药；青蒿素类药物则以其复方制剂用于治疗恶性疟。

55. 氯喹　Chloroquine

【药理作用】主要作用于红细胞内期裂殖体，对红细胞外期无效，对配子体也无直接作用，故不能用于病因预防和中断传播。本品能有效地控制疟疾症状发作。由于易产生耐药性，常与其他抗疟药合用。

口服后吸收快而充分，1～2 小时达血药峰浓度。本品在红细胞中浓度为血浆内浓度的 10～20 倍，而被疟原虫侵入的红细胞内氯喹浓度，又比正常红细胞内高约 25 倍。本品在肝、脾、肾、肺中的浓度高于血浆浓度达 200～700 倍，在脑组织及脊髓组织中的浓度为血浆浓度的 10～30 倍。本品主要在肝脏内代谢转化，消除半衰期为 2.5～10 日。小部分（10%～15%）氯喹以原型经肾排泄，约 8% 随粪便排泄，氯喹也可经乳汁排出。

【适应证】用于治疗对氯喹敏感的恶性疟、间日疟及三日疟，控制疟疾症状。也可用于治疗肠外阿米巴病、结缔组织病、光敏感性疾病（如日晒红斑）等。

【用法和用量】

（1）口服

1）成人：①间日疟，口服，首剂 1g，第 2、3 日各服 0.5g。②抑制性预防疟疾，口服，每周1次，每次0.5g。③肠外阿米巴病，口服，每日1g，连服2日后改为每日0.5g，总疗程为3周。④类风湿关节炎，口服，每日0.25～0.5g，待症状控制后，改为一次0.125g，一日2～3次，需服用6周～6个月才能达到最大的疗效。可作为服用水杨酸制剂及递减肾上腺皮质激素时的辅助药物。

2）儿童：①间日疟，口服，首次剂量10mg/kg（以氯喹计算，以下同），最大量不超过600mg，6小时后5mg/kg再服1次；第2、3日每日5mg/kg。②肠外阿米巴病，口服，每日量为10mg/kg（最大量不超过600mg），分2～3次服，连服2周，休息1周后，可重复一疗程。

（2）静脉滴注：用于脑型疟患者，第一日18～24mg/kg（体重超过60kg者按60kg计算），第2日12mg/kg，第3日10mg/kg。每0.5g氯喹加入10%葡萄糖注射液或5%葡萄糖氯化钠注射液500ml中，静脉滴注，速度为每分钟12～20滴。

【禁忌证】妊娠期妇女禁用。注射剂在肝、肾功能不全和心脏病患者中禁用。

【不良反应】口服一般可能出现的反应有：头晕、头痛、眼花、食欲减退、恶心、呕吐、腹痛、腹泻、皮肤瘙痒、皮疹、剥脱性皮炎、耳鸣、烦躁等。用药量大，疗程长可能会有较重的反应，常见对眼的毒性，可有畏光、视力下降、色视受损、色素聚集、视网膜轻度水肿、出现暗点，严重时可有失明，常为不可逆。因本药可由泪腺分泌，并由角膜吸收，角膜上可出现弥漫性白色颗粒，停药后可消失。氯喹可损害听力，妊娠期妇女大量服用可造成儿童先天性耳聋、智力迟钝、脑积水、四肢缺陷等。偶可引起窦房结的抑制，导致心律失常、休克，严重时可发生阿 - 斯综合征，而导致死亡。本品尚可导致药物性精神病、白细胞减少、紫癜、皮疹、皮炎（光敏性皮炎，甚至剥脱性皮炎）、银屑病、毛发变白、脱毛、神经肌肉痛、轻度短暂头痛等。溶血、再生障碍性贫血、可逆粒细胞缺乏症、血小板减少等较为罕见。

【注意事项】

（1）肝、肾功能不全，心脏病，重型多型红斑，血卟啉病，银屑病及精神病患者慎用。

（2）本品可引起胎儿脑积水、四肢畸形及耳聋，故妊娠期妇女禁用。哺乳期妇女慎用。

（3）氯喹注射剂不宜作肌内注射，尤其在儿童易引起心肌抑制。禁止作静脉推注。

【药物相互作用】

（1）与氯丙嗪等合用，易加重肝脏负担。

（2）本品对神经肌肉接头有直接抑制作用，链霉素可加重此不良反应。

（3）洋地黄化后应用本品易引起心脏传导阻滞。

（4）与肝素或青霉胺合用，可增加出血机会。

（5）与氯化铵合用，可加速排泄而降低血药浓度。

（6）与单胺氧化酶抑制剂合用可增加毒性。

（7）与曲安西龙合用易致剥脱性红皮病。

（8）与氯喹同类物（阿莫地喹、羟氯喹等）合用时，可使氯喹血药浓度提高。

【剂型和规格】

（1）片剂：① 75mg；② 250mg。

（2）注射液：① 2ml：80mg；② 5ml：322mg。

【贮存】避光、密闭保存。

56. 羟氯喹△　Hydroxychloroquine

【药理作用】羟氯喹具有几个药理学作用，包括治疗风湿性疾病所涉及的治疗效应，但每个效应的作用尚不清楚。这些作用包括与巯基的相互作用、干扰酶的活性（包括磷酸酯酶、NADH- 细胞色素 C 还原酶、胆碱酯酶、蛋白酶和水解酶）、和 DNA 结合、稳定溶酶体膜、抑制前列腺素的形成、抑制多形核细胞的趋化作用和吞噬细胞的作用、可能干扰单核细胞白介素 1 的形成和抑制中性粒细胞超氧化物的释放。

口服后，羟氯喹被快速和几乎全部吸收。血浆达峰浓度的平均时间为 1.83 小时。给药后，平均血药峰浓度为 105ng/ml（范围 53～208ng/ml）。母体化合物和代谢物广泛分布于机体，24 小时随尿液排泄量为给药量的 3%。

【适应证】用于类风湿关节炎，青少年慢性关节炎，盘状和系统性红斑狼疮，以及由阳光引发或加剧的皮肤疾病。

【用法和用量】

（1）成人（包括老年人）：首次剂量为每日 400mg，分次服用。当疗效不再进一步改善时，剂量可减至 200mg 维持。如果治疗反应有所减弱，维持剂量应增加至每日 400mg。应使用最小有效剂量，不应超过每日 6.5mg/kg（根据理想体重而非实际体重算得）或每日 400mg，甚至更小量。

（2）儿童：应使用最小有效剂量，不应超过每日 6.5mg/kg（根据理想体重算得）或每日 400mg，甚至更小量。

每次服药应同时进食或饮用牛奶。

羟氯喹具有累积作用，需要几周才能发挥它有益的作用，而轻微的不良反应可能发生相对较早。如果风湿性疾病治疗 6 个月没有改善，应终止治疗。

在光敏感疾病时，治疗应仅在最大程度暴露于日光下给予。

【禁忌证】

(1) 已知对 4- 氨基喹啉类化合物过敏的患者禁用。

(2) 先前存在眼睛黄斑病变的患者禁用。

(3) 6 岁以下儿童(200mg 片剂不适用于体重小于 35kg 的儿童)禁用。

(4) 本品可引起胎儿脑积水、四肢畸形及耳聋，故妊娠期妇女禁用。

【不良反应】

(1) 视觉影响

1) 视网膜变化：可发生视网膜色素沉着变化和视野缺损，但罕见。早期停用本品后这些病变是可逆的。如果进一步发展，即使停止本品后仍有加重的危险。视网膜病变的患者早期可能没有症状，或者伴有旁中心暗点、中心周围环形缺损、颞侧缺损和异常色觉。

2) 角膜的变化：有角膜变化的报道包括角膜水肿和混浊，可以无自觉症状或可引起诸如光晕、视力模糊或畏光。这些症状可能是暂时的或停药后会逆转。由于调节功能异常导致的视力模糊是剂量依赖的，也可能是可逆的。

(2) 皮肤影响：有时可发生皮疹；瘙痒症、皮肤黏膜色素变化、头发花白和脱发也有报道。这些症状通常停药后容易恢复。有大疱疹包括非常罕见的多形性红斑和史 - 约综合征(SJS)，光敏感和剥脱性皮炎个案的报道。非常罕见的急性泛发性发疹性脓疱病(AGEP)病例，须与银屑病进行区别，虽然羟氯喹可能促进银屑病的发作。发热和白细胞过多症可能与羟氢喹有关。停药后通常结果好转。

(3) 胃肠道影响：可能胃肠道功能紊乱，如恶心、腹泻、畏食、腹痛和罕见的呕吐。减小剂量或停止治疗后，这些症状通常会立刻消失。

(4) 中枢神经系统影响：少见的不良反应如头晕、眩晕、耳鸣、听觉缺失、头痛、神经过敏和情绪不稳、精神病、惊厥，但均有报道。

(5) 神经肌肉影响：有进行性虚弱和近端肌群萎缩的骨骼肌肌病或神经肌病的报道。停药后肌病可能恢复，但恢复需多个月。可能观察到伴有轻微的感觉变化，腱反射抑制和异常神经传导。

(6) 心血管系统影响：心肌病罕有报道。当发现心脏传导异常(束支传导阻滞 / 房室传导阻滞)及双侧心室肥大时，应怀疑到药物的慢性毒性。停药后可能恢复。

(7) 血液学影响：骨髓抑制的报道比较罕见。血液学的异常如贫血、再生障碍性贫血、粒性白细胞缺乏症，白细胞减少症和血小板减少症都曾有报道。羟氯喹可能会促使或加重卟啉症。

(8) 肝脏影响：有肝功能检测异常的具例报道，并有一些暴发性肝功能衰竭的病倒报道。

(9) 过敏反应：荨麻疹、血管性水肿和支气管痉挛均有报道。

【注意事项】

(1) 肝、肾功能不全，心脏病，重型多型红斑，血卟啉病，银屑病及精神病患者慎用。

(2) 哺乳期妇女慎用。

(3) 氯喹注射剂不宜作肌内注射，尤其在儿童易引起心肌抑制。禁止作静脉推注。

【药物相互作用】

(1) 在开始使用本品治疗前，所有患者均应进行眼科学检查。检查包括视力灵敏度、眼科镜检、中心视野和色觉等。此后，应每年至少检查一次。

(2) 视网膜病变与药物剂量有很大相关性，在每日最大剂量不超过6.5mg/kg 情况下，发生视网膜损害的风险低。但超过推荐的每日剂量将会大大增加视网膜毒性的风险。有下列情况的患者，眼科检查的频次应该增加：①每日剂量超过 6.5mg/kg; 按照绝对体重作为给药指导对肥胖患者会导致药物过量。②肾功能不全。③累积用药量超过 200g。④老年人。⑤视觉灵敏度受损。

【剂型和规格】

片剂：① 0.1g; ② 0.2g。

【贮存】避光、密闭保存。

57. 伯氨喹 Primaquine

【药理作用】本品可杀灭间日疟、三日疟、恶性疟和卵形疟组织期的虫株，尤以间日疟为著，也可杀灭各种疟原虫的配子体，对恶性疟的作用尤强，使之不能在蚊体内发育，以阻断传播。本品对红细胞内期虫体的作用很弱。

口服吸收迅速完全，1 小时血药达峰浓度，主要分布于肝、肺、脑和心等组织，消除半衰期约为 5.8 小时。仅有 1% 随尿液排出，其余在体内代谢。

【适应证】用于根治间日疟和控制疟疾传播。

【用法和用量】口服。

(1) 成人：按伯氨喹计，根治间日疟一次 13.2mg，一日 3 次，连服 7 日。用于杀灭恶性疟配子体时，每日 26.4mg，连服 3 日。

(2) 儿童：按伯氨喹计，根治间日疟每日 0.39mg/kg，连服 14 日。用于杀灭恶性疟配子体时，剂量相同，连服 3 日。

【禁忌证】葡萄糖-6-磷酸脱氢酶缺乏、系统性红斑狼疮及类风湿关节炎患者禁用。妊娠期妇女禁用。

【不良反应】本品不良反应较其他抗疟药为高。日剂量超过30mg(极值)时,易发生疲倦、头晕、恶心、呕吐、腹痛等不良反应;少数人可出现药物热、粒细胞缺乏等,停药后即可恢复。葡萄糖-6-磷酸脱氢酶缺乏者服用本品可发生急性溶血性贫血,这种溶血反应仅限于衰老的红细胞,并能自行停止发展,一般不严重。一旦发生应停药,作适当的对症治疗。当葡萄糖-6-磷酸脱氢酶缺乏时,会引起高铁血红蛋白过多症,出现发绀、胸闷等症状,应用亚甲蓝1～2mg/kg作静脉注射,能迅速改善症状。

【注意事项】

(1)肝、肾、血液系统疾病,急性细菌和病毒感染及糖尿病患者慎用。哺乳期妇女慎用。

(2)应定期检查红细胞计数及血红蛋白量。

(3)询问有无蚕豆病及其他溶血性贫血的病史及家族史、有无葡萄糖-6-磷酸脱氢酶缺乏及还原型烟酰胺腺嘌呤二核苷酸(NADH)缺乏等病史。

【药物相互作用】

(1)本品作用于间日疟原虫的红外期,与作用于红细胞内期的氯喹合用,可根治间日疟。

(2)米帕林及氯胍可抑制伯氨喹的代谢,故伯氨喹与此二药合用后,其血药浓度大大提高,维持时间也延长,毒性增加,但疗效未见增加。

(3)不宜与其他具有溶血作用和抑制骨髓造血功能的药物合用。

【剂型和规格】

片剂:13.2mg。

【贮存】避光、密闭保存。

58. 乙胺嘧啶 Pyrimethamine

【药理作用】乙胺嘧啶对某些恶性疟及间日疟原虫的红细胞外期有抑制作用,对红细胞内期的抑制作用仅限于未成熟的裂殖体阶段,能抑制滋养体的分裂。乙胺嘧啶通过抑制二氢叶酸还原酶而影响疟原虫叶酸的代谢,最终使疟原虫的繁殖受到抑制。乙胺嘧啶主要作用于进行裂殖体增殖的疟原虫,对已发育完成的裂殖体则无效。

口服吸收缓慢但完全,4～6小时内达峰浓度,其影响叶酸代谢作用可持续48小时以上。主要分布于红细胞、白细胞及肺、肝、肾、脾等器官中。本品能通过胎盘,可经乳汁排泌。半衰期为80～100小时。本品主要经肾脏缓慢排出,少量经粪便排出。血浆浓度为10～100mg/L时,能抑制恶性疟原虫敏感株的血内裂殖体。

【适应证】用于预防疟疾，也可用于治疗弓形虫病。

【用法和用量】口服。

（1）成人：①预防用药，应于进入疫区前1～2周开始服用，一般宜服至离开疫区后6～8周，每周服25mg；②耐氯喹虫株所致的恶性疟，一日12.5mg，分2次服，疗程3日；③治疗弓形虫病，每日50mg顿服，共1～3日（视耐受力而定），以后每日25mg，顿服，疗程4～6周。

（2）儿童：①预防用药，每次0.9mg/kg，每周1次，一次不超过25mg；②治疗弓形虫病，每日1mg/kg，分2次服，服1～3日后改为每日0.5mg/kg，分2次服，疗程4～6周；③耐氯喹虫株所致的恶性疟，每次0.3mg/kg，一日3次，疗程3日。

【禁忌证】妊娠期、哺乳期妇女禁用。

【不良反应】大剂量（每日25mg，连服1个月以上）应用时，会出现叶酸缺乏现象。引起造血功能障碍及消化道症状，如味觉的改变或丧失，舌头疼痛、红肿、烧灼感及针刺感，口腔溃疡、白斑等，食管炎所致的吞咽困难、恶心、呕吐、腹痛、腹泻等。较严重的不良反应为巨细胞性贫血、白细胞减少症等，如及早停药，能自行恢复。由于过敏所致的皮肤红斑较少见。

【注意事项】

（1）葡萄糖-6-磷酸脱氢酶缺乏者，服用本品可引起溶血性贫血。

（2）大剂量治疗弓形虫病时可引起中枢神经系统毒性反应，出现意识障碍，并可干扰叶酸代谢。

（3）大剂量治疗时每周应检测白细胞及血小板2次。

（4）巨细胞性贫血患者，服用本品可影响叶酸代谢。

（5）过量易引起急性中毒，儿童更易发生。出现恶心、呕吐、胃部烧灼感、口渴心悸、烦躁不安等，重者出现眩晕、视力模糊、阵发性抽搐、惊厥昏迷，甚至引起死亡。

【药物相互作用】

（1）本品与叶酸有拮抗作用，合用时疗效降低。

（2）与劳拉西泮合用，可致肝功能损害。

【剂型和规格】

片剂：6.25mg。

【贮存】避光、密闭保存。

59. 青蒿素类药物

青蒿素是我国在世界首先研制成功的一种抗疟新药，它是从植物黄花蒿中分离出来的有效单体，或提取黄花蒿中含量较高的青蒿酸，然后半合成得到青蒿素衍生物及复方制剂。青蒿素类药物具有很强的抗疟原虫作用，并对恶性疟具有显著的疗效。它对红细胞内期疟原虫有杀灭作用，而对红细胞外期和继发性红细胞外期无影响。其主要作用于滋养体的膜结构，使食物泡膜呈螺纹状，使线粒体膜、核膜和内质网等发生改变，最后导致虫体结构裂解。蒿甲醚的抗疟活性较青蒿素高6倍。青蒿素类药物主要用于控制疟疾症状，而对于预防和控制复发基本上无作用。

《抗疟药使用原则和用药方案（修订稿）》中列出了青蒿素类药物以及以青蒿素类药物为基础的复方制剂和联合用药。其中用于治疗重症疟疾的有蒿甲醚和青蒿琥酯的注射剂；用于治疗恶性疟疾的、以青蒿素类药物为基础的复方制剂有双氢青蒿素哌喹片、复方青蒿素片、复方磷酸萘酚喹片（其中含青蒿素）；用于治疗恶性疟疾的、以青蒿素类药物为基础的联合用药方案有青蒿琥酯片联合阿莫地喹片。

59-1. 蒿甲醚　Artemether

【药理作用】蒿甲醚的作用机制尚不十分清楚，主要是干扰疟原虫的表膜-线粒体功能。青蒿素通过影响疟原虫红细胞内期的超微结构，使其膜系结构发生变化。蒿甲醚的抗疟活性较青蒿素高6倍。

口服后0.5小时达血药浓度峰值。肌内注射10mg/kg后，血药达峰时间为7小时，半衰期约为13小时。本药在体内分布甚广，以脑组织最多，肝、肾次之。主要通过肠道排泄，其次为尿排泄。

【适应证】适用于各型疟疾，但主要用于抗氯喹恶性疟治疗和凶险型恶性疟的急救。

【用法和用量】肌内注射。

（1）成人：首剂160mg，第2日起每日1次，每次80mg，连用5日。

（2）儿童：首剂3.2mg/kg；第2～5日，每次1.6mg/kg，每日1次。

【禁忌证】尚不明确。

【不良反应】本品反应轻微，个别患者有谷草转氨酶、谷丙转氨酶轻度升高，网织红细胞可能有一过性减少。

【注意事项】

（1）妊娠期妇女慎用。

（2）本品遇冷如有凝固现象，可微温溶解后使用。

【剂型和规格】剂型规格暂以国家药品管理部门批准的剂型规格为准。

【贮存】避光，密闭，阴凉处保存。

59-2. 青蒿琥酯 Artesunate

【药理作用】本品为青蒿素的衍生物。对疟原虫红细胞内期有强大且快速的杀灭作用，能迅速控制临床发作及症状。

静脉注射后血药浓度迅速下降，半衰期约为 30 分钟，体内分布广泛，以肠、肝、肾含量较高。绝大部分由体内代谢转化，仅少量经尿及粪便排泄。

【适应证】用于治疗脑型疟及各种危重疟疾的抢救。

【用法和用量】

(1) 口服：首剂 100mg，第 2 日起一日 2 次，每次 50mg，连服 5 日。

(2) 静脉注射：临用前，加入所附的 5% 碳酸氢钠注射液 0.6ml，振摇 2 分钟，待完全溶解后，加 5% 葡萄糖注射液或葡萄糖氯化钠注射液 5.4ml 稀释，使每 1ml 溶液含青蒿琥酯 10mg，缓慢静脉注射。

1) 成人，首次 120mg (2.4mg/kg)，首次剂量后 12 小时、24 小时各重复注射 1 次，然后一日 1 次，直至患者可以口服。

2) 儿童剂量见表 2-1，24 小时后每日给药 1 次，直至第 7 日，或可以转至口服给药。

表 2-1 儿童剂量

年龄组 / 岁	第 1 日		第 2 日
	0 小时	12 小时	24 小时
≥16	120mg	120mg	120mg
11～15	90mg	90mg	90mg
7～10	60mg	60mg	60mg
＜7	2.4mg/kg	2.4mg/kg	2.4mg/kg

【禁忌证】对本药或其他青蒿素类药过敏者禁用。

【不良反应】用量大于 2.75mg/kg 时，可能出现网织红细胞和白细胞一过性降低或转氨酶升高。

【注意事项】

(1) 妊娠期妇女慎用。

(2) 注射剂使用时应注意，溶解后及时注射，如出现混浊不可使用。对诊断的干扰：本品的代谢产物可使尿液呈深红色。

【药物相互作用】本品不能与酸性药物混合静脉注射。

【剂型和规格】剂型规格暂以国家药品管理部门批准的剂型规格为准。

【贮存】片剂：避光、密闭保存。粉针剂：密闭、凉暗干燥处保存。

59-3. 双氢青蒿素哌喹片
Dihydroartemisinin and Piperaquine Phosphate Tablets

【药理作用】本品为双氢青蒿素和磷酸哌喹的复方制剂。双氢青蒿素为青蒿素的衍生物，是青蒿素的体内活性物质，对疟原虫无性体有较强的杀灭作用，能迅速杀灭疟原虫，从而控制症状。耐药性培育实验表明，疟原虫对双氢青蒿素不易产生耐药性。磷酸哌喹为4-氨基喹啉类抗疟药，抗疟作用与氯喹类似，影响疟原虫红细胞内期裂殖体的超微结构，主要能使滋养体食物泡膜和线粒体肿胀，导致其生理功能的破坏，从而杀死疟原虫。体外药效学研究提示，两者合用具有增效作用。两者没有交叉耐药性，合用可延缓疟原虫耐药性的产生。

口服后吸收良好，双氢青蒿素血浆半衰期为4小时，磷酸哌喹的血浆半衰期为7～9日，作用持久。

【适应证】用于治疗恶性疟和间日疟。

【用法和用量】口服。若每片含双氢青蒿素40mg、磷酸哌喹320mg。

(1) 成人：一次2片，一日2次，两次服药间隔6～8小时，总量8片，疗程2日。各年龄段用药剂量见表2-2。其他规格品种参照此用法用量进行调整，或详见药品说明书。

(2) 各年龄组剂量见表2-2。

表2-2　各年龄段用药剂量

年龄/岁	首剂	维持剂量		
		第6～8小时	第24小时	第32小时
7～10	1片	1片	1片	1片
11～15	1.5片	1.5片	1.5片	1.5片
≥16	2片	2片	2片	2片

【禁忌证】对本品中任何一种药物成分过敏者，妊娠期妇女，严重肝、肾疾病，血液病（如白细胞减少、血小板减少等）等患者禁用。

【不良反应】本品的不良反应主要由磷酸哌喹引起。消化道反应有恶心、呕吐、食欲缺乏、腹痛、腹泻等；神经系统反应有头晕、头痛、耳聋、睡眠不佳等；过敏反应有皮肤瘙痒、皮疹等；实验室检查异常，如外周红细胞一过性降低、肝转氨酶一过性升高、血肌酐升高等。

【注意事项】

(1) 本品无退热作用。

(2) 肝、肾功能不全者慎用。

(3) 本品中磷酸哌喹的半衰期较长，半个月内不要重复服用。

(4) 7～10 岁儿童可以按照规定剂量服用。7 岁以下者建议服用双氢青蒿素哌喹颗粒剂。

【药物相互作用】尚不明确。

【剂型和规格】

片剂：规格暂以国家药品管理部门批准的规格为准。

【贮存】密闭，阴凉干燥处保存。

59-4. 青蒿素哌喹片 Artemisinin and Piperaquine Tablets

本品又名复方青蒿素片，为青蒿素和哌喹的复方制剂。

【药理作用】【不良反应】【注意事项】参阅“59-3 双氢青蒿素哌喹片”的相应项下。

【适应证】用于治疗恶性疟、间日疟和三日疟。

【用法和用量】若每片含双氢青蒿素 40mg、磷酸哌喹 320mg。口服，24 小时服药 2 次为 1 疗程。各年龄段的使用剂量详见表 2-3。其他规格品种参考此用法用量进行调整，或详见药品说明书。

表 2-3 各年龄段用药剂量

年龄 / 岁	首剂	第 24 小时
2～3	0.5 片	0.5 片
4～6	0.75 片	0.75 片
7～10	1 片	1 片
11～15	1.5 片	1.5 片
≥16	2 片	2 片

【禁忌证】对本品中任何一种药物成分过敏者，妊娠 3 个月以内的妊娠期妇女，严重肝、肾疾病，血液病（如白细胞减少、血小板减少等）等患者禁用。

【剂型和规格】

片剂：规格暂以国家药品管理部门批准的规格为准。

【贮存】避光，密闭，在阴凉干燥处保存。

59-5. 复方磷酸萘酚喹片
Compound Naphthoquine Phosphate Tablets

【药理作用】本品为含青蒿素与磷酸萘酚喹的复方制剂。

碱基磷酸萘酚喹对各种疟原虫裂殖体及某些种株疟原虫配子体和组织期原虫有杀灭作用，对抗药性疟原虫有良好的治愈作用；对疟疾有长效预防作用。

速效的青蒿素和长效的磷酸萘酚喹配伍使用，有协同增效作用。

【适应证】适用于恶性疟、间日疟的治疗。

【用法和用量】口服，成人顿服 8 片（总量含青蒿素 1 000mg，萘酚喹 400mg）。

【禁忌证】对本品过敏者禁用。严重肝、肾功能不全者禁用。妊娠 5 个月内的妊娠期妇女禁用。

【不良反应】用药后约有 5% 的患者出现恶心、胃不适；个别患者服药后可能有转氨酶一过性轻度升高，停药后可自行恢复正常。

【注意事项】肝、肾功能不全者慎用。因磷酸萘酚喹有蓄积作用，10 日内不要重复使用该药。妊娠 6 个月以上妇女及哺乳期妇女慎用。

【药物相互作用】尚不明确。

【剂型和规格】

片剂：规格暂以国家药品管理部门批准的规格为准。

【贮存】避光，密闭，在干燥处保存。

59-6. 阿莫地喹　Amodiaquine

【药理作用】本品是氨基喹啉类抗疟药，抗疟作用与氯喹相似，作用于红细胞内期疟原虫，能迅速控制临床症状。本品对于抗氯喹的疟原虫也有效。青蒿琥酯与阿莫地喹合用，可显著提高治疗疟疾的疗效，并可限制耐药株的传播。

【适应证】用于治疗各种疟疾尤其是治疗对其他抗疟药（如氯喹）产生耐药的恶性疟原虫引起的疟疾，也用于疟疾的急性发作，具有良好的耐受性。

【用法和用量】①预防，每周顿服 300mg（按阿莫地喹计，2 片）。②治疗，不同年龄组和体重组推荐的药物使用量见表 2-4。③联合用药，青蒿琥酯片加阿莫地喹片，每日顿服青蒿琥酯片和阿莫地喹片各 4 片（青蒿琥酯每片 50mg，阿莫地喹每片 150mg），连服 3 日，口服总剂量青蒿琥酯和阿莫地喹各 12 片。不同年龄组应用其他规格品种的用药剂量参照表 2-4 进行换算。

表 2-4　各年龄段和体重用药剂量

年龄	体重 /kg	第 1 日 / 片	第 2 日 / 片	第 3 日 / 片
＜4 个月	5～6	0.5	0.5	0.25
4～11 个月	7～10	1	0.5	0.5
1～2 岁	11～14	1	1	1
3～4 岁	15～18	1.5	1	1
5～7 岁	19～24	1.5	1.5	1.5
8～10 岁	25～35	2.5	2.5	2
11～13 岁	36～50	3	3	3
≥14 岁	＞50	4	4	3

【禁忌证】禁用于对阿莫地喹或者 4- 氨基喹啉过敏的患者。妊娠期妇女禁用，也禁用于肝病患者。

【不良反应】治疗剂量时副作用与氯喹类似，但它所引起的肝炎、周围神经炎及与阿莫地喹相关的粒细胞缺乏的高发生率限制了其应用。偶见呕吐、恶心、腹泻、眩晕、嗜睡、腹痛、头痛和光过敏等。长期应用可导致角膜沉积物，视觉障碍和指甲、皮肤、硬腭呈青灰色。该药还可引起心脏不规则搏动、震颤和心动过缓，大剂量可产生头昏、痉挛、惊厥和不自主运动。

【注意事项】阿莫地喹因肝毒性和引起粒细胞缺乏症，不再作为预防恶性疟疾的推荐用药。长期用药，推荐定期进行眼科检查。肝病或酒精中毒患者以及正使用肝毒性药物的患者慎用该药。在少数葡萄糖 -6- 磷酸脱氢酶缺乏的患者中使用氯喹有引起溶血和急性肾衰竭的报道，因此使用阿莫地喹时也应注意。慎用于有银屑病、癫痫病史的患者。

【药物相互作用】与三硅酸镁合用可能导致本药的胃肠吸收减少。

【剂型和规格】剂型规格暂以国家药品管理部门批准的剂型规格为准。

【贮存】密闭，阴凉干燥处保存。

（二）抗阿米巴病药及抗滴虫病药

*（30）. 甲硝唑　Metronidazole

【药理作用】本品为硝基咪唑衍生物，可抑制阿米巴原虫的氧化还原反应，使原虫氮链发生断裂。也具有较强的杀灭滴虫的作用，其机制未明。甲硝唑对厌氧微生物有杀灭作用，它在人体中还原时生成的代谢物也具有抗厌氧菌作用，抑制细菌的脱氧核糖核酸的合成，从而干扰细菌的生长、繁殖，最终致细菌死亡。

口服或静脉给药后能迅速而完全吸收，蛋白结合率约为 10%～20%，可分布于阴道分泌液、乳汁和唾液中，以原型药从尿中排出。消除半衰期 8～12 小时。

【适应证】用于治疗肠道和肠外阿米巴病（如阿米巴肝脓肿、胸膜阿米巴病等）。还可用于治疗阴道滴虫病、小袋虫病和皮肤利什曼病、麦地那龙线虫感染等。目前还广泛用于厌氧菌感染的治疗。

【用法和用量】

（1）成人：口服。肠道阿米巴病，一次 0.4～0.6g，一日 3 次，疗程 7 日；肠道外阿米巴病，一次 0.6～0.8g，一日 3 次，疗程 20 日。贾第虫病，一次 0.4g，一日 3 次，疗程 7～10 日。滴虫病，一次 0.2g，一日 3 次，疗程 7 日。

（2）儿童：口服。阿米巴病，每日 35～50mg/kg，分 3 次口服，10 日为一疗程。抗滴虫和厌氧菌感染，口服每日 20～50mg/kg。连用 5～7 日。

【禁忌证】有活动性中枢神经系统疾病和血液病者禁用。妊娠期及哺乳期妇女禁用。

【不良反应】15%～30% 出现不良反应，以消化道反应最为常见，包括恶心、呕吐、食欲缺乏、腹部绞痛，一般不影响治疗；神经系统症状有头痛、眩晕，偶有感觉异常、肢体麻木、共济失调、多发性神经炎等，大剂量可致抽搐。少数病例发生荨麻疹、潮红、瘙痒、膀胱炎、排尿困难、口中金属味及白细胞减少等，均属可逆性，停药后自行恢复。

【注意事项】

（1）对诊断的干扰：本品的代谢产物可使尿液呈深红色。

（2）有肝脏疾病者剂量应减少。出现运动失调或其他中枢神经系统症状时应停药。

（3）重复一个疗程之前，应做白细胞计数检查。

（4）厌氧菌感染合并肾衰竭者，给药间隔时间应由 8 小时延长至 12 小时。

（5）本品可抑制酒精代谢，饮酒后可能出现腹痛、呕吐、头痛等症状，故用药期间不宜饮酒。

【药物相互作用】

（1）本品能增强华法林等抗凝药物的作用。

（2）与土霉素合用可干扰甲硝唑清除阴道滴虫的作用。

（3）与糖皮质激素合用，可加速甲硝唑从体内排泄，血药浓度下降约 30%。

【剂型和规格】

（1）片剂、胶囊：0.2g。

（2）氯化钠注射液：100ml：0.5g。

【贮存】避光、密闭保存。

（三）抗利什曼原虫病药

60. 葡萄糖酸锑钠 Sodium Stibogluconate

【药理作用】本品为五价锑化合物，在体内还原成三价锑而抑制利什曼原虫的活动和繁殖。药物通过选择性细胞内胞饮摄入，进入巨噬细胞的吞噬体，其中存在的利什曼原虫即被消灭。

本品肌内注射后吸收良好，肝、脾中含量最高，不与红细胞结合，其血浆浓度远较三价锑化合物高，但维持时间较短，较快由肾脏排出，80% 的药物于 6 小时内由尿中排出。静脉注射相同量药物后 95% 以上由尿中排出，表明该药物在体内无明显代谢及明显蓄积现象。但如肾功能受损，则可妨碍锑的排泄，可致中毒。小量在肝内还原成三价锑。约 12% 蓄积于血管外腔隙，给药 5 日后在该处呈饱和状态，并缓慢释放。

【适应证】用于黑热病。

【用法和用量】肌内注射或静脉注射，成人，一次 1.9g（6ml），一日 1 次，或总剂量 90～130mg/kg（以 50kg 为限），等分 6～10 次，每日 1 次。小儿总剂量 150～200mg/kg，等分 6 次，一日 1 次。

【禁忌证】肺炎，肺结核及严重心、肝、肾疾病者禁用。

【不良反应】可出现恶心、呕吐、咳嗽、腹痛、腹泻现象，偶见白细胞减少。特殊反应包括肌内注射局部痛、肌痛和关节僵直。后期出现心电图改变（如 T 波低平或倒置、Q-T 间期延长等），为可逆性，但可能为严重心律失常的前奏。肝、肾功能异常者应加强监测。罕见休克和突然死亡。

【注意事项】

（1）肝功能不全者慎用，并加强监测。

（2）治疗过程中有出血倾向，体温突然上升或粒细胞减少、呼吸加速、剧烈咳嗽、水肿、腹水时，应暂停注射。

（3）过期药物有变成三价锑的可能，不得使用。

【药物相互作用】尚不明确。

【剂型和规格】

注射液：6ml（按锑计 0.6g，约相当于葡萄糖酸锑钠 1.9g）。

【贮存】避光、密闭保存。

（四）抗血吸虫病药

61. 吡喹酮 Praziquantel

【药理作用】本品对血吸虫、绦虫、囊虫、华支睾吸虫、肺吸虫、姜片虫均有作用。它通过增加虫体细胞膜的通透性，使其细胞内钙离子丧失，导致虫体肌肉发生强直性收缩继而产生痉挛性麻痹。吡喹酮对虫体皮层有迅速而明显的损伤作用，激发宿主免疫功能。还可抑制虫体核酸与蛋白质的合成及增加内源性糖原耗竭。

口服后 80% 以上的药物可从肠道吸收，达峰时间 1 小时左右；在肝脏代谢，主要形成羟基代谢物，仅极少量未代谢的原型药进入体循环。主要分布于肝脏，其次为肾脏、肺、胰腺、肾上腺、脑垂体、唾液腺等。半衰期为 0.8～1.5 小时，其代谢物的半衰期为 4～5 小时。主要以代谢物形式由肾脏排出，72% 于 24 小时内排出，80% 于 4 日内排出。

【适应证】适用于各种血吸虫病、华支睾吸虫病、肺吸虫病、姜片虫病以及绦虫病和囊虫病的治疗。

【用法和用量】口服。

（1）治疗吸虫病：各种慢性血吸虫病采用总剂量 60mg/kg 的 2 日疗法，每日量分 3 次餐间服。急性血吸虫病总剂量为 120mg/kg，每日量分 3 次服，连服 4 日。体重超过 60kg 者按 60kg 计算。华支睾吸虫病采用总剂量为 150mg/kg，每日 3 次，连服 3 日。肺吸虫病，每次 25mg/kg，每日 3 次，连服 3 日。姜片虫病，15mg/kg，顿服。

（2）治疗绦虫病：牛肉和猪肉绦虫病，20mg/kg，清晨顿服，1 小时后服用硫酸镁。短小膜壳绦虫病和阔节裂头绦虫病，25mg/kg，顿服。

（3）治疗囊虫病：总剂量 120～180mg/kg，分 5 日服，每日量分 3 次服。

【禁忌证】对本品过敏者、眼囊虫病患者禁用。

【不良反应】常见的副作用有头昏、头痛、恶心、腹痛、腹泻、乏力、四肢酸痛等，一般程度较轻，持续时间较短，不影响治疗，不需处理。少数病例出现心悸、胸闷等症状，心电图显示 T 波改变和期外收缩，偶见室上性心动过速、心房纤颤及一过性转氨酶升高。偶可诱发精神失常或出现消化道出血。

【注意事项】

（1）严重心、肝、肾疾病的患者及有精神病史者慎用。

（2）哺乳期妇女在服药期间，直至停药后 72 小时内不宜授乳。

（3）组织内虫体被杀死后释放出大量的抗原物质，可引起发热、嗜酸性粒细胞增多、皮疹等，偶可引起过敏性休克，必须注意观察。

（4）有明显头昏、嗜睡等神经系统反应者，治疗期间与停药后 24 小时内勿进行驾驶、机械操作等工作。

【药物相互作用】与细胞色素 P450 抑制药（西咪替丁、酮康唑、伊曲康唑等）合用可升高本药血药浓度。与强效 CYP 诱导剂合用可降低本药血药浓度。

【剂型和规格】

片剂：0.2g。

【贮存】避光、密闭保存。

（五）驱肠虫药

62. 阿苯达唑　Albendazole

【药理作用】本品为苯并咪唑类衍生物，杀虫作用强，可影响虫体内多种生化代谢途径。抑制肠道寄生虫对葡萄糖的摄取，导致虫体内的糖原耗竭；可与虫体微管蛋白结合，抑制分泌颗粒转运和其他亚细胞器运动；还可抑制虫体线粒体延胡索还原酶系统，减少ATP生成，从而干扰虫体的生存和繁殖，导致其死亡。

口服后约3小时血药浓度达到峰值，可分布于肝、肾、肌肉等组织，可透过血脑屏障。消除半衰期为8.3小时，在24小时内可有87%药物从尿排出，13%从粪便排出。

【适应证】广谱驱虫药，除用于治疗钩虫、蛔虫、鞭虫、蛲虫、旋毛虫等线虫病外，还可用于治疗囊虫和包虫病。

【用法和用量】

（1）成人：蛔虫及蛲虫病，一次400mg顿服。钩虫病、鞭虫病，一次400mg，一日2次，连服3日。旋毛虫病，一次800mg，一日2次，连服7日。囊虫病，每日20mg/kg，分3次口服，10日为1个疗程，一般需1～3个疗程。疗程间隔视病情而定，多为3个月。包虫病，每日20mg/kg，分2次口服，疗程1个月，一般需5个疗程以上，疗程间隔为7～10日。

（2）儿童：2～12岁儿童用量按成人的用量减半。

【禁忌证】有蛋白尿、化脓性皮炎以及各种急性疾病患者，严重肝、肾、心脏功能不全及活动性溃疡病患者，眼囊虫病手术摘除虫体前患者禁用。妊娠期、哺乳期妇女禁用。2岁以下小儿禁用。

【不良反应】少数病例有口干、乏力、嗜睡、头晕、头痛以及恶心，还有上腹不适等消化道症状。但均较轻微，不需处理可自行缓解。治疗囊虫病特别是脑囊虫病时，主要与囊虫死亡释出异性蛋白有关，多于服药后2～7日发生，出现头痛、发热、皮疹、肌肉酸痛、视力障碍、癫痫发作等，须采取相应措施（应用肾上腺皮质激素，降颅压、抗癫痫等治疗）。治疗囊虫病和包虫病，因用药剂量较大，疗程较长，可出现转氨酶升高，多于停药后逐渐恢复正常。

【注意事项】蛲虫病易自身重复感染，故在治疗2周后应重复治疗一次。脑囊虫患者必须住院治疗以免发生意外。合并眼囊虫病时须先行手术摘除虫体而后进行药物治疗。

【药物相互作用】

(1) 与西咪替丁、地塞米松或吡喹酮合用，可增加本药不良反应的发生率。

(2) 可抑制茶碱的代谢，引起茶碱的毒性反应。

【剂型和规格】

片剂、胶囊：① 0.1g；② 0.2g。

【贮存】 密闭、干燥处保存。

（胡 欣 朱愿超）

第三章

麻　醉　药

本章包括临床上常用的麻醉药物和麻醉辅助药，前者可分为局部麻醉药和全身麻醉药两大类。全身麻醉药又可分为吸入麻醉药和静脉麻醉药。

（一）局部麻醉药

局部麻醉药是通过可逆性地阻滞神经冲动和传导，因而在局部产生暂时性的感觉丧失。然而局部麻醉药的作用并不仅限于局部，如局部麻醉药被吸收进入血液循环或直接注入血液循环时，也可影响中枢神经系统、心血管系统及其他器官的功能，其影响程度和性质取决于单位时间内进入血液循环的局部麻醉药的剂量。

局部麻醉药按照其化学结构可分为酯类和酰胺类。本部分代表药品有利多卡因、布比卡因和罗哌卡因。

63. 利多卡因　Lidocaine

【药理作用】本品为中效酰胺类局麻药。吸收后对中枢神经系统有明显的兴奋和抑制双相作用，且可无先驱的兴奋，血药浓度较低时，出现镇痛和思睡、痛阈提高；随着剂量加大，作用或毒性增强，当血药浓度超过 5μg/ml，则出现中毒症状，甚至引起惊厥。

虽然本药的盐酸盐与碳酸盐均系由利多卡因碱基产生麻醉作用，但两者相比，其碳酸盐的阻滞作用强，起效快，肌肉松弛好。碳酸盐的表面麻醉作用为盐酸盐的 4 倍，浸润麻醉和椎管麻醉作用为盐酸盐的 2 倍，传导麻醉作用为盐酸盐的 6 倍。

本药碳酸盐与盐酸盐的药动学参数无显著差别。注射后，组织分布快而广，能透过血脑屏障和胎盘。本品麻醉强度大、起效快、弥散力强，从局部消除约需 2 小时。大部分先经肝微粒酶降解再经酰胺酶水解，经尿排出，约用量的 10% 以原型排出，少量出现在胆汁中。

【适应证】作为局部麻醉药主要用于硬膜外麻醉、神经阻滞麻醉、局部浸润麻醉及表面麻醉。

【用法和用量】

（1）成人

1）常用剂量：①表面麻醉，2%～4% 溶液，一次不超过 100mg。②硬脊膜外阻滞，胸腰段用 1.5%～2.0% 溶液 250～300mg。③浸润麻醉，用 0.25%～0.5% 溶液 50～300mg。④外周神经阻滞，臂丛（单侧）用 1.5% 溶液 250～300mg；牙科用 2% 溶液 20～100mg；肋间神经（每支）用 1% 溶液 30mg，300mg 为限；宫颈旁浸润用 0.5%～1.0% 溶液，左右侧各 100mg；椎旁脊神经阻滞（每支）用 1.0% 溶液 30～50mg，300mg 为限；阴部神经用 0.5%～1.0% 溶液，左右侧各 100mg。⑤交感神经节阻滞，颈星状神经用 1.0% 溶液 50mg。

2）一次限量：不加肾上腺素为 200mg（4mg/kg），加 1∶2 000 000 浓度的肾上腺素为 300～350mg（6mg/kg）；静脉注射区域阻滞，极量 4mg/kg。

（2）儿童：随个体而异，一次给药总量不得超过 4.0～4.5mg/kg，常用 0.25%～0.5% 溶液，特殊情况才用 1.0% 溶液。

【禁忌证】对局部麻醉药过敏者禁用。阿 - 斯综合征（急性心源性脑缺血综合征）、预激综合征、严重心脏传导阻滞（包括窦房、房室及心室内传导阻滞）患者静脉禁用。

【不良反应】

（1）过敏反应：少有红斑样皮疹及血管神经性水肿等表现，且通常轻微，严重者可致呼吸停止。眼科局麻导致暂时性视力丧失。

（2）其他不良反应：如被吸收进入血液循环或误注入血管时，可发生中枢神经系统、心血管系统及其他系统的不良反应，其程度和性质取决于进入血液循环的药量。①神经系统的症状有头昏、眩晕、倦怠、说话不清、感觉异常、肌肉震颤、惊厥、神志不清、昏迷甚至呼吸抑制。②心血管系统的症状有低血压、心动过缓、心房传导速度减慢、房室传导阻滞、心肌收缩力和心排血量下降。③呼吸系统的症状有呼吸改变与呼吸肌痉挛。④其他：恶心、呕吐、血小板减少、高铁血红蛋白症。

【注意事项】

（1）防止误入血管，注意局麻药中毒症状。

（2）用药期间应注意检查血压、监测心电图，并备有抢救设备；心电图 P-R 间期延长或 QRS 波增宽，出现其他心律失常或原有心律失常加重者应立即停药。

【药物相互作用】

（1）与西咪替丁以及与 β 受体拮抗剂如普萘洛尔、美托洛尔、纳多洛尔合用，利多卡因经肝脏代谢受抑制，血浓度增加，可发生心脏和神经系统不良反应，应调整利多卡因剂量，并应心电图监护及监测利多卡因血药浓度。

（2）与下列药品有配伍禁忌：两性霉素 B、氨苄西林、苯巴比妥、磺胺嘧啶。

（3）与普鲁卡因胺合用，可产生一过性谵妄及幻觉，但不影响本品血药浓度。

（4）异丙肾上腺素因增加肝血流量，可使本品的总清除率升高；去甲肾上腺素因减少肝血流量，可使本品总清除率下降。

【剂型和规格】

（1）（碳酸盐）注射液：① 5ml：86.5mg；② 10ml：0.173g。

（2）（盐酸盐）注射液：① 2ml：4mg；② 5ml：0.1g；③ 10ml：0.2g。

（3）胶浆剂：10g：0.2g。

【贮存】避光、密闭保存。

64. 布比卡因△　Bupivacaine

【药理作用】为长效酰胺类局部麻醉药，其麻醉时间比利多卡因长 2～3 倍，弥散度与利多卡因相仿。对组织无刺激性。对循环和呼吸的影响较小，不产生高铁血红蛋白。

一般在给药 5～10 分钟作用开始，15～20 分钟达高峰，维持 3～6 小时或更长时间。蛋白结合率约 95%，体内蓄积少，大部分经肝脏代谢后经肾脏排出，仅约 5% 以原型随尿排出。

【适应证】用于局部浸润麻醉、外周神经阻滞和椎管内阻滞。

【用法和用量】

（1）臂丛神经阻滞：0.25% 溶液 20～30ml，或 0.375% 溶液 20ml；50～75mg。

（2）骶管阻滞：0.25% 溶液 15～30ml（37.5～75.0mg），或 0.5% 溶液 15～20ml（75～100mg）。

（3）硬脊膜外间隙阻滞：0.1% 溶液可以镇痛，0.5%～0.75% 溶液可用于下腹部和下肢手术。

（4）局部浸润：总用量一般以 175～200mg（0.25% 溶液 70～80ml）为限，24 小时内分次给药。

（5）交感神经节阻滞：总用量 50～125mg（0.25% 溶液 20～50ml）。

（6）蛛网膜下腔阻滞：常用量 5～15mg，并加 10% 葡萄糖配成高密度液或用脑脊液稀释成近似的等密度液。

【禁忌证】对本品过敏者禁用。

【不良反应】

(1) 少数患者可出现头痛、恶心、呕吐、尿潴留及心率减慢等。

(2) 过量或误入血管可产生严重的毒性反应，一旦发生心肌毒性复苏困难。

【注意事项】

(1) 本品毒性较利多卡因大4倍，心脏毒性尤应注意，过量或误入血管可产生严重的毒性反应，其引起心脏毒性症状出现较早。

(2) 12岁以下儿童慎用。

(3) 本品不宜静脉内注射给药，所以在注射时必须回抽以确定不是血管内注射。

【药物相互作用】与碱性药物配伍会产生沉淀失去作用。

【剂型和规格】

注射液：① 5ml：25mg；② 5ml：37.5mg。

【贮存】避光、密闭保存。

65. 罗哌卡因△ Ropivacaine

【药理作用】纯左旋体长效酰胺类局麻药，有麻醉和镇痛双重效应，大剂量可产生外科麻醉，小剂量时则产生感觉阻滞(镇痛)仅伴有局限的非进行性运动神经阻滞。罗哌卡因通过阻断钠离子流入神经纤维细胞膜内对沿神经纤维的冲动传导产生可逆性的阻滞。

罗哌卡因从硬膜外的吸收是完全的，呈双相性，快相半衰期为14分钟，慢相终末半衰期约为4小时。因缓慢吸收是清除罗哌卡因的限速因子，所以硬膜外用药比静脉用药清除半衰期要长。罗哌卡因主要是通过芳香羟基化作用而充分代谢，静脉注射后总剂量的86%通过尿液排出体外，其中仅1%与未代谢的药物有关。

【适应证】

(1) 外科手术麻醉：硬膜外麻醉(包括剖宫产术)、区域阻滞、蛛网膜下腔麻醉。

(2) 急性疼痛控制：持续硬膜外输注或间歇性单次用药(如术后或分娩镇痛)、区域阻滞。

【用法和用量】常用麻醉中盐酸罗哌卡因注射液的指导剂量应根据麻醉程度和病人的身体状况调整剂量(表3-1)。一般情况下，外科麻醉需要较高的浓度和剂量。而对于控制急性疼痛的镇痛用药，则使用较低的浓度和剂量。

表 3-1 盐酸罗哌卡因的使用剂量

	浓度 /（mg/ml）	容量 / ml	总剂量 / mg	起效时间 / min	持续时间 / h
外科手术麻醉					
腰椎硬膜外给药					
外科手术	7.5	15～25	113～188	10～20	3～5
	10.0	15～20	150～200	10～20	4～6
腰椎硬膜外给药					
剖宫产术	7.5	15～20	113～150	10～20	3～5
胸椎硬膜外给药					
为术后镇痛建立阻滞	7.5	5～15	38～113	10～20	n/a
蛛网膜下腔给药					
外科手术	5.0	3～5	15～25	1～5	1～2
区域阻滞（例如末梢神经阻滞和浸润麻醉）	7.5	1～30	7.5～225	1～15	2～6
急性疼痛控制					
腰椎硬膜外给药					
单次给药量	2.0	10～20	20～40	10～15	0.5～1.5
追加剂量（足量）	2.0	10～15	20～30	n/a	n/a
（如阴道分娩镇痛）		（最小间隔 30 分钟）			
腰椎硬膜外给药					
持续滴注（如阴道分娩镇痛和术后镇痛）	2.0	6～14ml/h	12～28mg/h	n/a	n/a
胸椎硬膜外给药					
持续滴注（如术后镇痛）	2.0	4.8ml/h	8～16mg/h	n/a	n/a
区域阻滞					
（如末梢神经阻滞和浸润麻醉）	2.0	1～100	2～200	1～5	2～6

注：n/a，不适用。

【禁忌证】对本品或本品的任何成分或同类药品过敏者禁用。本品不应用于12岁以下儿童。

【不良反应】

（1）过敏反应：对酰胺类的局麻药来说是很少见的（最严重的过敏反应是过敏性休克）。

（2）神经并发症：神经系统的疾病以及脊柱功能不良（如前脊柱血管综合征，蛛网膜炎马尾综合征）和区域阻滞有关，而和局部麻醉药几乎无关。

（3）急性全身性毒性：只有在高剂量或意外将药物注入血管内而使药物血浆浓度骤然上升或者是药物过量的情况下，罗哌卡因才会造成急性毒性反应。曾有一例患者因作臂神经丛阻断时，无意中将200mg药物注入血管内后，发生惊厥。大部分和麻醉有关的不良反应都和神经阻滞的影响和临床情况有关，很少和药物的反应有关。在临床研究治疗中病人低血压发生率为39%，恶心的发生率为25%。一般临床报道不良反应（＞1%）是低血压、恶心、心动过缓、焦虑、感觉减退。

【注意事项】

（1）有些局部麻醉如头颈部区域的注射，严重不良反应的发生率较高。

（2）对于有Ⅱ度或Ⅲ度房室传导阻滞的患者要谨慎。同时对于老年患者和伴有严重肝病、严重肾功能损害或全身状况不佳的患者，要特别注意。

（3）第Ⅲ类抗心律失常药物（如胺碘酮）可能与罗哌卡因存在对心脏的相加作用，所以应该对使用这类药物的病人进行严密监护，可考虑进行心电图监护。

（4）盐酸罗哌卡因用于硬膜外麻醉或外周神经阻滞中，特别是老年患者和伴有心脏病患者发生局麻药误入血管时，曾有心搏骤停的报道。有些病例复苏困难。发生心搏骤停时，为了提高复苏成功率，可能应该延长复苏时间。

（5）盐酸罗哌卡因在肝脏代谢。尚无用于伴有严重肝病的患者的临床研究或药物代谢动力学研究。

（6）通常情况下肾功能不全病人如用单一剂量或短期治疗不需调整用药剂量。慢性肾功能不全患者常伴有酸中毒及低蛋白血症，其发生全身性中毒的可能性增大。对于营养不良或低血容量性休克经过治疗的病人，也应考虑到此风险。

（7）硬膜外麻醉可导致低血压和心动过缓，如预先输注扩容或使用升压药物，可减少这一副作用的发生。例如低血压一旦发生可以用5～10mg麻黄碱静脉注射治疗，必要时可重复用药。过量或意外注入血管会引起中枢神经系统毒性反应（惊厥、意识障碍）和/或心血管系统毒性反应（心律失常、血压下降、心肌抑制）。

（8）可能具有生卟啉作用，仅当无更安全的替代药物时，才应用于急性卟啉症患者。对于易感患者，应采取适当的警惕。

(9) 即使没有明显的中枢神经系统毒性，局部麻醉会轻微地影响精神状况及共济协调，还会暂时损害运动和灵活性，这些作用与剂量有关。

(10) 关于妊娠期妇女使用罗哌卡因后对胎儿生长的影响尚无临床试验，建议慎用。分娩时使用罗哌卡因作为产科麻醉或镇痛已有充分的实验报告，未见任何副作用。

【药物相互作用】

(1) 与其他局部麻醉药合用时毒性叠加。

(2) 应避免与单胺氧化酶抑制剂、三环类抗抑郁药、吩噻嗪类、磺胺类药物同时应用。

【剂型和规格】

(盐酸盐)注射液：① 10ml：75mg；② 10ml：100mg。

【贮存】 避光、密闭保存。

(二) 全身麻醉药

全身麻醉药可分为吸入麻醉药和静脉麻醉药。是一类能抑制中枢神经系统功能的药物，可逆性引起意识、感觉和反射消失，骨骼肌松弛，主要用于外科手术前麻醉。本部分包括吸入麻醉药七氟烷以及静脉麻醉药氯胺酮、丙泊酚、瑞芬太尼和罗库溴铵。吸入性麻醉药是一类化学性质不活泼的挥发性液体或气体，有较高脂溶性。静脉麻醉药麻醉作用迅速，对呼吸道无刺激作用，不良反应少，使用方便；因麻醉较浅，主要用于诱导麻醉。它们应在具备相应处方资质的医师或在专科医师指导下使用。

66. 氯胺酮△ Ketamine

【药理作用】 本品主要是选择性地抑制丘脑的内侧核，阻断脊髓至网状结构的上行传导，兴奋边缘系统，并对神经中枢和脊髓中的阿片受体有亲和力。其麻醉作用，主要是抑制兴奋性神经递质（乙酰胆碱、L- 谷氨酸）及 *N*- 甲基 -D- 天门冬氨酸受体的结果；其镇痛作用主要由于阻滞脊髓至网状结构对痛觉传入的信号及与阿片受体结合的结果，但对脊髓丘脑传导无影响，故对内脏疼痛改善有限。

本品进入血液循环后大部分进入脑组织，可分布于全身组织中，肝、肺和脂肪内的药物浓度也高。本品的分布半衰期为 2～11 分钟，消除半衰期为 2～3 小时。主要在肝内被生物转化为去甲氯胺酮，再逐步代谢成无活性的化合物，经肾排出，仅有 2.5% 以原型随尿排出。

【适应证】 适用于无须肌松的各种表浅、短小手术；不合作儿童的诊断性检查麻醉。用于全身复合麻醉，亦可用于吸入全麻的诱导，或作为氧化亚氮或局麻的辅助用药。

【用法和用量】

（1）全麻诱导：成人静脉注射 1～2mg/kg，维持可采用连续静脉滴注，每分钟不超过 1～2mg，即 10～30μg/kg；如加用苯二氮䓬类药或麻醉性镇痛药，可减少其用量。

（2）镇痛：成人，先静脉注射 0.2～0.75mg/kg，2～3 分钟注射完，而后连续静脉滴注，每分钟 5～20μg/kg。

（3）基础麻醉：儿童临床个体差异大，肌内注射 4～5mg/kg；必要时追加 1/3～1/2 首剂量。

【禁忌证】颅内压增高、脑出血、甲亢病及青光眼患者禁用。顽固而且难治的高血压和严重的心血管疾病患者以及近期曾患心肌梗死者禁用。

【不良反应】

（1）心血管系统不良反应以血压升高和脉搏增快最为常见，少见低血压、心动过缓。这些反应一般均能自行消失，但所需要的时间、个体差异很大。此外，用药后可出现肺动脉压和心室前负荷增加。

（2）神经系统不良反应表现为麻醉恢复期可出现幻觉、躁动不安、噩梦及谵语等，被认为是分离麻醉所致。本药还可致脑脊液压明显升高，使脑电图癫痫样波型增多。亦可致迟发性颅内压升高、癫痫发作。

（3）消化系统不良反应表现为麻醉恢复期少数患者出现恶心或呕吐。用药后可出现血清碱性磷酸酶、谷草转氨酶及 γ- 谷胺酰转移酶升高，但其临床意义尚不清楚。

（4）呼吸系统不良反应表现为呼吸抑制或暂停、喉痉挛及气管痉挛，多在注药过快、用量较大、分泌物增多时发生。少见呼吸减慢或困难，一般均能自行消失，但所需时间个体差异较大。

（5）此外注药后常有泪液、唾液分泌增多。偶见不能自控的肌肉收缩。

【注意事项】

（1）本药不适用咽、喉或气管区的手术，因该区的反射仍存在，也不抑制黏液分泌。

（2）静脉注射切忌过快，否则易致一过性呼吸暂停。

（3）苏醒期间可出现噩梦、幻觉，预先应用镇静药，如苯二氮䓬类，可减少此反应。

（4）完全清醒后心理恢复正常需一定时间，24 小时内不得驾车和操作精密性工作。

（5）失代偿的休克患者或心功能不全患者可引起血压剧降，甚至心搏骤停。

(6) 本药可使妊娠子宫的压力及收缩强度与频率增加。本药可迅速通过胎盘，使胎儿肌张力增加。

【药物相互作用】

(1) 氯胺酮与苯二氮䓬类及阿片类药物并用时，可延长作用时间并减少不良反应的发生，剂量应酌情减少。

(2) 与异氟烷等含卤素的全麻药合用时，氯胺酮的作用延长，苏醒迟延。

(3) 与抗高血压药或中枢神经抑制药合用时，尤其是氯胺酮用量偏大或静脉注射过快时，可导致血压剧降和 / 或呼吸抑制。

(4) 服用甲状腺素的患者，氯胺酮有可能引起血压过高和心动过速。

【剂型和规格】

注射液：① 2ml：0.1g；② 10ml：0.1g。

【贮存】 避光与热，保存于冷暗处。

67. 丙泊酚△ Propofol

【药理作用】 本品为烷基酚类的短效静脉麻醉药，通过激活 GABA 受体 - 氯离子复合物发挥镇静催眠作用。静脉注射后迅速分布于全身，40 秒内可呈现睡眠状态，进入麻醉迅速、平稳。其麻醉效价是硫喷妥钠的 1.8 倍。与其他中枢神经抑制药并用时有协同作用。

单次静脉注射或输注后，其体内处置符合三室开放模型。首相具有迅速分布（半衰期 2～4 分钟）及迅速消除（半衰期 30～60 分钟）的特点。分布广泛，迅速从机体消除。主要通过肝脏代谢，代谢物从尿中排泄。

【适应证】 用于静脉全麻诱导药、“全静脉麻醉”的组成部分或麻醉辅助药。

【用法和用量】

(1) 全麻诱导

1) 成人：可通过缓慢静脉推注或静脉滴注诱导麻醉。一般健康成年人每 10 秒给药 40mg。大多数年龄小于 55 岁的成年患者，约需要 1.0～2.0mg/kg。超过此年龄，需要量一般将减少。ASA 3 级和 4 级患者，给药速率应该更慢（每 10 秒约 20mg）。

2) 老年患者：应考虑患者的身体状况和年龄低速给予较低的剂量，并观察患者的反应逐渐加量。

3) 小儿：不推荐用于 3 岁以下的儿童。当用于小儿麻醉诱导时，剂量应根据年龄和 / 或体重调节。年龄超过 8 岁的多数患者，麻醉诱导需要约 1.5～2.5mg/kg 的丙泊酚注射液。低于这个年龄，所需的药量可能更大。ASA 3 级和 4 级的小儿建议用较低的剂量。

（2）全麻维持

1）成人：持续输注，所需的给药速率在患者之间有明显的不同，通常每小时4～12mg/kg。重复单次注射，每次可以给予25～50mg。

2）老年患者：输注速率应降低。严禁快速注射（单次或重复）给药，因可能导致老年患者循环呼吸系统抑制。

3）小儿：不推荐用于3岁以下的儿童。通过输注或重复单次注射给予本品，能够维持麻醉所要求的深度。所需的给药速率在患者之间有明显的不同，通常每小时9～15mg/kg。

（3）重症监护期间的镇静

1）成人：建议持续输注，大多数为每小时0.3～4.0mg/kg可达到满意的镇静效果。用于ICU镇静时，不应超过每小时4mg/kg，除非患者的获益大于风险。

2）老年患者：输注速率应降低。严禁快速注射（单次或重复）给药，因为可能导致老年患者循环呼吸系统抑制。

3）小儿：不推荐作为小儿镇静药物使用。

（4）外科手术及诊断时的清醒镇静

1）成人：应个体化给药，并根据患者的临床反应逐步给药。大多数患者需要0.5～1mg/kg。大约1～5分钟能初步镇静。镇静维持时需同时静脉滴注本品以维持所需的镇静水平。大多数患者需每小时1.5～4.5mg/kg。除滴注外，如果需要快速加深镇静深度时可一次性注射10～20mg。对于ASA 3级和4级的患者给药速率及剂量应酌减。

2）老年患者：输注速率应降低。严禁快速注射（单次或重复）给药，因为可能导致老年患者循环呼吸系统抑制。

3）小儿：鉴于安全性与有效性尚未明确，不建议用于儿童的清醒镇静。

【禁忌证】对丙泊酚或其中的乳化剂成分过敏者禁用。

【不良反应】

（1）全身副作用：麻醉诱导极少出现兴奋，但在诱导期间，因剂量、术前用药等可产生低血压和短暂性呼吸停止。维持麻醉期间，为纠正低血压，需要静脉输液和降低本品输注速率。偶见诱导过程中肌阵挛，发生率1%左右。偶有肺部水肿。在恢复阶段，少数患者可能发生恶心、呕吐和头痛。在长时间给予本品后，偶见尿变色的报道。罕见包括支气管痉挛、红斑和低血压过敏症。偶有术后发热。当与其他麻醉药合用时，可能出现性欲兴奋。

（2）局部副作用：可能出现注射部位局部疼痛。偶尔有一过性皮肤潮红。罕见血栓形成和静脉炎。

【注意事项】

（1）丙泊酚注射液应该由受过训练的麻醉医师或加强监护病房医生来给药。用药期间应保持呼吸道畅通，备有人工通气和供氧设备。丙泊酚注射液不应由外科医师或诊断性手术医师给药。患者全身麻醉后必须保证完全苏醒后方能出院。

（2）癫痫患者使用丙泊酚可能有惊厥发作的危险。

（3）对于心脏、呼吸道或循环血流量减少及衰弱的患者，使用丙泊酚注射液与其他麻醉药一样应该谨慎。

（4）丙泊酚注射液若与其他可能引起心动过缓的药物合用时应该考虑静脉给予抗胆碱能药物。

（5）脂肪代谢紊乱或必须谨慎使用脂肪乳剂的患者使用丙泊酚注射液应谨慎。

（6）使用丙泊酚注射液前应该摇匀。输注过程不得使用串联有终端过滤器的输液装置。一次使用后的丙泊酚注射液所余无论多少，均应该丢弃，不得留作下次再用。

（7）本品的玻璃预充式注射器因涉及专用的靶控输注泵和靶控输注技术，不推荐作为基本药物使用。

【药物相互作用】当局部麻醉中须辅以全麻时，要求使用较低剂量的丙泊酚注射液。

【剂型和规格】

注射液：① 20ml：0.2g；② 50ml：0.5g。

【贮存】3～25℃保存。

68. 瑞芬太尼△ Remifentanil

【药理作用】瑞芬太尼为芬太尼类 μ 型阿片受体激动剂。作用机制与芬太尼类似。

静脉给药后，瑞芬太尼快速起效，1 分钟可达有效浓度，作用持续时间仅 5～10 分钟。药物浓度衰减符合三室模型。血浆蛋白结合率约 70%。清除率大约为 40ml/(kg·min)。主要通过血浆和组织中非特异性酯酶水解代谢，大约 95% 的瑞芬太尼代谢后经尿排泄，主代谢物活性仅为瑞芬太尼的 1/4 600。本品长时间输注给药或反复注射用药其代谢速度无变化，体内无蓄积。

【适应证】用于全麻诱导和全麻中维持镇痛。

【用法和用量】本品只能用于静脉给药，特别适用于静脉持续滴注给药。

本品给药前须用以下注射液之一溶解并定量稀释成 25μg/ml、50μg/ml 或 250μg/ml 浓度的溶液：①灭菌注射用水；② 5% 葡萄糖注射液；③ 0.9% 氯化钠注射液；④ 5% 葡萄糖氯化钠注射液；⑤ 0.45% 氯化钠注射液。本品不含任何抗菌剂和防腐剂，因此在稀释的过程中应保持无菌状态，配制后应尽快使用，如需保存，于室温下保存不超过 24 小时，未使用完的稀释液应丢弃。

（1）麻醉诱导：本品应与催眠药（如丙泊酚、硫喷妥、咪达唑仑、一氧化二氮、七氟烷或氟烷）一并给药用于麻醉诱导。成人按 0.5～1μg/kg 的输注速率持续静滴。也可在静脉滴注前给予 0.5～1μg/kg 的初始剂量静推，静推时间应大于 60 秒。

（2）气管插管患者的麻醉维持：在气管插管后，应根据其他麻醉用药，依照表 3-2 指示减少本品输注速率。由于本品起效快，作用时间短，麻醉中的给药速率可以每 2～5 分钟增加 25%～100% 或减小 25%～50%，以获得满意的 μ 阿片受体的药理反应。患者反应麻醉过浅时，每隔 2～5 分钟以 0.5～1μg/kg 剂量静脉推注给药，以加深麻醉深度。

表 3-2　成人推荐计量表

用法	单剂量注射 /μg/kg	持续滴注	
		初始速度 /[μg/(kg•min)]	范围 /[μg/(kg•min)]
麻醉诱导	1	0.5～1	—
麻醉维持			
氧化亚氮（66%）	0.5～1	0.4	0.1～2
异氟烷[0.4～1.5 最低肺泡有效浓度（MAC）]	0.5～1	0.25	0.05～2
丙泊酚[100～200μg/(kg•min)]	0.5～1	0.25	0.05～2

（3）儿童：全麻诱导及全麻过程中的镇痛。静脉滴注，2 岁以上用法同成人。2 岁以下不推荐使用。

（4）老年患者：老年人初始剂量为成人剂量的一半，维持剂量应酌减，并缓慢滴注。

【禁忌证】

（1）本品不能单独用于全麻诱导，即使大剂量使用也不能保证使意识消失。

（2）本品处方中含有甘氨酸，因而不能于硬膜外和鞘内给药。

（3）已知对本品中各种组分或其他芬太尼类药物过敏的患者禁用。

（4）重症肌无力及易致呼吸抑制患者禁用。

（5）禁与单胺氧化酶抑制药合用。

(6) 禁与血、血清、血浆等血液制品经同一路径给药。

(7) 支气管哮喘患者禁用。

【不良反应】

(1) 本品具有 μ 阿片受体类药物的典型不良反应，典型的不良反应有恶心、呕吐、呼吸抑制、心动过缓、低血压和肌肉强直，上述不良反应在停药或降低输注速度后几分钟内即可消失。

(2) 在国内外的临床研究中还发现有寒战、发热、眩晕、视觉障碍、头痛、呼吸暂停、瘙痒、心动过速、高血压、激动、低氧血症、癫痫、潮红和过敏。

(3) 另外还有一些较少见的不良反应：

1) 消化系统：便秘、腹部不适、口干、胃食管反流、吞咽困难、腹泻、胃灼热、肠梗阻。

2) 心血管系统：心肌缺血、晕厥。

3) 肌肉骨骼系统：肌肉强直、胸痛。

4) 呼吸系统：咳嗽、呼吸困难、支气管痉挛、喉痉挛、喘鸣、鼻充血、咽炎、胸腔积液、肺水肿、支气管炎、鼻漏。

5) 精神神经系统：焦虑、不自主运动、震颤、定向力障碍、幻觉、烦躁不安、多梦、感觉异常、健忘。

6) 皮肤：皮疹、荨麻疹。

7) 泌尿系统：尿潴留、少尿、尿路中断。

8) 血液系统：贫血、淋巴细胞减少、白细胞减少、血小板减少。

【注意事项】

(1) 本品为国家特殊管理的麻醉药品，务必严格遵守国家对麻醉药品的管理条例，医院和病室贮药处均应双人双锁，处方颜色应与其他处方区别开。各级负责保管人员均应遵守交接班制度，不可有疏忽。

(2) 本品能引起呼吸抑制和窒息，需在呼吸和心血管功能监测及辅助设施完备的情况下，由具有资格的和有经验的麻醉师给药。

(3) 在推荐剂量下，本品能引起肌肉强直。肌肉强直的发生与给药剂量和给药速率有关，因此，单剂量注射时应缓慢给药，给药时间应不低于 60 秒；提前使用肌肉松弛药可防止肌肉强直的发生。

(4) 心律失常者，慢性梗阻性肺部疾病者，呼吸储备力降低及脑外伤昏迷、颅内压增高、脑肿瘤等易陷入呼吸抑制的患者慎用。

(5) 本品务必在单胺氧化酶抑制药(如呋喃唑酮、丙卡巴肼)停用 14 日以上，方可给药，而且应先试用小剂量，否则会发生难以预料的严重的并发症。

(6) 使用本品出现呼吸抑制时应妥善处理，包括减小输注速率 50% 或暂时中断输注。本品即使延长给药也未发现引起再发性呼吸抑制，但由于合用麻醉药物的残留作用，在某些患者身上停止输注后 30 分钟仍会出现呼吸抑制，因此，保证患者离开恢复室前完全清醒和足够的自主呼吸非常重要。

（7）本品能引起剂量依赖性低血压和心动过缓，可以预先给予适量的抗胆碱能药（如葡糖吡咯或阿托品）抑制这些反应。低血压和心动过缓可通过减小本品输注速率或合用药物来处置，在合适的情况下使用升压药或抗胆碱能药。

（8）本品停止给药后 5～10 分钟，镇痛作用消失。对预知需要术后镇痛的患者，在终止本品给药前需给予适宜的替代镇痛药，并且必须有足够的时间让其达到最大作用，选择镇痛药应适合患者的具体情况和护理水平。

（9）在非麻醉诱导情况下，不得以患者的意识消失为药效目标而使用本品。

（10）本品不含任何抗菌剂和防腐剂，因此在稀释的过程中应保持无菌状态，稀释后的溶液应及时使用，没使用完的稀释液应丢弃。

（11）肝、肾功能受损的患者不需调整剂量。肝、肾功能严重受损的患者对瑞芬太尼呼吸抑制的敏感性增强，使用时应监测。

（12）运动员慎用。

【药物相互作用】

（1）在动物体内，瑞芬太尼不延长丁二酰胆碱肌肉麻痹持续时间。麻醉过程中本品与硫喷妥、异氟烷、丙泊酚或替马西泮等联合用药，不改变瑞芬太尼的清除率。体外研究表明，阿曲库铵、米哇库铵、艾司洛尔、二乙氧磷酰硫胆碱、新斯的明、毒扁豆碱和咪达唑仑等药物不抑制瑞芬太尼在人体血液中的水解。

（2）本品与其他麻醉药有协同作用，硫喷妥钠、异氟烷、丙泊酚及咪达唑仑与本品同时给药时，剂量减至 75%。中枢神经系统抑制药物与本品也有协同作用，合用时应慎重，并酌情减量；如果同时给药时不减少剂量，在患者身上会增加与这些药物有关的不良反应发生率。

【剂型和规格】

注射用无菌粉末：① 1mg；② 2mg；③ 5mg。

【贮存】 2～25℃遮光、密封保存。

69．七氟烷△ Sevoflurane

【药理作用】 本品为用于全身麻醉诱导和维持的吸入麻醉药。气管刺激性较小，麻醉诱导和觉醒平稳而迅速，麻醉深度容易调节。对神经系统的影响：麻醉中的脑波变化为，当快速诱导时，急速形成慢波类型，接着出现大而慢的波，其后变为以纺锤波为主、混杂有慢波的脑波图像；缓慢诱导时，随着麻醉加深而出现快波，其后转变为以纺锤波为主的脑波图像，再逐步混杂入慢波，最终与快速诱导波形相同。对呼吸系统和循环系统的影响：呼吸频率随麻醉诱导而增加，通气量减少；每分通气量基本上不变，随麻醉加深呈现呼吸抑制倾向，可通过辅助呼吸保持必要的通气量，麻醉后的呼吸抑制比氟烷轻。

吸入给药后，肺泡内浓度与吸入浓度的比例（FA/FI）比恩氟烷和氟烷要高。动脉血浓度显示，吸入后 15 分钟达到峰值，其后血中浓度基本保持不变。停止吸入后 5 分钟降低到麻醉时的 1/3 以下，60 分钟后迅速减到约 1/20。停止吸入后基本上通过呼吸迅速排泄，停止吸入后肺泡内浓度迅速降低。

【适应证】适用于全身麻醉。

【用法和用量】

（1）诱导：以七氟烷和氧气或氧气 - 氧化亚氮混合诱导。另外也可以在给予睡眠量静脉麻醉剂后，以七氟烷和氧气或氧气 - 氧化亚氮混合诱导。本品通常诱导浓度为 0.5%～5.0%。

（2）维持：通常与氧气或氧气 - 氧化亚氮混合，根据患者的情况，采用最小的有效浓度维持麻醉状态，通常浓度为 4.0% 以下。

【禁忌证】

（1）以前因使用卤素麻醉剂而发生黄疸或无名发热的患者（可能会有同样的症状出现）禁用。

（2）对本品的成分有过敏既往病史的患者禁用。

【不良反应】主要是血压下降或上升、肝功能异常、心律失常、恶心、呕吐。严重不良反应有恶性高热、横纹肌溶解症、休克类过敏症状、惊厥、不随意运动、肝功能不全、黄疸、严重心律失常。

【注意事项】

（1）慎重给药（下列患者必须慎用）：①肝、胆疾患的患者（可能会使肝胆疾患加重）。②肾功能障碍的患者（可能会使肾功能恶化）。③高龄患者。老年患者多数生理功能低下，容易发生不良反应，所以应慎重给药。④静脉注射琥珀酰胆碱后出现肌强直者（可能发生恶性高热）。⑤有恶性高热家族史者（可能发生恶性高热）。⑥有癫痫病史者（可能会出现惊厥）。⑦心脏病和心电图异常的患者［曾有心搏骤停、房室传导阻滞、心动过缓、室性期外收缩、室性心动过速（包括尖端扭转）和心室颤动的报告］。⑧中央轴空病、多轴空病及 King Denborough 综合征的患者。⑨肌营养不良症患者。⑩接受含肾上腺素药物的患者。

（2）重要的基本注意事项：①麻醉前禁食、禁水。②原则上需术前用药。③麻醉中和麻醉后保持呼吸道通畅，注意呼吸及循环变化。④麻醉深度须控制在手术或检查所需的最低限度。⑤在使用高浓度药物进行诱导时须密切观察患者的状况，因为曾有异常脑电图和异常运动的报告，特别是在过度通气时。

【药物相互作用】在临床试验中，与术前使用的其他药品之间中未见明显的副作用。包括：中枢神经系统抑制药物，自主神经系统药物，骨骼肌松弛药，抗感染药物，激素及其合成替代品，血液制品衍生物和心血管药物。

（1）静脉麻醉药：七氟烷可与巴比妥类、丙泊酚以及其他常用的静脉麻醉药物混合使用。使用静脉麻醉药后，可能需要降低七氟烷浓度。

（2）苯二氮䓬类和阿片类：苯二氮䓬类和阿片类药物可降低七氟烷的最低肺泡有效浓度（MAC），正如日常手术中使用其他麻醉性药物那样，七氟烷可以与苯二氮䓬类和阿片类药物联合使用。阿片类药物，例如芬太尼、阿芬太尼，以及舒芬太尼，与七氟烷联合使用时，可引起心率、血压和呼吸频率的降低。

（3）N_2O：正如其他吸入性麻醉药物一样，当和 N_2O 混合使用给药时，七氟烷的用量可以减少。使用 50% 的 N_2O 时，七氟烷的 MAC 浓度的当量在成人中约减少 50%，在儿科患者中约减少 25%。

（4）神经肌肉阻断剂：七氟烷将升高非去极化型肌松剂引起的神经肌肉阻断的强度和持续时间。当用作阿芬太尼 -N_2O 麻醉的补充时，七氟烷和异氟烷同样可以强化泮库溴铵、维库溴铵和阿曲库铵的神经肌肉阻断作用。因此，当七氟烷麻醉时，肌松剂的剂量调整应与异氟烷麻醉时对肌松剂的剂量调整的要求相似。

（5）肾上腺素：在外源性给药的肾上腺素对心肌细胞致心律失常作用的致敏作用方面，七氟烷和异氟烷类似。在黏膜下给药时，肾上腺素产生多种室性心律失常的阈值已被确定为 5μg/kg。

（6）间接作用的拟交感神经药：伴随使用七氟烷和间接作用的拟交感神经药品（苯丙胺、麻黄碱）时，有出现急性高血压发作的风险。

（7）β 受体拮抗剂：七氟烷可能通过阻断心血管代偿机制，增加 β 受体拮抗剂的负性肌力、变时性和变传导效应。

（8）维拉帕米：七氟烷和维拉帕米同时给药时，可观察到房室传导障碍。

（9）CYP2E1 诱导剂：可增强细胞色素 CYP2E1 的活性的药品及化合物（例如异烟肼和酒精）可能增强七氟烷的代谢，导致血浆氟化物浓度明显升高。

（10）圣约翰草（贯叶连翘）：有报道称长期服用圣约翰草（贯叶连翘）的

患者，使用卤代吸入用麻醉剂可能会发生严重低血压和苏醒延迟。

【剂型和规格】

吸入溶液剂：① 100ml；② 120ml；③ 250ml。

【贮存】3～25℃遮光、密封保存。

70. 罗库溴铵△ Rocuronium Bromide

【药理作用】罗库溴铵是一起效迅速、中时效的非去极化肌松药，具有该类药物所有的药理作用特效（箭毒样作用）。通过与运动终板处N型乙酰胆碱受体竞争性结合产生作用。其作用可被乙酰胆碱酶酯抑制剂如新斯的明、依酚氯铵和溴吡斯的明所拮抗。

快速静脉注射罗库溴铵后，其血浆浓度-时间关系呈三个指数时相。正常成年人中，平均（95%置信区间）分布半衰期为73（66～80）分钟。稳态（表现）分布容积为203（193～214）ml/kg，血浆清除率为3.7（3.5～3.9）ml/（kg•min）。罗库溴铵经尿和胆汁中排泄。12～24小时内经尿排泄约占40%。注入放射性同位素标记的罗库溴铵9日后，平均47%的放射性同位素经尿中排出，43%经粪便排出。约50%以药物原型排泄。老年人及肾功能不全患者的血浆清除率降低，肝脏病患者的平均清除半衰期延长30分钟，平均血浆清除率下降1ml/（kg•min）。

【适应证】全身麻醉辅助用药，用于常规诱导麻醉期间气管插管，以及维持术中骨骼肌松弛。

【用法和用量】在成人患者中下列剂量维持可作为通用的指南，用于气管插管和各种长短不同的手术肌松的临床应用。

（1）气管插管：常规麻醉中罗库溴铵的标准插管剂量为0.6mg/kg，60秒内在几乎所有患者中可提供满意的插管条件。

（2）维持剂量：罗库溴铵推荐的维持剂量为0.15mg/kg，在长时间吸入麻醉患者中可减少至0.075～0.1mg/kg。最好在肌肉颤搐恢复至对照值的25%或对4个成串刺激具有2～3个反应时给予维持剂量。

（3）连续输注：若连续输注罗库溴铵，建议先静脉注射负荷剂量0.6mg/kg，当肌松开始恢复时再行连续输注。适当调整输注速率，使肌肉颤搐高度维持在对照的10%左右或维持于对4个成串刺激保持1～2个反应。在成人静脉麻醉下，维持该水平肌松时的滴注速率范围为5～10μg/（kg•min），吸入麻醉下为5～6μg/（kg•min）。由于输注需要量因人及麻醉方法而异，输注给药时建议连续监测肌松。

（4）老年患者、肝脏和/或胆道疾病和/或肾衰患者的剂量：在常规麻醉期间气管插管的标准剂量为0.6mg/kg。无论采取何种麻醉方法，推荐用于这些患者的维持剂量均为 0.075～0.1mg/kg，静脉滴注速率为 5～6μg/(kg•min)(请参看连续输注)。

(5) 超重和肥胖患者的剂量：当体重超重和肥胖患者(指患者体重超过标准体重 30% 或更重者)应用罗库溴铵时，其剂量应考虑肌肉组织的成分并适当减少剂量。

(6) 儿童剂量：罗库溴铵静脉给药，可静脉注射或连续输注。氟烷麻醉下儿童(1～14 岁)和婴儿(1～12 个月)对罗库溴铵的敏感性与成人相似。婴儿和儿童的起效较成人快，临床作用时间儿童较成人短。尚无充分的资料足以推荐将该药用于新生儿(0～1 个月)。

【禁忌证】 对罗库溴铵或溴离子或本品中任何辅料成分有过敏反应者禁用。

【不良反应】 最常发生的不良反应包括注射部位疼痛 / 反应，生命体征的改变和神经肌肉阻滞作用的延长。上市后监测期间最常报告的严重不良反应是过敏和类过敏反应以及相关的症状，如支气管痉挛及心血管变化如低血压和心动过速。

【注意事项】

(1) 由于可引起呼吸肌麻痹，必须对使用此药的患者进行通气支持，直至自主呼吸充分恢复。同使用所有肌松药的作用一样，预计插管的可能困难十分重要，特别是将此神经肌肉阻滞药物用于快速顺序诱导麻醉时。

(2) 与其他神经肌肉阻滞药物一样，已报告罗库溴铵存在残余箭毒化作用。为了预防由于残余箭毒化作用导致的并发症，推荐仅在患者完全从神经肌肉阻滞作用中恢复后再拔管。也应考虑到术后拔管以后其他可能导致残余箭毒化作用的因素(例如，药物相互作用或患者病情)。如果未按照标准临床操作用药，应该考虑使用拮抗剂，尤其是在更易于发生残余箭毒化作用的情况下。

(3) 使用神经肌肉阻滞药物后可能出现过敏反应。应始终针对这种反应采取预防措施。因为神经肌肉阻滞药物之间的交叉过敏反应已有报告，所以，特别是以前对其他神经肌肉阻滞药物有过敏反应的患者，应对其采取特别的预防措施。

(4) 注意可能在注射部位发生瘙痒和红斑和 / 或发生全身类组胺反应。

(5) 在罗库溴铵肌松作用完全恢复的 24 小时内，不主张患者操作有潜在危险的机械或驾车。

【药物相互作用】 以下药物能够影响非去极化肌松药的作用强度和 / 或作用时间。

(1) 增强作用

1）卤化挥发性麻醉剂和乙醚、其他非去极化肌松药。

2）大剂量硫喷妥钠，甲乙炔巴比妥钠，氯胺酮、芬太尼、γ-羟基丁酸钠、依托醚酯及异丙酚等。

3）预先给予琥珀酰胆碱。

4）其他药物：抗生素如氨基糖苷类、林可霉素和多肽类抗生素、酰胺青霉素族抗生素、四环素和大剂量甲硝唑等。利尿药、维生素 B_1、单胺氧化酶抑制剂、奎尼丁、鱼精蛋白、α 受体拮抗剂、镁盐、钙离子阻滞剂和锂盐等。

（2）减弱作用

1）新斯的明、依酚氯胺、溴吡斯的明、氨基吡啶衍生物。

2）长期应用类固醇激素、苯妥英钠或卡马西平。

3）去甲肾上腺素、硫唑嘌呤（仅短暂和有限的作用）、茶碱、氯化钙等。

【剂型和规格】

注射液：① 2.5ml：25mg；② 5ml：50mg。

【贮存】 3～25℃遮光、密封保存。

（三）麻醉辅助药

71. 氯化琥珀胆碱 Suxamethonium Chloride

【药理作用】 本品与烟碱样受体结合后，产生稳定的除极作用，引起骨骼肌松弛。本品进入体内能迅速被血中假性胆碱酯酶水解，其中间代谢物琥珀酰单胆碱肌松作用很弱。本品静脉注射后先引起短暂的肌束震颤，然后出现肌肉松弛作用。肌松作用 60～90 秒起效，维持 10 分钟左右。重复静脉注射或持续滴注可使作用时间延长。大剂量静脉注射时，可致心率减慢，也可出现结性心律和期前收缩等心律失常，组胺释放可出现支气管痉挛或过敏性休克。

本品静脉注射后，即被血液和肝中的丁酰胆碱酯酶（假性胆碱酯酶）水解，成为无肌松作用的代谢物，只有 10%～15% 的药量到达作用部位。约 2% 以原型，其余以代谢物的形式从尿液中排泄。半衰期为 2～4 分钟。

【适应证】 可用于全身麻醉时气管插管和术中维持肌松。

【用法和用量】

（1）气管插管时，成人 1～1.5mg/kg，最高 2mg/kg；小儿 1～2mg/kg，用 0.9% 氯化钠注射液稀释到每 1ml 含 10mg，静脉或深部肌内注射，肌内注射一次不可超过 150mg。

（2）电休克时肌强直：静脉注射 10～30mg，应备有人工通气装备。

（3）维持肌松：一次 150～300mg 溶于 500ml 5%～10% 葡萄糖注射液或

1% 盐酸普鲁卡因注射液混合溶液中静脉滴注。

【禁忌证】

(1) 脑出血、青光眼、视网膜脱离、白内障摘除术、低血浆胆碱酯酶、严重创伤、大面积烧伤、上运动神经元损伤的患者及高钾血症患者禁用。

(2) 患者在清醒状态下禁用。

(3) 已知或怀疑为恶性高热的遗传性易感者禁用。

【不良反应】

(1) 高钾血症：本品引起肌纤维去极化时使细胞内 K^+ 迅速流至细胞外。正常人血钾可上升 0.2～0.5mmol/L；严重烧伤、软组织损伤、腹腔内感染、破伤风、截瘫及偏瘫等，在本品作用下引起异常的大量 K^+ 外流致高钾血症，产生严重室性心律失常甚至心搏骤停。

(2) 心脏作用：本品的拟乙酰胆碱作用可引起心动过缓、结性心律失常和心搏骤停，尤其是重复大剂量给药最易发生。

(3) 眼压升高：本品对眼外肌引起痉挛性收缩以致眼压升高。

(4) 胃内压升高：可引起胃内容物反流误吸。

(5) 恶性高热：多见于本品与氟烷合用的患者，也多发生于小儿。

(6) 术后肌痛：给药后卧床休息者肌痛轻而少。

(7) 可能导致肌张力增强：以胸大肌最为明显，其次是腹肌，严重时波及肱二头肌和股四头肌等。这时不仅机体总的氧耗量加大，而且足以引起胃内压甚至颅内压升高。

【注意事项】

(1) 大剂量时可引起呼吸麻痹，故使用前须先备好人工呼吸设备及其他抢救器材。

(2) 严重肝功能不全、营养不良、晚期癌症、严重贫血、年老体弱、严重电解质紊乱等患者慎用。

(3) 接触有机农药患者，已证明无血浆胆碱酯酶减少或抑制者，方能使用至足量。

(4) 为了解除本品肌松作用引起的短暂纤维颤动，可预先静脉注射小剂量非去极化肌松药。

(5) 出现长时间呼吸停止，必须用人工呼吸，亦可输血，注射干血浆或其他拟胆碱酯酶药，但不可用新斯的明。

(6) 使用抗胆碱酯酶药者慎用。

【药物相互作用】

(1) 本品在碱性溶液中分解，故不宜与硫喷妥钠混合注射。

(2) 下列药物可降低假性胆碱酯酶活性，而增强本品的作用：①抗胆碱酯酶药；②环磷酰胺、氮芥、塞替派等抗肿瘤药；③普鲁卡因等局麻药；④单胺氧化酶抑制药、雌激素等。

（3）与下列药物合用也须谨慎：如吩噻嗪类、普鲁卡因胺、奎尼丁、卡那霉素、多黏菌素B、新霉素等，能增强本品作用。

【剂型和规格】

注射液：① 1ml：50mg；② 2ml：100mg。

【贮存】避光、密闭保存。

72. 维库溴铵 Vecuronium Bromide

【药理作用】本品为中等时效的单季铵甾类非去极化肌松药。结构与泮库溴铵相似，其起效时间仅比阿曲库铵略长，比泮库溴铵及氯化筒箭毒碱短。无组胺释放及解迷走神经作用，适用于心肌缺血等心脏病患者。肌松效能较氯化筒箭毒碱强3倍。

静脉注射后的药动学符合二室开放模型、分布半衰期约4分钟，消除半衰期为30～80分钟。主要经肝脏代谢和排泄，15%～30%经肾排泄。肾衰竭时可通过肝脏消除来代偿。

【适应证】主要作为全麻辅助用药，用于全麻时的气管插管及手术中的肌肉松弛。

【用法和用量】本品仅供静脉注射或静脉滴注使用。

（1）插管剂量：0.08～0.1mg/kg。琥珀酰胆碱行气管插管后所需的首次剂量，本品0.03～0.05mg/kg。如果应用琥珀酰胆碱插管时，应等对患者的临床作用消退后再使用本品。

（2）维持剂量：本品0.02～0.03mg/kg。最好在颤搐高度恢复到对照值的25%时再追加维持剂量。

（3）由于儿童神经肌肉接头的敏感性不同，特别是对4个月以内婴儿，首次剂量0.01～0.02mg/kg即可。如颤搐反应未抑制到90%～95%，可再追加剂量。5个月～1岁的婴幼儿所需剂量与成人相似，但由于作用和恢复时间较成人和儿童长，维持剂量应酌减。

【禁忌证】对维库溴铵或溴离子有过敏史者禁用。

【不良反应】

（1）神经肌肉阻滞作用延长：非去极化阻滞类药物最常见的不良反应是药物的药理作用延长，超过了所需的作用时间。这种作用会有不同的临床表现，从骨骼肌无力到因长时间的深度骨骼肌麻痹而导致呼吸功能不全或呼吸暂停。

（2）过敏反应：非常罕见，但临床已有报道。过敏/类过敏反应如支气管痉挛、心血管改变（例如低血压、心动过速和休克）和皮肤改变（例如血管神经性水肿、荨麻疹）。

【注意事项】

（1）肥胖患者应减少其用量，使用理想体重计算用量。

（2）吸入麻醉药能强化其作用。使用吸入麻醉药时，应减少其用量。

（3）剖宫产和新生儿手术的剂量不应超过0.1mg/kg。

（4）本品可致呼吸肌肉松弛，使用时应给患者机械通气，直至自主呼吸恢复。

（5）肝硬化、胆汁淤积或严重肾功能不全者，本品作用持续时间及恢复时间均延长，应慎用。

（6）与循环时间延长有关的各种情况，例如心血管疾病、高龄、水肿等导致分布容量增大，均可能会使起效时间延长。药物作用的持续时间也可能延长。

（7）用于患有神经肌肉疾病或曾经患有脊髓灰质炎的患者时应极其慎重，因为这些患者对神经肌肉阻滞药的反应可能会发生明显改变。这种变化的幅度及改变方向可能有很大差异。对于患有重症肌无力或肌无力综合征患者，小剂量的本品就可能产生明显效应，因此应该缓慢注射本品直至出现反应为止。

（8）ICU 中重症患者长时间使用维库溴铵，会导致神经肌肉阻滞延长。在持续神经阻滞时，应给予患者适当的镇静和镇痛剂，连续观察神经肌肉阻滞情况，调节本品的用量。

（9）同时接受神经肌肉阻滞药物和皮质类固醇治疗的患者，可能引发肌肉相关病变，应尽可能限制神经肌肉阻滞药物的使用时间。

（10）低温下手术，本品的神经肌肉阻滞效应会有所增加，持续时间延长。

（11）已知烧伤者对非去极化药物具有一定的耐受性，因此建议缓慢滴注药物直至出现反应为止。

（12）可以使本品作用增强的情况有：低钾血症、高镁血症、低钙血症、低蛋白血症、脱水、酸中毒、高碳酸血症以及恶病质。应尽可能纠正电解质失衡及酸碱紊乱。

【药物相互作用】以下药物能够影响非去极化神经肌肉阻断药的作用强度和/或作用时间：

（1）作用增强：①氟烷、乙醚、恩氟烷、异氟烷、甲氧氟烷、环丙烷；大剂量硫喷妥钠、氯胺酮、芬太尼、γ-羟基丁酸、依托醚酯、丙泊酚等麻醉药。②其他非去极化类肌肉松弛药。③琥珀酰胆碱。④氨基糖苷类和多肽类抗生素、四环素、大剂量的甲硝唑。⑤β受体拮抗剂、维生素 B_1、单胺氧化酶抑制剂、奎尼丁、鱼精蛋白、α受体拮抗剂、镁盐、钙通道阻滞剂、锂盐等利尿剂。

(2) 作用减弱：①新斯的明、依酚氯铵、溴吡斯的明、氨基吡啶衍生物。②肾上腺皮质激素药物、苯胺类或卡马西平（长期使用）。③去甲肾上腺素、硫唑嘌呤（仅有短暂、有限的作用）、茶碱、氯化钙。

(3) 作用改变：使用本品后，再给以去极化肌肉松弛药，如琥珀酰胆碱，可能加强或减弱本品的神经肌肉阻滞作用。

【剂型和规格】

注射用无菌粉末：4mg。

【贮存】避光、密闭保存。

（胡 欣 朱愿超）

ER-04章视频

第四章

镇痛、解热、抗炎、抗风湿、抗痛风药

本章包括临床广泛应用的三类药物：镇痛药，解热镇痛、抗炎、抗风湿药和抗痛风药。

（一）镇痛药

镇痛药可防止剧烈疼痛引起的严重生理功能紊乱，在对症治疗中具有重要意义。镇痛药一般可分为阿片类（或麻醉性）镇痛药和非阿片类（或非麻醉性）镇痛药。前者使用后可能有成瘾性，因此开写处方时必须严格遵守国家的相关管理规定的适应证和数量。

本部分包括阿片类镇痛药芬太尼（注射液）、哌替啶（注射液）和吗啡（片剂、缓释片和注射液）以及普瑞巴林（胶囊）。前两者均为人工合成的强效麻醉性镇痛药，通过激动中枢神经系统的阿片受体而产生镇痛作用。

上述药品均应在具备相应处方资质的医师或在专科医师指导下使用。

73. 芬太尼△ Fentanyl

【药理作用】本品为人工合成的强效麻醉性镇痛药。为阿片受体激动药，作用强度为吗啡的 60～80 倍。本品作用迅速，维持时间短；不释放组胺；对心血管功能影响小；能抑制气管插管时的应激反应。虽然本品对呼吸的抑制较弱，但静脉注射过快则也可抑制呼吸。可产生药物依赖 / 成瘾性。本品的呼吸抑制和镇痛作用均可被纳洛酮拮抗。

静脉注射 1 分钟即起效，4 分钟达高峰，维持 30～60 分钟。肌内注射后约 7～8 分钟发生镇痛作用，可维持 1～2 小时。肌内注射生物利用度为 67%，蛋白结合率为 80%，半衰期约 3.7 小时。主要在肝代谢，代谢产物与约 10% 的原型药由肾脏排出。

【适应证】适用于麻醉前、中、后的镇静与镇痛，是目前复合全麻中常用的药物。还用于胰腺癌、宫颈癌、安宁疗护等的止痛治疗。

【用法和用量】

（1）麻醉前给药：0.05～0.1mg，于手术前30～60分钟肌内注射。

（2）诱导麻醉：静脉注射0.05～0.1mg，间隔2～3分钟重复注射，直至达到要求；危重患者、年幼及年老患者的用量减小至0.025～0.05mg。

（3）维持麻醉：当患者出现苏醒状时，静脉注射或肌内注射0.025～0.05mg。

（4）一般镇痛及术后镇痛：肌内注射0.05～0.1mg。可控制手术后疼痛、烦躁和呼吸急迫，必要时可于1～2小时后重复给药。硬膜外间隙注入镇痛，一般4～10分钟起效，20分钟脑脊液浓度达到峰值，作用持续3～6小时。

【禁忌证】

（1）支气管哮喘、呼吸抑制、呼吸道梗阻，对本品特别敏感的患者以及重症肌无力患者禁用。

（2）禁止与单胺氧化酶抑制剂（如苯乙肼、帕吉林等）合用。

【不良反应】

（1）一般不良反应为眩晕、视物模糊、恶心、呕吐、低血压、胆道括约肌痉挛、喉痉挛及出汗等，偶有肌肉抽搐。

（2）严重不良反应为呼吸抑制、窒息、肌肉僵直及心动过缓，如不及时治疗，可发生呼吸停止、循环抑制及心搏骤停等。

（3）本品有成瘾性，但较哌替啶轻。

【注意事项】

（1）本品为国家特殊管理的麻醉药品，必须严格按相关规定管理。

（2）本品务必在单胺氧化酶抑制药（如呋喃唑酮、丙卡巴肼）停用14日以上方可给药，而且应先试用小剂量（1/4常用量），否则会发生难以预料的、严重的并发症，临床表现为多汗、肌肉僵直、血压先升高后剧降、呼吸抑制、发绀、昏迷、高热、惊厥，终致循环虚脱而死亡。

（3）心律失常，肝、肾功能不全，慢性梗阻性肺部疾病，呼吸储备力降低及脑外伤昏迷，颅内压增高，脑肿瘤等易陷入呼吸抑制的患者慎用。

（4）本品药液有一定的刺激性，不得误入气管、支气管，也不得涂敷于皮肤和黏膜。

（5）硬膜外注入本品镇痛时，一般4～10分钟起效，20分钟脑脊液的药物浓度达到峰值，同时可有全身瘙痒，作用时效3.3～6.7小时，而且仍有呼吸频率减慢和潮气量减小的可能，处理应及时。

（6）本品绝非静脉全麻药，虽然大量快速静脉注射能使神志消失，但患者的应激反应依然存在，常伴有术中知晓。

(7) 快速推注本品可引起胸壁、腹壁肌肉僵硬而影响通气。

(8) 运动员慎用。

(9) 妊娠期及哺乳期妇女慎用。如安全条件不具备，2 岁以下婴儿不应使用。对于老年用药，未进行该项实验且无可靠参考文献。

【药物相互作用】

(1) 本品与哌替啶因化学结构有相似之处，两药可有交叉过敏。

(2) 本品与中枢抑制药，如催眠镇静药（巴比妥类、地西泮等）、抗精神病药（如吩噻嗪类）、其他麻醉性镇痛药以及全麻药等有协同作用，合用时应慎重并适当调整剂量。

(3) 本品与 80% 氧化亚氮合用，可诱发心率减慢、心肌收缩减弱、心排血量减少，左室功能欠佳者尤其明显。

(4) 肌松药的用量可因本品的使用而相应减少，肌松药能解除本品的肌肉僵直，偶有呼吸暂停，持续的时间又长，应识别这是中枢性的（系本品使用所致），还是外周性的（由于肌松药作用于神经 - 肌肉接头处 N_2 受体）。

(5) 中枢抑制剂如巴比妥类、安定药、麻醉剂，有加强本品的作用，如联合应用，本品的剂量应减少 1/4～1/3。

【剂型和规格】

注射液：2ml：0.1mg。

【贮存】 避光，密闭保存。

74. 哌替啶△　Pethidine

【药理作用】 本品为人工合成的强效麻醉性镇痛药。为阿片受体激动药。其作用类似吗啡。效力为吗啡的 1/10～1/8，与吗啡在等效剂量下可产生同样的镇痛、镇静及呼吸抑制作用。但后者维持时间较短，无吗啡镇咳作用。与吗啡相似，本品为中枢神经系统的 μ 及 κ 受体激动剂而产生镇痛、镇静作用。肌内注射后 10 分钟出现镇痛作用，持续 2～4 小时。能短时间提高胃肠道括约肌及平滑肌的张力，减少胃肠蠕动，但引起便秘及尿潴留发生率低于吗啡。对胆道括约肌的兴奋作用使胆道压力升高，但亦较吗啡弱。本品有轻微的阿托品样作用，可引起心搏过速。

本品口服或注射给药均可吸收，口服时约有 50% 首先经肝脏代谢，故血药浓度较低。常用的肌内注射发挥作用较快，10 分钟出现镇痛作用，持续时间 2～4 小时，血药浓度达峰时间 1～2 小时，可出现两个峰值。蛋白结合率 40%～60%。主要经肝脏代谢成哌替啶酸、去甲哌替啶和去甲哌替啶酸水解物，然后与葡糖醛酸形成结合型或游离型经肾脏排出，尿液 pH 降低时，随尿排出的原型药和去甲基衍生物有明显增加。半衰期约 3～4 小时，肝功能不全时延长至7小时以上。本品可通过胎盘屏障，少量经乳汁排出。

【适应证】

(1) 适用于各种剧痛，如创伤性疼痛、手术后疼痛、肾和输尿管结石、骨折、宫缩乏力、安宁疗护、麻醉前用药，或局麻与静吸复合麻醉辅助用药等。对内脏绞痛应与阿托品配伍应用。用于分娩止痛时，须监护本品对新生儿的抑制呼吸作用。

(2) 麻醉前给药、人工冬眠时，常与氯丙嗪、异丙嗪组成人工冬眠合剂应用。

(3) 用于心源性哮喘，有利于肺水肿的消除。

(4) 慢性重度疼痛的晚期癌症患者不宜长期使用本品。

(5) 用于宫缩乏力，缓解产妇紧张情绪，协调宫缩。

【用法和用量】

(1) 镇痛：①成人，肌内注射，一次25～100mg，一日100～400mg；极量，一次150mg，一日600mg；②成人，静脉注射，一次量以0.3mg/kg为限。

(2) 分娩镇痛：镇痛开始时肌内注射，25～50mg，可每4～6小时按需重复。极量，一次量以50～100mg为限。

(3) 麻醉前用药：麻醉前30～60分钟肌内注射，1.0～2.0mg/kg。麻醉维持中，按1.2mg/kg计算60～90分钟用药总用量，配成稀释液，成人一般每分钟静脉滴注1mg；儿童滴速相应减慢。

(4) 手术后镇痛：硬膜外间隙注药，24小时总用量以2.1～2.5mg/kg为限。

(5) 晚期癌症患者解除中重度疼痛：因个体化给药，剂量可比常规量大，应逐渐增加剂量，直至疼痛满意缓解，但不提倡使用。

(6) 宫缩乏力：潜伏期使用，100mg肌内注射，4小时后阴道检查，了解宫口扩张情况。使用前应行电子胎心监护，必要时提前人工破膜，了解羊水性状。

【禁忌证】

(1) 室上性心动过速、颅脑损伤、颅内占位性病变、慢性阻塞性肺疾病、支气管哮喘、严重肺功能不全等患者禁用。

(2) 严禁与单胺氧化酶抑制药合用。

【不良反应】

(1) 本品的耐受性和成瘾性程度介于吗啡与可待因之间，一般不应连续使用。

(2) 治疗剂量时可出现轻度的眩晕、出汗、口干、恶心、呕吐、心动过速及直立性低血压等。

【注意事项】

(1) 本品为国家特殊管理的麻醉药品，必须严格按相关规定管理。

(2) 未明确诊断的疼痛，尽可能不用本品。以免掩盖病情贻误诊治。

(3) 肝功能损伤、甲状腺功能不全者慎用。

(4) 静脉注射后可出现外周血管扩张，血压下降，尤其与吩噻嗪类药物（如氯丙嗪等）以及中枢抑制药并用时。

(5) 本品务必在单胺氧化酶抑制药（如呋喃唑酮、丙卡巴肼等）停用14日以上方可给药，而且应先试用小剂量（1/4常用量），否则会发生难以预料的、严重的并发症，临床表现为多汗、肌肉僵直、血压先升高后剧降、呼吸抑制、发绀、昏迷、高热、惊厥，终致循环虚脱而死亡。

(6) 注意勿将药液注射到外周神经干附近，否则产生局麻或神经阻滞。

(7) 不宜用于患者自控镇痛（PCA），特别不能做皮下PCA。

(8) 运动员慎用。

【药物相互作用】

(1) 本品与芬太尼的化学结构有相似之处，两药可有交叉过敏。

(2) 本品能促进双香豆素、茚满二酮等抗凝药物的疗效，并用时后者应按凝血酶原时间而酌减用量。

(3) 注射液不能与氨茶碱、巴比妥类药钠盐、肝素钠、碘化物、碳酸氢钠、苯妥英钠、磺胺嘧啶、磺胺甲噁唑、甲氧西林配伍，否则发生混浊。

【剂型和规格】

注射液：① 1ml：50mg；② 2ml：100mg。

【贮存】避光、密闭保存。

75. 吗啡△ Morphine

【药理作用】本品为阿片受体激动剂，有强大的镇痛作用，同时也有明显的镇静作用及镇咳作用（因其可致成瘾而不用于临床）。能够抑制呼吸中枢，使其对二氧化碳张力的反应性降低，过量可致呼吸衰竭而死亡，本品兴奋平滑肌，增加肠道平滑肌张力引起便秘，并使胆道、输尿管、支气管平滑肌张力增加。

本品起效时间因给药途径而不同：静脉注射即刻，肌内注射1～5分钟，口服60分钟，椎管内给药15～60分钟。吸收后迅速分布至肺、肝、脾、肾等各组织。成人中仅有少量吗啡透过血脑屏障，但已能产生高效的镇痛作用。可通过胎盘到达胎儿体内。主要在肝脏代谢，经肾脏排泄，少量经胆汁和乳腺排出。

【适应证】本品是治疗重度癌痛的代表性药物。

(1) 适用于其他镇痛药无效的急性剧痛，如严重创伤、战伤、烧伤、晚期癌症、血友病、脑出血、骨折等疼痛。

（2）应用于急性左心衰竭、心肌梗死，可使患者镇静，并减轻心脏负担。

（3）应用于心源性哮喘可使肺水肿症状暂时有所缓解。

（4）麻醉和手术前给药可保持患者宁静进入嗜睡。

【用法和用量】

（1）皮下注射：成人常用量，一次 5～15mg，一日 10～40mg；极量，一次 20mg，一日 60mg。

（2）静脉注射：成人镇痛时常用量 5～10mg；用作静脉全麻不得超过 1mg/kg，不够时加用作用时效短的本类镇痛药，以免苏醒延迟，术后发生血压下降和长时间呼吸抑制。

（3）手术后镇痛注入硬膜外间隙，成人自腰脊部位注入，一次极量 5mg，胸脊部位应减为 2～3mg。按一定的间隔可重复给药多次。注入蛛网膜下腔，一次 0.1～0.3mg。原则上不再重复给药。

（4）对于重度癌痛患者，首次剂量范围较大，每日 3～6 次，以预防癌痛发生及充分缓解癌痛。

（5）口服：缓释片必须整片吞服，不可掰开、碾碎或咀嚼。成人每隔 12 小时按时服用 1 次，用量应根据疼痛的严重程度、年龄及服用镇痛药史决定用药剂量，个体间可存在较大差异。最初应用本品者，宜从每 12 小时服用 10mg（10mg 规格 1 片）或 20mg（10mg 规格 2 片）开始，根据镇痛效果调整剂量，以及随时增加剂量，达到缓解疼痛的目的。

【禁忌证】对吗啡过敏者、呼吸抑制已显示发绀、颅内压增高和颅脑损伤、支气管哮喘、肺源性心脏病代偿失调、甲状腺功能减退、皮质功能不全、前列腺肥大、排尿困难及严重肝功能不全、休克尚未纠正控制前、麻痹性肠梗阻等情况禁用。本品通过胎盘屏障到达胎儿体内，少量经乳汁排出，故禁用于婴儿、妊娠期及哺乳期妇女。本品能对抗缩宫素对子宫的兴奋作用而延长产程，禁用于临盆产妇。

【不良反应】连用 3～5 日即产生耐药性，1 周以上可成瘾，但对于中重度癌痛患者，如果治疗适当，少见依赖及成瘾现象。按组织系统根据发生率（常见或不常见）列出可能发生的不良反应。常见不良反应的发生率≥1%，不常见的不良反应发生率＜1%。

（1）胃肠道：常见腹痛、食欲减退、便秘、口干、消化不良、恶心、呕吐；不常见肝脏酶升高、胆部疼痛、胃肠功能紊乱、肠梗阻、味觉反常。

（2）中枢神经系统：常见神经衰弱、思维混乱、头痛、失眠、肌肉不自主收缩、嗜睡、思维异常；不常见兴奋、烦躁不安、欣快、幻觉、不适、情绪改变、感觉异常、呼吸抑制、癫痫发作、眩晕、视觉异常、戒断综合征。

（3）泌尿生殖系统：不常见绝经、性欲减退、阳痿、尿潴留。

(4) 心血管系统：不常见低血压、昏厥。

(5) 代谢和营养性疾病：不常见外周性水肿、肺水肿。

(6) 呼吸系统：常见支气管痉挛、咳嗽减少。

(7) 皮肤：常见皮疹；不常见荨麻疹。

(8) 全身症状：常见寒战、瘙痒、出汗；不常见变态反应、过敏或中毒反应、药物依赖、面部潮红、张力亢进、瞳孔缩小、耐受。

【注意事项】

(1) 本品为国家特殊管理的麻醉药品，务必严格遵守国家对麻醉药品的管理条例。

(2) 根据 WHO《癌症疼痛三阶梯止痛治疗指导原则》中关于癌症疼痛治疗用药个体化的规定，对癌症患者镇痛使用吗啡应由医师根据病情需要和耐受情况决定剂量。

(3) 必须慎用于下列情况：①有药物滥用史；②颅内压升高；③低血容量性低血压；④胆道疾病；⑤胰腺炎；⑥严重肾衰竭；⑦严重慢性阻塞性疾病；⑧呼吸抑制。

(4) 未明确诊断的疼痛，尽可能不用本品，以免掩盖病情，贻误诊断。

(5) 可干扰对脑脊液压升高的病因诊断，这是因为本品使二氧化碳滞留，脑血管扩张的结果。

(6) 能促使胆道括约肌收缩，引起胆管系的内压上升；可使血浆淀粉酶和脂肪酶均升高。

(7) 对血清碱性磷酸酶、谷丙转氨酶、谷草转氨酶、胆红素、乳酸脱氢酶等测定有一定影响，故应在本品停药 24 小时以上方可进行以上项目测定，以防可能出现假阳性。

(8) 对有癫痫病史的患者，吗啡可降低癫痫发作的阈值。

(9) 吗啡可削弱驾驶和操作机械的能力。

(10) 缓释片必须整片吞服，不要掰开、咀嚼或碾碎，否则会导致潜在性致死剂量的吗啡快速释放和吸收。

(11) 不经胃肠途径滥用口服药物有可能导致严重的不良反应，甚至致死。

(12) 长期使用患者会产生对药物的耐受性并需要逐渐提高服用剂量以控制疼痛。长期使用该产品可导致生理依赖性，而且当治疗突然停止时就会发生戒断综合征。当患者不再需要吗啡治疗时，最好逐渐减小用药剂量以防止戒断综合征的发生。

(13) 与其他强阿片激动剂一样，吗啡有滥用可能。吗啡可能被患有隐性或显性成瘾性的人寻求和滥用。在经过适当治疗的疼痛患者中，极少有对阿片类止痛剂产生心理依赖性的报道。然而，没有资料可用来确证慢性疼痛患者产生真实的心理依赖的发生率。有酒精和药物滥用史的患者使用本品要特别注意。

（14）运动员慎用。

（15）本品对于老年人慎用。

（16）因本品对平滑肌的兴奋作用较强，故不能单独用于内脏绞痛（如胆、肾绞痛等），而应与阿托品等有效的解痉药合用。

【药物相互作用】

（1）与吩噻嗪类、镇静催眠药、单胺氧化酶抑制剂、三环抗抑郁药、抗组胺药等合用，可加剧及延长吗啡的抑制作用。不能与单胺氧化酶抑制剂合用或在使用其治疗两周之内使用。

（2）可增强香豆素类药物的抗凝血作用。

（3）与西咪替丁合用，可能引起呼吸暂停、精神错乱、肌肉抽搐等。

【剂型和规格】

片剂、缓释片、注射液：规格暂以国家药品管理部门批准的规格为准。

【贮存】避光，密闭保存。

76. 普瑞巴林　Pregabalin

【药理作用】普瑞巴林具有抗癫痫、镇痛和抗焦虑活性。虽然普瑞巴林是抑制性 γ- 氨基丁酸（GABA）的结构衍生物，但不直接与 $GABA_A$、$GABA_B$ 或苯二氮䓬类受体结合，对 GBAB 摄取或降解无急性作用；不阻滞钠通道，对阿片类受体无活性，不改变环加氧酶活性，对多巴胺及 5- 羟色胺受体无活性，不抑制多巴胺、5- 羟色胺或去甲肾上腺素的再摄取。

单剂或多剂给药后 1 小时内达血药峰浓度，口服生物利用度≥90%，且与剂量无关。多剂给药后，24～48 小时内达稳态。本品口服给药后表观分布容积大约是 0.56L/kg，不与血浆蛋白结合。在人体内约 98% 以原型在尿中回收；其主要代谢产物 *N*- 甲基化衍生物在尿中占给药剂量的 0.9%。本品主要从体循环清除，以原型药物形式经肾脏排泄。平均清除半衰期为 6.3 小时。

【适应证】用于治疗带状疱疹后神经痛。

【用法和用量】本品可与食物同时服用，也可单独服用。

（1）肾功能正常患者（肌酐清除率≥60ml/min 的患者）：本品推荐剂量为每次 75mg 或 150mg，每日 2 次；或者每次 50mg 或 100mg，每日 3 次。起始剂量可为每次 75mg，每日 2 次；或者每次 50mg，每日 3 次。可在一周内根据疗效及耐受性增加至每次 150mg，每日 2 次。服用本品每日 300mg，2～4 周后疼痛未得到充分缓解的患者，如可耐受本品，可增至每次 300mg，每日 2 次，或每次 200mg，每日 3 次（每日 600mg）。如需停用普瑞巴林，建议至少用 1 周时间逐渐减停。

（2）肾功能损伤患者：对正在接受血液透析治疗的患者，应根据患者的肾功能来调整普瑞巴林的日剂量。除调整日剂量外，每进行 4 小时的血液透析治疗，应立即给予一次补充剂量的普瑞巴林（表 4-1）。

表 4-1　根据肾功能调整普瑞巴林剂量

肌酐清除率（Cl）/（ml/min）	普瑞巴林每日总剂量/（mg/d）*				给药方案
≥60	150	300	450	600	每日 2 次或每日 3 次
29～60	75	150	225	300	每日 2 次或每日 3 次
15～30	25～50	75	100～150	150	每日 1 次或每日 2 次
<15	25	25～50	50～75	75	每日 1 次
血液透析后的补充剂量（mg）†					
按 25mg 每日 1 次服药患者：单次补充剂量为 25mg 或 50mg					
按 25～50mg 每日 1 次服药患者：单次补充剂量为 50mg 或 75mg					
按 50～75mg 每日 1 次服药患者：单次补充剂量为 75mg 或 100mg					
按 75mg 每日 1 次服药患者：单次补充剂量为 100mg 或 150mg					

注：* 每日总剂量（mg/d）除以每日服药次数，得到每次服药剂量（mg/ 次）。

† 补充剂量是单次额外给药。

（3）肝功能损伤患者用药：无须调整用药剂量。

（4）老年患者（65 岁以上）可能由于肾功能减退需要减量。

（5）年龄小于 12 岁的儿童和青少年（12～17 岁）不推荐使用本品。

（6）本品尚不清楚是否经母乳分泌，不建议用药期间哺乳。妊娠期间不应服用本品。

【禁忌证】对本品所含活性成分或任何辅料过敏者禁用。

【不良反应】最常见不良反应：全身系统方面（感染、头痛、疼痛、意外损伤、流感样综合征、面部水肿）、消化系统（口干、便秘、胃肠胀气、呕吐）、代谢和营养异常（外周水肿、体重增加）、骨骼肌肉系统（肌无力）、神经系统（头晕、嗜睡、共济失调、步态异常、意识模糊、思维异常、运动失调、遗忘、言语障碍）、呼吸系统（支气管炎）、特殊感觉（视物模糊、复视、视觉异常、眼部不适）、泌尿生殖系统（尿失禁）。

【注意事项】

（1）血管性水肿：既往发生过血管性水肿的患者服用本品时应注意相关

症状。此外，同时服用其他引起血管性水肿的药物时［如血管紧张素转换酶抑制剂（ACEI）］，血管性水肿的发生风险可能增加。如患者出现这些血管性水肿症状］面、口（舌、唇和牙龈）及颈部（咽和喉）肿胀］应立即停用本品。

（2）超敏反应：如患者出现超敏反应（皮肤发红、水疱、荨麻疹、皮疹、呼吸困难及喘息）立即停用本品。

（3）停用抗癫痫药（AED）：普瑞巴林应至少用1周时间逐渐减停，从而使癫痫患者发作频率增加的风险最小化。

（4）外周水肿：由于噻唑烷二酮类抗糖尿病药可引起体重增加和/或液体潴留，可能加重或导致心力衰竭，普瑞巴林与该类药物合用时应关注病情变化。纽约心脏病学会（NYHA）心功能Ⅲ级或Ⅳ级的充血性心力衰竭患者应谨慎使用本品。

（5）头晕和嗜睡：本品相关的头晕及嗜睡可能影响驾驶或操作机械等能力。

（6）眼科影响：患者服药期间如果出现视觉改变，应通知医生。如果视觉失调持续存在，应考虑进一步评估。已经定期进行眼科检查的患者应增加检查频率。

（7）肌酸激酶升高：患者服药期间如出现难以解释的肌肉疼痛、触痛或无力，特别是这些肌肉症状伴有全身不适或发热时，应迅速报告。如疑似或确诊为肌病或肌酸激酶显著升高时，应停用本品。

（8）血小板计数减少：服用普瑞巴林后可出现血小板计数减少。

（9）P-R间期延长：服用普瑞巴林后可出现P-R间期延长。

（10）自杀行为和想法：接受抗癫痫药（AED）治疗期间，应监测患者是否出现抑郁、自杀想法和/或情绪或行为的任何异常变化或症状恶化。

【药物相互作用】 普瑞巴林可能加强乙醇及劳拉西泮的作用。在临床对照研究中，当多剂口服普瑞巴林与羟考酮、劳拉西泮或乙醇合用时，未对患者的呼吸造成有临床意义的影响。上市后有普瑞巴林和中枢性抗抑郁药合用引起呼吸衰竭及昏迷的报告。普瑞巴林可增强羟考酮所致的认知功能障碍和总体运动功能障碍。

【剂型和规格】

胶囊：① 75mg；② 150mg。

【贮存】 密封保存。

（二）解热镇痛、抗炎、抗风湿药

解热镇痛抗炎类药物又名非甾体抗炎药（non-steroidal anti-inflammatory drugs，NSAIDs），具有抗炎、解热、镇痛作用。NSAIDs主要是通过抑制环氧酶（COX）而减少前列腺素类的生成作用，因为前列腺素类是引起发热、炎症和疼痛的重要递质。应用药物后，各类前列腺素的合成减少，继而减少了炎症组织痛觉神经冲动的形成和抑制炎性反应，包括抑制白细胞的趋化性及溶酶体酶的释放等。本品作用于下丘脑体温调节中枢，引起外周血管扩张和出汗，使散热增加，从而产生退热作用。这种中枢性退热作用也可能与下丘脑的前列腺素合成受到抑制有关。因此本类药物可以改善上述临床症状，但其作用机制与中枢性镇痛药的镇痛和肾上腺皮质激素的抗炎作用的作用机制有所不同。

此外，NSAIDs 尚有可因减少前列腺素的生成而抑制血小板聚集的功能和降低胃黏膜不受损伤的保护功能。前者有利于防止血栓的形成而可使其用于心肌梗死的预防；但后者则成为引起 NSAIDs 的主要不良反应消化性溃疡的原因。

NSAIDs 根据其化学结构可分为很多类，它们具有共同的作用和不良反应，但也具有各自的特点。本部分包括重要类别的代表药物对乙酰氨基酚、阿司匹林、布洛芬、双氯芬酸钠、吲哚美辛、羟氯喹、来氟米特、美沙拉秦（嗪）和青霉胺。

临床上本类药物主要用于治疗发热和炎症性疼痛。长期应用时应特别注意其胃肠不良反应。

77. 对乙酰氨基酚 Paracetamol

【药理作用】 本品具有良好的解热、镇痛作用；几无抗炎作用。其镇痛作用机制可能与抑制中枢神经系统和外周的前列腺素的合成有关；其解热作用机制可能与下丘脑的前列腺素合成受到抑制而影响下丘脑体温调节中枢有关。本品与阿司匹林相比，解热作用相似但较持久，镇痛作用较弱，较低剂量时对风湿性疼痛无效。

本品口服后 0.5～2 小时血药浓度达峰值。本品 90%～95% 在肝脏代谢，主要代谢产物为葡糖醛酸及硫酸结合物。主要以与葡糖醛酸结合的形式从肾排泄，24 小时内约有 3% 以原型随尿排出。消除半衰期为 1～3 小时，肾功能不全时半衰期不受影响，但在肝功能不全患者及新生儿、老年人中其半衰期有所延长；而在儿童中则有所缩短。本品能通过乳汁分泌。

【适应证】

（1）用于缓解轻至中度疼痛，如头痛、偏头痛、牙痛、肌肉扭伤、肩关节周围炎、肱骨外上髁炎、骨折、踝关节扭伤、股骨头缺血性坏死、骨性关节炎、髌骨软骨软化症、颈椎病、腰椎间盘突出症、神经痛及痛经等。

（2）可用于退热，如急性上呼吸道病毒感染、流行性感冒、急性化脓性扁桃体炎、急性气管支气管等。

【用法和用量】口服。

（1）成人：一次0.3～0.6g，根据需要一日3～4次，一日用量不宜超过2g。用于退热时疗程通常不超过3日。用于镇痛治疗时疗程不宜超过10日。

（2）儿童：按体重一次10～15mg/kg，每4～6小时1次；12岁以下儿童每24小时不超过5次剂量，退热疗程不超过3日。本品不宜长期服用。

【禁忌证】

（1）对本品过敏者禁用。

（2）严重肝、肾功能不全患者禁用。

（3）酒精中毒者禁用。

（4）当本品性状发生改变时禁用。

【不良反应】常规剂量下，对乙酰氨基酚的不良反应很少，偶尔可引起恶心、呕吐、出汗、腹痛、皮肤苍白等，少数病例可发生过敏性皮炎（皮疹、皮肤瘙痒等）、粒细胞缺乏、血小板减少、高铁血红蛋白血症、贫血、肝功能损害、肾功能损害等，很少引起胃肠道出血。长期或一次大量长期用药会导致肝、肾功能异常。

【注意事项】

（1）3岁以下儿童因肝、肾功能发育不全，应避免使用。

（2）缓释片应整片服用，不得碾碎或溶解后服用。

（3）本品为对症治疗药，用于解热连续使用不得超过3日，用于止痛不得超过5日，症状未缓解请咨询医师或药师。

（4）对阿司匹林过敏者慎用。

（5）不能同时服用其他解热镇痛药的药品（如某些复方抗感冒药）。

（6）肝、肾功能不全者慎用。

（7）妊娠期及哺乳期妇女慎用。

（8）服用本品期间不得饮酒或含有酒精的饮料。

（9）过敏体质者慎用。

（10）请将本品放在儿童不能接触的地方。

（11）如正在使用其他药品，使用本品前请咨询医师或药师。

【药物相互作用】

（1）不应与巴比妥类、苯妥英钠、卡马西平及氯霉素同服。

（2）与抗凝血药合用，可增强抗凝血作用，故需调整抗凝血药的用量。

（3）长期嗜酒者过量应用本品导致的肝毒性更大，可能使乙醇诱导细胞色素P4502E1（CYP2E1）代谢，导致本品产生更多的毒性代谢产物。

（4）本品长期大量与阿司匹林、其他水杨酸盐类药或其他非甾体类抗炎药合用，可明显增加对肾脏的毒性。

(5) 与抗病毒药齐多夫定合用时，有增加其毒性，应避免同时应用。

【剂型和规格】

(1) 片剂：0.5g。

(2) 颗粒剂：0.1g。

(3) 口服溶液剂：100ml：2.4g。

(4) 干混悬剂、混悬液：规格暂以国家药品管理部门批准的规格为准。

【贮存】避光、密闭保存。

78. 阿司匹林 Aspirin

【药理作用】

(1) 抑制血小板聚集的作用：通过抑制血小板的环氧酶，使由环氧酶催化而产生的血栓素 A_2（TXA_2）生成减少，TXA_2 在体内能加速血小板聚集，小剂量阿司匹林以抑制 TXA_2 为主，所以具有较强的抑制血小板聚集、抗血栓形成的作用。阿司匹林在大剂量使用时还具有抑制前列腺素（PGI_2）的生成、促进血小板的聚集和血栓形成的作用。

(2) 抗炎、抗风湿作用：作用于炎症组织，通过抑制前列腺素或其他能引起炎性反应的物质（如组胺）的合成，稳定溶酶体膜、抑制溶酶体酶的释放而起抗炎作用。

(3) 解热作用：能降低发热患者的体温，对正常的体温几无影响，通过抑制体温中枢的前列腺素的合成与释放，增强散热过程（如体表血管扩张、出汗增强）而产生解热作用。

(4) 镇痛作用：主要是通过抑制前列腺素及其他能使痛觉对机械性或化学性刺激敏感的物质（如缓激肽、组胺）的合成，属于外周性镇痛药。

本品在小肠上部可吸收大部分，但肠溶片剂吸收慢。蛋白结合率低，水解后的水杨酸盐蛋白结合率为65%～90%。血药浓度高时蛋白结合率相应地降低。肾功能不全及妊娠时蛋白结合率也低。半衰期为15～20分钟；一般临床剂量达血药浓度5.4～9mg/L时，即能抑制血小板聚集，如每日服用180mg就能使血小板 TXA_2 合成酶99%受到抑制。水杨酸盐的半衰期长短取决于剂量的大小和尿pH，一次服小剂量时约为2～3小时。

本品在胃肠道、肝及血液内大部分很快水解为水杨酸盐，然后在肝脏代谢。代谢物主要为水杨尿酸（salicyluric acid）及葡糖醛酸结合物，小部分氧化为龙胆酸（gentisic acid）。一次服药后1～2小时达血药峰值。本品以结合的代谢物和游离的水杨酸从肾脏排泄。

【适应证】

(1) 用于抗血栓，预防短暂性脑缺血发作、脑梗死、心房颤动、人工心脏瓣膜、动静脉瘘或其他手术后的血栓形成。

（2）用于治疗不稳定型心绞痛、稳定性冠心病、急性冠状动脉综合征。

（3）用于解热、镇痛，治疗风湿症、偏头痛、风湿热、系统性硬化症、抗磷脂综合征、急性鼻炎、流行性感冒等。

【用法和用量】口服。

（1）成人：①解热、镇痛，一次 0.3～0.6g，一日 3 次，必要时每 4 小时 1 次。②抗风湿，一日 3～4g，分 4 次口服。③抑制血小板聚集则应用小剂量，如每日 75～150mg，一日 1 次；在急性心肌梗死、冠状动脉内药物洗脱支架置入术后，一个月内，建议一次 300mg，一日 1 次。肠溶片不可掰开或嚼服。急性冠状动脉综合征急诊经皮冠状动脉介入治疗（percutaneous coronary intervention，PCI）手术前，顿服 300mg，应使用非肠溶片或嚼服肠溶片。

（2）儿童：①解热、镇痛，每日 1.5g/m^2，分 4～6 次口服；或每次 5～10mg/kg，或每次 60mg，必要时 4～6 小时 1 次。②用于儿童皮肤黏膜淋巴结综合征（川崎病），开始每日 80～100mg/kg，分 3～4 次服；退热 2～3 日后改为每日 30mg/kg，分 3～4 次服，连服 2 个月或更久；血小板增多、血液呈高凝状态期间，每日 5～10mg/kg，1 次顿服。

【禁忌证】

（1）对本品过敏者禁用。

（2）活动性溃疡病或其他原因引起的消化道出血患者；血友病或血小板减少症者；有阿司匹林或其他非甾体抗炎药过敏史者，尤其是出现哮喘、神经血管性水肿或休克者禁用。

【不良反应】

（1）常见的有恶心、呕吐、上腹部不适或疼痛等胃肠道反应，停药后多可消失。长期或大剂量服用可能有胃肠道出血或溃疡。

（2）过敏反应：出现于 0.2% 的患者中，表现为哮喘、荨麻疹、血管神经性水肿或休克。多为易感者，服药后迅速出现呼吸困难，严重者可致死亡，称为阿司匹林哮喘。有的可产生阿司匹林过敏、哮喘和鼻息肉三联征，往往与遗传和环境因素有关。

【注意事项】

（1）交叉过敏反应：对本品过敏时也可能对另一种水杨酸类药或另一种非水杨酸类的非甾体抗炎药过敏，但非绝对。必须警惕交叉过敏的可能性。

（2）对诊断的干扰：①长期每日用量超过 2.4g 时，硫酸铜尿糖试验可出现假阳性，葡萄糖酶尿糖试验可出现假阴性；②可干扰尿酮体试验；③当血药浓度超过 130μg/ml 时，用比色法测定血尿酸可得假性高值，但用尿酸酶法则不受影响；④用荧光法测定尿 5- 羟吲哚醋酸（5-HIAA）时可受本品干扰；⑤由于本品抑制血小板聚集，可使出血时间延长，剂量小到40mg/d也会影响血小板功能，但是临床上尚未见小剂量（<150mg/d）引起出血的报道；⑥肝功能试验，当血药浓度>250μg/ml时，转氨酶及血清碱性磷酸酶可有异常改变，剂量减少时可恢复正常；⑦大剂量应用，尤其是血药浓度>300μg/ml时凝血酶原时间可延长；⑧大剂量应用本品时，用放射免疫法测定血清甲状腺素（T_4）及三碘甲状腺原氨酸（T_3）可得较低结果。

（3）有下列情况应慎用：①有哮喘及其他过敏性反应时；②葡萄糖-6-磷酸脱氢酶缺陷者（本品偶见引起溶血性贫血）；③痛风（本品可影响其他排尿酸药的作用，小剂量时可能引起尿酸滞留）；④肝功能减退时可加重肝脏毒性反应，加重出血倾向，肝功能不全和肝硬化患者易出现肾脏不良反应；⑤心功能不全或高血压，大量用药时可能引起心力衰竭或肺水肿；⑥肾功能不全时有加重肾脏毒性的危险；⑦血小板减少者。

【药物相互作用】

（1）与任何可引起低凝血酶原血症、血小板减少、血小板聚集功能降低或胃肠道溃疡出血的药物同用时，可有加重凝血障碍及引起出血的危险。

（2）与抗凝药（双香豆素、肝素等）、溶栓药（链激酶、尿激酶）同用，可增加出血的危险。

（3）肾上腺皮质激素类药物可增加水杨酸盐的排泄，同用时为了维持本品的血药浓度，必要时应增加本品的剂量。

（4）可加强和加速胰岛素或口服降糖药物的降糖效果。

（5）与甲氨蝶呤（MTX）同用时，可减少甲氨蝶呤与蛋白的结合，减少其从肾脏的排泄，使血药浓度升高而增加毒性反应。

（6）丙磺舒或磺吡酮的排尿酸作用，可因同时应用本品而降低；当水杨酸盐的血药浓度50μg/ml时即明显降低，100～150μg/ml时更甚。此外，丙磺舒可降低水杨酸盐自肾脏的清除率，从而使后者的血药浓度升高。

【剂型和规格】

（1）片剂：① 0.3g；② 0.5g。

（2）肠溶片：0.3g。

【贮存】避光、密闭保存。

79. 布洛芬　Ibuprofen

【药理作用】本品具有镇痛、抗炎、解热作用。其作用机制是抑制环氧酶而减少前列腺素的合成。

本品口服易吸收，与食物同服时吸收减慢，但吸收量不减少。与含铝和镁的抗酸药同服不影响吸收。蛋白结合率为99%。服药后1.2～2.1小时血药浓度达峰值，用量 200mg 时，血药浓度为 22～27μg/ml；用量 400mg 时为 23～45μg/ml，用量 600mg 时为 43～57μg/ml。服药 5 小时后关节液浓度与血药浓度相等，以后的 12 小时内关节液浓度高于血浆浓度。本品在肝内代谢，60%～90% 经肾由尿排出，100% 于 24 小时内排出，其中约 1% 为原型药，一部分随粪便排出。半衰期为 1.82 小时。

【适应证】

（1）缓解类风湿关节炎、骨关节炎、脊柱关节病（如强直性脊柱炎）、痛风性关节炎、风湿性关节炎等各种慢性关节炎的急性发作期或持续性的关节肿痛症状，有无病因治疗及控制病程的作用。

（2）治疗非关节性的各种软组织风湿性疼痛，如肩痛、腱鞘炎、滑囊炎、肌痛及运动后损伤性疼痛等。

（3）用于急性的轻、中度疼痛如手术后、创伤后、劳损后、原发性痛经、牙痛（如急性根尖周炎）、偏头痛、头痛、骨折 、创伤性关节脱位、膝关节内外侧副韧带断裂、踝关节扭伤、股骨头缺血性坏死、髌骨软骨软化症、颈椎病、腰椎间盘突出症、心包炎等。

（4）用于成人和儿童发热。

【用法和用量】

（1）常释剂型（片剂、颗粒剂、胶囊）

1）成人：①抗风湿，一次 0.4～0.6g，一日 3～4 次，类风湿关节炎比骨关节炎用量要大些。②轻或中等疼痛及痛经的止痛，一次 0.2～0.4g，每 4～6 小时 1 次。成人用量最大限量一般为每日 2.4g。③发热，一次 0.2～0.4g，一日 3～4 次。

2）儿童：① 12 岁以上儿童用法和用量同成人（除风湿性疾病）。② 1～12 岁儿童，发热，一日 5～10mg/kg，分 3 次服用。儿童最大剂量为每 6 小时 1 次，每次 10mg/kg，一日最多 4 次。

（2）缓释剂型（片剂、胶囊）：口服。成人一次 0.3g，一日 2 次（早晚各 1 次）。

（3）儿童混悬液：口服，需要时每 6～8 小时可重复使用，每 24 小时不超过 4 次，每次 5～10mg/kg。或参照年龄、体重剂量表，用滴管量取。使用前请摇匀，使用后请清洗滴管。

【禁忌证】下列患者禁用：①对本品过敏者；②对阿司匹林或其他非甾体抗炎药过敏者；③鼻息肉综合征、血管性水肿患者；④活动性消化道溃疡合并出血（或穿孔）者；⑤有失血倾向者；⑥妊娠期、哺乳期妇女；⑦脱水儿童。

【不良反应】

（1）消化系统：可出现消化系统不良（约 16%），也较多见胃烧灼感、胃痛、恶心、呕吐等，但症状较轻，停药后即消失，不停药也可耐受。偶见消化性溃疡和消化道出血（发生率均低于1%），亦有因溃疡而导致穿孔的报道。

（2）神经系统：偶见出现头痛、嗜睡、眩晕、耳鸣等，发生率约为1%～3%。少见抑郁或其他精神症状、视物模糊及中毒性弱视。

（3）肝脏：肝毒性反应轻微，可见肝功能异常，主要表现为转氨酶升高。

（4）肾脏：少数患者用药后可出现下肢水肿。对一些有潜在性肾病的易感者可出现肾乳头坏死的急性肾功能不全。

（5）血液系统：大剂量用药可出现出血时间延长、白细胞减少、粒细胞减少甚至粒细胞缺乏、血小板缺乏及全血细胞减少。个别病例可因胃肠道隐血而致贫血。

（6）皮肤：过敏性皮肤不良反应不常见，多为短暂性荨麻疹、紫癜性或红斑性改变，常伴有瘙痒。

（7）呼吸系统：易感者可出现支气管哮喘发作。

【注意事项】

（1）交叉过敏：对阿司匹林或其他非甾体抗炎药过敏者对本品可有交叉过敏反应，本品也可引起支气管痉挛。

（2）以下情况慎用本品：①支气管哮喘患者或有此病史者（可能引起支气管痉挛）；②心功能不全、高血压患者；③血友病患者；④有消化性溃疡史者；⑤肠胃疾病患者；⑥严重肝功能不全者；⑦肾功能不全者；⑧红斑狼疮或其他免疫疾病患者；⑨6个月以下儿童。

（3）药物对妊娠的影响：在接近受孕期间使用NSAIDs可增加流产风险，妊娠早期用药可能导致心血管畸形和腭裂，妊娠晚期用药可导致心肌退行性变化、动脉导管产前收缩、胎儿右房室瓣回流、动脉导管产后未闭合、肾功能障碍、肾衰竭、羊水过少、胃肠道出血或穿孔、坏死性小肠结肠炎、颅内出血（包括脑室内出血）、血小板功能障碍、肺动脉高血压，故妊娠期妇女禁用。

（4）药物对检验值或诊断的影响：①可抑制血小板聚集，使出血时间延长（停药24小时后作用即可消失）。②血尿素氮及血清肌酸酐含量升高，肌酐清除率下降。③转氨酶升高。

（5）用药前后及用药时应检查或监测：定期检查血常规及肝、肾功能。

【药物相互作用】

（1）与维拉帕米、硝苯地平合用，本品的血药浓度升高。

（2）与丙磺舒合用，本品排泄减少、血药浓度升高，毒性增加，故同时亦减少本品剂量。

（3）与抗糖尿病药（包括口服降糖药）合用，可增强抗糖尿病药的降糖作用。

(4) 本品可升高地高辛的血药浓度。合用时应注意调整地高辛的剂量。

(5) 与甲氨蝶呤合用，可减少甲氨蝶呤的排泄，升高其血药浓度，甚至可达中毒水平。故本品不应与中、大剂量甲氨蝶呤合用。

(6) 本品可抑制苯妥英的降解。

(7) 本品与抗高血压药、呋塞米合用，可减弱后者的降压作用。与呋塞米合用时，还可减弱后者的排钠作用。

(8) 本品与其他非甾体抗炎药、肾上腺皮质激素、促肾上腺皮质激素合用可增加胃肠道不良反应，并有致溃疡或出血的危险。

(9) 本品与肝素、双香豆素等抗凝药及血小板聚集抑制药合用，有增加出血的危险。合用抗凝血药的患者，服药的最初几日应随时监测其凝血酶原时间。

(10) 本品长期与对乙酰氨基酚合用可增加肾脏不良反应。

(11) 使用本品期间饮酒，可增加胃肠道不良反应，并有致溃疡和出血的危险。

(12) 食物可减慢本品吸收，但并不影响吸收总量。

【剂型和规格】

(1) 片剂、颗粒剂：① 0.1g；② 0.2g。

(2) 胶囊：0.2g。

(3) 缓释(片剂、胶囊)：0.3g。

(4) 混悬液：① 60ml: 1.2g；② 100ml: 2g。

【贮存】避光、密闭保存。

80. 双氯芬酸钠 Sodium Diclofenac

【药理作用】本品为非甾体抗炎镇痛药，具有减轻炎症递质致炎、致痛的增敏作用、解热作用，可抑制炎症渗出，减轻红肿。其作用机制为抑制环氧酶从而减少前列腺素的合成，并有一定程度的抑制脂氧酶而减少白三烯、缓激肽等产物的生成而发挥解热镇痛及抗炎作用。

本品口服吸收快且完全，空腹服药后平均 1～2 小时达峰值，与食物同服时则 6 小时达峰值并使血浆浓度降低。蛋白结合率为 99%。在乳汁中药物浓度极低而可忽略；服药 4 小时，在关节滑液中的浓度高于同期血清水平并可维持 12 小时。大约 50% 被肝代谢，40%～65% 从肾排出，35% 从胆汁、粪便排出。半衰期约 2 小时。长期应用无蓄积作用。

【适应证】

(1) 缓解类风湿关节炎、骨关节炎、脊柱关节病(如强直性脊柱炎)、痛风性关节炎、风湿性关节炎等各种慢性关节炎的急性发作期或持续性的关节肿痛症状。

(2) 用于各种软组织风湿性疼痛，如肩痛、腱鞘炎、滑囊炎、肌痛及运动后损伤性疼痛等。

(3) 用于急性的轻、中度疼痛如手术、创伤、劳损后等的疼痛，原发性痛经，牙痛，头痛(如急性根尖周炎)等，以及肌肉扭伤、肱骨外上髁炎、肩关节周围炎、肱骨外上髁炎、骨折、膝关节内外侧副韧带断裂、踝关节扭伤、股骨头缺血性坏死、骨性关节炎、颈椎病、痛经、腰椎间盘突出症的止痛治疗。

【用法和用量】

(1) 成人：①肠溶片，用于关节炎，一次 25～50mg，一日 3 次；急性疼痛，首次 50mg，以后 25～50mg，6～8 小时 1 次。②缓释胶囊，用于关节炎，一次 75～100mg，一日 1～2 次。一日最大剂量为 150mg。

(2) 儿童：肠溶片，一日 0.5～2mg/kg，一日最大量为 3mg/kg，分 3 次服。

【禁忌证】

(1) 对本品、阿司匹林或其他非甾体抗炎药过敏，或应用 NSAIDs 引起急性鼻炎、哮喘、荨麻疹或其他变态反应的患者禁用。

(2) 消化性溃疡活动期患者，或以往应用本品引起过严重消化道病变者(如溃疡、出血、穿孔者)禁用。

(3) 高过敏体质者禁用。

(4) 妊娠期妇女、哺乳期妇女禁用。

(5) 禁用于冠状动脉旁路移植术(CABG)围手术期疼痛的治疗。

(6) 重度心力衰竭患者，严重的肝、肾和心脏功能衰竭患者禁用。

【不良反应】

(1) 消化系统：①胃肠道反应为本品的主要不良反应。表现为胃肠道刺激症状，如恶心、呕吐、腹泻、上腹痛、便秘、胃不适、胃灼烧感、消化不良、食欲减退、反酸等，上述症状在停药后均可消失。少数患者可出现胃溃疡、十二指肠溃疡、胃黏膜出血、穿孔等。②少见肝功能损害，可由此引起畏食、右上腹痛，亦可能仅出现肝酶一过性轻度或中度升高，个别患者出现可逆性黄疸。也有发生急性肝炎的报道。罕见肝功能紊乱。

(2) 中枢神经系统：偶见头痛、眩晕、嗜睡、失眠、兴奋等。偶可出现视力、听力障碍。

(3) 泌尿生殖系统：偶有肾功能下降，可导致水钠潴留，表现为尿量减少、面部水肿、体重骤增等。个别病例可出现急性肾功能不全、血尿、肾病综合征。另可见血清尿酸含量下降、尿中尿酸含量升高(因肾清除功能增强)。

(4) 血液：十分罕见粒细胞减少、血小板减少、溶血性贫血。个别病例可出现白细胞减少。也有导致骨髓抑制或使之加重的可能。

（5）皮肤：可见一过性过敏性皮疹（约 0.4 %）。严重的皮肤反应有多形性红斑、中毒性表皮坏死松解症，均十分罕见。个别病例可出现脱发。

（6）其他：①极少数患者可出现心律失常、耳鸣等。②有发生全身性中毒反应伴脑炎的报道。

【注意事项】

（1）交叉过敏：对阿司匹林或其他非甾体抗炎药过敏者对本品可有交叉过敏反应。对阿司匹林过敏的哮喘患者，使用本品也可引起支气管痉挛。

（2）有下列情况者慎用：①消化性溃疡者、有消化性溃疡病史者、溃疡性结肠炎或克罗恩病患者。②血液系统异常患者。③高血压、心脏病患者。④须限制钠盐摄入量的患者（因本品含钠）。⑤大手术后恢复期患者。⑥任何原因造成细胞缺失的患者。⑦荨麻疹患者。⑧有哮喘史的患者。⑨肝、肾功能不全者。

（3）1 岁以下的儿童不宜使用本品口服制剂。

（4）本品可能诱导或加重老年人胃肠道出血、溃疡和穿孔。老年患者使用本品含片不良反应发生率较高。老年人应慎用。

（5）本品可通过胎盘：动物实验表明本品对胎鼠有毒性，但不致畸。

（6）用药前后及用药时应当检查或监测：用药期间要定期检查肝、肾功能，尤其是对肝、肾功能有损害或潜在性损害者，老年人，慢性饮酒者，正在服用利尿药的患者，任何原因造成细胞外液丢失的患者及长期使用本品的患者。长期使用者，还应定期检查血常规。

【药物相互作用】

（1）丙磺舒可使本品排泄减少、血药浓度升高、毒性增加，故合用时宜减少本品剂量。

（2）与维拉帕米或硝苯地平合用时，本品血药浓度升高。

（3）本品可使地高辛的血药浓度升高。若两者合用，应调整地高辛的用量并监测其血药浓度，以避免药物中毒。

（4）本品可增强抗糖尿病药（包括口服降糖药）的作用，但可降低胰岛素的作用，使血糖升高。本品与降糖药合用，个别患者可能会出现低血糖或高血糖反应。

（5）本品可使甲氨蝶呤排泄减少、血药浓度升高，甚至可达中毒水平，故本品不宜与中、大剂量甲氨蝶呤合用。

（6）本品可抑制苯妥英钠的降解。

（7）本品与保钾利尿药合用时可引起高钾血症。可减弱呋塞米的排钠和降压作用。

（8）与阿司匹林或其他水杨酸类药物同时使用时，药效不增强，而胃肠道不良反应及出血倾向却可增加。阿司匹林还可降低本品的生物利用度。

（9）与其他 NSAIDs 类药合用，可增加胃肠道不良反应，并有致溃疡的危险。与对乙酰氨基酚长期合用，还可增加肾脏不良反应。应避免与其他 NSAIDs 类药合用。

（10）与抗凝药（如肝素、双香豆素）、血小板聚集抑制药、己酮可可碱合用，可增加出血的危险。

（11）与齐多夫定合用有致贫血的危险。

（12）与糖皮质激素合用可能使不良反应发生率增加。

（13）本品可影响抗高血压药的降压效果。

（14）有报道本品与氨苯蝶啶合用时出现急性肾衰竭，在停药并治疗后恢复。

（15）饮酒可增加本品胃肠道不良反应，并有致溃疡的危险。

（16）食物可降低本品的吸收率。

【剂型和规格】

（1）肠溶片：25mg。

（2）缓释（片剂、胶囊）：① 50mg；② 100mg。

【贮存】密闭、阴凉、干燥处保存。

81. 吲哚美辛　Indometacin

【药理作用】本品为非甾体抗炎镇痛药，具有抗炎、解热、镇痛作用。其作用机制为抑制环氧合酶从而减少外周和中枢的前列腺素的合成。本品经直肠黏膜吸收，吸收良好，起效迅速，通过肝脏代谢，大部分与葡糖醛酸结合，代谢产物又可水解为吲哚美辛重新进入血液。消除半衰期为 4.5 小时，在早产儿的半衰期明显延长。60% 的药物经肾脏排泄，其中 10%～20% 为原型；33% 从胆汁排泄，其中 1.5% 为原型药；也可经乳汁排泄（每日可达 0.5～2mg）。老年人的排泄较慢。本品不能被透析清除。

【适应证】

（1）缓解轻、中、重度风湿病的炎症疼痛（如类风湿关节炎、强直性脊柱炎）及急性骨骼肌肉损伤、急性痛风性关节炎、痛经、肾和输尿管结石、肌肉扭伤、肩关节周围炎、肱骨外上髁炎、骨折、膝关节内外侧副韧带断裂、踝关节扭伤、股骨头缺血性坏死、骨性关节炎、髌骨软骨软化症、颈椎病、腰椎间盘突出症、痛经等的疼痛。

（2）用于高热的对症解热（如风湿热）。

（3）用于早产。

【用法和用量】

(1) 成人：直肠给药，每次 50mg，每日 50～100mg，一般连用 10 日为 1 疗程。

(2) 用于早产：起始剂量 50～100mg 经阴道或直肠给药，也可口服，后每 6 小时给 25mg，可持续 48 小时。

【禁忌证】

(1) 交叉过敏反应：本品与阿司匹林有交叉过敏性。由阿司匹林过敏引起的喘息患者，应用本品时有可能引起支气管痉挛。对其他非甾体抗炎镇痛药过敏者也可能对本品过敏。上述患者禁用。

(2) 禁用于：①妊娠期妇女（本品用于妊娠的后 3 个月时，可使胎儿动脉导管闭锁，引起持续性肺动脉高压）。②哺乳期妇女。③活动性胃溃疡、溃疡性结肠炎及其他上消化道疾病及病史者。④癫痫、帕金森病及精神病患者（可使病情加重）。⑤ 14 岁以下儿童。

【不良反应】本品不良反应的发生率较多。

(1) 精神系统：①头痛、头晕、焦虑及失眠约 10%～25%。②严重者可有精神行为障碍或抽搐等。

(2) 可出现血尿、水肿、肾功能不全。

(3) 消化系统：①使用本品栓剂，可导致局部的直肠刺激、黏膜炎症或坏死伴大量出血。②可引起肝功能损害（黄疸、转氨酶升高）。罕见肝炎。

(4) 各型皮疹：最严重的为大疱型多形红斑。

(5) 造血系统抑制：再生障碍性贫血、白细胞减少、血小板减少。

【注意事项】

(1) 癫痫、帕金森病或精神病患者使用本品，可使病情加重。

(2) 避免与其他非甾体抗炎药，包括选择性 COX-2 抑制剂合并用药。

(3) 根据控制症状的需要，在最短治疗时间内使用最低有效剂量，可以使不良反应降到最低。

(4) 在使用所有非甾体抗炎药治疗过程中的任何时候，都可能出现胃肠道出血、溃疡和穿孔的不良反应，其风险可能是致命的。这些不良反应可能伴有或不伴有警示症状，也无论患者是否有胃肠道不良反应史或严重的胃肠事件病史。既往有胃肠道病史（溃疡性结肠炎、克罗恩病）的患者应谨慎使用非甾体抗炎药，以免使病情恶化。当患者服用该药发生胃肠道出血或溃疡时，应停药。老年患者使用非甾体抗炎药出现不良反应的频率增加，尤其是胃肠道出血和穿孔，其风险可能是致命的。

(5) 针对多种 COX-2 选择性或非选择性 NSAIDs 药物持续时间达 3 年的临床试验显示，本品可能引起严重心血管血栓性不良事件、心肌梗死和卒中的风险增加，其风险可能是致命的。有心血管疾病或心血管疾病危险因素的患者，其风险更大。即使既往没有心血管症状，医生和患者也应对此类事件的发生保持警惕。应告知患者严重心血管安全性的症状和/或体征以及如果发生应采取的步骤。患者应该警惕诸如胸痛、气短、无力、言语含糊等症状和体征，而且当有任何上述症状或体征发生后应该马上寻求医生帮助。

(6) 和所有非甾体抗炎药一样，本品可导致新发高血压或使已存的高血压症状加重，其中的任何一种都可导致心血管事件的发生率增加。服用噻嗪类或髓袢利尿剂的患者服用非甾体抗炎药时，可能会影响这些药物的疗效。高血压病患者应慎用非甾体抗炎药，包括本品。在开始本品治疗和整个治疗过程中应密切监测血压。

(7) 有高血压和/或心力衰竭（如液体潴留和水肿）病史的患者应慎用。

(8) NSAIDs 包括本品可能引起致命的、严重的皮肤不良反应，例如剥脱性皮炎、史-约综合征（SJS）、中毒性表皮坏死松解症（TEN）。这些严重事件可在没有征兆的情况下出现。应告知患者严重皮肤反应的症状和体征，在第一次出现皮肤皮疹或过敏反应的其他征象时，应停用本品。

(9) 对诊断的干扰：对血小板聚集有抑制作用，使出血时间延长，停药后此作用可持续1日。用药期间血尿素氮及血肌酐含量也常增高。

(10) 用药期间应定期随访检查血象及肝、肾功能。长期用药者应定期进行眼科检查。

【药物相互作用】

(1) 与肝素、口服抗凝药及溶栓药合用时，使抗凝作用加强。

(2) 与胰岛素或口服降糖药合用，可加强降糖效应，须调整降糖药物的剂量。

(3) 与氨苯蝶啶合用时可致肾功能减退。

【剂型和规格】

栓剂：① 25mg；② 50mg；③ 100mg。

【贮存】 避光、密闭，25℃以下保存。

*(56) 羟氯喹△ Hydroxychloroquine

【药理作用】 羟氯喹具有几个药理学作用，包括治疗风湿性疾病所涉及的治疗效应，但每个效应的作用尚不清楚。这些作用包括与巯基的相互作用、干扰酶的活性（包括磷酸酯酶、NADH-细胞色素C还原酶、胆碱酯酶、蛋白酶和水解酶）、和DNA结合、稳定溶酶体膜、抑制前列腺素的形成、抑制多形核细胞的趋化作用和吞噬细胞的作用、可能干扰单核细胞白介素1的形成和抑制中性粒细胞超氧化物的释放。

口服后，羟氯喹被快速和几乎全部吸收。血浆达峰浓度的平均时间为1.83小时。给药后，平均血药峰浓度为105ng/ml（范围53～208ng/ml）。母体化合物和代谢物广泛分布于机体，24小时随尿液排泄量为给药量的3%。

【适应证】用于类风湿关节炎、青少年慢性关节炎、盘状和系统性红斑狼疮，以及由阳光引发或加剧的皮肤疾病。

【用法和用量】

（1）成人（包括老年人）：首次剂量为每日400mg，分次服用。当疗效不再进一步改善时，剂量可减至200mg维持。如果治疗反应有所减弱，维持剂量应增加至每日400mg。应使用最小有效剂量，不应超过每日6.5mg/kg（自理想体重而非实际体重算得）或每日400mg，甚至更小量。

（2）儿童：应使用最小有效剂量，不应超过每日6.5mg/kg（根据理想体重算得）或每日400mg，甚至更小量。

每次服药应同时进食或饮用牛奶。

羟氯喹具有累积作用，需要几周才能发挥它有益的作用，而轻微的不良反应可能发生相对较早。如果风湿性疾病治疗6个月没有改善，应终止治疗。在光敏感疾病时，治疗应仅在最大程度暴露于日光下给予。

【禁忌证】

（1）已知对4-氨基喹啉类化合物过敏的患者禁用。

（2）先前存在眼睛黄斑病变的患者禁用。

（3）6岁以下儿童（200mg片剂不适用于体重小于35kg的儿童）禁用。

（4）本品可引起胎儿脑积水、四肢畸形及耳聋，故妊娠期妇女禁用。

【不良反应】

（1）视觉影响

1）视网膜变化：可发生视网膜色素沉着变化和视野缺损，但罕见。早期停用本品后这些病变是可逆的。如果进一步发展，即使停止本品后仍有加重的危险。视网膜病变的患者早期可能没有症状，或者伴有旁中心暗点、中心周围环形缺损、颞侧缺损和异常色觉。

2）角膜的变化：有角膜变化的报道包括角膜水肿和混浊，可以无自觉症状或可引起诸如光晕、视力模糊或畏光。这些症状可能是暂时的或停药后会逆转。由于调节功能异常导致的视力模糊是剂量依赖的，也可能是可逆的。

（2）皮肤影响：有时可发生皮疹；瘙痒症、皮肤黏膜色素变化、头发花白和脱发也有报道。这些症状通常停药后容易恢复。有大疱疹包括非常罕见的多形性红斑和史-约综合征（SJS），光敏感和剥脱性皮炎个案的报道。非常罕见的急性泛发性发疹性脓疱病（AGEP）病例，须与银屑病进行区别，虽然羟氯喹可能促进银屑病的发作。发热和白细胞过多症可能与羟氢喹有关。停药后通常结果好转。

（3）胃肠道影响：可能胃肠道功能紊乱，如恶心、腹泻、畏食、腹痛和罕见的呕吐。减小剂量或停止治疗后，这些症状通常会立刻消失。

（4）中枢神经系统影响：少见的不良反应如头晕、眩晕、耳鸣、听觉缺失、头痛、神经过敏和情绪不稳、精神病、惊厥，但均有报道。

（5）神经肌肉影响：有进行性虚弱和近端肌群萎缩的骨骼肌肌病或神经肌病的报道。停药后肌病可能恢复，但恢复需多个月。可能观察到伴有轻微的感觉变化，腱反射抑制和异常神经传导。

（6）心血管系统影响：心肌病罕有报道。当发现心脏传导异常（束支传导阻滞 / 房室传导阻滞）及双侧心室肥大时，应怀疑到药物的慢性毒性。停药后可能恢复。

（7）血液学影响：骨髓抑制的报道比较罕见。血液学的异常如贫血、再生障碍性贫血、粒性白细胞缺乏症，白细胞减少症和血小板减少症都曾有报道。羟氯喹可能会促使或加重卟啉症。

（8）肝脏影响：有肝功能检测异常的具例报道，并有一些暴发性肝功能衰竭的病倒报道。

（9）过敏反应：荨麻疹、血管性水肿和支气管痉挛均有报道。

【注意事项】

（1）肝、肾功能不全，心脏病，重型多型红斑，血卟啉病，银屑病及精神病患者慎用。

（2）哺乳期妇女慎用。

（3）氯喹注射剂不宜作肌内注射，尤其在儿童易引起心肌抑制。禁止作静脉推注。

【药物相互作用】

（1）在开始使用本品治疗前，所有患者均应进行眼科学检查。检查包括视力灵敏度、眼科镜检、中心视野和色觉等。此后，应每年至少检查一次。

（2）视网膜病变与药物剂量有很大相关性，在每日最大剂量不超过 6.5mg/kg 情况下，发生视网膜损害的风险低。但超过推荐的每日剂量将会大大增加视网膜毒性的风险。有下列情况的患者，眼科检查的频次应该增加：①每日剂量超过 6.5mg/kg；按照绝对体重作为给药指导对肥胖患者会导致药物过量。②肾功能不全。③累积用药量超过 200g。④老年人。⑤视觉灵敏度受损。

【剂型和规格】

片剂：①0.1g；②0.2g。

【贮存】避光、密闭保存。

82. 来氟米特△ Leflunomide

【药理作用】本品为一个具有抗增殖活性的异噁唑类免疫抑制剂，其作用机制主要是抑制二氢乳清酸脱氢酶的活性，从而影响活化淋巴细胞的嘧啶合成。体内外试验表明本品具有抗炎作用。来氟米特的体内活性主要通过其活性代谢物A771726（M_1）而产生。

本品口服吸收迅速，在胃肠黏膜与肝中迅速转变为活性代谢产物A771726（M_1），口服后6～12小时内A771726的血药浓度达峰值，口服生物利用度（*F*）约80%，吸收不受高脂肪饮食影响。单次口服50mg或100mg后24小时，血浆A771726（M_1）浓度分别为4μg/ml或8.5μg/ml。

A771726（M_1）主要分布于肝、肾和皮肤组织，而脑组织分布较少；A771726（M_1）血浆浓度较低，血浆蛋白结合率大于99%，稳态分布容积为0.13L/kg。A771726（M_1）在体内进一步代谢，并从肾脏与胆汁排泄，其半衰期约10日。

【适应证】

(1) 适用于成人类风湿关节炎，有改善病情作用。

(2) 用于治疗系统性红斑狼疮。

(3) 用于治疗狼疮性肾炎。

【用法和用量】

(1) 成人类风湿关节炎：口服。由于来氟米特半衰期较长，建议间隔24小时给药。为了快速达到稳态血药浓度，参照国外临床试验资料并结合Ⅰ期临床试验结果，建议开始治疗的最初3日给予负荷剂量一日50mg，之后根据病情给予维持剂量一日10mg或20mg。在使用本药治疗期间可继续使用非甾体抗炎药或低剂量皮质类固醇激素。

(2) 系统性红斑狼疮：10～20mg，每日1次。

(3) 狼疮性肾炎：口服。根据病情选择适当剂量，推荐剂量一日1次，一次20～40mg，病情缓解后适当减量。可与糖皮质激素联用，或遵医嘱。

【禁忌证】对本品及其代谢产物过敏者及严重肝脏损害患者禁用。

【不良反应】

(1) 用于类风湿性关节炎的治疗：主要有腹泻、瘙痒、可逆性肝脏酶（GOT和GPT）升高、脱发、皮疹等。在国外临床试验中，发生率≥3%的不良事件包括乏力、腹痛、背痛、高血压、畏食、腹泻、消化不良、胃肠炎、肝脏酶升高、恶心、口腔溃疡、呕吐、体重减轻、关节功能障碍、腱鞘炎、头晕、头痛、支气管炎、咳嗽、呼吸道感染、咽炎、脱发、瘙痒、皮疹、泌尿系统感染等。

(2) 用于狼疮性肾炎的治疗：在国内临床试验中治疗前 6 个月（每日 20～40mg），发生率≥3% 的不良事件包括脱发、血压升高、带状疱疹、转氨酶升高、腹泻 / 稀便、白细胞下降、皮疹、月经不调、心悸、腹痛。治疗 7～72 个月（每日 10～30mg），发生率≥3% 的不良事件包括白细胞下降、转氨酶升高、血小板减少。

【注意事项】

(1) 来氟米特可引起一过性的 GPT 升高和白细胞下降，服药初始阶段应定期检查 GPT 和白细胞。检查间隔视患者情况而定。

(2) 有肝脏损害和明确的乙肝或丙肝血清学指标阳性的患者慎用。用药前及用药后每月检查 GPT，检测时间间隔视患者具体情况而定。如果用药期间出现 GPT 升高，调整剂量或中断治疗的原则：①如果 GPT 升高在正常值的 2 倍（＜80U/L）以内，继续观察。②如果 GPT 升高在正常值的 2～3 倍之间（80～120U/L），减半量服用，继续观察，若 GPT 继续升高或仍然维持 80～120U/L 之间，应中断治疗。③如果 GPT 升高超过正常值的 3 倍（＞120U/L），应停药观察。停药后若 GPT 恢复正常可继续用药，同时加强护肝治疗及随访，多数患者 GPT 不会再次升高。④免疫缺陷、未控制的感染、活动性胃肠道疾病、肾功能不全、骨髓发育不良（bone marrow dysplasia）的患者慎用。

(3) 如果服药期间出现白细胞下降，调整剂量或中断治疗的原则如下：①若白细胞不低于 3.0×10^9/L，继续服药观察。②若白细胞在 2.0×10^9～3.0×10^9/L 之间，减半量服药观察。继续用药期间，多数患者可以恢复正常。若复查白细胞仍低于 3.0×10^9/L，中断服药。③若白细胞低于 2.0×10^9/L，中断服药。建议粒细胞计数不低于 1.5×10^9/L。④准备生育的男性应考虑中断服药，同时服用考来烯胺。

(4) 在本品治疗期间接种免疫活疫苗的效果和安全性没有临床资料，因此服药期间不应使用免疫活疫苗。

(5) 据国外报道，该药在国外上市后罕见间质性肺炎的发生，有肺部疾患者，请慎用或遵医嘱。

【药物相互作用】据文献资料报道：

(1) 考来烯胺和活性炭：13 例患者和 96 例志愿者给予考来烯胺或活性炭，血浆中 M_1 浓度很快减少。

(2) 肝毒性药物：来氟米特和其他肝毒性药物合用可能增加不良反应。在小样本（30 例）来氟米特和 MTX 联合用药的研究中，有 5 例肝脏酶出现 2～

3 倍升高。其中 2 例继续服用，3 例中断来氟米特治疗，酶的升高都得到恢复。另外 5 例升高大于 3 倍，其中 2 例继续服用，3 例中断来氟米特治疗，酶的升高也都得到恢复。

（3）非甾体抗炎药物：M_1 可使血浆游离双氯芬酸和布洛芬的浓度升高 13%～50%，在临床试验中曾观察了许多和非甾体药物同时应用的病例，没有发现有特殊影响。

（4）利福平：单剂量来氟米特和多剂量利福平联合使用，M_1 峰浓度较单独使用来氟米特升高（约 40%），随着利福平的使用，M_1 浓度可能继续升高，因此当两药合用时，应慎重。

【剂型和规格】

片剂：① 5mg；② 10mg；③ 20mg。

【贮存】避光，密封，于干燥处保存。

83. 美沙拉秦（嗪） Mesalazine

【药理作用】美沙拉秦（嗪）是柳氮磺吡啶的活性成分，根据临床结果，口服本品后的治疗作用与直肠给药相似，均为局部作用，而不是全身作用。美沙拉秦（嗪）的作用机制尚不清楚。炎性肠病患者体内白细胞移行增加、异常细胞因子产生、花生四烯酸代谢物产生增加（特别是白三烯素 B_4），炎症肠组织的自由基生成增加。美沙拉秦（嗪）在体内、体外均可抑制白细胞趋化、降低细胞因子及白三烯产生、清除自由基。

本品口服后有 30%～50% 吸收，主要在小肠。口服给药 1～4 小时血药浓度达到峰值，栓剂 1 小时内达到峰值。蛋白结合率大约为 50%，在小肠黏膜和肝脏代谢为无活性的 *N*- 乙酰 - 美沙拉秦（嗪）。本品的血浆半衰期大约为 40 分钟，给药 5 日后达到稳态浓度。由于给药后在胃肠道持续释放，因此不能测定口服后的消除半衰期。美沙拉秦及其代谢物通过粪便（大部分）、肾（20%～50%）和胆汁（少部分）排泄。肠道转运加快时其全身吸收减少 20%～25%。肝、肾功能不全时可使肾损害的风险增加。

【适应证】

（1）用于溃疡性结肠炎 / 炎症伴溃疡的急性期治疗和预防复发的维持治疗。

（2）用于活动性克罗恩病的症状改善治疗。

【用法和用量】

（1）缓释片

1）成人：①溃疡性结肠炎，急性期，每日 4 次，每次 1g 或遵医嘱；维持期，每日4次，每次500mg或遵医嘱。②克罗恩病，急性期和维持期，成人每日4次，每次1g或遵医嘱。6周内使用4g本品治疗无效的急性克罗恩病患者，和使用4g本品维持治疗仍复发的患者应采取其他治疗措施。

2）儿童：①本品禁用于2岁以下儿童。②2岁以上儿童，个体化剂量，推荐剂量为每日分服20～30mg/kg或遵医嘱。儿童使用本品的临床文献有限，只有治疗的益处大于风险时才推荐用于2岁以上儿童。

（2）栓剂

1）成人：①溃疡性结肠炎急性期，每次0.5g，一日3次。②维持期，每次0.25g，一日3次。国外推荐溃疡性结肠炎急性发作治疗一般使用8～12周。

2）儿童：暂不建议儿童使用本品。

（3）灌肠剂

1）成人：每晚睡前用药，从肛门灌进大肠，每次一支4g，或遵医嘱。

2）儿童：建议幼儿和小儿不适用本品。

【禁忌证】

（1）对本品、水杨酸类药物及其赋型剂过敏者禁用。

（2）严重肝和/或肾功能不全者禁用。

（3）胃或十二指肠溃疡者禁用。

（4）出血倾向增加者禁用。

【不良反应】

（1）消化系统：常见腹泻、腹痛、恶心、呕吐、腹胀；罕见淀粉酶增高、胰腺炎；十分罕见结肠炎症急性加重。

（2）血液和淋巴系统：十分罕见嗜酸性红细胞增多症（属于过敏反应）、贫血、再生障碍性贫血、白细胞减少（包括粒细胞减少）、粒细胞缺乏症、血小板减少症、全血细胞减少。

（3）免疫系统：十分罕见超敏反应、药物热。

（4）中枢和外周神经系统：罕见眩晕、头晕；十分罕见外周神经病变、良性颅内高压（见于青春期患者）。

（5）心肌、心内膜、心包和瓣膜：罕见心肌炎、心包炎。

（6）气道、胸廓和纵隔：十分罕见过敏性肺反应（包括呼吸困难、咳嗽、过敏性肺泡炎、肺嗜酸性粒细胞增多、肺渗出、肺炎、支气管痉挛）。

（7）肝脏和胆道：十分罕见肝酶和胆红素增加、肝毒性（包括肝炎、肝硬化、肝衰竭）。

（8）皮肤：常见荨麻疹、皮疹；偶见光敏反应；十分罕见可逆性脱发、血管神经性水肿。

(9) 骨骼肌肉、结缔组织和骨骼：十分罕见肌痛、关节痛、红斑狼疮样反应。

(10) 肾和泌尿道：十分罕见肾功能异常（包括间质性肾炎 、肾病综合征）、尿变色、停药时可逆的肾衰竭。

(11) 一般症状和给药部位异常：常见头痛、发热。

【注意事项】

(1) 交叉过敏：由于存在对水杨酸盐类药物过敏的风险，故对柳氮磺吡啶过敏的患者应慎用本品。出现不耐受本品的急性症状患者，如痉挛、腹痛、发热、严重头痛和皮疹，应立即停药。

(2) 肝功能不全患者慎用；肾功能不全患者不推荐使用。

(3) 肺功能障碍患者，特别是哮喘患者，应在治疗过程中严密监测。

(4) 老年患者无须调整剂量。

(5) 妊娠期、哺乳期患者：①只有在妊娠期妇女使用本品的益处超过可能对胎儿产生的风险时才能使用。②哺乳期间，只有在对哺乳妇女的益处大于可能对婴儿产生的风险时才应使用本品。不排除婴儿会出现腹泻等过敏反应。

(6) 用药前后及用药时应检查或监测：治疗期间应监测血清尿素和肌酐，及尿沉渣和高铁血红蛋白，尤其是同时使用其他肾毒性药物，如非甾体抗炎药和巯嘌呤时。推荐在给药前、给药 2 周后进行，其后每隔 4 周应进一步检查 2～3 次。如果结果一直正常，应该每 3 个月随诊或出现其他疾病的征象时立即随诊。

【药物相互作用】

(1) 本品与肾上腺皮质激素同时使用可能增加胃肠道出血的危险。

(2) 本品与抗凝药物同时使用会增加出血倾向。

(3) 本品与磺酰脲类口服降糖药同时使用可能增加其降糖作用。

(4) 本品与螺内酯和呋塞米同时使用可能降低其利尿作用。

(5) 本品与丙磺舒和磺吡酮同时使用可能降低其排尿酸作用。

(6) 本品与抗代谢药（如甲氨蝶呤、巯基嘌呤和硫唑嘌呤）同时使用可能增加毒性。

(7) 本品与利福平同时使用可能降低其抗结核作用。

(8) 一例合并使用本品美沙拉秦和巯基嘌呤的患者出现全血细胞减少。

【剂型和规格】

(1) 肠溶片：0.5g。

(2) 缓释片：0.5g。

(3) 栓剂：① 0.5g；② 1g。

（4）缓释颗粒：0.5g。

（5）灌肠剂：60g：4g。

【贮存】密闭，15～25 ℃保存。

84. 青霉胺△ Penicillamine

【药理作用】

（1）络合作用：① 重金属中毒，本品能络合铜、铁、汞、铅、砷等重金属，形成稳定和可溶性复合物由尿排出。② Wilson 病，是一种常见染色体隐性遗传疾病，主要有大量铜沉积于肝和脑组织，引起豆状核变性和肝硬化，本品能与沉积在组织的铜结合形成可溶性复合物由尿排出。③ 胱氨酸尿及其结石，本品能与胱氨酸反应形成半胱氨酸 - 青霉胺二硫化物的混合物，从而降低尿中胱氨酸浓度；该混合物的溶解度要比胱氨酸大 50 倍，因此能预防胱氨酸结石的形成；长期服用 6～12 个月，可能使已形成的胱氨酸结石逐渐溶解。

（2）抗类风湿关节炎：治疗类风湿关节炎的作用机制尚未明了。用药后发现有改善淋巴细胞功能，明显降低血清和关节囊液中的 IgM 类风湿因子和免疫复合物的水平，但对血清免疫球蛋白绝对值无明显降低。体外有抑制 T 细胞的活力，而对 B 细胞无影响。本品还能抑制新合成原胶原交叉连接，故也用于治疗皮肤和软组织胶原病。

本药口服后约 57% 经胃肠道吸收（患胃肠疾病时可影响本药的吸收），血药浓度达峰时间约为 2 小时。药物吸收后分布至全身各组织，但主要分布于血浆和皮肤，可透过胎盘。本药大部分在肝脏代谢，青霉胺吸收后数小时内可由尿中排出（24 小时可排出 50%），20% 可随粪便排出。尿中排出的主要形式为二硫化物，一次静脉注射青霉胺，24 小时内可由尿排出 80% 的二硫化物，血浆中的青霉胺半衰期可达 90 小时，停药 3 个月后。体内仍有残留。

【适应证】

（1）用于治疗重金属中毒、肝豆状核变性（Wilson 病）。

（2）用于其他药物治疗无效的严重活动性类风湿关节炎。

（3）用于系统性硬化症。

【用法和用量】成人常规剂量：口服给药，一般一日 1g（8 片），分 4 次口服。

（1）肝豆状核变性、类风湿关节炎：开始时一日 125～250mg（1～2 片），以后每 1～2 个月增加 125～250mg（1～2 片），常用维持量为一次 250mg（2 片），一日 4 次，一日最大量一般不超过 1.5 g（12 片）。待症状改善，血铜及铜蓝蛋白达正常时，可减半量，一日 500～750mg（4～6 片）或间歇用药。治疗 3～4 个月仍无效时，应改用其他药物治疗。

（2）重金属中毒：一日 1～1.5 g（8～12 片），分 3～4 次服用。5～7 日为一疗程；停药 3 日后，可开始下一疗程。根据体内毒物量的多少一般需 1～4 个疗程。

（3）系统性硬化症：从小剂量（每日 0.125g）开始；每 2～4 周增加 0.125g，根据病情可酌用至每日 0.75～1g。

【禁忌证】

（1）肾功能不全、妊娠期妇女及对青霉素类药过敏的患者禁用。

（2）粒细胞缺乏症、再生障碍性贫血患者禁用。

（3）红斑狼疮患者、重症肌无力患者及严重的皮肤病患者禁用。

【不良反应】本药不良反应与给药剂量相关，发生率较高且较为严重，部分患者在用药 18 个月内因无法耐受而停药。最初的不良反应多为胃肠道功能紊乱、味觉减退、中等程度的血小板计数减少，但严重者不多见。长期大剂量服用，皮肤胶原和弹性蛋白受损，导致皮肤脆性增加，有时出现穿孔性组织瘤和皮肤松弛。大多数不良反应可在停药后自行缓解和消失。

（1）过敏反应：可出现全身瘙痒、皮疹、荨麻疹、发热、关节疼痛和淋巴结肿大等过敏反应。重者可发生狼疮样红斑和剥脱性皮炎。

（2）消化系统：可有恶心、呕吐、食欲减退、腹痛、腹泻、味觉减退、口腔溃疡、舌炎、牙龈炎及溃疡病复发等。少数患者出现肝功异常（转氨酶升高）。

（3）泌尿生殖系统：部分患者出现蛋白尿，少数患者可出现肾病综合征。用药 6 个月后，有的患者出现严重的肾病综合征。

（4）血液：可导致骨髓抑制，主要表现为血小板和白细胞减少、粒细胞缺乏，严重者可出现再生障碍性贫血。也可见嗜酸性粒细胞增多、溶血性贫血。

（5）神经系统：可有眼睑下垂、斜视、动眼神经麻痹等。少数患者在用药初期可出现周围神经病变。长期服用可引起视神经炎。治疗肝豆状核变性时，易加重神经系统症状，可导致痉挛、肌肉挛缩、昏迷甚至死亡。

（6）代谢 / 内分泌系统：本药可与多种金属形成复合物，可能导致铜、铁、锌或其他微量元素的缺乏。

（7）呼吸系统：可能加重或诱发哮喘发作。

（8）其他：本药可使皮肤变脆和出血，并影响创口愈合。据报道，本药尚可导致狼疮样综合征、重症肌无力、肺出血 - 肾炎综合征、多发性肌炎、耳鸣。也可导致 IgA 检验值降低。

【注意事项】

（1）青霉素过敏患者，对青霉胺片可能有过敏反应。使用青霉胺片前应做青霉素皮肤试验。

（2）本药应在餐后1.5小时服用。

（3）如患者须使用铁剂，则宜在服铁剂前2小时服用本药，以免降低本药疗效。如停用铁剂，则应考虑到本药吸收量增加而可能产生的毒性作用，必要时应适当减少本药剂量。

（4）白细胞计数和分类、血红蛋白、血小板和尿常规等检查应在服药初6个月内每2周检查1次，以后每月1次。

（5）出现轻微蛋白尿、轻微白细胞减少或皮疹等较轻的不良反应时，常常可以采用“滴定式”方法逐步调整本药的用量，当尿蛋白排出量一日大于1g，白细胞计数低于3×10^9/L或血小板计数低于100×10^9/L时应停药。

（6）出现味觉异常时（肝豆状变性患者除外），可用4%硫酸铜溶液5～10滴，加入果汁中口服，一日2次，有助于味觉恢复。

（7）肝功能检查应每6个月1次，以便早期发现中毒性肝病和胆汁潴留。

（8）Wilson病患者初次应用青霉胺片时应在服药当日留24小时尿测尿铜，以后每3个月如法测定1次。Wilson病服青霉胺片1～3个月才见效。

（9）青霉胺片应每日连续服用，即使暂时停药数日，再次用药时亦可能发生过敏反应，因此又要从小剂量开始。长期服用青霉胺片应加用维生素B_6每日25mg，以补偿所需要的增加量。

（10）手术患者在创口未愈合时，每日剂量限制在250mg。

（11）出现不良反应要减少剂量或停药。

（12）有造血系统和肾功能损害应视为严重不良反应，必须停药。

（13）类风湿关节炎服青霉胺片2～3个月奏效，若治疗3～4个月无效时，则应停服青霉胺片，改用其他药物治疗。

（14）对于妊娠期妇女及哺乳期妇女用药：本品可影响胚胎发育。动物实验发现有骨骼畸形和腭裂等。患有类风湿关节炎和胱氨酸尿的妊娠期妇女，在妊娠期服用本品曾报道其出生婴儿有发育缺陷，因此，妊娠期妇女应忌服。若必须服用，则每日剂量不超过1g。预计妊娠期妇女需作剖腹产者，应在妊娠末6周起，至产后伤口愈合前剂量每日限在250mg。尚不明确本药是否可分泌入乳汁，建议哺乳期妇女禁用。

（15）儿童用药：未进行该项实验且无可靠的参考文献。

（16）老年患者用药：65岁以上老人服用容易有造血系统毒性反应。

【药物相互作用】

（1）吡唑类药物可增加本药血液系统不良反应的发生率。

（2）本药可加重抗疟药、金制剂、免疫抑制剂、保泰松等对血液系统和肾脏的毒性。

（3）与铁剂同服，可使本药的吸收减少 2/3。

（4）含有氢氧化铝或氢氧化镁的抗酸药可减少本药的吸收，如本药必须与抗酸药合用时，两药服用时间最好间隔 2 小时。

（5）本药可拮抗维生素 B_6 的作用，长期服用本药者，维生素 B_6 需要量增加，可一日加服 25mg 维生素 B_6。

（6）与地高辛合用时，可明显降低地高辛的血药浓度。

【剂型和规格】

片剂：0.125g

【贮存】密封、阴凉、干燥处保存。

（三）抗痛风药

痛风是因血尿酸增高及尿酸盐结晶在关节和组织的沉积引起的一组综合征。抗痛风药可分为控制急性关节炎症状和抗高尿酸血症两大类，供痛风的不同临床阶段使用。后一类药物则又可按其作用分为抑制尿酸生成的药物和促使尿酸排泄的药物，它们均可降低血尿酸，控制和预防痛风反复发作。本部分包括别嘌醇、秋水仙碱和苯溴马隆。

85. 别嘌醇　Allopurinol

【药理作用】本品是能抑制尿酸合成的药物，可控制高尿酸血症。其作用机制之一为别嘌醇及其代谢产物异黄嘌呤醇均能抑制黄嘌呤氧化酶，阻止次黄嘌呤和黄嘌呤代谢为尿酸；机制之二是别嘌醇可抑制对次黄嘌呤 - 鸟嘌呤磷酸核酸转换酶的作用，减少体内新的嘌呤的合成。从而减少尿酸的生成，使血和尿中的尿酸含量降低到溶解度以下水平，防止尿酸形成结晶沉积在关节及其他组织内，也有助于痛风患者组织内的尿酸结晶重新溶解。

本品口服后在胃肠吸收完全，2～6 小时血药浓度可达峰值，在肝脏内代谢为有活性的氧嘌呤醇。别嘌醇与氧嘌呤醇均由肾脏排出。半衰期为 14～28 小时。口服后 24 小时血尿酸浓度就开始下降，而在 2～4 周时下降最为明显。肾功能不全时其排出量减少。如合用促尿酸排泄药可促进氧嘌呤醇的排泄。

【适应证】用于：①原发性和继发性高尿酸血症，尤其是尿酸生成过多而引起的高尿酸血症；②反复发作或慢性痛风者；③痛风石；④尿酸性肾结石和 / 或尿酸性肾病；⑤有肾功能不全的高尿酸血症。

【用法和用量】

（1）成人正常剂量：①痛风，初始剂量一次 100mg，顿服，可每周递增

50～100mg，递增至一日200～300mg，分2～3次服。国内常用最大剂量为一日300mg，分2～3次口服，宜餐后服用，国外口服最大剂量600mg，分3次服用，维持剂量通常一日100～200mg。② 尿酸结石，一次100～200mg，一日1～4次；或者一次300mg，一日1次。

（2）肾功能不全时剂量：① 肌酐清除率为10～20ml/min时，一日用量为200mg；② 肌酐清除率为3～10ml/min时，一日用量为100mg；③ 肌酐清除率低于3ml/min时，一日用量为100mg，给药间隔至少24小时。

（3）儿童剂量可酌情调整。

【禁忌证】

（1）对本品过敏，严重肝、肾功能不全或明显血细胞低下者禁用。

（2）哺乳期妇女禁用。

【不良反应】

（1）皮疹：可呈瘙痒性丘疹或荨麻疹。如皮疹广泛而持久，及经对症处理无效，并有加重趋势时必须停药。

（2）胃肠道反应：腹泻、恶心、呕吐和腹痛等。

（3）白细胞减少，或血小板减少，或贫血，或骨髓抑制，均应考虑停药。

（4）其他有脱发、发热、淋巴结肿大、肝毒性、间质性肾炎及过敏性血管炎等。

（5）国外曾报道数例患者在服用本品期间发生原因未明的突然死亡。

【注意事项】

（1）本品不能控制痛风性关节炎的急性炎症症状，不能作为抗炎药使用。因为本品促使尿酸结晶重新溶解时可再次诱发并加重关节炎急性期症状。

（2）本品必须在痛风性关节炎的急性炎症症状消失后（一般在发作后两周左右）方开始应用。

（3）服药期间应多饮水，并使尿液呈中性或碱性以利尿酸排泄。

（4）本药用于血尿酸和24小时尿尿酸过多，或有痛风石或泌尿系结石及不宜用排尿酸药者。当从排尿酸药换成本药时，排尿酸药的用量应在数周内逐渐减少，本药用量逐渐增多，直到能维持正常血尿酸浓度。

（5）本品必须由小剂量开始，逐渐递增至有效量维持正常血尿酸和尿尿酸水平，以后逐渐减量，用最小有效量维持较长时间。

（6）与排尿酸药合用可加强疗效。

（7）用药前及用药期间要定期检查血尿酸及24小时尿尿酸水平，以此作为调整药物剂量的依据。

（8）有肾、肝功能损害者及老年人应谨慎用药，并应减少一日用量。

（9）用药期间应定期检查血象及肝、肾功能。

【药物相互作用】

（1）酒精、氯噻酮、依他尼酸、呋塞米、美托拉宗、吡嗪酰胺或噻嗪类利尿剂均可增加血清中尿酸含量。控制痛风和高尿酸血症时，应用本品要注意用量的调整。对高血压或肾功能差的患者，本品与噻嗪类利尿剂同用时，有发生肾衰竭及出现过敏的报道。

（2）本品与氨苄西林同用时，皮疹的发生率增多，尤其在高尿酸血症患者。

（3）本品与抗凝药如双香豆素、茚满二酮衍生物等同用时，抗凝药的效应可加强，应注意调整剂量。

（4）本品与硫唑嘌呤或巯嘌呤同用时，后者的用量一般要减少 1/4～1/3。

（5）本品与环磷酰胺同用时，对骨髓的抑制可更明显。

（6）本品与尿酸化药同用时，可增加肾结石形成的可能。

（7）不宜与铁剂同服。

【剂型和规格】

片剂：0.1g。

【贮存】避光、密闭保存。

86. 秋水仙碱　Colchicine

【药理作用】本品可对抗痛风性关节炎炎症反应的病因，如关节液和关节滑膜的中性粒细胞趋化、聚集并吞噬尿酸盐，以及释放一些炎性介质，因而可控制关节局部的疼痛、肿胀及发红炎症反应。其作用机制在于：①与中性粒细胞微管蛋白的亚单位结合而改变细胞膜功能，包括抑制中性粒细胞的趋化、黏附和吞噬作用；②抑制磷脂酶 A_2，减少单核细胞和中性粒细胞释放前列腺素和白三烯；③抑制局部细胞产生白细胞介素 -6 等。本品不影响尿酸盐的生成、溶解和排泄，因而无降血尿酸作用。

口服后被回肠和空肠迅速吸收。其吸收率及吸收程度因片剂的溶解度、胃排空程度、肠蠕动强度、吸收部位 pH 及胃肠黏膜细胞内秋水仙碱与微管结合程度的不同而不同。峰值浓度时间为 0.5～2 小时。在肝脏代谢，经胆汁和肾脏（10%～20%）排出。停药后药物排泄可持续 10 日。治疗急性痛风一般于口服后 12～24 小时起效，90% 的患者在服药 24～48 小时后疼痛消失，疗效持续 48～72 小时。肝病患者口服本品 2mg 后，达峰值时间也快，但也很快消失。肝病患者由肾脏的排泄增加。

【适应证】

（1）用于痛风性关节炎的急性发作、预防复发性痛风性关节炎的急性发作。

（2）用于系统性硬化症。

【用法和用量】成人，口服给药。

(1) 治疗痛风：急性痛风发作时，初始剂量为 1mg，之后一次 0.5mg，一日 3 次，最多每 4 小时 1 次，直到症状缓解，或胃肠道不良反应(胃痛、恶心或腹泻)出现。治疗量 24 小时内最大剂量 6mg，3 日内不得重复此疗程。另一方案为一次 1mg，一日 3 次，1 周后剂量减半，疗程为 2～3 周。

(2) 预防痛风症状发作：一次 0.5～1mg，一日 2 次。疗程酌定，并注意不良反应的出现，如出现应随时停药。

(3) 系统性硬化症：一次 0.5mg，一日 1～3 次。

【禁忌证】骨髓增生低下，肝、肾功能不全者禁用；妊娠期及哺乳期妇女禁用。

【不良反应】与剂量大小有明显相关性，口服较静脉注射安全性高。

(1) 胃肠道症状：腹痛、腹泻、呕吐及食欲缺乏为常见的早期不良反应，发生率可达 80%，严重者可造成脱水及电解质紊乱等表现。长期服用者可出现严重的出血性胃肠炎或吸收不良综合征。

(2) 肌肉、周围神经病变：有近端肌无力和 / 或血清肌酸磷酸激酶增高。在肌细胞受损同时可出现周围神经轴突性多神经病变，表现为麻木、刺痛和无力。肌神经病变并不多见，往往在预防痛风而长期服用者和有轻度肾功能不全者中出现。

(3) 骨髓抑制：出现血小板减少、中性粒细胞下降，甚至再生障碍性贫血，有时可危及生命。

(4) 休克：表现为少尿、血尿、抽搐及意识障碍。死亡率高，多见于老年人。

(5) 致畸：文献报道 2 例 Down 综合征婴儿的父亲均为因家族性地中海热而有长期服用秋水仙碱史者。

(6) 其他：脱发、皮疹、发热及肝损害等。

【注意事项】

(1) 如发生呕吐、腹泻等反应，应减小用量，严重者应立即停药。

(2) 严重心脏病、胃肠道疾患者慎用。

(3) 用药期间应定期检查血象及肝、肾功能。

(4) 女性患者在服药期间及停药以后数周内不得妊娠。

(5) 用本品治疗急性痛风，每一个疗程间应停药 3 日，以免发生蓄积中毒，尽量避免静脉注射或口服长期给药，即使痛风发作期也不要静脉注射与口服并用。

(6) 痛风关节炎症状控制后可继续减量，短程与降血尿酸联用以防痛风复发。

（7）由于本品治疗痛风时的疗效与风险认识尚不一致，故选用本品时应慎重。

（8）对于儿童用药，未进行该项实验且无可靠参考文献。

（9）对于老年用药，应减少剂量。

（10）因为本品的中毒量常与其体内蓄积剂量有关，当肾排泄功能下降时容易造成积蓄中毒。

（11）本品需经肝肠循环解毒，肝功能不良时解毒功能下降，也易促使毒性加重。

【药物相互作用】

（1）本品可导致可逆性的维生素 B_{12} 吸收不良。

（2）本品可使中枢神经系统抑制药增效，拟交感神经药的反应性加强。

【剂型和规格】

片剂：0.5mg。

【贮存】避光、密闭保存。

87. 苯溴马隆　Benzbromarone

【药理作用】属苯骈呋喃衍生物，通过抑制肾小管对尿酸的重吸收，从而降低血中尿酸浓度。健康成人口服 50mg，约 2～3 小时后达血药浓度峰值，4～5 小时尿酸清除率达最大值，半衰期为 12～13 小时，本品主要以原型药单一卤化物、完全的脱卤化物从尿液、粪便及胆汁排泄。

【适应证】用于原发性高尿酸血症、痛风关节炎间歇期及痛风结节肿等。

【用法和用量】

（1）成人：①片剂，每次口服 50mg，每日 1 次，早餐后服用。服用 1～3 周检查血清尿酸浓度，在后续治疗中，成人和 14 岁以上的患者每日 50～100mg（1～2 片），或遵医嘱。②胶囊，一次 1 粒（50mg），一日 1 次，早餐后服用。服用一周后检查血尿酸浓度；或可在治疗初期一日 2 粒（100mg），早餐后服用，待血尿酸降至正常范围时改为一日 1 粒（50mg），或遵医嘱。

（2）儿童：本品对儿童用药的安全性和有效性尚未研究，故不推荐儿童使用。

【禁忌证】

（1）对本品中任何成分过敏者禁用。

（2）中至重度肾功能损害者（肾小球滤过率低于 20ml/min）及患有肾结石的患者禁用。

（3）妊娠期妇女、有可能妊娠妇女以及哺乳期妇女禁用。

【不良反应】有时会出现肠胃不适感，如恶心、呕吐、胃内饱胀感和腹泻等现象。极少出现荨麻疹风疹。在个别情况下还会出现眼结膜发炎(结膜炎),短时间的阳痿,变态性的局部皮肤湿疹(皮疹),头疼和尿意频增感。在有些情况下还要观察是否加重了肝病(细胞溶解性肝炎)。据报道,服用苯溴马隆有瘙痒感、颜面发红、红斑、光过敏、水肿、心窝部不适感等不良反应发生。

【注意事项】

(1)不能在痛风性发作期服用,因为开始治疗阶段,随着组织中尿酸溶出,有可能加重病症。

(2)为了避免治疗初期痛风急性发作,建议在给药最初几日合用秋水仙碱或抗炎药。

(3)治疗期间需大量饮水以增加尿量(治疗初期饮水量不得少于1.5L),以免在排泄的尿中由于尿酸过多导致尿酸结晶。定期测量尿液的酸碱度,为促进尿液碱化,可酌情给予碳酸氢钠或枸橼酸合剂,并注意酸碱平衡。病人尿液的pH应调节在6.5～6.8之间。

(4)在开始治疗时有大量尿酸随尿排出,因此在此时的用药量要小(起始剂量)。

【药物相互作用】苯溴马隆促进尿酸排泄作用可因水杨酸盐和苯磺唑酮而减弱。

【剂型和规格】

(1)片剂:50mg。

(2)胶囊:50mg。

【贮存】密封。

(葛卫红)

ER-05章视频

第五章

神经系统用药

本章药物按其对神经系统的作用和临床应用分为：①抗震颤麻痹药；②抗重症肌无力药；③抗癫痫药；④脑血管病用药及降颅压药；⑤中枢兴奋药；⑥抗痴呆药。

大多数神经系统用药主要是影响中枢和外周神经系统的特异递质或受体，产生特异的作用而用于治疗各种神经系统疾病，也正是因它们作用的选择性不高而出现有关的不良反应。

（一）抗震颤麻痹药

帕金森病又名原发性震颤麻痹，是中老年人常见的神经系统退行性疾病，主要病变在黑质和纹状体通路，其神经递质多巴胺生成减少以致乙酰胆碱的功能相对增强所产生失衡所致。可以采用药物调节其平衡而进行对症治疗。

本节药物包括拟多巴胺类药物金刚烷胺、普拉克索及溴隐亭，抗胆碱类药物苯海索和多巴丝肼（由左旋多巴和外周脱羧酶抑制剂苄丝肼组成的复方制剂）。

本类药物需要采取“个体化剂量”的治疗方法：即从小剂量开始，缓慢增加剂量，在可耐受的副作用的剂量范围内，达到最佳的疗效时便以该剂量维持治疗。在其应用初期多数都有一些副作用。其中以消化道和神经系统的症状最常见，如恶心、呕吐、眩晕、失眠等。

88. 金刚烷胺　Amantadine

【药理作用】金刚烷胺具有抗帕金森病作用和抗病毒作用。

金刚烷胺抗帕金森病的作用机制是本品进入脑组织后促进纹状体多巴胺的合成和释放，减少神经细胞对多巴胺的再摄取，并有抗乙酰胆碱作用，从而改善帕金森病患者的症状。

金刚烷胺抗病毒作用的机制在于阻止甲型流感病毒穿入呼吸道上皮细胞、剥除病毒的外膜以及释放病毒的核酸进入宿主细胞。对已穿入细胞内的病毒亦可影响其初期复制。

本品口服吸收快而完全，2～4 小时血药浓度达峰值，每日服药者在 2～3 日内可达稳态浓度。可通过胎盘及血脑屏障。90% 以上呈原型由肾脏排泄，部分可被重吸收，在酸性尿中排泄率增加。半衰期为 11～15 小时。少量由乳汁排泄。总清除率为 16.5L/h。在老年人中肾清除率下降。

【适应证】用于帕金森病、帕金森综合征、药物诱发的锥体外系疾病，一氧化碳中毒后帕金森综合征及老年人合并有脑动脉硬化的帕金森综合征。也可用于防治甲型流感病毒所引起的呼吸道感染。

【用法和用量】口服。

（1）成人：①帕金森病、帕金森综合征，一次 100mg，一日 1～2 次，一日最大剂量为 400mg。②抗病毒，一次 200mg，一日 1 次；或一次 100mg，每 12 小时 1 次。

（2）儿童：① 1～9 岁儿童，一次 1.5～3mg/kg，8 小时 1 次；或一次 2.2～4.4mg/kg，12 小时 1 次；② 9～12 岁儿童，每 12 小时 100mg；③ 12 岁及 12 岁以上儿童，用量同成人。

【禁忌证】对本品过敏者、妊娠期和哺乳期妇女、新生儿和 1 岁以下婴儿禁用。

【不良反应】可见眩晕、失眠和神经质，恶心、呕吐、畏食、口干、便秘。偶见抑郁、焦虑、幻觉、精神错乱、共济失调、头痛，罕见惊厥。少见白细胞减少、中性粒细胞减少。

【注意事项】

（1）有癫痫史、精神错乱、幻觉、充血性心力衰竭、肾功能不全、外周血管性水肿或直立性低血压的患者应在严密监护下使用。

（2）治疗帕金森病时不应突然停药。

（3）用药期间不宜驾驶车辆，操纵机械和高空作业。

（4）每日最后一次服药时间应在下午 4 时前，以避免失眠。

（5）老年人慎用。

【药物相互作用】

（1）本品与乙醇合用，使中枢抑制作用加强。

（2）本品与其他抗帕金森病药、抗胆碱药、抗组胺药、吩噻嗪类或三环类抗抑郁药合用，可使抗胆碱反应加强。

（3）本品与中枢神经兴奋药合用，可加强中枢神经的兴奋，严重者可引起惊厥或心律失常。

【剂型和规格】

片剂：0.1g。

【贮存】避光、密闭保存。

89. 苯海索　Trihexyphenidyl

【药理作用】苯海索的抗帕金森病作用在于选择性地阻断中枢神经系统纹状体的胆碱能神经通路，而对外周神经作用较小，从而有利于恢复帕金森病患者脑内多巴胺和乙酰胆碱的平衡，改善患者的帕金森病症状。

本品口服后吸收快而完全，可透过血脑屏障。口服后 1 小时起效，作用持续 6～12 小时。服用量的 56% 随尿排出，肾功能不全时排泄减慢而有蓄积作用，也可从乳汁分泌。

【适应证】用于帕金森病、帕金森综合征，也可用于药物引起的锥体外系疾病。

【用法和用量】口服。

（1）帕金森病、帕金森综合征：开始一日 1～2mg，以后每 3～5 日增加 2mg，至疗效最好而又不出现副作用为止；一般一日不超过 10mg，分 3～4 次服用，须长期服用。极量一日 20mg。

（2）药物诱发的锥体外系疾病：第一日 2～4mg，分 2～3 次服；以后视需要及耐受情况逐渐增加至 5～10mg。

【禁忌证】青光眼、尿潴留、前列腺肥大患者禁用。

【不良反应】常见口干、视物模糊等，偶见心动过速、恶心、呕吐、尿潴留、便秘等。长期应用可出现嗜睡、抑郁、记忆力下降、幻觉、意识混乱。

【注意事项】

（1）老年人对药物较敏感，应酌情减量。长期应用容易促发青光眼。伴有动脉硬化者，对常用量的抗帕金森病药容易出现精神错乱、定向障碍、焦虑、幻觉及精神病样症状。高龄老年患者慎用。

（2）妊娠期及哺乳期妇女慎用。

（3）儿童慎用。

【药物相互作用】

（1）本品与乙醇或其他中枢神经系统抑制药合用时，可使中枢抑制作用加强。

（2）本品与金刚烷胺、抗胆碱药、单胺氧化酶抑制药帕吉林及丙卡巴肼合用时，可加强抗胆碱作用，并可发生麻痹性肠梗阻。

（3）本品与单胺氧化酶抑制剂合用，可导致高血压。

（4）本品与制酸药或吸附性止泻剂合用时，可减弱本品的效应。

（5）本品与氯丙嗪合用时，后者代谢加快，可使其血药浓度降低。

（6）本品与强心苷类合用可使后者在胃肠道停留时间延长，吸收增加，易于中毒。

【剂型和规格】

片剂：2mg。

【贮存】密闭保存。

90．多巴丝肼　Levodopa and Benserazide Hydrochloride

【药理作用】多巴丝肼是左旋多巴和苄丝肼组成的复方制剂。由于苄丝肼为外周脱羧酶抑制剂，能抑制左旋多巴在脑外脱羧，故能减少左旋多巴的用量，减少其在脑外脱羧生成多巴胺引起的外周不良反应。多巴丝肼是左旋多巴和苄丝肼按4∶1比例制成的复方制剂，在治疗应用中已证明这一比例具有最佳疗效，与单独给予大剂量左旋多巴的效果相当。

本品口服给药后在消化道迅速吸收，左旋多巴可使苄丝肼的吸收轻度增加，摄入食物可降低左旋多巴吸收的速度和程度。空腹后1～2小时血药浓度达峰值，左旋多巴吸收后可分布于体内各种组织，通过饱和转运系统穿过血脑屏障，进入脑内转化成多巴胺而发挥作用；与左旋多巴不同，治疗剂量的苄丝肼并不穿过血脑屏障，而主要集中在肾脏、肺、小肠和肝脏等部位，苄丝肼能抑制左旋多巴在外周的脱羧反应。苄丝肼在小肠黏膜和肝脏中通过羟基化作用生成三羧基苄基肼，三羧基苄基肼也是一种有效的芳香族氨基酸脱羧酶抑制剂；左旋多巴通过代谢降解成多巴胺代谢物。代谢产物主要由肾脏排泄，小部分通过粪便排泄。有些代谢物可使尿液变红色。

【适应证】适用于帕金森病（原发性震颤麻痹）以及脑炎后、动脉硬化或中毒性帕金森综合征（非药物引起的锥体外系症状）。

【用法和用量】口服。

（1）初始治疗：首次推荐量是每次62.5～125mg，一日2～3次。以后每周的日服量增加125mg，直至达到适合该患者的治疗量为止。如患者定期就诊，则用量可增加得更快，例如日剂量每周增加2次，每次增加125mg，这样就能较快达到有效剂量，有效剂量通常为每日0.5～1.0g，分3～4次服用。

（2）维持疗法：本品的日用量至少应分成3次服用，平均维持量是每日3次，每次0.25g。如果患者在疗效上开始出现显著波动（如“开－关”现象），这种状况通过服用125mg常可得到显著改善。原则上日用量不改变，可用62.5mg部分或必要时全部取代原先的分配量，但要缩短用药间隔期：原先服用的本品125mg，可用两次各服用62.5mg来取代；原先服用的本品250mg，可用分4次各服用62.5mg来取代。

【禁忌证】

（1）严重的内分泌、肾脏、肝脏、精神疾患，严重心律失常、心力衰竭、青光眼、消化性溃疡和有惊厥史者禁用。

（2）对本品过敏者禁用。

（3）与非选择性单胺氧化酶抑制剂类药物禁止合用。

（4）妊娠期妇女、哺乳期妇女及25岁以下的患者不宜应用本品。

【不良反应】较常见恶心，呕吐，直立性低血压，三唑仑样反应，头、面部、舌、上肢和身体上部的异常不随意运动，精神抑郁，排尿困难。较少见高血压、心律失常、溶血性贫血。非常罕见闭角型青光眼。常年使用本品，最后几乎都会发生运动不能或“开-关”现象。

【注意事项】

（1）下列情况应慎用：肺部疾病（如支气管哮喘、肺气肿），高血压，心律失常，糖尿病，骨软化，肝、肾功能障碍，尿潴留，精神病（严重者应避免使用）。

（2）有骨质疏松的老年人，用本品治疗有效者，应缓慢恢复正常的活动，以减少引起骨折的危险。

（3）用药期间需注意检查血常规，肝、肾功能及心电图。

【药物相互作用】

（1）与甲基多巴同用时，可改变左旋多巴抗帕金森作用，并产生中枢神经系统的毒性作用，促使精神病等发作。同时甲基多巴的抗高血压作用增强。

（2）利血平抑制本品作用，正在接受利血平治疗者禁用。

（3）外周多巴脱羧酶抑制剂如卡比多巴在脑外/外周抑制左旋多巴脱羧成多巴胺，使血中有更多的左旋多巴进入脑内脱羧成多巴胺，因而左旋多巴用量可减少75%。

（4）金刚烷胺或苯海索与本品同用时，可加强左旋多巴的疗效，但有精神病史者不主张同用。

（5）制酸药，特别是含有钙、镁或碳酸氢钠的药，与本品同用时可增加左旋多巴的吸收，尤其是胃排空缓慢的患者。

（6）乙内酰脲类抗惊厥药如苯妥英钠，或苯二氮䓬类等，与本品同用时，可降低左旋多巴的疗效；氟哌利多、氟哌啶醇、洛沙平、罂粟碱、吩噻嗪类及硫杂蒽类能拮抗脑中多巴胺受体，可引起锥体外系症状，因而可加重帕金森病的症状，并对抗左旋多巴的疗效；萝芙木等可耗竭脑中多巴胺，因而可对抗左旋多巴的疗效。

（7）溴隐亭可加强左旋多巴的疗效。

（8）甲氧氯普胺与本品同用时，可加快左旋多巴自胃中排空，因而可增加小肠对左旋多巴的吸收量和速度。

（9）单胺氧化酶（MAO）抑制药如呋喃唑酮及丙卡巴肼禁止与左旋多

巴同用，以免引起高血压危象，在用左旋多巴前应先停用 MAO 抑制药 2～4 周。

（10）降压药与本品同用时，可加强本品的降压作用。

（11）司来吉兰与多巴丝肼同用时，可增加左旋多巴诱发的异动症、恶心、直立性低血压、精神错乱及幻觉等。

【剂型和规格】

（1）片剂：0.25g（0.2g：0.05g）。（左旋多巴：苄丝肼）

（2）胶囊：① 0.25g（0.2g：0.05g）；② 0.125g（0.1g：0.025g）。（左旋多巴：苄丝肼）

【贮存】避光、密闭、阴凉（不超过 20℃）、干燥处保存。

91. 普拉克索△ Pramipexole

【药理作用】本品是一种选择性多巴胺受体激动剂，与多巴胺受体 D_2 亚家族结合有高度选择性和特异性，对其中的 D_3 受体有优先亲和力；并具有完全的内在活性。本品通过兴奋纹状体的多巴胺受体来减轻帕金森病患者的运动障碍。

本品口服吸收迅速完全。绝对生物利用度高于 90%，片剂最大血浆浓度在服药后 1～3 小时出现；缓释片服药后约 6 小时血浆浓度可达到最高值。与食物一起服用不会降低本品吸收的程度，但会降低其吸收速率。在人体内，本品的血浆蛋白结合率非常低（小于 20%），分布容积很大（400L）。本品在男性体内的代谢程度很低。本品主要以原型从肾脏排泄，约占给药剂量的 80%。本品的总清除率大约为 500ml/min，肾脏清除率大约为 400ml/min。年轻人和老年人的消除半衰期（$t_{1/2\beta}$）为 8～12 小时。

【适应证】

（1）用于治疗成人特发性帕金森病的体征和症状，即在整个疾病过程中，包括疾病后期，当左旋多巴的疗效逐渐减弱或者出现变化和波动（剂末现象或“开 - 关”波动）时，都可以单独应用本品或与左旋多巴联用。

（2）用于治疗中度到重度特发性不宁腿综合征。

【用法和用量】口服。

（1）帕金森病：普通片口服用药，用水吞服，伴随或不伴随进食均可。每日的总剂量片剂等分为一日 3 次服用；缓释片不能咀嚼、掰开或压碎，一日 1 次服用。

1）初始治疗：每日 0.375mg 为起始剂量，然后逐渐增量，每 5～7 日增加一次剂量。如果患者没有出现不可耐受的不良反应，应增加剂量以达到最大疗效。如果需要进一步增加剂量，应该以周为单位，每周加量一次，每次日剂量增加 0.75mg，每日最大剂量为 4.5mg。然而，应该注意的是，每日剂量高于 1.5mg 时，嗜睡发生率有所增加（表 5-1）。

表 5-1　剂量增加表

周	剂量 /mg	每日总剂量 /mg
1	3×0.125	0.375
2	3×0.25	0.75
3	3×0.5	1.50

2）维持治疗：个体剂量应该每日 0.375～4.5mg。剂量逐渐增加从每日剂量为 1.5mg 开始可以观察到药物疗效。进一步剂量调整应根据临床反应和不良反应的发生率进行。在晚期帕金森病患者中，本品日剂量大于 1.5mg 可能是有效的，这时应该注意减少左旋多巴的剂量。在本品加量和维持治疗阶段，根据患者的个体反应减少左旋多巴用量。

3）治疗终止：突然终止多巴胺能治疗会导致神经阻滞剂恶性综合征发生。因此，应该以每日减少 0.75mg 的速度逐渐停止应用本品，直到日剂量降至 0.75mg；此后，应每日减少 0.375mg。

（2）肾功能损害患者的用药调整

1）初始治疗：①肌酐清除率高于 50ml/min 的患者无须降低日剂量或减少服药次数。②肌酐清除率为 20～50ml/min 的患者，本品的初始日剂量应分 2 次服用，从每次 0.125mg 开始，每日 2 次（每日剂量共 0.25mg）。最大日剂量不能超过 2.25mg。③肌酐清除率低于 20ml/min 的患者，本品的日剂量应一次服用，从每日 0.125mg 开始。最大日剂量不能超过 1.5mg。

2）如果在维持治疗阶段肾功能降低，则以与肌酐清除率下降相同的百分比降低本品的日剂量，例如，当肌酐清除率下降 30%，则本品的日剂量也减少 30%。

（3）不宁腿综合征：①建议起始剂量为 0.125mg，睡前 2～3 小时服用，每日 1 次。②如果患者需要更大的缓解症状，可以每 4～7 日增加一次剂量，最大日剂量不超过 0.75mg（表 5-2）。治疗 3 个月后应评估患者的疗效，重新考虑是否需要继续治疗。如果本品治疗中断数日，应该按照上述剂量递增的用药方案从起始剂量开始用药。③因为本品用于治疗不宁腿综合征的日剂量不超过 0.75mg，因此不需要逐渐减少用药剂量，可以直接终止本品治疗。

表 5-2　剂量增加表

剂量递增步骤	每日 1 次的晚间剂量 /mg
1	0.125
2*	0.25
3*	0.50
4*	0.75

注：* 如果有必要。

【禁忌证】妊娠期妇女禁用。

【不良反应】较常见恶心、运动障碍、低血压、头晕、嗜睡、失眠、便秘、幻觉、头痛和疲劳。在剂量高于每日 1.5mg 时，嗜睡的发生率增加。与左旋多巴联合用药时更多见运动障碍。在治疗开始时可能发生低血压，特别是当本品剂量递增过快时。

【注意事项】

（1）患者可能会出现幻觉，老年帕金森病患者比年轻帕金森病患者的风险更高。

（2）肾功能不全者慎用。

（3）用药期间应当避免驾驶车辆或操作机器。

【药物相互作用】

（1）本品与活性成分经肾脏清除的抑制剂，如西咪替丁、金刚烷胺、美西律、齐多夫定、顺铂、奎宁和普鲁卡因等联用时，导致本品清除率减少，合用时应降低本品剂量。

（2）当本品与左旋多巴联合用药时，在增加本品的剂量时，建议减少左旋多巴的剂量，而其他抗帕金森药的剂量保持不变。在服用本品的同时要慎用其他镇静药物或酒精。

（3）应避免与抗精神病药物联合应用，会有拮抗作用。

【剂型和规格】

（1）片剂：① 0.125mg；② 0.25mg；③ 1.0mg。

（2）缓释片：① 0.375mg；② 0.75mg；③ 1.5mg；④ 3.0mg；⑤ 4.5mg。

【贮存】避光、密闭保存。

92. 溴隐亭　Bromocriptine

【药理作用】溴隐亭为下丘脑和垂体中多巴胺受体激动剂，能降低垂体前叶素泌乳素的分泌，阻止和减少乳汁分泌。对于肢端肥大症患者，溴隐亭可降低其生长激素水平和泌乳素水平。溴隐亭的多巴胺能活性，能够促进已经活化的突触前黑质纹状体神经元释放内源性多巴胺，并能选择性刺激突触后受体，用于帕金森病的治疗。

溴隐亭片口服之后，消化道只能吸收大约30%，由于首关效应，生物利用度只有6%左右，溴隐亭在肝脏主要经过水解代谢成麦角酸和肽类，90%通过胆汁排泄到大便中，少量经尿排泄。半衰期（$t_{1/2}$）为3小时，疗效维持约14小时。

【适应证】

（1）内分泌系统疾病：用于泌乳素依赖性月经周期紊乱和不育症（伴随高或正常泌乳素血症）、闭经（伴有或不伴有溢乳）、月经过少、黄体功能不足和药物诱导的高泌乳激素症（抗精神病药物和高血压治疗药物）。

（2）非催乳素依赖性不育症：用于多囊性卵巢综合征，与抗雌激素联合运用（如氯米芬）治疗无排卵症。

（3）男性高泌乳素血症：用于与泌乳素有关的性腺功能低下（少精、性欲减退、阳痿）。

（4）高泌乳素瘤：用于垂体泌乳激素分泌腺瘤的保守治疗，在手术治疗前抑制肿瘤生长或减小肿瘤面积；术后可用于降低仍然较高的泌乳素水平。

（5）肢端肥大症：为辅助治疗；单独应用或联合放疗、手术等治疗的替代疗法，可降低生长激素的血浆水平。

（6）抑制生理性泌乳：分娩或流产后通过抑制泌乳来抑制乳腺充血、肿胀，预防产后乳腺炎。

（7）良性乳腺疾病：缓和或减轻经前综合征及乳腺结节/囊性等乳腺疾病相关性乳腺疼痛。

（8）神经系统疾病：用于各期自发性和脑炎后所致帕金森病的单独治疗，或与其他抗帕金森病药物联合使用。

【用法和用量】就餐时口服。

（1）内分泌系统疾病，月经周期不正常及不孕症：根据需要一次1/2片（以溴隐亭计1.25mg），一日2～3次，必要时剂量可增至一次1片（以溴隐亭计2.5mg），每日2～3次。应不间断治疗，直至月经周期恢复正常和/或重新排卵。如果需要，可连续治疗数个周期以防复发。

（2）男性高泌乳激素症：根据需要一次1/2片（以溴隐亭计1.25mg），每日2～3次，逐渐增至一日4～8片（以溴隐亭计10～20mg），具体方案应依据临床疗效和副作用而定。

（3）高泌乳素瘤：一次1.25mg（半片），每日2～3次，逐渐增加至每日数片至数粒，以保证血浆中泌乳素水平得到控制。

（4）肢端肥大症：推荐起始剂量为一日1～1.5片（以溴隐亭计2.5～3.75mg），根据临床反应和副作用逐步增加至一日4～8片（以溴隐亭计10～20mg）。

（5）抑制泌乳：一日2片（以溴隐亭计5mg），早晚各1片，连服14日。为预防泌乳，应尽早开始治疗，但不应早于分娩或流产后4小时。治疗停止后2～3日，偶尔会有少量泌乳，此时可以再用原剂量重复治疗1周即可停止泌乳。

（6）产褥期乳房肿胀：单次服用1片（以溴隐亭计2.5mg），如果需要，6～12小时后可以重复服用，不会抑制泌乳。

（7）产后初期乳腺炎：与抑制泌乳剂量相同，应与抗生素联合使用。

（8）良性乳腺疾病：从一日1/2片（以溴隐亭计1.25mg），一日2～3次，逐渐增至每日2～3片。

（9）帕金森病：单独治疗或与其他药物联合治疗开始后第一周，每日临睡前服用1/2片（以溴隐亭计1.25mg）。应从最低有效剂量开始进行剂量调整，剂量增加1/2片（以溴隐亭计1.25mg）后，连续服用1周后再接着增加剂量，日剂量应分成2～3次服用。一般在6～8周之内，即有明显疗效。药物单独治疗或与其他药物联合治疗时，甲磺酸溴隐亭片的常规剂量为一日4～12片（以溴隐亭计10～30mg）。联合治疗时，有些患者可能需要更大剂量。在保证最佳疗效的情况下，尽可能给予最低有效剂量。副作用消失后可再增加剂量。每日最大剂量不能高于12片（以溴隐亭计30mg）。

【禁忌证】

（1）自发性和家族性震颤、亨廷顿舞蹈症、严重的心血管疾病、各种类型的内源性精神病、未经治疗的高血压、妊娠毒血症、对其他麦角生物碱类过敏者禁用，已有瓣膜病的患者禁用。

（2）妊娠期妇女禁用。

【不良反应】

（1）常见口干、恶心、呕吐、头痛、眩晕或疲劳等，但不需要停药。在服用溴隐亭片之前1小时服用某些止吐药如茶苯海明、硫乙拉嗪、甲氧氯普胺等可抑制恶心、头晕。

（2）极少数病例中服用本品后发生直立性低血压。

（3）在大剂量治疗时，可能会出现幻觉、精神错乱、视觉障碍、运动障碍、口干、便秘、腿痉挛等，这些副作用均为剂量依赖性，减量就能够使症状得到控制。在长期治疗中，特别对于有雷诺现象病史者，可能偶发可逆性低温诱发指趾苍白。

【注意事项】

（1）溴隐亭治疗可能会恢复生育能力，不愿生育的育龄妇女，服用溴隐亭期间须使用可靠的避孕措施。

（2）有可能发生视觉障碍，用药期间应当避免驾驶车辆或操作机器。

（3）一旦出现胃肠道出血和胃溃疡，应停用溴隐亭。对于有活动性溃疡病或溃疡病史的患者，接受溴隐亭治疗过程中，应严密监测。

（4）纤维化：一旦出现胸膜和心包积液，胸膜和肺纤维化及缩窄性心包炎；一旦发现或怀疑有腹膜后纤维化的变化，应停止溴隐亭的治疗。

（5）一旦出现冲动控制障碍，应考虑减少剂量或停止使用。

（6）有精神病史或严重心血管病史的患者服用大剂量溴隐亭片时，需要小心谨慎。帕金森病患者服用溴隐亭片时，有必要常规检查肝、肾功能，造血功能和血管功能。

（7）分娩后妇女的使用：一旦出现高血压，严重的、持续的或逐渐加重的头痛（伴或不伴视觉障碍）或中枢神经系统毒性表现，应立即终止，并即刻对患者病情进行判定。对近期或正在服用可影响血压的药物，例如血管收缩药（如拟交感神经药）或麦角碱类，包括麦角新碱或甲基麦角新碱的患者，不推荐使用。不推荐对产褥期妇女合并使用这些药物。

（8）泌乳素腺体瘤患者使用：出现垂体功能减退，使用溴隐亭前应进行垂体功能全面检查并进行适当的替代治疗。继发性肾上腺皮质功能不全的患者，需给予皮质类固醇替代治疗。对于垂体大腺瘤的患者应密切观察肿瘤增长，如果发现肿瘤进展，应首先考虑外科治疗。接受溴隐亭治疗期间如果患者怀孕，应密切观察。这些患者使用溴隐亭治疗常常可使肿瘤缩小并迅速改善视野缺损。对于出现视神经或其他颅神经受压的严重患者，必要时应考虑急诊垂体手术治疗。泌乳素大腺瘤可并发视野缺损。溴隐亭的有效治疗可以降低血浆泌乳素水平，并常可以改善视野缺损，可以通过减少溴隐亭剂量来改善视野缺损，应注意监测视野的变化，以及早发现上述情况并予以调整药物的剂量。

【药物相互作用】

（1）合并使用大环内酯类抗生素如红霉素或交沙霉素会导致血浆溴隐亭浓度升高。

（2）合用奥曲肽治疗肢端肥大症也会导致血浆溴隐亭浓度升高。

（3）与拟交感神经类药物合用，例如苯丙醇胺，可能会导致高血压及严重的头痛。

（4）合并使用舒马曲坦可能会由于药理学作用叠加增加血管痉挛的风险。

（5）与麦角生物碱合用可能会增加多巴胺的激动作用，并导致多巴胺能的不良反应例如头痛、恶心、呕吐等。

(6) 溴隐亭通过刺激中枢神经多巴胺受体产生治疗作用，故合并使用其他多巴胺受体拮抗剂，如抗精神病药（如吩噻嗪、丁酰苯、硫杂蒽类）和甲氧氯普胺、多潘立酮都会降低其疗效。

(7) 酒精可降低溴隐亭的耐受性。

【剂型和规格】

片剂：2.5mg。

【贮存】避光、密闭保存。15～25℃保存。

（二）抗重症肌无力药

重症肌无力（myasthenia gravis，MG）是一种神经肌肉接头传递障碍的获得性自身免疫性疾病。病变主要累及神经 - 肌肉接头突触后膜上的乙酰胆碱受体。临床特征为部分或全身骨骼肌极易疲劳，通常在活动后症状加重，经休息和胆碱酯酶抑制药治疗后症状减轻。本节介绍抗胆碱酯酶药新斯的明和溴吡斯的明。

93. 新斯的明　Neostigmine

【药理作用】新斯的明可抑制胆碱酯酶活性而发挥完全拟胆碱作用，并能直接激动骨骼肌运动终板上烟碱样受体（N_2 受体）。由于它进入中枢神经系统的量很少，故主要表现为外周作用。其作用特点为对腺体、眼、心血管及支气管平滑肌作用较弱，对胃肠道和骨骼肌的作用较强，能促进肠平滑肌和胃收缩，促进小肠、大肠，尤其是结肠的蠕动，从而防止肠道弛缓、促进肠内容物向下推进，增加胃酸分泌，增加骨骼肌紧张性。

本品皮下注射或肌内注射后吸收良好。既可被血浆中胆碱酯酶水解，也可在肝中被代谢。用药量的 80% 可在 24 小时内经尿排出。其中原型药物占给药量 50%。消除迅速，肌内注射给药后平均半衰期为 0.89～1.2 小时。肾衰竭患者其半衰期明显延长。

【适应证】用于手术结束时拮抗非去极化肌肉松弛药的残留肌松作用，用于重症肌无力、手术后功能性肠胀气及尿潴留等。

【用法和用量】常用量：皮下注射或肌内注射，一次 0.25～1mg，一日 1～3 次。极量：皮下注射或肌内注射，一次 1mg，一日 5mg。

【禁忌证】

(1) 过敏体质者禁用。

(2) 癫痫、心绞痛、室性心动过速、机械性肠梗阻或泌尿道梗阻及哮喘患者禁用。

(3) 心律失常、窦性心动过缓、血压下降、迷走神经张力升高的患者禁用。

【不良反应】本品可致药疹，大剂量时可引起恶心、呕吐、腹泻、流泪、流涎等，严重时可出现共济失调、惊厥、昏迷、言语不清、焦虑不安、恐惧甚至心搏骤停。

【注意事项】

(1) 过量时可给予阿托品对抗。

(2) 甲状腺功能亢进症和帕金森病等患者慎用。

【药物相互作用】

(1) 本品不宜与去极化型肌松药合用。

(2) 某些能干扰肌肉传递的药物如奎尼丁，能使本品作用减弱，不宜合用。

(3) 患者应避免使用的药物有奎宁、奎尼丁、青霉胺、普萘洛尔、四环素及庆大霉素、链霉素等氨基糖苷类抗生素，因这类药物可使其肌无力症状加重。

【剂型和规格】

注射液：① 1ml：0.5mg；② 2ml：1mg。

【贮存】避光、密闭保存。

94. 溴吡斯的明　Pyridostigmine Bromide

【药理作用】为可逆性的抗胆碱酯酶药，能抑制胆碱酯酶的活性，使胆碱能神经末梢释放的乙酰胆碱破坏减少，突触间隙中乙酰胆碱积聚，出现毒蕈碱样（M）和烟碱样（N）胆碱受体兴奋作用。此外，对运动终板上的烟碱样胆碱受体（N_2 受体）有直接兴奋作用，并能促进运动神经末梢释放乙酰胆碱，从而提高胃肠道、支气管平滑肌和全身骨骼肌的肌张力，作用虽较溴新斯的明弱但维持时间较久。

口服后胃肠道吸收差，生物利用度约为 11.5%～18.9%。健康志愿者口服 60mg 后达峰时间为 1～5 小时，半衰期约为 3.3 小时，可被血浆胆碱酯酶水解，也在肝脏代谢，可进入胎盘，但不易进入中枢神经系统。本品主要以原型药物与代谢物经尿排泄，微量从乳汁中排泄。

【适应证】用于重症肌无力，手术后功能性肠胀气及尿潴留；对抗非去极化型肌松药的肌松作用。

【用法和用量】口服。一般成人为 60～120mg，每 3～4 小时 1 次。

【禁忌证】心绞痛、支气管哮喘、机械性肠梗阻及尿路梗阻患者禁用。

【不良反应】常见的有腹泻、恶心、呕吐、胃痉挛、汗及唾液增多等。较少见的有尿频、缩瞳等。接受大剂量治疗的重症肌无力患者，常出现精神异常。

【注意事项】

(1) 心律失常、房室传导阻滞、术后肺不张或肺炎及妊娠期妇女慎用。

(2) 本品吸收、代谢、排泄存在明显的个体差异，其药量和用药时间应根据服药后效应而定。

【药物相互作用】氨基糖苷类、克林霉素、黏菌素、环丙烷、卤化吸入的麻醉剂、奎宁、奎尼丁、氯喹、羟氯喹、普鲁卡因胺、普罗帕酮、锂制剂、β 受体拮抗剂可能抑制溴吡斯的明的作用，合用时可能加重重症肌无力症状。服用 β 受体拮抗剂的患者同时服用溴吡斯的明还可能出现或加重心动过缓的症状。溴吡斯的明可抑制琥珀酰胆碱的代谢，使其作用增强或作用时间延长，不建议合用。

【剂型和规格】

片剂：60mg。

【贮存】避光、密闭保存。

（三）抗癫痫药

癫痫是由多种病因引起的大脑神经元异常放电所致的以短暂中枢神经系统功能失常为特征的慢性脑功能障碍临床综合征。按其发作情况分为较多的类型：①全面性发作（又可分为强直阵挛发作、失神发作、强直发作、痉挛和失张力发作）；②部分性发作（又可分为简单部分性发作、复杂部分发作和继发全面性发作等）。

癫痫的药物治疗主要在于预防癫痫发作。抗癫痫药多按癫痫发作的类型分类和选用。本节药物包括用于各型癫痫的药物卡马西平、奥卡西平、丙戊酸钠、苯妥英钠、苯巴比妥和拉莫三嗪。

抗癫痫药物在应用中应特别注意的问题是个体化剂量、联合用药、药物相互作用和停用药物等。

95. 卡马西平 Carbamazepine

【药理作用】本品具抗惊厥、抗癫痫、抗神经性疼痛、抗躁狂 - 抑郁症、改善某些精神疾病的症状、抗中枢性尿崩症等作用，产生这些作用的机制分别为：①依赖性地阻滞各种可兴奋细胞膜的 Na^+ 通道，故能明显抑制异常高频放电的发生和扩散；②抑制 T- 型钙通道；③增强中枢的去甲肾上腺素能神经的活性；④促进抗利尿激素的分泌或提高效应器对抗利尿激素的敏感性。

本品在人体内吸收缓慢、不规则。生物利用度为 58%～85%。普通片剂在单剂量服药后，12 小时内达平均峰值血浆浓度。单剂量口服 400mg 后，平均峰值血浆浓度约为 4.5μg/ml。在 1～2 周内达稳态血浆浓度。蛋白结合率约为 76%。主要在肝被代谢，并可诱导肝药酶活性，加速自身代谢。代谢产物的药理活性与原型药相似。主要以无活性代谢物形式大部分经尿和粪便排出。单次给药时的半衰期为 25～65 小时，儿童半衰期明显缩短。长期服用诱发自身代谢，半衰期可降为 10～20 小时。本品能通过胎盘、能分泌入乳汁。

【适应证】

（1）抗癫痫。用于部分性发作：复杂部分性发作、简单部分性发作和继发性全身发作；全身性发作：强直、阵挛、强直阵挛发作；混合型发作。可单用或与其他抗惊厥药合用。

（2）用于三叉神经痛和舌咽神经痛发作，也用作三叉神经痛缓解后的长期预防性用药。也可用于脊髓痨和多发性硬化、糖尿病性周围性神经痛、患肢痛和外伤后神经痛以及疱疹后神经痛。

（3）预防或治疗躁狂 - 抑郁症；对锂、抗精神病药、抗抑郁药无效的或不能耐受的躁狂 - 抑郁症，可单用或与锂盐和其他抗抑郁药合用。

（4）用于中枢性部分性尿崩症，可单用或合用氯磺丙脲、氯贝丁酯。

【用法和用量】

（1）成人：①抗惊厥，初始剂量每次 100～200mg，每日 1～2 次，逐渐增加剂量直至最佳疗效（通常为每次 400mg，每日 2～3 次）；维持量根据调整至最低有效量，注意个体化，最高量每日不超过 1.2g。②镇痛，开始一次 0.1g，一日 2 次；第二日后每隔一日增加 0.1～0.2g，直到疼痛缓解，维持量每日 0.4～0.8g，分次服用；最高量每日不超过 1.2g。③尿崩症，单用时一日 0.3～0.6g，如与其他抗利尿药合用，每日 0.2～0.4g，分 3 次服用。④抗躁狂或抗精神病，开始每日 0.2～0.4g，每周逐渐增加至最大量 1.6g，分 3～4 次服用。每日限量，12～15 岁，不超过 1g；15 岁以上不超过 1.2g；有少数用至 1.6g。

（2）儿童：每日 10～20mg/kg，分 3～4 次给药。维持血药浓度应在 4～12μg/ml 之间。

【禁忌证】

（1）已知对卡马西平及其相关结构的药物（如三环类抗抑郁药）过敏者禁用。

（2）有房室传导阻滞、血清铁严重异常、骨髓抑制、肝卟啉病、严重肝功能不全等病史者禁用。

【不良反应】

（1）神经系统常见的不良反应：头晕、共济失调、嗜睡和疲劳。

（2）因刺激抗利尿激素分泌而引起的水潴留和低钠血症（或水中毒），发生率约 10%～15%。

（3）较少见的不良反应有变态反应，史 - 约综合征（SJS）或中毒性表皮坏死松解症、皮疹、荨麻疹、瘙痒；儿童行为障碍，严重腹泻，红斑狼疮样综合征（荨麻疹、瘙痒、皮疹、发热、咽喉痛、骨或关节痛、乏力）。

（4）罕见的不良反应有腺体病，心律失常或房室传导阻滞（老年人尤其注意），骨髓抑制，中枢神经系统中毒（语言困难、精神不安、耳鸣、震颤、幻视），过敏性肝炎，低钙血症，直接影响骨代谢导致骨质疏松，肾脏中毒，周围神经炎，急性间歇性卟啉症、变异型卟啉症，栓塞性脉管炎，过敏性肺炎，甲状腺功能减退。曾有一例合并无菌性脑膜炎的肌阵挛性癫痫患者，接受本品治疗后引起脑膜炎复发。偶见粒细胞减少，可逆性血小板减少，再生障碍性贫血，中毒性肝炎。

【注意事项】

（1）与三环类抗抑郁药有交叉过敏反应。

（2）用药期间注意检查：全血细胞检查（包括血小板、网状细胞及血清铁，应经常复查达 2～3 年）、尿常规、肝功能、眼科检查，卡马西平血药浓度测定。

（3）用于特异性疼痛综合征止痛时，如果疼痛完全缓解，应每月减量至停药。一般疼痛不要用本品。

（4）糖尿病患者可能引起尿糖增加，应注意。

（5）癫痫患者不能突然撤药。

（6）已用其他抗癫痫药的患者，本品用量应逐渐递增，治疗 4 周后可能需要增加剂量，避免自身诱导所致血药浓度下降。

（7）下列情况应停药：肝中毒或骨髓抑制症状出现，心血管系统不良反应或皮疹出现。

（8）下列情况应慎用：乙醇中毒，心脏损害，冠心病，糖尿病，青光眼，对其他药物有血液反应史者（易诱发骨髓抑制），肝病，抗利尿激素分泌异常或其他内分泌紊乱，尿潴留，肾病。

（9）饭后服用可减少胃肠反应，漏服时应尽快补服，不可一次服双倍量，可一日内分次补足。

（10）本品能通过胎盘，妊娠早期需慎用；本品能分泌入乳汁，约为血药浓度 60%，哺乳期妇女不宜应用。

（11）老年患者对本品敏感者多，常可引起认知功能障碍、激越、不安、焦虑、精神错乱、房室传导阻滞或心动过缓，也可引起再生障碍性贫血。本品可用于各年龄段儿童，具体参见【用法和用量】。

【药物相互作用】

（1）与对乙酰氨基酚合用，尤其是单次超量或长期大量，肝脏中毒的危险增加，有可能使后者疗效降低。

（2）与香豆素类抗凝药合用，由于本品的肝酶的正诱导作用，使抗凝药的血药浓度降低，半衰期缩短，抗凝效应减弱，应测定凝血酶原时间而调整药量。

（3）与碳酸酐酶抑制药合用，骨质疏松的危险增加。

（4）由于本品的肝酶诱导作用，与氯磺丙脲、氯贝丁酯、去氨加压素、赖氨加压素、垂体后叶素、加压素等合用，可加强抗利尿作用，合用的各药都需减量。

（5）与含雌激素的避孕药、环孢素、洋地黄类、雌激素、左甲状腺素或奎尼丁合用时，由于卡马西平对肝药酶的诱导，这些药的效应都会降低，用量应作调整，改用仅含孕激素（黄体酮）的口服避孕药。与口服避孕药合用可能出现阴道大出血。

（6）与多西环素合用，后者的血药浓度可能降低，必要时需要调整用量。

（7）红霉素及右丙氧芬可抑制卡马西平的代谢，引起后者血药浓度的升高，出现毒性反应。

（8）氟哌啶醇、洛沙平、马普替林、噻吨类或三环类抗抑郁药可增强卡马西平的代谢，引起后者血药浓度升高，出现毒性反应。

（9）锂盐可以降低卡马西平的抗利尿作用。

（10）卡马西平（与三环类抗抑郁药结构相似）与单胺氧化酶（MAO）抑制药合用，可引起高热或高血压危象、严重惊厥甚至死亡，两药应用至少要间隔 14 日。当卡马西平用作抗惊厥药时，单胺氧化酶抑制药可以改变癫痫发作的类型。若临床情况允许可停服单胺氧化酶抑制药更长。

（11）苯巴比妥和苯妥英加速卡马西平的代谢，可将卡马西平的半衰期降至 9～10 小时。

【剂型和规格】

片剂：① 0.1g；② 0.2g。

【贮存】避光、密闭保存。

96．奥卡西平　Oxcarbazepine

【药理作用】奥卡西平为卡马西平 10- 酮基的结构类似物，是一前体药，主要由其 10- 单羟基代谢物（MHD）发挥作用，奥卡西平及 MHD 可阻断电压敏感性钠离子通道，稳定处于过度兴奋状态的神经细胞膜，抑制神经元反复放电，减少神经冲动的突触传递。此外，奥卡西平的抗惊厥作用还与增加钾离子电导和调节高电压激活的钙离子通道有关。

奥卡西平在服用后，迅速降解为药理活性代谢物 MHD，MHD 进一步通过与葡萄糖醛酸结合而代谢。另外小部分（约占剂量的 4%）被氧化成无药理活性的10,11-二羟基衍生物(DHD)。主要以代谢物的形式通过肾脏排出,95%以上的药物通过代谢产物从尿液中排出,其中原型奥卡西平小于1%。不到4%的药物通过粪便排出。大约80%的药物以MHD的葡萄糖醛酸结合形式或以MHD原型通过尿液排出,半衰期为1.3~2.3小时。但是,MHD的平均血清半衰期为(9.3±1.8)小时。

肾脏受损的患者(肌酐清除率<30ml/min),口服单剂量300mg的奥卡西平,MHD清除半衰期最大延长至19小时,相应的AUC增加了一倍。

【适应证】本品适用于治疗原发性全面性强直-阵挛发作和部分性发作,伴有或不伴有继发性全面性发作。片剂适用于成年人和5岁及5岁以上的儿童;混悬液适用于成年人和2岁以上儿童。

【用法和用量】口服。

在单药治疗和联合用药中,本品可从临床有效剂量开始用药,一日2次给药,根据患者的临床反应增加剂量;当使用奥卡西平代替其他抗癫痫药治疗时,在奥卡西平治疗开始后,应逐渐减少其他抗癫痫药的剂量。如果本品与其他抗癫痫药联合使用,由于患者总体的抗癫痫药物剂量增加,需要减少其他抗癫痫药的剂量和/或更加缓慢地增加本品的剂量。

本品可以空腹或与食物一起服用。片剂上有刻痕,每一片可以分成2等份;口服混悬液可供无法吞咽片剂或片剂无法满足处方剂量的幼儿服用。服用口服混悬液前,应先摇匀。奥卡西平口服混悬液处方单位为ml,mg与ml剂量转换见表5-3。

表5-3 奥卡西平mg与ml剂量转换表

奥卡西平薄膜衣片/mg	奥卡西平口服混悬液/ml
10	0.2
20	0.3
30	0.5
40	0.7
50	0.8
60	1.0
70	1.2
80	1.3
90	1.5
100	1.7
200	3.3
300	5.0

续表

奥卡西平薄膜衣片 /mg	奥卡西平口服混悬液 /ml
400	6.7
500	8.3
600	10.0
700	11.7
800	13.3
900	15.0
1 000	16.7

（1）成人：①单药治疗，用本品治疗，起始剂量可以为每日 600mg（每日 8～10mg/kg），分 2 次给药。调整剂量的间隔不小于 1 周，每次增加剂量不要超过 600mg。每日维持剂量范围为 600～2 400mg，绝大多数患者对每日 900mg 的剂量即有效果。②联合治疗，用本品治疗，起始剂量可以为每日 600mg（每日 8～10mg/kg），分 2 次给药。调整剂量的间隔不小于 1 周，每次增加剂量不要超过 600mg。每日维持剂量范围为 600～2 400mg。

（2）儿童：①片剂，5 岁和 5 岁以上的儿童，在单药和联合用药过程中，起始的治疗剂量为每日 8～10mg/kg，分 2 次给药。联合治疗中，大约每日 30mg/kg 的维持剂量可获得治疗效果。可以每隔一个星期增加每日的剂量，每次增量不要超过每日 10mg/kg，最大剂量为每日 46mg/kg。②混悬液，2 岁以上的儿童，在单药治疗和联合治疗中，治疗起始剂量为每日 8～10mg/kg，分 2 次给药。调整剂量的间隔不小于 1 周，每次增加剂量不要超过每日 10mg/kg，可增加至最大剂量每日 60mg/kg。

在联合治疗和单药治疗中，当根据体重进行标准化时，清除率［L/（h•kg）］随年龄降低，2～4 岁以下儿童的奥卡西平给药剂量应为单位体重剂量的两倍；4～12 岁儿童的奥卡西平给药剂量应比单位体重剂量高 50%。与年龄较大的儿童相比，2～4 岁以下的儿童对有酶诱导作用的抗癫痫药的体重标准化后的表观清除率较高。与单药治疗或联合使用无酶诱导作用的抗癫痫药治疗相比，在 2～4 岁以下的儿童中，如联合使用有酶诱导作用的抗癫痫药，则奥卡西平的剂量应比单位体重剂量高 60%。年龄较大的儿童（4 岁及以上）在联合使用有酶诱导作用的抗癫痫药治疗时的剂量仅稍高于其对应的单药治疗组。

（3）肾功能损害的患者：有肾功能损害的患者（肌酐清除率＜30ml/min），起始剂量为常规剂量的一半（每日 300mg），增加剂量时间间隔不得少于一周，直到获得满意的临床疗效。有肾功能损害的患者在增加剂量时，必须仔细监测。

【禁忌证】

(1) 已知对本品任何成分或艾司利卡西平过敏的患者禁用。

(2) 房室传导阻滞者禁用。

【不良反应】常见乏力、头晕、头痛、嗜睡、复视、恶心、呕吐和疲劳，其他可见复视、胃肠功能障碍、皮疹、共济失调、眼球震颤、易激惹、震颤、食欲下降等。

【注意事项】

(1) 超敏反应：该产品上市后收到Ⅰ型超敏反应包括皮疹、瘙痒、荨麻疹、血管性水肿和过敏反应的报告。在使用该患者中有过敏反应和包括咽喉、舌唇和眼睑在内的血管性水肿的病例报道。与卡马西平存在交叉过敏。

(2) 皮肤反应：包括史-约综合征(SJS)、中毒性表皮坏死松解症和多形性红斑。

(3) 低钠血症：出现低钠血症宜减少或停用本品，或者对患者采取保守治疗(例如，减少液体的摄入)，血钠水平都会回到正常基线以上。

(4) 对既往有过传导障碍(如房室传导阻滞、心律不齐)的患者应慎用此药。

(5) 撤药反应：和其他抗癫痫药一样，本品应避免突然停药。应该逐渐地减少剂量，以避免诱发痫性发作(发作加重或癫痫持续状态)的频率。

(6) 肝功能损害、妊娠期和哺乳期妇女慎用。

(7) 用药期间应当避免驾驶车辆或操作机器。

【药物相互作用】

(1) 酶抑制：奥卡西平和其活性代谢物 MHD 抑制了 CYP2C19。如果在服用大剂量本品的同时也服用了需经过 CYP2C19 代谢的药物(例如，苯巴比妥、苯妥英钠)时会发生药物相互作用。同时服用本品和其他经过 CYP2C19 代谢的药物，需要降低同时服用药物的剂量。

(2) 酶诱导：奥卡西平和 MHD 对细胞色素 CYP3A4、CYP3A5 有诱导作用。CYP3A4、CYP3A5 与二氢吡啶类的钙离子阻滞剂、口服激素类避孕药和某些抗癫痫药(例如，卡马西平)的代谢有关。故能导致这些药物血清浓度降低。血浆浓度下降在其他主要通过 CYP3A4 和 CYP3A5 代谢的药物中也可以观察到，如免疫抑制剂(环孢素)。奥卡西平和 MHD 仅能轻微地诱导 UDP-葡糖醛酸转移酶(UDPGT)，因此 MHD 在体内不可能作用于主要通过与 UDPGT 结合而清除的药物(例如，丙戊酸类、拉莫三嗪)。尽管奥卡西平和 MHD 仅有轻微的诱导能力，但当与这些主要由 CYP3A4 或通过与 UDPGT 结合而代谢的药物联合使用时，可能需要增加这些药物的剂量。相应地，当停止本品治疗时，需要降低这些药物的剂量。

（3）激素类避孕药：本品对炔雌醇和左炔诺孕酮口服激素类避孕药有影响，使两药的平均 AUC 分别降低了 48%～52% 和 32%～52%。与本品同时使用导致激素类避孕药失效。

（4）钙离子阻滞剂：反复同时与本品一起服用，非洛地平的 AUC 降低 28%，然而血浆浓度仍保持在推荐的治疗范围内。维拉帕米能够使 MHD 的血浆浓度降低 20%。

（5）与锂剂合用能导致神经毒性反应增加。

【剂型和规格】

（1）片剂：① 0.15g；② 0.3g。

（2）混悬液：60mg/ml。

【贮存】 30℃以下密封保存。混悬液应在开启后 7 周内用完。

97. 丙戊酸钠　Sodium Valproate

【药理作用】 丙戊酸钠为广谱抗癫痫药。能增加 γ- 氨基丁酸（GABA）的合成和减少 GABA 的降解，升高抑制性神经递质 GABA 的浓度，降低神经元的兴奋性而抑制发作。

口服后胃肠吸收迅速而完全，生物利用度近 100%，约 1～4 小时血药浓度达峰值，有效血药浓度为 50～100μg/ml。血药浓度超过 120μg/ml 时可出现明显不良反应。蛋白结合率为 85%～95%。主要分布在细胞外液和肝、肾、肠和脑组织等中；能通过胎盘，能分泌入乳汁。表观分布容积为 0.1～0.4L/kg。随着血药浓度增高，游离部分增加，从而增加进入脑组织的量，脑脊液内的浓度为血浆中浓度的 10%～20%。大部分由肝脏代谢，包括与葡萄糖醛酸结合和某些氧化过程，代谢物主要由肾排出，少量随粪便排出。半衰期为 7～10 小时。

静脉给药时，丙戊酸钠的生物利用度接近 100%。主要分布在血液中，快速交换到细胞外液。通过脑脊液进入脑。半衰期为 15～17 小时。治疗有效的最小血药浓度为 40～50mg/L，治疗有效的血药浓度范围为 40～100mg/L。超过 200mg/L 需要减量。丙戊酸钠可被透析出，但血液透析仅对血浆中未结合的丙戊酸钠（大约 10%）有作用。

【适应证】 主要用于简单或复杂失神发作、肌阵挛发作，大发作可单独或合并用药治疗，有时对复杂部分性发作也有一定疗效。注射剂用于治疗癫痫，在成人和儿童中，当暂时不能服用口服剂型时，用于替代口服剂型。

【用法和用量】

（1）口服

1）成人：常用量一日 15mg/kg 或一日 600～1 200mg，分 2～3 次服。开始时按 5～10mg/kg，一周后递增，至能控制发作为止。当每日用量超过 250mg

时应分次服用，以减少胃肠刺激。每日最大量不超过 30mg/kg 或每日不超过 1.8～2.4g。

2）儿童：按体重计与成人相同，也可一日 20～30mg/kg，分 2 次服用或每日 15mg/kg，按需每隔一周增加 5～10mg/kg，至有效或不能耐受为止。

（2）注射剂

1）用于临时替代时（例如等待手术时）：本品静脉注射剂溶于 0.9% 生理盐水，按照之前接受的治疗剂量（通常平均剂量每日 20～30mg/kg），末次口服给药 4～6 小时后静脉给药。或持续静脉滴注 24 小时。或每日分 4 次静脉滴注，每次时间需约 1 小时。

2）需要快速达到有效血药浓度并维持时：以 15mg/kg 剂量缓慢静脉推注，持续至少 5 分钟；然后以 1mg/（kg•h）的速度静脉滴注，使血浆丙戊酸钠浓度达到 75mg/L，并根据临床情况调整静脉滴注速度。

3）一旦停止静脉滴注，需要立刻口服给药，以补充有效成分。口服剂量可以用以前的剂量或调整后的剂量，或遵医嘱。

【禁忌证】有药源性黄疸个人史或家族史者、有肝病或明显肝功能损害者、卟啉病患者禁用。

【不良反应】

（1）常见不良反应表现为腹泻、消化不良、恶心、呕吐、胃肠道痉挛，可引起月经周期改变。

（2）较少见短暂的脱发、便秘、嗜睡、眩晕、疲乏、头痛、共济失调、轻微震颤、异常兴奋、不安和烦躁。

（3）长期服用偶见胰腺炎及急性肝坏死。

（4）可使血小板减少引起紫癜、出血和出血时间延长，应定期检查血象。

（5）对肝功能有损害，引起血清碱性磷酸酶和转氨酶升高，服用 2 个月要检查肝功能。

（6）偶有过敏、听力下降和可逆性听力损坏。

【注意事项】

（1）用药期间避免饮酒，酒精可加重其镇静作用。

（2）停药应逐渐减量以防再次发作；取代其他抗惊厥药物时，本品应逐渐增加用量，而被取代的药应逐渐减少用量。

（3）外科系手术或其他急症治疗时应考虑中枢神经抑制药作用的增强。

（4）用药前和用药期间应定期作全血细胞（包括血小板）计数，肝、肾功能检查。

（5）对诊断的干扰：尿酮试验可出现假阳性，甲状腺功能试验可能受影响。

（6）可使乳酸脱氢酶、谷丙转氨酶、谷草转氨酶轻度升高并提示无症状性肝脏中毒。血清胆红素可能升高提示潜在的严重肝脏中毒。

（7）血液病、肝病史、肾功能损害、器质性脑病、妊娠期及哺乳期妇女慎用。由于具有丙戊酸钠宫内暴露史的胎儿具有高潜在致畸性和发育障碍风险，除非其他治疗无效或不耐受，丙戊酸不宜处方给女童、女性青少年、育龄期妇女和妊娠期妇女。

（8）儿童用药：本品可蓄积在发育的骨骼内，应注意。

（9）应严格用静脉给药途径，不可肌内注射。

【药物相互作用】

（1）酒精可加重镇静作用。

（2）全麻药或中枢神经抑制药与丙戊酸合用，前者的临床效应可更明显。

（3）与抗凝药如华法林或肝素等以及溶血栓药合用，出血的危险性增加。

（4）与阿司匹林或双嘧达莫合用，可由于减少血小板凝聚而延长出血时间。

（5）与苯巴比妥类合用，后者的代谢减慢，血药浓度上升，因而增加其镇静作用而导致嗜睡。

（6）与扑米酮合用，也可引起血药浓度升高，导致中毒，必要时需减少扑米酮的用量。

（7）与氯硝西泮合用防止失神发作时，曾有报道少数病例反而诱发失神状态。

（8）与苯妥英钠合用时，因与蛋白结合的竞争可使两者的血药浓度发生改变，由于苯妥英钠浓度变化较大，需经常测定。但是否需要调整剂量应视临床情况与血药浓度而定。

（9）与卡马西平合用，由于肝酶的诱导而致药物代谢加速，可使两者的血药浓度和半衰期降低，故须监测血药浓度以决定是否需要调整用量。

（10）与对肝有毒性的药物合用时，有潜在肝中毒的危险。有肝病史者长期应用须经常检查肝功能。

（11）与氟哌啶醇、马普替林、单胺氧化酶抑制药、吩噻嗪类、噻吨类和三环类抗抑郁药合用，可以增加中枢神经系统的抑制作用，降低惊厥阈和丙戊酸的效应，建议作临床监控并及时调整用量以控制发作。

（12）有报道美罗培南可使本品的血药浓度降低。

【剂型和规格】

（1）片剂：①0.1g；②0.2g。

（2）口服溶液剂：300ml：12g。

（3）注射用无菌粉末：0.4g。

【贮存】密闭，置25℃以下干燥处保存。

98. 苯妥英钠　Phenytoin Sodium

【药理作用】苯妥英钠主要具有抗癫痫作用和抗心律失常作用。

（1）抗癫痫作用：增加细胞钠离子外流，减少钠离子内流，而使神经细胞膜稳定，提高兴奋阈，减少病灶高频放电的扩散。

（2）抗心律失常作用：可缩短动作电位间期及有效不应期、抑制钙离子内流、降低心肌自律性，抑制交感中枢，对心房、心室的异位节律点有抑制作用，提高房颤与室颤阈值。

（3）抗神经痛及骨骼肌松弛作用：稳定细胞膜作用及降低突触传递作用。

本品还可抑制皮肤成纤维细胞合成（或分泌）胶原酶、加速维生素 D 代谢、引起淋巴结肿大和抗叶酸作用，抑制造血系统。可引起过敏反应，有酶诱导作用，静脉用药可扩张周围血管。

口服虽吸收较慢，但 85%～90% 由小肠吸收；其吸收率个体差异大，且受食物影响。给药后 4～12 小时血药浓度达峰值。吸收后分布于细胞内、外液中，细胞内可能多于细胞外。主要与白蛋白结合，结合率为 88%～92%，在脑组织内与蛋白结合，结合率可能还高，表观分布容积为 0.6L/kg，能通过胎盘；能分泌入乳汁。主要在肝脏代谢，有肠肝循环。主要经肾排泄，碱性尿排泄较快。半衰期为 7～42 小时，长期服用苯妥英钠的患者，其半衰期可为 15～95 小时，甚至更长。

静脉注射半衰期为 10～15 小时。本品为零级药动学的典型药物，应用一定剂量后肝代谢能力达饱和时，此时即使增加很小剂量，也会造成血药浓度非线性急剧增加，有中毒危险，要监测血药浓度。有效血药浓度为 10～20mg/L。每日口服 300mg，7～10 日可达稳态浓度。血药浓度超过 20mg/L 时易产生毒性反应，出现眼球震颤；超过 30mg/L 时，出现共济失调；超过 40mg/L 时往往出现严重毒性作用。

【适应证】

（1）适用于治疗全身强直阵挛发作、复杂部分性发作（精神运动性发作、颞叶癫痫）、简单部分性发作（局限性发作）和癫痫持续状态。

（2）用于治疗三叉神经痛、隐性营养不良型大疱性表皮松解、发作性舞蹈手足徐动症、发作性控制障碍（包括发怒、焦虑和失眠的兴奋过度等的行为障碍疾病）、肌强直症及三环类抗抑郁药过量时心脏传导障碍等。

（3）用于洋地黄中毒所致的室性及室上性心律失常，对其他各种原因引起的心律失常疗效较差。

【用法和用量】

（1）成人

1）癫痫：口服给药，开始时一日 100mg，一日 2 次，在 1～3 周内加至一日 250～300mg，分 3 次服用。在分次应用达到控制发作和血药浓度达稳态后可考虑改用长效（控释）制剂。发作频繁者，可一日 12～15mg/kg，分 2～3 次服用，每 6 小时 1 次，第 2 日开始给予 100mg（或 1.5～2mg/kg），一日 3 次，直到调整至适当剂量。一次极量为 300mg，一日极量为 500mg。

2）癫痫持续状态：静脉滴注，一次（16.4±2.7）mg/kg。

3）惊厥：静脉注射，一次 150～250mg，静脉注射速度不超过 50mg/min，需要时 30 分钟后可再次静脉注射 100～150mg，一日总量不超过 500mg。

4）三叉神经痛：口服给药，一次 100～200mg，一日 2～3 次。

5）心律失常：口服给药，一日 100～300mg，分 1～3 次服或第 1 日 10～15mg/kg，第 2～4 日 7.5～10mg/kg，维持量为一日 2～6mg/kg。静脉注射，一次 100mg，缓慢静脉注射 2～3 分钟，以后根据需要每 10～15 分钟重复 1 次，至心律失常终止或出现不良反应为止，总量不超过 500mg。

6）肝功能不全时剂量：静脉注射时需减量，注射速度也应减慢到每 2～3 分钟 50mg。

7）老年人剂量：静脉注射时需减量，注射速度也应减慢到每 2～3 分钟 50mg。

8）其他疾病时剂量：重症患者、血浆白蛋白降低（或本药蛋白结合率降低）的患者，静脉注射量需减少，注射速度也应减慢至每 2～3 分钟 50mg。

（2）儿童

1）癫痫：口服给药，开始时一日 5mg/kg，分 2～3 次服，以后按需要调整，一日剂量不超过 250mg。维持量为一日 4～8mg/kg（或 250mg/m^2），分 2～3 次服。

2）惊厥：静脉注射，可 5mg/kg（或 250mg/m^2），单次或分 2 次注射。

3）心律失常：口服给药，开始时一日 5mg/kg，分 2～3 次服，以后根据病情调整，一日总量不宜超过 300mg。维持量为一日 4～8mg/kg（或 250mg/m^2），分 2～3 次服。

【禁忌证】对乙内酰脲类药有过敏史或患阿 - 斯综合征、Ⅱ～Ⅲ度房室阻滞、窦房结阻滞、窦性心动过缓等心功能损害者禁用。

【不良反应】

（1）常见齿龈增生，儿童发生率高，应加强口腔卫生和按摩齿龈。

（2）长期服用后或血药浓度达 30μg/ml 可能引起恶心、呕吐甚至胃炎，饭后服用可减轻。

（3）神经系统不良反应与剂量相关，常见眩晕、头痛，严重时可引起眼球震颤、共济失调、言语不清和意识模糊，调整剂量或停药可消失；较少见的神经系统不良反应有头晕、失眠、一过性神经质、抽搐、舞蹈症、肌张力不全、震颤、扑翼样震颤等。

(4) 影响造血系统，致粒细胞和血小板减少，罕见再生障碍性贫血；常见巨幼红细胞性贫血，可用叶酸加维生素 B_{12} 防治。

(5) 引起过敏反应，常见皮疹伴高热，罕见严重皮肤反应，如剥脱性皮炎、多形糜烂性红斑、系统性红斑狼疮、致死性肝坏死和淋巴系统霍奇金病等。一旦出现症状立即停药并采取相应措施。

(6) 儿童长期服用可加速维生素 D 代谢造成软骨病或骨质异常；妊娠期妇女服用偶致畸胎；可抑制抗利尿激素和胰岛素分泌使血糖升高，有致癌的报道。

【注意事项】

(1) 对乙内酰脲类中一种药过敏者，对本品也过敏。

(2) 有酶诱导作用，可对某些诊断产生干扰，如地塞米松试验、甲状腺功能试验，使血清碱性磷酸酶、谷丙转氨酶、血糖浓度升高。

(3) 用药期间需检查血象、肝功能、血钙、口腔、脑电图、甲状腺功能并经常随访血药浓度，防止毒性反应；其妊娠期每月测定一次、产后每周测定一次血药浓度以确定是否需要调整剂量。

(4) 下列情况应慎用：①嗜酒使本品的血药浓度降低；②贫血，增加严重感染的危险性；③心血管病（尤其老年人）；④糖尿病，可能升高血糖；⑤肝、肾功能损害，可能改变本品的代谢和排泄；⑥甲状腺功能异常者。

(5) 妊娠期及哺乳期妇女用药：①本品能通过胎盘，可能致畸，用药应权衡利弊。凡用本品能控制发作的患者，妊娠期应继续服用，并保持有效血药浓度，分娩后再重新调整。产前一个月应补充维生素 K，产后立即给新生儿注射维生素 K 以减少出血危险。②本品可分泌入乳汁，服用苯妥英钠的母亲避免母乳喂养。

(6) 儿童用药应经常作血药浓度测定。新生儿或婴儿期不作为首选。学龄前儿童肝脏代谢强，需多次监测血药浓度以决定用药次数和用量。

(7) 老年人慢性低蛋白血症的发生率高，治疗上合并用药又较多，药物彼此相互作用复杂，慎用，必须用时用量应偏低，并经常监测血药浓度。

【药物相互作用】

(1) 长期应用对乙酰氨基酚患者应用本品可增加肝脏中毒的危险，并且疗效降低。

(2) 为肝酶诱导剂，与皮质激素、洋地黄类（包括地高辛）、口服避孕药、环孢素、雌激素、左旋多巴、奎尼丁或三环抗抑郁药合用时，可降低这些药物的效应。

（3）长期饮酒可降低本品的浓度和疗效，但服药同时大量饮酒可增加血药浓度；与氯霉素、异烟肼、保泰松、磺胺类合用可能降低本品代谢使血药浓度增加，增加本品的毒性；与抗凝剂合用，开始增加抗凝效应，持续应用则降低。

（4）与含镁、铝或钙制剂等合用时可能降低本品的生物利用度，两者应间隔 2～3 小时服用。

（5）与降糖药或胰岛素合用时，因本品可使血糖升高，需调整后两者用量。

（6）原则上用多巴胺的患者，不宜用本品。

（7）本品与利多卡因或普萘洛尔合用时可能加强心脏的抑制作用。

（8）虽然本品消耗体内叶酸，但增加叶酸反可降低本品浓度和作用。

（9）苯巴比妥或扑米酮对本品的影响，变化很大，应经常监测血药浓度；与丙戊酸类合用有蛋白结合竞争作用，应经常监测血药浓度，调整本品用量。

（10）与卡马西平合用，后者血药浓度降低。如合并用大量抗精神病药或三环类抗抑郁药可能癫痫发作，需调整本品用量。

【剂型和规格】

（1）片剂：① 50mg；② 100mg。

（2）注射用无菌粉末：① 0.1g；② 0.25g。

【贮存】极易潮解，应避湿、避光保存。

99. 苯巴比妥　Phenobarbital

【药理作用】苯巴比妥对中枢神经系统可随用量增加而产生不同的抑制作用，如镇静、催眠和抗惊厥；大剂量时产生麻醉作用；过量可麻痹延髓呼吸中枢致死。大剂量的苯巴比妥对心血管系统、呼吸系统有明显的抑制。其作用机制认为主要与阻断脑干网状结构上行激活系统有关。

苯巴比妥可抑制中枢神经系统单突触和多突触传递，增加皮质的电刺激阈值，从而提高癫痫发作的阈值；并抑制病灶异常放电向周围正常脑组织扩散，而产生抗癫痫作用，其作用机制在于增强中枢抑制性递质 γ- 氨基丁酸受体的活性，也有调节钠、钾及钙通道作用的参与。

口服后在消化道吸收完全但较缓慢，0.5～1 小时起效，2～18 小时血药浓度达到峰值。吸收后分布于体内组织和体液中，脑组织内浓度最高，其次为骨骼肌内，并能透过胎盘和分泌入乳汁。蛋白结合率约为 40%（20%～45%），表观分布容积为 0.5～0.9L/kg。有效血药浓度约为 10～40μg/ml，超过 40μg/ml 即可出现毒性反应。65% 在肝脏代谢，转化为羟基苯巴比妥。大部分与葡萄糖醛酸或硫酸盐结合，由肾脏排出，有 27%～50% 以原型从肾脏排出，部分在肾小管重吸收，使其作用时间延长。成人的半衰期为 50～144 小时；儿童的半衰期为 40～70 小时；肝、肾功能不全者半衰期延长。

【适应证】

（1）治疗癫痫，对全身性及部分性发作（包括失神及肌阵挛）、新生儿癫痫均有效，一般在苯妥英钠、卡马西平、丙戊酸钠无效时选用。

（2）治疗惊厥、热性惊厥及其他原因引起的惊厥。

（3）镇静、催眠。

（4）抗高胆红素血症用药。

（5）麻醉前用药。

【用法和用量】

（1）口服给药：①镇静，成人，一次 15～30mg，每日 2～3 次。儿童，每次 2mg/kg，或 60mg/m^2，每日 2～3 次。②催眠，成人 30～100mg，晚上一次顿服。③抗惊厥，成人，每日 90～180mg，可在晚上一次顿服，或每次 30～60mg，每日 3 次；极量一次 250mg，一日 500mg。儿童，每次 3～5mg/kg。④抗高胆红素血症，成人，一次 30~60mg，每日 3 次。儿童，每次 5～8mg/kg，分次口服，3～7 日见效。

（2）肌内注射：①抗惊厥与癫痫持续状态，成人，一次 100～200mg，必要时可 4～6 小时重复 1 次。②麻醉前给药，术前 0.5～1 小时肌内注射 100～200mg。

【禁忌证】肝、肾功能不全，呼吸功能障碍，严重肺功能不全，肝硬化，血卟啉病史，贫血，哮喘史，未控制的糖尿病患者及对本品过敏者禁用。

【不良反应】

（1）常见嗜睡、眩晕、头痛、乏力、精神不振等延续效应。偶见皮疹、剥脱性皮炎、中毒性肝炎、黄疸等。也可见巨幼红细胞贫血、关节疼痛、骨软化。罕见巨幼红细胞性贫血和骨软化。有报道用药者出现肝炎和肝功能紊乱。

（2）用于抗癫痫时最常见的不良反应为镇静，但随着疗程的持续，其镇静作用逐渐变得不明显。可能引起情感变化，出现认知和记忆的缺损。

（3）长期用药，偶见叶酸缺乏和低钙血症。

（4）大剂量时可产生眼球震颤、共济失调和严重的呼吸抑制。

（5）长时间用药可产生耐受性与依赖性，突然停药可引起戒断症状。

【注意事项】

（1）对一种巴比妥类药物过敏者，可能对本品也过敏。

（2）作抗癫痫药应用时，可能需 10～30 日才能达到最大效果，需按体重计算药量，如有可能应定期测定血药浓度，以达最大疗效。

（3）肝功能不全者，用量应从小剂量开始。

（4）长期用药可产生精神或躯体的药物依赖性，停药需逐渐减量，以免引起撤药症状。

（5）应注意与其他中枢抑制药合用，对中枢产生协同抑制作用。

（6）下列情况慎用：轻微脑功能障碍（MBD）综合征，低血压，高血压，贫血，甲状腺功能低下，肾上腺功能减退，心、肝、肾功能损害，高空作业，驾驶员，精细和危险工种作业者。

（7）妊娠期及哺乳期妇女慎用。本品可通过胎盘，妊娠期长期服用，可引起依赖性及致新生儿撤药综合征；可能因维生素K含量减少引起新生儿出血；妊娠晚期或分娩期应用，由于胎儿肝功能尚未成熟引起新生儿（尤其是早产儿）呼吸抑制；可能对胎儿产生致畸作用。哺乳期用药可引起婴儿的中枢神经系统抑制。

（8）儿童用药：可能引起反常的兴奋，应注意。

（9）老年人慎用。本品的常用量可引起老年患者兴奋神经错乱或抑郁，因此用量宜较小。

（10）用药期间避免驾驶车辆、操作机械和高空作业，以免发生意外。

【药物相互作用】

（1）本品为肝药酶诱导剂，提高药酶活性，长期用药不但加速自身代谢，还可加速其他药物代谢。①在应用氟烷、恩氟烷、甲氧氟烷等制剂麻醉之前有长期服用巴比妥类药物者，可增加麻醉剂的代谢产物，增加肝脏毒性的危险。②与口服抗凝药合用时，可降低后者的效应，应定期测定凝血酶原时间，从而决定是否调整抗凝药的用量。③与口服避孕药或雌激素合用，可降低避孕药的可靠性。④与皮质激素、洋地黄类（包括地高辛）、土霉素或三环抗抑郁药合用时，可降低这些药物的效应。⑤与环磷酰胺合用，可增加环磷酰胺烷基化代谢产物。⑥与奎尼丁合用时，应按需调整后者的用量。⑦与氯胺酮同时应用时，特别是大剂量静脉给药，增加血压降低、呼吸抑制的危险。⑧与苯妥英钠合用，效应降低。⑨与卡马西平和琥珀酰胺类药合用时亦可使这两类药物的消除半衰期缩短而血药浓度降低。⑩与氟哌啶醇合用治疗癫痫，可引起癫痫发作形式改变，需调整用量。

（2）与吩噻嗪类和四环类抗抑郁药合用时可降低抽搐阈值，增加抑制作用；与布洛芬类合用，可缩短半衰期而减少作用强度。

（3）与乙醇、全麻药、中枢性抑制药或单胺氧化酶抑制药等合用时，中枢抑制作用增强。

【剂型和规格】

（1）片剂：① 15mg；② 30mg；③ 100mg。

（2）注射液：① 1ml：0.1g；② 2ml：0.2g。

（3）注射用无菌粉末：0.1g。

【贮存】密闭保存。

100. 拉莫三嗪 Lamotrigine

【药理作用】本品是一种电压门控式钠离子通道的使用依赖性阻滞剂。对培养的神经元细胞产生持续反复放电，本品能产生使用依赖性和电压依赖性阻滞，同时抑制谷氨酸的病理性释放（这种氨基酸对癫痫发作的形成起着关键性的作用），也抑制谷氨酸诱发的动作电位的暴发。

本品在肠道内吸收迅速，没有首关效应。口服给药后约 2.5 小时达到血浆峰浓度。不受食物影响。生物利用度为 98%，达峰时间为 0.5～5.0 小时，平均 2～3 小时，血浆蛋白结合率约为 55%，表观分布容积为 0.9～1.3L/kg，半衰期为（6.4±30.4）小时（平均 12.6 小时）。本品在肝脏代谢，其消除主要以葡萄糖醛酸结合的形式由肾脏排出，尿中排出的原型药少于 10%，2% 通过粪便排出。

【适应证】用于癫痫。

（1）对 12 岁以上儿童及成人的单药治疗：用于简单部分性发作、复杂部分性发作、继发性全身强直阵挛发作、原发性全身强直阵挛发作。暂不推荐对 12 岁以下儿童采用单药治疗。

（2）2 岁以上儿童及成人的添加疗法：用于简单部分性发作、复杂部分性发作、继发性全身强直阵挛发作、原发性全身强直阵挛发作。本品也可用于治疗合并有 Lennox-Gastaut 综合征的癫痫发作。

【用法和用量】口服。

（1）单药治疗剂量：对 12 岁以上儿童及成人单药治疗的初始剂量是 25mg，每日 1 次，连服 2 周；随后用 50mg，每日 1 次，连服 2 周。此后，每 1～2 周增加剂量，最大增加量为 50～100mg，直至达到最佳疗效。通常达到最佳疗效的维持剂量为每日 100～200mg，每日 1 次或分 2 次给药。但有些病人每日需服用 500mg 本品才能达到所期望的疗效。成人及 12 岁以上儿童单药治疗时所推荐的剂量递增方法见表 5-4。为降低皮疹发生的危险，初始剂量和随后的剂量递增都不要超过表 5-4 中剂量。

表 5-4　成人及 12 岁以上儿童单药治疗时所推荐的剂量递增方法

1+2 周	3+4 周	通常维持量
25mg （每日 1 次）	50mg （每日 1 次）	100～200mg（每日 1 次或分 2 次口服） 为了达到维持量，日剂量可每 1～2 周增加 50～100mg

(2) 添加疗法的剂量

1) 成人及12岁以上(包括12岁)儿童：对合用丙戊酸钠的患者，本品的初始剂量为25mg，隔日服用，连服2周；随后2周每日1次，每次25mg。此后，应每1～2周增加剂量，最大增加量为25～50mg，直至达到最佳的疗效。通常达到最佳疗效的维持量为每日100～200mg，1次或分2次服用。

对合用具酶诱导作用的抗癫痫药的患者，不论是否服用其他抗癫痫药(丙戊酸钠除外)，本品的初始剂量为50mg，每日1次，连服2周；随后2周，每日100mg，分2次服用。此后，每1～2周增加一次剂量，最大增加量为100mg，直至达到最佳疗效。通常达到最佳疗效的维持量为每日200～400mg，分2次服用。有些患者需每日服用本品700mg，才能达到所期望的疗效。

在使用其他不明显抑制或诱导本品葡萄糖醛酸化药物的患者中，本品的初始剂量为25mg，每日1次，连服2周；随后2周，每日50mg，每日1次。此后每1～2周增加一次剂量水平，增加幅度为每日50～100mg，随后剂量应增加至达到最佳疗效。通常达到最佳疗效的维持量为每日100～200mg，每日1次或分2次服用。

成人及12岁以上儿童联合用药治疗时推荐的剂量递增方法见表5-5。

表5-5 成人及12岁以上儿童联合用药治疗时推荐的剂量递增方法

合用药物	1+2周	3+4周	通常维持量
丙戊酸钠加/不加其他抗癫痫药	12.5mg (25mg，隔日1次)	25mg (每日1次)	100～200mg(每日1次或分2次服)，为了达到维持量可每1～2周增加25～50mg
酶诱导的抗癫痫药*加/不加其他抗癫痫药(丙戊酸钠除外)	50mg (每日1次)	100mg (分2次服)	200～400mg(分2次服)，为了达到维持量可每1～2周增加100mg
其他不明显抑制或诱导本品葡萄糖醛酸化药物的治疗剂量递增方案	25mg (每日1次)	50mg (每日1次)	100～200mg(每日1次或分2次服)，为了达到维持量可每1～2周增加50～100mg

注：*如苯妥英、卡马西平、苯巴比妥和扑米酮。

注意：如患者服用的抗癫痫药与本品药动学的相互作用目前尚不清楚时，应采用本品与丙戊酸钠合用时的推荐剂量，随后逐渐增加剂量至达到最佳疗效。

2) 儿童(2～12岁)：服用丙戊酸钠加/不加任何其他抗癫痫药的患者，本品的初始剂量是每日0.15mg/kg，每日服用1次，连服2周；随后2周，每日1

次，每次 0.3mg/kg。此后，应每 1～2 周增加剂量，最大增加量为 0.3mg/kg，直至达到最佳的疗效。通常达到最佳疗效的维持量为每日 1～5mg/kg，单次或分 2 次服用，每日最大剂量为 200mg。

合用抗癫痫药（AED）或其他诱导本品葡萄糖醛酸化的药物的患者，不论加或不加其他抗癫痫药（丙戊酸钠除外），本品的初始剂量为每日 0.6mg/kg，分 2 次服，连服 2 周；随后 2 周，每日 1.2mg/kg，分 2 次服。此后，应每 1～2 周增加一次剂量，最大增加量为 1.2mg/kg，直至达到最佳的疗效。通常达到最佳疗效的维持量是每日 5～15mg/kg，分 2 次服用，每日最大剂量为 400mg。

为获得有效的维持治疗剂量，须对儿童的体重进行监测，并根据体重的变化，对用药剂量重新进行评估。在使用其他不明显抑制或诱导本品葡萄糖醛酸化药物的患者中，本品的初始剂量为每日 0.3mg/kg，每日 1 次或分 2 次服用，连服 2 周，接着每日 0.6mg/kg，每日 1 次或分 2 次服用，连服 2 周。此后每 1～2 周增加一次剂量，每日最大增加量为 0.6mg/kg，直至达到最佳疗效。通常达到最佳疗效的维持量为每日 1～10mg/kg，每日 1 次或分 2 次服用，每日最大剂量为 200mg。

儿童（2～12 岁）药物联合治疗时推荐的剂量递增方法（每日总量 mg/kg）见表 5-6。

表 5-6　儿童（2～12 岁）药物联合治疗时推荐的剂量递增方法（每日总量 mg/kg）

合用药物	1+2 周	3+4 周	通常维持量
丙戊酸钠加 / 不加其他抗癫痫药	0.15mg/kg**（每日 1 次）	0.3mg/kg（每日 1 次）	可每 1～2 周增加 0.3mg/kg，以达到维持量 1～5mg/kg（每日 1 次或分 2 次服）
酶诱导的抗癫痫药* 加 / 不加其他抗癫痫药（丙戊酸钠除外）	0.6mg/kg（分 2 次服）	1.2mg/kg（分 2 次服）	可每 1～2 周增加 1.2mg/kg，以达到维持量 5～15mg/kg（分 2 次服）
其他不明显抑制或诱导本品葡萄糖醛酸化药物的用药方案	0.3mg/kg（1 次或分 2 次服）	0.6mg/kg（1 次或分 2 次服）	为了达到维持量 1～10mg/kg，每 1～2 周增加 0.6mg/kg（每日 1 次或分 2 次服用），每日最大剂量为 200mg

注：* 如苯妥英、卡马西平、苯巴比妥和扑米酮。

** 如果计算出每日剂量为 1～2mg 时，前 2 周应服用本品 2mg，隔日 1 次。如果计算的剂量小于 1mg，则不应服用本品。

注意：如患者服用的抗癫痫药与本品的药动学的相互作用目前尚不清楚时，应采用本品与丙戊酸钠合用时的推荐剂量，随后逐渐增加剂量至达到最佳疗效。

（3）肝功能损害患者的剂量：本品的初始、递增和维持剂量在中度（Child-Pugh B 级）和重度（Child-Pugh C 级）肝功能受损患者中通常应分别减少约 50% 和 75%。递增和维持剂量应按临床疗效进行调整。

【禁忌证】禁用于已知对拉莫三嗪和本品中任何成分过敏的患者。

【不良反应】

（1）本品常引起头痛、头晕、嗜睡、视物模糊、复视、共济失调、皮疹、便秘、恶心、呕吐、失眠、震颤。

（2）皮疹：发生皮疹总的危险性与初始剂量太高和随后增加剂量超过推荐剂量，及同时应用丙戊酸钠有关系，一般发生在本品开始治疗的前 8 周。大多数皮疹是轻微的和自限性的。

本品可能引起罕见的、严重的、潜在威胁生命的皮疹，需要住院治疗和中断治疗，包括史 - 约综合征（SJS）和中毒性表皮坏死松解症。

（3）有血液系统功能障碍的报告，出现中性粒细胞减少症、白细胞减少、贫血、血小板减少症、全血细胞减少症和罕见的再生障碍性贫血和单纯红细胞再生障碍性贫血。

【注意事项】

（1）不宜突然停药，可能引起癫痫反弹发作，应在 2 周内逐渐减少剂量。

（2）出现皮疹等过敏反应，应立即停药。

（3）肾功能损害患者的剂量：肾功能受损的患者，在服用本品时应谨慎。对于晚期肾功能衰竭患者，本品的初始剂量应遵循与其他抗癫痫药物合用时的用药方案，对于肾功能明显受损的患者需减少维持剂量。

（4）慎用于妊娠期、哺乳期妇女。

（5）用药期间应当避免驾驶车辆或操作机器。

【药物相互作用】

（1）诱导肝药物代谢酶的抗癫痫药（例如苯妥英钠、卡马西平、苯巴比妥和扑米酮）会增加拉莫三嗪的代谢，而需增加使用剂量。

（2）丙戊酸钠与拉莫三嗪竞争肝药物代谢酶，可降低拉莫三嗪的代谢，拉莫三嗪的平均半衰期增加近两倍，需调整本品的使用剂量。

（3）正在服用卡马西平的患者，服用拉莫三嗪之后有中枢神经系统反应的报告，包括头痛、恶心、视力模糊、头晕、复视和共济失调。这些反应在减少卡马西平的剂量后通常都会消失。

【剂型和规格】

（1）片剂：① 25mg；② 50mg；③ 100mg。

（2）分散片：① 25mg；② 50mg。

【贮存】避光、密闭保存。

（四）脑血管病用药及降颅压药

脑血管病用药多为辅助治疗用药，可改善脑循环，增加脑血流量，改善脑部氧供应，以便帮助恢复或缓解脑血流障碍所造成的症状，如头昏、头痛、耳鸣、血管性头痛、注意力不集中、精神错乱、记忆力减退、失眠等。

降颅压药能通过高渗脱水产生利尿、降低眼压、降低颅内压和脑脊液容量及其压力的作用。

本节包括脑血管病用药尼莫地平、倍他司汀和氟桂利嗪以及降颅压药甘露醇。

101. 尼莫地平　Nimodipine

【药理作用】本品是一种 Ca^{2+} 通道阻滞药。通过阻止 Ca^{2+} 进入细胞内选择性地作用于脑血管平滑肌，解除血管痉挛，增加脑血流量，显著减少血管痉挛引起的缺血性脑损伤。

口服可吸收。脑脊液中的药物浓度为血浆中的 10%。蛋白结合率约为 98%。半衰期为 2～7 小时。

【适应证】

(1) 适用于各种原因的蛛网膜下隙出血后的脑血管痉挛和急性脑血管病恢复期的血液循环改善。

(2) 治疗老年性脑功能障碍，例如记忆力减退、定向力和注意力障碍和情绪波动。

(3) 对突发性耳聋也有一定疗效。

【用法和用量】

(1) 急性脑血管病恢复期：一次 30～40mg，一日 4 次，或每 4 小时 1 次。

(2) 老年性脑功能障碍：一次 30mg，一日 3 次。

(3) 突发性耳聋：一次 10～20mg，一日 3 次，5 日为 1 疗程，一般用药 3～4 个疗程。

【禁忌证】严重肝功能损害者、哺乳期妇女禁用。

【不良反应】可出现下列不良反应：

(1) 血压下降，血压下降的程度与药物剂量有关。

(2) 肝炎。

(3) 皮肤刺痛。

(4) 胃肠道出血。

(5) 血小板减少。

(6) 偶见一过性头晕、头痛、面潮红、呕吐、胃肠不适等。

(7) 个别患者可发生碱性磷酸酶、乳酸脱氢酶升高，血糖升高以及血小板数的升高。

【注意事项】

(1) 脑水肿及颅内压增高患者须慎用。

(2) 肝功能损害者应当慎用。

(3) 本品可引起血压的降低。在高血压合并蛛网膜下隙出血或脑卒中患者中，应注意减少或暂时停用降血压药物，或减少本品的用药剂量。

(4) 可产生假性肠梗阻，表现为腹胀、肠鸣音减弱。当出现上述症状时应当减少用药剂量和保持观察。

(5) 妊娠期妇女慎用。

【药物相互作用】

(1) 与其他作用于心血管的钙通道阻滞药联合应用时可增加其效应。

(2) 当尼莫地平 90mg/d 与西咪替丁 1 000mg/d 联合应用 1 周以上者，尼莫地平血药浓度可增加 50%，这可能与肝内细胞色素 P450 被西咪替丁抑制，尼莫地平代谢减少有关。

(3) 长期使用抗癫痫药苯巴比妥、苯妥英钠、卡马西平会显著降低口服尼莫地平的生物利用度，所以不推荐与抗癫痫药同时使用。

(4) 避免与 β 受体拮抗剂或其他钙通道阻滞药合用。

【剂型和规格】

片剂、胶囊：① 20mg；② 30mg。

【贮存】 避光、密闭、室温、阴凉、干燥处保存。

102. 甘露醇 Mannitol

【药理作用】 甘露醇具有组织脱水作用和利尿作用。

甘露醇在体内不被代谢。静脉注射后可提高血浆渗透压，导致组织内(包括眼、脑、脑脊液等)水分进入血管内，从而减轻组织水肿，降低眼压、颅内压和脑脊液容量及其压力。经肾小球滤过后在肾小管内甚少被重吸收，可提高肾小管内液渗透浓度而起到渗透压性利尿作用。减少肾小管对水及 Na^+、Cl^-、K^+、Ca^{2+}、Mg^{2+} 和其他溶质的重吸收；降低某些药物和毒物在肾小管内的浓度而减小对肾脏的毒性，并加速经肾排泄的速度。

静脉注射后迅速进入细胞外液而不进入细胞内。但当血甘露醇浓度很高或存在酸中毒时，甘露醇可通过血脑屏障，并引起颅内压反跳。静脉注射后 15 分钟内出现降低眼压和颅内压作用，达峰时间为 30～60 分钟，维持 3～8 小时。静脉注射后 1 小时出现利尿作用，维持 3 小时。一般情况下经肝脏代谢的量很少。肾功能正常时，静脉注射后 3 小时内有 80% 经肾脏排出。本品的半衰期为 100 分钟，在急性肾衰竭时可延长至 6 小时。

【适应证】

（1）组织脱水药：用于治疗各种原因引起的脑水肿，降低颅内压，防止脑疝。

（2）降低眼压：可有效降低眼压，应用于其他降眼压药无效时或眼内手术前准备时。

（3）渗透性利尿药：用于鉴别肾前性因素或急性肾衰竭引起的少尿。亦可应用于预防各种原因引起的急性肾小管坏死。

（4）作为辅助性利尿措施治疗肾病综合征、肝硬化腹水，尤其是当伴有低蛋白血症时。

（5）对某些药物过量或毒物中毒（如巴比妥类药物、锂、水杨酸盐和溴化物等），本品可促进上述物质的排泄，并防止肾毒性。

（6）作为冲洗剂，应用于经尿道内作前列腺切除术。

（7）术前肠道准备。

【用法和用量】静脉给药。

（1）成人：①利尿，常用量为 1～2g/kg，一般用 20% 溶液 250ml 静脉滴注，并调整剂量使尿量维持在每小时 30～50ml。②治疗脑水肿、颅内高压和青光眼，0.25～2g/kg，配制为 15%～25% 浓度于 30～60 分钟内静脉滴注。当患者衰弱时，剂量应减小至 0.5g/kg。严密随访肾功能。③鉴别肾前性少尿和肾性少尿，0.2g/kg，以 20% 浓度于 3～5 分钟内静脉滴注，如用药后 2～3 小时以后每小时尿量仍低于 30～50ml，最多再试用一次，如仍无反应则应停药。已有心功能减退或心力衰竭者慎用或不宜使用。④预防急性肾小管坏死，先给予 12.5～25g，10 分钟内静脉滴注，若无特殊情况，再给 50g，1 小时内静脉滴注，若尿量能维持在每小时 50ml 以上，则可继续应用 5% 溶液静脉滴注；若无效则立即停药。⑤治疗药物、毒物中毒，50g 以 20% 溶液静脉滴注，调整剂量使尿量维持在每小时 100～500ml。

（2）儿童：①利尿，0.25～2g/kg 或 $60g/m^2$，以 15%～20% 溶液 2～6 小时内静脉滴注。②治疗脑水肿、颅内高压和青光眼，1～2g/kg 或 $30～60g/m^2$，以 15%～20% 浓度溶液于 30～60 分钟内静脉滴注。患者衰弱时剂量减至 0.5g/kg。③鉴别肾前性少尿和肾性少尿，0.2g/kg 或 $6g/m^2$，以 15%～25% 浓度静脉滴注 3～5 分钟，如用药后 2～3 小时尿量无明显增多，可再用 1 次，如仍无反应则不再使用。④治疗药物、毒物中毒，2g/kg 或 $60g/m^2$，以 5%～10% 浓度静脉滴注。

【禁忌证】

（1）已确诊为急性肾小管坏死的无尿患者禁用，包括对试用甘露醇无反应者，因甘露醇积聚引起血容量增多，加重心脏负担。

（2）严重失水者禁用。

（3）颅内活动性出血者禁用，因扩容加重出血，但颅内手术时除外。

（4）急性肺水肿，或严重肺淤血禁用。

【不良反应】

（1）水和电解质紊乱最为常见：①快速大量静脉注射甘露醇可引起体内甘露醇积聚，血容量迅速大量增多（尤其是急、慢性肾衰竭时），导致心力衰竭（尤其有心功能损害时）、稀释性低钠血症，偶可致高钾血症；②不适当的过度利尿导致血容量减少，加重少尿；③大量细胞内液转移至细胞外可致组织脱水，并可引起中枢神经系统症状。

（2）可见寒战、发热。

（3）可见排尿困难。

（4）可见血栓性静脉炎。

（5）甘露醇外渗可致组织水肿、皮肤坏死。

（6）可见过敏引起的皮疹、荨麻疹、呼吸困难、过敏性休克。

（7）可见头晕、视力模糊。

（8）可见高渗引起的口渴。

（9）渗透性肾病（或称甘露醇肾病）：主要见于大剂量快速静脉滴注时。临床上出现尿量减少，甚至急性肾衰竭。常见于老年肾血流量减少及低钠、脱水患者。

【注意事项】

（1）下列情况慎用：①明显心肺功能损害者，因本品所致的突然血容量增多可引起充血性心力衰竭；②高钾血症或低钠血症；③低血容量，应用后可因利尿而加重病情，或使原来低血容量情况被暂时性扩容所掩盖；④严重肾衰竭患者排泄减少，使本品在体内积聚，引起血容量明显增加，加重心脏负荷，诱发或加重心力衰竭；⑤对甘露醇不能耐受者。

（2）甘露醇遇冷易结晶，故应用前应仔细检查，如有结晶，可置热水中或用力振荡待结晶完全溶解后再使用。当甘露醇浓度高于 15% 时，应使用有过滤器的输液器。

（3）根据病情选择合适的浓度，避免不必要地使用高浓度和大剂量的药物。

（4）使用低浓度和含氯化钠溶液的甘露醇能减少过度脱水和电解质紊乱的发生机会。

（5）用于治疗水杨酸盐或巴比妥类药物中毒时，应合用碳酸氢钠以碱化尿液。

(6) 给大剂量甘露醇不出现利尿反应，可使血浆渗透浓度显著升高，故应警惕血高渗现象的发生。

(7) 用药应监测：①血压；②肾功能；③血电解质浓度，尤其是 Na^+ 和 K^+；④尿量。

(8) 除作肠道准备用，均应静脉内给药。

(9) 甘露醇能透过胎盘屏障，妊娠期妇女慎用。

(10) 老年人应用本品较易出现肾损害，且随年龄增长，发生肾损害的机会增多。应适当控制用量，谨慎使用。

【药物相互作用】

(1) 可增加洋地黄毒性作用，与低钾血症有关。

(2) 增加利尿药及碳酸酐酶抑制药的利尿和降眼压作用，与这些药物合并时应调整剂量。

【剂型和规格】

(1) 注射液：① 20ml：4g；② 50ml：10g；③ 100ml：20g；④ 250ml：50g。

(2) 注射液：3 000ml：150g（冲洗用）。

【贮存】避光、密闭保存。

103. 倍他司汀　Betahistine

【药理作用】本品是组胺 H_1 受体激动剂。对脑血管、心血管，特别是对椎底动脉系统有较明显的扩张作用，显著增加心、脑及周围循环血流量，改善血液循环，并降低全身血压，此外能增加耳蜗和前庭血流量，从而消除内耳性眩晕、耳鸣和耳闭感，还能增加毛细血管通透性，促进细胞外液的吸收，消除淋巴内水肿；有抗血小板聚集和抗血栓形成作用；还有轻微的利尿作用。

口服后在人体内很快被吸收，大部分以代谢物形式在尿中排出。

【适应证】用于伴发的眩晕和头晕感，如梅尼埃病、眩晕症、梅尼埃综合征等。

【用法和用量】每日 2～4 次，每次限 4～8mg，最大日剂量不得超过 48mg。

【禁忌证】对本品过敏者及儿童禁用。

【不良反应】用本品偶有口干、胃部不适、心悸、皮肤瘙痒等，个别病例偶有恶心、头晕、头胀、出汗等。

【注意事项】消化性溃疡、支气管哮喘、褐色细胞瘤患者、妊娠期及哺乳期妇女慎用；老年人使用注意调节剂量；勿与抗组胺类药物配用。

【药物相互作用】与抗组胺类药物合用，倍他司汀药效降低（注射剂）。

【剂型和规格】

（盐酸盐）片剂：4mg。

【贮存】避光、密闭、干燥处保存。

104. 氟桂利嗪　Flunarizine

【药理作用】本品是一种钙通道阻滞剂，能防止因缺血等原因导致的细胞内病理性钙超载而造成的细胞损害。本品具有：①缓解血管痉挛，对血管收缩物质引起的持续性血管痉挛有持久的抑制作用，尤其对基底动脉和颈内动脉明显；②前庭抑制作用，能增加耳蜗小动脉血流量，改善前庭器官循环；③抗癫痫作用，本品可阻断神经细胞的病理性钙超载而防止阵发性去极化，细胞放电，从而避免癫痫发作；④保护心肌，明显减轻缺血性心肌损害；⑤改善肾功能作用，可用于慢性肾衰竭；⑥抗组胺作用。

本品口服 2～4 小时达血浆峰值，半衰期为 2.4～5.5 小时，体内主要分布于肝、肺、胰中，并在骨髓、脂肪中积蓄。连服 5～6 周达稳态血浓度，90% 与血浆蛋白结合，可通过血脑屏障，并可随乳汁分泌。绝大部分经肝脏代谢，原型药及代谢物从胆汁经粪便排泄。

【适应证】

（1）用于脑供血不足、椎动脉缺血、脑血栓形成后等。

（2）用于耳鸣、脑晕。

（3）用于偏头痛预防。

（4）用于癫痫辅助治疗。

【用法和用量】

（1）脑动脉硬化、脑梗死恢复期：每日 5～10mg，每日 1 次，睡前服用。

（2）中枢性和外周性眩晕、椎动脉供血不足：每日 10～20mg，2～8 周为一个疗程。

（3）特发性耳鸣：每次 10mg，每晚 1 次，10 日为一个疗程。

（4）偏头痛预防性治疗：65 岁以下患者，起始剂量 10mg；65 岁以上患者，起始剂量 5mg，每晚服用。维持剂量，应减至每 7 日连续给药 5 日，停药 2 日。即使预防性维持治疗的疗效显著，且耐受性良好，在治疗 6 个月后也应停药观察，只有在复发时才应重新服药。

【禁忌证】对本品过敏者，有抑郁症病史、其他锥体外系疾病以及急性脑出血性疾病患者，妊娠期妇女及哺乳期妇女禁用。

【不良反应】

（1）中枢神经系统的不良反应：嗜睡和疲惫感为最常见；长期服用者可以出现抑郁症，以女性患者较常见；锥体外系症状，表现为不自主运动、下颌运动障碍、强直等。多数用药3周后出现，停药后消失。在老年人中容易发生；少数患者可出现失眠、焦虑等症状。

(2) 消化道症状：可出现胃部烧灼感、胃纳亢进、进食量增加、体重增加。

(3) 其他：少数患者可出现皮疹、口干、溢乳、肌肉酸痛等症状。但多为短暂性，停药可以缓解。

【注意事项】

(1) 极个别患者用药后疲惫症状逐步加重者应当减量或停药。

(2) 严格控制药物剂量，当应用维持剂量达不到治疗效果或长期应用出现锥体外系症状时，应当减量或停服药。

(3) 本品可能会引发锥体外系症状、抑郁症和帕金森病，尤其是有此类病症发病倾向的患者如老年患者，此类患者应慎用。

(4) 驾驶员和机械操作者慎用，以免发生意外。

【药物相互作用】

(1) 本品具有镇静作用，与中枢神经系统抑制剂如酒精、催眠药或镇静药合用时，加重后者的镇静作用。

(2) 与苯妥英钠、卡马西平联合应用时，可以降低氟桂利嗪的血药浓度。

(3) 放射治疗患者合用氟桂利嗪，可提高对肿瘤细胞的杀伤力。

(4) 在应用抗癫痫药物治疗的基础上，加用氟桂利嗪可以提高抗癫痫效果。

【剂型和规格】

片剂、胶囊：5mg。

【贮存】 避光、密闭保存。

（五）中枢兴奋药

中枢兴奋药(central nervous system stimulants)能提高中枢神经系统功能活动。主要作用于大脑、延髓和脊髓，对中枢神经的不同部位有一定程度的选择性。按照药物的作用部位和效用，可分为3类：①主要兴奋大脑皮层的药物即精神兴奋药，如咖啡因、哌甲酯等；②主要兴奋延髓呼吸中枢的药物，如尼可刹米、洛贝林等；③促进大脑功能恢复的药物，如茴拉西坦、甲氯芬酯等。本节药物主要介绍胞磷胆碱钠、尼可刹米和洛贝林。

105. 胞磷胆碱钠 Citicoline Sodium

【药理作用】 本品具有：①降低脑血管阻力，增加脑血流而促进脑物质代谢，改善脑循环作用。②增强脑干网状结构上行激活系统的功能，增强锥体系统的功能，改善运动麻痹，促进大脑功能的恢复和促进苏醒。

本品注入或吸收入血后，部分通过血脑屏障进入脑组织。其中胆碱部分在体内成为良好的甲基化供体，可对多种化合物有转甲基化作用，约有1%的胆碱可从尿中排出。

【适应证】用于急性颅脑外伤和脑手术后意识障碍。也可以用于治疗脑血管意外所引起的神经系统后遗症。

【用法和用量】

（1）静脉给药：①静脉滴注，一日0.25～0.5g，用5%或10%葡萄糖注射液稀释后缓缓滴注，每5～10日为一疗程；②静脉注射，每次100～200mg。

（2）肌内注射：一日0.1～0.3g，分1～2次注射。

【禁忌证】对本品过敏者禁用。

【不良反应】本品对人及动物均无明显的毒性作用，对呼吸、脉搏、血压无影响，偶有一过性血压下降、失眠、兴奋及给药后发热等，停药后即可消失。

【注意事项】

（1）脑出血急性期不宜大剂量应用。

（2）一般不采用肌内注射，若用时应经常更换注射部位。

【剂型和规格】

（1）注射液：2ml：0.25g。

（2）氯化钠注射液、葡萄糖注射液：100ml：0.25g。

【贮存】避光、密闭保存。

106．尼可刹米　Nikethamide

【药理作用】尼可刹米可选择性地直接兴奋延髓呼吸中枢；也可通过作用于颈动脉体和主动脉体化学感受器反射性地兴奋呼吸中枢，并提高呼吸中枢对二氧化碳的敏感性，使呼吸加深加快，对血管运动中枢有微弱兴奋作用。剂量过大可引起惊厥。

皮下注射、肌内注射后吸收好，起效快。作用时间短暂，如一次静脉注射只能维持作用5～10分钟。进入体内后迅速分布至全身，体内代谢为烟酰胺，然后再被甲基化成为*N*-甲基烟酰胺经尿排出。

【适应证】用于中枢性呼吸抑制及各种原因引起的呼吸抑制。

【用法和用量】皮下注射、肌内注射、静脉注射。

（1）成人：常用量，一次0.25～0.5g，必要时1～2小时重复用药。极量，一次1.25g。

（2）儿童：常用量6个月以下，一次75mg；1岁，一次0.125g；4～7岁，一次0.175g。

【禁忌证】抽搐及惊厥患者禁用。

【不良反应】常见面部刺激征、烦躁不安、抽搐、恶心、呕吐等。大剂量时可出现血压升高、心悸、出汗、面部潮红、呕吐、震颤、心律失常、惊厥，甚至昏迷。

【注意事项】

(1) 作用时间短暂，应视病情间隔给药。

(2) 运动员慎用。

【药物相互作用】与其他中枢兴奋药合用，有协同作用，可引起惊厥。

【剂型和规格】

注射液：① 1.5ml：0.375g；② 2ml：0.5g。

【贮存】避光、密闭保存。

107. 洛贝林　Lobeline

【药理作用】①刺激颈动脉窦和主动脉体化学感受器（均为 N_1 受体），反射性地兴奋呼吸中枢而使呼吸加快，但对呼吸中枢并无直接兴奋作用。②对迷走神经中枢和血管运动中枢也同时有反射性的兴奋作用；对自主神经节先兴奋而后阻断。

静脉注射后作用持续时间短，一般为 20 分钟。

【适应证】本品主要用于各种原因引起的中枢性呼吸抑制。临床上常用于新生儿窒息，一氧化碳、阿片中毒等。

【用法和用量】

(1) 成人：①静脉注射，一次 3mg。极量，一次 6mg；一日 20mg。②皮下或肌内注射，一次 10mg。极量，一次 20mg；一日 50mg。

(2) 儿童：①静脉注射，一次 0.3～3mg，必要时每隔 30 分钟可重复使用。新生儿窒息可注入脐静脉 3mg。②皮下注射或肌内注射，一次 1～3mg。

【禁忌证】尚不明确。

【不良反应】可有恶心、呕吐、呛咳、头痛、心悸等。

【注意事项】剂量较大时，能引起心动过速、传导阻滞、呼吸抑制甚至惊厥。

【药物相互作用】尚不明确。

【剂型和规格】

注射液：① 1ml：3mg；② 1ml：10mg。

【贮存】避光、密闭保存。

（六）抗痴呆药

痴呆（dementia）是指在意识清醒状态下，出现的已获得的职业和社会活动技能减退和障碍，认知功能下降，记忆力减退和丧失，视空间技能损害，定向力、计算力、判断力等丧失，并相继出现人格、情感和行为改变等障碍，且呈进行性加重过程。按病因分类为神经变性性痴呆（即阿尔茨海默症）、神经系统变性性疾病伴发痴呆、血管性痴呆和继发于其他疾病的痴呆。本节主要介绍胆碱酯酶抑制剂石杉碱甲。

108. 石杉碱甲　Huperzine A

【药理作用】本品为可逆性胆碱酯酶抑制剂，对乙酰胆碱酯酶（AChE）具有选择性抑制作用，易通过血脑屏障。具有促进记忆再现和增强记忆保持的作用。

由于本品用量极小，目前尚无人体药动学研究的药物检测方法。动物实验表明，本品口服吸收迅速而完全，分布亦快，分布半衰期（$t_{1/2\alpha}$）为 9.8 分钟，生物利用度高，排泄缓慢，消除半衰期（$t_{1/2\beta}$）为 4 小时，主要通过尿液以原型及代谢产物形式排出体外。

【适应证】本品适用于良性记忆障碍，提高患者指向记忆、联想学习、图像回忆、无意义图形再认及人像回忆等能力。对痴呆（如阿尔茨海默症）患者和脑器质性病变引起的记忆、认知功能及情绪行为障碍亦有改善作用。

【用法和用量】口服。一次 0.1～0.2mg，一日 2 次，一日最大剂量不超过 0.45mg。

【禁忌证】严重心动过缓、低血压、哮喘、尿路梗阻，癫痫、肾功能不全、机械性肠梗阻心绞痛等患者禁用。

【不良反应】一般不明显，剂量过大时可引起头晕、恶心、出汗、胃肠道不适、视力模糊、乏力等反应，一般可自行消失，反应明显时减量，停药后缓解、消失。

【注意事项】本品为可逆性胆碱酯酶抑制剂，其用量有个体差异，一般应从小剂量开始，逐渐增量，出现不良反应明显症状时可自行减量。心动过缓、支气管哮喘者慎用。

【药物相互作用】尚不明确。

（1）本品为可逆性 AChE 抑制剂，其用量有个体差异，一般应从小剂量开始，逐渐增量。

（2）妊娠期妇女慎用。

（3）心动过缓、支气管哮喘者慎用。

【剂型和规格】

片剂、胶囊：50μg。

【贮存】避光、密闭、室温下保存。

（陆　进）

第六章

治疗精神障碍药

精神障碍是人类常见的、以心理和行为异常为特征的障碍，常见的有精神病性障碍（精神分裂症）、抑郁障碍（抑郁症）、双相情感障碍（躁郁症）等。药物治疗是主要的治疗方法，近年来有较大发展。本章药物包括抗精神病药、抗抑郁药、抗焦虑药、抗躁狂药和镇静催眠药。

（一）抗精神病药

抗精神病药物主要是用于治疗精神分裂症等精神障碍的药物，本节药物包括奋乃静、氯丙嗪、氟哌啶醇、舒必利、氨磺必利、癸氟奋乃静、氯氮平、奥氮平、利培酮、帕利哌酮、喹硫平、阿立哌唑和五氟利多。

本类药物对精神活动有选择性抑制，能治疗各种精神病和多种精神症状。常规药物剂量并不影响患者的智力和意识，并能有效地控制患者的精神运动兴奋、烦躁、妄想、敌对情绪、思维障碍和儿童行为异常等阳性症状，达到安定的作用；但对阴性症状如情感淡漠、孤独退缩、少语和思维贫乏等疗效差。其作用机制多为拮抗多巴胺2型（D_2）受体、α_1 受体、α_2 受体、M_1 受体和 H_1 受体等，选择性不高，因而不良反应较多，其中有一些是难以克服的，如锥体外系症状和迟发性运动障碍。

109. 奋乃静△ Perphenazine

【药理作用】奋乃静为吩噻嗪类抗精神病药，其作用机制主要与其阻断中脑边缘系统及中脑皮层通路的多巴胺（DA_2）受体有关。对多巴胺（DA_1）受体、5-羟色胺受体、M-型乙酰胆碱受体、α-肾上腺素受体均有拮抗作用，作用广泛。本品镇吐作用较强，镇静作用较弱，并可产生较重的锥体外系症状。

口服后分布至全身。本品具有高度的亲脂性与蛋白结合率，可通过脐血进入胎儿，经胆汁排泄，部分在肠道重吸收，也可从母乳中排出，半衰期为9小时，小儿与老龄者对本品的排泄明显降低。

【适应证】

（1）对幻觉妄想、思维障碍、淡漠木僵及焦虑激动等症状有较好的疗效，用于精神分裂症或其他精神病性障碍。因镇静作用较弱，对血压的影响较小，适用于器质性精神病、老年性精神障碍及儿童攻击性行为障碍。

（2）止呕，用于各种原因所致的呕吐或顽固性呃逆。

【用法和用量】

（1）口服给药：①治疗精神分裂症，从小剂量开始，一次 2～4mg，一日 2～3 次。以后每隔 1～2 日增加 6mg，逐渐增至常用治疗剂量一日 20～60mg。维持剂量一日 10～20mg。②止呕：一次 2～4mg，一日 2～3 次。

（2）注射给药：①治疗精神分裂症，肌内注射，一次 5～10mg，一日 2 次。②静脉注射，一次 5mg，用氯化钠注射液稀释成 0.5mg/ml，注射速度每分钟不超过 1mg。待患者合作后改为口服。

【禁忌证】基底神经节病变、帕金森病、帕金森综合征、骨髓抑制、青光眼、昏迷、对吩噻嗪类药物过敏者禁用。

【不良反应】

（1）主要有锥体外系反应，如震颤、僵直、流涎、运动迟缓、静坐不能、急性肌张力障碍等。长期大量服药可引起迟发性运动障碍。

（2）可引起血浆中泌乳素浓度增加，可能有关的症状为：溢乳、男子女性化乳房、月经失调、闭经。可出现口干、视物模糊、乏力、头晕、心动过速、便秘、出汗等。

（3）少见的不良反应有直立性低血压、粒细胞减少症与中毒性肝损害。

（4）偶见过敏性皮疹及恶性综合征。

（5）可引起注射局部红肿、疼痛、硬结。

【注意事项】

（1）患有心血管疾病（如心力衰竭、心肌梗死、传导异常）者和癫痫患者应慎用。

（2）妊娠期及哺乳期妇女用药：妊娠期慎用；哺乳期妇女使用本品期间应停止哺乳。

（3）儿童用药：注射剂慎用。

（4）老年用药：按情况酌减用量，开始使用剂量要小，缓慢加量；注射剂慎用；肝、肾功能不全者应减量。

（5）应定期检查肝功能与白细胞计数。

（6）出现迟发性运动障碍，应停用所有的抗精神病药。

（7）出现过敏性皮疹及恶性综合征，立即停药并进行相应的处理。

（8）用药期间不宜驾驶车辆、操作机械或高空作业。

【药物相互作用】

(1) 本品与乙醇或中枢神经抑制药，尤其是与吸入全麻药或巴比妥类等静脉全麻药合用时，可彼此增效。

(2) 与苯丙胺类药合用时，由于吩噻嗪类药具有α肾上腺素受体拮抗作用，后者的效应可减弱。

(3) 与制酸药或止泻药合用，可降低口服吸收。

(4) 与抗惊厥药合用，不能使抗惊厥药增效。

(5) 与抗胆碱药合用，效应彼此加强。

(6) 与肾上腺素合用，肾上腺素的α受体效应受阻，仅显示出β受体效应，可导致明显的低血压和心动过速。

(7) 与胍乙啶类药物合用时，后者的降压效应可被抵消。

(8) 与左旋多巴合用时，后者可抑制前者的抗震颤麻痹效应。

(9) 与单胺氧化酶抑制药或三环类抗抑郁药合用时，可增强两者的抗胆碱作用。

【剂型和规格】

(1) 片剂：①2mg；②4mg。

(2) 注射液：1ml：5mg。

【贮存】避光、密闭保存。

110. 氯丙嗪 Chlorpromazine

【药理作用】作用和作用机制参见奋乃静。本品小剂量时可抑制延髓催吐化学感受区的多巴胺受体，大剂量时直接抑制呕吐中枢，产生强大的镇吐作用。氯丙嗪抑制体温调节中枢，使体温降低，体温可随外环境变化而改变；其拮抗外周α肾上腺素受体，使血管扩张，引起血压下降。

口服吸收好，1～3小时达血药浓度峰值；注射给药生物利用度比口服高3～4倍，蛋白结合率90%以上；易透过血脑屏障，颅内药物浓度比血浆药物浓度高4～5倍；本品有首关效应，在肝脏代谢，主要以代谢物形式经肾和粪便排出，半衰期为12～36小时。

【适应证】

(1) 对兴奋躁动、幻觉妄想、思维障碍及行为紊乱等阳性症状有较好的疗效。用于精神分裂症、躁狂症或其他精神病性障碍。

(2) 止呕，用于各种原因所致的呕吐或顽固性呃逆；但对晕动病引起的呕吐效果差。

【用法和用量】

(1) 精神分裂症或躁狂症：①口服，从小剂量开始，一次25～50mg，一日 2～3 次，每隔 2～3 日逐渐递增至一次 25～50mg，一般治疗量，一日 400～600mg。②肌内注射，一次 25～50mg，一日 2 次，待患者合作后改为口服。③静脉滴注，从小剂量开始，25～50mg 稀释于 500ml 葡萄糖氯化钠注射液中缓慢静脉滴注，一日 1 次，每隔 1～2 日缓慢增加 25～50mg，一般治疗量一日 100～200mg；不宜静脉推注。

（2）其他精神病：剂量应偏小。体弱者剂量应偏小，应缓慢加量。

（3）止呕：口服，一次 12.5～25mg，一日 2～3 次。如不能控制，可注射一次 25mg。

【禁忌证】基底神经节病变、帕金森病、帕金森综合征、骨髓抑制、青光眼、昏迷及对吩噻嗪类药过敏者禁用。

【不良反应】

（1）常见口干、上腹不适、食欲缺乏、乏力及嗜睡；少见骨髓抑制；偶可引起癫痫、过敏性皮疹或剥脱性皮炎及恶性综合征。

（2）可出现锥体外系反应，如震颤、僵直、流涎、运动迟缓、静坐不能、急性肌张力障碍；长期大量服药可引起迟发性运动障碍。

（3）可引起直立性低血压、心悸或心电图改变。

（4）可引起血浆中泌乳素浓度增加，可能有关的症状为溢乳、男子女性化乳房、月经失调、闭经。

（5）可引起中毒性肝损害或阻塞性黄疸。

（6）可引起注射局部红肿、疼痛、硬结。

【注意事项】

（1）不适用于有意识障碍的精神异常者。

（2）患有心血管疾病（如心力衰竭、心肌梗死、传导异常）慎用；癫痫患者慎用。

（3）出现迟发性运动障碍时，应停用所有的抗精神病药。

（4）出现过敏性皮疹及恶性综合征时应立即停药并进行相应的处理；用药后引起直立性低血压应卧床，血压过低可静脉滴注去甲肾上腺素，禁用肾上腺素。

（5）肝、肾功能不全者应减量，应定期检查肝功能与白细胞计数。

（6）用药期间不宜驾驶车辆、操作机械或高空作业。

（7）本品不宜皮下注射；静脉注射可引起血栓性静脉炎，应稀释后缓慢注射。

（8）妊娠期及哺乳期妇女用药：妊娠期慎用；哺乳期妇女使用本品期间停止哺乳。

（9）儿童用药：6 岁以下儿童慎用。

（10）老年用药：从小剂量开始，缓慢加量。

【药物相互作用】

(1) 与乙醇或其他中枢神经系统抑制药合用时中枢抑制作用加强。

(2) 与抗高血压药合用易致直立性低血压。

(3) 与舒托必利合用，有发生室性心律失常的危险，严重者可致尖端扭转型心律失常。

(4) 与阿托品类药物合用，不良反应加强。

(5) 与碳酸锂合用，可引起血锂浓度增高。

(6) 抗酸剂可以降低本品的吸收，苯巴比妥可加快其排泄，因而减弱其抗精神病作用。

(7) 与单胺氧化酶抑制剂及三环类抗抑郁药合用时，两者的抗胆碱作用加强，不良反应加重。

【剂型和规格】

(1) 片剂：① 12.5mg；② 25mg；③ 50mg。

(2) 注射液：① 1ml：10mg；② 1ml：25mg；③ 2ml：50mg。

【贮存】避光、密闭保存。

111. 氟哌啶醇△　Haloperidol

【药理作用】氟哌啶醇为丁酰苯类抗精神病药，有很好的抗幻觉妄想和抗兴奋躁动作用，作用机制与其阻断脑内多巴胺受体，并可促进脑内多巴胺的转化有关。其阻断锥体外系多巴胺的作用较强，镇吐作用亦较强，但镇静、拮抗 α 肾上腺素受体及胆碱受体作用较弱。

口服可吸收且较快，生物利用度为 40%～70%，口服 3～6 小时达血药浓度峰值；肌内注射 10～20 分钟血药浓度达峰值；蛋白结合率约 92%。经肝代谢，活性代谢物为还原氟哌啶醇，单剂口服约 40% 在 5 日内经肾排出，其中 1% 为原型药物；约 15% 由胆汁排出，半衰期为 21 小时。

【适应证】

(1) 用于急、慢性各型精神分裂症、躁狂症、抽动秽语综合征。控制兴奋躁动、敌对情绪和攻击行为的效果较好，肌内注射本品可迅速控制兴奋躁动、敌对情绪和攻击行为。

(2) 用于脑器质性精神障碍和老年性精神障碍。

【用法和用量】

(1) 口服给药：①治疗精神分裂症，从小剂量开始，起始剂量一次 2～4mg，一日 2～3 次。逐渐增加至常用量一日 10～40mg，维持剂量一日 4～20mg。②治疗抽动秽语综合征，一次 1～2mg，一日 2～3 次。

(2) 注射给药：①肌内注射，常用于兴奋躁动和精神运动性兴奋，成人剂量一次 5～10mg，一日 2～3 次，安静后改为口服。治疗抽动秽语综合征，一次 2.5～5mg，一日 2～3 次，安静后改为口服。②静脉滴注，10～30mg 加入 250～500ml 葡萄糖注射液内静脉滴注。

【禁忌证】基底神经节病变、帕金森病、帕金森综合征、严重中枢神经抑制状态者、骨髓抑制、青光眼、重症肌无力及对本品过敏者禁用。

【不良反应】

(1) 锥体外系反应较重且常见，急性肌张力障碍在儿童和青少年中更易发生，出现明显的扭转痉挛、吞咽困难、静坐不能及帕金森综合征。

(2) 可出现口干、视物模糊、乏力、便秘、出汗等。

(3) 可引起血浆中泌乳素浓度增加，可能有关的症状为溢乳、男子女性化乳房、月经失调、闭经。

(4) 少数患者可能引起抑郁反应。

(5) 偶见过敏性皮疹、粒细胞减少及恶性综合征。

(6) 长期大量使用可出现迟发性运动障碍；可引起注射局部红肿、疼痛、硬结。

【注意事项】

(1) 下列情况时慎用：心脏病尤其是心绞痛、药物引起的急性中枢神经抑制、癫痫、肝功能损害、青光眼、甲亢或毒性甲状腺肿、肺功能不全、肾功能不全、尿潴留。

(2) 应定期检查肝功能与白细胞计数。

(3) 用药期间不宜驾驶车辆、操作机械或高空作业。

(4) 妊娠期及哺乳期妇女用药：妊娠期慎用；哺乳期妇女使用本品期间应停止哺乳。

(5) 儿童用药：参考成人剂量，酌情减量；注射剂慎用。

(6) 老年用药：应小剂量开始，缓慢增加剂量，以避免出现锥体外系反应及迟发性运动障碍；注射剂慎用。

【药物相互作用】

(1) 与乙醇或其他中枢神经抑制药合用，中枢抑制作用增强。

(2) 与苯丙胺合用，可降低后者的作用。

(3) 与巴比妥或其他抗惊厥药合用时可改变癫痫的发作形式；不能使抗惊厥药增效。

(4) 与抗高血压药物合用时，可产生严重低血压。

(5) 与抗胆碱药物合用时，有可能使眼压增高。

(6) 与肾上腺素合用，由于拮抗了 α 受体，使 β 受体的活动占优势，可导致血压下降。

(7) 与锂盐合用时，需注意观察神经毒性与脑损伤。

(8) 与甲基多巴合用，可产生意识障碍、思维迟缓、定向障碍。

(9) 与卡马西平合用可使本品的血药浓度降低，效应减弱。

(10) 饮茶或咖啡可减低本品的吸收，降低疗效。

【剂型和规格】

(1) 片剂：① 2mg；② 4mg。

(2) 注射液：1ml：5mg。

【贮存】避光、密闭保存。

112. 舒必利　Sulpiride

【药理作用】本品属苯甲酰胺类抗精神病药，作用特点是选择性阻断中脑边缘系统的多巴胺（DA_2）受体，对其他递质受体影响较小，抗胆碱作用较轻，无明显镇静和抗兴奋躁动作用，本品还具有强止吐和抑制胃液分泌作用。

本品自胃肠道吸收，2 小时可达血药浓度峰值，口服本品 48 小时，口服量的 30% 从尿中排出，一部分从粪中排出。血浆半衰期为 8～9 小时，主要经肾脏排泄。可从母乳中排出。

【适应证】用于精神分裂症单纯型、偏执型、紧张型及慢性精神分裂症的孤僻、退缩、淡漠症状。对抑郁症状有一定疗效，也可用于止呕。

【用法和用量】口服。

(1) 治疗精神分裂症，开始剂量为一次 100mg，一日 2～3 次，逐渐增至治疗量一日 600～1 200mg，维持剂量为一日 200～600mg。

(2) 止呕，一次 100～200mg，一日 2～3 次。

(3) 6 岁以上儿童按成人剂量换算，应从小剂量开始，缓慢增加剂量。

【禁忌证】嗜铬细胞瘤、高血压、严重心血管疾病、严重肝病患者，对本品过敏者，幼儿禁用。

【不良反应】

(1) 常见有失眠、早醒、头痛、烦躁、乏力、食欲缺乏等。可出现口干、视物模糊、心动过速、排尿困难与便秘等抗胆碱能不良反应。

(2) 剂量大于一日 600mg 时可出现锥体外系反应，如震颤、僵直、流涎、运动迟缓、静坐不能、急性肌张力障碍。

(3) 较多引起血浆中泌乳素浓度增加，可能有关的症状为溢乳、男子女性化乳房、月经失调、闭经、体重增加。

(4) 可出现心电图异常和肝功能损害。

(5) 少数患者可发生兴奋、激动、睡眠障碍或血压升高。

(6) 长期大量服药可引起迟发性运动障碍。

【注意事项】

（1）患有心血管疾病（如心律失常、心肌梗死、传导异常）、高血压患者应慎用。

（2）出现迟发性运动障碍时，应停用所有的抗精神病药。

（3）出现过敏性皮疹及恶性综合征应立即停药并进行相应的处理。

（4）基底神经节病变、帕金森综合征、严重中枢神经抑制状态者慎用。

（5）肝、肾功能不全者应减量，用药期间定期监测肝、肾功能和血象。

（6）癫痫患者慎用。

（7）妊娠期妇女慎用，使用时应减低剂量；哺乳期妇女使用本品期间应停止哺乳。

【药物相互作用】

（1）除氯氮平外，几乎所有抗精神病药和中枢抑制药如与本品合用，均可增强中枢抑制作用。

（2）与曲马多、佐替平合用，可增加致癫痫发作的风险。

（3）锂盐可加重本品的不良反应，并降低药效。

（4）抗酸药和止泻药可降低本品的吸收率，两者同用时应间隔 1 小时以上。

【剂型和规格】

片剂：① 10mg；② 50mg；③ 100mg。

【贮存】避光、密闭保存。

113. 氨磺必利△　Amisulpride

【药理作用】氨磺必利为苯胺替代物类精神镇静药，选择性地与边缘系统的 D_2、D_3 多巴胺能受体结合。

在人体中氨磺必利有两个吸收峰：第一个吸收峰于服药后 1 小时到达，第二个吸收峰于服药后 3～4 小时到达。血浆蛋白结合率低（16%），在与蛋白结合方面无药物相互作用。绝对生物利用度为 48%。氨磺必利代谢较少：可检测到两个无活性的代谢物，占排泄物的 4%。口服消除半衰期约为 12 小时。多以原型从尿中排泄。肾脏清除率约为 330ml/min。

【适应证】用于治疗以阳性症状（例如谵妄、幻觉、认知障碍）和 / 或阴性症状（例如反应迟缓、情感淡漠及社会能力退缩）为主的急性或慢性精神分裂症，也包括以阴性症状为特征的精神分裂症。

【用法和用量】口服。通常情况下，每日剂量小于或等于 400mg，应一次服完，若每日剂量超过 400mg，应分为 2 次服用。

（1）急性精神病发作：推荐剂量为每日 400～800mg，每日剂量可以提高至1 200mg。

(2) 阳性及阴性症状混合阶段：治疗初期控制阳性症状，每日400～800mg。然后根据患者的反应调整剂量至最小有效剂量。

(3) 维持治疗：应根据患者的情况将维持剂量调整到最小有效剂量。

(4) 阴性症状占优势阶段：推荐剂量为每日50～300mg。剂量应根据个人情况进行调整。最佳剂量约为每日100mg。

(5) 肾脏损害：肌酐清除率为30～60ml/min的肾功能不全患者，应将剂量减半；对于肌酐清除率为10～30ml/min的患者，应将剂量减至1/3。

【禁忌证】 嗜铬细胞瘤患者，催乳素依赖性肿瘤如垂体催乳素腺瘤和乳腺癌患者，儿童至青春期患者，妊娠期和哺乳期妇女，严重肾脏损害（肌酐清除率＜10ml/min）患者禁用。

【不良反应】 常见：可出现锥体外系症状（震颤、肌张力亢进、流涎、静坐不能、运动功能减退）；急性肌张力障碍（痉挛性斜颈、眼球转动危象、牙关紧闭等）等症状；失眠症、焦虑、激动、性高潮障碍；便秘、恶心、呕吐、口干等消化道症状，体重增加。血催乳素水平升高，可引起以下临床症状：乳溢、闭经、男子乳腺发育、乳房肿胀、阳痿、女性的性冷淡。

【注意事项】

(1) 恶性综合征：与其他抗精神病药物一样，可能发生恶性综合征（潜在致命性并发症），表现为高热、肌强直、自主神经功能紊乱、意识障碍、磷酸肌酸激酶水平升高。高热时，尤其对于服用高剂量药物的患者，应停止包括本品在内的所有抗精神病治疗。

(2) 延长Q-T间期，与剂量相关。这种作用可增加发生严重室性心律失常的风险，例如尖端扭转型室性心动过速患者，若有心动过缓、低钾血症、先天性或获得性Q-T间期延长（合并用药也可延长Q-T间期）等症状，发生严重室性心律失常的危险性增加。

(3) 明确诊断糖尿病或者有糖尿病风险因素的患者应该适当监测血糖。

(4) 用药期间应当避免驾驶车辆或操作机器。

【药物相互作用】

(1) 禁止与可能引起尖端扭转型室性心动过速的药物联合应用：Ⅰa类（如奎尼丁、氢化奎尼丁、丙吡胺）及Ⅲ类（如胺碘酮、索他洛尔、多非利特、伊布利特）抗心律失常药物，某些精神镇静药物（如硫利达嗪、氯丙嗪、左美丙嗪、三氟拉嗪、氰美马嗪、舒必利、硫必利、舒托必利、匹莫齐特、氟哌啶醇、氟哌利多），以及其他药物（如苄普地尔、西沙必利、美沙酮、二苯马尼、静脉用红霉素、咪唑斯汀、静脉用长春胺、卤泛群、喷他咪丁、司氟沙星、莫西沙星）。

（2）禁止与左旋多巴以外的多巴胺能激动剂（金刚烷胺、无水吗啡、溴隐亭、卡麦角林、恩他卡朋、利苏力特、培高利特、吡贝地尔、普拉克索、喹那高利、罗匹尼罗）联合应用。

（3）不推荐的联合用药

1）氨磺必利可能增强酒精对中枢的作用。

2）增强尖端扭转型室性心动过速风险或者可能延长 Q-T 间期的药物：①引起心动过缓的药物，如 β 受体拮抗剂、钙通道阻滞剂（如地尔硫䓬和维拉帕米、可乐定、胍法辛）；洋地黄。②引起低血钾的药物，如降血钾利尿剂、刺激性泻药、静脉用两性霉素 B、糖皮质激素、替可克肽，应纠正低血钾。③精神镇静类药物，例如匹莫齐特、氟哌啶醇、丙咪嗪抗抑郁剂、锂盐。

（4）需慎重考虑的联合用药：①中枢神经系统抑制剂，包括阿片类麻醉药、止痛药、H_1 抗组胺镇静剂、巴比妥类、苯二氮䓬类和其他抗焦虑剂、可乐定和衍生物。②抗高血压药物和其他降血压药物。

【剂型和规格】

片剂：① 50mg；② 200mg。

【贮存】避光，密封保存。

114. 癸氟奋乃静△　Fluphenazine Decanoate

【药理作用】本品为氟奋乃静的长效酯类化合物，作用时间比氟奋乃静更长。抗精神病作用主要与其阻断脑内多巴胺受体（DA_2）有关，抑制网状结构上行激活系统而有镇静作用，止吐和降低血压作用较弱。

肌内注射吸收后，经酯解缓慢释放出氟奋乃静，然后分布至全身而产生药理作用，42～72 小时开始发挥治疗作用，48～96 小时作用最明显，一次给药可维持 2～4 周，半衰期约为 3～7 日。

【适应证】用于急、慢性精神分裂症。对单纯型和慢性精神分裂症的情感淡漠和行为退缩症状有振奋作用。也适用于拒绝服药者及需长期用药维持治疗的患者。

【用法和用量】肌内注射：首次剂量 12.5～25mg，每 2～4 周注射 1 次。以后逐渐增加至 25～75mg，2～4 周注射 1 次。

【禁忌证】基底神经节病变、帕金森病、帕金森综合征、青光眼、昏迷、对吩噻嗪类药过敏者，皮下脑组织损伤者，恶血质患者，骨髓抑制患者禁用。老年人、儿童患者禁用。

【不良反应】

（1）主要有锥体外系反应，如：震颤、僵直、流涎、运动迟缓、静坐不能、急性肌张力障碍等；长期大量用药可引起迟发性运动障碍。

(2) 可引起血浆中泌乳素浓度增加，可能有关的症状为溢乳、男子女性化乳房、月经失调、闭经；可出现口干、视物模糊、乏力、头晕、心动过速、便秘、出汗等。

(3) 少见的不良反应有直立性低血压，粒细胞减少症与中毒性肝损害。

(4) 偶见过敏性皮疹及恶性综合征。

(5) 可引起注射局部红肿、疼痛、硬结。

【注意事项】

(1) 患有心血管疾病（如心力衰竭、心肌梗死、传导异常）患者应慎用。

(2) 出现迟发性运动障碍时，应停用所有的抗精神病药。

(3) 出现过敏性皮疹及恶性综合征应立即停药并进行相应的处理。

(4) 肝、肾功能不全者应减量。

(5) 癫痫患者慎用。

(6) 应定期检查肝功能与白细胞计数。

(7) 用药期间不宜驾驶车辆、操作机械或高空作业。

(8) 妊娠期妇女慎用；哺乳期妇女使用本品期间应停止哺乳。

【药物相互作用】

(1) 与乙醇或其他中枢神经系统抑制药合用，中枢抑制作用加强。

(2) 与抗高血压药合用有易致直立性低血压的危险。

(3) 与舒托必利合用，有发生室性心律失常的危险，严重者可致尖端扭转心律失常。

(4) 与阿托品类药物合用，不良反应加强。

(5) 与锂盐合用，会引起意识丧失。

【剂型和规格】

注射液：1ml：25mg。

【贮存】避光、密闭保存。

115. 氯氮平△ Clozapine

【药理作用】本品系苯氮䓬类抗精神病药。作用于中脑边缘系统的多巴胺受体，对脑内5-羟色胺（$5\text{-}HT_{2A}$）受体和多巴胺（DA_1）受体的拮抗作用较强，对多巴胺（DA_4）受体也有拮抗作用，对多巴胺（DA_2）受体的拮抗作用较弱，此外还有抗胆碱（M_1）、抗组胺（H_1）及抗α肾上腺素受体作用，极少见锥体外系反应，一般不引起血中泌乳素增高。能直接抑制脑干网状结构上行激活系统，具有强大镇静、催眠作用。

口服吸收快而完全，食物对其吸收速率和程度无影响，吸收后迅速广泛分布到各组织，生物利用度个体差异较大，平均50%～60%，有肝脏首关效应。服药后 3.2 小时（1～4 小时）达血浆峰浓度，消除半衰期（$t_{1/2\beta}$）平均为 9 小时（3.6～14.3 小时），表观分布容积（V_d）为 4.04～13.78L/kg，组织结合率高。经肝脏代谢，80% 以代谢物形式出现在尿和粪中，主要代谢产物有 N-去甲基氯氮平、氯氮平的 N- 氧化物等。在同等剂量与体重一定的情况下，女性患者的血清药物浓度明显高于男性患者，吸烟可加速本品的代谢，肾清除率及代谢在老年人中明显减低。本品可从乳汁中分泌，也可通过血脑屏障。

【适应证】适用于急性与慢性精神分裂症的各个亚型，对幻觉妄想型、青春型效果好，也可以减轻与精神分裂症有关的情感症状（如抑郁、负罪感、焦虑）。也用于治疗躁狂症或其他精神病性障碍的兴奋躁动和幻觉妄想。因导致粒细胞减少症，一般不宜作为首选药。

【用法和用量】口服：从小剂量开始，首次剂量为一次 25mg，一日 2～3 次，逐渐缓慢增加至常用治疗量一日 200～400mg，高量可达一日 600mg。维持量为一日 100～200mg。

【禁忌证】

（1）严重心、肝、肾疾患，昏迷、谵妄、低血压、癫痫、青光眼、骨髓抑制或白细胞减少者禁用。

（2）妊娠期妇女禁用。

（3）对本品过敏者禁用。

（4）12 岁以下儿童禁用。

【不良反应】

（1）常见有头晕、无力、嗜睡、多汗、流涎、恶心、呕吐、口干、便秘、直立性低血压、心动过速。

（2）常见食欲增加和体重增加。

（3）可引起心电图异常改变。可引起脑电图改变或癫痫发作。

（4）也可引起血糖增高。

（5）严重不良反应为粒细胞缺乏症及继发性感染。

【注意事项】

（1）出现过敏性皮疹及恶性综合征应立即停药并进行相应的处理。

（2）闭角型青光眼、前列腺增生、痉挛性疾病、癫痫、心血管疾病者，中枢神经抑制状态者，尿潴留患者慎用。

（3）开始治疗前及治疗前 3 个月内应坚持每周检查白细胞计数及分类，如白细胞总数低于 3.5×10^9/L 时不应开始或继续治疗。

（4）定期检查肝功能与心电图。

（5）定期检查血糖，避免发生糖尿病或酮症酸中毒。

（6）用药期间不宜驾驶车辆、操作机械或高空作业。

（7）用药期间出现不明原因发热，应暂停用药。

（8）哺乳期妇女使用本品期间应停止哺乳。

【药物相互作用】

（1）与乙醇或其他中枢神经系统抑制药合用可增加中枢抑制作用。

（2）与抗高血压药合用有增加直立性低血压的危险。

（3）与抗胆碱药合用可增加抗胆碱作用。

（4）与地高辛、肝素、苯妥英、华法林合用，可加重骨髓抑制作用。

（5）与锂盐合用，会引起脑病症状、锥体外系症状及运动障碍。

（6）本品与氟伏沙明、氟西汀、帕罗西汀、舍曲林等抗抑郁药合用可升高血浆氯氮平与去甲氯氮平水平，还可引起锥体外系反应。

（7）本品与大环内酯类抗生素合用可使血浆氯氮平浓度显著升高，并有诱发癫痫发作的报道。

（8）与抗肿瘤药、抗甲状腺药合用，可加重本品对血细胞的毒性作用。

【剂型和规格】

片剂：① 25mg；② 50mg。

【贮存】避光、密闭保存。

116. 奥氮平△　Olanzapine

【药理作用】奥氮平作用于 $5\text{-}HT_{2A/2C}$、$5\text{-}HT_3$、$5\text{-}HT_6$ 受体；多巴胺 D_1、D_2、D_3、D_4、D_5 受体；胆碱能毒蕈碱样 M_1～M_5 受体；α_1 受体以及组织胺 H_1 受体等而发挥抗精神病作用。

奥氮平口服药物吸收良好，不受食物影响。口服吸收后 5～8 小时可达血浆药物浓度峰值。有首关效应，在肝脏主要通过葡萄糖醛酸结合和氧化通路代谢。循环系统中的主要代谢产物为 10-*N*- 葡萄糖醛酸结合物，不通过血脑屏障。约 75% 的本品以代谢物形式从尿中排出。

【适应证】用于治疗精神分裂症，中、重度躁狂发作，预防双相情感障碍的复发。

【用法和用量】口服。

（1）精神分裂症：奥氮平的建议起始剂量为每日 10mg，每日 1 次。

（2）躁狂发作：单独用药时起始剂量为每日 15mg，合并治疗时每日 10mg。

（3）预防双相情感障碍复发：推荐起始剂量为每日 10mg。

在每日 5～20mg 的范围内相应调整每日剂量，临床再评估后方可使用超过推荐起始剂量的药物，且加药间隔不少于 24 小时。停用时应逐渐减少剂量。

【禁忌证】禁用于窄角性青光眼危险的患者。

【不良反应】

（1）常见不良反应有嗜睡，体重增加，嗜酸粒细胞增多，催乳素、胆固醇、血糖和甘油三酯水平升高，糖尿，食欲增加，头晕，静坐不能，帕金森综合征，白细胞减少，中性粒细胞减少，运动障碍，直立性低血压，抗胆碱能作用，肝转氨酶短暂的无症状升高，皮疹，乏力，疲劳，发热，关节痛，碱性磷酸酶增高，高γ-谷氨，高尿酸，高肌酸磷酸激酶和水肿。

（2）偶见心动过缓、Q-Tc 间期延长、光敏反应、尿失禁、尿潴留等。

【注意事项】

（1）警告：患有痴呆相关精神病的老年患者有死亡率增加的风险。

（2）肾脏和 / 或肝脏功能损害的患者：应考虑使用较低的起始剂量（5mg）。中度肝功能不全（肝硬化 Child-Pugh 分级为 A 或 B 级）的患者初始剂量应为 5mg，并应慎重加量。

（3）偶有直立性低血压的报道。用奥氮平治疗 65 岁以上的老年患者时建议定期监测患者的血压。

（4）妊娠期妇女慎用；可通过乳汁排泄，哺乳期建议不要哺乳。不适用于儿童和 18 岁以下青少年患者的治疗。

（5）老年患者应使用较低的起始剂量（每日 5mg）。

（6）用药期间应当避免驾驶车辆或操作机器。

【药物相互作用】

（1）奥氮平通过 CYP1A2 进行代谢，奥氮平的代谢可被烟和卡马西平诱导，导致奥氮平浓度降低，清除率有轻微到中度的增加，必要时增加奥氮平的剂量。

（2）CYP1A2 抑制剂氟伏沙明、环丙沙星可抑制奥氮平的代谢，可考虑降低奥氮平的初始剂量。而对开始使用 CYP1A2 抑制剂的患者，奥氮平的用量也应适当减少。

（3）活性炭可降低奥氮平生物利用度，在奥氮平用药前或用药后至少 2 小时使用。

【剂型和规格】

片剂：① 5mg；② 10mg。

【贮存】避光，密封保存。

117. 利培酮△　Risperidone

【药理作用】本品与 5-HT_2 受体、D_2 受体亲和力高，与 α_1 及 α_2 受体和 H_1 受体亲和力较低，对其他受体亦有拮抗作用，但较弱。对 5-HT_{1C}、5-HT_{1D} 和 5-HT_{1A} 受体有低到中度的亲和力，对 D_1 受体及氟哌啶醇敏感的 σ 受体亲和力弱，对 M 受体或 β_1 及 β_2 受体没有亲和作用。可改善精神分裂症的阳性症状，但它能引起运动功能抑制。据认为其治疗作用是对 D_2 受体及 5-HT_2 受体拮抗联合效应的结果。对 D_2 受体及 5-HT_2 受体以外其他受体的拮抗作用可能与利培酮的其他作用有关。

本品口服后可完全吸收，其吸收不受食物影响，并在 1～2 小时内达到血药浓度峰值，消除半衰期为 3 小时左右，大多数患者 1 日内达到稳态。利培酮部分代谢成 9- 羟基利培酮，后者与利培酮有相似的药理作用，其消除半衰期为 24 小时，经过 4～5 日达到稳态。本品大部分从肾脏排泄，少量经粪便排泄。老年患者和肾功能不全患者的利培酮血浆浓度较高，清除速度较慢。

【适应证】

(1) 用于治疗急性和慢性精神分裂症以及其他各种精神病性状态的明显的阳性症状（如幻觉、妄想、思维紊乱、敌视、怀疑）和明显的阴性症状（如反应迟钝、情绪淡漠及社交淡漠、少语）。也可减轻与精神分裂症有关的情感症状（如抑郁、负罪感、焦虑）。对于急性期治疗有效的患者，在维持期治疗中，本品可继续发挥其临床疗效。

(2) 可用于治疗双相情感障碍的躁狂发作，其表现为情绪高涨、夸大或易激惹、自我评价过高、睡眠要求减少、语速加快、思维奔逸、注意力分散或判断力低下（包括紊乱或过激行为）。

【用法和用量】

(1) 精神分裂症：成人，每日 1 次或每日 2 次。起始剂量 1mg，在 1 周左右的时间内逐渐将剂量加大到每日 2～4mg，第 2 周内可逐渐加量到每日 4～6mg。此后，可维持此剂量不变，或根据个人情况进一步调整。一般情况下，最适剂量为每日 2～6mg。每日剂量一般不超过 10mg。

(2) 治疗双相情感障碍的躁狂发作：推荐起始剂量每日 1 次、每次 1～2mg，剂量可根据个体需要进行调整。剂量增加的幅度为每日 1～2mg，剂量增加至少隔日或间隔更多天数进行。大多数患者的理想剂量为每日 2～6mg，在所有的对症治疗期间，应不断地对是否需要继续使用本品进行评价。

(3) 肝、肾功能损害的患者：肾功能损害患者清除抗精神病药物的能力低于健康成人；肝功能损害患者血浆中游离利培酮的浓度有所增加。无论何种适应证，肾功能损害患者或肝功能损害患者的起始及维持剂量应减半，剂量调整应减缓。建议起始剂量为每日 2 次，每次 0.5mg。根据个人需要，剂量逐渐增加到每日 2 次，一次 1～2mg。此类患者在使用本品时应慎重。

【禁忌证】 对本品过敏者禁用。

【不良反应】

(1) 常见失眠、焦虑、激越、头痛、口干。

（2）较少见嗜睡、疲劳、注意力下降、便秘、消化不良、恶心、呕吐、腹痛、视物模糊、阴茎异常勃起、勃起困难、射精无力、性淡漠、尿失禁、鼻炎、皮疹以及其他过敏反应。

（3）可能引起锥体外系症状，通过降低剂量或给予抗帕金森药物可消除。

（4）偶见直立性低血压、反射性心动过速或高血压的症状。

（5）会出现体重增加、水肿和肝酶水平升高的现象。

（6）偶尔会由于患者烦渴或抗利尿激素分泌失调引发水中毒。

（7）偶见迟发性运动障碍、恶性综合征、体温失调以及癫痫发作。

（8）有轻度中性粒细胞或血小板计数下降的个例报道。

【注意事项】

（1）患有心血管疾病（如心衰、心肌梗死、传导异常）、脱水、失血或脑血管疾病者应慎用，从小剂量开始并应逐渐加大剂量。

（2）由于本品具有 α 受体拮抗活性，因此在用药初期和加药速度过快时会发生直立性低血压，此时则应考虑减量。

（3）帕金森综合征患者、癫痫患者应慎用本品。

（4）老年人及心、肝、肾疾病患者剂量应减少。

（5）鉴于本品对中枢神经系统的作用，与其他作用于中枢的药物同时服用时应慎用。

（6）妊娠期妇女及哺乳期妇女不宜使用，哺乳期妇女使用本品期间应停止哺乳。

（7）用药期间避免驾驶汽车或操作机器。

（8）对于精神分裂症，目前尚缺乏 15 岁以下儿童的足够的临床经验；对于品行障碍和其他行为紊乱，目前尚缺乏 5 岁以下儿童足够的临床经验；对于双相情感障碍的躁狂发作，目前尚缺乏 18 岁以下儿童及青少年的足够临床经验。

【药物相互作用】

（1）本品可拮抗左旋多巴及其他多巴胺激动剂的作用。

（2）卡马西平及其他的肝酶诱导剂会降低本品活性成分的血浆浓度，一旦停止使用肝酶诱导剂，则应重新确定使用本品的剂量，必要时可减量。

（3）吩噻嗪类抗精神病药、三环类抗抑郁药和一些 β 受体拮抗剂会增加本品的血药浓度，但不增加抗精神病活性成分的血药浓度。

（4）与锂盐合用，会引起脑病症状、锥体外系症状及运动障碍。

【剂型和规格】

片剂：① 1mg；② 2mg。

【贮存】 15～30℃，密闭保存。

118. 帕利哌酮△ Paliperidone

【药理作用】帕利哌酮是利培酮的主要代谢产物，通过对中枢多巴胺 D_2 受体和 5-HT_{2A} 受体拮抗的联合作用介导发挥作用。帕利哌酮也是 α_1 和 α_2 肾上腺素能受体以及 H_1 组胺受体的拮抗剂。

单剂量服用口服缓释片后，血浆中帕利哌酮浓度稳定升高，大约在服药后 24 小时到达峰浓度（C_{max}）。在推荐的临床剂量范围内（3～12mg），终末半衰期大约是 23 小时。给予本品后，多数受试者大约在 4～5 日内达稳态浓度。服用本品后，帕利哌酮的（+）和（-）对映异构体会相互转化，稳态时两者 AUC 的（+）到（-）比例大约为 1.6。口服绝对生物利用度是 28%。外消旋帕利哌酮的血浆蛋白结合率是 74%。

由于注射剂水溶性极低，肌内注射后直至被分解为帕利哌酮和吸收进入全身循环之前的这段时间内会缓慢地溶解。单次肌内注射给药后，血浆中帕利哌酮的浓度逐渐升高，血药浓度达峰时间（t_{max}）的中位数为 13 日，制剂中的药物最早从给药后第 1 日即开始释放，持续释放的时间最长可达 126 日。在三角肌部位单次注射本品（25～150mg）的 C_{max} 比在臀肌部位注射的 C_{max} 平均高 28%。在起始治疗阶段的第 1 日和第 8 日分别在三角肌部位注射 150mg 和 100mg 剂量的本品，有助于使体内的药物浓度迅速达到治疗所需浓度。本品的释放特点和给药方案使得患者体内的药物浓度持续保持在治疗浓度范围之内，在 25～150mg 剂量范围内，本品的给药剂量与帕利哌酮的总暴露量之间成正比，给药剂量超过 50mg 后，C_{max} 值增加的幅度低于剂量增加的幅度，在三角肌部位注射给予 100mg 剂量的本品后，稳态时的峰谷浓度比为 1.8，在臀肌部位注射给药时，稳态时的峰谷浓度比为 2.2。给予本品后，帕利哌酮的（+）和（-）旋光异构体之间可发生相互转化，（+）异构体与（-）异构体的 AUC 之比为 1.6～1.8。表观分布容积为 391L。外消旋体的血浆蛋白结合率为 74%。单次给予 25～150mg 后，其表观半衰期中位值为 25～49 日。注射剂每月给药。在不服用口服补充药物的情况下，初始给药方案（第 1 日和第 8 日三角肌给予 150mg 和 100mg）可以使帕利哌酮浓度迅速达到稳态。

【适应证】

（1）缓释片用于成人及 12～17 岁青少年（体重≥29kg）精神分裂的治疗。

（2）注射剂用于精神分裂症急性期和维持期的治疗。

【用法和用量】

（1）口服

1）成人：本品推荐剂量为 6mg，每日 1 次，早上服用。需要增加剂量时，推荐采用每次每日 3mg 的增量增加，推荐的最大剂量是每日 12mg。

2）12～17 岁青少年：29kg≤体重＜51kg，推荐剂量是 3mg，每日 1 次，早上服药。经过临床评价后方可增加剂量，并且应采用每次每日 3mg 的增量增加，间隔时间应大于 5 日。体重≥51kg，推荐剂量是 3mg，每日 1 次，早上服药；维持剂量范围为 3～12mg，间隔时间应超过 5 日后，可以按照每日 3mg/d 增加剂量，最高剂量 12mg，见表 6-1。

表 6-1　12～17 岁青少年的用法用量

体重	起始剂量	推荐剂量	最高剂量
29kg≤体重＜51kg	3mg/d	3～6mg/d	6mg/d
体重≥51kg	3mg/d	3～12mg/d	12mg/d

注：片剂需整片吞服，不应咀嚼、掰开或压碎片剂。

（2）注射剂：起始治疗首日注射本品 150mg，一周后再次注射 100mg，前 2 剂起始治疗药物的注射部位均为三角肌。维持治疗剂量为每月 75mg，根据患者的耐受情况和 / 或疗效，可在 25～150mg 的范围内增加或降低每月的注射剂量。第 2 剂药物之后，每月 1 次注射的部位可以为三角肌或臀肌。

【禁忌证】禁用于已知对帕利哌酮、利培酮或本品中的任何成分过敏的患者。

【不良反应】常见不良反应：头痛、失眠、镇静 / 嗜睡、帕金森病、静坐不能、心动过速、震颤、肌张力障碍、上呼吸道感染、焦虑、头晕、体重增加、恶心、躁动、便秘、呕吐、疲劳、抑郁、消化不良、腹泻、口干、牙痛、肌肉骨骼痛、高血压、虚弱、背痛、心电图 Q-T 间期延长以及咳嗽。

【注意事项】

（1）警告：会增高痴呆相关性精神病老年患者的死亡率。本品未批准用于治疗痴呆相关性精神病。

（2）脑血管不良反应可发生在卒中、痴呆相关性精神病老年患者中。

（3）注意本药引起抗精神病药恶性综合征、Q-T 间期延长、迟发性运动障碍、高血糖和糖尿病、高催乳素血症、胃肠梗阻、直立性低血压和晕厥、癫痫、吞咽困难、自杀、阴茎异常勃起、血栓性血小板减少性紫癜（TTP）、体温调节功能破坏等。

（4）妊娠期、哺乳期妇女慎用。

（5）中、重度肾功能损害患者根据患者肾功能情况进行个体化的剂量调整。对于轻度肾功能损害的患者（50ml/min≤肌酐清除率＜80ml/min）建议减低剂量，注射剂推荐起始用药剂量为：第 1 日给予 100mg，1 周后给予 75mg，这两剂药物均采用三角肌注射给药。之后每月注射 50mg，可以选择三角肌或臀肌部位给药。不推荐注射剂用于中度或重度肾脏功能损害患者（肌酐清除率<50ml/min）中。

（6）用药期间应当避免驾驶车辆或操作机器。

【药物相互作用】

（1）与能够引起 Q-T 间期的药物合用，会增加致心律失常的风险。与其他中枢作用性药物和酒精联合使用，会拮抗左旋多巴和其他多巴胺激动剂的作用，会诱导产生直立性低血压。

（2）单剂量本品 12mg 与双丙戊酸钠缓释片［2 片（500mg/ 片），每日 1 次］联用导致帕利哌酮 C_{max} 和 AUC 增加约 50%，与丙戊酸盐联用时应进行临床评价，考虑降低本品剂量。

（3）与 CYP3A4/P-gp 强诱导剂合并使用：合用 CYP3A4/P-gp 的强诱导剂（如卡马西平、利福平、圣约翰草）时可能需要增加本品剂量；相反，停用强诱导剂后需降低本品剂量。

【剂型和规格】

（1）缓释片：① 3mg；② 6mg；③ 9mg。

（2）（棕榈酸酯）注射液：① 0.75ml：75mg；② 1.0ml：100mg；③ 1.5ml：150mg。

【贮存】15～30℃密封保存。

119．喹硫平△　Quetiapine

【药理作用】本品为一新型抗精神病药物，为脑内多种神经递质受体拮抗剂。其抗精神病作用机制为拮抗中枢多巴胺 D_2 受体和 5-HT_2 受体。对组胺 H_1 和肾上腺素 α_1 受体也有拮抗作用，对毒蕈碱和苯二氮䓬类受体无亲和力。

口服后达峰时间 2 小时，半衰期为 4～12 小时，达稳态血药浓度时间为 48 小时，蛋白结合率为 83%，表观分布容积约 10L/kg。本品存在首关效应，在肝脏代谢，主要代谢酶为 CYP3A4。本品用量的 70% 在肾脏排泄，20% 经粪便排出。65 岁以上老年人的平均清除率较成年人低 30%～50%。

【适应证】用于各型精神分裂症。本品不仅对精神分裂症阳性症状有效，对阴性症状也有一定效果。用于治疗双向情感障碍的躁狂发作。也可以减轻与精神分裂症有关的情感症状如抑郁、焦虑及认知缺陷症状。

【用法和用量】口服。

（1）成人：①治疗精神分裂症。第 1 日 50mg，第 2 日 100mg，第 3 日 200mg，第 4 日 300mg，以后根据患者临床反应和耐受性逐渐调整剂量为一日 150～750mg，分 2 次服。②用于双相情感障碍躁狂发作，推荐初始剂量一日 100mg，分 2 次口服，一日增量 100mg，可在第 6 日加至 800mg，一日增量不超过200mg，一般一日剂量为400～800mg。

（2）老年人：推荐起始剂量为每日25mg，每日增加剂量幅度为25～50mg，分2次服用直至有效剂量。

【禁忌证】

（1）对本品过敏者禁用。

（2）严重心血管疾病（心衰、心肌梗死、传导异常）和缺血性心脏病患者禁用。

（3）严重脑血管疾病患者禁用。

（4）昏迷、白细胞减少、甲状腺疾病及癫痫患者禁用。

（5）肝、肾功能不全患者禁用。

（6）可能诱发低血压的状态（如脱水、低血容量、抗高血压药物治疗）禁用。

（7）妊娠期妇女、哺乳期妇女及儿童禁用。

【不良反应】常见不良反应为头晕、嗜睡、直立性低血压、心悸、口干、食欲缺乏和便秘；亦可引起体重增加、腹痛，无症状性ALP增高与血总胆固醇和甘油三酯增高；锥体外系不良反应少见，偶可引起兴奋与失眠。

【注意事项】

（1）用药期间应定期检查肝功能、白细胞计数；定期检查晶状体、监测白内障的发生。

（2）用药期间不宜驾驶车辆、操作机械或高空作业。

（3）出现过敏性皮疹应停药。

（4）出现恶性综合征应立即停药并进行相应的处理。

【药物相互作用】

（1）与CYP3A4的强抑制剂酮康唑、氟康唑、红霉素、氯氮平等合用，可使喹硫平血药浓度升高。

（2）与苯妥英、卡马西平、巴比妥、甲硫哒嗪等肝酶诱导剂合用，可使喹硫平血药浓度降低。

（3）与锂盐合用，会引起脑病症状、锥体外系症状及运动障碍。

（4）与左旋多巴、多巴胺受体激动剂合用，可使这类激动剂作用减弱。

（5）与抗高血压药合用，有诱发直立性低血压的危险。

（6）避免与含酒精的饮料合用；与其他中枢神经系统药物合用时应谨慎。

【剂型和规格】

片剂：①25mg；②100mg。

【贮存】30℃以下，密闭保存。

120. 阿立哌唑△ Aripiprazole

【药理作用】本品为一新型的非典型抗精神分裂症药物，对多巴胺能神经系统具有双向调节作用，是多巴胺递质的稳定剂。通过对多巴胺 D_2 和 5-HT_{1A} 受体的部分激动作用及对 5-HT_{2A} 受体的拮抗作用产生抗精神分裂症作用。对 α_1 受体的拮抗作用可以阐释其直立性低血压的现象。

口服后吸收良好，3～5 小时内达到血药浓度峰值，口服片剂的绝对生物利用度为 87%，其吸收不受食物影响。本品在体内分布广泛，其主要代谢产物脱氢阿立哌唑的蛋白结合率超过 99%。阿立哌唑与脱氢阿立哌唑共同构成本品抗精神病的有效成分。阿立哌唑和脱氢阿立哌唑的消除半衰期分别为 75 小时和 94 小时。大多数患者在给药后 14 日内达到两种活性成分的稳态浓度，稳态时，阿立哌唑的药动学与给药剂量成正比。18% 以原型药经粪便排出，1% 以原型药经尿液排出。

【适应证】用于治疗各种类型的精神分裂症。

【用法和用量】成人：口服，一日 1 次。起始剂量为 10mg，用药 2 周后，可根据个体的疗效和耐受性情况逐渐增加剂量，最大可增至 30mg。此后，可维持此剂量不变。每日最大剂量不应超过 30mg。

由使用其他抗精神病药改用本品者，某些患者可以立即停止原先使用的抗精神病药。

【禁忌证】已知对本品过敏的患者禁用。

【不良反应】常见头痛、焦虑、失眠、嗜睡、小便失禁、静坐不能、心动过速、直立性低血压；罕见心电图 Q-T 间期延长、恶心、呕吐、便秘、体重增加等；锥体外系反应等发生率低，患者耐受力好。

【注意事项】

（1）直立性低血压：因阿立哌唑具有 α_1 受体的拮抗作用，可能引起直立性低血压。

（2）慎用于心血管疾病（心肌梗死、缺血性心脏病、心力衰竭或传导异常病史）患者、脑血管疾病患者或诱发低血压的情况（脱水、血容量过低和降压药治疗）。

（3）慎用于有癫痫病史或癫痫阈值较低的情况。

（4）慎用于有吸入性肺炎风险性的患者。

【药物相互作用】

（1）鉴于本品对中枢神经系统的作用，在与其他作用于中枢系统的药物和酒精合用时应慎重。

（2）因其拮抗 α_1 肾上腺素能受体，故阿立哌唑有增强某些降压药作用的可能性。

(3) CYP3A4 和 CYP2D6 参与阿立哌唑的代谢。CYP3A4 诱导剂（如卡马西平）将会引起阿立哌唑的清除率升高和血药浓度降低。CYP3A4 抑制剂（如酮康唑）或 CYP2D6 抑制剂（如奎尼丁、氟西汀、帕罗西汀）可以抑制阿立哌唑的消除，使血药浓度升高。

(4) 服药期间避免饮酒。

【剂型和规格】

片剂、胶囊、口腔崩解片：① 5mg；② 10mg。

【贮存】密闭保存。

121. 五氟利多△　Penfluridol

【药理作用】本品为口服长效抗精神病药。抗精神病作用与其拮抗脑内多巴胺受体有关，还可拮抗神经系统 α 肾上腺素受体，抗精神病作用强而持久，口服一次可维持数日至一周，亦有镇吐作用，但镇静作用较弱，对心血管功能影响较轻。

口服吸收缓慢，24～27 小时血药浓度达峰值，7 日后仍可自血中检出。吸收后贮存于脂肪组织，缓慢释放，逐渐透入脑组织。大部分以原型从粪便中排出，少量经尿排出。

【适应证】用于治疗各型精神分裂症，控制幻想、妄想及淡漠、退缩等症状疗效较好。主要用于慢性精神分裂症患者的维持治疗，对急性患者也有效。

【用法和用量】口服，治疗剂量范围 20～120mg，一周 1 次，重症或耐药患者可加至每周 120mg，一周 1～2 次；宜从每周 10～20mg 开始，逐渐增量，每周或每 2 周增加 10～20mg，以减少锥体外系反应；通常治疗量为一周 30～60mg，待症状消失用原剂量继续巩固 3 个月，维持剂量为一周 10～20mg。

【禁忌证】基底神经节病变、帕金森病、帕金森综合征、骨髓抑制患者以及对本品过敏者禁用。

【不良反应】主要为锥体外系反应，如静坐不能、急性肌张力障碍和类帕金森病；长期大量使用可发生迟发性运动障碍，亦可发生嗜睡、乏力、口干、月经失调、溢乳、焦虑或抑郁反应等；偶见过敏性皮疹、心电图异常、粒细胞减少及恶性综合征。

【注意事项】

(1) 肝、肾功能不全者慎用。

(2) 不宜与其他抗精神病药合用，避免增加锥体外系反应的危险性。

(3) 应定期检查肝功能与白细胞计数。

(4) 妊娠期妇女应慎用。

(5) 用药期间不宜驾驶车辆、操作机械或高空作业。

(6) 老年人、儿童容易发生锥体外系反应，视情酌减用量。

【药物相互作用】

(1) 与乙醇或其他中枢神经系统抑制药合用，中枢抑制作用增强。

(2) 与抗高血压药合用，有增加直立性低血压的危险。

(3) 与其他抗精神病药合用，有发生锥体外系反应的危险性。

【剂型和规格】

片剂：20mg。

【贮存】密闭保存。

(二) 抗抑郁药

抗抑郁药是一类主要治疗以情绪低落、心情郁郁寡欢、悲观、消极为主要症状的抑郁症的药物。本节药物包括三环类抗抑郁药阿米替林、多塞平、氯米帕明和选择性中枢神经5-羟色胺再摄取抑制剂帕罗西汀、氟西汀、米氮平、艾司西酞普兰、文拉法辛。

它们可以使患者情绪振奋，增强思维能力，精神好转。

它们的常见副作用是困倦、口干、视物模糊、便秘、心跳加快、排尿困难和直立性低血压，有些较轻的副作用在治疗过程中可逐渐适应而不影响治疗；严重的心血管副作用、尿潴留和肠麻痹少见。

122. 帕罗西汀△ Paroxetine

【药理作用】本品为选择性中枢神经5-羟色胺再摄取抑制剂，可使突触间隙中5-羟色胺浓度增高，发挥抗抑郁作用。对其他递质作用较弱，对自主神经系统和心血管系统的影响较小。

本品口服易吸收，不受抗酸药物或食物的影响，有首关效应。血药浓度达峰时间为6.3小时，峰浓度为17.6ng/ml，消除半衰期为24小时，表观分布容积为3～28L/kg。血浆蛋白结合率为95%。7～14日内达稳态血浆浓度，并迅速分布到各组织器官。在肝脏代谢，约2%以原型由尿排出，其余以代谢产物形式从尿中排出，小部分从粪便排泄。

【适应证】用于治疗各种类型的抑郁症，包括伴有焦虑的抑郁症及反应性抑郁症。亦可治疗强迫症、惊恐障碍或社交焦虑障碍。

【用法和用量】口服。

(1) 抑郁症，一次20mg，一日1次，早上服用。

(2) 治疗强迫症，开始剂量为一日20mg，依病情逐渐以每周增加10mg为阶梯递增，治疗剂量范围为一日20～60mg。

（3）惊恐障碍与社交焦虑障碍，开始剂量为一日 10mg，依病情逐渐以每周增加 10mg 为阶梯递增，治疗剂量范围为一日 20～50mg。

【禁忌证】对本品过敏者禁用。

【不良反应】可有胃肠道不适，如恶心、畏食、腹泻等；亦可出现头痛、不安、无力、嗜睡、失眠、头晕等；少见不良反应有过敏性皮疹及性功能减退。停药可见撤药综合征，如失眠、焦虑、恶心、出汗、眩晕或感觉异常等。

【注意事项】

（1）闭角型青光眼，癫痫病，肝、肾功能不全等患者慎用或减少用量。

（2）出现转向躁狂发作倾向时应立即停药。

（3）用药期间不宜驾驶车辆、操作机械或高空作业。

（4）妊娠期、哺乳期妇女及儿童慎用；老年患者酌情减少用量，日剂量不要超过 40mg。

【药物相互作用】

（1）本品与色氨酸合用，可造成高血清素综合征，表现为躁动、不安及胃肠道症状，重者可出现肌张力增高、高热或意识障碍。

（2）服用本品的患者应避免饮酒。

（3）服用本品前后 2 周内不能使用单胺氧化酶抑制剂，在停用单胺氧化酶抑制剂 2 周后，开始服用本药时应慎重，剂量应逐渐增加。

（4）本品和锂盐合用时应慎重。

（5）与苯妥英钠及其他抗惊厥药合用时，会降低本药的血药浓度。

（6）本品与华法林合用，可导致出血增加。

（7）本品与三环类抗抑郁药阿米替林、丙米嗪合用，可使后者的血浓度增高。

（8）本品不能与硫利达嗪合用。因为与其他抑制肝脏细胞色素 P450 同工酶 CYP2D6 的药物一样，本品可引起硫利达嗪的血浆浓度升高；单独使用硫利达嗪可导致 Q-Tc 间期延长，并伴有严重的室性心律不齐，例如心电图表现穗尖现象（波峰扭曲）和猝死。

【剂型和规格】

片剂：20mg。

【贮存】避光、密闭保存。

123．氟西汀△　Fluoxetine

【药理作用】本品为选择性 5- 羟色胺再摄取抑制剂，可选择性地抑制中枢神经系统神经元摄取 5- 羟色胺，阻断突触前膜对 5- 羟色胺的再摄取，延长和增加 5- 羟色胺的作用，发挥抗抑郁作用。

口服后从胃肠道吸收良好。进食不影响其生物利用度。氟西汀与血浆蛋白大量结合（约 95%），分布广泛（表观分布容积 20～40L/kg）。服药数周后达到稳态血浆浓度。服药后 68 小时达到血浆峰浓度。易通过血脑屏障，少量可分泌入乳汁。氟西汀主要经多态的 CYP2D6 酶代谢。氟西汀基本由肝脏代谢，通过去甲基化作用生成活性代谢产物去甲氟西汀（demethylfluoxetine）。氟西汀的消除半衰期为 4～6 日，而去甲氟西汀则为 4～16 日。较长的半衰期使得停药后仍能维持 5～6 周的疗效。本品主要（大约 60%）经肾脏排泄，15% 由粪便排出。

【适应证】用于抑郁症，强迫症，神经性贪食症（作为心理治疗的辅助用药，以减少贪食和导泻行为）。

【用法和用量】口服。

（1）抑郁症：成人及老年患者，推荐剂量是每日 20mg。如有必要，在治疗最初的 3～4 周时间内对药物剂量进行评估和调整以达到临床上适当的剂量，可以逐渐增加剂量达到 60mg 的最大剂量。抑郁症患者必须持续治疗至少 6 个月，以确保症状的消失。

（2）强迫症：成人及老年患者，推荐剂量是每日 20mg。如果治疗两周后，由于使用 20mg 剂量无明显疗效，可以逐渐增加剂量达到 60mg 的最大剂量。考虑延长治疗期至 10 周以上。

（3）神经性贪食症：成人及老年患者，推荐剂量是每日 60mg。治疗神经性贪食症患者的长期的疗效（3 个月以上）尚未得到验证。

氟西汀可单次或分次给药，可与食物同服，亦可餐间服用。停药时，药物活性成分仍将在体内存留数周。这一特点必须在开始及结束治疗时予以考虑。

【禁忌证】正在使用氟西汀或停用氟西汀者 5 周内禁止使用单胺氧化酶抑制剂；在停用单胺氧化酶抑制剂后的 14 日内也禁止使用氟西汀。

【不良反应】

（1）常见失眠、恶心、易激动、头痛、运动性焦虑、精神紧张、震颤，多发生于初期。

（2）皮疹和过敏反应：可见皮疹、过敏反应和进一步的全身反应，有时非常严重（包括皮肤、肾脏、肝脏和肺）。

（3）大剂量可出现精神症状，会发生狂躁或轻躁症。长期用药常发生食欲减退或性功能下降。

【注意事项】

（1）在药物使用过程中，尤其是在药物治疗的前几个月，或调整药物剂量时，无论是增加还是减少，都应当适当监测患者行为异常与精神情绪异常，密切观察是否出现临床症状加重、自杀倾向，及时发现并阻止恶性事件发生。

（2）有癫痫病史、双相型障碍病史、急性心脏病、有自杀倾向者、有出血倾向者慎用。

（3）对于肝功能损害患者，或合用了其他可能与氟西汀产生相互作用的药物的患者，需考虑减少药物剂量或降低用药频率（如隔日 20mg）。在肝纤维化患者中使用时应当减少氟西汀的剂量或给药频率。

（4）停用氟西汀时的撤药症状：包括心境烦躁不安、易激惹、激动、头晕、感觉紊乱（例如像电击感的感觉异常）、焦虑、意识错乱、头痛、嗜睡、情绪不稳、失眠和轻躁狂。应避免突然停药。为减少撤药反应的发生，停用氟西汀时应在至少 1～2 周内逐渐降低剂量。

（5）老年人：增加剂量应谨慎，日剂量一般不宜超过 40mg。最高推荐剂量为每日 60mg。

（6）儿童：不推荐在儿童及青少年使用。抗抑郁药能增加儿童、青少年和年轻成人中自杀意念和行为的风险。妊娠期、哺乳期妇女慎用。

（7）用药期间应当避免驾驶车辆或操作危险性机器。

【药物相互作用】

（1）单独使用 5- 羟色胺 / 去甲肾上腺素再摄取抑制剂（SNRIs）和选择性 5- 羟色胺再摄取抑制剂（SSRIs），包括氟西汀治疗，尤其是与其他 5- 羟色胺能药物（包括曲普坦类、三环类抗抑郁药、芬太尼、锂盐、曲马多、色氨酸、丁螺环酮和圣约翰草）以及抑制 5- 羟色胺代谢的药物［特别是单胺氧化酶抑制剂（MAOIs），包括那些用于治疗精神疾病以及其他疾病的药物，如利奈唑胺或静脉注射亚甲蓝］合用时，可能出现危及生命的 5- 羟色胺综合征。5- 羟色胺综合征的症状可能包括精神状态改变（例如激动、幻觉、精神错乱和昏迷），自主神经不稳定（例如心动过速、血压不稳定、头晕、发汗、脸红、过高热）、神经肌肉异常（例如震颤、僵化、肌痉挛、反射亢进、动作失调）、癫痫和 / 或胃肠道症状（例如恶心、呕吐、腹泻）。禁止同时使用氟西汀和 MAOIs 治疗抑郁。禁止正在使用利奈唑胺或静脉注射亚甲蓝的患者使用氟西汀进行治疗。

（2）与中枢神经系统的药物联用时需慎用，给药时使用较低的初始剂量、使用保守的递增方案并且监测临床状态。

（3）与西沙比利、硫利哒嗪、匹莫齐特、特非那定等合用，会引起心脏毒性，导致 Q-T 间期延长、心脏骤停等，应禁止合用。联用其他导致 Q-T 间期延长的药物时，应慎用氟西汀。这些药物包括某些特定的抗精神病药（如齐拉西酮、伊潘立酮、氯丙嗪、丙氯拉嗪和氟哌利多等）、特定的抗生素（如红霉素、加替沙星、莫西沙星和司帕沙星等）、Ⅰa 类抗心律失常药物（如奎尼丁和普鲁卡因胺等）、Ⅲ类抗心律失常药物（如胺碘酮和索他洛尔等）和其他药物（如喷他脒、左旋乙酰美沙酮、美沙酮、卤泛群、甲氟喹、甲磺酸多拉司琼、普罗布考或他克莫司等)。氟西汀的代谢主要通过 CYP2D6 完成。使用 CYP2D6 抑制剂作为伴随治疗会增加氟西汀的浓度。同时使用其他具有高度蛋白结合性的药物也可以增加氟西汀浓度。

(4) 氟西汀与其他由 CYP2D6 代谢的药物，包括某些抗抑郁药、抗精神病药(如吩噻嗪类)以及抗心律失常药(如普罗帕酮、氟卡尼)合用时应当谨慎。若合用其他主要经由 CYP2D6 代谢的药物，且治疗窗很窄(例如氟卡尼、恩卡尼、卡马西平及三环类抗抑郁药)，其起始剂量应降低或将治疗剂量调至治疗范围下限。

(5) 氟西汀与阿司匹林、华法林及其他口服抗凝剂合用时有增加出血的风险。

(6) 与地高辛合用时会增加其血药浓度，增加发生洋地黄中毒的风险。

【剂型和规格】

(1) 片剂：10mg。

(2) 胶囊：20mg。

(3) 分散片：20mg。

【贮存】遮光，密封保存。

124. 阿米替林　Amitriptyline

【药理作用】阿米替林为三环类抗抑郁药，可使抑郁患者情绪明显改善；同时具有抗焦虑、镇静及抗胆碱作用。其抗抑郁作用机制在于抑制 5- 羟色胺和去甲肾上腺素的再摄取，其中对 5- 羟色胺再摄取的抑制更强。

口服吸收好，生物利用度为 31%～61%。蛋白结合率为 82%～96%，表观分布容积为 5～10L/kg。可分泌入乳汁。主要在肝脏代谢，活性代谢产物为去甲替林。自肾脏排泄，半衰期为 31～46 小时。

【适应证】用于治疗各种抑郁症，本品的镇静作用较强，主要用于治疗焦虑性或激动性抑郁症。

【用法和用量】口服。成人，开始一次 25mg，一日 2～3 次，然后根据病情和耐受情况逐渐增至一日 150～250mg，一日 3 次；维持量一日 50～150mg，最高一日不超过 300mg。

【禁忌证】严重心脏病、近期有心肌梗死发作史、癫痫、青光眼、尿潴留、甲状腺功能亢进、肝功能损害患者，对三环类药物过敏者禁用；6 岁以下儿童禁用。

【不良反应】治疗初期可能出现抗胆碱能反应，如多汗、口干、视物模糊、排尿困难、便秘等；中枢神经系统不良反应可出现嗜睡、震颤、眩晕；可发生直立性低血压，偶见癫痫发作、骨髓抑制及中毒性肝损害等。

【注意事项】

(1) 肝、肾功能严重不全，前列腺肥大，心血管疾病患者慎用；肝硬化和门脉系外科手术患者、肾衰竭患者需减量。

(2) 使用期间应监测心电图。本品不得与单胺氧化酶抑制剂合用，应在停用单胺氧化酶抑制剂14日后，才能使用本品。

(3) 患者有转向躁狂倾向时应立即停药。

(4) 用药期间不宜驾驶车辆、操作机械或高空作业。

(5) 妊娠期妇女慎用；哺乳期妇女使用期间应停止哺乳。

(6) 6岁以上儿童酌情减量。

(7) 老年患者由于代谢和排泄能力下降，对本品敏感性增强，应从小剂量开始，或视病情酌减用量。

【药物相互作用】

(1) 与舒托必利合用，有增加室性心律失常的危险，严重可致尖端型扭转心律失常。

(2) 与乙醇或其他中枢神经系统抑制药合用，中枢神经抑制作用增强。

(3) 与肾上腺素、去甲肾上腺素合用，易致高血压及心律失常。

(4) 与可乐定合用，后者抗高血压作用减弱。

(5) 与抗惊厥药合用，可降低抗惊厥药的作用。

(6) 与氟西汀或氟伏沙明合用，可增加两者的血浆浓度，出现惊厥，不良反应增加。

(7) 与阿托品类合用，不良反应增加。

(8) 与单胺氧化酶合用，可发生高血压。

【剂型和规格】

片剂：25mg。

【贮存】避光、密闭保存。

125. 多塞平$^{\triangle}$ Doxepin

【药理作用】本品也具有与阿米替林相似的抗焦虑和镇静作用，参见“124. 阿米替林”。

口服吸收好，生物利用度为13%～45%，表观分布容积9～33L/kg。主要在肝代谢，活性代谢产物为去甲基化物，代谢物自肾脏排泄，半衰期为8～12小时，老年患者对本品的代谢和排泄能力下降。

【适应证】用于治疗抑郁症及焦虑。

【用法和用量】口服：开始一次25mg，一日2～3次，以后逐渐增加至一日总量100～250mg；最大量一日不超过300mg。

【禁忌证】严重心脏病、近期有心肌梗死发作史、癫痫、青光眼、尿潴留、甲状腺功能亢进、肝功能损害、谵妄、粒细胞减少患者，对三环类药物过敏者禁用。

【不良反应】治疗初期可出现嗜睡与抗胆碱能反应，如多汗、口干、震颤、眩晕、视物模糊、排尿困难、便秘等；其他有皮疹、直立性低血压，偶见癫痫发作、骨髓抑制或中毒性肝损害。

【注意事项】

(1) 肾功能严重不全、前列腺肥大、老年或心血管疾病患者慎用，使用期间应监测心电图。

(2) 本品不得与单胺氧化酶抑制剂合用，在停用单胺氧化酶抑制剂14日后，才能使用本品。

(3) 患者有转向躁狂倾向时应立即停药。

(4) 用药期间不宜驾驶车辆、操作机械或高空作业。

(5) 用药期间应定期检查血象，心、肝、肾功能。

(6) 妊娠期及哺乳期妇女慎用。

(7) 儿童慎用。

(8) 老年用药：从小剂量开始，视病情酌减用量。

【药物相互作用】

(1) 与舒托必利合用，有增加室性心律失常的危险，严重者可致尖端型扭转心律失常。

(2) 与乙醇或其他中枢神经系统抑制药合用，中枢神经抑制作用增强。

(3) 与肾上腺素、去甲肾上腺素合用，易致高血压及心律失常。

(4) 与可乐定合用，后者抗高血压作用减弱。

(5) 与抗惊厥药合用，可降低抗惊厥药的作用。

(6) 与氟西汀或氟伏沙明合用，可增加两者的血浆浓度，出现惊厥，不良反应增加。

(7) 与阿托品类合用，不良反应增加。

(8) 与单胺氧化酶合用，可发生高血压。

【剂型和规格】

片剂：25mg。

【贮存】避光、密闭、室温保存。

126. 米氮平△ Mirtazapine

【药理作用】本品可增强中枢去甲肾上腺素和5-羟色胺活性，发挥中枢突触前抑制性 α_2 肾上腺素受体拮抗剂作用；米氮平是 H_1 受体的强效拮抗剂，发挥镇静作用；米氮平对 α_1 肾上腺素受体具有中等强度的拮抗作用，发生偶发性直立性低血压；米氮平对 M 受体具有中等强度拮抗作用，与其相对低的抗胆碱副作用发生率有关。

口服从肠道吸收，生物利用度约为 50%，存在首关效应。约 2 小时后血浆浓度达到高峰。血浆蛋白结合率为 85%。平均半衰期为 20～40 小时；偶见长达 65 小时的半衰期；在年轻人中也偶见较短的半衰期。血药浓度在服药 3～4 日后达到稳态。米氮平在服药后几日内大多被代谢并通过尿液和粪便排出体外。本品在肝脏由细胞色素 P450 酶 CYP2D6 和 CYP1A2 参与米氮平的 8- 羟基代谢物的形成；CYP3A4 负责 *N*- 去甲基和 *N*- 氧化物代谢物的形成，脱甲基后的代谢产物仍具有药理学活性，并和原型化合物具有一样的药动学特性。口服给药的 75%～85% 经肾排出，15% 经粪便排出。

【适应证】用于抑郁症的治疗。

【用法和用量】口服，不要咀嚼。成人治疗起始剂量为每日 1 次，每次 15mg，而后逐步加大剂量以达最佳疗效，有效口服剂量为每日 15～45mg。

【禁忌证】

（1）禁止将拟用于治疗精神疾病的单胺氧化酶抑制剂（MAOIs）与本品合并使用或者在停用本品 14 日内的使用。在拟用于治疗精神疾病的 MAOIs 停药后 14 日内同样禁用本品。

（2）禁止正在接受 MAOIs 如利奈唑胺或静脉应用亚甲蓝治疗的患者中使用本品。

【不良反应】常见嗜睡、镇静、口干、体重增加、食欲增加、头晕和疲乏。偶见直立性低血压、惊厥发作、肌阵挛、意识错乱、兴奋、水肿、肌痛、感觉迟钝、疲乏、恶心、呕吐、腹泻、尿频等。

【注意事项】

（1）肝、肾功能不全[特别是中、重度肾功能损害（肌酐清除率＜40ml/min）患者和重度肝脏损害患者]，骨髓抑制，缺血性心脏病，心脏病如传导紊乱、心绞痛和近期发作的心肌梗死，癫痫和器质性脑综合征，粒细胞缺乏，高胆固醇血症，前列腺肥大，青光眼，眼内压增高，低血压，糖尿病患者慎用，如使用需注意用药剂量并定期监护，必要时应停止使用。

（2）头晕、焦虑、兴奋、头疼和恶心等停药症状较为常见，建议逐渐停止使用米氮平。

（3）用药期间应当避免驾驶车辆或操作危险性机器。

【药物相互作用】

（1）与单胺氧化酶抑制剂（MAOIs）潜在的相互作用：联合应用 SSRIs 与 MAOIs 发生严重不良反应，有时甚至是致命的不良反应，包括高热、强直、肌痉挛和生命体征不稳定、精神状态的改变（包括极度的激越，逐渐进展为谵妄和昏迷）。应用 MAOIs 治疗的患者或停止 MAOIs 治疗的 14 日内的患者不能应用米氮平。同样，在开始给予 MAOIs 治疗前，至少停用米氮平 14 日。不得与 MAOIs 或 5- 羟色胺前体（例如 L- 色氨酸、羟色氨酸）合用，使用其他 5- 羟色胺药物（曲坦类、锂盐、曲马多、贯叶连翘、大多数三环类抗抑郁药）的患者应慎用。

（2）能加重苯二氮䓬类和其他镇静剂（特别是大多数抗精神病药、抗组胺 H_1 拮抗剂、阿片类）的镇静作用。因此，应建议患者在服用本品期间避免使用地西泮以及其他类似药物。

（3）可增加酒精对中枢神经系统抑制作用，治疗期间应建议患者不要饮用含酒精的饮料。

（4）用药期间应当避免驾驶车辆或操作危险性机器。

【剂型和规格】

片剂：① 15mg；② 30mg。

【贮存】 密封干燥处、遮光，阴凉处（不超过 20℃）保存。

127. 氯米帕明△ Clomipramine

【药理作用】 本品为三环类抗抑郁药，主要作用为阻断中枢神经系统去甲肾上腺素和 5- 羟色胺的再摄取，对 5- 羟色胺的再摄取的阻断作用更强，从而发挥抗抑郁及抗焦虑作用，亦有镇静和抗胆碱能作用。

口服吸收快而完全，生物利用度为 30%～40%，蛋白结合率为 96%～97%，半衰期为 22～84 小时，表观分布容积（V_d）为 7～20L/kg，在肝脏代谢，活性代谢物为去甲氯米帕明，由尿排出；本品可分泌入乳汁。

【适应证】 用于治疗各种抑郁状态。也常用于治疗强迫性神经症、恐怖性神经症。

【用法和用量】

（1）口服给药

1）治疗抑郁症与强迫性神经症，初始剂量一次 25mg，一日 2～3 次，1～2 周内缓慢增加至治疗量一日 150～250mg，最高量一日不超过 300mg。

老年患者，开始每日 10mg，逐渐增加至每日 30～50mg（约 10 日），然后维持该剂量直到治疗结束。

儿童，开始一日 10mg，10 日后 5～7 岁增加至 20mg，8～14 岁增加至 20～25mg，14 岁增加至 50mg，分次服用。

尚无对 5 岁以下儿童的用药经验。

2）治疗恐怖性神经症，剂量为一日 75～150mg，分 2～3 次口服。

（2）静脉滴注：开始用25～50mg稀释于250～500ml葡萄糖氯化钠注射液中，在1.5～3小时滴完，一日1次，缓慢增加至一日50～150mg，日最高剂量不超过200mg。

【禁忌证】

（1）严重心脏病、近期有心肌梗死发作史、癫痫、青光眼、尿潴留、白细胞过低者及对三环类、苯二氮䓬类药物过敏者禁用。

（2）5岁以下儿童禁用。

【不良反应】治疗初期可能出现抗胆碱能反应：如多汗、口干、视物模糊、排尿困难、便秘等；中枢神经系统不良反应可出现嗜睡、震颤、眩晕；可发生直立性低血压；偶见癫痫发作、心电图异常、骨髓抑制或中毒性肝损害等；突然停药会出现精神戒断症状。

【注意事项】

（1）肝、肾功能严重不全，前列腺肥大，老年或心血管疾病患者慎用，使用期间应监测心电图。

（2）不得与单胺氧化酶抑制剂合用，应在停用单胺氧化酶抑制剂14日后，才能使用本品；患者有转向躁狂倾向时应立即停药。

（3）用药期间不宜驾驶车辆、操作机械或高空作业。

（4）妊娠期妇女慎用，哺乳期妇女使用本品应停止哺乳。

（5）5岁以上儿童酌情减量。老年患者从小剂量开始，缓慢增加剂量，酌情减少剂量。

【药物相互作用】

（1）本品与舒托必利合用，有增加室性心律失常的危险，严重者可致尖端扭转型心律失常。

（2）本品与乙醇或其他中枢神经系统抑制药合用，中枢神经抑制作用增强。

（3）本品与肾上腺素、去甲肾上腺素合用，易致阵发性高血压及心律失常。

（4）本品与可乐定合用，后者抗高血压作用减弱。

（5）本品与抗惊厥药合用，可降低抗惊厥药的作用。

（6）本品与氟西汀或氟伏沙明合用，可增加两者的血浆浓度，出现惊厥，不良反应增加。

（7）本品与阿托品类合用，不良反应增加。

【剂型和规格】

（1）片剂：①10mg；②25mg。

（2）注射液：2ml：25mg。

【贮存】避光、密闭、阴凉处保存。

128. 艾司西酞普兰△ Escitalopram

【药理作用】艾司西酞普兰又叫左旋西酞普兰，是西酞普兰的左旋异构体，其治疗效果比西酞普兰(外消旋体)的效果要强5～7倍，是5-羟色胺再摄取抑制剂，抑制中枢神经系统神经元对5-HT的再摄取，从而增强中枢5-HT神经的功能，主要用于治疗抑郁性精神障碍。

口服吸收完全，不受食物的影响。血药浓度达峰时间为2～4小时(平均为3小时)，口服生物利用度约为80%。表观分布容积(V_d)约为12～17L/kg。西肽普兰及其主要代谢物的血浆蛋白结合率低于80%。西酞普兰在肝脏内代谢为有活性去甲基西酞普兰、去二甲基西酞普兰、西酞普兰-*N*-氧化物和无活性的去氨基丙酸衍生物。所有的活性代谢物仍是SSRIs类化合物，但作用比西酞普兰弱。血浆中主要存在的是西酞普兰原型药；西酞普兰经CYP2C19(约38%)，CYP3A4(约31%)和CYP2D6(约31%)转化为去甲基西酞普兰。消除半衰期($t_{1/2\beta}$)约为1.5日，系统血浆清除率(Cl_s)约为0.3～0.4L/min，口服给药的血浆清除率(Cl_{oral})约为0.4L/min。西酞普兰85%经肝脏排泄，其余15%经肾脏排泄。

【适应证】治疗抑郁症；治疗伴有或不伴有广场恐怖症的惊恐障碍。

【用法和用量】口服。

(1) 每日1次。常用剂量为每日10mg，根据患者的个体反应，每日最大剂量可以增加至20mg。通常2～4周即可获得抗抑郁疗效。症状缓解后，应持续治疗至少6个月以巩固疗效。

(2) 伴有或不伴有广场恐怖症的惊恐障碍：每日1次。建议起始剂量为每日5mg，持续一周后增加至每日10mg。根据患者的个体反应，剂量还可以继续增加至最大剂量每日20mg。

【禁忌证】

(1) 禁止与非选择性、不可逆性单胺氧化酶抑制剂(MAOIs)合用。

(2) 禁止与利奈唑胺合并用药。

(3) 禁止与匹莫齐特合并用药。

(4) 在已知患有Q-T间期延长或先天性Q-T综合征的患者中，禁止使用本品。

【不良反应】常见不良反应为食欲减退、恶心、口干、腹泻、便秘、头晕、头痛、震颤、镇静作用和嗜睡、睡眠障碍(包括失眠和噩梦)、射精障碍等。

【注意事项】

(1) 对于老年患者(>65岁)的起始治疗量应减半(5mg)开始治疗，维持量也应减量，每日最大剂量不应超过 10mg。

（2）对于儿童和青少年（<18 岁）不推荐使用。

（3）妊娠期妇女慎用，哺乳妇女若使用应停止哺乳。

（4）肾功能轻中度降低者不需要调整剂量，重度肾功能降低的患者（Cl＜30ml/min）慎用。肝功能降低患者建议起始剂量为每日 5mg，维持 2 周，根据个体反应可将剂量增至每日 10mg。

（5）细胞色素 P450C19（CYP2C19）慢代谢者：对于已知是 CYP2C19 慢代谢的患者，建议起始剂量为每日 5mg，持续治疗 2 周，根据患者的个体反应，可将剂量增加至每日 10mg。

（6）应避免突然停药。需要停止本品治疗时，应该至少在 1～2 周时间内逐渐减少剂量，以避免出现停药症状。

（7）用药期间避免驾驶或从事高危工作。

【药物相互作用】与氟西汀类似。

【剂型和规格】

片剂：① 5mg；② 10mg；③ 20mg。

【贮存】30℃以下保存。

129. 文拉法辛△　Venlafaxine

【药理作用】文拉法辛是 5- 羟色胺和去甲肾上腺素（NE）双重的再摄取抑制剂，适用于各种类型抑郁症，包括伴有焦虑的抑郁症及广泛性焦虑症。

文拉法辛口服吸收良好，单次口服文拉法辛后，至少有 92% 被吸收。绝对生物利用度约为 45%。吸收后在肝脏进行首关效应，主要代谢产物 *O*- 去甲基文法拉辛是其主要的活性代谢产物，同时包括 *N*- 去甲基文拉法辛、*N*, *O*- 去二甲基文拉法辛以及其他少量代谢产物。在服用文拉法辛 48 小时后约有 87% 的药物经尿排出体外。两者平均稳态血浆清除率分别为（1.3±0.6）L/(h•kg) 和（0.4±0.2）L/(h•kg)，消除半衰期分别为（5±2）小时和（11±2）小时，表观（稳态）分布容积分别为（7.5±3.7）L/kg 和（5.7±1.8）L/kg。在治疗血药浓度下与血浆蛋白的结合率较小，分别为 27% 和 30%。

【适应证】本品适用于治疗各种类型抑郁症（包括伴有焦虑的抑郁症）及广泛性焦虑症。

【用法和用量】口服。早晨或晚间一个相对固定时间和食物同时服用，每日 1 次。胶囊应该整体服用，避免分开、压碎、咀嚼或溶解后服用。

（1）各种类型抑郁症（包括伴有焦虑的抑郁症）：①普通制剂。起始剂量为每日 37.5mg，分 2～3 次进餐时服用，增量后应分成 3 次服用，当增量至每日 75mg 时，每次增量应间隔 4 日，最大剂量为每日 225mg。严重抑郁症患者可增量至每日 375mg。须在医生指导下进行。②缓释制剂。推荐剂量每日 75mg，早晨或晚间顿服。2 周后可增至每日 150mg，必要时增至每日 225mg。每次增量应相隔 2 周左右，至少间隔 4 日。

(2) 广泛性焦虑症：对于多数患者，推荐本品的起始剂量为每日 75mg，单次服药。在本品治疗门诊广泛性焦虑症疗效的临床研究中，起始剂量为每日 75mg，最大剂量为每日 225mg。对某些新发病患者，在调整剂量增至每日 75mg 前，可能更适于每日 37.5mg 起始治疗 4～7 日。虽然在固定剂量的研究中未能明确证实治疗广泛性焦虑症（GAD）的量效关系，但一些患者对每日 75mg 的剂量无效时可能在剂量提高到约每日 225mg 时有效，如果必要可以有 4 日以上的间隔，以每日 75mg 的幅度加量。

(3) 从文拉法辛常释片换用缓释制剂：应用文拉法辛常释片治疗的抑郁症患者可以换用每日治疗剂量几乎等同的缓释胶囊，如服用 37.5mg 文拉法辛每日 2 次，可换用 75mg 的缓释胶囊，每日 1 次。

用文拉法辛治疗 6 周或 6 周以上的患者如需停药，建议逐渐减量，所需的时间不少于 2 周，且必须在医生指导下进行。

【禁忌证】

(1) 禁用于同时服用 MAOIs 的患者：在停用 MAOIs 后至少 14 日内不得开始使用文拉法辛，对于可逆性单胺氧化酶抑制剂，此间期可相应缩短；停用文拉法辛至少 7 日后方可开始以 MAOIs 进行治疗。

(2) 禁用于正在接受利奈唑胺或静脉用亚甲蓝等 MAOIs 治疗的患者。

【不良反应】 常见的不良反应：胃肠道不适（恶心、口干、畏食、便秘和呕吐）、中枢神经系统异常（眩晕、嗜睡、梦境怪异、失眠和紧张）、视觉异常、打哈欠、出汗和性功能异常（阳痿、射精异常、性欲降低）等。偶见不良反应为无力、气胀、震颤、激动、腹泻、鼻炎等。

【注意事项】

(1) 用抗抑郁药物治疗患有抑郁症、其他精神病性或非精神病性障碍的成年和儿童患者时，可以出现下列症状：焦虑、激越、惊恐发作、失眠、易激惹、敌意、攻击性、冲动、静坐不能（精神运动性不安）以及轻躁狂和躁狂。在药物使用过程中，尤其是在药物治疗的前几个月，或调整药物剂量时，无论是增加还是减少，都应当适当监测患者行为异常与精神情绪异常，密切观察是否出现临床症状加重、自杀倾向以及行为变化异常情况，及时发现并阻止恶性事件发生。儿童患者使用本品时，处方应当从最小量开始，并配合良好的患者管理，以减少过量用药的危险。

(2) 妊娠期妇女慎用，哺乳期妇女若使用应停止哺乳。儿童慎用。老年人若使用应用最低有效剂量。肝功能不全，中度肝硬化患者剂量应减半。轻中度肾功能不全患者剂量应减少 25%，血透患者应减少 50%，在透析后服用。

（3）心脏病、血液病、青光眼、甲状腺功能亢进或低下、双相情感障碍、有癫痫史者慎用。

（4）用药期间避免驾驶车辆、操作机器或从事高空高危工作。

【药物相互作用】

（1）使用文拉法辛治疗尤其是在合并使用其他作用于 5- 羟色胺递质系统的药物（包括曲坦类、SSRIs、其他 SNRIs、锂盐、西布曲明、芬太尼和其类似物、曲马多、美沙芬、哌替啶、美沙酮、喷他佐辛、圣约翰草）或可能损害 5- 羟色胺代谢的药物（如 MAOIs，包括利奈唑胺和亚甲蓝或抗精神病药或其他多巴胺拮抗剂）时，可能会发生潜在威胁生命的 5- 羟色胺综合征或神经阻滞剂恶性综合征（NMS）样反应。5- 羟色胺综合征可能包括精神状态改变（例如激越、幻觉和昏迷）、自主神经不稳定（例如心动过速、血压不稳和高热）、神经肌肉失常（例如反射亢进、平衡失调）和 / 或胃肠道反应（例如恶心、呕吐和腹泻）。5- 羟色胺综合征最严重的表现形式和 NMS 相似，包括体温过高、肌僵硬、伴有可能生命体征快速波动的自主神经不稳定和精神状态改变。

（2）与单胺氧化酶抑制剂（MAOIs）潜在的相互作用。如果停用 MAOIs 不久后开始文拉法辛治疗，或停用文拉法辛不久就开始 MAOIs 治疗，可能会发生不良反应，有时甚至是严重不良反应。这些不良反应包括震颤、肌痉挛、多汗、恶心、呕吐、潮红、头晕、伴有类似于恶性综合征的体温过高、癫痫发作，以致死亡。已有关于药理作用类似于本品的其他抗抑郁药合并 MAOIs 产生严重、甚至致死性的不良反应报告。如 MAOIs 合并 SSRIs 类药物，这些不良反应还包括：体温过高、强直、肌痉挛和生命体征不稳定、精神状态的改变（包括极度的激越，逐渐进展为谵妄和昏迷）。文拉法辛同时抑制去甲肾上腺素和 5-HT 的再摄取，因此本品不能与 MAOIs 同时服用，在至少停用 MAOIs 14 日后，才能使用本品，或者至少停用本品 7 日后，才能使用 MAOIs。

（3）与酒精合用可能增加中枢神经系统抑制作用，服用文拉法辛期间应建议患者避免饮酒。

（4）酮康唑、西咪替丁、利托那韦等会抑制文拉法辛的首关效应，增加文拉法辛的毒性作用。

（5）与干扰凝血的药物（例如非甾体性抗炎药、阿司匹林和华法林）合用，有增加出血的风险。

【剂型和规格】

(1) 片剂：① 25mg；② 50mg。

(2) 胶囊：① 25mg；② 50mg。

(3) 缓释片：75mg。

(4) 缓释胶囊：① 75mg；② 150mg。

【贮存】密封，在干燥处保存。

(三) 抗焦虑药

抗焦虑药是一类主要用于减轻焦虑、紧张、恐惧，稳定情绪并兼有镇静催眠作用的药物。其常用的药物多为苯二氮䓬类(BZD)。其中各药物的药理作用基本相似，但作用的强弱或持续时间有所不同。其作用机制为促进γ-氨基丁酸(GABA)中介的神经传导。本节包括其常用药物地西泮、氯硝西泮、劳拉西泮、艾司唑仑、阿普唑仑、坦度螺酮和丁螺环酮。

130. 地西泮注射液△ Diazepam

【药理作用】本品为长效苯二氮䓬类药物。不同剂量可引起中枢神经系统不同部位的抑制，小剂量产生镇静作用，使患者安静，减轻或消除激动、焦虑不安等；中等剂量引起近似生理性睡眠；大剂量时则产生抗惊厥、麻醉作用。其作用机制在于加强或易化γ-氨基丁酸(GABA)的抑制性神经递质的作用(即GABA在苯二氮䓬受体被激动的情况下，在中枢神经各个部位，发挥突触前和突触后的抑制作用)。

口服吸收快而完全，生物利用度约76%，0.5～2小时血药浓度达峰值；肌内注射0.5～1.5小时、静脉注射0.25小时血药浓度达峰值(肌内注射20分钟内起效；静脉注射1～3分钟起效)，蛋白结合率高达99%；地西泮及其代谢物脂溶性高，容易穿透血脑屏障，可通过胎盘，可分泌入乳汁。本品主要在肝脏代谢，代谢产物去甲地西泮和去甲羟基地西泮(奥沙西泮)等亦有不同程度的药理活性。本品有肠肝循环，口服及注射给药4～10日血药浓度达稳态。地西泮主要以代谢物的游离或结合形式经肾排泄，半衰期为20～70小时(去甲地西泮的半衰期可达30～100小时)。长期用药有蓄积作用，停药后消除较慢，可滞留在血液中数日甚至数周。

【适应证】

(1) 口服：①用于焦虑、镇静催眠，还可用于抗癫痫和抗惊厥；②缓解炎症引起的反射性肌肉痉挛等；③用于治疗惊恐症；④用于肌紧张性头痛；⑤治疗家族性、老年性和特发性震颤；⑥用于麻醉前给药。

(2) 注射给药：①用于抗癫痫和抗惊厥；静脉注射为治疗癫痫持续状态的首选药，对破伤风轻度阵发性惊厥也有效；②静脉注射可用于全麻的诱导和麻醉前给药。

【用法和用量】

(1) 口服给药

1) 成人：①抗焦虑，一次 2.5～10mg，一日 2～4 次；②镇静，一次 2.5～5mg，一日 3 次；③催眠，5～10mg 睡前服；④急性酒精戒断，第一日一次 10mg，一日 3～4 次，以后按需要减少到一次 5mg，每日 3～4 次。

2) 儿童：① 6 个月以下不用；② 6 个月以上，一次 1～2.5mg 或 40～200μg/kg 或 1.17～6mg/m^2，每日 3～4 次，用量根据情况酌量增减，最大剂量不超过 10mg。

(2) 注射给药

1) 成人：①基础麻醉或静脉全麻，10～30mg；②镇静、催眠或急性酒精戒断，开始 10mg，以后按需每隔 3～4 小时加 5～10mg，24 小时总量以 40～50mg 为限；③癫痫持续状态和严重频发性癫痫，开始静脉注射 10mg，每隔 10～15 分钟可按需增加甚至达最大限用量；④破伤风可能需要较大剂量。静脉注射宜缓慢，每分钟 2～5mg。

2) 儿童：①抗癫痫、癫痫持续状态和严重频发性癫痫，出生 30 日～5 岁，静脉注射为宜，每 2～5 分钟 0.2～0.5mg，最大限用量为 5mg；② 5 岁以上每 2～5 分钟 1mg，最大限用量 10mg，如需要，2～4 小时后可重复治疗；③重症破伤风解痉时，出生 30 日～5 岁，1～2mg，必要时 3～4 小时后可重复注射，5 岁以上注射 5～10mg。儿童静脉注射宜缓慢，3 分钟内不超过 0.25mg/kg，间隔 15～30 分钟可重复。

【禁忌证】妊娠期妇女、新生儿禁用。

【不良反应】

(1) 常见的不良反应有嗜睡、头昏、乏力等；大剂量可有共济失调、震颤；罕见的有皮疹、白细胞减少。

(2) 个别患者发生兴奋、多语、睡眠障碍，甚至幻觉，停药后，上述症状很快消失。

(3) 长期连续用药可产生依赖性和成瘾性，停药可能发生撤药症状，表现为激动或忧郁。

【注意事项】

(1) 对苯二氮䓬类药物过敏者，可能对本药过敏。

(2) 肝、肾功能损害者能延长本药消除半衰期。

(3) 癫痫患者突然停药可引起癫痫持续状态。

(4) 严重的精神抑郁可使病情加重，甚至产生自杀倾向，应采取预防措施。

（5）长期应用几乎都可产生耐受性和依赖性，避免长期大量使用，如长期使用应逐渐减量，不宜骤停，否则会产生戒断症状，必须注意避免长期应用。

（6）对本类药耐受量小的患者初用量宜小，逐渐增加剂量。

（7）以下情况慎用：①严重的急性酒精中毒，可加重中枢神经系统抑制作用；②重度重症肌无力，病情可能加重；③急性或隐性发生闭角型青光眼可因本品的抗胆碱能效应而使病情加重；④低蛋白血症时，可导致嗜睡、难醒；⑤多动症者可有反常反应；⑥严重慢性阻塞性肺部病变，可加重呼吸衰竭；⑦外科或长期卧床患者，咳嗽反射可受到抑制；⑧有药物滥用和成瘾史者。

（8）儿童用药：幼儿中枢神经系统对本药异常敏感，应慎用。

（9）老年用药：老年人对本药较敏感，用量应酌减。

【药物相互作用】

（1）与中枢抑制药合用可增加呼吸抑制作用。

（2）与易成瘾和其他可能成瘾药合用时，成瘾的危险性增加。

（3）与酒精及全麻药、可乐定、镇痛药、吩噻嗪类、单胺氧化酶A型抑制药和三环类抗抑郁药合用时，可彼此增效，应调整用量。

（4）与抗高血压药和利尿降压药合用，可使降压作用增强。

（5）与西咪替丁、普萘洛尔合用，本药消除减慢，血浆半衰期延长。

（6）与扑米酮合用，由于减慢后者代谢，需调整扑米酮的用量。

（7）与左旋多巴合用时，可降低后者的疗效。

（8）与利福平合用，增加本品的消除，血药浓度降低。

（9）异烟肼抑制本品的消除，致血药浓度增高。

（10）与地高辛合用，可增加地高辛血药浓度而致中毒。

【剂型和规格】

（1）片剂：①2.5mg；②5mg。

（2）注射液：2ml：10mg。

【贮存】避光、密闭、室温保存。

131．氯硝西泮△　Clonazepam

【药理作用】本品为苯二氮䓬类抗癫痫抗惊厥药。对各种类型的癫痫有抑制作用，既抑制癫痫病灶的发作性放电，也抑制放电活动向周围组织的扩散。该药作用于中枢神经系统的苯二氮䓬受体（BZR），加强中枢抑制性神经递质γ-氨基丁酸（GABA）与其A型受体的结合，促进氯通道开放，细胞过极化，增强GABA能神经元所介导的突触抑制，使神经元的兴奋性降低。氯硝西泮可能引起依赖性。本品尚具有抗焦虑、催眠及中枢性肌肉松弛作用。

口服吸收快而完全，1～2小时血药浓度达峰值。蛋白结合率约为80%，表观分布容积为1.5～4.4L/kg。脂溶性高，易通过血脑屏障，可以通过胎盘及分泌入乳汁。口服30～60分钟生效，作用维持6～8小时。几乎全部在肝脏内代谢，代谢产物以游离或结合形式经尿排出，在24小时内仅有小于口服量的0.5%以原型药形式排出，消除半衰期（$t_{1/2\beta}$）为24～49小时。

【适应证】主要用于控制各型癫痫，尤适用于失神发作、婴儿痉挛症、肌阵挛性发作、运动不能性发作及Lennox-Gastaut综合征。也可治疗焦虑、失眠和舞蹈症。

【用法和用量】口服。

（1）成人常用量：开始用每次0.5mg，每日3次，每3日增加0.5～1mg，直到发作被控制或出现了不良反应为止。用量应个体化，成人最大量每日不要超过20mg。

（2）小儿常用量：10岁或体重30kg以下的儿童开始每日0.01～0.03mg/kg，分2～3次服用，以后每3日增加0.25～0.5mg，至达到每日0.1～0.2mg/kg或出现了不良反应为止。

（3）氯硝西泮的疗程应不超过3～6个月。

【禁忌证】妊娠期妇女、新生儿禁用。

【不良反应】

（1）常见的不良反应：嗜睡、头昏、共济失调、行为紊乱异常兴奋、神经过敏易激惹（反常反应）、肌力减退。

（2）较少发生的有行为障碍、思维不能集中、易暴怒（儿童多见）、精神错乱、幻觉、精神抑郁；皮疹或过敏、咽痛、发热，或出血异常、瘀斑，或极度疲乏、乏力（血细胞减少）。

（3）需注意的有：行动不灵活、行走不稳、嗜睡，开始严重，会逐渐消失；视物模糊、便秘、腹泻、眩晕或头晕、头痛、气管分泌增多、恶心、排尿障碍、言语不清。

【注意事项】

（1）对苯二氮䓬类药物过敏者，可能对本药过敏。

（2）本药可以通过胎盘及分泌入乳汁。

（3）幼儿中枢神经系统对本药异常敏感；老年人中枢神经系统对本药较敏感。

（4）癫痫患者突然停药可引起癫痫持续状态。

（5）严重的精神抑郁可使病情加重，甚至产生自杀倾向，应采取预防措施。

（6）避免长期大量使用而成瘾，如长期使用应逐渐减量，不宜骤停。

（7）对本类药耐受量小的患者初用量宜小。

(8) 以下情况慎用：①严重的急性酒精中毒，可加重中枢神经系统抑制作用；②重度重症肌无力，病情可能被加重；③急性闭角型青光眼可因本品的抗胆碱能效应而使病情加重；④低蛋白血症时，可导致易嗜睡难醒；⑤多动症者可有反常反应；⑥严重慢性阻塞性肺部病变，可加重呼吸衰竭；⑦外科或长期卧床患者，咳嗽反射可受到抑制；⑧肝、肾功能不全者，因肝、肾功能损害者能延长本药消除半衰期。

【药物相互作用】

(1) 与中枢抑制药合用可增加呼吸抑制作用。

(2) 与易成瘾和其他可能成瘾药合用时，成瘾的危险性增加。

(3) 与酒精及全麻药、可乐定、镇痛药、吩噻嗪类、单胺氧化酶 A 型抑制药和三环类抗抑郁药合用时，可彼此增效，应调整用量。

(4) 与抗高血压药和利尿降压药合用，可使降压作用增强。

(5) 与西咪替丁、普萘洛尔合用本药清除减慢，血浆半衰期延长。

(6) 与扑米酮合用，由于减慢后者代谢，需调整扑米酮的用量。

(7) 与左旋多巴合用时，可降低后者的疗效。

(8) 与利福平合用，增加本品的消除，血药浓度降低。

(9) 异烟肼抑制本品的消除，致血药浓度增高。

(10) 与地高辛合用，可增加地高辛血药浓度而致中毒。

【剂型和规格】

片剂：① 0.5mg；② 2mg。

【贮存】避光、密闭保存。

132. 劳拉西泮　Lorazepam

【药理作用】本品为短效苯二氮䓬类抗癫痫、抗惊厥药。具有中枢镇静、抗惊厥和肌肉松弛作用，并有显著的催眠和抗焦虑作用。

口服本品后吸收迅速，绝对生物利用度为 90%。血药浓度峰值出现在服药后大约 2 小时，半衰期约 10～20 小时，2～3 日后达到稳态血药浓度。口服 2mg 本品后的血浆药物峰浓度约为 20ng/ml，蛋白结合率约为 85%。可透过胎盘，并能从乳汁分泌。本品在 3- 羟基位迅速与葡萄糖醛酸结合形成葡萄糖醛酸盐，然后在尿液中排泄。

【适应证】适用于焦虑障碍的治疗，或用于缓解焦虑症状及与抑郁症状相关的焦虑的短期治疗。

【用法和用量】口服。

(1) 常规的剂量范围是每日 2～6mg，分次服用，最大剂量为睡觉前给予，每日剂量可在 1～10mg 间变动调整。

（2）对于焦虑症状，大部分患者初始剂量为每日 2～3mg，每日 2～3 次；由于焦虑或暂时性情景压力引起的失眠患者，每日剂量为 2～4mg 单次口服，通常安排在入睡前给药。

（3）对于老年患者或体弱患者，推荐的初始剂量为每日 1～2mg，分次服用，可根据需要及患者的耐受性调整用药剂量。

【禁忌证】对本品及苯二氮䓬类药物过敏者、急性闭角型青光眼患者、重症肌无力患者禁用。

【不良反应】常见镇静、眩晕、乏力和步态不稳；少见头痛、恶心、激越、皮肤症状、一过性遗忘。

【注意事项】

（1）本品不作为原发性抑郁障碍或精神疾病的治疗。

（2）呼吸功能不全［如慢性阻塞性肺疾病（COPD）、睡眠呼吸暂停综合征］患者慎用。

（3）可产生对苯二氮䓬类药物镇静作用的耐受性，对酒精和其他中枢神经抑制剂的耐受性会降低。

（4）老年人、婴儿及体弱多病者慎用，老年人剂量减半。

（5）服用本品者不能驾车或操作机器。

（6）有药物或酒精依赖倾向的患者服用本品时应严密监测，以防止依赖性产生。

（7）推荐长期用药的患者定期进行血细胞计数检查和肝功能检查。

（8）对体弱的患者应酌情减少用量。应不时检查这些患者的情况，按照患者的反应仔细调整其用药剂量；起始剂量不应该超过 2mg。

【药物相互作用】

（1）与其他中枢神经系统抑制剂如酒精、巴比妥类、抗精神病药、镇静/催眠药、抗焦虑药、抗抑郁药、麻醉性镇痛药、镇静性抗组胺药、抗惊厥药和麻醉剂联合应用时可使中枢神经系统抑制剂的作用增强。与氯氮平合用可能产生显著的镇静、过量唾液分泌和运动失调作用。与丙戊酸盐合用可能导致本品血浆药物浓度增加，清除率降低。当与丙戊酸盐合用时，应将本品给药剂量约降低至原来剂量的 50%。

（2）与丙磺舒联合应用时，由于半衰期的延长和总清除率的降低，可能导致本品起效更迅速或作用时间延长。两药合用时，将本品给药剂量约降低至原来剂量的 50%。

（3）应用茶碱或氨茶碱可降低包括本品在内的苯二氮䓬类药物的镇静作用。

【剂型和规格】

片剂：① 0.5mg；② 1mg。

【贮存】避光、密闭保存。

133. 艾司唑仑 Estazolam

【药理作用】艾司唑仑为苯二氮䓬类抗焦虑药。可引起中枢神经系统不同部位的抑制，临床表现可有自轻度的镇静到催眠、抗焦虑、抗惊厥及麻醉作用。①由于艾司唑仑作用于苯二氮䓬受体，加强了中枢神经内 γ- 氨基丁酸（GABA）的作用，影响边缘系统功能而抗焦虑；并阻滞对网状结构的激活，可明显缩短或取消非快速眼动（NREM）睡眠第四期，而产生抗焦虑、镇静和催眠作用。②艾司唑仑能抑制中枢内癫痫病灶异常放电的扩散但不能阻止其异常放电而产生抗惊厥作用。③小剂量的艾司唑仑可抑制或减少网状结构对脊髓运动神经元的易化作用，较大剂量可促进脊髓中的突触前抑制和抑制多突触反射，而产生中枢性骨骼肌松弛作用。

口服吸收较快，口服后 3 小时血药浓度达峰值，2～3 日血药浓度达稳态。蛋白结合率约为 93%。易通过血脑屏障进入脑内，可通过胎盘，可分泌入乳汁。经肝脏代谢，经肾排泄，排泄较慢。半衰期为 10～24 小时。

【适应证】主要用于抗焦虑、失眠。也用于紧张、恐惧及抗癫痫和抗惊厥。

【用法和用量】口服，成人常用量：

(1) 镇静：一次 1～2mg，一日 3 次。

(2) 催眠：1～2mg，睡前服。

(3) 抗癫痫、抗惊厥：一次 2～4mg，一日 3 次。

【不良反应】

(1) 常见的不良反应：口干、嗜睡、头昏、乏力等，大剂量可有共济失调、震颤。

(2) 罕见的有皮疹、白细胞减少，肝损害。

(3) 个别患者发生兴奋、多语、睡眠障碍，甚至幻觉，停药后，上述症状很快消失。

(4) 可产生药物依赖性，但较轻；长期应用后停药，可能发生撤药症状，表现为激动或忧郁。

【注意事项】

(1) 用药期间不宜饮酒。

(2) 对其他苯二氮䓬药物过敏者，可能对本药过敏。

(3) 肝、肾功能损害者能延长本药消除半衰期。

(4) 癫痫患者服药期间如突然停药可导致发作。

(5) 严重的精神抑郁可使病情加重，甚至产生自杀倾向，应采取预防措施。

(6) 避免长期大量使用而产生药物依赖性，如长期使用应逐渐减量，不宜骤停。

(7) 出现呼吸抑制或低血压常提示超量。

(8) 对本类药耐受量小的患者初用量宜小，逐渐增加剂量。

(9) 下列患者慎用：①中枢神经系统处于抑制状态的急性酒精中毒者；②肝、肾功能损害者；③重症肌无力者；④急性或易于发生的闭角型青光眼发作者；⑤严重慢性阻塞性肺疾病者。

(10) 妊娠期及哺乳期妇女用药：在妊娠 3 个月内，本药有增加胎儿致畸的危险；妊娠期长期服用可产生药物依赖性，使新生儿呈现撤药症状；妊娠后期用药影响新生儿中枢神经活动；分娩前及分娩时用药可导致新生儿肌张力较弱，应慎用；哺乳期妇女应慎用。

(11) 老年用药：老年人对本药较敏感，抗焦虑时开始用小剂量。注意调整剂量。

【药物相互作用】

(1) 与中枢抑制药合用可增加呼吸抑制作用。

(2) 与易成瘾和其他可能成瘾药合用时，成瘾的危险性增加。

(3) 与酒精及全麻药、可乐定、镇痛药、吩噻嗪类、单胺氧化酶 A 型抑制药和三环类抗抑郁药合用时，可彼此增效，应调整用量。

(4) 与抗高血压药和利尿降压药合用，可使降压作用增强。

(5) 与西咪替丁、普萘洛尔合用，本药消除减慢，半衰期延长。

(6) 与扑米酮合用，由于减慢后者代谢，需调整扑米酮的用量。

(7) 与左旋多巴合用时，可降低后者的疗效。

(8) 与利福平合用，增加本品的消除，血药浓度降低。

(9) 异烟肼抑制本品的消除，致血药浓度增高。

(10) 与地高辛合用，可增加地高辛血药浓度而致中毒。

【剂型和规格】

片剂：① 1mg；② 2mg。

【贮存】避光、密闭保存。

134. 阿普唑仑 Alprazolam

【药理作用】本品为苯二氮䓬类催眠镇静药和抗焦虑药。该药作用于中枢神经系统的苯二氮䓬受体（BZR），加强中枢抑制性神经递质 γ- 氨基丁酸

（GABA）与 GABA 受体的结合，有抗焦虑、抗抑郁、镇静、催眠、抗惊厥和骨骼肌松弛等作用。

口服吸收快而完全，蛋白结合率约为 80%。口服后 1～2 小时血药浓度达峰值，2～3 日血药浓度达稳态。可通过胎盘，可分泌入乳汁。经肝脏代谢，代谢产物 α- 羟基阿普唑仑，该产物也有一定药理活性。经肾排泄，体内蓄积量极少，停药后清除快。半衰期一般为 12～15 小时，老年人为 19 小时。

【适应证】主要用于焦虑、紧张、激动，也可用于催眠或焦虑的辅助用药，也可作为抗惊恐药，并能缓解急性酒精戒断症状。

【用法和用量】口服，成人常用量：

（1）抗焦虑：开始一次 0.4mg，一日 3 次，用量按需递增，最大限量一日可达 4mg。

（2）镇静催眠：0.4～0.8mg，睡前服。

（3）抗惊恐：每次 0.4mg，一日 3 次，用量按需递增，每日最大量可达 10mg。

【不良反应】

（1）常见的不良反应：嗜睡、头昏、乏力等；大剂量偶见共济失调、震颤、尿潴留、黄疸。

（2）罕见的有皮疹、光敏、白细胞减少。

（3）有成瘾性，长期应用后，停药可能发生戒断症状，应避免长期使用。

【注意事项】

（1）对苯二氮䓬类药物过敏者，可能对本药过敏。

（2）肝、肾功能损害者能延长本药消除半衰期。

（3）癫痫患者突然停药可导致发作。

（4）严重的精神抑郁可使病情加重，甚至产生自杀倾向，应采取预防措施。

（5）避免长期大量使用而成瘾，如长期使用需停药时不宜骤停，应逐渐减量。

（6）出现呼吸抑制或低血压常提示超量。

（7）对本类药耐受量小的患者初用量宜小，逐渐增加剂量。

（8）下列情况慎用：①中枢神经系统处于抑制状态的急性酒精中毒；②肝、肾功能损害；③重症肌无力；④急性或易于发生的闭角型青光眼发作；⑤严重慢性阻塞性肺部病变；⑥驾驶员、高空作业者、危险精细作业者；⑦ 18 岁以下儿童，妊娠期、哺乳期妇女。

【药物相互作用】

（1）与中枢抑制药合用可增加呼吸抑制作用。

（2）与易成瘾和其他可能成瘾药合用时，成瘾的危险性增加。

（3）与酒精及全麻药、可乐定、镇痛药、吩噻嗪类、单胺氧化酶 A 型抑制药和三环类抗抑郁药合用时，可彼此增效，应调整用量。

（4）与抗高血压药和利尿降压药合用，可使降压作用增强。

（5）与西咪替丁、普萘洛尔合用本药消除减慢，血浆半衰期延长。

（6）与扑米酮合用，由于减慢后者代谢，需调整扑米酮的用量。

（7）与左旋多巴合用时，可降低后者的疗效。

（8）与利福平合用，增加本品的消除，血药浓度降低。

（9）异烟肼抑制本品的消除，致血药浓度增高。

（10）与地高辛合用，可增加地高辛血药浓度而致中毒。

【剂型和规格】

片剂：0.4mg。

【贮存】避光、密闭、室温保存。

135. 坦度螺酮　Tandospirone

【药理作用】坦度螺酮是一种抗焦虑药，可选择性地作用于脑内 $5\text{-}HT_{1A}$ 受体。

口服 0.8～1.4 小时后达到最高血中浓度（2.9～3.2ng/ml），其血中浓度半衰期约为 1.2～1.4 小时。基本不受进食影响。有首关效应。本药迅速分布在组织中，以肝脏和肾脏中分布浓度较高，在脑中也有分布。70% 从尿中排泄，21% 从粪中排泄。吸收的坦度螺酮至尿中排泄时，基本完全被代谢。粪中坦度螺酮仅为 0.3%～0.5%，大部分经代谢后排泄到胆汁中。

【适应证】

（1）用于各种神经症所致的焦虑状态，如广泛性焦虑症。

（2）用于原发性高血压、消化性溃疡等躯体疾病伴发的焦虑状态。

【用法和用量】口服，通常成人应用枸橼酸坦度螺酮的剂量为每次 10mg，每日 3 次。根据患者年龄、症状等适当增减剂量，但不得超过一日 60mg。

【禁忌证】妊娠期、哺乳期妇女禁用。

【不良反应】常见嗜睡、步态蹒跚、恶心、倦怠感、情绪不佳、食欲下降等。实验室检查值异常有 GOT、GPT 升高。其他有心悸、心动过速、胸闷、视物模糊、皮疹、荨麻疹、多汗、面色潮红；严重不良反应有肝功能异常、黄疸。

【注意事项】

（1）下列患者需慎重给药：器质性脑功能障碍、中度或严重呼吸功能衰竭、心功能障碍和肝、肾功能障碍的患者。

(2) 用于老年人时，从小剂量（每次 5mg）开始。

(3) 伴有脱水、营养不良等身体疲惫的患者易引起恶性综合征。

(4) 用药期间不宜驾驶车辆、操作机械或高空作业。

【药物相互作用】

(1) 与丁酰苯类药物、氟哌啶醇、溴哌利多、螺哌隆等合用有可能增强锥体外系症状。

(2) 因本药有 5- 羟色胺受体介导的中枢性降压作用与钙通道阻滞剂、尼卡地平、氨氯地平、硝苯吡啶等合用，有可能增强降压作用。

(3) 合用有阻碍 5- 羟色胺再摄取作用的药物，如氟伏沙明、帕罗西汀、米那普仑、曲唑酮等，有可能增强 5- 羟色胺作用，有可能出现 5- 羟色胺综合征。

【剂型和规格】

(1) 片剂：① 5mg；② 10mg。

(2) 胶囊：① 5mg；② 10mg。

【贮存】室温保存。

136. 丁螺环酮 Buspirone

【药理作用】本品是一种 5-HT_{1A} 受体激动剂，主要作用于脑内神经突触前膜多巴胺受体，产生抗焦虑作用。

口服吸收快而完全，0.5～1 小时达血药浓度峰值。存在肝脏首关效应，半衰期为 1～14 小时，血浆蛋白结合率为 95%。大部分在肝内代谢，本药的主要代谢通过羟基化和 N 位脱烷基在肝脏代谢，其代谢产物为 5- 羟基丁螺环酮和 1-(2- 嘧啶基)- 哌嗪，仍有一定生物活性。口服后，约 60% 由肾脏排泄，40% 由粪便排出。肝硬化时，由于首关效应降低，可使血药浓度增高，药物清除率明显降低，肾功能障碍时清除率轻度减低。

【适应证】本品用于治疗广泛性焦虑症和其他焦虑性障碍。

【用法和用量】口服。开始一次 5mg，一日 2～3 次。第 2 周可加至一次 10mg，一日 2～3 次。常用治疗剂量一日 20～40mg。

【禁忌证】青光眼、重症肌无力、白细胞减少及对本品过敏者禁用。儿童，妊娠期、哺乳期妇女禁用。

【不良反应】可见头晕、头痛、口干、恶心、呕吐及胃肠功能紊乱；失眠、出汗、便秘、心动过速、视力模糊、食欲减退等。

【注意事项】

(1) 肝、肾功能不全者，肺功能不全者慎用。

(2) 用药期间应定期检查肝功能与白细胞计数。

（3）服药期间勿饮酒。

（4）用药期间不宜驾驶车辆、操作机械或高空作业。

【药物相互作用】本品与单胺氧化酶抑制剂合用可致血压增高。

【剂型和规格】

片剂：5mg。

【贮存】遮光，密闭保存。

（四）抗躁狂药

抗躁狂药是对躁狂症具有较好的治疗和预防发作的药物，专属性强，主要指碳酸锂。有些药物虽然也可用于治疗躁狂症，但并非首选药物，而且习惯上归属其他类别，如氯丙嗪和氟哌啶醇属于抗精神病药，卡马西平和丙戊酸钠则属于抗癫痫药物。

137. 碳酸锂△ Lithium Carbonate

【药理作用】本品以锂离子形式发挥作用，其抗躁狂发作的机制为抑制神经末梢 Ca^{2+} 依赖性的去甲肾上腺素和多巴胺释放，促进神经细胞对突触间隙中去甲肾上腺素的再摄取，增加其转化和灭活，从而使去甲肾上腺素浓度降低，碳酸锂尚可促进 5- 羟色胺合成，使 5- 羟色胺含量增加，亦有助于情绪的稳定。

口服吸收快而完全，0.5～2 小时达血浓度高峰，生物利用度为 100%。按常规给药约 5～7 日达稳态浓度，脑脊液达稳态浓度则更慢。锂离子不与血浆和组织蛋白结合，随体液分布于全身，甲状腺、肾中浓度最高，脑脊液中浓度约为血浓度中的一半。碳酸锂在成人体内的半衰期为 12～24 小时，儿童为 18 小时，老年人为 36～48 小时。本品无代谢产物，绝大部分以原型经肾排出，80% 可由肾小管重吸收，随年龄增长减慢排泄时间，消除速度与血浆内的钠离子有关，钠盐能促进锂盐经肾排出，也可从母乳中排出。

【适应证】主要治疗躁狂症，对躁狂和抑郁交替发作的双相情感性精神障碍有很好的治疗和预防复发作用，对反复发作的抑郁症也有预防发作作用，也用于治疗分裂 - 情感性精神病。

【用法和用量】口服。

成人用量按体重 20～25mg/kg 计算，躁狂症治疗剂量为一日 600～2 000mg，分 2～3 次服用，宜在饭后服，以减少对胃的刺激，剂量应逐渐增加并参照血锂浓度调整。维持剂量一日 500～1 000mg。

【禁忌证】

（1）肾功能不全者、严重心脏疾病患者、脑损伤、脱水、电解质平衡失调、使用利尿剂者、尿崩症、甲状腺功能低下者等禁用。

（2）妊娠初期3个月妇女禁用。

（3）12岁以下儿童禁用。

【不良反应】常见不良反应有口干、烦渴、多饮、多尿、便秘、腹泻、恶心、呕吐、上腹痛。神经系统不良反应有双手细震颤、萎靡、无力、嗜睡、视物模糊、腱反射亢进。可引起白细胞升高。上述不良反应加重可能是中毒的先兆，应密切观察。

【注意事项】

（1）哺乳期妇女使用本品期间应停止哺乳；12岁以上儿童从小剂量开始，根据血锂浓度缓慢增加剂量。

（2）脑器质性疾病、严重躯体疾病和低钠血症患者慎用。

（3）老年人用药：锂在老年人体内排泄慢，易蓄积，按情况酌减用量，从小剂量开始，缓慢增加剂量，密切关注不良反应的出现。

（4）碳酸锂治疗量和中毒量较接近，应对血锂浓度进行监测，帮助调节治疗量及维持量，及时发现急性中毒。治疗期应每1～2周测量血锂一次，维持治疗期可每月测定一次，取血时间应在次日晨即末次服药后12小时。急性治疗的血锂浓度为0.6～1.2mmol/L，维持治疗的血锂浓度为0.4～0.8mmol/L，1.4mmol/L视为有效浓度的上限，超过此值容易出现锂中毒；当血锂浓度＞1.5mmol/L，会出现不同程度的中毒症状；血锂浓度1.5～2.0mmol/L以上危及生命。

（5）服本品患者需注意体液大量丢失，如持续呕吐、腹泻、大量出汗等情况易引起锂中毒。

（6）钠盐能促进锂盐经肾排出，故用药期间应保持正常食盐摄入量，不可用低盐饮食。

（7）晚期肾病患者半衰期延长，肾衰竭时需调整给药剂量。长期服药者应定期检查肾功能和甲状腺功能。

（8）停药应逐步减量，突然停药会导致病情复发。

【药物相互作用】

（1）与氨茶碱、咖啡因或碳酸氢钠合用，可增加本品的尿排出量，降低血药浓度和药效。

（2）与氯丙嗪及其他吩噻嗪衍生物合用时，可使氯丙嗪的血药浓度降低。

（3）与碘化物合用，可促发甲状腺功能低下。

（4）与去甲肾上腺素合用，后者的升压效应降低。

（5）与肌松药（如琥珀胆碱等）合用，肌松作用增加，作用时效延长。

（6）与吡罗昔康合用，可导致血锂浓度过高而中毒。

【剂型和规格】

片剂：0.25g。

【贮存】密闭、干燥处保存。

（五）镇静催眠药

镇静催眠药是有效帮助睡眠和有效改善睡眠的良药。镇静催眠药能避免失眠对人体的严重危害，治疗失眠病，提高睡眠质量。镇静药和催眠药之间并没有明显界限，只有量的差别。在小剂量时产生镇静作用，中等剂量时产生催眠作用。本节包括其常用药物地西泮、佐匹克隆、咪达唑仑和唑吡坦。此外，抗组胺药、抗精神病药、镇痛药以及一些中草药亦有镇静催眠作用。

*（130）. 地西泮[注射液△]　Diazepam（见抗焦虑药部分）

138. 佐匹克隆　Zopiclone

【药理作用】为环吡咯酮类第三代催眠药，与苯二氮䓬类药物作用于相同受体和部位，但作用于不同区域，系抑制性神经递质γ-氨基丁酸（GABA）受体激动剂。本品为速效催眠药，与苯二氮䓬类相比作用更强，能延长睡眠时间，提高睡眠质量，减少夜间觉醒和早醒次数。本品的特点为次晨残余作用低。

口服吸收迅速，1.5～2.0 小时后可达血药浓度峰值。药物吸收不受患者性别、给药时间和重复给药影响。药物迅速由血管分布至全身，分布容积为 100L。蛋白结合率均为 45%，半衰期约 5～6 小时，连续多次给药无蓄积作用。在体内广泛代谢（主要是经 P450 酶系统生物转化），主要代谢产物为无活性的 *N*-脱甲基物和有一定药理活性的 *N*-氧化物。代谢物主要经肾脏排泄，仅 4%～5% 以原型药随尿排出。老年人半衰期约为 7 小时。肝硬化患者因脱甲基作用减慢，血浆消除能力明显降低，应调整剂量。本品能通过透析膜。

【适应证】用于各种失眠症。

【用法和用量】口服，7.5mg，临睡时服；老年人、肝功能不全者，最初临睡时服 3.75mg，必要时 7.5mg；肝功能不全者，服 3.75mg 为宜。

【禁忌证】

（1）对本品过敏者禁用。

（2）失代偿的呼吸功能不全患者，重症肌无力、重症睡眠呼吸暂停综合征及严重肝功能不全的患者禁用。

（3）哺乳期妇女及 15 岁以下儿童禁用。

【不良反应】偶见嗜睡、口苦、口干、肌无力、遗忘、醉态，有些人出现异常的易怒、好斗、易受刺激或精神错乱、头痛、乏力；长期服药后突然停药会出现戒断症状（因药物半衰期短故出现较快），可能有较轻的激动、焦虑、肌痛、震颤、反跳性失眠及噩梦、恶心及呕吐，罕见较重有痉挛、肌肉颤抖、神志模糊。

【注意事项】

(1) 肌无力患者用药时需注意医疗监护，呼吸功能不全者和肝、肾功能不全者应适当调整剂量。

(2) 使用本品时应绝对禁止摄入酒精饮料。

(3) 连续用药时间不宜过长，一般不超过 4 周，或间断使用；突然停药可引起停药综合征，应谨慎，停药时须逐渐减量。

(4) 服药后不宜操作机械及驾车。

【药物相互作用】

(1) 与神经肌肉阻滞药（筒箭毒、肌松药）或其他中枢神经抑制药同服可增强镇静作用。

(2) 与苯二氮䓬类抗焦虑药和催眠药同服，可增加戒断综合征出现的可能。

【剂型和规格】

片剂：① 3.75mg；② 7.5mg。

【贮存】密闭、阴凉、干燥处保存。

139. 咪达唑仑△ Midazolam

【药理作用】本品为苯二氮䓬类的一种，通过和苯二氮䓬受体（BZR）结合发挥作用，BZR 位于神经元突触膜上，与 γ- 氨基丁酸（GABA）受体相邻，偶合于共同的氯离子通道，在 BZR 水平存在着 GABA 调控蛋白，它能阻止 GABA 与其受体结合，而本品与 BZR 结合时就阻止调控蛋白发生作用，从而增强 GABA 与其受体的结合，产生抗焦虑、镇静、催眠、抗惊厥、肌肉松弛作用甚至使意识消失。

本品为亲脂性物质，在生理性 pH 条件下，其亲脂性碱基释出，迅速透过血脑屏障，作用迅速。因脂溶性高，静脉输注后药动学与单次静脉注射基本相似。肌内注射后吸收迅速且基本完全，注药后 30 分钟血药浓度达峰值，血浆蛋白结合率约 95%，生物利用度为 91%，消除情况与静脉注射后相似。本品主要在肝脏经肝微粒酶氧化。60%～70% 剂量经由肾脏排出体外，半衰期为 1.5～2.5 小时。

【适应证】

(1) 用于术前镇静。

(2) 用于全麻醉诱导和维持。

(3) 用于椎管内麻醉及局部麻醉时辅助用药。

(4) 用于诊断或治疗性操作（如心血管造影、心律转复、支气管镜检查、消化道内镜检查等）时患者镇静。

（5）用于ICU患者镇静。

【用法和用量】本品为强镇静药，注射速度宜缓慢，剂量应根据临床需要、患者生理状态、年龄和配伍用药情况而定。

（1）肌内注射：用0.9%氯化钠注射液稀释。静脉给药用0.9%氯化钠注射液、5%或10%葡萄糖注射液、5%果糖注射液、复方氯化钠注射液稀释。

（2）麻醉前给药：在麻醉诱导前20～60分钟使用，剂量以0.05～0.075mg/kg肌内注射，老年患者剂量酌减；全麻诱导常用5～10mg（0.1～0.15mg/kg）。

（3）局部麻醉或椎管内麻醉辅助用药：分次静脉注射0.03～0.04mg/kg。

（4）ICU患者镇静：先静脉注射2～3mg，继之以0.05mg/（kg•h）静脉滴注维持。

【禁忌证】对苯二氮䓬类药物过敏的患者、重症肌无力患者、精神分裂症患者、严重抑郁状态患者，妊娠期及哺乳期妇女禁用。

【不良反应】

（1）麻醉或外科手术时最大的不良反应为降低呼吸容量和呼吸频率，发生率约为10.8%～23.3%；静脉注射后，有15%患者可发生呼吸抑制。严重的呼吸抑制易见于老年人和长期用药的老年人，可表现为呼吸暂停、窒息、心跳暂停，甚至死亡。

（2）静脉注射咪达唑仑，特别与阿片类镇痛剂合用时，可发生呼吸抑制，甚至呼吸停止，有些患者可因缺氧性脑病而死亡。

（3）长期用作镇静后，患者可发生精神运动障碍。亦可出现肌肉颤动，躯体不能控制的运动或跳动，罕见的兴奋，不能安静等。

（4）常见的不良反应有：①低血压；②急性谵妄、朦胧、失定向、警觉、焦虑、神经质或不安宁等；③心率加快、心律不齐、静脉炎、皮肤红肿、皮疹、过度换气、呼吸急促等；④肌内注射局部硬块、疼痛；静脉注射后，静脉触痛等。较少见的症状有视物模糊、轻度头痛、头晕、咳嗽，肌肉和静脉发硬及疼痛，手脚无力、麻、痛或针刺样感等。

【注意事项】

（1）以下情况慎用：①慢性肾衰竭、肝功能损害者；②体质衰弱者或慢性病、肺阻塞性疾病或充血性心衰者。若使用咪达唑仑应减小剂量并进行生命体征的监测。

（2）大剂量用作全麻诱导术后常有较长时间再睡眠现象，应注意保持患者气道通畅。

（3）本品不能用6%葡聚糖注射液或碱性注射液稀释或混合。

（4）长期静脉注射咪达唑仑，突然撤药可引起戒断综合征，推荐逐渐减少剂量。

(5) 肌内或静脉注射咪达唑仑后至少 3 个小时不能离开医院或诊室，之后应有人伴随才能离开。至少 12 个小时内不得开车或操作机器等。

(6) 急性酒精中毒时，与之合用将抑制生命体征，表现在：①患者可出现昏迷或休克，低血压的作用将延长；②充血性心力衰竭患者半衰期时间延长，分布容积增加 2～3 倍；出现肝功能损害。

(7) 老年人危险性的手术和斜视、白内障切除的手术中，可推荐应用咪达唑仑，但可能会有意识朦胧或失定向的感觉。

【药物相互作用】

(1) 可增强催眠药、镇静药、抗焦虑药、抗抑郁药、抗癫痫药、麻醉药和镇静性抗组胺药的中枢抑制作用。

(2) 一些肝酶抑制药，特别是细胞色素 P4503A4 抑制药物，可影响咪达唑仑的药动学，使其镇静作用延长。

(3) 酒精可增强咪达唑仑的镇静作用，故用本品后 12 小时内不得饮用含酒精的饮料。

【剂型和规格】

注射液：① 1ml：5mg；② 2ml：10mg。

【贮存】 避光、密闭保存。

140. 唑吡坦△　Zolpidem

【药理作用】 唑吡坦是一种与苯二氮䓬类有关的咪唑吡啶类催眠药物，其药效学活性本质上类似于其他同类化合物的作用：肌肉松弛、抗焦虑、镇静、催眠、抗惊厥、引起遗忘。

口服唑吡坦的生物利用度约为 70%，血浆药物浓度达峰时间为 0.5～3 小时。血浆蛋白结合率约为 92%，唑吡坦经肝脏代谢，以非活性的代谢产物形式，主要经尿液（大约 60%）和粪便（大约 40%）排泄。血浆消除半衰期大约为 2.4 小时（0.7～3.5 小时）。

【适应证】 本品仅适用于下列情况下严重睡眠障碍的治疗：偶发性失眠症、暂时性失眠症。

【用法和用量】 口服。本品应在临睡前服药或上床后服用。一晚只服用 1 次，不得多次服用。应用本品治疗通常应使用最低有效剂量，不得超过 10mg。成人常用剂量：每日 1 次，每次 10mg。本品的治疗时间应尽可能短，最短为数日，最长不超过 4 周，包括逐渐减量期，不建议长期使用唑吡坦。

【禁忌证】

(1) 严重呼吸功能不全，睡眠呼吸暂停综合征，严重、急性或慢性肝功能不全（有肝性脑病风险），肌无力的患者禁用。

（2）由于本品含有乳糖，因此在先天性半乳糖血症、葡萄糖或半乳糖吸收不良综合征或乳糖酶缺乏症情况下禁用。

【不良反应】常见恶心、呕吐、腹痛、腹泻、消化不良、头晕、停药后失眠、皮疹、瘙痒等，半夜起床会出现反应迟钝、摔倒。

【注意事项】

（1）服药期间禁止饮酒。

（2）同其他镇静催眠药物，唑吡坦具有中枢神经系统（CNS）抑制作用。与其他 CNS 抑制剂（如苯二氮䓬类、阿片类、三环抗抑郁药、酒精）联合使用会增加 CNS 抑制的风险。由于可能的累加效应，当唑吡坦与此类药物合用时，可能需要调整唑吡坦和其他合用 CNS 抑制剂的剂量。不建议在睡前或半夜联合使用唑吡坦与其他镇静催眠药物。

（3）老年患者或体弱的患者对唑吡坦类药物特别敏感：剂量应减半即为 5mg，每日剂量不得超过 10mg。避免在妊娠时使用唑吡坦；不建议在母亲哺乳时使用唑吡坦；本品不应用于 18 岁以下的患者。

（4）肝功能受损患者应该从 5mg 剂量开始用药，尤其应当慎用于老年患者中。

（5）用药期间避免驾驶车辆、操作机器或从事高空高危工作。

【药物相互作用】

（1）药物与酒精同时使用可能增强镇静作用，故不建议同时使用酒精。

（2）在合并使用抗精神病药物（苯二氮䓬类药物、地西泮）、安眠药、抗焦虑 / 镇静剂、抗抑郁药、麻醉性镇痛药、抗癫痫剂、麻醉剂和镇静抗组胺药时可能发生中枢抑制作用的加重。

（3）CYP450 抑制剂和诱导剂：抑制细胞色素 P450 的化合物可能加强唑吡坦的活性。唑吡坦通过一些肝脏细胞色素 P450 酶代谢，主要的酶是 CYP3A4 和 CYP1A2。与利福平（CYP3A4 诱导剂）同时给药时，唑吡坦的药效学作用被降低。同时使用唑吡坦与酮康唑（CYP3A4 抑制剂）时镇静作用可能增强。与氟伏沙明（CYP1A2 的强效抑制剂以及 CYP2C9 和 CYP3A4 的中效至弱效抑制剂）合并使用可能会增加唑吡坦的血液浓度，因此不建议同时使用。环丙沙星已被证明是 CYP1A2 和 CYP3A4 的中效抑制剂。合并使用环丙沙星可能会增加唑吡坦的血药浓度，因此不建议同时使用。

【剂型和规格】

片剂：① 5mg；② 10mg。

【贮存】密闭保存。

（陆　进）

ER-07章视频

第七章

心血管系统用药

本章包括心血管系统疾病的治疗药物，并按其主要药理学分类分为：①抗心绞痛药；②抗心律失常药；③抗心力衰竭药；④抗高血压药；⑤抗休克药；⑥调脂及抗动脉粥样硬化药。

（一）抗心绞痛药

冠状动脉粥样硬化性心脏病分为急性冠脉综合征与慢性冠脉病。前者包括不稳定型心绞痛、ST 段抬高型心肌梗死、非 ST 抬高型心肌梗死；后者包括稳定型心绞痛、冠脉正常的心绞痛（X 综合征）、无症状性心肌缺血和缺血性心力衰竭。心绞痛可分为稳定型心绞痛及不稳定型心绞痛两类。稳定型心绞痛亦称慢性稳定型劳力性心绞痛，是在冠状动脉固定性严重狭窄的基础上，由于心肌负荷的增加引起心肌急剧的、暂时的缺血与缺氧的临床综合征。不稳定型心绞痛定义为：①原为稳定型心绞痛，在 1 个月内疼痛发作的频率增加、程度加重、时限延长、诱发因素变化，硝酸酯类药物缓解作用减弱；② 1 个月内新发生的心绞痛，并因较轻的负荷所诱发；③休息状态下发作心绞痛或较轻微活动即可诱发，发作时表现为 ST 段抬高的变异型心绞痛也属此列；④梗死后心绞痛，是指急性心肌梗死后一个月内发生的心绞痛。

抗心绞痛药可通过减少心脏的活动而降低需氧以及通过舒张血管而增加供氧，以调节供氧和需氧的矛盾来缓解心绞痛。

常用的抗心绞痛药有硝酸酯类药、钙离子通道阻滞剂和 β 受体拮抗剂等，它们通过各自不同的作用机制调节心肌供氧和需氧的矛盾。可根据它们的药理作用、作用开始时间的快慢和持续时间的长短，选用不同的药物、用药方法以及联合用药，用以防治不同类型的心绞痛发作。例如稳定型心绞痛急性发作时可采用硝酸酯类的硝酸甘油片舌下含化；钙离子通道阻滞剂则常为防治变异型心绞痛的首选药物；β 受体拮抗剂常与硝酸酯类合用，具有协同作用，有更强的抗心肌缺血作用。

本部分包括硝酸酯类药硝酸甘油、硝酸异山梨酯、单硝酸异山梨酯和尼可地尔以及钙离子通道阻滞药硝苯地平和地尔硫䓬。关于β受体拮抗剂的抗心绞痛作用和应用可参阅本章之“（二）抗心律失常药”中相关β受体拮抗剂类的药物信息。

141. 硝酸甘油　Nitroglycerin

【药理作用】硝酸甘油的主要作用是松弛血管平滑肌。硝酸甘油以扩张静脉为主，外周静脉扩张使血液潴留在外周，回心血量减少，左室舒张末压（前负荷）降低。扩张动脉使外周阻力（后负荷）降低。动静脉扩张可减少心肌耗氧量，缓解心绞痛。对心外膜冠状动脉分支也有扩张作用。

治疗剂量时就可降低收缩压、舒张压和平均动脉压，而反射性地使心率稍增快。

舌下含服吸收迅速，生物利用度 80%；起效时间大约几秒到几十秒不等，约 5 分钟达到最大效应，血药浓度峰值为 2～3ng/ml，作用持续 10～30 分钟，半衰期约 1～4 分钟。血浆蛋白结合率约 60%。硝酸甘油主要在肝脏代谢，代谢后经肾脏排出。静脉滴注即刻起作用，两种主要活性代谢产物 1，2- 和 1，3-二硝酸甘油与母体药物相比，作用较弱，半衰期更长。

【适应证】用于心绞痛的治疗及预防，也可用于降低血压或治疗充血性心力衰竭。

【用法和用量】

（1）舌下含服：成人一次 0.25～0.5mg，每 5 分钟可重复 0.5mg，如 15 分钟内总量达 1.5mg 后疼痛持续存在，应立即就医。在活动或大便之前 5～10 分钟预防性使用，可避免诱发心绞痛。

（2）静脉滴注：用 5% 葡萄糖注射液或氯化钠注射液稀释后使用，开始剂量为 5μg/min，最好用输液泵恒速输入。用于降低血压或治疗心力衰竭，可每 3～5 分钟增加 5μg/min，如在 20μg/min 时无效可以 10μg/min 递增，以后可 20μg/min。患者对本药的个体差异很大，静脉滴注无固定适合剂量，应根据个体的血压、心率和其他血流动力学参数来调整用量。

【禁忌证】对硝酸甘油过敏者、心肌梗死早期（有严重低血压及心动过速时）、严重贫血、青光眼、颅内压增高和使用枸橼酸西地那非的患者禁用。

【不良反应】可见头痛、眩晕、虚弱、心悸、直立性低血压、恶心、呕吐、虚弱、出汗、苍白、虚脱、晕厥、面部潮红、药疹和剥脱性皮炎。

【注意事项】

（1）应使用能有效缓解急性心绞痛的最小剂量，过量可能导致耐受现象。

（2）片剂用于舌下含服，不可吞服。舌下含服时患者应尽可能采取坐位，以免发生直立性低血压或因头晕而摔倒。

（3）诱发低血压时可合并反常性心动过缓，加重心绞痛。

（4）加重肥厚梗阻型心肌病引起的心绞痛。

（5）易出现药物耐受性。

（6）如果出现视物模糊或口干，应停药。剂量过大可引起剧烈头痛。

（7）妊娠期妇女、哺乳期妇女、血容量不足或收缩压低的患者慎用。

（8）静脉滴注本品时，由于许多塑料输液器可吸附硝酸甘油，应采用非吸附本品的输液装置，如玻璃输液瓶等。

（9）静脉使用本品时须采用避光措施。

【药物相互作用】

（1）枸橼酸西地那非可明显加强有机硝酸盐的降压作用，严禁西地那非与硝酸酯同时服用（无论后者是规律还是间断用药）。

（2）中度或过量饮酒时，使用本品可致低血压。

（3）与降压药或血管扩张药合用可增强硝酸盐的致直立性低血压作用。

（4）阿司匹林可减少舌下含服硝酸甘油的清除，并增强其血流动力学效应。

（5）使用长效硝酸盐可降低舌下用药的治疗作用。

（6）与乙酰胆碱、组胺及拟交感胺类药合用时，疗效可能减弱。

（7）与三环类抗抑郁药同用时，可加剧抗抑郁药的低血压和抗胆碱效应。

【剂型和规格】

（1）片剂：0.5mg。

（2）注射液：1ml：5mg。

【贮存】 遮光、密闭、阴凉（≤20℃）处保存。

142. 硝酸异山梨酯 Isosorbide Dinitrate

【药理作用】 本品作用与硝酸甘油相似，参阅“141. 硝酸甘油”的【药理作用】。

口服吸收完全，但因肝脏首关效应明显而生物利用度很低，平均约为25%，口服为30%，舌下为40%～60%。血清浓度达峰时间为1小时，作用持续2～4小时。分布容积为2～4L/kg，清除率为2～4L/min。代谢产物主要经肾脏排泄，粪便中排出＜1%。

经静脉给药无首关效应。硝酸异山梨酯在体内的半衰期约为1小时，主要经肝脏代谢为5-单硝酸异山梨酯（75%～85%）和2-单硝酸异山梨酯（15%～25%）。此两种代谢物均有生物活性，特别是5-单硝酸异山梨酯，其半衰期约为5小时，2-单硝酸异山梨酯的半衰期约为2小时。5-单硝酸异山梨酯和2-单硝酸异山梨酯的消除半衰期分别为5.1小时、3.2小时。

【适应证】 用于冠心病的长期治疗，心绞痛的预防，心肌梗死后持续心绞痛；与洋地黄、利尿剂联合用于慢性心力衰竭、肺动脉高压。

【用法和用量】

（1）口服：①预防心绞痛，一次 5～10mg，一日 2～3 次，一日总量 10～30mg。②缓解症状，舌下给药，一次 5mg。

（2）静脉滴注：正常剂量为 2～7mg/h，根据个体需要进行调整，可增至 10mg/h。开始剂量为 30μg/min，观察 0.5～1 小时，如无不良反应可将剂量加倍。每日 1 次，10 日为一疗程。

【禁忌证】急性循环衰竭（休克、循环性虚脱）；严重低血压（收缩压＜90mmHg）；急性心肌梗死伴低充盈压（除非在有持续血流动力学监测的条件下）；肥厚梗阻型心肌病；缩窄性心包炎或心包填塞；严重贫血；青光眼；颅内压增高；原发性肺动脉高压；对硝基化合物过敏及合并使用西地那非的患者禁用。

【不良反应】用药初期可能会出现硝酸酯引起的血管扩张性头痛，还可能出现面部潮红、眩晕、直立性低血压和反射性心动过速。偶见血压明显降低、心动过缓和心绞痛加重，罕见虚脱及晕厥。

【注意事项】

（1）妊娠期及哺乳期妇女，低充盈压的急性心肌梗死、主动脉或二尖瓣狭窄、直立性低血压、颅内压增高、甲状腺功能低下、营养不良、严重肝病、严重肾脏疾病或低温的患者慎用。

（2）静脉应用时必须密切监察脉搏及血压，以便及时调整剂量。

（3）用药期间宜保持卧位，站起时应缓慢，以防突发直立性低血压。

（4）长期连续用药可产生耐受性，故不宜长期连续用药。

（5）不应突然停止用药，以避免反跳现象。

【药物相互作用】

（1）与血管扩张药、降压药、三环类抗抑郁药及酒精合用，可增强本类药物的降血压效应。

（2）可加强二氢麦角碱的升压作用。

（3）与类固醇类抗炎药合用时，本药疗效可降低。

【剂型和规格】

（1）片剂：5mg。

（2）氯化钠注射液、葡萄糖注射液：100ml：10mg。

【贮存】片剂：密封保存（10～30℃）；注射液：遮光、密闭、阴凉（≤20℃）处保存。

143．单硝酸异山梨酯　Isosorbide Mononitrate

【药理作用】本品作用与硝酸甘油相似，参阅“141．硝酸甘油”的【药理作用】。

口服普通片剂吸收迅速完全，无肝脏首关效应，生物利用度近 100%，血药浓度达峰时间 30～60 分钟，作用持续 6 小时，消除半衰期约为 4～5 小时。与普通片剂相比，缓释片吸收延长，约 4～5 小时血药浓度达峰值，生物利用度约为 90%～100%。表观分布容积大约为 50L，消除半衰期为 12 小时。

静脉给药后，迅速分布至全身，在心脏、脑组织和胰腺中含量较高，脂肪组织、皮肤、结肠、肾上腺和肝脏含量较低，血浆蛋白结合率低。

通过去硝基和结合反应进行药物清除，代谢物主要通过肾脏排泄，只有约 2% 的药物以原型排出，粪便中排出 < 1%。肝、肾功能损害对本品的药动学没有很大影响。

【适应证】用于冠心病的长期治疗、预防血管痉挛型和混合型心绞痛，也适用于心肌梗死后的治疗及慢性心衰的长期治疗。

【用法和用量】

（1）片剂：口服，一次 10～20mg，一日 3 次。

（2）缓释片：剂量应个体化，并根据临床反应做相应调整，一日 1 次，服药应在清晨。药片可沿刻槽掰开，服用半片。整片或半片服用前应保持完整，用半杯水吞服，不可咀嚼或碾碎服用。

（3）注射液：用 5% 葡萄糖注射液或 0.9% 氯化钠注射液稀释后静脉滴注，一般有效剂量为 2～7mg/h，开始给药速度为 60μg/min，一般速度为 60～120μg/min。每日 1 次，10 日为一疗程。

【禁忌证】急性循环衰竭（休克、血管性虚脱）、严重低血压（收缩压 < 90mmHg）、急性心肌梗死伴低充盈压（除非在有持续血流动力学监测条件下的监护病室使用）、肥厚梗阻性心肌病、缩窄性心包炎或心包填塞、严重贫血、青光眼、颅内压增高、合并使用西地那非、对硝基化合物过敏者及妊娠初 3 个月的妇女禁用。

【不良反应】可见头痛、血压降低和 / 或直立性低血压、反射性心动过速、乏力、头晕、恶心、呕吐、头痛、虚脱、晕厥、面部潮红、皮疹、瘙痒和剥脱性皮炎。

【注意事项】

（1）主动脉和 / 或二尖瓣狭窄、直立性低血压、低充盈压的急性心肌梗死、严重肾功能损害、甲状腺功能减退、营养不良及体重过低患者慎用。

（2）交叉过敏反应，对其他硝酸酯或亚硝酸酯过敏患者也可能对本品过敏。

（3）可干扰下面诊断：①血中硝酸盐类增多，变性血红蛋白可能增加；②尿儿茶酚胺（肾上腺素和去甲肾上腺素）与尿中香草杏仁酸（VMA）值显著升高；③用 Zlatkis Zak 法测定血胆固醇可能造成假性降低。

（4）应用过程中应监测血压和心功能，从而调整用量。

（5）用药期间从卧位或坐位突然站起时须谨慎，以免突发直立性低血压。

（6）如因过量发生低血压时，应抬高两腿，以利静脉血回流，如仍不能纠正，加用 α 受体激动剂如去氧肾上腺素或甲氧明，但不用肾上腺素。测定血中变性血红蛋白，如有应增加高流量氧吸入，重症可静脉注射亚甲蓝。

（7）缓释片不适用于急性心绞痛发作。

（8）用药期间可使换气不良肺泡的血供增加（形成肺"旁路"）而导致一过性低氧血症。特别是在冠心病患者中可导致心肌缺氧。

【药物相互作用】

（1）枸橼酸西地那非可明显加强有机硝酸盐的降压作用，严禁西地那非与硝酸酯同时服用（无论后者是规律还是间断用药）。

（2）同时服用具降压作用的药物，如 β 受体拮抗剂、钙通道阻滞剂、血管扩张药和 / 或酒精、精神安定剂、三环类抗抑郁药可增强本品的降血压作用。

（3）本品可增强二氢麦角胺的升压作用。

（4）同时服用非甾醇类抗风湿药可能会使本品的效应降低。

【剂型和规格】

（1）片剂：① 10mg；② 20mg。

（2）缓释片：① 30mg；② 40mg；③ 50mg；④ 60mg。

（3）注射液：① 1ml：10mg；② 5ml：20mg。

【贮存】片剂、缓释片：遮光、密封保存（10～30℃）。注射液：密闭、在阴凉处（≤20℃）保存。

144. 硝苯地平　Nifedipine

【药理作用】为二氢吡啶类钙通道阻滞剂，可选择性抑制钙离子进入心肌细胞和平滑肌细胞的跨膜转运。①本品能同时舒张正常供血区和缺血区的冠状动脉，缓解冠状动脉痉挛，增加冠状动脉痉挛患者心肌氧的递送、解除和预防冠状动脉痉挛。②本品可抑制心肌收缩，降低心肌代谢，减少心肌耗氧量。③本品能舒张外周阻力血管，降低外周阻力，降低收缩血压和舒张血压，减轻心脏后负荷。

口服 15 分钟起效，1～2 小时作用达高峰，作用持续 4～8 小时；舌下含服或嚼碎服后 2～3 分钟起效，20 分钟达高峰。血浆蛋白结合率约为 90%。半衰期呈双相，分布半衰期为 2.5～3 小时；消除半衰期为 5 小时。药物在肝脏内转换为无活性的代谢产物，约 80% 经肾排泄，20% 随粪便排出。

【适应证】适用于心绞痛：变异型心绞痛；不稳定型心绞痛；慢性稳定型心绞痛。也适用于高血压（单独或与其他降压药合用）。

【用法和用量】口服，初始剂量一次10mg，一日3次；维持剂量一次10～20mg，一日3次；冠脉痉挛者可一次20～30mg，一日3～4次；单次最大剂量30mg，一日最大剂量120mg。如果病情紧急，可嚼碎制剂服或每次舌下含服10mg，根据患者对药物的反应，决定再次给药。在严格监测下的住院患者，可根据心绞痛或缺血性心律失常的控制情况，每隔4～6小时增加1次，每次10mg。

【禁忌证】对硝苯地平过敏者，心源性休克者，哺乳期妇女禁用。

【不良反应】常见面部潮红、头痛、头晕、水肿、血管扩张、便秘、感觉不适。少见变态反应、焦虑、睡眠异常、眩晕、偏头痛、头晕、视觉异常、心动过速、心悸、低血压、昏厥、鼻充血、胃肠和腹部疼痛、恶心、消化不良、胃肠胀气、口干、一过性肝酶升高等。

【注意事项】

(1) 严重肝功能不全时减小剂量。

(2) 老年人用药应从小剂量开始。

(3) 严重主动脉瓣狭窄慎用。

(4) 终止服药应缓慢减量。

(5) 影响驾车和操作机械的能力。

(6) 硝苯地平的剂量应视患者的耐受性和对心绞痛的控制情况逐渐调整。过量服用硝苯地平可导致低血压。

(7) 硝苯地平可分泌入乳汁，哺乳期妇女应停药或停止哺乳。

【药物相互作用】

(1) 硝酸酯类与本品合用控制心绞痛发作，有较好的耐受性。

(2) 与β受体拮抗剂合用，有个别患者可能诱发和加重低血压、心力衰竭和心绞痛。

(3) 与洋地黄类药物合用，本品可能增加血地高辛浓度，提示在初次使用、调整剂量或停用本品时应监测地高辛的血药浓度。

(4) 蛋白结合率高的药物如双香豆素类、苯妥英钠、奎尼丁、奎宁、华法林等与本品同用时，这些药的游离浓度常发生改变。

(5) 西咪替丁可抑制细胞色素P4503A4酶系统，因此可升高硝苯地平的血浆浓度而加强抗高血压疗效。

(6) 芬太尼麻醉接受冠脉旁路血管移植术（或者其他手术）的患者，单独服用本品或与β受体拮抗剂合用可导致严重的低血压，如条件许可应至少停药36小时。

【剂型和规格】

片剂：① 5mg；② 10mg。

【贮存】遮光、密封保存。

145. 地尔硫䓬 Diltiazem

【药理作用】为钙离子通道阻滞剂。通过作用于心肌、冠脉血管、末梢血管的平滑肌以及房室结等部位的钙离子通道，抑制钙离子由细胞外向细胞内的跨膜内流，减少细胞内钙离子的浓度。缓解和预防心肌、血管平滑肌细胞的收缩，具有扩张冠脉和末梢血管、改善心肌肥大及延长房室结传导时间等作用。

口服后吸收较完全（达 80%），有较强的首关效应，生物利用度为 40%。在体内代谢完全，仅 2%～4% 原型药由尿液排出。血浆蛋白结合率 70%～80%。单次口服本品 30～120mg，30～60 分钟内可在血浆中测出，2～3 小时血药浓度达峰值。消除半衰期为 3.5 小时。有效血药浓度为 50～200ng/ml。

【适应证】用于冠状动脉痉挛引起的心绞痛，劳力型心绞痛，高血压，肥厚型心肌病。

【用法和用量】口服：初始剂量，一次 30mg，一日 4 次，餐前及睡前服药，每 1～2 日增加一次剂量。维持剂量，一日 90～360mg。

【禁忌证】对本品过敏；病态窦房结综合征未安起搏器；Ⅱ或Ⅲ度房室传导阻滞未安起搏器；收缩压低于 90mmHg；充血性心力衰竭；严重低血压；心源性休克；急性心肌梗死或肺充血；严重心肌病；心房扑动或心房颤动合并房室旁路通道；室性心动过速的患者禁用。

【不良反应】常见水肿、头痛、恶心、眩晕、皮疹、乏力；其他可见心绞痛、心律失常、房室传导阻滞、低血压、感觉异常、食欲缺乏、呕吐、腹泻；罕见急性肝损害，停药后可恢复，暂时性皮肤反应等。

【注意事项】

（1）本品在肝脏代谢，由肾脏和胆汁排泄，长期给药应定期监测肝、肾功能。肝、肾功能不全时需要减小剂量，慎用。

（2）可分泌入乳汁且近于血药浓度，必须使用时须停止哺乳。

（3）下列情况慎用：充血性心衰，心肌病，急性心肌梗死，心动过缓，Ⅰ度房室传导阻滞，低血压，伴有预激综合征的心房扑动或心房颤动患者，正在使用 β 受体拮抗剂者。

（4）老年人应从低剂量开始。

【药物相互作用】

（1）本品与 β 受体拮抗剂合用耐受性良好。但在左心室功能不全及传导功能障碍患者中资料尚不充分。本品可增加普萘洛尔生物利用度近 50%，因而在开始或停止两药合用时需调整普萘洛尔剂量。

（2）本品在体内经 P450 氧化酶进行生物转化，为细胞色素 P4503A4 酶系统的抑制剂及底物，西咪替丁抑制细胞色素 P450 氧化酶，影响本品首关效应，可明显增加本品血药浓度峰值及 AUC。雷尼替丁仅使本品血药浓度轻度升高。

(3) 有报道本品可使地高辛血药浓度增加 20%，在开始、调整和停止本品治疗时应监测地高辛血药浓度，以免地高辛过量或不足。

(4) 麻醉药对心肌收缩、传导、自律性都有抑制，并有血管扩张作用，可与本品产生协同作用。因此，两药合用时须调整剂量。

【剂型和规格】

片剂：30mg。

【贮存】遮光、密封保存。

146. 尼可地尔　Nicorandil

【药理作用】本品属硝酸酯类化合物，具有阻止细胞内钙离子游离，增加细胞膜对钾离子的通透性，扩张冠状血管，持续性增加冠状动脉血流量，抑制冠状动脉痉挛的作用，在扩张冠状血管时，并不影响血压、心率、心肌收缩力及心肌耗氧量。

口服吸收迅速完全，生物利用度为 75%，服药后 0.5～1 小时血药浓度达峰值，半衰期约为 1 小时。主要分布在肝、心、肾、肾上腺及血液中。在体内经水解脱去硝基，主要从尿中排泄。

【适应证】用于冠心病、心绞痛的治疗。

【用法和用量】口服，一次 5～10mg，一日 3 次。

【禁忌证】青光眼，严重肝、肾疾病及对本品过敏者禁用。

【不良反应】常见头痛、头晕、耳鸣、失眠等，服用阿司匹林可减轻症状，否则应停药；出现皮疹等过敏反应时应停药。胃肠症状可见腹痛、腹泻、食欲缺乏、消化不良、恶心、呕吐、便秘等，偶可见口角炎，可有转氨酶升高。心血管系统可见心悸、乏力、颜面潮红、下肢水肿，还可引起反射性心率加快，严重低血压等反应。

【注意事项】

(1) 妊娠期妇女及哺乳期妇女慎用。

(2) 一般每日用量不宜超过 60mg，大剂量用药易引起血压的过度降低。

【药物相互作用】同具有磷酸二酯酶 -5 阻断作用的勃起障碍治疗剂（枸橼酸西地那非、盐酸伐他那非水合物、他达拉非）并用能使降压作用增强，导致血压过度下降。所以在使用本品前，应充分确认没有服用该类药物。

【剂型和规格】

片剂：5mg。

【贮存】遮光、密封保存。

（二）抗心律失常药

心律失常（arrhythmia）是指由于心脏活动的起源和 / 或传导障碍导致的

心搏节律和/或频率的异常。

临床可根据心律失常时心率的快慢，分为快速性心律失常和缓慢性心律失常。快速性心律失常包括：期前收缩、心动过速、扑动、颤动；缓慢性心律失常包括：停搏、心动过缓、传导阻滞等。根据其发生部位则又可分为房性、室性和室上性心律失常。

抗心律失常药根据它们作用于心肌细胞的电活动的机制可分为：

Ⅰ类：膜稳定药（钠通道阻滞药）。又可分为$Ⅰ_A$类：如普鲁卡因胺等；$Ⅰ_B$类：如美西律、苯妥英钠、利多卡因等；$Ⅰ_C$类：如普罗帕酮等。

Ⅱ类：β受体拮抗剂，如普萘洛尔、阿替洛尔、美托洛尔和艾司洛尔等。

Ⅲ类：钾通道阻滞剂，如胺碘酮、索他洛尔及新型Ⅲ类抗心律失常药伊布利特等。

Ⅳ类：钙通道阻滞剂，如维拉帕米（不包括二氢吡啶类钙通道阻滞药）等。

本部分中，Ⅰ类的莫雷西嗪，其具体分类尚有不同意见。其他有关药物，如$Ⅰ_B$类的苯妥英钠和利多卡因，请参阅第五章之“（三）抗癫痫药”和第三章之“（一）局部麻醉药”中的相关药学信息。

147. 美西律　Mexiletine

【药理作用】为$Ⅰ_B$类抗心律失常药。美西律可抑制钠离子内流，缩短动作电位，相对延长有效不应期和降低兴奋性。此外该药尚具有抗惊厥及局部麻醉作用。对心肌的抑制作用较小。

口服后吸收良好，生物利用度为80%～90%。口服200mg的血药峰值为0.3μg/ml，口服400mg时约为1.0μg/ml。30分钟起效，血药浓度达峰时间为2～3小时，约持续8小时。血浆蛋白结合率为50%～60%。在体内分布广泛，血液红细胞内的浓度比血浆中高15%。表观分布容积为5～7L/kg。主要在肝代谢成多种产物，约10%经肾排出，酸性尿加快其清除速度，碱性尿减慢其清除速度。正常人半衰期为10～12小时。长期服药者为13小时，急性心肌梗死者为17小时。肝功能受损者半衰期也可延长。

【适应证】主要用于慢性室性心律失常，如室性期前收缩、室性心动过速。

【用法和用量】口服：首次200～300mg，必要时2小时后再服100～200mg。一般维持量一日约400～800mg，分2～3次服。成人极量为一日1 200mg，分次口服。

【禁忌证】心源性休克、Ⅱ度或Ⅲ度房室传导阻滞、病窦综合征患者以及哺乳期妇女禁用。

【不良反应】约20%～30%患者口服发生不良反应。可见恶心、呕吐、头晕、震颤、共济失调、眼球震颤、嗜睡、视物模糊、失眠、低血压、皮疹，极个别有白细胞及血小板减少。有肝功能异常的报道，包括转氨酶增高。

【注意事项】

(1) 下列情况慎用：低血压，严重充血性心力衰竭，室内传导阻滞，严重窦性心动过缓，肝、肾功能不全。

(2) 本品在危及生命的心律失常患者中有使心律失常恶化的可能。

(3) 可引起严重心律失常，多发生于恶性心律失常患者中。

(4) 老年人应用时应监测肝功能。

(5) 用药期间应定期检查血压、心电图、血药浓度。

(6) 本品有效血药浓度为 0.5～2μg/ml，中毒血药浓度与有效血药浓度相近，为 2μg/ml 以上。少数患者在有效血药浓度时即可出现严重不良反应。

【药物相互作用】

(1) 苯妥英钠或其他肝酶诱导剂（如利福平和苯巴比妥等）与本品合用，可以降低本品的血药浓度。

(2) 在急性心肌梗死早期，吗啡使本品吸收延迟并减少，可能与胃排空延迟有关。

(3) 制酸药可减低本品的血药浓度，但也可因尿 pH 增高，血药浓度升高。

(4) 美西律与奎尼丁、普萘洛尔或胺碘酮合用治疗效果更好。可用于单用一种药物无效的顽固室性心律失常。但不宜与 $\mathrm{I_B}$ 类药物合用。

【剂型和规格】

片剂：① 50mg；② 100mg。

【贮存】密封保存。

148. 普罗帕酮 Propafenone

【药理作用】本品属于 $\mathrm{I_C}$ 类（即直接作用于细胞膜）抗心律失常药。延长传导，动作电位的持续时间及有效不应期也稍有延长，并可提高心肌细胞阈电位，明显减少心肌的自发兴奋性。它既作用于心房、心室，也作用于兴奋的形成及传导。

口服后吸收良好，其生物利用度呈剂量依赖性，如 100mg 时是 3.4%，而 300mg 时为 10.6%。服后 2～3 小时抗心律失常作用达峰效，作用可持续 8 小时以上。蛋白结合率高达 93%，主要在肝脏代谢，因而肝功能下降也会增加药物的生物利用度，严重肝功能损害时本品的清除减慢。代谢物主要经肾脏排泄，小部分（< 1%）为原型物。本品呈非线性药动学特征。半衰期为 3.5～4 小时。

【适应证】用于阵发性室性心动过速及室上性心动过速，预激综合征者伴室上性心动过速，心房扑动或心房颤动的预防，各类期前收缩的治疗。

【用法和用量】

（1）口服：一次100～200mg，一日3～4次。治疗量，一日300～900mg，分4～6次服用。维持量，一日300～600mg，分2～4次服用。

（2）静脉注射：一次70mg，加5%葡萄糖液稀释，于10分钟内缓慢注射，必要时10～20分钟重复一次，总量不超过210mg。静脉起效后改为静脉滴注，滴速0.5～1.0mg/min，或口服维持。

【禁忌证】无起搏器保护的窦房结功能障碍、严重的房室传导阻滞、双束支传导阻滞、严重充血性心力衰竭、心源性休克、严重低血压及对该药过敏者禁用。

【不良反应】可见口干、唇舌麻木、头痛、头晕、恶心、呕吐、便秘、胆汁淤积性肝损伤、Q-T间期延长、P-R间期轻度延长、QRS时间延长等。

【注意事项】

（1）下列情况慎用：严重心肌损害者，严重的心动过缓，肝、肾功能不全者，明显低血压患者，妊娠期妇女及哺乳期妇女。

（2）老年患者用药后可能出现血压下降。且老年患者易发生肝、肾功能损害，因此要谨慎应用。老年患者的有效剂量较正常低。

（3）如出现窦房性或房室性传导高度阻滞时，可静脉注射乳酸钠、阿托品、异丙肾上腺素等解救。

【药物相互作用】

（1）与奎尼丁合用可以减慢代谢过程。

（2）与局麻药合用增加中枢神经系统副作用的发生。

（3）普罗帕酮可以增加血清地高辛浓度，并呈剂量依赖型。

（4）与普萘洛尔、美托洛尔合用可以显著增加其血浆浓度和消除半衰期，而对普罗帕酮没有影响。

（5）与华法林合用时可增加华法林血药浓度和凝血酶原时间。

（6）与西咪替丁合用可使普罗帕酮血药稳态水平提高，但对其电生理参数没有影响。

【剂型和规格】

（1）片剂：① 50mg；② 100mg。

（2）注射液：10ml：35mg。

【贮存】遮光、密封保存。

149. 普萘洛尔　Propranolol

【药理作用】本品为非选择性竞争抑制肾上腺素β受体拮抗剂。通过抑制心脏起搏点电位的肾上腺素能兴奋，用于治疗心律失常。可拮抗心脏上的 β_1、β_2 受体，拮抗交感神经兴奋和儿茶酚胺作用，降低心脏的收缩力和收缩速度，同时抑制血管平滑肌收缩，降低心肌耗氧量，可用于治疗心绞痛。此外，还可通过中枢、肾上腺素能神经元阻滞、抗肾素活性以及心排血量降低等而降低血压。

本品口服后吸收较完全，服药后 1～1.5 小时血药浓度达峰值；血药浓度存在明显个体差异，生物利用度约为 30%。血浆蛋白结合率为 90%～95%。主要由肝代谢，代谢产物和小部分（< 1%）原型药经肾脏排泄。消除半衰期为 2～3 小时。

【适应证】用于高血压，心绞痛，室上性快速心律失常、室性心律失常，心肌梗死，肥厚性心肌病，嗜铬细胞瘤。

【用法和用量】

（1）心律失常：口服，一次 10～30mg，一日 3～4 次，根据需要及耐受程度调整用量。

（2）心绞痛：口服，一次 5～10mg，一日 3～4 次；可每 3 日增加 10～20mg，可渐增至一日 200mg，分次服用。

（3）高血压：口服，初始剂量一次 10mg，一日 3～4 次，可单独使用或与利尿药合用。剂量应逐渐增加，一日最大剂量 200mg。

（4）心肌梗死：口服，每日 30～240mg，一日 2～3 次。

（5）肥厚性心肌病：口服，一次 10～20mg，一日 3～4 次。按需要及耐受程度调整剂量。

（6）嗜铬细胞瘤：口服，一次 10～20mg，一日 3～4 次，术前用 3 日，一般应先用 α 受体拮抗剂，待药效稳定后加用本品。

【禁忌证】支气管哮喘、心源性休克、Ⅱ～Ⅲ度房室传导阻滞、重度心力衰竭、窦性心动过缓等患者禁用。

【不良反应】可见眩晕、神志模糊（尤见于老人）、精神抑郁、反应迟钝、头昏、心率过慢、支气管痉挛、充血性心力衰竭、发热、咽痛（粒细胞缺乏）、腹泻、皮疹等。

【注意事项】

（1）可通过胎盘进入胎儿内，有报告妊娠高血压者用后可导致宫内胎儿发育迟缓，分娩时无力造成难产，新生儿可产生低血压、低血糖、呼吸抑制及心率减慢，尽管有报道对母亲及胎儿均无影响，但必须慎用，不宜作为妊娠期妇女第一线治疗用药。

（2）可少量从乳汁分泌，故哺乳期妇女慎用。

（3）以下情况慎用：药物过敏史、充血性心力衰竭、糖尿病、肺气肿、肝功能不全、甲状腺功能低下、雷诺综合征或其他周围血管疾病、肾功能低下等。

(4) 老年人应用时，因对药物代谢与排泄能力低，应适当调节剂量。

(5) 用药期间，应定期检查血常规、血压、心功能、肝功能、肾功能等。

(6) β 受体拮抗剂的耐受量个体差异大，用量必须个体化。首次使用本品时需从小剂量开始，逐渐增加剂量并密切观察反应以免发生意外。

(7) 冠心病患者使用本品不宜骤停，否则可出现心绞痛、心肌梗死或室性心动过速。

(8) 甲亢患者用本品也不可骤停，否则使甲亢症状加重。

(9) 本品可引起糖尿病患者血糖降低，但对非糖尿病患者无降糖作用。故糖尿病患者应定期监测血糖。

(10) 本品口服可空腹或与食物共进，后者可延缓肝内代谢，提高生物利用度。

【药物相互作用】

(1) 与可乐定同用而须停药时，须先停用本品，数日后再逐步减停可乐定，以免血压波动。

(2) 与洋地黄苷类同用，可发生房室传导阻滞而致心率过慢，故须严密观察。

(3) 与肾上腺素、去氧肾上腺素或拟交感胺类同用，可引起显著高血压、心率过慢，也可能出现房室传导阻滞，故须严密观察。

(4) 与甲状腺素合用导致 T_3 浓度的降低。

(5) 可影响血糖水平，故与降糖药同用时，需调整后者的剂量。

(6) 与异丙肾上腺素或黄嘌呤同用，可使后两者疗效减弱。

(7) 与单胺氧化酶抑制剂同用，可致极度低血压。

(8) 与吩噻嗪类同用，可使两者的血药浓度均升高。

(9) 与利血平同用，两者作用相加，β 受体拮抗作用增强，有可能出现心动过缓及低血压。

(10) 与苯妥英钠、苯巴比妥和利福平合用可加速本品消除。

(11) 西咪替丁为一种强效肝微粒体酶抑制剂，可降低普萘洛尔、拉贝洛尔、美托洛尔等药物在肝内的代谢，延迟这些药物的排泄，导致其血药浓度明显升高。合并用药时需减少上述药物的剂量。

【剂型和规格】

片剂：10mg。

【贮存】密封保存。

150. 阿替洛尔　Atenolol

【药理作用】为选择性 β_1 肾上腺素受体拮抗剂，不具有膜稳定作用和内源性拟交感活性。其降血压与减少心肌耗氧量的机制与普萘洛尔相同。

口服吸收很快，达峰时间 2～4 小时，作用持续时间可达 24 小时。广泛分布于各组织，小量通过血脑屏障。表观分布容积约为 50～75L。主要以原型自尿排出，肾功能受损时半衰期延长，可在体内蓄积，半衰期为 6～7 小时。本品脂溶性低，对脑部组织的渗透很低，而血浆蛋白结合率极低（6%～16%）。

【适应证】用于高血压、心绞痛、心肌梗死、心律失常、甲状腺功能亢进症、嗜铬细胞瘤。

【用法和用量】

（1）成人：口服，初始剂量，一次 6.25～12.5mg，一日 2 次；可按需要及耐受量渐增至一日总量 50～200mg。肾功能不全者需调整剂量；肌酐清除率小于 15ml/(min·1.73m^2)者，一日 25mg；15～35ml/(min·1.73m^2)者，一日最大剂量 50mg。

（2）儿童：口服，初始剂量，一次 0.25～0.5mg/kg，一日 2 次。应注意监测心率、血压。

【禁忌证】Ⅱ～Ⅲ度房室传导阻滞、心源性休克、病窦综合征以及严重窦性心动过缓患者禁用。

【不良反应】可见低血压、心动过缓、头晕、四肢冰冷、疲劳、乏力、肠胃不适、精神抑郁、脱发、血小板减少症、银屑病样皮肤反应、皮疹及干眼等。

【注意事项】

（1）有慢性阻塞性肺病的高血压患者及运动员慎用。

（2）本品可透过胎盘并出现在脐带血液，缺乏妊娠前 3 个月使用本药的研究，胎儿有受损的可能。妊娠期妇女较长时间服用本药，与胎儿宫内生长迟缓有关。

（3）本品在乳汁中有明显的聚集，哺乳期妇女服用时应谨慎。

（4）老年患者用药需减量，尤其是肾功能衰退的患者。

（5）有心力衰竭症状的患者用本品时，给予洋地黄或利尿药合用，如心力衰竭症状仍存在，应逐渐减量使用。

（6）停药过程至少 3 日，常可达 2 周，如有撤药症状，如心绞痛发作，则暂时再给药，待稳定后渐停用。

（7）可改变因血糖降低而引起的心动过速。

（8）可使末梢动脉血循环失调，患者可能对用于治疗过敏反应常规剂量的肾上腺素无反应。

【药物相互作用】

（1）与其他抗高血压药及利尿剂合用，能加强其降压效果。

（2）β 受体拮抗剂会加剧停用可乐定引起的高血压反跳，如两药联合使用，本药应在停用可乐定前几日停用。

（3）与Ⅰ类抗心律失常药、维拉帕米、麻醉剂联用时要特别谨慎。

【剂型和规格】

片剂：① 12.5mg；② 25mg；③ 50mg。

【贮存】密封保存。

151. 美托洛尔 Metoprolol

【药理作用】本药属于$Ⅱ_A$类、无部分激动活性的 $β_1$ 受体拮抗剂（心脏选择性 β 受体拮抗剂）。它拮抗 $β_1$ 受体，无膜稳定作用。其拮抗 β 受体的作用约与普萘洛尔相等，但对 $β_1$ 受体的选择性稍逊于阿替洛尔。美托洛尔对心脏的作用如减慢心率、抑制心收缩力、降低自律性和延缓房室传导时间等与普萘洛尔、阿替洛尔相似。其对血管和支气管平滑肌的收缩作用较普萘洛尔为弱，因此对呼吸道的影响也较小，但仍强于阿替洛尔。血压的降低与血药浓度不平行，而心率的降低则与血药浓度呈线性关系。

口服吸收迅速，吸收率大于 90%；首关效应为 25%～60%，故生物利用度仅为 40%～75%。食物可增加口服本品的血药浓度，达空腹时的 2 倍。口服血浆峰浓度时间一般为 1.5 小时，最大作用时间为 1～2 小时。静脉给药后分布半衰期约为 12 分钟，大约在 20 分钟达到最大药效，血浆蛋白结合率约为 12%。美托洛尔可透过血脑屏障和胎盘，也可从乳汁分泌。主要在肝脏中被代谢为羟基美托洛尔，肝代谢率达 95%，其在体内的代谢受遗传因素的影响。经肾排泄，尿内以代谢物为主，仅少量（< 5%）为原型物。快代谢型者的半衰期为 3～4 小时；慢代谢型者的半衰期可达 7.55 小时；血浆高峰浓度的个体差异可达 20 倍。

【适应证】用于高血压、心绞痛、心肌梗死、肥厚性心肌病、主动脉夹层、心律失常、甲状腺功能亢进、心房颤动控制心室率、慢性心力衰竭、室上性快速型心律失常，预防和治疗急性心肌梗死患者的心肌缺血、快速型心律失常和胸痛。

【用法和用量】

（1）口服

1）高血压、心绞痛、心律失常、肥厚型心肌病、甲状腺功能亢进：一次

25～50mg，一日2～3次；或一次100mg，一日2次。

2）心力衰竭：应在使用洋地黄和/或利尿药、血管紧张素转换酶抑制剂（ACEI）等抗心力衰竭的治疗基础上使用本药。初始剂量，一次6.25mg，一日2～3次；以后视临床情况每2～4周可增加剂量，从一次增加6.25～12.5mg开始，一日2～3次。最大剂量可用至一次50～100mg，一日2次。

（2）静脉注射：由于注射给药易出现心率、血压及心排血量的急剧变化，故应在心电监测下谨慎使用。

1）急性心肌梗死、不稳定型心绞痛：立即静脉给药一次5mg，这一剂量可在间隔2分钟后重复给予，直到剂量达到15mg。之后15分钟开始口服本品，一次25～50mg，6～12小时1次，共24～48小时；以后50～100mg，一日2次。有下列情况的患者不能立即静脉给药：心率＜70次/min，收缩压＜110mmHg，或Ⅰ度房室传导阻滞。

2）室上性快速型心律失常：初始以每分钟1～2mg的速度静脉注射，一次5mg；如病情需要，可间隔5分钟重复注射，总剂量10～15mg；注射后4～6小时，心律失常已经控制，改用口服维持，每次剂量不超过50mg，一日2～3次。

【禁忌证】心源性休克患者；不稳定的、失代偿性心力衰竭及急性或重度心力衰竭患者；显著心动过缓（心率＜45次/min）、病态窦房结综合征、Ⅱ～Ⅲ度房室传导阻滞者；有症状的低血压患者；末梢循环灌注不良患者；严重周围血管疾病患者（如存在坏疽风险）；P-R间期＞0.24秒、收缩压＜13.33kPa（100mmHg）的怀疑急性心肌梗死者禁用。

【不良反应】可见心率减慢、心脏传导阻滞、血压降低、心衰加重、外周血管痉挛导致的四肢冰冷或脉搏不能触及、雷诺现象、疲乏和眩晕、抑郁、头痛、多梦、失眠、幻觉、恶心、胃痛、便秘、腹泻、气急、关节痛、瘙痒、腹膜后腔纤维变性、耳聋、眼痛等。

【注意事项】

（1）肝功能不全、心脏功能不全、慢性阻塞性肺疾病、严重支气管痉挛患者和运动员慎用。

（2）对胎儿和新生儿可产生不利影响，尤其是心动过缓的妊娠期妇女不宜使用。

（3）嗜铬细胞瘤应先行使用α受体拮抗剂。

（4）大手术之前是否停用β受体拮抗剂意见尚不一致，β受体拮抗后心脏对反射性交感兴奋的反应降低使全麻和手术的危险性增加，但可用多巴酚丁胺或异丙基肾上腺素逆转。对于要进行全身麻醉的患者最后停止使用本药，如有可能应在麻醉前48小时停用。

（5）治疗室上性快速心律失常时，收缩压小于 110mmHg 的患者不宜采用静脉给药。

（6）若计划终止与可乐定的联合用药，必须注意 β 受体拮抗剂的撤除应比可乐定的撤除提前几日。

（7）接受 β 受体拮抗剂治疗的患者，其口服降糖药的剂量必须根据患者在较长时间内的血糖数值调整。

【药物相互作用】

（1）若患者同时还使用交感神经节阻断剂、其他 β 受体拮抗剂（如滴眼剂），或单胺氧化酶抑制剂，则必须严密监视患者情况。

（2）与利血平合用可增强本品作用，需注意低血压与心动过缓。

（3）美托洛尔与维拉帕米和二氢吡啶类钙通道阻滞剂合用，可能会增加负性变力和变时作用。

（4）服用 β 受体拮抗剂的患者，不可静脉注射维拉帕米类钙通道阻滞药。

（5）β 受体拮抗剂会增加抗心律失常药（奎尼丁类和胺腆酮）的负性变力和负性变传导作用。

（6）接受 β 受体拮抗剂的患者，吸入麻醉增加心脏抑制作用。

（7）酶诱导和酶抑制药会影响美托洛尔的血浆水平。

（8）利福平会降低美托洛尔的血药浓度。

（9）西咪替丁、乙醇、肼屈嗪和选择性的 5- 羟色胺重摄取抑制药（如帕罗西汀、氟西汀和舍曲林）会升高美托洛尔的血药浓度。

（10）预先使用奎尼丁也可增加美托洛尔的血药浓度。

（11）与吲哚美辛或其他前列腺素合成酶抑制剂合用会降低 β 受体拮抗剂的抗高血压作用。

（12）在某些情况下，使用 β 受体拮抗剂的患者使用肾上腺素，心脏选择性 β_1 受体拮抗剂对血压控制的影响比非选择性的 β 受体拮抗剂小很多。

【剂型和规格】

（1）（酒石酸盐）片剂：① 25mg；② 50mg。

（2）（酒石酸盐）注射液：5ml：5mg。

【贮存】遮光、密封保存。

152. 艾司洛尔　Esmolol

【药理作用】本品是选择性的 β_1 肾上腺素受体拮抗剂，主要作用于心肌的 β_1 肾上腺素受体，大剂量时对气管和血管平滑肌的 β_2 肾上腺素受体也有拮抗作用。可降低心率，降低窦房结自律性，延长窦房结恢复时间，延长窦性心律及房性心律时的AH间期，延长前向的文式传导周期。可降低正常人运动及静息时的心率，对抗异丙肾上腺素引起的心率增快。其降压作用与β肾上腺素受体拮抗程度呈相关性。

本品分布半衰期约为2分钟，约55%与血浆蛋白结合。经适当的负荷量，以0.05～0.3mg/（kg•min）的剂量静脉滴注于5分钟内即可达到稳态血药浓度（如不用负荷量，则需30分钟达稳态血药浓度）。在体内代谢迅速，总清除率约20L/（kg•h），消除半衰期约为9分钟。用药24小时内，约73%～88%的药物以酸性代谢产物形式由尿排出，小于2%以原型由尿排出。

【适应证】用于心房颤动、心房扑动时控制心室率，围手术期高血压，窦性心动过速。

【用法和用量】

（1）控制心房颤动、心房扑动时心室率：成人先静脉注射负荷量0.5mg/（kg•min），约1分钟。随后静脉滴注维持量，自0.05mg/（kg•min）开始，4分钟后若疗效理想则继续维持，若疗效不佳可重复给予负荷量并将维持量以0.05mg/（kg•min）的幅度递增。维持量最大可加至0.3mg/（kg•min），但0.2mg/（kg•min）以上的剂量未显示能带来明显好处。

（2）围手术期高血压或心动过速：即刻控制剂量为1mg/kg，30秒内静脉注射，继续予0.15mg/（kg•min）静脉滴注，最大维持量为0.3mg/（kg•min）。逐渐控制剂量同室上性心动过速治疗。治疗高血压的用量通常较治疗心律失常用量大。

【禁忌证】支气管哮喘或有支气管哮喘病史、严重慢性阻塞性肺疾病、窦性心动过缓、Ⅱ～Ⅲ度房室传导阻滞、难治性心功能不全、心源性休克、明显的心力衰竭，以及对本品过敏者禁用。

【不良反应】可见低血压、外周缺血、神志不清、头痛、易激惹、乏力、呕吐、偏瘫、无力、抑郁、思维异常、焦虑、轻度头痛等。

【注意事项】

（1）运动员、支气管痉挛性患者、肾功能损害患者、妊娠期及哺乳期妇女慎用。

（2）高浓度给药（>10mg/ml）会造成严重的静脉反应，包括血栓性静脉炎，20mg/ml的浓度在血管外可造成严重的局部反应，甚至坏死，故应尽量经大静脉给药。

（3）本品酸性代谢产物经肾清除，半衰期约为3.7小时，晚期肾病患者则约为正常的10倍，血药水平相应增加。

（4）糖尿病患者应用时应小心，因本品可掩盖低血糖反应。

（5）用药期间需监测血压、心率、心功能变化。

（6）老年患者对降压、降心率作用敏感；肾功能较差，应用本品时需慎重。

【药物相互作用】

（1）与交感神经节阻断剂合用，会有协同作用，应防止发生低血压、心动过缓、晕厥。

（2）与地高辛合用时，地高辛血药浓度可升高10%～20%。

（3）与吗啡合用时，本品的稳态血药浓度会升高46%。

（4）与琥珀胆碱合用可延长琥珀胆碱的神经肌肉阻滞作用5～8分钟。

（5）本品会降低肾上腺素的药效。

（6）本品与维拉帕米合用于心功能不良患者会导致心搏骤停。

（7）因为在全身血管阻力高时存在阻滞心脏收缩的危险，故在使用血管收缩药和影响肌肉收缩力的药物如多巴胺、肾上腺素和去甲肾上腺素时，本品不能用于控制室上性心动过速。

【剂型和规格】

注射液：① 1ml：0.1g；② 2ml：0.2g；③ 10ml：0.1g。

【贮存】遮光、密封保存。

153. 索他洛尔　Sotalol

【药理作用】本品是非心脏选择性，无内在拟交感活性类β受体拮抗剂，有β_1和β_2受体拮抗作用。能延长心肌动作电位、有效不应期及Q-T新时期，抑制窦房结、房室结传导时间，延长房室旁路的传导。心电图表现为P-R间期延长，QRS时限轻度增宽，Q-T间期显著延长。本品有轻度正性肌力作用，可能由于动作电位延长，钙内流时间增加，胞质内钙增高所致。

口服吸收近100%，2～3小时血药浓度达峰值，无肝脏首关效应，生物利用度达95%，主要由肾脏排泄，肾功能正常时，半衰期约为15～20小时，肾功能受损者半衰期明显延长。

【适应证】用于室上性心动过速的转复及预防，也可用于心房扑动、心房颤动、各种室性心律失常及急性心肌梗死并发严重心律失常。

【用法和用量】口服，一次40～80mg，一日2次，从小剂量开始，逐渐加量。室性心动过速者一日160～480mg。肾功能不全者应减少剂量。

【禁忌证】心动过缓、心率<60次/min病态窦房结综合征、Ⅱ～Ⅲ度房室传导阻滞、室内传导阻滞、低血压、休克、Q-T间期延长、未控制心衰及过敏者禁用。

【不良反应】可见心动过缓、低血压、支气管痉挛、乏力、气短、眩晕、恶心、呕吐、皮疹等。严重的不良反应是致心律失常作用，可表现为原有心律失常加重或出现新的心律失常，严重时可出现扭转型室性心动过速、多源性室性心动过速、心室颤动，多与剂量大、低钾、Q-T 间期延长、严重心脏病变等有关。

【注意事项】

(1) 妊娠期妇女、哺乳期妇女及运动员需慎用。

(2) 用药前及用药过程要检查电解质，注意有无低血钾、低镁症状。

(3) 用药过程需注意心率及血压变化。

(4) 肾功能不全患者需慎用或减量。

【药物相互作用】

(1) 与其他 I_A、Ⅱ、Ⅲ类抗心律失常药同用时有协同作用。

(2) 与钙通道阻滞剂同用时可加重传导障碍，进一步抑制心室功能，降低血压。

(3) 与儿茶酚胺类药（如利血平、胍乙啶）同用时产生低血压和严重心动过缓。

(4) 有血糖增高，需增加胰岛素和降糖药的报道。

【剂型和规格】

片剂：80mg。

【贮存】 遮光、密闭保存。

154. 胺碘酮 Amiodarone

【药理作用】 属Ⅲ类抗心律失常药。还具有轻度非竞争性的 α 及 β 受体拮抗药和轻度Ⅰ类及Ⅳ类抗心律失常药性质。主要电生理效应是延长各部心肌组织的动作电位及有效不应期，有利于消除折返激动。减低窦房结自律性。对静息膜电位及动作电位高度无影响。对房室旁路前向传导的抑制大于逆向传导。由于复极过度延长，心电图有 Q-T 间期延长及 T 波改变，无负性肌力作用。对冠状动脉及周围血管有直接扩张作用。它可影响甲状腺素代谢。

本品特点为半衰期长，故服药次数少，治疗指数大，抗心律失常谱广。

口服吸收缓慢且不规则，达峰时间为 3～7 小时。在血浆中 62.1% 与白蛋白结合。主要分布于脂肪组织及含脂肪丰富的器官中，其次为心、肾、肺、肝及淋巴结，最低的是脑、甲状腺及肌肉；表观分布容积大约 60L/kg，主要在肝内代谢消除。尿中排碘量占总含碘量的 5%，其余的碘经肝肠循环从粪便中排出。单次口服 800mg 时半衰期为 4.6 小时。服药约 1 个月可达稳态血药浓度，其血药浓度为 0.92～3.75μg/ml；长期服药半衰期为 13～30 日。终末消除半衰期可达 40～55 日。注射后，胺碘酮血药浓度迅速下降而发生组织渗透，注射后大约15分钟其作用达到最大，并在4小时内消失。

【适应证】用于房性心律失常（心房扑动，心房颤动转律和转律后窦性心律的维持）、结性心律失常、室性心律失常（治疗危及生命的室性期前收缩和室性心动过速或心室颤动的预防）、伴预激综合征的心律失常。尤其适用于上述心律失常合并器质性心脏病的患者（冠状动脉供血不足及心力衰竭）。

【用法和用量】

（1）口服

1）治疗室上性心律失常：一日0.4～0.6g，分2～3次服；1～2周后根据需要改为一日0.2～0.4g维持；部分患者可减至一日0.2g，每周5日或更小剂量维持。

2）治疗严重室性心律失常：一日0.6～1.2g，分3次服用，1～2周后根据需要逐渐改为一日0.2～0.4g维持。维持量宜应用最小有效剂量，根据个体反应，可给一日100～400mg；亦可隔日200mg或一日100mg。

（2）静脉滴注：负荷量，3～5mg/kg，稀释于5%葡萄糖250ml溶液中，在20分钟内静脉滴注（滴入时间不得少于10分钟）然后以1～1.5mg/min维持，6小时后减至0.5～1mg/min，一日总量1 200mg。以后逐渐减量，静脉滴注持续不应超过3～4日。须注意：由于药学原因，500ml中少于0.3g注射液的浓度不宜使用。仅使用等渗葡萄糖溶液配制。不要向输液中加入任何其他制剂。

【禁忌证】窦房阻滞和病窦综合征（除非已安装起搏器，否则有窦性停搏的危险）、严重房室传导异常（除非已安装起搏器）、甲状腺功能异常、已知对碘或胺碘酮或其中任何赋形剂过敏、妊娠期和哺乳期妇女患者、各种原因引起肺间质纤维化者禁用。

【不良反应】可见窦性心动过缓、房室传导阻滞，偶有Q-T间期延长伴扭转性室性心动过速、甲状腺功能亢进或低下、角膜黄棕色色素沉着、便秘，偶见恶心、呕吐、食欲缺乏。少见震颤、共济失调、近端肌无力、锥体外体征。长期服药可有光敏感、皮肤石板蓝样色素沉着、皮疹、肝炎或脂肪浸润、转氨酶增高、过敏性肺炎，肺间质或肺泡纤维性肺炎、小支气管腔闭塞、限制性肺功能改变；低钙血症及血清肌酐升高。

【注意事项】

（1）下列情况慎用：窦性心动过缓、Q-T间期延长综合征、低血压、肝功能不全、严重充血性心力衰竭、肺功能不全和低钾血症。

（2）老年人应用时须严密监测心电图、肺功能。

（3）用药期间应定期检查血压、心电图（特别注意Q-T间期）、肝功能、甲状腺功能、肺功能、眼科检查。

(4) 多数不良反应与剂量有关，需长期服药患者尽可能用最小维持剂量。

(5) 口服本品后，作用的发生及消除均缓慢，临床应用根据病情而异。对危及生命的心律失常宜用短期较大负荷量，必要时可静脉注射负荷剂量；而对于非致命性心律失常，应用小量缓慢静脉注射负荷剂量。

(6) 本品半衰期长，故停药后换用其他抗心律失常药时应注意相互作用。

【药物相互作用】

(1) 本品可增加华法林的抗凝作用，该作用可自加用本品后 4～6 日，持续至停药后数周或数月。合用时应将抗凝药减量 1/3～1/2，并应密切监测凝血酶原时间。

(2) 可增强其他抗心律失常药对心脏的作用。如可增高血浆中奎尼丁、普鲁卡因胺及苯妥英的血药浓度。与 I_A 类药及美西律合用可加重 Q-T 间期延长，极少数可致扭转型室速，故应特别小心。从加用本品起，原抗心律失常药应减少 30%～50% 剂量，并逐渐停药，如必须合用则通常推荐剂量减少一半。

(3) 与 β 受体拮抗剂或钙通道阻滞剂合用可加重窦性心动过缓、窦性停搏及房室传导阻滞。如果发生则本品或前两类药应减量。

(4) 可增加地高辛或其他洋地黄制剂血药浓度，加强洋地黄类药对窦房结及房室结的抑制作用，甚可达中毒。当开始用本品时，应停用洋地黄类药或减少其剂量 50%：如必须合用应仔细监测其血药浓度。

(5) 与排钾利尿药合用，可增加低血钾所致的心律失常。

(6) 增加日光敏感性药物的作用。

(7) 可抑制甲状腺摄取 ^{123}I、^{133}I、^{99m}Tc。

(8) 勿与能诱发尖端扭转性室性心动过速的药物合用。

【剂型和规格】

(1) 片剂：0.2g。

(2) 注射液：2ml：0.15g。

【贮存】 避光，密封保存。

155. 维拉帕米 Verapamil

【药理作用】 属Ⅳ类抗心律失常药，为钙通道阻滞药，使房室结的不应期延长，传导减慢，但很少影响心房、心室肌的传导。一般也不影响正常窦房结的兴奋性。钙离子内流受到抑制还可减低心肌细胞兴奋 - 收缩偶联中钙离子的利用，因而影响收缩蛋白的活动，心肌收缩减弱、心脏做功减少、心肌氧耗减少。对于血管，钙离子内流受到抑制可使平滑肌细胞内钙离子的利用减低、平滑肌松弛、缓解血管痉挛、血管张力降低、动脉压下降，心室后负荷降低，也可改善心室的舒张功能。

口服后90%以上被吸收。经门静脉有首关效应，生物利用度仅有20%～35%。单剂口服后1～2小时内达峰浓度，作用持续6～8小时。血浆蛋白结合率约为90%。大部分在肝脏代谢。口服5日内大约70%以代谢物由尿中排泄，16%或更多由粪便清除，约3%～4%以原型由尿排出。肝功能不全者的消除半衰期延长至14～16小时，血浆清除率降低至肝功能正常人的30%。平均半衰期为2.8～7.4小时，在增量期可能延长。长期口服（间隔6小时给药至少10次）半衰期增加至4.5～12.0小时。老年患者的消除半衰期可能延长。肝功能不全时半衰期延长，血浆清除率降低。

静脉注射后2分钟（1～5分钟）开始起效，2～5分钟达最大作用，作用持续约2小时，对血流动力学的作用3～5分钟开始，约持续10～20分钟。大部分在肝脏迅速代谢。早期快速分布半衰期约为4分钟，终末缓慢消除半衰期为2～5小时。

【适应证】用于心绞痛，室上性心律失常，原发性高血压；注射剂用于快速阵发性室上性心动过速的转复，心房扑动或心房颤动时心室率的暂时控制。

【用法和用量】

（1）口服

1）成人：①心绞痛，一次80～120mg，一日3次。②心律失常，慢性心房纤颤服用洋地黄者，一日240～320mg，分3～4次。预防阵发性室上性心动过速未服用洋地黄者，一日240～480mg，分3～4次。③原发性高血压，一次40～80mg，一日3次。最大剂量一日480mg。

2）儿童：心律失常，年龄1～5岁，一日4～8mg/kg，分3次；或每8小时40～80mg；大于5岁，每6～8小时80mg。

（2）静脉注射：必须在持续心电监测和血压监测下，缓慢静脉注射至少2分钟。无法确定重复静脉给药的最佳给药间隔，必须个体化治疗。初始剂量5～10mg（或0.075～0.15mg/kg），稀释后缓慢静脉注射，至少2分钟。如初疗效不满意，首剂15～30分钟后再给1次5～10mg或0.15mg/kg。

（3）静脉滴注：加入氯化钠注射液或5%葡萄糖注射液中静脉滴注，每小时5～10mg，一日总量不超过50～100mg。

【禁忌证】对本品过敏、重度充血性心力衰竭（继发于室上性心动过速且可被维拉帕米纠正者除外）、严重低血压、心源性休克、病窦综合征（已安装并行使功能的心脏起搏器患者除外）、Ⅱ或Ⅲ度房室传导阻滞（已安装并行使功能的心脏起搏器患者除外）、心房扑动或心房颤动合并有房室旁路通道、已用β受体拮抗剂或洋地黄中毒、室性心动过速患者禁用。

【不良反应】发生率≥1% 的不良反应：便秘、眩晕、轻度头痛、恶心、低血压、头痛、外周水肿、充血性心力衰竭、心动过缓、严重心动过速、皮疹、乏力、心悸、转氨酶升高等。发生率 <1% 的不良反应：潮红、溢乳、牙龈增生、非梗阻性麻痹性肠梗阻、腹部不适等。静脉给药期间发作癫痫、精神抑郁、嗜睡、旋转性眼球震颤、出汗、支气管喉部痉挛伴瘙痒、荨麻疹、呼吸衰竭等。

【注意事项】

(1) 肝功能不全患者慎用。严重肝功能不全时，口服给予正常剂量的 30%，静脉给药后作用时间延长，如反复用药可能导致蓄积。

(2) 肾功能不全患者慎用，血液透析不能清除维拉帕米。

(3) 妊娠期妇女避免使用，哺乳期妇女服用本品期间应暂停哺乳。

(4) 下列情况慎用并需进行严密的医疗监护：Ⅰ度房室传导阻滞、低血压、心动过缓、严重肝功能损害、伴有 QRS 增宽（＞0.12 秒）的室性心动过速、进行性肌营养不良、急性心肌梗死、与 β 受体拮抗剂合用。

(5) 老年人消除半衰期可能延长且易发生肝或肾功能不全，建议老年人从小剂量开始服用。

(6) 用药期间应定期检查血压。

(7) 由于个体敏感性的差异，使用本品时可能影响驾车和操作机器的能力，严重时可能使患者在工作时发生危险。这种情况更易出现于治疗初期、增加剂量以及与其他药物替换或与乙醇同服时。

(8) 不能与葡萄柚汁同时服用。

【药物相互作用】

(1) 环磷酰胺、长春新碱、丙卡巴肼、泼尼松、长春地辛、多柔比星、顺铂等细胞毒性药物可减少维拉帕米的吸收。

(2) 苯巴比妥、维生素 D 和异烟肼通过增加肝脏代谢而降低维拉帕米的血浆浓度。

(3) 西咪替丁可能提高维拉帕米的生物利用度。

(4) 可抑制乙醇的消除，导致血中乙醇浓度增加，可能延长乙醇的毒性作用。

(5) 少数病例报道维拉帕米和阿司匹林合用，出血时间较单独使用阿司匹林时延长。

(6) 与 β 受体拮抗剂联合使用，可增强对房室传导的抑制作用。

(7) 长期服用本品可使地高辛血药浓度增加 50%～75%。并明显影响肝硬化患者地高辛的药动学，使地高辛的总清除率和肾外清除率分别减少 27% 和 29%。因此服用维拉帕米时，须减少地高辛剂量。

(8) 与血管扩张药、血管紧张素转换酶抑制药、利尿药等抗高血压药合用时，降压作用叠加，应适当监测联合用药降压治疗的患者。

（9）与胺碘酮合用可能增加心脏毒性。

（10）肥厚性心肌病主动脉瓣狭窄的患者，最好避免联合用药。

（11）避免与丙吡胺同时使用。

（12）可增加卡马西平、环孢素、多柔比星和茶碱的血药浓度。

（13）可增加患者对锂的敏感性（神经毒性）。

【剂型和规格】

（1）片剂：40mg。

（2）注射液：2ml：5mg。

【贮存】遮光、密封保存。

156. 伊布利特△　Ibutilide

【药理作用】本品能延长离体或在体心肌细胞的动作电位，延长心房和心室的不应期，发挥Ⅲ类抗心律失常药物的作用。然而，电压钳的研究表明，在纳摩尔浓度水平（10^{-9}），本品主要通过激活缓慢内向电流（主要是钠电流）延迟复极，与其他Ⅲ类抗心律失常药物阻断外向钾电流的作用明显不同。

静脉注射后，本品血浆浓度多呈指数式快速增加。其血流动力学在受试者呈高度的变异性。在健康的志愿人群中，本品具有较高的血浆清除率，约为 29ml/（min•kg），分布容量较大（约为 11L/kg），蛋白结合率约为 40%。在接受房颤、房扑治疗的患者中，本品也能被快速地从血浆中清除和广泛地分布于组织中。消除半衰期平均约为 6 小时（2～12 小时）。在健康男性的志愿者中，按 0.01mg/kg 的剂量使用后，约 82% 的本品经尿液排泄（其中大约注射剂量 7% 的原型药），19% 从粪便中排出。

【适应证】用于近期发作的房颤或房扑逆转成窦性心律的患者。

【用法和用量】本品可以未经稀释直接给药，也可以 1mg 本品加在 50ml 的 0.9% 氯化钠或 5% 葡萄糖注射液中稀释后给药。首次注射本品持续时间要大于 10 分钟，对于≥60kg 的患者注射 1mg 本品；＜60kg 的患者注射 0.01mg/kg 本品。首次结束后 10 分钟，若心律失常未消失，可在首次注射结束 10 分钟后再次注射等量本品，注射时间持续 10 分钟。

【禁忌证】对本品过敏者禁用。

【不良反应】可发生连续性多行性室性心动过速、间歇性多形性心动过速、恶心等。

【注意事项】

（1）下列情况应该停止使用本品：原心律失常消失；出现连续性或间歇性室性心动过速；Q-T 间期或 Q-Tc 间期明显延长。

(2) 可能诱发或加重某些患者室性心律失常症状，可导致有潜在致命性后果。

(3) 妊娠期妇女慎用。

(4) 使用本品治疗过程中应放弃母乳喂养。

(5) 老年患者，剂量选择要慎重，通常从最低剂量开始。

(6) 长期房性心律不齐的患者对本品不敏感。

(7) 本品对持续时间超过90日的心律失常患者的疗效还未确定。

【药物相互作用】

(1) I_A类抗心律失常药如丙吡胺、奎尼丁、普鲁卡因胺，以及其他Ⅲ类药物如胺碘酮、索他洛尔因可能延长不应期，均不能和本品同时使用或注射后4小时内使用。

(2) 其他延长Q-T间期的药物如酚噻嗪类、三环类抗抑郁药和抗组胺药等，与本品同用可能增加尖端扭转型室速发生的概率。

【剂型和规格】

注射液：10ml：1mg。

【贮存】遮光、密闭、阴凉（≤20℃）处保存。

157. 莫雷西嗪 Moricizine

【药理作用】本品属Ⅰ类抗心律失常药。可抑制快Na^+内流，具有膜稳定作用，缩短2相和3相复极及动作电位时间，缩短有效不应期。对窦房结自律性影响很小，但可延长房室及希氏-浦肯野系统的传导。

口服生物利用度为38%，表观分布容积＞300L/kg。蛋白结合率约为95%，约60%经肝脏生物转化，至少有2种代谢产物具有药理活性，半衰期为1.5～3.5小时。口服后0.5～2小时血药浓度达峰值，服用剂量的56%从粪便排出。

【适应证】用于室性心律失常，包括室性期前收缩及室性心动过速。

【用法和用量】口服，成人常用量一般每次150～300mg，每8小时1次，极量为每日900mg。

【禁忌证】心源性休克、过敏者、Ⅱ或Ⅲ度房室传导阻滞及双束支传导阻滞且无起搏器者禁用。

【不良反应】有头晕、恶心、头痛、乏力、嗜睡、腹痛、消化不良、呕吐、出汗、感觉异常、口干、复视等。致心律失常作用的发生率约为3.7%。

【注意事项】

(1) 下列情况慎用：心肌梗死、Ⅰ度房室阻滞和室内阻滞、肝或肾功能不全、严重心力衰竭。

(2) 注意促心律失常作用与原有心律失常加重的鉴别。用药早期最好能进行监测。

(3) 用药期间应注意随访检查：血压、心电图和肝功能。

(4) 本品对妊娠期妇女及胎儿的安全性不详。可通过乳汁排泄。

【药物相互作用】

(1) 西咪替丁可使本品血药浓度增加1.4倍，同时应用时本品应减少剂量。

(2) 本品可使茶碱类药物清除增加，半衰期缩短。

(3) 本品与华法林共用时可改变后者对凝血酶原时间的作用。在华法林稳定抗凝的患者中开始用本品或停用本品时应进行监测。

【剂型和规格】

片剂：50mg。

【贮存】遮光、密封保存。

(三) 抗心力衰竭药

心力衰竭是指多种原因导致心脏结构和/或功能的异常改变，使心室收缩和/或舒张功能发生障碍，从而引起的一组复杂临床综合征，主要表现为呼吸困难、疲乏和液体潴留(肺淤血、体循环淤血及外周水肿)等。其常见病因为冠心病、高血压、心脏瓣膜病、心肌病等。根据心衰发生的时间、速度，分为慢性心衰和急性心衰。多数急性心衰患者经住院治疗后症状部分缓解，而转入慢性心衰；慢性心衰患者常因各种诱因急性加重而需住院治疗。

按照《2018年中国心力衰竭诊断和治疗指南》，根据左心室射血分数(left ventricular ejection fraction，LVEF)，分为射血分数降低的心衰(heart failure with reduced ejection fraction，HFrEF)、射血分数保留的心衰(heart failure with preserved ejection fraction，HFpEF)和射血分数中间值的心衰(heart failure with mid-range ejection fraction，HFmrEF)。原发性心肌损害和异常是引起心衰最主要的病因，除心血管疾病外，非心血管疾病也可导致心衰。

心力衰竭的治疗目标是改善临床症状和生活质量，预防或逆转心脏重构，减少再住院，降低死亡率。抗心力衰竭药的药物治疗主要在于减轻症状、纠正导致左心室舒张功能异常的基础疾病，包括积极控制高血压、冠状动脉血运重建、控制心律失常等。

常用的药物有改善心功能的正性肌力药(洋地黄类药物)、利尿药(如氢氯噻嗪、呋塞米、螺内酯等)、血管舒张药(如硝酸酯类药物、血管紧张素转换酶抑制药、血管紧张素受体拮抗剂和β肾上腺素受体拮抗剂)和抗心律失常药(如胺碘酮、伊伐布雷定等)。

正性肌力药物又称正变力性药物或强心药，是指能够增强心肌收缩力的药物，使心肌收缩敏捷而有力、心排血量明显增加、左心室压力上升的最大速率加快，增强副交感神经活性，减慢房室传导，从而改善心力衰竭时的血流动力学状况，改善心衰患者的症状和运动耐量。主要用于治疗急性和慢性心力衰竭。

正性肌力药物有洋地黄类和非洋地黄类，前者较常用。

本部分包括洋地黄类的正性肌力药地高辛（口服常释剂型、口服溶液剂、注射剂）、去乙酰毛花苷（注射剂）和抑制心脏窦房结起搏电流药伊伐布雷定（口服常释剂型）。

其他各类药物可参阅本章“（一）抗心绞痛药”“（二）抗心律失常药”和“（四）抗高血压药”以及本书第十章“（一）利尿药及脱水药”中的相关药物信息。

158. 地高辛△　Digoxin

【药理作用】地高辛具有较强的正性肌力作用，可使衰竭心脏心排血量增加，血流动力学状态改善，消除交感神经张力的反射性增高，并增强迷走神经张力，因而减慢心率（负性频率作用），使舒张期相对延长，有利于心肌血供。其正性肌力的作用机制在于它选择性地与心肌细胞膜 Na^+-K^+-ATP 酶结合并抑制该酶活性，使细胞质内 Ca^{2+} 增多和肌浆网内 Ca^{2+} 储量增多；心肌兴奋时，有较多的 Ca^{2+} 释放，激动心肌收缩蛋白，从而增加心肌收缩力。

小剂量时提高窦房结对迷走神经冲动的敏感性，可增强其减慢心率作用；大剂量（通常接近中毒量）则可直接抑制窦房结、房室结和希氏束。

本品口服吸收不完全，也不规则，口服吸收率约为 75%。血浆浓度达峰时间 2～3 小时；口服起效时间 0.5～2 小时，获最大效应时间为 4～6 小时。吸收后广泛分布到各组织，血浆蛋白结合率为 20%～25%，表观分布容积为 6～10 L/kg。地高辛消除半衰期平均为 36 小时。部分经胆道吸收入血，形成肝肠循环。在体内转化代谢很少，主要以原型由肾排出，尿中排出量为用量的 50%～70%。消除半衰期为 36 小时。

【适应证】用于急、慢性心力衰竭，控制心房颤动、心房扑动引起的快速心室率，室上性心动过速。口服溶液剂型可用于婴儿及儿童的充血性心力衰竭及某些室上性心律失常。

【用法和用量】

（1）口服

1）成人：一次 0.125～0.5mg，一日 1 次，7 日可达稳态血药浓度。若欲快速到达负荷量，可一次 0.25mg，每 6～8 小时 1 次，总量 0.75～1.25mg；维持量一次 0.125～0.5mg，一日 1 次。

2）儿童：一日总量，早产儿，0.02～0.03mg/kg；1 个月以下新生儿 0.03～0.04mg/kg；1 个月～2 岁，0.05～0.06mg/kg；3～5 岁，0.03～0.04mg/kg；6～10 岁，0.02～0.035mg/kg；10 岁及 10 岁以上，同成人用量。总量分 3 次或每 6～8 小时分次给予；维持剂量为总量的 1/5～1/3，分 2 次，每 12 小时 1 次或一日

1 次。

3）儿童酏剂：对肾功能正常的患儿按体重给出洋地黄化的地高辛酏剂的用量，口服。饱和量总量，<2 岁，0.06～0.08mg/kg（相当于酏剂 1.2～1.6ml/kg）；>2 岁，0.04～0.06mg/kg（相当于酏剂 0.8～1.2ml/kg）；分 3～6 次完成饱和。以后用上述量的 1/4 为每日维持量。早产儿和新生儿宜用 1/3 或 1/2 量。如出现心律失常等中毒现象，应停药或加服氯化钾。

（2）静脉注射

1）成人常用量：0.25～0.5mg，用 5% 葡萄糖注射液稀释后缓慢注射，以后可用 0.25mg，每隔 4～6 小时按需注射，但每日总量不超过 1mg；不能口服者需静脉注射，维持量，0.125～0.5mg，每日 1 次。

2）小儿常用量：按下列剂量分 3 次或每 6～8 小时给予。早产新生儿 0.015～0.025mg/kg，足月新生儿 0.02～0.03mg/kg，1 个月～2 岁 0.04～0.05mg/kg，2～5 岁 0.025～0.035mg/kg，5～10 岁 0.015～0.03mg/kg，10 岁及 10 岁以上照成人常用量。维持量，洋地黄化后 24 小时内开始。早产新生儿为洋地黄化总量的 20%～30%，分 2～3 次等份给予；足月新生儿、婴儿和 10 岁以下小儿，为洋地黄化总量的 25%～35%，分 2～3 次等份给予；10 岁或 10 岁以上，为洋地黄化总量的 25%～35%，每日 1 次。在小婴幼儿（尤其早产儿）需仔细滴定剂量和密切监测血药浓度和心电图。

【禁忌证】任何洋地黄类制剂中毒、室性心动过速、心室颤动、肥厚型梗阻性心肌病（若伴收缩功能不全或心房颤动仍可考虑）、预激综合征伴心房颤动或心房扑动者禁用。注射剂型与钙注射剂禁忌合用。

【不良反应】常见心律失常、食欲缺乏、恶心、呕吐、下腹痛、无力和软弱；少见视物模糊、色视、腹泻、中枢神经系统反应如精神抑郁或错乱。

【注意事项】

（1）可通过胎盘屏障，故妊娠后期母体用量可能增加，分娩后 6 周须减量。

（2）可排入乳汁，哺乳期妇女应用须权衡利弊。

（3）下列情况慎用：低钾血症、不完全性房室传导阻滞、高钙血症、甲状腺功能低下、缺血性心脏病、急性心肌梗死早期、活动性心肌炎、肾功能损害、酒精过敏。

（4）新生儿对本品的耐受性不定，其肾清除减少；早产儿与未成熟儿对本品敏感，按其不成熟程度而减小剂量。按体重或体表面积给药，1 个月以上婴儿比成人用量略大。

（5）老年人应用时，因肝、肾功能不全，表观分布容积减小或电解质平衡失调，对本品耐受性低，必须减少剂量。

（6）用药期间，应注意监测地高辛血药浓度、血压、心率及心律、心电图、心功能、电解质（尤其是钾、钙、镁）、肾功能。疑有洋地黄中毒时，应作地高辛血药浓度测定。过量时，由于蓄积性小，一般停药后1～2日中毒表现可以消退。

（7）应用本品剂量应个体化。当患者由强心苷注射液改为口服时，为补偿药物间药动学差别，需要调整剂量。

【药物相互作用】

（1）与两性霉素B、糖皮质激素或排钾利尿剂（如布美他尼等）同用时，可引起低血钾而致洋地黄中毒。

（2）与制酸药（尤其三硅酸镁）或止泻吸附药如白陶土、果胶、考来烯胺和其他阴离子交换树脂、柳氮磺吡啶或新霉素、对氨基水杨酸同用时，可抑制洋地黄强心苷吸收而导致强心苷作用减弱。

（3）与抗心律失常药、钙盐、可卡因、泮库溴铵、萝芙木碱、琥珀胆碱或拟肾上腺素类药同用时，可因作用相加而导致心律失常。

（4）有严重或完全性房室传导阻滞且血钾正常的应用洋地黄患者不应同时应用钾盐，但噻嗪类利尿剂与本品同用时，常须给予钾盐，以防止低钾血症。

（5）β受体拮抗剂与本品同用，有导致房室传导阻滞，发生严重心动过缓的可能，应重视。但并不排除β受体拮抗剂用于洋地黄不能控制心室率的室上性快速心律失常。

（6）与奎尼丁同用，可使本品血药浓度提高约一倍，提高程度与奎尼丁用量相关，甚至可达到中毒浓度，即使停用地高辛，其血药浓度仍继续上升，这是奎尼丁从组织结合处置换出地高辛，减少其分布容积之故。两药合用时应酌减地高辛用量1/3～1/2。

（7）与维拉帕米、地尔硫䓬、胺碘酮合用，由于降低肾及全身对地高辛的清除率而提高其血药浓度，可引起严重心动过缓。

（8）螺内酯可延长本品半衰期，需调整剂量或给药间期，并随访监测本品的血药浓度。

（9）血管紧张素转换酶抑制剂及其受体拮抗剂可使本品血药浓度增高。

（10）甲氧氯普胺和丙胺太林因促进肠道运动而减少地高辛的生物利用度约25%。

（11）吲哚美辛可减少本品的肾清除，使本品半衰期延长，有中毒危险，需监测血药浓度及心电图。

（12）与肝素同用，由于本品可能部分抵消肝素的抗凝作用，需调整肝素用量。

（13）洋地黄化时静脉用硫酸镁应非常谨慎，尤其是静脉注射钙盐时，可发生心脏传导阻滞。

（14）红霉素由于可改变胃肠道菌群，故可增加本品在胃肠道的吸收。

【剂型和规格】

（1）片剂：0.25mg。

（2）口服溶液剂：① 10ml：0.5mg；② 30ml：1.5mg；③ 50ml：2.5mg；④ 100ml：5mg。

（3）注射液：2ml：0.5mg。

【贮存】遮光、密闭保存。

159. 去乙酰毛花苷 Deslanoside

【药理作用】本品为速效洋地黄类药物。本品可在体内转化为地高辛，其作用同地高辛。

由于口服去乙酰毛花苷很少吸收，故只作静脉注射给药。静脉注射后在体内转化为地高辛，10～30分钟起效，1～3小时作用达高峰，作用持续时间2～5小时。经肾脏排泄，半衰期为33～36小时。停药后3～6日作用完全消失；排泄较快，蓄积性较小。

【适应证】用于急性心力衰竭，慢性心力衰竭急性加重，控制心房颤动、心房扑动引起的快心室率。

【用法和用量】

（1）成人：用5%葡萄糖注射液稀释后缓慢静脉注射。2周内未用过洋地黄毒苷，或在1周内未用过地高辛的患者，初始剂量0.4～0.6mg，以后每2～4小时可再给0.2～0.4mg；总量一日1～1.6mg。

（2）儿童：按下列剂量分2～3次、每次间隔3～4小时给予。早产儿和足月新生儿或肾功能减退、心肌炎患儿，肌内注射或静脉注射，一日0.022mg/kg；2周～3岁，一日0.025mg/kg。静脉注射获满意疗效后，可改用地高辛常用维持量。

【禁忌证】【不良反应】【注意事项】【药物相互作用】与地高辛注射液同，可参阅地高辛。

【剂型和规格】

注射液：2ml：0.4mg。

【贮存】遮光、密闭保存。

160. 伊伐布雷定 Ivabradine

【药理作用】本品通过选择性和特异性抑制心脏起搏 I_f 电流（I_f 电流控制窦房结中自发的舒张期去极化并调节心率）而降低心率。本药只特异性对窦房结起作用，对心房、房室或者心室传导时间未见明显影响，对心肌的收缩性或者心室复极化未见明显影响。

本品水溶性高（>10mg/ml），为 *S*- 对映体，在体内不发生生物转化。伊伐布雷定的 *N*- 去甲基化衍生物是其在人体内的主要活性代谢产物。口服给药后，吸收迅速且几乎完全吸收。食物会导致本品吸收延迟约 1 小时，并使血浆暴露增加 20%～30%，为减少个体内暴露的差异，建议早、晚进餐时服用。本品血浆蛋白结合率为 70%。伊伐布雷定在肝脏和肠道通过细胞色素 P4503A4（CYP3A4）的氧化作用被广泛代谢。

【适应证】适用于窦性心律且心率≥75 次 /min、伴有心脏收缩功能障碍的纽约心脏学会（NYHA）分级Ⅱ～Ⅳ级慢性心力衰竭患者，与标准治疗包括β受体拮抗剂联合用药，或者用于禁忌或不能耐受β受体拮抗剂治疗时。

【用法和用量】口服。

（1）成人剂量：起始治疗仅限于稳定性心力衰竭患者。

1）通常推荐的起始剂量为 5mg，一日 2 次，早、晚餐进餐时服用。治疗 2 周后，如果患者的静息心率持续高于 60 次 /min，将剂量增加至 7.5mg，一日 2 次。如果患者的静息心率持续低于 50 次 /min 或出现与心动过缓有关的症状，例如头晕、疲劳或低血压，应将剂量下调至 2.5mg，一日 2 次。如果患者的心率为 50～60 次 /min，应维持 5mg，一日 2 次。

2）治疗期间，如果患者的静息心率持续低于 50 次 /min，或者出现与心动过缓有关的症状，应将 7.5mg 或 5mg、一日 2 次的剂量下调至下一个较低的剂量。如果患者的静息心率持续高于 60 次 /min，应将 2.5mg 或 5mg、一日 2 次的剂量上调至上一个较高的剂量。

3）如果患者的心率持续低于 50 次 /min 或者心动过缓症状持续存在，则必须停药。

（2）特殊人群

1）肾功能不全患者：肾功能不全且肌酐清除率大于 15ml/min 的患者无须调整剂量。肌酐清除率低于 15ml/min 的患者用药时需谨慎。

2）肝损害患者：轻度肝损害患者无须调整剂量，中度肝损害患者使用本品时需谨慎，重度肝功能不全患者禁用本品。

【禁忌证】对活性成分或者任何一种辅料过敏、治疗前静息心率低于 70 次 /min、心源性休克、急性心肌梗死、重度低血压（<90/50mmHg）、重度肝功能不全、病窦综合征、窦房传导阻滞、不稳定或急性心力衰竭、依赖起搏器起搏者（心率完全由起搏器控制）、不稳定型心绞痛、Ⅲ度房室传导阻滞、与强效细胞色素 P4503A4 抑制剂联用、与具有降低心率作用的中效 CYP3A4 抑制剂维拉帕米或地尔硫䓬联用的患者，以及妊娠期妇女、哺乳期妇女及未采取适当避孕措施的育龄妇女禁用。

【不良反应】最常见的不良反应为闪光现象（光幻视），为剂量依赖性，表现为视野的局部区域出现短暂的亮度增强，通常由光强度的突然变化触发，也可描述为光环、图像分解（频闪或万花筒效果）、彩色亮光，或多重图像（视觉暂留），通常发生于治疗开始的2个月内，一般为轻度至中度；常见心动过缓（通常发生在治疗开始后最初的2～3个月内）、头痛（通常发生在治疗的第1个月）、头晕（可能与心动过缓相关）、血压控制不佳、Ⅰ度房室传导阻滞（心电图可见P-Q间期延长）、室性期外收缩、心房颤动。少见嗜酸性细胞增多症、高尿酸血症、晕厥、复视、视觉障碍、眩晕、心悸、室上性期外收缩、低血压、呼吸困难、恶心、便秘、腹泻、血管性水肿、皮疹、疲劳、无力、血肌酐升高、Q-T间期延长。

【注意事项】

（1）心率的测定：在开始使用伊伐布雷定进行治疗前，或者对已经使用伊伐布雷定的患者调整剂量时，应考虑连续心率测定、心电图或24小时动态心电监测的结果，以明确静息心率。这也适用于心率较慢的患者，特别是心率下降至50次/min以下或者接受剂量下调的患者。

（2）心律失常：伊伐布雷定对心律失常没有预防或治疗作用，对快速性心律失常（例如室性或者室上性心动过速）无效。不推荐本品用于心房颤动患者或其他窦房结功能受影响的心律失常患者。在伴随使用胺碘酮或者强效Ⅰ类抗心律失常药的患者中，心房颤动较为常见。建议对接受本品治疗的患者进行心房颤动（持续性或者突发性）的常规临床监测，如果有临床指征（例如出现心绞痛恶化、心悸、脉博异常），还应进行心电图监测。且应告知患者心房颤动的体征和症状，并建议患者出现这些体征和症状时与医生联系。如果在治疗期间发生心房颤动，应慎重权衡继续使用伊伐布雷定治疗的获益和风险。

（3）对于伴有室内传导障碍（左束支传导阻滞、右束支传导阻滞）和心室不同步的慢性心力衰竭患者，应密切监测。

（4）Ⅱ度房室传导阻滞的患者不推荐应用伊伐布雷定。

（5）心率较慢的患者：①治疗前静息心率低于70次/min的患者禁用。②治疗期间，如果患者的静息心率持续低于50次/min，或者患者出现了与心动过缓有关的症状，例如头晕、乏力或者低血压，应下调剂量。如果降低剂量后心率仍然持续低于50次/min或者心动过缓的症状持续存在，则必须停药。

（6）慢性心力衰竭：在考虑使用伊伐布雷定进行治疗之前，心力衰竭必须稳定。NYHA心功能分级为Ⅳ级的心力衰竭患者用药时需谨慎。

（7）推荐脑卒中后立刻使用本品。

（8）如果出现任何意外的视觉功能恶化时，应考虑停止治疗。色素性视网膜炎患者慎用。

(9) 轻度至中度低血压患者应慎用伊伐布雷定。

(10) 心房颤动患者进行药物复律时，尚无发生过度心动过缓风险的证据。非紧急的心脏电复律应考虑在末次服药24小时之后进行。

(11) 先天性Q-T综合征或者使用延长Q-T间期药物的患者应避免使用伊伐布雷定，因其导致的心率减慢可加重Q-T间期延长，继而引发严重心律失常，如尖端扭转型室性心动过速。

(12) 同时进行抗高血压治疗时，应以适当监测血压并进行治疗调整。

(13) 患有罕见的遗传性半乳糖不耐受症、原发性肠乳糖酶缺乏或葡萄糖-乳糖吸收不良的患者不应使用本品。

(14) 在光强度可能突然发生变化的情况下驾驶或者操作机器，特别是在夜间驾驶时，有可能发生光幻视，应予以重视。

【药物相互作用】

(1) 药效学相互作用

1) 不推荐的合并用药：延长Q-T间期的心血管药物（例如奎尼丁、丙吡胺、苄普地尔、索他洛尔、伊布利特、胺碘酮）和延长Q-T间期的非心血管类药物（例如匹莫齐特、齐拉西酮、舍吲哚、甲氟喹、卤泛群、喷他脒、西沙必利、注射用红霉素）。应避免与心血管类和非心血管类延长Q-T间期的药物合并使用。必须合用时须对心脏进行严密监测。

2) 须慎重的合并用药：排钾利尿剂（噻嗪利尿剂和髓袢利尿剂），低钾血症会增加心律失常的危险。因为伊伐布雷定可能会引发心动过缓，低钾血症和心动过缓的联合作用是发生严重心律失常的易感因素，特别是长Q-T综合征（不论先天性或药物诱发性）的患者。

(2) 药动学相互作用

1) 禁止的合并用药：禁止与强效CYP3A4抑制剂合并使用，例如唑类抗真菌药物（酮康唑、伊曲康唑）、大环内酯类抗生素（例如克拉霉素、口服红霉素、交沙霉素、泰利霉素）、HIV蛋白酶抑制剂（奈非那韦、利托那韦）和萘法唑酮。禁止本品与地尔硫䓬或者维拉帕米（具有降低心率作用的中效CYP3A4抑制剂）合并使用。

2) 不推荐的合并用药：本品与西柚汁同服会导致伊伐布雷定的暴露量增加2倍。

3) 须慎重的合并用药：当患者的静息心率大于70次/min，并且对心率进行监测的情况下，可以考虑伊伐布雷定与其他中效CYP3A4抑制剂（例如氟康唑）合并用药，起始剂量为2.5mg，每日2次。当与具有CYP3A4诱导作用的药物（例如利福平、巴比妥类、苯妥英、贯叶金丝桃）合并使用时，可能需要对本品的剂量进行调整。

【剂型和规格】

片剂：① 5mg；② 7.5mg。

【贮存】密封。

（四）抗高血压药

高血压定义为在未使用降压药物的情况下，非同日 3 次测量诊室血压，收缩压≥140mmHg 和 / 或舒张压≥90mmHg，患者既往有高血压史，目前正在使用降压药物，血压虽然低于 140/90mmHg，仍应诊断为高血压。高血压是以体循环动脉压升高、周围小动脉阻力增高同时伴有不同程度的心排血量和血容量增加为主要表现的临床综合征。临床上可分为原发性及继发性两大类。

按照《中国高血压基层管理指南》(2014 年修订版)，根据患者血压水平、现存的危险因素、靶器官损害、伴发临床疾患进行危险分层。将患者分为低危、中危、高危三层。①低危：1 级高血压，且无其他危险因素。②中危：2 级高血压；1 级高血压并伴 1～2 个危险因素。③高危：3 级高血压；高血压 1 或 2 级伴≥3 个危险因素；高血压（任何级别）伴任何一项靶器官损害（左室肥厚、颈动脉内膜增厚、血肌酐轻度升高）；高血压（任何级别）并存任何一项临床疾患（心脏病、脑血管病、肾脏病、周围血管病、糖尿病等）。

高血压治疗的基本目标是血压达标，以期最大限度地降低心脑血管病发病及死亡总危险。目标血压：一般高血压患者血压降至 140/90mmHg 以下；老年（≥65 岁）高血压患者的血压降至 150/90mmHg 以下，如果能耐受，可进一步降至 140/90mmHg 以下。一般糖尿病或慢性肾脏病患者的血压目标可以再适当降低。

按照 2017 年《高血压合理用药指南》(第 2 版)，降压药物主要包括：利尿剂、肾素 - 血管紧张素 - 醛固酮系统抑制剂、钙通道阻滞剂、交感神经抑制剂、直接血管舒张剂。五类降压药及固定低剂量复方制剂均可作为高血压初始或维持治疗的选择药物。

利尿药可通过利尿排钠，降低容量负荷，改善升高的血压。主要具有降压作用的排钾类利尿药有噻嗪类（如氢氯噻嗪等）及袢利尿药（如呋塞米等）；兼有排钾及扩血管作用的利尿药（如吲达帕胺）；以及保钾利尿药螺内酯和氨苯蝶啶等。

β 受体拮抗剂可通过降低心率及交感活性使心排血量降低从而起到降压作用。常用于高血压治疗的 β 受体拮抗剂有普萘洛尔、比索洛尔、美托洛尔、拉贝洛尔等。

钙通道阻滞剂可通过拮抗平滑肌上的钙离子通道从而发挥扩血管作用，如硝苯地平、尼群地平、维拉帕米等。

血管紧张素转换酶抑制药和血管紧张素Ⅱ受体拮抗剂可相应地通过抑制血管紧张素转换酶使血管紧张素Ⅱ减少和拮抗血管紧张素Ⅱ的 AT_1 受体而降压。主要药物有卡托普利、依那普利、赖诺普利、缬沙坦等。

α 受体拮抗剂可通过拮抗血管平滑肌上的 α_1 受体，使血管舒张而降压。主要药物有酚妥拉明、哌唑嗪等。

双重内皮素受体拮抗剂波生坦对内皮素受体 A（ETA）和内皮素受体 B（ETB）均有亲和力，可降低肺血管和全身血管阻力，从而在不增加心率的情况下增加心排血量。

本部分包括血管紧张素转换酶抑制剂卡托普利（口服常释剂型）和依那普利（口服常释剂型）、赖诺普利（口服常释剂型）；血管紧张素Ⅱ受体拮抗剂缬沙坦（口服常释剂型）、缬沙坦氨氯地平（口服常释剂型）；用于高血压危象妊娠高血压综合征的硝普钠（注射剂）和硫酸镁（注射剂）；钙通道阻滞剂尼群地平（口服常释剂型）、硝苯地平（口服常释和缓释剂型）、非洛地平（口服常释和缓释剂型）、氨氯地平（口服常释剂型）、左氨氯地平（口服常释剂型）；β 受体拮抗剂比索洛尔（口服常释剂型）、拉贝洛尔（口服常释剂型）；兼有排钾及扩血管作用的利尿药吲达帕胺（口服常释剂型、口服缓释剂型）；α 受体拮抗剂酚妥拉明（注射剂）、哌唑嗪（口服常释剂型）、乌拉地尔（口服缓释剂型、注射剂）；治疗肺动脉高压药波生坦（口服常释剂型）。

其他类药物，如 β 受体拮抗剂类、钙通道阻滞剂类和利尿药中可以用于抗高血压的药物品种，可参阅本章“（一）抗心绞痛药”“（二）抗心律失常药”和本书第十章“（一）利尿药及脱水药”和“（二）良性前列腺增生用药”中的相关药物信息。

161. 卡托普利　Captopril

【药理作用】本品为竞争性血管紧张素转换酶抑制剂，使血管紧张素Ⅰ不能转化为血管紧张素Ⅱ，从而降低外周血管阻力，并通过抑制醛固酮分泌，减少水钠潴留。本品还可通过干扰缓激肽的降解舒张外周血管。对心力衰竭患者，本品也可降低肺毛细血管楔压及肺血管阻力，增加心排血量及运动耐受时间。口服后 15 分钟起效，作用持续 6～12 小时，降压作用为进行性，约数周达最大治疗作用。

卡托普利片口服后吸收迅速，吸收率在 75% 以上。1～1.5 小时达血药峰浓度。蛋白结合率 25%～30%。不能通过血脑屏障；可通过乳汁分泌；可以通过胎盘。在肝内代谢为二硫化物等。经肾脏排泄，约 40%～50% 以原型排出，其余为代谢物；半衰期短于 3 小时；肾功能损害时会产生药物潴留。

【适应证】用于高血压，心力衰竭。

【用法和用量】 口服。

(1) 成人：①高血压，初始剂量一次12.5mg，一日2～3次；按需要1～2周内增至一次50mg，一日2～3次。②心力衰竭，初始剂量一次12.5mg，一日2～3次；根据耐受情况逐渐增至一次50mg，一日2～3次；近期大量服用利尿药者初始剂量一次6.25mg，一日3次。

(2) 儿童：降压与治疗心衰，初始剂量，一次0.3mg/kg，一日3次；必要时每8～24小时增加0.3mg/kg。

【禁忌证】 对本品或其他血管紧张素转化酶抑制剂过敏、双侧肾动脉狭窄、有血管神经性水肿史、妊娠期妇女禁用。

【不良反应】 常见咳嗽、皮疹、心悸、心动过速、胸痛、味觉迟钝；少见蛋白尿、眩晕、头痛、昏厥、血管性水肿、心率快而不齐、面部潮红或苍白、白细胞与粒细胞减少。

【注意事项】

(1) 肾功能不全时谨慎使用并监测；更易出现高钾血症或其他不良反应。初始剂量为一次12.5mg，一日2次。

(2) 可分泌入乳，哺乳期妇女用药需权衡利弊。

(3) 自身免疫性疾病如严重系统性红斑狼疮、骨髓抑制、脑动脉或冠状动脉供血不足、血钾过高、肾功能不全、主动脉瓣狭窄、严格饮食限制钠盐或进行透析的患者慎用。

(4) 儿童仅限用于其他降压治疗无效时。

(5) 老年人对降压作用较敏感，应用本品须酌减剂量。

(6) 在用药期间，应定期监测白细胞计数和分类计数，最初3个月期间每2周查一次。若白细胞计数过低，暂停用本品，可以恢复。

(7) 食物可使本品吸收减少30%～40%，宜在餐前1小时服药。

(8) 本品可使血尿素氮、肌酐浓度增高，常为暂时性，在有肾病或长期严重高血压而血压迅速下降后易出现，偶有血清肝脏酶增高。

(9) 可能导致高钾血症，与保钾利尿剂合用时尤应注意检查血钾。

(10) 本品可引起尿丙酮检查假阳性。

(11) 出现血管神经水肿，应停用本品，迅速皮下注射1：1 000肾上腺素0.3～0.5ml。

【药物相互作用】

(1) 与利尿药同用使降压作用增强，但应避免引起严重低血压，故原用利尿药者宜停药或减量。本品开始用小剂量，逐渐调整剂量。

(2) 与其他扩血管药同用可能致低血压，如拟合用，应从小剂量开始。

(3) 与保钾利尿药如螺内酯、氨苯蝶啶、阿米洛利同用可能引起血钾过高。

(4) 与内源性前列腺素合成抑制剂如吲哚美辛同用，将使本品降压作用减弱。

(5) 与其他降压药合用，降压作用加强；与引起肾素释出或影响交感活性的药物呈相加作用，与β受体拮抗剂呈小于相加的作用。

(6) 与锂剂联合，可能使血清锂水平升高而出现毒性。

【剂型和规格】

片剂：① 12.5mg；② 25mg。

【贮存】 遮光，密封保存。

162-1. 依那普利 Enalapril

【药理作用】 本品为血管紧张素转换酶抑制剂。口服后在体内水解成依那普利拉，后者强烈抑制血管紧张素转换酶，降低血管紧张素Ⅱ含量，使全身血管舒张，引起降压。

本品是前体药物，其乙酯部分在肝内被迅速水解，转化成有效代谢物——依那普利拉而发挥降压作用。口服依那普利约68%被吸收，本品与食物同服不影响其生物利用度。服药后1小时，血浆依那普利浓度可达峰值。服药后3.5～4.5小时，依那普利拉浓度可达峰值；一日口服2次，两日后可达稳态；肝功能异常者依那普利转变成依那普利拉的速度延缓。广泛分布于全身，肝、肾、胃和小肠药物浓度最高，大脑中浓度最低。依那普利拉主要由肾脏排泄。半衰期为11小时。严重肾功能不全者（肌酐清除率低于30ml/min）可出现药物蓄积。最终半衰期延长为30～35小时。本药能用血液透析法清除。

【适应证】 用于原发性高血压、肾性高血压、心力衰竭。

【用法和用量】 口服。

(1) 原发性高血压：初始，一次5～10mg，一日1次；维持剂量一次10～20mg，一日1次；最大剂量一日40mg，分1～2次服。

(2) 肾性高血压：初始，一次5mg或以下，一日1次；根据需要调整剂量。服用利尿药者应提前2～3日停用利尿药，或减小初始剂量。

(3) 心力衰竭：初始，一次2.5mg，一日1次，并密切监测反应，根据耐受情况逐渐加量至一日5～20mg，分1～2次服。

【禁忌证】 对本品任一成分过敏、双侧肾动脉狭窄、有血管神经性水肿史、妊娠期的患者禁用。肾移植后患者、原发性醛固酮增多症患者、妊娠期及哺乳期妇女禁用。

【不良反应】 常见头晕、头痛、疲乏、咳嗽；少见肌肉痉挛、口干、恶心、呕吐、腹泻、便秘、消化不良、心悸、心动过速、阳痿、直立性低血压、失眠、神经过敏、感觉异常、皮疹（罕见血管神经性水肿）、男子乳房发育。

【注意事项】

（1）症状性低血压：服用本品的高血压患者可能发生低血压。

（2）肝功能不全时应密切监测肝功能。

（3）肾功能不全时谨慎使用并监测，更易出现高血钾症或其他不良反应；肌酐清除率小于 30ml/min 时起始剂量为一次 2.5mg，一日 1 次。必要时根据肾功能调整用药方案。

（4）下列情况慎用：主动脉瓣狭窄 / 肥厚型心肌病。

（5）儿童无须调整剂量。新生儿和肾小球滤过率小于 30ml/min 的儿童患者不推荐使用。

（6）在服药期间，应定期监测白细胞计数和肾功能。

（7）咳嗽：血管紧张素转换酶抑制剂可引起咳嗽，其特点是无痰、持续，停药后可消失，在鉴别诊断咳嗽时，应考虑到血管紧张素转换酶抑制剂引起咳嗽的可能性。

（8）手术 / 麻醉：对于正在进行大手术或使用可能引起低血压的麻醉药物进行麻醉的患者，由于代偿性肾素的释放，依那普利阻断血管紧张素Ⅱ的生成。如果发生低血压且考虑是上述机制所致，则应扩充血容量加以纠正。

【药物相互作用】

（1）本品与其他降压治疗同时应用时可发生叠加作用。

（2）与利尿药合用降压作用增强，可引起严重低血压。在开始治疗前利尿药应停用或减量，本品开始剂量宜小，以后根据血压情况调整剂量。

（3）与排钾利尿药合用可减少利尿药引起的低血钾。但与保钾利尿药、补钾利尿药或含钾代用食盐（特别是肾功能不全的患者）可引起血清钾显著升高。合用时应谨慎，并监测血钾。

（4）如同时服用锂剂可引起锂中毒，应监测血清锂浓度。

（5）与别嘌醇合用可引起过敏反应，应注意。

（6）与硫唑嘌呤合用可加重骨髓抑制。

（7）与布比卡因合用，由于对肾素 - 血管紧张素系统的抑制，可引起严重心动过缓和低血压，甚至意识丧失。应注意。

（8）有报道本品可增加氯米帕明的毒性。

（9）甲氧苄啶与血管紧张素转化酶抑制药合用可引起高钾血症，含有甲氧苄啶的复方制剂也同样，应避免合用。

（10）与环孢素合用可使肾功能下降。

（11）利福平可降低本品疗效。

（12）患 2 型糖尿病、高血压并伴有肾功能不全的患者，同时使用本品和二甲双胍后，出现高钾性乳酸酸中毒的个案报道。

（13）阿司匹林可明显降低本品的减压作用，合用时须注意。

（14）麻黄含麻黄碱和伪麻黄碱，可降低抗高血压药物的疗效，应注意。

【剂型和规格】

片剂：① 2.5mg；② 5mg；③ 10mg。

【贮存】遮光、密闭保存。

162-2. 依那普利叶酸（片） Enalapril and Folic Acid（Tablet）

【药理作用】依那普利叶酸为复方制剂，其组分为马来酸依那普利和叶酸的不同剂量组合。依那普利作用同“162-1 依那普利”；叶酸为机体细胞生长和繁殖必需物质。叶酸经二氢叶酸还原酶及维生素 B_{12} 的作用，形成四氢叶酸（THFA），后者与多种一碳单位结合成四氢叶酸类辅酶，传递一碳单位，参与体内很多重要反应及核酸和氨基酸的合成。叶酸可作用于蛋氨酸循环，其一碳单位转化为甲基可使同型半胱氨酸重甲基化，生成蛋氨酸用于细胞甲基化反应及蛋白质合成。叶酸也可通过一碳单位供体的作用促进核酸合成。因此，外源性补充叶酸能够促进同型半胱氨酸甲基化过程，降低血浆同型半胱氨酸。

药动学同“162-1 依那普利”项下内容。叶酸口服后主要以还原型在空肠近端吸收，5～20 分钟即出现在血中，1 小时后达高峰。叶酸由门静脉进入肝脏，以 N_5- 甲基四氢叶酸的形式储存在肝脏中和分布在其他组织器官中。治疗量的叶酸约 90% 自尿中排泄。

【适应证】用于治疗伴有血浆同型半胱氨酸水平升高的原发性高血压。依那普利降低高血压患者的血压，叶酸可以降低血浆同型半胱氨酸水平。

【用法和用量】口服。

根据血压控制情况选择不同规格的本品。通常推荐起始剂量为每日 5mg/0.4mg，根据患者的反应调整给药剂量，或遵医嘱。肝、肾功能异常患者和老年患者酌情减量或遵医嘱。

【禁忌证】【不良反应】同“依那普利及叶酸”项下内容。

【注意事项】叶酸降低同型半胱氨酸的作用受到亚甲基四氢叶酸还原酶（MTHFR）基因 *C677T* 多态性的显著影响。纯合突变型（TT 基因型）的患者服用马来酸依那普利叶酸片后，效果更好。其他均同“162-1 依那普利”项下内容。

【药物相互作用】

（1）大剂量叶酸能拮抗苯巴比妥、苯妥英钠和扑米酮的抗癫痫作用，使癫痫发作的临界值明显降低，并使敏感患者的发作次数增多。

（2）口服大剂量叶酸，可以影响微量元素锌的吸收。

（3）其他均同依那普利项下内容。

【剂型和规格】

依那普利叶酸片剂：①依那普利 5mg/ 叶酸 0.4mg；②依那普利 10mg/ 叶酸 0.4mg；③依那普利 10mg/ 叶酸 0.8mg。

【贮存】遮光、密闭保存。

163. 赖诺普利　Lisinopril

【药理作用】本品是一种肽类的血管紧张素转换酶抑制剂（ACEI）。主要通过抑制肾素 - 血管紧张素 - 醛固酮（RAAS）系统降低血压，同时赖诺普利亦对低肾素性高血压有降压作用。

本品口服吸收不受食物影响，也不规则，平均吸收程度大约为 25%，存在个体差异。除循环血管紧张素转换酶（ACE）外，赖诺普利不与其他血清蛋白结合。本品不经体内代谢，吸收的药物全部以原型经尿排出，多次给药后累积的有效半衰期为 12.6 小时。肝功能受损的患者赖诺普利吸收下降，赖诺普利经由肾排泄，肾功能受损时清除率下降。但只有当肾小球滤过率小于 30ml/min 时，清除率下降才具有临床意义。

【适应证】用于治疗高血压、充血性心力衰竭、急性心肌梗死。

【用法和用量】口服，一日 1 次。本品应当在每日大致相同的时间服用。

（1）原发性高血压：初始，一次 10mg，一日 1 次，对于可能在首次服药后出现血压过度降低的患者（肾素 - 血管紧张素 - 醛固酮系统高度激活的患者，特别是肾血管性高血压、低盐、低血容量状态、心功能失代偿、严重高血压），推荐的起始剂量为 2.5～5mg；维持剂量一次 20mg，一日 1 次；最大剂量一日 80mg。

（2）使用利尿剂的患者：初次使用本品有可能出现症状性低血压，这在服用利尿剂的病人中更多见，建议在开始使用本品治疗前的 2～3 日考虑停止服用利尿剂，对不能停止使用利尿剂的高血压患者，本品的初始剂量为 5mg。应监测肾功能和血清钾，随后视血压情况调整本品剂量。

（3）肾功能损害患者：肌酐清除率小于 10ml//min 的患者（包括透析患者），初始剂量为 2.5mg，一日 1 次（剂量与服用次数应根据血压情况而调整）。肌酐清除率为 10～30ml/min 的患者，初始剂量为 2.5～5mg（如高血压减为一次 5mg；心力衰竭、急性心肌梗死减为一次 2.5mg），一日 1 次。肌酐清除率为 31～80ml/min 的患者，初始剂量为 5～10mg，一日 1 次。治疗期间剂量可逐渐调整至控制血压或至最大剂量每日 40mg。

（4）充血性心力衰竭：对于症状性心力衰竭的患者，作为配合洋地黄和利尿剂治疗的辅助方法，本品的起始剂量为 2.5mg，一日 1 次，应在临床监护下给药，以确定对血压的初步作用。

本品的剂量增加应照以下方式：①剂量增加的幅度不可超过 10mg；②剂量增加的间隔不应短于 2 周；③应加至患者能耐受的最大剂量，最大剂量不可超过 35mg，一日 1 次。

（5）急性心肌梗死：如适用，患者应接受标准的推荐治疗，如溶栓药、阿司匹林和β受体拮抗剂。

1）起始剂量：本品可与静脉或透皮吸收的硝酸甘油合用。梗死发生后前 3 日为初始剂量。

本品可在心肌梗死症状发生 24 小时内应用。如果收缩压低于 100mmHg 则不可以开始治疗。首剂口服给予 5mg，24 小时后及 48 小时后再分别给予 5mg、10mg，随后一日 1 次，一次 10mg。对低收缩压的患者（收缩压为 120mmHg 或以下）在治疗开始时或梗死发生后 3 日内应给予较低剂量（2.5mg）。

2）维持剂量：本品维持剂量为 10mg，一日 1 次。如果发生低血压（收缩压低于或等于 100mmHg），可给予每日 5mg 的维持量，在必要时还可以临时降至 2.5mg。如果低血压持续存在（收缩压低于 90mmHg 持续 1 小时以上）应停止使用本品。用药应持续 6 周，随后对患者的情况重新评估。出现心衰症状的患者应继续使用本品。

【禁忌证】对本品过敏、双侧肾动脉狭窄、有血管神经性水肿史、妊娠中期和末期的患者禁用。

【不良反应】常见眩晕、头晕、直立性低血压、咳嗽、腹泻、肾功能不全、性功能障碍。少见情绪改变、感觉异常、味觉异常、睡眠障碍、心悸、心动过缓、雷诺现象、严重低血压、恶心、腹痛、消化不良、皮疹、瘙痒、疲劳、虚弱、血肌酐升高、血尿酸升高、肝酶升高、高钾血症。

【注意事项】

（1）警惕症状性低血压的发生。存在低血容量的情况的患者开始治疗和调整剂量时应给予密切的医疗监护。对缺血性心脏病或脑血管病的患者，血压不宜过低。

（2）急性心肌梗死患者在用血管舒张剂治疗后，有进一步血流动力学恶化的危险时，不能用本品治疗（这些患者收缩压常为 100mmHg 或更低或伴有心源性休克）。在心梗发生后的 3 日内，若收缩压为 120mmHg 或更低，应该减少用量。若收缩压为 100mmHg 或更低，维持量应减至 5mg 或 2.5mg。若低血压持续存在（收缩压低于 90mmHg 持续 1 小时以上）应该停止使用本品。

（3）明确伴有肾功能不全的急性心肌梗死患者不宜开始本品治疗，如果在用本品治疗期间出现肾功能不全（血清肌酐浓度超过 265mmol/L 或治疗前的 2 倍），应停止使用。

（4）不推荐本品用于肾移植患者。

（5）使用包括本品在内的 ACEI 时患者面部、手脚、口唇、舌部、声门和/或喉部出现血管性水肿的情况罕有报道，对这些患者，应立刻停止服用本品并采取适当的治疗和监护。

（6）接受本品的患者如出现黄疸或肝酶明显升高时应当停用本品并接受恰当的临床随访。

（7）接受 ACEI 治疗的患者中，曾有出现中性粒细胞减少/粒细胞缺乏症、血小板减少和贫血的报道。建议定期监测白细胞计数，并指导患者及时报告任何感染的迹象。

（8）使用 ACEI 可引起咳嗽，其特征为无痰性、持续性咳嗽，停药后可消失。

（9）一些 ACEI（包括本品）治疗的患者观察到血清钾升高。

（10）服用口服降糖药或胰岛素的糖尿病患者，在接受 ACE 抑制剂治疗的第 1 个月应密切监测血糖水平。

（11）赖诺普利不应用于妊娠初期 3 个月。如发现妊娠，应尽早终止赖诺普利治疗。不推荐在哺乳期使用赖诺普利。

【药物相互作用】

（1）与钾补充剂、保钾利尿药或含钾的盐代用品合用应注意监测血钾。

（2）锂剂和 ACEI 合用期间出现可逆性的血清锂升高和毒性反应。不推荐本品与锂剂合用，如联合治疗是必要的，应密切监测血清锂的水平。

（3）对于老年患者、血容量减少患者（包括接受利尿剂治疗者），或有肾功能受损者，同时服用 ACEI 和非甾体类抗炎药，可能导致肾功能恶化的风险增加，包括可能的急性肾衰、血钾升高，联合用药应当谨慎，定期监测肾功能。

（4）联合使用血管紧张素Ⅱ受体拮抗剂、ACEI、阿利吉仑对 RAAS 系统进行双重阻断，会使低血压、高钾血症、肾功能异常（包括急性肾功能衰竭）的风险增加。不可在糖尿病患者中合用本品与阿利吉仑。避免在肾功能受损（肌酐清除率＜ 60ml/min）的患者中联合使用本品与阿利吉仑。

（5）接受 ACEI 治疗的患者注射金剂（例如金硫丁二钠）后，常出现亚硝酸盐样综合征（血管舒张的症状，包括潮红、恶心、头晕和低血压，这些症状可能会很严重）。

（6）合并使用其他降压药、甘油三酯或其他硝酸酯类药物、某些麻醉药物、三环类抗抑郁药和抗精神病药物可引起血压进一步降低。

（7）拟交感神经药物可减弱ACEI的降压作用。

（8）ACEI和降糖药（胰岛素、口服降糖药）可增加降糖作用，出现低血糖风险。这种现象大多在联合治疗开始的数周出现，并更常出现在肾功能受损的患者中。

【剂型和规格】

（1）片剂：①5mg；②10mg。

（2）胶囊：①5mg；②10mg。

【贮存】遮光、密封保存。

164. 缬沙坦 Valsartan

【药理作用】本品是强效特异性血管紧张素Ⅱ（Ang Ⅱ）受体拮抗剂，它选择性作用于AT_1受体亚型，在使用本品之后，AT_1受体封闭，血管紧张素Ⅱ血浆水平升高，它会刺激未封闭的AT_2受体，同时抗衡AT_1受体的作用。

缬沙坦降低升高的血压，同时不影响心率。对大多数患者，单剂口服2小时内产生降压效果，46小时达作用高峰，降压效果维持至服药后24小时以上。重复给药时，治疗24周后达最大降压疗效，并在长期治疗期间保持疗效。突然终止缬沙坦治疗，不引起高血压“反跳”或其他临床不良事件。

缬沙坦口服后吸收迅速，其吸收量差异很大，平均绝对生物利用度为23%，以多指数衰变动力学代谢（α相半衰期＜1小时，终末半衰期约9小时）。

缬沙坦绝大部分（94%～97%）与血清蛋白（主要是白蛋白）结合。稳态分布容积较低（约为17L），与肝血流量（30L/h）相比，血浆清除速度相对较慢（大约2L/h）。主要以原型排泄，70%从粪便排出，30%从尿排出。无论是否进餐时服用，8小时后的血药浓度相似。本品可以进餐时或空腹服用。

【适应证】用于轻、中度原发性高血压。

【用法和用量】口服：一次80mg，一日1次。降压效果不佳者，一次160mg，一日1次，或加用利尿剂。建议每日同一时间用药，可加用利尿剂。老年人通常不需要调整起始剂量。可以与其他抗高血压药物联合应用。

【禁忌证】对本品任何成分过敏者、妊娠期妇女禁用。

【不良反应】少见直立性血压改变；偶见轻度头痛、头晕、疲乏、腹痛、干咳、血钾增高、中性粒细胞减少、血红蛋白和血细胞比容降低、血肌酐和转氨酶增高；有腹泻、鼻炎、咽炎、关节痛、恶心等报道。

【注意事项】

（1）非胆管源性、无胆汁淤积的轻中度肝功能损害患者无须调整剂量。胆道梗阻、胆汁淤积患者应慎用。

（2）轻中度肾功能损害患者无须调整起始剂量。肾功能损害患者使用本品需要加强监测。没有严重肾功能损害（肌酐清除率＜30ml/min）患者使用本品的资料，不推荐使用。

（3）哺乳期妇女不宜使用。

（4）低钠及血容量不足患者注意避免出现低血压。应该在用药之前，纠正低钠和/或血容量不足，例如将利尿剂减量。如果发生低血压，应该让患者平卧，必要时静脉输注生理盐水。血压稳定后可以继续本品治疗。

（5）发生血管性水肿的患者应立即停用，且不得再次使用。

【药物相互作用】

（1）与保钾利尿剂（如螺内酯、氨苯蝶啶、阿米洛利）、钾制剂或含钾的盐代用品联合应用时，可导致血钾浓度升高和引起心力衰竭患者血清肌酐升高。因此，如必须同服时应注意监测。

（2）同时服用血管紧张素Ⅱ受体拮抗剂和非甾体类抗炎药，会降低抗高血压作用。此外，对于老年患者、血容量减少患者（包括接受利尿剂治疗者）或有肾功能损害者，同时使用血管紧张素Ⅱ受体拮抗剂和非甾体类抗炎药，可能会使肾功能恶化的风险升高。

【剂型和规格】

胶囊：80mg。

【贮存】遮光，密封，在30℃以下保存。

165. 缬沙坦氨氯地平　Valsartan and Amlodipine

【药理作用】本品包括缬沙坦和氨氯地平两种降压活性成分，这两种成分在控制血压方面作用机制互补：氨氯地平属于钙通道阻滞剂，缬沙坦属于血管紧张素Ⅱ拮抗剂。两种成分合用的降压效果优于其中任一成分单药治疗。

【适应证】治疗原发性高血压。可用于单药治疗不能充分控制血压的患者。

【用法和用量】使用5mg的氨氯地平和80mg的缬沙坦，每日1次。

【禁忌证】对本品任何成分过敏者，妊娠期妇女与哺乳期妇女，遗传性血管水肿患者及服用ACEI或血管紧张素Ⅱ受体拮抗剂治疗早期即发展成血管性水肿的患者应禁用本品。

【不良反应】缬沙坦少见直立性血压改变；偶见轻度头痛、头晕、疲乏、腹痛、干咳、血钾增高、中性粒细胞减少、血红蛋白和血细胞比容降低、血肌酐和转氨酶增高；有腹泻、鼻炎、咽炎、关节痛、恶心等报道。氨氯地平少见不良反应包括复视、失眠、情绪变化、震颤、感觉迟钝、味觉障碍、呼吸困难、呕吐、消化不良、脱发、紫癜、皮肤变色、光过敏、肌痛、排尿障碍等。

【注意事项】

（1）钠和/或血容量减少的患者：建议在服用本品前纠正血容量不足的状况，或在开始治疗时进行密切的临床监测。在心力衰竭、严重主动脉狭窄或最近发生心肌梗死的患者中和接受手术或透析的患者中开始治疗时需谨慎。如果服用本品时发生过度低血压，应该让患者平卧，必要时静脉输注生理盐水。暂时性的低血压并不是服用本品的禁忌，血压稳定后通常可以继续服用本品。

（2）有心肌梗死或心绞痛增加的风险。

（3）肝功能损伤：严重肝功能损伤患者应慎用氨氯地平。由于缬沙坦主要由胆汁清除，轻中度慢性肝病患者，包括有胆道阻塞疾病的患者应慎用本品。

（4）肾功能损伤：轻中度肾功能损伤患者可以按照常规起始剂量接受治疗。重度肾功能损伤患者应慎用。

（5）肾动脉狭窄患者：单侧或双侧肾动脉狭窄或动脉狭窄至单侧肾丧失功能的患者应慎用本品，因为这类患者的血尿素和血清肌酐含量可能会升高。

（6）充血性心力衰竭：一般情况下，严重充血性心衰（NYHA 分级Ⅲ～Ⅳ级）患者应慎用包括氨氯地平在内的钙离子通道阻滞剂。一些心力衰竭患者在接受缬沙坦治疗时发生血尿素氮、血清肌酐和钾浓度升高。

（7）高钾血症：同时服用钾补充剂、保钾利尿剂、含钾的盐替代品或其他能增加钾浓度的药物（肝素等）时，应慎用本品，且密切监测钾浓度。

（8）血管性水肿：缬沙坦治疗的患者有报告发生血管性水肿，包括喉和声门水肿，引起气道阻塞和/或面部、嘴唇、咽和/或舌肿胀，其中一些患者曾有使用其他药物（包括 ACEI）时出现血管性水肿的历史。发生血管性水肿的患者应立即停用本品，且不得再次使用。

（9）急性心肌梗死患者：氨氯地平起始治疗或者增加氨氯地平剂量后可加重心绞痛和急性心肌梗死，尤其是在严重阻塞性冠状动脉疾病患者中。

（10）与其他所有扩血管药物一样，主动脉瓣或二尖瓣狭窄，或阻塞性心肌肥厚患者服用本品，应特别小心。

（11）考虑可能会出现偶见的头晕或疲劳等不良反应，驾驶和操作机器时应慎用。

【药物相互作用】

（1）建议在开始合用茶碱和麦角胺时，定期监测茶碱或麦角胺的血药浓度。

（2）建议氨氯地平给药患者辛伐他汀的剂量限制到每日 20mg。

（3）当氨氯地平与CYP3A4抑制剂合并给药时应谨慎。

（4）缬沙坦与钾补充剂、含钾利尿药、含钾的盐替代品或其他能增加钾浓度的药物（肝素等）合用时，应慎用，且应密切监测钾浓度。

（5）当联合使用与其他影响RAAS系统的药物时，应当密切监测血压、肾功能和电解质。

（6）避免在严重肾功能受损（eGFR＜30ml/min）的患者中联合使用ARB（包括缬沙坦）或ACEI。

（7）避免在2型糖尿病患者中合用ARB（包括缬沙坦）或ACEI。

（8）缬沙坦与NSAIDs合用时，可降低其降压作用。且在老年人、体液容量减少者（使用利尿剂治疗的患者）或肾功能损伤患者中合用血管紧张素Ⅱ受体拮抗剂与NSAIDs可能导致肾功能恶化风险增加。治疗时应监测患者肾功能情况。

（9）缬沙坦联合使用锂剂可引起可逆性血清锂浓度升高和锂中毒。因此，合并用药期间建议小心监测血清锂浓度水平。如果同时使用利尿剂，锂中毒的风险可能会随着本品的使用进一步增加。

【剂型和规格】

片剂（Ⅰ）：每片含缬沙坦80mg、氨氯地平5mg。

【贮存】避光、密封保存。

166．硝普钠 Sodium Nitroprusside

【药理作用】本品为强有力的血管舒张剂，能直接松弛小动脉与静脉血管平滑肌，降低血压，减轻心脏的前、后负荷，从而减轻心肌负荷，降低心肌氧耗量，能使衰竭的左心室排血量增加。对肺动脉压亦能明显降低，肾血流量与肾小球滤过率无明显改变。

静脉滴注可迅速达血药浓度峰值，其水平随剂量而定；滴注停止后血药浓度可维持1～10分钟。本品由红细胞代谢为氰化物，在肝脏内氰化物代谢为氰酸盐，代谢物无舒张血管活性；氰化物也可参与维生素B_{12}的代谢；经肾排泄，肾功能正常者半衰期为7日（由硫氰酸盐测定）；肾功能不全或血钠过低时延长。

【适应证】用于治疗高血压急症（高血压危象、高血压脑病、恶性高血压、嗜铬细胞瘤手术前后阵发性高血压、外科麻醉期间进行控制性降压），急性心力衰竭，急性肺水肿。

【用法和用量】用前将本品50mg溶解于5%葡萄糖注射液5ml中，再稀释于250～1 000ml 5%葡萄糖注射液中，在避光输液瓶中静脉滴注。溶液的保存与应用不应超过24小时。溶液内不宜加入其他药品。

静脉滴注：成人开始每分钟0.5μg/kg。根据治疗反应以每分钟0.5μg/kg递增，逐渐调整剂量。常用量为每分钟3μg/kg；极量为每分钟10μg/kg；总量为3.5mg/kg。儿童，用量为每分钟1.4μg/kg；按效应逐渐调整用量。

【禁忌证】对本品成分过敏者、代偿性高血压（如动静脉分流或主动脉缩窄）患者禁用。

【不良反应】血压降低过快过剧时可出现眩晕、大汗、头痛、肌肉颤搐、神经紧张、焦虑、烦躁、胃痛、反射性心动过速、心律失常，症状的发生与静脉给药速度有关；硫氰酸盐中毒或过量时，可出现运动失调、视物模糊、谵妄、眩晕、头痛、意识丧失、恶心、呕吐、耳鸣、气短；皮肤可见光敏感、皮肤石板蓝样色素沉着、过敏性皮疹；氰化物中毒或超量时，可出现反射消失、昏迷、心音遥远、低血压、脉搏消失、皮肤粉红色、呼吸浅、瞳孔散大。

【注意事项】

（1）肾功能不全而本品应用超过48～72小时者，每日须测定血浆中氰化物或硫氰酸盐，保持硫氰酸盐不超过100μg/ml；氰化物不超过3μmol/ml。

（2）下列情况慎用：脑血管或冠状动脉供血不足；麻醉中控制性降压时，应先纠正贫血或低血容量；脑病或其他颅内压增高；肝、肾功能不全；甲状腺功能过低；肺功能不全；维生素B_{12}缺乏。

（3）老年人用本品须注意增龄时肾功能减退对本品排泄的影响，老年人对降压反应也比较敏感，故用量宜酌减。

（4）本品不可静脉注射，应缓慢滴注或使用微量输液泵。

（5）在用药期间，应经常监测血压，急性心肌梗死患者使用本品时须监测肺动脉舒张压或嵌压。

（6）药液有局部刺激性，谨防外渗。

（7）如静脉滴注已达每分钟10μg/kg，经10分钟降压仍不满意，应考虑停用本品。

（8）左心衰竭伴低血压时，应用本品须同时加用心肌正性肌力药如多巴胺或多巴酚丁胺。

（9）偶尔出现耐药性，视为氰化物中毒先兆，减慢滴速即可消失。

【药物相互作用】

（1）西地那非可加重本药的降压反应，严禁合用。

（2）与其他降压药（如甲基多巴或可乐定等）合用可使血压急剧下降。

（3）与多巴酚丁胺合用，可使心排血量增加而肺毛细血管嵌压降低。

（4）拟交感胺类药可使本药的降压作用减弱。

（5）与维生素B_{12}合用，可预防本药所致的氰化物中毒反应及维生素B_{12}缺乏症。

【剂型和规格】

注射用无菌粉末：50mg。

【贮存】密闭保存。

167. 硫酸镁　Magnesium Sulfate

【药理作用】硫酸镁注射用药被吸收后具有抗惊厥和抗肌肉痉挛作用。镁离子能抑制中枢神经系统，减少神经肌肉接头乙酰胆碱的释放，并降低运动神经元终板对乙酰胆碱的敏感性，产生镇静、松弛骨骼肌作用。同时对血管平滑肌有舒张作用，使痉挛的外周血管舒张。

静脉注射可立即起作用。肌内注射后20分钟起效，作用持续30分钟。药物由肾脏排出，排出的速度与血镁浓度和肾小球滤过率相关。

【适应证】抗惊厥药，用于妊娠高血压综合征，治疗先兆子痫和子痫。

【用法和用量】静脉注射应缓慢，严格掌握剂量。

（1）治疗中重度妊娠高血压征、先兆子痫和子痫：首次剂量为2.5～4g，用25%葡萄糖注射液20ml稀释后，5分钟内缓慢静脉注射；以后以静脉滴注维持，每小时1～2g。根据膝腱反射、呼吸次数和尿量监测，24小时总量不应超过30g。

（2）治疗早产与治疗妊娠高血压：用药剂量和方法相似。首次负荷量为4g；用25%葡萄糖注射液20ml稀释后5分钟内缓慢静脉注射；以后用25%硫酸镁注射液60ml，加于5%葡萄糖注射液1 000ml中静脉滴注，速度为每小时2g，直到宫缩停止后2小时；以后口服β肾上腺受体激动药维持。

（3）治疗小儿惊厥静脉用药：每次0.02～0.1g/kg，以5%～10%葡萄糖注射液将本品稀释成1%溶液，静脉滴注，或稀释成5%溶液缓慢静脉注射（给药时间20分钟以上）。肌内注射，以25%溶液作深层肌内注射。

【禁忌证】哺乳期妇女，有心肌损害、心肌传导阻滞者禁用。

【不良反应】常见潮热、出汗、口干。静脉注射速度过快可产生恶心、呕吐、心慌、头晕、低血压，个别出现眼球震颤，减慢注射速度症状可消失。也有出现暂时性肌腱反射消失、皮疹等。如若用药剂量大，可发生血镁积聚，血镁浓度达5mmol/L时，可出现肌肉兴奋性抑制，感觉反应迟钝，膝腱反射消失，呼吸开始受抑制；血镁浓度达6mmol/L时可发生呼吸停止和心律失常，心脏传导阻滞，浓度进一步升高，可使心搏骤停。连续使用硫酸镁可引起便秘，部分患者可出现麻痹性肠梗阻，停药后好转。极少数患者血钙降低。新生儿可能出现高血镁症，表现为肌张力低，吸吮力差，不活跃，哭声不响亮等，少数有呼吸抑制现象。少数妊娠期妇女出现肺水肿。

【注意事项】

（1）低血压，呼吸衰竭者慎用；用药前和用药过程中应检测肌腱反射、呼吸频率、尿量、血镁浓度。如出现急性镁中毒现象，可用钙剂静脉注射解救，常用的为 10% 葡萄糖酸钙注射液 10ml 缓慢注射。

（2）分娩前 2 小时不应使用，除非本药是治疗子痫的唯一药物。

（3）肾功能不全应慎用，用药量应减少。

（4）有心肌损害、心脏传导阻滞时应慎用或不用。

（5）用药过程中突然出现胸闷、胸痛、呼吸急促，应及时听诊，必要时胸部 X 线摄片，以便及早发现肺水肿。

【药物相互作用】

（1）本品不能与硫酸多黏菌素 B、硫酸链霉素、葡萄糖酸盐、盐酸多巴酚丁胺、盐酸普鲁卡因、四环素、青霉素、萘夫西林和萘夫西林配伍使用。

（2）同时静脉注射钙剂时，可减弱本品的抗抽搐作用。

（3）本品能加强如氯丙嗪、氯氮䓬等中枢神经抑制药的作用。

（4）与其他神经肌肉阻滞药如氨基糖苷类抗生素（如庆大霉素）合用时可致神经肌肉传导阻滞。

（5）在已洋地黄化的患者中使用本品时可发生严重的心脏传导阻滞甚至心搏骤停，应高度重视。

（6）不宜与 β 受体激动药如利托君等同时使用，易引起心血管的不良反应。

（7）本品可降低缩宫素刺激子宫作用。

【剂型和规格】

注射液：① 10ml：1.0g；② 10ml：2.5g。

【贮存】密闭阴凉处保存。

168. 尼群地平 Nitrendipine

【药理作用】本品为二氢吡啶类钙通道阻滞剂。抑制血管平滑肌和心肌的跨膜钙离子内流，但以对血管作用为主，故其血管选择性较强。引起冠状动脉、肾小动脉等全身血管的舒张。

口服吸收良好，但存在明显的首关效应。蛋白结合率为 98%。口服后约 1.5 小时血药浓度达峰值。口服后 30 分钟收缩压开始下降；60 分钟后舒张压开始下降；降压作用在 1～2 小时时最大；持续 6～8 小时。尼群地平在肝内广泛代谢，其代谢产物 70% 经肾排泄，8% 随粪便排出。肝病患者血药浓度和消除半衰期增加。

【适应证】用于高血压。

【用法和用量】口服。成人初始剂量 10mg，一日 1 次。应根据患者治疗反应进行剂量调整。如果没有达到治疗效果，可增加为一次 10mg，一日 2

次，或一次20mg，一日1次。最大剂量可为一次20mg，一日2次。

【禁忌证】对本品过敏、严重主动脉瓣狭窄患者禁用。

【不良反应】较少见头痛、面部潮红。少见头晕、恶心、低血压、足踝部水肿、心绞痛发作、一过性低血压。过敏者可出现过敏性肝炎、皮疹，甚至剥脱性皮炎等。

【注意事项】

（1）少数病例可能出现血碱性磷酸酶增高，肝功能不全时慎用。

（2）肾功能不全对本品影响较小，但应慎用。

（3）本品在妊娠期妇女中应用的研究尚不充分，应注意不良反应。

（4）老年人应减少剂量，服用β受体拮抗剂者应慎重加用本品，并从小剂量开始。推荐老年人初始剂量为一日10mg。

（5）在用药期间须定期测量血压、心电图，少数接受β受体拮抗剂者加用此药后出现心力衰竭，有主动脉瓣狭窄的患者危险性更大。极少数的患者，特别是有严重冠状动脉狭窄的患者，在服用此药或者增加剂量期间，心绞痛或心肌梗死的发生率增加。故服用本品期间须定期作心电图。

【药物相互作用】

（1）β受体拮抗剂与本品合用可加强降压作用，并可减轻本品降压后发生的心动过速；然而，个别患者有可能诱发和加重体循环低血压、心力衰竭和心绞痛。

（2）与血管紧张素转换酶抑制药合用耐受性较好，降压作用加强。

（3）地高辛与本品合用，能够增加合用的地高辛血浆浓度，平均增加45%。但部分研究认为并不增加地高辛血浆浓度和毒性。这提示我们在初次使用、调整剂量或停用尼群地平时应监测地高辛的血药浓度，以防地高辛过量或不足。

（4）西咪替丁可抑制肝脏细胞色素P450酶，使尼群地平的首关效应发生改变，合用时注意药物剂量的调整。

【剂型和规格】

片剂：10mg。

【贮存】遮光，密封保存。

*（144）硝苯地平　Nifedipine

【药理作用】药理作用见“144 硝苯地平”，普通剂型药动学见“144 硝苯地平”。

缓释片达峰时间约4小时，血药浓度时间曲线平缓，每服药一次能维持最低有效血药浓度（10ng/ml）以上时间达24小时。通过缓释技术，使药物以缓慢速率释放。它不受胃肠道蠕动和PH的影响，硝苯地平主要通过氧化作用在肠壁和肝脏代谢，其代谢产物无活性，约80%经肾排泄，20%随粪便排出。

【适应证】

(1) 普通剂型：见“144 硝苯地平”。

(2) 缓释片：用于高血压、冠心病(慢性稳定型心绞痛、劳累性心绞痛、血管痉挛型心绞痛、Prinzmetal’s心绞痛、变异型心绞痛)。

【用法和用量】

(1) 普通剂型：见“144 硝苯地平”。

(2) 缓释片(20mg)：口服，一次20mg；一日2次。剂量可增加到每日2次，每次40mg。

(3) 缓释片(30mg)：口服，一次30mg；一日1次。剂量可增加到每日2次，每次40mg。空腹情况下用水整片吞服，勿咬、嚼、掰断药片，除非特殊医嘱。

【禁忌证】对硝苯地平过敏者、心源性休克者、有KOCK小囊的患者(直肠结肠切除后作回肠造口)禁用，妊娠20周内和哺乳期妇女禁用。

【不良反应】见“144 硝苯地平”。

【注意事项】

(1) 普通剂型见“144 硝苯地平”。

(2) 缓释剂型含有光敏性的活性成分，因此本品应避光保存。药片应防潮，从铝塑板中取出后应立即服用。

【药物相互作用】见“144 硝苯地平”。

【剂型和规格】

片剂：① 5mg；② 10mg。

缓释片：① 20mg；② 30mg。

【贮存】遮光、密封保存。

169. 非洛地平　Felodipine

【药理作用】本品为二氢吡啶类钙通道阻滞剂，其作用是可逆性竞争二氢吡啶结合位点，可使外周血管阻力下降而致血压降低，降压作用呈剂量依赖性，与血药浓度呈正相关。

非洛地平通过舒张冠脉血管起作用，也可改善心脏的灌注和供氧，减少心脏工作负荷，降低心肌的氧需求，可缓解冠脉痉挛。对稳定性劳累诱发的心绞痛患者，非洛地平可改善运动耐量并减少心绞痛发作。合用β受体拮抗剂可消除心率短暂地反射性加快。

非洛地平缓释剂型作用起效时间为 2 小时，作用维持 24 小时。口服吸收完全并经首关效应，生物利用度约为 20%，达峰时间为服药后 2.5～5 小时，血浆蛋白结合率约为 99%。本品在肝功能不全患者体内的清除率为正常年轻受试者的 60%。肾功能不全不改变本品的血药浓度曲线，但是由于尿排泄量下降，所以血浆中的代谢物（无活性）浓度增高。

【适应证】用于高血压及稳定型心绞痛。

【用法和用量】口服，剂量应个体化，服药应在早晨，用水吞服，药片不能掰、压或嚼碎。

（1）治疗高血压：建议以 5mg 一日 1 次作为开始治疗剂量，常用维持剂量为 5mg 或 10mg，一日 1 次。剂量可根据患者反应减少或增加，或加用其他降压药。剂量调整间隔一般不少于 2 周。对某些患者，如老年患者和肝功能损害的患者，2.5mg 一日 1 次可能就足够。

（2）治疗心绞痛：建议以 5mg 一日 1 次作为开始治疗剂量，常用维持剂量为 5mg 或 10mg，一日 1 次。

肾功能损害不影响非洛地平的血药浓度。不需要调整剂量。严重肾功能损害的患者使用本品应慎重。

【禁忌证】对本品任何成分过敏者，失代偿性心衰、急性心肌梗死、不稳定型心绞痛患者，及妊娠期妇女禁用。

【不良反应】最常见的不良反应是轻微至中度的踝部水肿，该反应由外周血管舒张引起，是与剂量相关的。在开始治疗或增加剂量时可能会发生面部潮红、头痛、心悸、头晕和疲劳。这些反应常常是短暂的。偶见疲乏、心动过速、恶心、腹痛、皮疹、瘙痒、头晕、感觉异常。

【注意事项】

（1）主动脉瓣狭窄、肝脏损害、严重肾功能损害（eGFR＜30ml/min），急性心肌梗死后心衰患者慎用。

（2）本品含有乳糖。有以下罕见遗传疾病的患者应禁忌使用：半乳糖不耐受症者，乳糖酶缺乏症者，葡萄糖 - 半乳糖吸收不良者。

（3）非洛地平在极少数患者中可能会引起显著的低血压，这在易感个体中可能会引起心肌缺血，低血压患者慎用。

（4）肝功能损害的患者，非洛地平的血浆清除率下降，血药浓度会升高，因此建议起始剂量用 2.5mg，一日 1 次。这些患者在调整剂量时应注意监测血压。肾功能不全患者一般不需要调整剂量。

（5）准备妊娠的妇女应停止使用。

（6）空腹口服或食用少量清淡饮食，并整片吞服，勿咬碎或咀嚼。保持良好的口腔卫生可减少牙龈增生的发生率和降低严重性。

【药物相互作用】

（1）非洛地平是 CYP3A4 的底物。抑制或诱导 CYP3A4 的药物对非洛地平血药浓度会产生明显影响。当本品与卡马西平、苯妥英钠、苯巴比妥等细胞色素 P450 诱导剂合用时，非洛地平的 AUC 降低 93%，C_{max} 降低 82%。与 CYP3A4 诱导剂应避免合用。应避免非洛地平与强的 CYP 3A4 抑制剂合用，如吡咯类抗真菌药（伊曲康唑、酮康唑）、大环内酯类抗生素（红霉素）和 HIV 蛋白酶抑制剂。

（2）葡萄柚汁可抑制 CYP3A4。同时服用非洛地平和葡萄柚汁导致非洛地平的 C_{max} 和 AUC 升高约 2 倍，应避免。

（3）非洛地平可能使他克莫司血药浓度升高，合用时应检测他克莫司的血清药物浓度，可能需要调整他克莫司的剂量。

（4）同时服用环孢素和非洛地平可使非洛地平的血药浓度增加 150%，AUC 增加 60%。但是，非洛地平对环孢素的药动学影响有限。

（5）西咪替丁与非洛地平合用使非洛地平的 C_{max} 和 AUC 增加约 55%。

【剂型和规格】

（1）片剂：① 2.5mg；② 5mg。

（2）缓释片：① 2.5mg；② 5mg。

【贮存】25℃以下保存。

170. 氨氯地平 Amlodipine

【药理作用】本品为钙通道阻滞剂，阻滞心肌和血管平滑肌细胞外钙离子经细胞膜的钙离子通道进入细胞，可直接舒张血管平滑肌，具有抗高血压作用。通过舒张外周小动脉，使外周阻力（后负荷）降低，使心肌的耗能和氧需求减少，通过舒张正常和缺血区的冠状动脉及冠状小动脉，使冠状动脉痉挛（变异型心绞痛）患者心肌供氧增加；因此可减轻心肌缺血。

口服氨氯地平片后，6～12 小时血药浓度达到高峰，绝对生物利用度约为 64%～90%，表观分布容积约为 21L/kg，终末消除半衰期约为 35～50 小时。每日 1 次，连续给药 7～8 日后血药浓度达稳态，氨氯地平通过肝脏广泛代谢为无活性的代谢物，以 10% 的原型药和 60% 的代谢物由尿液排出，血浆蛋白结合率约为 93%。平均终末消除半衰期左旋氨氯地平为 49.6 小时，右旋氨氯地平为 34.9 小时。

【适应证】用于治疗高血压、稳定型心绞痛和变异型心绞痛，以及经血管照影证实的冠心病。

【用法和用量】成人：初始剂量为 5mg，每日 1 次，最大剂量为 10mg，每日 1 次。

（1）身材小、虚弱、老年或伴肝功能不全患者，起始剂量为 2.5mg，每日 1 次；此剂量也可为本品联合其他抗高血压药物治疗的剂量。

（2）剂量调整应根据患者个体反应及目标血压进行。一般应在调整步骤之前等待 7～14 日。如临床需要，在对患者进行严密监测的情况下，也可以快速地进行剂量调整。

（3）治疗慢性稳定性或血管痉挛性心绞痛的推荐剂量是 5～10mg，每日 1 次，老年及肝功能不全的患者建议使用较低剂量治疗，大多数患者的有效剂量为 10mg，每日 1 次。

【禁忌证】对二氢吡啶类药物或本品任何成分过敏者禁用。

【不良反应】可见因血管舒张导致的头晕、头痛、潮红、低血压、心动过速、外周水肿（尤其是踝部）。较少见心悸、恶心及其他胃肠不适、精神抑郁。少见心绞痛、心动过缓、直立性低血压。过敏反应可见药疹、发热、肝功能异常。动物实验有致畸性。

【注意事项】

（1）与二氢吡啶类药物有交叉过敏者慎用。

（2）肝功能不全时半衰期延长，本品用于重度肝功能不全患者时应缓慢增量。

（3）极少数患者，特别是伴有严重冠状动脉阻塞性疾病的患者，在开始使用氨氯地平治疗或增加剂量时，可出现心绞痛恶化或发生急性心肌梗死。

（4）老年人宜从小剂量开始，逐渐增量。

【药物相互作用】

（1）与中度和强度 CYP3A4 抑制剂合用，可导致氨氯地平全身性暴露量增加，可能需要减少剂量。氨氯地平与 CYP3A4 抑制剂同服时，应监测低血压及水肿症状，以确定是否需调整剂量。

（2）与 CYP3A4 诱导剂合用时，氨氯地平的血药浓度变化较大。无论合用药物时还是用药后，均需要密切监测血压，必要时进行剂量调整。特别是在使用强度 CYP3A4 诱导剂（利福平、贯叶连翘提取物等）时。

（3）西地那非和氨氯地平合用时，每种药品独立发挥各自的降压效果，故应监测低血压状况。

（4）辛伐他汀与氨氯地平合用会增加辛伐他汀的暴露量。服用氨氯地平的患者应将辛伐他汀剂量限制在每日 20mg 以下。

（5）氨氯地平与免疫抑制剂合用时，可增加环孢素或他克莫司的全身性暴露量。建议对环孢素和他克莫司的血药浓度进行监测，并适时调整剂量。

【剂型和规格】

（苯磺酸盐、马来酸盐）片剂：5mg。

【贮存】遮光、密封保存。

171. 左氨氯地平 Levamlodipine

【药理作用】本品为钙通道阻滞剂。药理作用同氨氯地平。口服本品后，6～12小时血药浓度达到高峰，绝对生物利用度约为64%～80%，表观分布容积约为21L/kg，终末消除半衰期约为35～50小时。每日1次，连续给药7～8日后血药浓度达稳态，本品通过肝脏广泛代谢为无活性的代谢物，以10%的原型药和60%的代谢物由尿液排出，血浆蛋白结合率约为97.5%。左氨氯地平的平均终末消除半衰期为49.6小时。

【适应证】

（1）用于高血压。

（2）用于慢性稳定型心绞痛及变异型心绞痛。

【用法和用量】

（1）治疗高血压的初始剂量为2.5mg，每日1次；根据患者的临床反应，可将剂量增加，最大剂量为5mg，每日1次。

（2）治疗心绞痛的初始剂量为2.5～5mg，每日1次，老年人及肝功能不全的患者建议使用较低剂量治疗，大多数人的有效剂量为5mg，每日1次。

【禁忌证】对二氢吡啶类药物或本品中任何成分过敏的患者禁用。

【不良反应】常见的不良反应包括面部潮红、疲劳、眩晕、头痛、腹痛、恶心、心悸、嗜睡。少见口干、虚弱无力、背痛、低血压、晕厥、肌张力高、周围神经病变、震颤、乳腺增生、消化不良、牙龈增生、胰腺炎、呕吐、高血糖、肌痛、阳痿、血小板减少性紫癜、失眠、咳嗽、呼吸困难、脱发、耳鸣、尿频、血管炎、白细胞减少。

【注意事项】

（1）警告：极少数患者特别是伴有严重冠状动脉阻塞性疾病的患者，在开始使用钙通道阻滞剂治疗或增加剂量时出现心绞痛频率增加、时间延长和/或程度加重，或发生急性心肌梗死。

（2）因本品的扩血管作用是逐渐产生的，故服用本品后发生急性低血压的情况罕有报道。然而在严重的主动脉狭窄患者中，当与其他外周血管舒张剂合用时应注意。

（3）心衰患者使用钙通道阻滞剂时应谨慎，存在与左氨氯地平有关的肺水肿报道。

（4）与其他所有钙通道阻滞剂相同，本品的半衰期在肝功能受损时延长，因此肝功能受损者使用本品应谨慎。

（5）老年患者可用正常剂量。但开始宜用较小剂量，再渐增量为妥。

【药物相互作用】

（1）本品与下列药物的合用是安全的：噻嗪类利尿剂、β 受体拮抗剂、血管紧张素转换酶抑制剂、长效硝酸酯类药物、舌下用硝酸甘油、非甾体类抗炎药、抗生素和口服降糖药。

（2）对健康自愿者，本品与地高辛合用，未改变地高辛的血药浓度或肾清除率；与西咪替丁合用时，本品的药动学未发生改变。

（3）体外研究资料表明，本品对地高辛、苯妥英、华法林或消炎痛的血浆蛋白结合率无影响。

（4）对健康男性志愿者，本品与华法林合用，不影响华法林对凝血酶原时间的改变。

【剂型和规格】

（苯磺酸盐、马来酸盐）片剂：2.5mg。

【贮存】遮光、密封、阴凉处（不超过 20℃）保存。

172. 比索洛尔　Bisoprolol

【药理作用】本品是一种高选择性的 β_1 肾上腺受体拮抗剂，无内在拟交感活性和膜稳定活性。对血管平滑肌的 β_1 受体有高亲和力，对支气管和调节代谢的 β_2 受体仅有很低的亲和力。因此，本品通常不会影响呼吸道阻力和 β_2 受体调节的代谢效应。本品在超出治疗剂量时仍具有 β_1 受体选择性作用。无明显的负性肌力效应。

本品在胃肠道几乎完全被吸收（＞90%）。由于肝脏首关效应很小（＜10%），故其表现出高达约 90% 的生物利用度。口服后 3～4 小时后达到最大效应。由于半衰期为 10～12 小时，本品的效应可以持续 24 小时，通常在 2 周后达到最大抗高血压效应。本品的血浆蛋白结合率约为 30%，分布容积为 3.5L/kg，总清除率约为 15L/h。每日一次给药后血浆半衰期为 10～12 小时，在血浆中可维持 24 小时。

比索洛尔通过两条途径从体内排出。50% 通过肝脏代谢为无活性的代谢产物然后从肾脏排出，剩余 50% 以原型药的形式从肾脏排出。由于药物从肾脏和肝脏清除的比例相同，轻中度肝、肾脏功能异常患者不需要进行剂量调整。

【适应证】用于高血压、冠心病、伴有心室收缩功能减退的中至重度慢性稳定性心力衰竭。

【用法和用量】口服，在早晨并可进餐时服用本品。用水整片送服，不应咀嚼。

（1）高血压或心绞痛：一次 5mg，一日 1 次，轻度高血压患者可以从 2.5mg 开始治疗，可增至一次 10mg，一日 1 次。

（2）慢性稳定性心力衰竭：一次 1.25mg，一日 1 次，每隔 1 周逐渐加量至 5mg，然后每隔 4 周逐渐加量至 10mg 维持治疗，一日最大剂量为 10mg。

（3）严重肾功能衰竭（肌酐清除率＜20ml/min）和严重肝功能异常的患者，每日剂量不得超过 10mg。

【禁忌证】对本品过敏，急性心力衰竭或处于心力衰竭失代偿期需用静脉注射正性肌力药物治疗，心源性休克，Ⅱ度和Ⅲ度房室传导阻滞，病窦综合征，窦房阻滞，心动过缓（心率小于 60 次 / min），血压过低（收缩压小于 100mmHg），严重支气管哮喘或严重慢性梗阻性肺疾病，外周动脉阻塞性疾病晚期和雷诺综合征，未经治疗的嗜铬细胞瘤，代谢性酸中毒者禁用。

【不良反应】可见轻度乏力、胸闷、头晕、心动过缓、嗜睡、心悸、头痛、下肢水肿、腹泻、便秘、恶心、腹疼、红斑、瘙痒、血压明显下降、脉搏缓慢或房室传导阻滞、麻刺感或四肢冰凉、肌肉无力、肌肉痛性痉挛，对伴有糖尿病的老年患者，其糖耐量可能降低，并掩盖低血糖表现。

【注意事项】

（1）本品可能增加机体对过敏原的敏感性和加重过敏反应。

（2）除非明确必须使用，否则妊娠期妇女不能应用比索洛尔。如果必须使用，应监测子宫胎盘血流量和胎儿的生长情况。必须对新生儿进行严密监测，出生后的前 3 日最易发生低血糖和心动过缓等症状。

（3）本品是否经人乳排泄尚不清楚，不建议哺乳期妇女使用。

（4）下列情况慎用：支气管痉挛；血糖浓度波动较大的糖尿病患者及酸中毒患者；严格禁食者；有严重过敏史，正在进行脱敏治疗；Ⅰ度房室传导阻滞；变异性心绞痛；外周动脉阻塞型疾病；患有银屑病或有银屑病家族史的患者。嗜铬细胞瘤患者仅在使用肾上腺素 α 受体拮抗剂后才能服用本品。

（5）尚无儿童应用本品的经验，因此儿童避免使用。

（6）老年患者用药时不需要调整剂量。

（7）使用本品可能掩盖甲状腺毒症的症状。

（8）应用本品可能会减弱患者驾车或操纵机器的能力，尤其在开始服药、增加剂量以及与酒精同服时更应注意。

（9）除非特别指明，否则使用本品时不得突然停药。

【药物相互作用】

（1）不推荐的合并用药：①用于慢性稳定性心力衰竭的治疗时，Ⅰ类抗心律不齐药物（如丙吡胺、奎尼丁）可能增加本品对房室传导和心脏收缩力的抑制作用。②钙通道阻滞剂如维拉帕米和地尔硫䓬与本品合用时，对收缩力、房室传导和血压产生负面影响。静脉给药的患者使用β受体拮抗剂治疗可导致显著的低血压和房室传导阻滞。③与中枢降压药物（例如可乐定、甲基多巴、莫索尼定、利美尼定）合用时，可能会由于中枢交感神经紧张性降低而导致心率和心排血量降低以及血管舒张。突然停药，特别是在停用β受体拮抗剂前突然停药，可能会增加"反跳性高血压"的风险。

（2）需谨慎使用的合并用药：①钙通道阻滞剂如二氢吡啶类衍生物增加低血压风险，有潜在心功能不全的患者，合并使用时可能会导致心力衰竭。②与Ⅲ类抗心律失常药物（如胺碘酮）合用时可能延长房室传导时间。③与拟副交感神经药物合用可能延长房室传导时间。④与其他β受体拮抗剂，包括滴眼剂合用，可以增强其作用。⑤与胰岛素和口服降糖药物合用，增加降血糖效果，可能掩盖低血糖症状。⑥麻醉剂可能会增加本品心脏抑制作用的风险，引起低血压。⑦与洋地黄合用，减慢心率，延长房室传导时间。⑧非甾体抗炎药（NSAIDs）可能会减弱本品的降血压作用。⑨同时激活β和α肾上腺受体的肾上腺素激动药（如去甲肾上腺素、肾上腺素）与本品合用可能加剧这些药物的α肾上腺素受体介导的血管收缩作用，从而引起血压升高。⑩抗高血压药物及其他有降压作用的药物（如三环类抗抑郁药、巴比妥类、吩噻嗪）可能会增强本品的降血压作用。⑪单胺氧化酶抑制剂（MAO-B抑制剂除外）可以增加本品的降血压效应，同时也增加高血压危险的可能。

【剂型和规格】

片剂、胶囊：① 2.5mg；② 5mg。

【贮存】 25℃以下保存。

173. 拉贝洛尔 Labetalol

【药理作用】 本品为具有 α_1 受体和非选择性β受体拮抗作用，两种作用均有降压效应，口服时两种作用之比约为1∶3，大剂量时具有膜稳定作用，内源性拟交感活性甚微。本品降压强度与剂量有关，不伴反射性心动过速和心动过缓，立位血压下降较卧位明显。

本品口服后60%～90%可迅速从胃肠道吸收，绝对生物利用度（F）为25%，长期用药生物利用度可逐渐增加至70%。服药后1～2小时血药浓度达峰值。半衰期（$t_{1/2}$）为6～8小时，约55%～60%的原型药物和代谢产物由尿排出。血液透析和腹膜透析均不易清除。口服后2～4小时达到峰值，作用可持续8～12小时。治疗效应与血药浓度明显相关。

【适应证】 用于各种类型高血压。

【用法和用量】 口服。一次100mg，每日2～3次，2～3日后根据需要加量。常用维持量为200～400mg，每日2次。饭后服。极量每日2 400mg。

【禁忌证】

(1) 支气管哮喘患者禁用。

(2) 病态窦房结综合征、心传导阻滞（Ⅱ～Ⅲ度房室传导阻滞）未安装起搏器的患者禁用。

(3) 重度或急性心力衰竭、心源性休克患者禁用。

(4) 对本品任一成分过敏者禁用。

【不良反应】偶有头昏、胃肠道不适、疲乏、感觉异常、哮喘加重等症。个别患者有直立性低血压。

【注意事项】

(1) 下列情况应慎用：充血性心力衰竭、糖尿病、肺气肿或非过敏性支气管炎、肝功能不全、甲状腺功能低下、雷诺综合征或其他周围血管疾病肾功能减退。

(2) 少数患者可在服药后2～4小时出现直立性低血压，因此用药剂量应该逐渐增加（若降压过低，可用去氧肾上腺素或阿托品予以拮抗）。

(3) 本品对下列诊断可能产生干扰：本品尿中代谢产物可造成尿中儿茶酚胺和其代谢产物香草杏仁酸（VMA）假性升高，本品可使尿中苯异丙胺试验呈假阳性。

(4) 本品用量必须强调个体化，不同个体、不同疾病用量不尽相同。

(5) 本品用于嗜铬细胞瘤的降压有效，但少数病例有血压反常升高的报道，故用药时应谨慎。

(6) 运动员慎用。

【药物相互作用】

(1) 本药与三环抗抑郁药同时应用可产生震颤。

(2) 西咪替丁可增加本品的生物利用度。

(3) 本品可减弱硝酸甘油的反射性心动过速，但降压作用可协同。

(4) 与维拉帕米类钙通道阻滞剂联用时需十分谨慎。

(5) 甲氧氯普胺可增强本品的降压作用。

(6) 本品可增强氟烷对血压的作用。

【剂型和规格】

片剂：① 50mg；② 100mg。

【贮存】遮光，密闭保存。

174. 乌拉地尔 Urapidil

【药理作用】本品具有中枢和外周双重的作用机制。在外周，它可拮抗

突触后 α_1 受体、抑制儿茶酚胺的收缩血管作用，从而降低外周血管阻力和心脏负荷；在中枢，通过兴奋 5-HT_{1A} 受体，调节循环中枢的活性，防止因交感反射引起的血压升高及心率加快。

静脉注射乌拉地尔后，在体内分布呈二室模型，分布半衰期约为 35 分钟。分布容积为 0.8L/kg（0.6～1.2L/kg）。清除半衰期为 2.7 小时（1.8～3.9 小时），蛋白结合率为 80%。50%～70% 的乌拉地尔通过肾脏排泄，其余由胆排出。排泄物中约 10% 为药物原型，其余为代谢物。主要代谢物为无抗高血压活性的药物羟化形式。

【适应证】用于原发性高血压、肾性高血压、嗜铬细胞瘤引起的高血压，高血压危象（如血压急剧升高），重度和极重度高血压，难治性高血压，围手术期高血压的控制，伴有前列腺肥大症的排尿障碍。

【用法和用量】

（1）口服

1）原发性高血压、肾性高血压、由嗜铬细胞瘤所引发的高血压：通常在成人中，乌拉地尔给药由 1 日 30mg 开始，如果效果不明显，可间隔 1～2 周逐渐增加到 1 日 120mg，并分为一日 2 次经口给药。另外，根据年龄和症状，可适当地增减给药量。

2）伴有前列腺肥大症的排尿障碍：通常在成人中，乌拉地尔给药由 1 日 30mg 开始，如果效果不明显，可间隔 1～2 周逐渐增加到 1 日 60～90mg，并分为一日 2 次经口给药。另外，根据年龄和症状，可适当地增减给药量，但一日的最高给药量为 90mg。

（2）静脉注射（静脉给药时患者应取卧位）

1）治疗高血压危象、重度和极重度高血压，以及难治性高血压的给药方法：①缓慢静脉注射 10～50mg 乌拉地尔，监测血压变化，降压效果通常在 5 分钟内显示。若效果不够满意，可重复用药。②本品在静脉注射后，为了维持其降压效果，可持续静脉滴注，液体配制通常将 250mg 乌拉地尔加入到静脉输液中，如生理盐水、5% 或 10% 的葡萄糖。如使用输液泵，可将 20ml 注射液（等于 100mg 乌拉地尔）注入到输液泵中，再将上述液体稀释到 50ml。

静脉输液的最大药物浓度为 4mg/ml。输入速度根据病人的血压酌情调整。初始输入速度可达 2mg/min，维持给药速度为 9mg/h（若将 250mg 乌拉地尔溶解在 500ml 液体中，则 1mg 乌拉地尔相当于 44 滴或 2.2ml 输入液）。

2）围手术期高血压的给药方法：静脉注射 25mg 乌拉地尔，如若 2 分钟后血压无变化，继续静脉注射 25mg 乌拉地尔，如若 2 分钟后血压无变化，则缓慢静脉注射 50mg 乌拉地尔。反之，围手术期静脉注射乌拉地尔后 2 分钟，如果血压下降，则静脉滴注维持血压，且在最初 1～2 分钟内剂量可达 6mg，然后减量。

【禁忌证】对本品任何成分过敏者、主动脉峡部狭窄或动静脉分流的患者（肾透析时的分流除外）以及哺乳期妇女禁用。

【不良反应】使用本品后，患者可能出现下列不良反应：头痛、头晕、恶心、呕吐、出汗、烦躁、乏力、心悸、心律不齐、心动过速或过缓、上胸部压迫感或呼吸困难等症状，其原因多为血压降得太快所致，通常在数分钟内即可消失，一般无须中断治疗。少见过敏反应（如瘙痒、皮肤发红、皮疹等）。

【注意事项】

(1) 如果本品不是最先使用的降压药，那么在使用本品之前应间隔相应的时间，使前者显示效应，必要时调整本药的剂量。血压骤然下降可能引起心动过缓甚至心搏骤停。

(2) 对本品过敏有皮肤瘙痒、潮红及皮疹等应停药。

(3) 开车或操纵机器者及与酒精类饮料合用时应谨慎。

(4) 下列情况使用本品时需要特别注意：机械功能障碍引起的心力衰竭，例如大动脉或者二尖瓣狭窄、肺栓塞或者由于心包疾病引起的心功能损害；儿童；肝功能障碍患者；中度到重度肾功能不全患者；老年患者；合用西咪替丁的患者。

(5) 使用注射剂疗程一般不超过 7 日。

(6) 配制好的溶液在 15～25℃时的化学和物理稳定时间约为 50 小时。但从微生物学角度来看，配制好的溶液应立即使用。如果不能立即使用，使用者应对贮存的时间和条件负责。

【药物相互作用】

(1) 若同时使用其他抗血压药物（如 α 受体拮抗剂、血管舒张剂或其他抗高血压药物）、饮酒或病人存在血容量不足的情况（如腹泻、呕吐），可增强本品的降压作用。

(2) 同时应用西咪替丁，可使本品的血药浓度上升，最高达 15%。

(3) 目前暂不推荐本品与 ACEI 合用。

(4) 本品不能与碱性液体混合，因其酸性性质可能引起溶液混浊或絮状物形成。

【剂型和规格】

(1) 缓释片：30mg。

(2) 缓释胶囊：30mg。

(3) 注射液：5ml：25mg。

【贮存】室温，密闭保存。注射剂应在 25℃以下保存。

175. 吲达帕胺　Indapamide

【药理作用】本品通过抑制肾皮质稀释段对钠的重吸收达到利尿效果。本品降压时对心排血量、心率及心律影响小或无。长期用本品很少影响肾小球滤过率或肾血流量。

口服吸收快而完全，生物利用度达 93%，不受食物影响。血浆结合率为 71%～79%。口服后 1～2 小时血药浓度达高峰。口服单剂后约 24 小时达高峰降压作用；用药 7 日之后血药浓度达稳态。在肝内代谢，产生 19 种代谢产物。约 70% 经肾排泄，其中 7% 为原型。半衰期为 14～24 小时，重复给药不引起药物蓄积。肾衰竭者的药动学参数无改变。

【适应证】用于原发性高血压。

【用法和用量】常释制剂，一次 2.5mg，一日 1 次。缓释制剂，一日 1.5mg，最好早晨服用，药片不能掰开或嚼碎。加大剂量并不能提高吲达帕胺的降高血压疗效，只能增加利尿作用。

【禁忌证】对磺胺过敏、严重肾功能不全、肝性脑病或严重肝功能不全、低钾血症者禁用。

【不良反应】可见腹泻，头痛，食欲缺乏，失眠，反胃，直立性低血压；有皮疹，瘙痒等过敏反应；低血钠，低血钾，低氯性碱中毒。

【注意事项】

（1）妊娠期妇女应避免使用。

（2）因为药物可能进入乳汁，哺乳期妇女应避免服用。

（3）交感神经切除术后慎用。

（4）老年人慎用。

（5）在用药期间应定期检查血电解质。

（6）肝功能受损时，噻嗪样利尿剂可能引起肝性脑病，特别是在电解质紊乱的情况下。如发生肝性脑病，应立即停用利尿剂。

（7）治疗期间发生光敏反应，建议停止治疗。如果必须再次服用此利尿剂，建议保护患者体表暴露区域避免阳光或人工紫外线的照射。

（8）糖尿病患者，对血糖的监测十分重要，尤其当存在低钾血症时。

（9）对于原有肾功能不全者，可能导致肾功能进一步恶化。

（10）治疗初期或联合降压药可能会发生与血压降低相关的个体反应，造成有关人员驾驶机动车和操作机器的能力下降。

【药物相互作用】

（1）与糖皮质激素同用时利尿和利钠作用减弱。

（2）与易引起尖端扭转型室性心动过速的药物合用需谨慎，如抗心律失常药物胺碘酮、伊布利特等，抗精神病药氯丙嗪、舒必利、氟哌啶醇、静脉用红霉素、莫西沙星、静脉用长春胺等。同用时由于血钾低而易致心律失常。在联合用药之前，应监测低钾血症，必要时应纠正。

(3) 与口服抗凝药同用时抗凝效应减弱。

(4) 与非甾体抗炎药同用时本品的利钠作用减弱。

(5) 与多巴胺同用时利尿作用增强。

(6) 与其他种类降压药同用时降压作用增强。

(7) 与拟交感药同用时降压作用减弱。

(8) 与锂剂合用时可增加血锂浓度并出现过量的征象，因此不建议联合使用。

(9) 与大剂量水杨酸盐合用时，已脱水的患者可能发生急性肾衰竭。

(10) 与二甲双胍合用易出现乳酸酸中毒。

(11) 对于所有患者，在联合应用 ACEI 的前几周时都要监测肾脏功能（血肌酐），因其与 ACEI 合用，存在引起突发低血压和 / 或急性肾衰竭的危险性。

(12) 与两性霉素 B（静脉注射）、糖皮质激素、盐皮质激素、刺激性泻药等合用增加低血钾风险。应注意监测血钾、心电图，必要时调整治疗。

【剂型和规格】

(1) 片剂：2.5mg。

(2) 缓释片：1.5mg。

【贮存】避光、密闭保存。

176. 酚妥拉明　Phentolamine

【药理作用】本品为 α 受体拮抗剂，对 α_1 与 α_2 受体均有作用。能显著降低外周血管阻力，增加血容量，增加组织血流量，改善微循环，改善内脏血流灌注。也能拮抗儿茶酚胺效应，用于诊治嗜铬细胞瘤。

肌内注射 20 分钟血药浓度达峰值，持续 30～45 分钟；静脉注射血药浓度迅速达峰值，作用持续 15～30 分钟。一次静脉注射后约有给药量的 13% 以原型自尿排出。

【适应证】控制嗜铬细胞瘤患者可能出现的高血压危象，用于嗜铬细胞瘤的诊断性检查，预防静脉或静脉外注射去甲肾上腺素后出现的皮肤坏死或腐烂，心力衰竭时减轻心脏负荷。

【用法和用量】静脉注射或静脉滴注。

(1) 成人

1) 酚妥拉明试验：静脉注射 5mg，也可先注入 2.5mg，若反应阴性，再给

5mg，如此则可以减少假阳性的结果，也可减少血压过度降低的风险。

2）防止皮肤坏死：在每 1 000ml 含去甲肾上腺素溶液中加入本品 10mg 静脉滴注，作为预防之用。已发生去甲肾上腺素外溢，用本品 5～10mg 加 10ml 氯化钠注射液作局部浸润，此法在外溢后 12 小时内有效。

3）嗜铬细胞瘤手术：术前如血压升高，成人，静脉注射 2～5mg 或静脉滴注 0.5～1mg/min，以防出现高血压危象。

4）心力衰竭时减轻心脏负荷：静脉滴注，每分钟 0.17～0.4mg。

（2）儿童

1）酚妥拉明试验：静脉注射 1mg，亦可 0.1mg/kg 或 $3mg/m^2$，或肌内注射 3mg。

2）嗜铬细胞瘤手术：术前 1～2 小时肌内或静脉注射 1mg，亦可 0.1mg/kg 或 $3mg/m^2$，必要时可重复；术时静脉注射 1mg，亦可 0.1mg/kg 或 $3mg/m^2$。

【禁忌证】

（1）对本品过敏者禁用。

（2）低血压、冠心病、心肌梗死、胃炎、消化性溃疡、严重动脉硬化及肾功能不全者禁用。

【不良反应】常见直立性低血压、心动过速、心律失常、鼻塞、恶心、呕吐；少见晕厥、乏力；罕见心绞痛、心肌梗死、神志模糊、头痛、共济失调、言语含混。

【注意事项】

（1）妊娠期妇女只有在必须使用时方可在妊娠期使用。

（2）哺乳期妇女要选择停药或者停止哺乳。

（3）下列情况慎用：精神病、糖尿病。

（4）老年人应用本品时需慎重。

（5）必须监测血压。

（6）使用本品可影响驾车和机械操作的能力。

（7）由于存在亚硫酸酯，可能导致急性气喘、休克或失去知觉等过敏反应。

（8）可能会发生心肌梗死、脑血管痉挛和脑血管闭塞，通常与明显的低血压有关。

（9）与碱性溶液禁忌配伍。

【药物相互作用】

（1）与纳洛酮合用，可及时改善呼吸衰竭导致的心脑功能低下，减少并发症，提高治愈率。

（2）与多巴胺合用治疗伴有强烈血管收缩的休克患者，可以提高疗效。

（3）抗高血压药、镇静催眠药可加强本药的降压作用。

（4）抗组胺药与本药有协同作用。

（5）东莨菪碱与本药有协同作用，合用时可增强α受体拮抗作用。

（6）与胍乙啶合用，直立性低血压或心动过缓的发生率增高。

（7）与强心苷合用时，可使其毒性反应增强。

（8）普萘洛尔可阻滞本药降压和增加心率的效应。

（9）与拟交感胺类药合用，可使后者的周围血管收缩作用抵消或减弱。

【剂型和规格】

（1）注射液：1ml：10mg。

（2）注射用无菌粉末：10mg。

【贮存】避光，密闭保存。

177. 哌唑嗪 Prazosin

【药理作用】本品为选择性突触后 α_1 受体拮抗剂，是喹唑啉衍生物，可松弛血管平滑肌，舒张周围血管，降低周围血管阻力，降低血压，降低心脏前负荷与后负荷，使左心室舒张末压下降，改善心功能。本品对肾血流量与肾小球滤过率影响小，可通过阻滞膀胱颈、前列腺包膜和腺体、尿道的 α_1 受体减轻前列腺增生患者排尿困难。

本品口服吸收完全，生物利用度为 50%～85%，血浆蛋白结合率高达 97%。本品口服后 2 小时起降压作用，血药浓度达峰时间为 1～3 小时，$t_{1/2}$ 为 2～3 小时，心力衰竭时 $t_{1/2}$ 延长达 6～8 小时。持续作用 10 小时。本品主要通过去甲基化和共价键结合形式在肝内代谢，随胆汁与粪便排泄，尿中仅占 6%～10%。5%～11% 以原型排出，其余以代谢物排出。心力衰竭时，清除率比正常时慢，不能被透析清除。

【适应证】用于高血压二线用药、充血性心力衰竭（严重的难治性患者），也用于麦角胺过量。

【用法和用量】口服。

（1）成人首剂 0.5mg，睡前顿服，此后一次 0.5～1mg，一日 2～3 次，逐渐按疗效调整为一日 6～15mg，分 2～3 次服。

（2）7 岁以下儿童，开始 0.01mg/kg，逐渐增加至 0.02～0.04mg/kg，一日 2～3 次，按疗效调整剂量。

【禁忌证】对本品过敏者禁用。

【不良反应】可见直立性低血压引起的晕厥；常见眩晕、头痛、嗜睡、心悸、呕吐、腹泻、便秘、水肿、抑郁、易激动、皮疹。少见腹痛、肝功能损害、感觉异常、幻觉、大小便失禁、手足麻木、阳痿、阴茎持续勃起。不良反应主要在服药初期出现。

【注意事项】

(1) 肝病患者应减小剂量。

(2) 肾功能不全时应减小剂量，起始剂量一次 1mg，一日 2 次为宜。

(3) 可以单独或与其他药物联合应用来控制妊娠期严重高血压。

(4) 对哺乳期妇女未见不良反应。

(5) 老年人对本品的降压作用敏感，有使老年人发生体温过低的可能；老年人肾功能降低时剂量需减小。

(6) 精神病患者、机械性梗阻引起的心力衰竭患者慎用。

(7) 剂量必须按个体化原则，以降低血压反应为准。

(8) 首次给药及以后加大剂量时，建议应卧床时给药，不做快速起立动作，以免发生直立性低血压反应。

(9) 与其他降压药合用时，降压作用加强，较易产生低血压，而水钠潴留可能减轻。合用时应调节剂量以求每一种药物的最小有效剂量。为避免这些副作用的产生，可将盐酸哌唑嗪减为一次 1～2mg，一日 3 次。

(10) 治疗心力衰竭时可能出现耐药性，早期是由于降压后反射性交感兴奋，后期是由于水钠潴留。前者可暂停给药或增加剂量，后者则宜暂停给药，改用其他血管舒张药。

【药物相互作用】

(1) 与钙通道阻滞剂同用，降压作用加强，剂量须适当调整。与其他降压药或利尿药同用，也须同样注意。

(2) 与噻嗪类利尿药或 β 受体拮抗剂合用，使降压作用加强而水钠潴留可能减轻，合用时应调节剂量以求每一种药物的最小有效剂量。可酌情减少本品用量，并密切观察患者反应以调整剂量。

(3) 与非甾体类抗炎药同用，尤其与吲哚美辛同用，可使本品的降压作用减弱。

(4) 与拟交感类药物同用，本品的降压作用减弱。

(5) 本品与维拉帕米及硝苯地平等钙通道阻滞剂有相加作用，合用可致血压过度降低。

(6) 本品可提高地高辛的血药浓度。

(7) 类皮质激素(全身用)可降低本品的抗高血压作用。

(8) 抗精神病药如三环类抗抑郁药可增强本品抗高血压作用，引起直立性低血压。

(9) 与磷酸二酯酶Ⅴ抑制剂(阳痿治疗药)合用，可引起血压过度降低，应避免同时使用。

【剂型和规格】

片剂：① 1mg；② 2mg。

【贮存】遮光、密封保存。

178. 波生坦△　Bosentan

【药理作用】本品对于内皮素受体是特异性的，具有双重内皮素受体拮抗作用，对内皮素受体 A（ETA）和内皮素受体 B（ETB）均有亲和力。波生坦可降低肺血管和全身血管阻力，从而在不增加心率的情况下增加心排血量。对于肺动脉高压，血浆内皮素浓度与预后不良紧密相关。

口服给药后 3～5 小时达到最高血浆浓度，波生坦在成人肺动脉高压患者中的暴露量约为健康成人受试者的 2 倍。肺动脉高压患者每次 125mg，维持剂量至少 2 周，其半衰期约为 2.3 小时（1.0～6.0 小时），波生坦的绝对生物利用度大约为 50%，且不受食物影响。明确有胆汁淤积的患者，其活性代谢物的暴露量可能会增加。

本品主要通过胆汁清除。消除半衰期（$t_{1/2\beta}$）为 5.4 小时，肾功能受损的患者无须调整剂量。

【适应证】用于治疗 WHO 功能分级Ⅱ～Ⅳ级的肺动脉高压（PH）（WHO 第 1 组）的患者，以改善患者的运动能力和减少临床恶化。

【用法和用量】口服。

(1) 推荐剂量和剂量调整

1）本品初始剂量为一日 2 次，每次 62.5mg，持续 4 周，随后增加至维持剂量 125mg，一日 2 次。本品应在早、晚进食前或后服用。

2）转氨酶持续升高患者的剂量调整：轻度肝损伤患者不需要调整剂量。在治疗前必须检测肝脏转氨酶水平，并在治疗期间每月复查 1 次。如果发现转氨酶水平升高，就必须改变监测和治疗。表 7-1 为本品治疗过程中，转氨酶持续增高＞3 倍正常值上限患者剂量调整和推荐监测的总结。

表 7-1　转氨酶持续增高＞3 倍正常值上限患者剂量调整和推荐监测总结

GPT/GOT 水平	剂量调整和监测的建议
＞3 且≤5 倍正常值上限	应再做一次肝脏功能检查进行确证；如确证，则应减少每日剂量或者停药，并至少每 2 周监测 1 次转氨酶水平。如果转氨酶恢复到用药前水平，可以酌情考虑继续或者重新用药。
＞5 且≤8 倍正常值上限	应再做 1 次肝脏功能检查进行确证；如确证，应停药，并至少每 2 周监测 1 次转氨酶水平，一旦转氨酶恢复到治疗前水平可考虑重新用药。
＞8 倍正常值上限	必须停药，且不得重新用药

3）如果肝转氨酶升高并伴有肝损害临床症状［如贫血、恶心、呕吐、发热、腹痛、黄疸、嗜睡和乏力、流感样症状（关节痛、肌痛、发热）］或胆红素升高>2 倍正常值上限时，必须停药且不得重新应用本品。

4）重新用药：仅当使用本品的潜在益处高于潜在风险，且转氨酶降至治疗前水平时，方可考虑重新用药。重新用药时应从初始剂量开始，且必须在重新用药后 3 日内进行转氨酶检测，2 周后再进行一次检测，随后根据上述建议进行监测。

（2）低体重患者用药：体重低于 40kg 且年龄大于 12 岁的患者推荐的初始剂量和维持剂量均为 62.5mg，每日 2 次。本品在 12～18 岁患者中应用的安全性和有效性数据有限。

（3）漏服：如果本品预定给药过程中出现了漏服，不得服用双倍剂量来弥补漏服的那次剂量。患者应在规定的下次给药时间再服用本品。

（4）治疗终止：为避免同类疾病的其他治疗药物停药时出现临床情况突然恶化，应对患者进行密切监测，并考虑逐步减量（停药前的 3～7 日将剂量减至一半）。在停药期间应加强病情监测。

【禁忌证】对本品任何成分过敏者、妊娠期妇女或者未采取充分避孕措施的育龄期妇女、用药前存在中度或重度肝功能损伤患者和 / 或肝转氨酶（GPT/GOT）的基线值高于正常值上限（ULN）的 3 倍的患者、总胆红素增加超过正常值上限的 2 倍的患者、合并使用环孢素 A 者、合并使用格列本脲者禁用。

【不良反应】最常见的药物不良反应包括头痛、水肿或体液潴留、肝功能检查异常、贫血、血红蛋白减少。偶见血小板减少、中性粒细胞减少、白细胞减少、伴随肝炎的转氨酶升高、黄疸。

【注意事项】

（1）肝毒性

1）波生坦所致的肝转氨酶（如 GOT 和 GPT）升高呈剂量依赖性。肝酶升高通常出现在开始用药的前 26 周内，但也可能出现在治疗后期。通常进展缓慢，无明显症状，且可自发地或者通过降低剂量或停药后逆转。本品治疗的患者中偶见在转氨酶升高的同时伴有胆红素的升高。

2）有报道患有多种并发症并采用了多种药物治疗的患者使用本品进行长期治疗（>12 个月）后，有罕见的肝硬化病例报告和罕见肝脏衰竭的报告。

3）本品治疗期间须每月检测肝功能，包括出现转氨酶升高伴有肝脏功能不全体征或症状时停用本品。务必开始使用本品治疗前检测肝转氨酶水平，并在治疗期间每月复查一次。治疗期间出现肝转氨酶升高的患者应进行剂量调整和肝功能监测。

（2）体液潴留：是外周水肿时肺动脉高压及其恶化的一种已知临床后果，

同时也是本品及其他内皮素受体拮抗剂的一种已知副作用。如果发生具有临床意义的体液潴留事件，伴有或不伴有体重增加，应开展进一步评估以明确病因，例如是否可归因于本品或基础性心力衰竭，以及是否需要进行治疗或终止本品治疗。

(3) 血红蛋白浓度：波生坦治疗可引起剂量相关的血红蛋白减少。建议在开始用药时，用药后的前4个月每个月检测1次，随后每3个月检测1次血红蛋白浓度。如血红蛋白浓度显著降低，须进一步评估来确定原因以及是否需要特殊治疗。上市后有报道需要进行红细胞输注的贫血病例。

(4) 育龄期女性患者：育龄期女性患者不可应用本药治疗，除非采取切实可靠的避孕措施，并且用药前妊娠试验呈阴性。育龄妇女开始本品治疗前必须先排除妊娠，然后提供关于可靠避孕方法的适当建议，并应采取可靠的避孕措施。育龄妇女不应单一使用激素类避孕药（包括口服、注射、经皮和植入剂型）作为避孕方法，还应同时采取额外的或替代的可靠避孕方法。在本品治疗期间使用激素类避孕药可能会导致避孕失败，同时肺动脉高压可能因怀孕存在重度恶化的风险，所以建议每月进行一次妊娠检查，以便在早期发现妊娠。

(5) 心血管：患者收缩压大于85mmHg时才可应用本品治疗。

(6) 肺静脉闭塞性疾病：当给予本品出现肺水肿的症状时，应考虑合并肺静脉闭塞性疾病的可能性，停用本品。

(7) 不能排除内皮素受体拮抗剂对精子生成产生不良影响的可能性。

【药物相互作用】

(1) 波生坦通过CYP2C9和CYP3A4代谢。抑制CYP3A4可能会导致波生坦血药浓度增加（如酮康唑、伊曲康唑和利托那韦），应谨慎考虑本品与此类药物的合用。氟康唑主要抑制CYP2C9同工酶，但对CYP3A4同工酶也有一定程度的抑制作用，两者合用时会导致波生坦血药浓度明显升高，因而不建议两者合用，也不建议波生坦与CYP2C9同工酶抑制剂（如伏立康唑）合用。

(2) 波生坦是CYP3A4和CYP2C9的诱导剂，因而，在本品治疗开始、剂量调整或停用时可能需要调整合用的通过这些同工酶代谢的药物剂量。与CYP2C9及CYP3A4强效诱导剂合用，预计与之合用时可导致波生坦的系统暴露量降低。故不能排除本品的临床疗效会出现显著降低的现象。

(3) 本品禁与环孢素A（钙调磷酸酶抑制剂）联合应用。

(4) 虽未进行本品与他克莫司或西洛莫司的药物相互作用研究，但预计有与环孢素A类似的相互作用，可能会导致波生坦血药浓度升高。若联合用药可导致他克莫司和西洛莫司的血药浓度下降。因此，不建议本品与他克莫司或西罗莫司联合应用。

(5) 在联合使用格列本脲的患者中观察到转氨酶升高的风险。因此，禁止本品和格列本脲联合使用，应考虑用其他降血糖药物替代治疗。

（6）激素类避孕药：合用本品时，可使炔雌醇和炔诺酮的血浆浓度分别下降31%和14%。女性患者应该使用其他避孕方法而不仅仅依赖激素类避孕药。

（7）华法林：开始应用本品后，不需要调整华法林及类似口服抗凝药的剂量，但建议加强INR监测，特别是在本品治疗初期及剂量增加时。

（8）辛伐他汀和其他他汀类药物：预计本品可降低主要由CYP 3A4代谢的他汀类药物的血浆浓度。对于这些他汀类药物，在开始使用本品治疗时，须考虑其药效下降的可能性，故应监测胆固醇水平并相应调整他汀类药物的剂量。

（9）西地那非：两药合用各自血药浓度均有变化，故应慎用。

（10）抗逆转录病毒药物

1）洛匹那韦＋利托那韦（及其他利托那韦增强蛋白酶抑制剂）：本品与洛匹那韦及利托那韦或其他利托那韦增强蛋白酶抑制剂合用时的起始剂量应为62.5mg，每日2次，期间应密切监测患者对本品的耐受性，以防发生低血压和肝脏功能异常。

2）合用抗HIV药物，建议对HIV用药进行适当的监测。

3）其他抗逆转录病毒药物：不建议本品与奈韦拉平联用。

【剂型和规格】

片剂：125mg。

【贮存】室温保存，15～30℃。

（五）抗休克药

抗休克药主要用于心搏骤停、过敏性疾病与局麻药配伍及局部止血。一般为拟交感血管活性药物，通常是肾上腺素受体激动药。它们的化学结构与药理学和肾上腺素、去甲肾上腺素相似，与肾上腺素能受体结合后可激动受体，产生同样的作用。

拟交感血管活性药物分类及药理作用如下：

1. α、β受体激动药　包括肾上腺素和多巴胺等。此类药物作用于心肌、传导系统和窦房结的β_1及β_2受体，加强心肌收缩力，加速传导，加快心率，提高心肌兴奋性。激动血管平滑肌上的α受体，血管收缩，而作用于其β_2受体，血管舒张。体内各部位血管受体的种类和密度不同，导致此类药物对全身不同血管的不同作用。

2. α受体激动药　包括去甲肾上腺素和间羟胺等。此类药物主要作用于α受体，对β受体作用较弱；后者是选择性α_1受体激动药。此类药物主要作用于血管的α_1受体，使血管收缩，主要收缩小动脉和小静脉，用于休克和低血压的治疗。此类药物剂量过大或滴注时间过长，可使肾血管剧烈收缩而产生急性肾衰竭，浓度过高可引起局部缺血坏死。

3. β受体激动药 包括异丙肾上腺素和多巴酚丁胺等。

异丙肾上腺素是经典的 β_1 和 β_2 受体激动药，对心脏 β_1 受体具有很强的激动作用，其加快心率、加速传导的作用强大，显著增加心肌耗氧量；同时激动 β_2 受体，使外周血管舒张。剂量过大可致心肌耗氧量增加，引起严重的心律失常。

多巴酚丁胺是选择性β受体激动剂，主要激动心脏的 β_1 受体，表现出强大的正性肌力作用，用于心力衰竭与心脏手术后心排出量低的休克的治疗。

本部分包括3种类型的拟交感血管活性药物：肾上腺素（注射剂）、去甲肾上腺素（注射剂）、异丙肾上腺素（注射剂）、间羟胺（注射剂）、多巴胺（注射剂）和多巴酚丁胺（注射剂）。

179. 肾上腺素 Adrenaline

【药理作用】肾上腺素的抗休克血管活性在于：①激动心肌、传导系统和窦房结的β受体，使心肌收缩力增强，心排血量增加，传导加速和心率增快。②激活皮肤黏膜和内脏血管的 β_2 受体，尤其是肾动脉明显收缩，骨骼肌和冠状动脉则扩张。此外它还激动支气管 β_2 受体，使支气管舒张。

肾上腺素口服易被灭活失效。皮下注射由于局部血管收缩使之吸收缓慢；肌内注射吸收较皮下注射为快。皮下注射约6～15分钟起效，作用维持1～2小时；肌内注射作用维持80分钟左右。本药可通过胎盘，不易透过血脑屏障。在血中被肾上腺素神经末梢摄取，另一部分可迅速被儿茶酚-*O*-甲基转移酶和单胺氧化酶灭活，转化为无效代谢物。仅少量原型药物由尿排出。

【适应证】

(1) 用于各种原因引起的心搏骤停和进行心肺复苏的抢救。

(2) 用于因支气管痉挛所致严重呼吸困难，可迅速缓解药物等引起的过敏性休克。

(3) 亦可用于延长浸润麻醉用药的作用时间。

(4) 用于过敏反应（Ⅰ型），包括过敏样反应的急救治疗。

【用法和用量】常用量：皮下注射，一次0.25～1mg；极量：皮下注射，一次1mg。

(1) 抢救过敏性休克：如青霉素等引起的过敏性休克。由于本品具有兴奋心肌、升高血压、松弛支气管等作用，故可缓解过敏性休克的心跳微弱、血压下降、呼吸困难等症状。皮下注射或肌内注射0.5～1mg，也可用0.1～0.5mg缓慢静脉注射（以0.9%氯化钠注射液稀释到10ml），如疗效不好，可改用4～8mg静脉滴注（溶于5%葡萄糖液500～1 000ml）。①成年患者及体重大于或等于30kg儿童：本药（未稀释）0.3～0.5mg于大腿外侧经皮下或肌内注射，每次最大注射剂量0.5mg，按需每5～10分钟重复1次。②体重低于

30kg 儿童：本药（未稀释）0.01kg 于大腿外侧经皮下或肌内注射，每次最大注射剂量 0.3mg，按需每 5～10 分钟重复 1 次。③肌内注射时，应确保针头足够长以注射入肌肉内。应监测过敏反应严重程度和药物潜在的心脏影响。重复注射时，不得在同一部位注射，因可导致血管收缩而致组织坏疽。

（2）抢救心搏骤停：可用于麻醉和手术中的意外、药物中毒或心脏传导阻滞等原因引起的心搏骤停，以 0.25～0.5mg 用 10ml 生理盐水稀释后静脉（或心内）注射，同时进行心脏按压、人工呼吸、纠正酸中毒。对电击引起的心搏骤停，亦可用本品配合电除颤仪或利多卡因等进行抢救。

（3）治疗支气管哮喘：效果迅速但不持久。皮下注射 0.25～0.5mg，3～5 分钟见效，但仅能维持 1 小时。必要时每 4 小时可重复注射 1 次。

（4）与局麻药合用：加少量（约 1∶200 000～500 000）于局麻药中（如普鲁卡因），在混合药液中，本品浓度为 2～5μg/ml，总量不超过 0.3mg，可减少局麻药的吸收而延长其药效，并减少其毒副作用，亦可减少手术部位的出血。

（5）制止鼻黏膜和齿龈出血：将浸有 1∶20 000～1∶1 000 溶液的纱布填塞出血处。

（6）治疗荨麻疹、枯草热、血清反应等：皮下注射 1∶1 000 溶液 0.2～0.5ml，必要时再以上述剂量注射 1 次。

【禁忌证】高血压、器质性心脏病、冠状动脉疾病、糖尿病、甲状腺功能亢进、洋地黄中毒、外伤性及出血性休克、心源性哮喘等患者禁用。

【不良反应】

（1）可见心悸、头痛、血压升高、震颤、无力、眩晕、呕吐、四肢发凉。

（2）有时可有心律失常，严重者可由于心室颤动而致死。

（3）用药局部可有水肿、充血、炎症。

【注意事项】

（1）本药用于治疗过敏时，最适合的注射部位为大腿外侧（股外侧肌），不推荐在较小肌肉（如三角肌）处注射，因可能有吸收差异。重复注射时，不得在同一部位注射，因可导致血管收缩而致组织坏疽。不得在臀部注射，因臀部注射可能无法有效治疗过敏且可能与出现气性坏疽有关。酒精不能杀除细菌孢子，因此不能降低坏疽风险。不得在手指 / 脚趾、手部、足部注射，本药为强效血管收缩药。意外注射入手指 / 脚趾、手部、足部可导致该部位血流减少，出现组织坏疽。

（2）甲状腺功能亢进、帕金森病、糖尿病、嗜铬细胞瘤患者、妊娠期及哺乳期妇女用药需谨慎。帕金森病患者可能出现精神运动激越或症状暂时性恶化，糖尿病患者可能出现暂时性血糖升高。尽管有以上问题，但在急性且危及生命的情况下上述情况不作为禁忌证。

（3）下列情况慎用：器质性脑病、心血管病、青光眼、帕金森病、噻嗪类引起的循环虚脱及低血压、精神神经疾病。

（4）儿童必须应用本品时应慎用；老年人对拟交感神经药敏感，必须应用本品时宜慎重。运动员慎用。

（5）用量过大或皮下注射时误入血管后，可引起血压突然上升而导致脑溢血。

（6）每次局麻使用剂量不可超过300μg，否则可引起心悸、头痛、血压升高等。

（7）与其他拟交感药有交叉过敏反应。

（8）可透过胎盘。

（9）抗过敏休克时，须补充血容量。

【药物相互作用】

（1）α受体拮抗剂以及各种血管扩张药可对抗本品的加压作用。

（2）与全麻药合用，易产生心律失常，直至室颤。用于指、趾部局麻时，药液中不宜加用本品，以免肢端供血不足而坏死。

（3）与洋地黄、三环类抗抑郁药合用，可致心律失常。

（4）与麦角制剂合用，可致严重高血压和组织缺血。

（5）与利血平、胍乙啶合用，可致高血压和心动过速。

（6）与β受体拮抗剂合用，两者的β受体效应互相抵消，可出现血压异常升高、心动过缓和支气管收缩。

（7）与其他拟交感胺类药物合用，心血管作用加剧，易出现副作用。

（8）与硝酸酯类合用，本品的升压作用被抵消，硝酸酯类的抗心绞痛作用减弱

【剂型和规格】

注射液：1ml：1mg。

【贮存】遮光、密闭、在阴凉处（不超过20℃）保存。

180. 去甲肾上腺素　Noradrenaline

【药理作用】抗休克血管活性在于激动α受体，具有很强的血管收缩作用，使全身小动脉与小静脉都收缩（但冠状血管扩张），外周阻力增高，血压上升。对β受体激动作用很弱，兴奋心脏及抑制平滑肌的作用均较弱。临床上主要利用它的升压作用，静脉滴注用于各种休克（但出血性休克禁用），以提高血压，保证对重要器官（如脑）的血液供应。使用时间不宜过长，否则可引起血管持续强烈收缩，使组织缺氧情况加重。

皮下注射后吸收差，且易发生局部组织坏死。临床上一般采用静脉滴注，静脉给药后起效迅速，停止滴注后作用时效维持1～2分钟，主要在肝内代谢

成无活性的代谢产物（与肾上腺素相同）。经肾排泄，仅微量以原型排泄。

【适应证】用于急性心肌梗死、体外循环引起的低血压，血容量不足所致休克、低血压，嗜铬细胞瘤切除术后的低血压，急救时需补充血容量的辅助治疗，椎管内阻滞时的低血压，心搏骤停复苏后血压维持。

【用法和用量】本品宜用 5% 葡萄糖注射液或葡萄糖氯化钠注射液稀释，不宜以氯化钠注射液稀释。

静脉滴注：①成人，开始以每分钟 8～12μg 速度滴注，调整滴速以使血压升到理想水平；维持量为每分钟 2～4μg，必要时可增加；需注意保持或补足血容量。②儿童：开始以每分钟 0.02～0.1μg/kg 速度滴注，按需要调节滴速。

【禁忌证】可卡因中毒及心动过速患者，高血压患者，妊娠期妇女，对其他拟交感胺类药交叉过敏反应者禁用。

【不良反应】药液外漏可引起局部组织坏死；本品强烈的血管收缩可以使重要脏器器官血流减少，特别是肾血流可锐减；持久或大量使用时后果严重；静脉输注时沿静脉径路皮肤发白、注射局部皮肤破溃、皮肤发绀、发红，严重可眩晕。上述反应虽属少见，但后果严重；过敏反应有皮疹、面部水肿；过量时可出现心律失常、血压升高、心率减慢、严重头痛及高血压、焦虑不安、抽搐等。

【注意事项】

（1）下列情况慎用：缺氧，高血压，动脉硬化，甲状腺功能亢进症，糖尿病，闭塞性血管炎，血栓病。

（2）用药过程中必须监测动脉压、中心静脉压、尿量、心电图。

（3）儿童应选择粗大静脉，并需更换注射部位。

（4）老人长期大量使用可使心排血量减低。

（5）禁止与含卤素的麻醉剂和其他儿茶酚胺类药合并使用。

【药物相互作用】

（1）与 β 受体拮抗剂同用，各自的疗效降低，β 受体被拮抗后 α 受体作用突出，可发生高血压，心动过缓。

（2）与降压药同用可抵消或减弱降压药的作用，与甲基多巴同用还使本品加压作用增强。

（3）与洋地黄类同用，易致心律失常，需严密注意心电监测。

（4）与其他拟交感胺类同用，心血管作用增强。

（5）与麦角制剂如麦角胺、麦角新碱或缩宫素同用，促使血管收缩作用加强，引起严重高血压，心动过缓。

（6）与三环类抗抑郁药合用，由于抑制组织吸收本品或增强受体的敏感性，可加强本品的心血管作用，引起心律失常、心动过速、高血压或高热，如必须合用，则开始本品用量须小，并监测心血管作用。

(7) 与甲状腺激素同用使两者作用均加强。

(8) 与妥拉唑林同用可引起血压下降,继以血压过度反跳上升,故妥拉唑林过量时不宜用本品。

(9) 与全麻药如三氯甲烷、环丙烷、氟烷等同用,可使心肌对拟交感胺类药反应更敏感,容易发生室性心律失常,不宜同用,必须同用时应减量给药。

【剂型和规格】

注射液:① 1ml: 2mg; ② 2ml: 10mg。

【贮存】 遮光、密闭、阴凉处保存。

181. 异丙肾上腺素 Isoprenaline

【药理作用】 主要激动 β 受体,对 β_1 和 β_2 受体均有强大的激动作用,对 α 受体几乎无作用。主要作用:①作用于心脏 β_1 受体,使心肌收缩力增强,心率加快,传导加速,心排血量和心肌耗氧量增加。②作用于血管平滑肌 β_2 受体,使骨骼肌血管明显舒张,肾、肠系膜血管及冠脉亦不同程度舒张,血管总外周阻力降低。其心血管作用导致收缩压升高,舒张压降低,脉压差变大。③作用于支气管平滑肌 β_2 受体,使支气管平滑肌松弛。

静脉注射后,作用维持不到 1 小时。体内代谢与肾上腺素同。静脉注射后约 40%~50% 以原型排出。

【适应证】

(1) 治疗心源性或感染性休克。

(2) 治疗完全性房室传导阻滞、心搏骤停。

【用法和用量】

(1) 救治心搏骤停,心腔内注射 0.5~1mg。

(2) Ⅲ°房室传导阻滞,心率每分钟不及 40 次时,可以本品 0.5~1mg 加在 5% 葡萄糖注射液 200~300ml 内缓慢静脉滴注。

(3) 抗休克:用 0.2~0.4mg 溶于 5% 葡萄糖液 200ml 中,静脉滴注速度 0.5~2ml/min。

【禁忌证】

(1) 对其他肾上腺素类药物过敏者对本品也有交叉过敏者禁用。

(2) 冠心病、心绞痛、心肌梗死、甲状腺功能亢进及嗜铬细胞瘤患者禁用。

【不良反应】 常见的不良反应有:口咽发干、心悸不安;少见的不良反应有:头晕、目眩、面潮红、恶心、心率增速、震颤、多汗、乏力等。偶有心律失常、心肌损害、心悸、诱发心绞痛、头痛、震颤、头晕、虚脱。个别病例发生支气管收缩(痉挛)。舌下给药可引起口腔溃疡,牙齿损坏。

【注意事项】 在已有明显缺氧的哮喘患者,用量过大,易致心肌耗氧量增加，易致心律失常，甚至可致室性心动过速及心室颤动。成人心率超过 120 次 /min，小儿心率超过 140～160 次 /min 时，应慎用。

【药物相互作用】

（1）与其他拟肾上腺素药物合用可增效，但不良反应也增多。

（2）合用普萘洛尔时本品的作用受到拮抗。

【剂型和规格】

注射液：2ml：1mg。

【贮存】遮光、密闭、阴凉处保存。

182. 间羟胺　Metaraminol

【药理作用】具有抗休克及改善心脑循环作用。主要为直接激动 α 受体，亦可间接地促使去甲肾上腺素自其储存囊泡释放。对心脏的 β_1 受体也有激动作用。由于血管收缩，收缩压和舒张压均升高，通过迷走神经反射使心率相应地减慢，对心排血量影响不大。

肌内注射约 10 分钟起效，皮下注射 5～20 分钟起效，作用持续约 1 小时；静脉注射 1～2 分钟起效，作用持续 20 分钟。主要在肝内代谢，代谢物大多数经胆汁和尿液排出，尿液酸化可增加自肾排泄的原型药物。

【适应证】

（1）用于防治椎管内阻滞麻醉时发生的急性低血压。

（2）用于出血、药物过敏、手术并发症及脑外伤或脑肿瘤合并休克而发生的低血压的辅助对症治疗。

（3）用于心源性休克或败血症所致的低血压。

【用法和用量】

（1）成人：肌内或皮下注射，一次 2～10mg，在重复用药前对初始量效应至少应观察 10 分钟。静脉注射，初量 0.5～5mg，继而静脉滴注。静脉滴注，将间羟胺 15～100mg 加入 5% 葡萄糖液或氯化钠注射液 500ml 中滴注，调节滴速以维持合适的血压。成人极量一次 100mg（每分钟 0.3～0.4mg）。

（2）儿童：肌内或皮下注射，用于严重休克，0.1mg/kg。静脉滴注，0.4mg/kg 或 12mg/m^2，用氯化钠注射液稀释至每 25ml 中含间羟胺 1mg 的溶液，滴速以维持合适的血压水平为度。

【禁忌证】对本品过敏者禁用。

【不良反应】

（1）可致心律失常，发生率随用量及患者的敏感性而异。

（2）升压反应过快过猛可致急性肺水肿、心律失常、心搏骤停。

（3）过量的表现为抽搐、严重高血压、严重心律失常，此时应立即停药观察，血压过高者可用5～10mg酚妥拉明静脉注射，必要时可重复。

(4) 静脉时药液外溢，可引起局部血管严重收缩，导致组织坏死糜烂或红肿硬结形成脓肿。

(5) 长期使用骤然停药时可能发生低血压。

【注意事项】

(1) 下列情况慎用：甲状腺功能亢进症、高血压、冠心病、充血性心力衰竭、糖尿病、疟疾病史。

(2) 血容量不足者应先纠正后再用本品。

(3) 本品有蓄积作用，用药后血压上升不明显，须观察10分钟后再决定是否增加剂量，以免血压上升过高。

(4) 给药时选取较粗大静脉注射，并避免药液外溢。

(5) 短期内连续应用，可出现快速耐受性，作用会逐渐减弱。

(6) 用药过量可表现为抽搐、严重高血压。

(7) 配制后应于24小时内用完，滴注液中不得加入其他难溶于酸性溶液及有配伍禁忌的药物。

【药物相互作用】

(1) 与环丙烷、氟烷或其他卤化烃类麻醉药合用，易致心律失常。

(2) 与单胺氧化酶抑制剂合用，使升压作用增强，引起严重高血压。

(3) 与洋地黄或其他拟肾上腺素药合用，可致异位心律。

(4) 不宜与碱性药物共同滴注，因可引起本品分解。

【剂型和规格】

注射液：① 1ml：10mg；② 5ml：50mg。

【贮存】 遮光、密闭、阴凉处保存。

183. 多巴胺　Dopamine

【药理作用】 激动交感神经系统的肾上腺素受体和位于肾、肠系膜、冠状动脉、脑动脉的多巴胺受体。①小剂量时（每分钟0.5～2μg/kg），主要作用于多巴胺受体，使肾及肠系膜血管扩张，肾血流量及肾小球滤过率增加，尿量及钠排泄量增加；②小到中等剂量时（每分钟2～10μg/kg），能直接激动β_1受体及间接促使去甲肾上腺素自储藏部位释放，对心肌产生正性应力作用，使心肌收缩力及心搏量增加，最终使心排血量增加、收缩压升高、脉压可能增大，舒张压无变化或有轻度升高，外周总阻力常无改变，冠脉血流及耗氧改善；③大剂量时（每分钟大于10μg/kg），激动α受体，导致周围血管阻力增加，肾血管收缩，肾血流量及尿量反而减少。

口服无效。静脉注射5分钟内起效，持续5～10分钟，作用时间的长短与用量不相关。在体内分布广泛，但不易通过血脑屏障。在体内很快通过单胺氧化酶及儿茶酚 -*O*- 甲基转移酶（COMT）的作用，在肝、肾及血浆中降解成无活性的化合物。一次用量的 25% 左右，在肾上腺神经末梢代谢成去甲基肾上腺素。半衰期约为 2 分钟。经肾排泄，约 80% 在 24 小时内排出，尿液内以代谢物为主，极小部分为原型。

【适应证】适用于心肌梗死、创伤、内毒素败血症、心脏手术、肾衰竭、充血性心力衰竭等引起的休克综合征；补充血容量后休克仍不能纠正者，尤其有少尿及周围血管阻力正常或较低的休克。由于本品可增加心排血量，也用于洋地黄和利尿药无效的心功能不全。

【用法和用量】静脉滴注：在滴注前必须稀释，稀释液的浓度取决于剂量及个体需要的液量，若不需要扩容，可用 0.8mg/ml 溶液，如有液体潴留，可用 1.6～3.2mg/ml 溶液。

（1）成人常用量：开始时每分钟 1～5μg/kg，10 分钟内以每分钟 1～4μg/kg 速度递增，以达到最大疗效。

（2）慢性顽固性心力衰竭：静脉滴注开始时每分钟 0.5～2μg/kg 逐渐递增。多数每分钟 1～3μg/kg 给予即可生效。

（3）闭塞性血管病变：静脉滴注开始时每分钟 1μg/kg，逐增至每分钟 5～10μg/kg，直到每分钟 20μg/kg，以达到最满意效应。

（4）危重病例：先每分钟 5μg/kg 滴注，然后以每分钟 5～10μg/kg 递增至每分钟 20～50μg/kg，以达到满意效应；或本品 20mg 加入 5% 葡萄糖注射液 200～300ml 中静脉滴注，开始时按 75～100μg/min 滴入，以后根据血压情况，可加快速度和加大浓度，但最大剂量不超过每分钟 500μg。

【禁忌证】嗜铬细胞瘤、快速性心律失常、对本品及其他拟交感胺类药高度敏感的患者禁用。

【不良反应】常见胸痛、呼吸困难、心悸、心律失常（尤其用大剂量）、乏力；少见头痛、恶心、呕吐。长期应用大剂量或小剂量用于外周血管病患者，可见手足疼痛或发凉；外周血管长时期收缩，可能导致局部坏死或坏疽。

【注意事项】

（1）对其他拟交感胺类药高度敏感的患者，可能对本品也异常敏感。

（2）妊娠期及哺乳期妇女应用时必须权衡利弊。

（3）下列情况慎用：糖尿病性动脉内膜炎；闭塞性血管病（动脉栓塞、动脉粥样硬化、雷诺病等）；肢端循环不良；频繁的室性心律失常。

（4）静脉滴注本品时须监测血压、心排血量、心电图及尿量。

（5）应用多巴胺治疗前必须先纠正低血容量；选用粗大的静脉作静脉注射或静脉滴注，以防药液外溢及产生组织坏死；如确已发生液体外溢，可用

5～10mg 酚妥拉明稀释溶液在注射部位作浸润。

(6) 静脉滴注时应控制每分钟滴速，滴注的速度和时间，需根据血压、心率、尿量、外周血管灌流情况、异位搏动出现与否等而定。休克纠正时即减慢滴速。

(7) 遇有血管过度收缩引起舒张压不成比例升高和脉压减小、尿量减少、心率增快或出现心律失常，滴速必须减慢或暂停滴注。

(8) 如在滴注多巴胺时血压继续下降或经调整剂量仍持续低血压，应停用多巴胺，改用更强的血管收缩药。

(9) 突然停药可产生严重低血压，故停用时剂量应逐渐递减。

【药物相互作用】

(1) 与硝普钠、异丙肾上腺素、多巴酚丁胺合用，注意心排血量的改变，与单用本品时反应不同。

(2) 大剂量多巴胺与 α 受体拮抗剂如酚苄明、酚妥拉明、妥拉唑林等同用，后者的扩血管效应可被本品的外周血管的收缩作用拮抗。

(3) 与全麻药（尤其是环丙烷或卤代碳氢化合物）合用，由于后者可使心肌对多巴胺异常敏感，引起室性心律失常。

(4) 与 β 受体拮抗剂同用，可拮抗多巴胺对心脏的 β_1 受体作用。

(5) 与硝酸酯类同用，可减弱硝酸酯类的抗心绞痛及多巴胺的升压效应。

(6) 与利尿药同用，一方面由于本品作用于多巴胺受体扩张肾血管，使肾血流量增加，可增加利尿作用；另一方面本品自身还有直接的利尿作用。

(7) 与胍乙啶同用时，可加强多巴胺的加压效应，使胍乙啶的降压作用减弱，导致高血压及心律失常。

(8) 与三环类抗抑郁药同时应用，可能增加多巴胺的心血管作用，引起心律失常、心动过速、高血压。

(9) 与单胺氧化酶抑制剂同用，可延长及加强多巴胺的效应；已知本品是通过单胺氧化酶代谢，在给多巴胺前 2～3 周曾接受单胺氧化酶抑制剂的患者，初量至少减到常用剂量的 1/10。

(10) 与苯妥英钠同时静脉注射可产生低血压与心动过缓。在用多巴胺时，如必须用苯妥英钠抗惊厥治疗时，则须考虑两药交替使用。

【剂型和规格】

注射液：2ml：20mg。

【贮存】遮光、密闭、阴凉处保存。

184. 多巴酚丁胺 Dobutamine

【药理作用】本品为 β 受体激动药。主要激动 β_1 受体，有轻微的 α 作用，大剂量时有激动 β_2 产生的血管扩张作用；对心肌有正性肌力和较弱的正性频率作用；能激活腺苷环化酶，使 ATP 转化为 cAMP，促进钙离子进入心脏细胞膜，从而增强心肌收缩力，增加心排血量，降低肺毛细血管楔压。本品可与硝普钠等血管扩张药联合使用。

口服无效。静脉注射 1～2 分钟内起效，一般静脉注射后 10 分钟作用达高峰，持续数分钟。表观分布容积为 0.2L/kg，在肝脏代谢成无活性的化合物，代谢物主要经肾脏排出。清除率为 244L/h，半衰期约为 2 分钟。

【适应证】用于器质性心脏病时心肌收缩力下降引起的心力衰竭，包括心脏直视手术后所致的低排血量综合征，作为短期支持治疗。

【用法和用量】静脉滴注：将多巴酚丁胺加于 5% 葡萄糖注射液或氯化钠注射液中稀释后使用。一次 250mg，以每分钟 2.5～10μg/kg 给予，滴速在每分钟 15μg/kg 以下时，心率和外周血管阻力基本无变化；偶用大于每分钟 15μg/kg，但需注意过大剂量有可能加速心率并产生心律失常。

【禁忌证】对本品或其他拟交感药过敏者禁用。

【不良反应】可见心悸、恶心、头痛、胸痛、气短等。如出现收缩压升高、心率增快，则多与剂量有关，应减量或暂停用药。

【注意事项】

（1）对其他拟交感药过敏，可能对本品也敏感。

（2）妊娠期及哺乳期妇女应用时必须权衡利弊。

（3）下列情况慎用：心房颤动、高血压、严重的机械梗阻（如重度主动脉瓣狭窄）、室性心律失常、心肌梗死后。

（4）用药期间应定期或连续监测心电图、血压、心排血量，必要或可能时监测肺毛细血管嵌压。

（5）用药前，应先补充血容量、纠正血容量。给药浓度随用量和患者所需液体量而定。

（6）治疗时间和给药速度按患者的治疗效应调整，可依据心率、血压、尿量以及是否出现异位搏动等情况，如果有可能，应监测中心静脉压、肺毛细血管嵌压和心排血量。

【药物相互作用】

（1）与全麻药尤其环丙烷、氟烷等同用，室性心律失常发生的可能性增加。

（2）与 β 受体拮抗剂同用，可拮抗本品对 β_1 受体的作用，导致 α 受体作用占优势，外周血管的总阻力加大。

（3）与硝普钠同用，可导致心排血量微增，肺楔嵌压略降。

（4）本品不得与碳酸氢钠等碱性药物混合使用。

【剂型和规格】

注射液：2ml：20mg。

【贮存】遮光、密闭、阴凉处保存。

（六）调脂及抗动脉粥样硬化药

调脂及抗动脉粥样硬化药主要用于治疗血脂异常（血浆中脂质的量和质的异常），包括高胆固醇血症、高甘油三酯血症、混合性高脂血症和低高密度脂蛋白胆固醇血症。

血脂异常可导致动脉粥样硬化，是心脑血管疾病发病与死亡的重要危险因素之一；也是导致冠心病第一因素。因此，改善异常血脂是防治缺血性心血管及脑血管疾病的重要措施。

对于血脂异常的治疗以治疗性生活方式改变为首要，而药物治疗需掌握指征。应根据患者是否有冠心病等危症以及心血管危险因素，结合血脂水平综合评估心血管病的发病危险等级［参阅《中国成人血脂异常防治指南（2016年修订版）》］使用药物。

本部分包括抑制内源性胆固醇合成的药物辛伐他汀、阿托伐他汀、瑞舒伐他汀和清除甘油三酯的药物非诺贝特。上述药物的剂型均为口服常释剂型。

185. 辛伐他汀　Simvastatin

【药理作用】本品为血脂调节药，它可抑制体内合成胆固醇所需的甲基羟戊二酰辅酶A（HMG-CoA）还原酶，因而可减少内源性胆固醇的合成。可降低极低密度脂蛋白胆固醇（VLDL-C）、低密度脂蛋白胆固醇（LDL-C）的水平。

本品进食后吸收良好，血药浓度达峰时间为1.3～2.4小时。95%可与血浆蛋白结合。其分布对肝脏有高度的选择性，其在肝脏中的浓度明显高于其他非靶性组织：在肝内广泛被水解为代谢物，以β羟酸为主的三种代谢物有活性。本品与β羟酸代谢物的蛋白结合率高达95%。随后60%经胆汁从粪便排出，13%从尿排出。半衰期为3小时。

治疗2周可见疗效，4～6周达高峰，长期治疗后停药作用持续4～6周。

【适应证】用于高脂血症、冠心病。

【用法和用量】口服。

（1）高胆固醇血症：初始剂量一次10～20mg，晚间顿服。心血管事件高危人群推荐初始剂量一次20～40mg，晚间顿服。调整剂量应间隔4周以上。

（2）纯合子家族性高胆固醇血症：推荐一次40mg，晚间顿服；或一日80mg，分早晨20mg、午间20mg和晚间40mg服用。

（3）杂合子家族性高胆固醇血症的儿童（10～17岁）：推荐初始剂量一日10mg，晚间顿服。最大剂量为40mg，应按个体化调整剂量。

（4）冠心病：每晚服用20mg作为起始剂量，如需调整剂量，可参考高胆固醇血症用法和用量。

【禁忌证】

（1）对本品过敏禁用。

（2）活动性肝脏疾病或无法解释的血清转氨酶持续升高的患者禁用。

（3）妊娠期妇女和哺乳期妇女禁用。

（4）禁止与强CYP3A4抑制剂联合应用（见【药物相互作用】）。

（5）禁止与吉非贝齐、环孢素或达那唑联合应用（见【药物相互作用】）。

【不良反应】常见恶心、腹泻、皮疹、消化不良、瘙痒、脱发、眩晕；罕见肌痛、胰腺炎、感觉异常、外周神经病变、谷草转氨酶显著和持续升高、横纹肌溶解、肝炎、黄疸、血管神经性水肿、脉管炎、血小板减少症、嗜酸性粒细胞增多、关节痛、光敏感性、发热、潮红、呼吸困难等。

【注意事项】

（1）轻中度肾功能不全者无须调整剂量；严重肾功能不全者（肌酐清除率＜30ml/min）应慎用，起始剂量应为一日5mg，并密切监测。

（2）以下情况慎用：大量饮酒者、肝病史患者。

（3）对于有弥散性的肌痛、肌无力及肌酸激酶（CK）升高至大于正常值10倍以上的情况应考虑为肌病，须立即停止本品的治疗。

（4）血清GOT及GPT升高至正常上限3倍时，须停止本品治疗。

【药物相互作用】

（1）与其他在治疗剂量下对CYP4503A4有明显抑制作用的药物（如米贝地尔、伊曲康唑、酮康唑、泊沙康唑、伏立康唑、红霉素、克拉霉素、泰利霉素、HIV蛋白酶抑制剂、波普瑞韦、替拉瑞韦和奈法唑酮）合用时，可导致横纹肌溶解的危险性增高。如短期不可避免的而应用CYP3A4强抑制剂治疗，在治疗期间需要暂停辛伐他汀治疗。

（2）吉非贝齐、环孢素或达那唑禁止与辛伐他汀联用，可增加肌病 / 横纹肌溶解的危险。

（3）与吉非贝齐外的其他贝特类合用时会增加肌病风险，联合使用时应当谨慎权衡获益与风险。

（4）联合使用胺碘酮、钙通道阻滞剂（如维拉帕米、地尔硫䓬或氨氯地平）时可能增加肌病 / 横纹肌溶解的风险。

（5）与CYP3A4中效抑制剂合用时，尤其是较高剂量的辛伐他汀，其肌病发生的危险性可能会增加。

（6）辛伐他汀是OATP1B1转运蛋白的底物，与OATP1B1转运蛋白抑制剂联合应用时可引起辛伐他汀酸的血浆浓度升高，增加肌病风险。

（7）辛伐他汀与调脂剂量的烟酸（每日≥1g）联合使用中观察到了肌病 / 横

纹肌溶解的病例。

(8) 辛伐他汀能中度提高香豆素类抗凝剂的抗凝效果。早期应用抗凝血治疗及合用辛伐他汀时应多次检查凝血酶原时间。服用香豆素类衍生物的患者，虽已有稳定的凝血酶原时间，但仍推荐在固定的期间内继续作凝血酶原时间的监测。

【剂型和规格】

片剂：① 10mg；② 20mg。

【贮存】 避光、密闭保存。

186. 阿托伐他汀 Atorvastatin

【药理作用】 他汀类的药理作用类似，参照辛伐他汀的【药理作用】。

阿托伐他汀口服吸收迅速，1～2 小时内血浆浓度达峰（C_{max}）。平均分布容积约为 381L，血浆蛋白结合率≥98%，可分泌进入乳汁。经细胞色素 P450 酶系（CYP）代谢后的活性产物仍有 70% 抑制 HMG-CoA 还原酶的活性，以 CYP3A4 的代谢最为重要。阿托伐他汀及其代谢产物主要经过肝脏和 / 或肝外代谢后经胆汁清除，消除半衰期约为 14 小时，对 HMG-CoA 还原酶的抑制活性的半衰期约为 20～30 小时。

【适应证】

(1) 高胆固醇血症：用于原发性高胆固醇血症患者，包括家族性高胆固醇血症（杂合子型）或混合性高脂血症（相当于 Fredrickson 分类法的Ⅱa 和Ⅱb 型）患者。在纯合子家族性高胆固醇血症患者，阿托伐他汀可与其他降脂疗法合用或单独使用，以降低总胆固醇（TC）和 LDL-C 水平。

(2) 冠心病：用于冠心病或冠心病等危症（如糖尿病、症状性动脉粥样硬化性疾病等）合并高胆固醇血症或混合型血脂异常的患者。

【用法和用量】 开始使用本品治疗前，应进行标准的低胆固醇饮食控制，在整个治疗期间也应维持合理膳食。应根据低密度脂蛋白胆固醇基线水平、治疗目标和患者的治疗效果进行剂量的个体化调整。

常用的起始剂量为 10mg，每日 1 次。剂量调整时间间隔应为 4 周或更长。最大剂量为 80mg，每日 1 次。

阿托伐他汀每日用量可在一日内的任何时间一次服用，并不受进餐影响。

(1) 原发性高胆固醇血症和混合性高脂血症的治疗：大多数患者服用 10mg，每日 1 次，其血脂水平可得到控制。治疗 2 周内可见明显疗效，治疗 4 周内可见最大疗效。长期治疗可维持疗效。

(2) 杂合子型家族性高胆固醇血症的治疗：患者初始剂量应为 10mg，每日 1 次。应遵循剂量的个体化原则以每 4 周为间隔逐步调整剂量至 40mg，每日 1 次。如果仍然未达到满意疗效，可选择将剂量调整至最大剂量 80mg，每日 1 次，或以 40mg 每日 1 次配合胆酸螯合剂治疗。

（3）纯合子型家族性高胆固醇血症的治疗：推荐剂量每日 10～80mg，应作为其他降脂治疗措施（如低密度脂蛋白透析法）的辅助治疗，若无这些治疗条件时可单独使用本品。

（4）肾功能不全患者：肾脏疾病对血浆浓度和降脂效果不会产生影响，无须调整剂量。

【禁忌证】活动性肝脏疾病患者，包括原因不明的 GOT 和 / 或 GPT 持续升高；已知对本品中任何成分过敏者；妊娠期妇女禁用。

【不良反应】肌痛、腹泻、恶心、GPT 升高和其他肝酶升高最常见。严重不良反应包括横纹肌溶解与肌病、肝酶异常等（见【注意事项】）。可见鼻咽炎、关节痛、四肢痛、泌尿道感染、消化不良、骨骼肌痛、肌肉痉挛、失眠、咽喉痛等。

【注意事项】

（1）对于任何弥漫性肌痛、肌肉压痛或无力和 / 或显著的肌酸激酶升高的患者应考虑为肌病，对于出现肌酸激酶水平显著升高或确诊 / 疑诊肌病的患者，应停用阿托伐他汀。

（2）患者如有急性、严重情况预示肌病或有危险因素（如严重急性感染、低血压、大的外科手术、创伤、严重代谢、内分泌和电解质紊乱、未控制的癫痫发作）易诱发继发于横纹肌溶解的肾功能衰竭时，应停用阿托伐他汀。

（3）在阿托伐他汀治疗前，建议进行肝酶检测，并根据临床指征重复检测。

（4）过量饮酒和 / 或曾有肝脏疾病史的患者慎用。

（5）他汀类药物与能够降低内源性类固醇激素水平或活性的药物如酮康唑、螺内酯和西咪替丁合用时应谨慎使用。

【药物相互作用】与他汀类可能产生相互作用的药物包括：人免疫缺陷病毒（HIV）蛋白酶抑制剂（如洛匹那韦、达芦那韦、利托那韦）、唑类抗真菌药（如伊曲康唑、酮康唑）、大环内酯类抗感染药（如红霉素、克拉霉素、泰利霉素）、贝特类调脂药（如吉非贝特、苯扎贝特）、烟酸、环孢素 A、胺碘酮、地尔硫䓬、夫地西酸等。

在应用他汀类药物治疗期间，与下列药物合用可增加发生肌病的危险性，如贝特类药物、调脂剂量的烟酸、环孢素 A 或 CYP3A4 强抑制剂（如克拉霉素、HIV 蛋白酶抑制剂及伊曲康唑）。

（1）克拉霉素：合用克拉霉素可使阿托伐他汀 AUC 显著增加，应用克拉霉素的患者建议阿托伐他汀每日剂量不超过 20mg，＞20mg 时谨慎使用。

（2）HIV 蛋白酶抑制剂：阿托伐他汀与多个 HIV 蛋白酶抑制组合联合用药以及丙型肝炎蛋白酶抑制（特拉匹韦）联合用药时 AUC 显著增加。使用替拉那韦＋利托那韦、或丙型肝炎蛋白酶抑制剂特拉匹韦的患者，避免联合应用阿托伐他汀。联合使用洛匹那韦＋利托那韦的患者应谨慎使用阿托伐他汀，用药时使用最低必要剂量。联合使用沙奎那韦＋利托那韦、地瑞那韦＋利托那韦、福沙那韦、福沙那韦＋利托那韦的患者，阿托伐他汀剂量不超过 20mg，应谨慎合用。合用奈非那韦或波西普韦的患者，阿托伐他汀剂量不超过 40mg，并应密切监测。

（3）伊曲康唑：合用伊曲康唑的患者，建议阿托伐汀每日剂量不超过 20mg，＞20mg 时应谨慎使用。

（4）葡萄柚汁：可增加阿托伐他汀的血浆浓度。

（5）环孢素 A：阿托伐他汀及其代谢产物是有机阴离子转运多肽 1B1（OATP1B1）载体底物，环孢素作为 OATP1B1 抑制剂能增加阿托伐他汀的生物利用度，应避免与阿托伐他汀联用。

（6）贝特类药物：吉非罗齐与阿托伐他汀合用增加肌病 / 横纹肌溶解发生的风险，应避免与阿托伐他汀联用。阿托伐他汀与其他贝特类药物合用也会增加肌病的发生风险，应谨慎联用。

（7）烟酸：与阿托伐他汀合用时对骨骼肌造成影响的风险可能增加，建议降低阿托伐他汀剂量。

（8）地高辛：合用时地高辛的稳态血药浓度增加约 20%，合用时需对地高辛进行监测。

（9）华法林：阿托伐他汀对凝血酶原时间无临床显著影响。

（10）秋水仙碱：已有关于阿托伐他汀与秋水仙碱合用时肌病发生的报道，应谨慎联用。

【剂型和规格】

片剂：① 10mg；② 20mg。

【贮存】密闭保存。

187. 瑞舒伐他汀 Rosuvastatin

【药理作用】他汀类的药理作用类似，参照辛伐他汀的【药理作用】。

瑞舒伐他汀口服 5 小时候血药浓度达到峰值，绝对生物利用度 20%。瑞舒伐他汀吸收后主要被肝脏摄取，分布容积约为 134L，血浆蛋白结合率约为 90%。半衰期约为 19 小时。约 10% 的瑞舒伐他汀发生代谢，主要是 CYP450 酶系代谢的弱底物。约 90% 的瑞舒伐他汀以原型经粪排除，少部分经尿液排除。

【适应证】

（1）原发性高胆固醇血症：适用于经饮食控制和其他非药物治疗（如运动

治疗、减轻体重）仍不能适当控制血脂异常的原发性高胆固醇血症（Ⅱa 型，包括杂合子家族性高胆固醇血症）或混合型血脂异常症（Ⅱb 型）。

（2）家族性高胆固醇血症：适用于纯合子家族性高胆固醇血症的患者，饮食控制和其他降脂措施（如 LDL 去除疗法）的辅助治疗，或在上述治疗不适用时使用。

【用法和用量】在治疗开始前，应综合考虑患者个体的胆固醇水平、预期的心血管危险性以及发生不良反应的潜在风险。

本品常用起始剂量为 5mg，口服，一日 1 次。起始剂量应综合考虑患者个体的胆固醇水平、预期的心血管危险性和潜在的不良反应风险。对于需要更强效地降低 LDL-C 的患者可以考虑 10mg，一日 1 次作为起始剂量。如有必要，可在治疗 4 周后调整剂量至高一级的剂量水平。瑞舒伐他汀每日最大剂量为 20mg。轻中度肾功能损害的患者无须调整剂量。

本品可在一日中任何时候给药，可在进食或空腹时服用。

【禁忌证】下列患者禁用：

（1）对瑞舒伐他汀或本品中任何成分过敏者。

（2）活动性肝病患者，包括原因不明的血清转氨酶持续升高和任何血清转氨酶升高超过 3 倍的正常值上限（ULN）的患者。

（3）严重的肾功能损害的患者（肌酐清除率＜30ml/min）。

（4）肌病患者。

（5）同时使用环孢素 A 的患者。

（6）妊娠期、哺乳期以及有可能妊娠而未采用适当避孕措施的妇女。

【不良反应】常见头晕、头痛、便秘、恶心、腹痛、糖尿病、肌痛、无力，可见转氨酶升高、肌病、横纹肌溶解、瘙痒、皮疹、荨麻疹等。

【注意事项】

（1）瑞舒伐他汀的各种治疗剂量中均有关于骨骼肌损害的报道，如肌痛、肌病，罕见的横纹肌溶解等，特别是剂量大于 20mg 的患者中。可能与药物合用的相互作用有关，应慎重合用。

（2）肌酸激酶的检测：对于患者发生原因不明的肌肉疼痛、无力或痉挛，特别是伴有不适和发热时，应进行肌酸激酶水平检测。若肌酸激酶基础值明显升高（＞5 ULN），应在 5～7 日内再进行检测确认。若重复检测患者肌酸激酶基础值＞5 ULN，则不可以开始瑞舒伐他汀治疗。不应在剧烈运动后或存在引起肌酸激酶升高的其他因素时检测肌酸激酶，这样会混淆对结果的解释。

（3）有肌病或横纹肌溶解症的易患因素应慎用瑞舒伐他汀：肾功能损害、甲状腺功能减退、本人或家族史中有遗传性肌肉疾病、既往有其他他汀类或贝特类肌肉毒性史、酒精滥用、年龄＞70 岁、可能发生血药浓度升高的情况、同时使用贝特类等。

（4）肝功能：过量饮酒和/或有肝病史的患者慎用瑞舒伐他汀。建议在治疗前和开始后第3个月监测肝功能，若血清转氨酶升高＞3 ULN应停用或降低剂量。

（5）遗传性半乳糖不耐受性、乳糖酶缺乏或葡萄糖-半乳糖吸收不良等患者不应服用瑞舒伐他汀。

（6）有他汀类药物治疗出现间质性肺疾病的病例，患者疑似发生间质性肺疾病时，应停止他汀类治疗。

（7）糖尿病：有关于他汀类药物使用与糖化血红蛋白和空腹血糖水平升高的报道。应对风险患者（空腹血糖5.6～6.9mmol/L，BMI＞30、甘油三酯升高、高血压）进行临床和生化监测。

【药物相互作用】

（1）环孢素A：瑞舒伐他汀与环孢素A合用时，瑞舒伐他汀的AUC升高7倍，环孢素A血浆浓度不受影响。瑞舒伐他汀禁用于环孢素A治疗的患者。

（2）蛋白酶抑制剂：合用蛋白酶抑制剂可大大增加瑞舒伐他汀的暴露量，应谨慎合用。

（3）其他降脂药物：吉非贝齐、非诺贝特、其他贝特类（如苯扎贝特）和降脂剂量（每日≥1g）的烟酸与他汀类降脂药合用时肌病风险增加。

（4）抗酸药：瑞舒伐他汀与含氢氧化铝镁抗酸药合用时可使瑞舒伐他汀血浆浓度降低约50%，在服用瑞舒伐他汀2小时后再给予抗酸药可减轻上述影响。

（5）红霉素：瑞舒伐他汀与红霉素合用时，AUC下降20%，C_{max}下降30%，可能与红霉素增加胃肠运动有关。

（6）秋水仙碱：他汀类与秋水仙碱合用时有发生横纹肌溶解在内的肌病报道，需谨慎合用。

（7）华法林及其他香豆素类抗凝剂：开始使用瑞舒伐他汀或逐渐增加本品剂量可能导致国际标准化比值（INR）升高，停用或逐渐降低剂量可能导致INR降低，合用时应适当监测INR。

（8）口服避孕药/激素替代治疗（HRT）：同时使用瑞舒伐他汀和口服避孕药，口服避孕药的血药浓度升高，但在临床试验中普遍耐受性良好。

【剂型和规格】

（1）片剂：①5mg；②10mg；③20mg。

（2）胶囊：①5mg；②10mg；③20mg。

【贮存】密闭保存。

188. 非诺贝特　Fenofibrate

【药理作用】非诺贝特通过降低 VLDL-C 和 LDL-C，并降低总胆固醇和高密度脂蛋白胆固醇（HDL-C）的比率，从而改善血浆中胆固醇的分布，可降低血清胆固醇 20%～25%。非诺贝特可通过激活过氧化物酶增殖体激活受体α（PPARα），激活脂解酶和减少载脂蛋白 CM 合成，使血浆脂肪降解和甘油三酯清除明显增加，可降低甘油三酯 40%～50%。

非诺贝特的不同制剂生物利用度有所不同。非诺贝特在血浆中未发现原型存在，吸收后在肝脏迅速水解为活性代谢产物，主要代谢产物为非诺贝特酸。服药后 5 小时达到 C_{max}。非诺贝特酸与血浆白蛋白结合紧密，在血浆中消除半衰期约为 20 小时。主要从尿中排泄。

【适应证】供成人使用。用于治疗成人饮食控制效果不理想的高脂血症（Ⅱa 型），内源性高甘油三酯症。

【用法和用量】配合饮食控制，可长期服用，并定期监测疗效。

（1）一般一次 200mg，每日 1 次。当胆固醇水平正常时，建议减小剂量。

（2）肾功能受损患者：轻中度肾功能从较小起始剂量开始，此后根据肾功能和血脂水平进行调整。

【禁忌证】

（1）对非诺贝特或非诺贝特酸过敏者禁用。

（2）活动性肝病患者，包括原发性胆汁性肝硬化、不明原因持续性肝功能异常患者禁用。

（3）已知有胆囊疾病患者禁用。

（4）严重肾功能损害患者，包括接受透析的患者禁用。

（5）哺乳期妇女禁用。

【不良反应】可见肝功能异常，包括 GOT、GPT、肌酸激酶升高；腹痛、头痛、恶心、便秘等。有肌痛、横纹肌溶解、胰腺炎、急性肾功能衰竭、肝炎等报道。

【注意事项】

（1）肌毒性：贝特类和其他降脂药有肌毒性，包括伴或不伴肾功能衰竭的横纹肌溶解。低蛋白血症和曾有肾功能不全的患者增加其发生风险。出现弥漫性肌痛、肌炎、肌痛性肌痉挛、肌无力、伴或不伴肌源性肌酸激酶显著升高（＞5ULN）的患者，应怀疑是否为肌毒性，需立即停用非诺贝特。贝特类降脂药，尤其是吉非贝齐，和他汀类药物联合使用时横纹肌溶解的风险增加，除非治疗获益大于其风险，应避免贝特类与他汀类合用。

（2）在使用 3～6 个月后，血脂未得到有效控制，应考虑补充治疗或采用其他治疗。

(3) 肝功能异常：在使用非诺贝特后可能引起转氨酶升高，通常为一过性的、轻微的、无症状的，有关于在非诺贝特治疗中发生肝细胞性、慢性活动性、胆汁淤积性肝炎的报道，建议患者在治疗最初的12个月，每3个月监测一次转氨酶水平；转氨酶升高＞3 ULN应停止治疗；出现肝炎相关症状，且实验室检查确认诊断应停止非诺贝特治疗。

(4) 有关于在非诺贝特治疗后血清肌酐升高的报道。对于肾功能损害、老年和糖尿病患者，建议定期监测肾功能。

(5) 非诺贝特与血浆白蛋白结合紧密，与香豆素类口服抗凝药合用时，从蛋白结合部位置换出抗凝剂，可能会增加抗凝效应，为了避免出血并发症，应密切监测凝血酶原时间和INR。

(6) 非诺贝特治疗中观察到轻中度血红蛋白、血细胞压积和白细胞的下降。通常在长期治疗过程中维持稳定的水平。建议在治疗最初的12个月定期监测血液红细胞、白细胞计数。

(7) 在治疗过程中使用和非诺贝特或与之结构相似的药物，尤其是酮洛芬时，会出现光毒性或光敏反应。

【药物相互作用】

(1) 禁与其他贝特类药物合用：可能增加不良反应和两种分子间的药效拮抗作用的发生率。

(2) 不建议与他汀类药物合用(见【注意事项】)。

(3) 香豆素类口服抗凝剂：合用时非诺贝特可增强其抗凝作用，应减低抗凝剂剂量，需更加频繁监测PT和INR直至达到稳定(见【注意事项】)。

(4) 免疫抑制剂：如环孢素A、他克莫司具有肾毒性。可能降低肌酐清除率和升高血清肌酐水平，合用时可能导致肾功能的恶化，应谨慎合用。必须合用时应使用最小有效剂量的非诺贝特，并监测肾功能。

(5) 胆酸结合剂：胆酸结合剂会与同时服用的药物结合，应在服用胆酸结合剂前1小时或之后4～6小时服用非诺贝特，以避免影响非诺贝特的吸收。

【剂型和规格】

(1) 片剂：0.1g。

(2) 胶囊：① 0.1g；② 0.2g。

(3) 分散片：0.1g。

【贮存】遮光、密封保存。

(司 霞 薛学财 侯珂露 冯婉玉)

ER-08章视频

第八章

呼吸系统用药

呼吸系统疾病包括上呼吸道感染、支气管炎、支气管哮喘、慢性支气管炎及其并发的肺炎、阻塞性肺气肿和肺源性心脏病等。呼吸系统疾病的治疗药物包括两方面，即对因治疗及对症治疗。对于各种原因引起的感染治疗的药物包括抗菌药物、抗真菌药物、抗病毒药物、抗结核药物、抗寄生虫药物等。呼吸系统常见的症状为咳嗽、咳痰、喘息、呼吸衰竭等。本章主要讨论对症治疗药物，包括祛痰药、镇咳药及平喘药三类。

患某些呼吸系统疾病时，咳、痰、喘三种症状往往同时存在，并有一定的互为因果关系，在治疗上也有内在的联系。例如呼吸道痰液蓄积可刺激气道黏膜引起咳嗽，当气道被痰液部分或完全堵塞时，既能引起气喘，也能产生继发感染。此时，祛痰药如应用得当，可使上述三种状况都得到缓解。又如支气管哮喘时，因呼气阻力增加使肺膨胀，肺牵张感受器受刺激增强，反射性引起咳嗽，同时因支气管阻塞排痰也更加困难，此时适当应用平喘药，不仅可缓解支气管痉挛，也可起到辅助“止咳”“祛痰”的作用。例如复方甘草制剂中的阿片粉或复方樟脑酊有较强的镇咳作用；樟脑及八角茴香油能刺激支气管黏膜，反射性地增加腺体分泌，稀释痰液，使痰容易咳出；上述成分组成复方制剂，就具有镇咳祛痰的协同作用。

（一）祛痰药

在正常情况下，呼吸道内不断有小量分泌物生成，形成一层薄薄的黏液，起到保护作用，并参与呼吸道的清除。在呼吸道炎症等病理情况下，分泌物的质和量均发生改变，刺激黏膜下感受器，进而使咳嗽加重；大量痰液还可阻塞呼吸道引起气急，甚至窒息；由于痰液是良好的培养基，有利于病原体滋生引起继发感染，此时促使痰液排出就是重要治疗措施之一。

祛痰药主要包括刺激性祛痰药（又称恶心性祛痰药）、黏痰溶解剂和黏液稀释剂。前者刺激胃黏膜反射性引起气道分泌较稀黏液，稀化痰液使痰易于排出；黏痰溶解剂和黏液稀释剂会使痰液中黏性成分分解或黏度下降，使痰易于排出。

本部分药品包括溴己新、氨溴索、桉柠蒎、羧甲司坦、乙酰半胱氨酸，均具有溶解黏液作用。

189. 溴己新　Bromhexine

【药理作用】溴己新具有较强的溶解黏痰作用，可使痰中的黏多糖纤维素或黏蛋白裂解，降低痰液黏度；还作用于气管、支气管腺体细胞，使分泌黏滞性较低的小分子黏蛋白，改善分泌的流变学特性，抑制黏多糖合成，使黏痰减少，从而稀释痰液，易于咳出。本药还可促进呼吸道黏膜的纤毛运动，并刺激胃黏膜，引起反射性的恶心祛痰作用。本药口服后经胃肠道吸收完全而迅速，生物利用度为70%～80%，0.5～3小时达血药峰浓度。在肝脏中代谢为氨溴索及其他十余种代谢产物。口服后24小时内和5日内，经尿液排泄量约为口服量的70%和88%，其中大部分为代谢物形式，仅少量为原型。另有少量从粪便排出。消除半衰期为6.5小时。

【适应证】适用于慢性支气管炎、哮喘等痰液黏稠不易咳出的患者。

【用法和用量】口服：成人，一次8～16mg，一日3次。6岁以上儿童，一次4～8mg，一日3次。

【禁忌证】对本品过敏者禁用。

【不良反应】

(1) 轻微的不良反应：头痛、头晕、恶心、呕吐、胃部不适、腹痛、腹泻，减量或停药后可消失。可有血清转氨酶一过性升高，可自行恢复。

(2) 严重的不良反应：皮疹、遗尿。

(3) 其他的不良反应：对胃黏膜有刺激性。

【注意事项】

(1) 本药对胃肠道黏膜有刺激性，胃炎或胃溃疡患者慎用。

(2) 妊娠期和哺乳妇女慎用。

【药物相互作用】本药能增加四环素类抗生素、阿莫西林在支气管的分布浓度，故合用可增强抗菌疗效。

【剂型和规格】

片剂：8mg。

【贮存】避光、密闭保存。

190. 氨溴索　Ambroxol

【药理作用】本药是溴己新在体内的代谢产物，黏痰溶解作用与溴己新相同（参见溴己新的【药理作用】）。口服吸收迅速且完全，达峰时间0.5～3小时。蛋白结合率为90%，吸收后迅速分布至组织，肺组织浓度高。本药可经肝代谢，约 90% 由肾清除，半衰期约 7 小时。

【适应证】适用于痰液黏稠而不易咳出者。

【用法和用量】

（1）片剂、胶囊、分散片

1）成人：口服，一次 30～60mg，一日 3 次，餐后服用。长期服用者可减为一日 2 次。

2）儿童：口服，餐后服用。① 12 岁以上儿童同成人；② 5～12 岁，一次 15mg，一日 3 次；③ 2～5 岁，一次 7.5mg，一日 3 次；以上长期服用者可减为一日 2 次；④ 2 岁以下儿童，一次 7.5mg，一日 2 次。

（2）口服溶液剂（100ml：0.3g）：最好在进餐时间服用，成人及 12 岁以上的儿童，每次 10ml，一日 2 次。6～12 岁儿童，每次 5ml，一日 2～3 次；2～6 岁儿童，每次 2.5ml，一日 3 次；1～2 岁儿童，每次 2.5ml，一日 2 次。

【禁忌证】

（1）已知对本品过敏者禁用。

（2）妊娠女性孕早期（前 3 个月）禁用。

【不良反应】

（1）中枢神经系统：罕见头痛及眩晕。

（2）胃肠道：偶见恶心、呕吐、食欲缺乏、消化不良、腹痛、腹泻、便秘、胃部不适、胃痛、胃部灼热。

（3）过敏反应：①极少出现，主要为皮疹，还可见皮肤肿胀、瘙痒、红斑，偶见过敏休克，罕见血管性水肿。②有出现接触性皮炎的个案报道。③有报道极少出现严重急性过敏反应，与本药的关系尚不确定，此类患者通常对其他物质亦出现过敏。

（4）呼吸系统：少数患者可出现呼吸困难。

（5）其他：少数患者可出现面部肿胀、发热伴寒战、口腔及气道干燥、唾液分泌增加、鼻分泌物增加、排尿困难。

【注意事项】

（1）有下列情况者慎用：①对本药有过敏史者。②肝、肾功能不全者。③胃溃疡患者。④支气管纤毛运动功能受阻及呼吸道出现大量分泌物的患者，纤毛不动综合征患者等，可能有出现分泌物阻塞气道的危险。⑤青光眼患者。

（2）对老年患者与年轻患者用药后安全性和有效性评估结果无差异。老年患者用药无须特殊调整。

（3）妊娠中、晚期及哺乳期妇女慎用。

【药物相互作用】

（1）与 β_2 受体激动药、茶碱等支气管扩张药合用具有协同作用。

（2）与抗生素（如阿莫西林、阿莫西林克拉维酸钾、氨苄西林、头孢呋辛、红霉素、多西环素等）合用，可使抗生素在肺组织的分布浓度升高，具有协同作用。

（3）与镇咳药合用（如中枢性镇咳药右美沙芬），因咳嗽反射受抑制有出现分泌物阻塞气道的危险，故本药应避免与强力镇咳药合用。

【剂型和规格】

（1）片剂、胶囊、分散片：30mg。

（2）口服溶液剂：100ml：0.3g。

【贮存】避光、密闭保存。

191．桉柠蒎 Eucalyptol, Limonene and Pinene

【药理作用】本药主要含桉油精、柠檬烯及α-蒎烯，为黏液溶解性祛痰药。能通过减轻支气管黏膜水肿而起到舒张支气管作用。动物实验显示可促进呼吸道腺体分泌，改善气管黏膜纤毛运动，帮助痰液排出，延长咳嗽潜伏期。本药口服后吸收迅速且完全，给药1～3小时单萜成分可达最大血药浓度；24小时内约60%经尿排泄，5%经粪便排泄，2%经呼出的CO_2排泄。

【适应证】

（1）用于急、慢性鼻炎，鼻窦炎；急、慢性支气管炎，肺炎，支气管扩张和肺脓肿等呼吸道疾病患者的止咳化痰。

（2）用于慢性阻塞性肺部疾患、肺部真菌感染、肺结核等的痰液排出。

（3）用于支气管造影术后，促进患者排出造影剂。

【用法和用量】口服。

（1）成人：急性患者，一次0.3g，一日3～4次；慢性患者，一次0.3g，一日2次。

（2）4～10岁儿童：急性患者，一次0.12g，一日3～4次；慢性患者，一次0.12g，一日2次。

【禁忌证】对本品过敏者禁用。

【不良反应】偶有胃肠道不适及过敏反应，如皮疹、面部水肿、呼吸困难和循环障碍。

【注意事项】本药宜于餐前半小时凉开水送服，禁用热开水；不可打开或嚼碎后服用。

【剂型和规格】

肠溶软胶囊：①0.12 g；②0.3g。

【贮存】密封，阴凉（不超过20℃）处保存。

192. 羧甲司坦　Carbocisteine

【药理作用】本药为黏液调节剂，主要作用于支气管腺体的分泌，使低黏度的唾液黏蛋白分泌增加，高黏度的岩藻黏蛋白产生减少，因而使痰液的黏稠性降低而易于咳出。口服起效快，服用4小时可见明显疗效。

【适应证】用于慢性支气管炎、支气管哮喘等疾病引起的痰液黏稠、咳痰困难患者。

【用法和用量】

（1）片剂：0.25g/片，成人及12岁以上儿童，一次2片；6～12岁儿童，一次1片，一日3次。

（2）片剂：0.1g/片，5～8岁儿童，一次2片；2～4岁儿童，一次1片，一日3次。2岁以下儿童用量请咨询医师或药师。

（3）溶液剂：成人一次0.5g，一日3次。

【禁忌证】消化道溃疡活动期患者禁用。对本品过敏者禁用

【不良反应】可见恶心、胃部不适、腹泻、轻度头痛以及皮疹等。

【注意事项】有消化道溃疡史者、妊娠期妇女、哺乳期妇女、过敏体质者慎用。用药7日后，如症状仍未缓解，应立即就医。

【药物相互作用】同时服用强镇咳药可能导致痰液堵塞气道。

【剂型和规格】

（1）片剂：① 0.1g；② 0.25g。

（2）口服溶液剂：① 10ml：0.2g；② 10ml：0.5g。

【贮存】密封，不超过20℃阴凉干燥处保存。

193. 乙酰半胱氨酸　Acetylcysteine

【药理作用】本药为祛痰药。其化学结构中的巯基可使黏蛋白的双硫键断裂，降低痰黏度，使痰容易咳出。

【适应证】适用于慢性支气管炎等咳嗽有黏痰而不易咳出的患者。

【用法和用量】口服。临用前颗粒剂加少量温水溶解，混匀服用，或直接口服。成人：一次0.2g，一日3次。儿童：一次0.1g，一日2～4次。

【禁忌证】哮喘患者禁用。对本品过敏者禁用。

【不良反应】

（1）本药对呼吸道黏膜有刺激作用，有时会引起呛咳或支气管痉挛。偶可引起咯血。

（2）水溶液中有硫化氢的臭味，可能引起恶心、呕吐、流涕、胃炎等。

【注意事项】老年患者伴有严重呼吸功能不全者慎用。过敏体质者慎

用。消化道溃疡患者应在医师指导下使用。

【药物相互作用】本药能增加金制剂的排泄。不得与糜蛋白酶配伍用药。与酸性药物同用，可降低本药作用。应避免同服强力镇咳药。

【剂型和规格】

颗粒剂：① 0.1g；② 0.2g。

【贮存】遮光，密封，在干燥处保存。

（二）镇咳药

咳嗽是一种保护性反射活动，可将呼吸道内的黏痰和异物排出，轻度而不频繁的咳嗽，只要痰或异物排出就可自行缓解，不必应用镇咳药。需排痰时如单独应用镇咳药不仅无益、而且有害。对于有痰的咳嗽，多数应同时应用祛痰药。但无痰或少痰而过于剧烈的咳嗽，增加患者痛苦、影响休息，适当应用镇咳药则有益。

咳嗽动作是因各种刺激作用于不同感受器，主要通过迷走神经及运动神经传入中枢神经系统，再经迷走神经及运动神经将信息传至喉头肌及参与咳嗽动作的骨骼肌等，以完成咳嗽动作。一般把抑制咳嗽反射活动中枢环节的药物，称为中枢性镇咳药；抑制中枢以外其他环节者称为外周性镇咳药；有的药物兼有中枢和外周两种作用。

镇咳药物包括复方甘草制剂、中枢性镇咳药可待因以及兼有两种镇咳作用的喷托维林。其中可待因属于特殊管理药物，应在具备相应处方资质的医师或在专科医师指导下使用。

194. 复方甘草　Compound Liquorice

【药理作用】本药主要成分为甘草流浸膏粉、阿片粉、樟脑、八角茴香油。其主要成分中的甘草流浸膏为保护性镇咳祛痰剂；阿片粉具有较强的镇咳作用；樟脑、八角茴香油等能刺激支气管黏膜，反射性地增加腺体分泌，稀释痰液，使痰容易咳出。本药有镇咳、祛痰的协同作用。

【适应证】用于镇咳、祛痰。

【用法和用量】

(1) 成人：①复方甘草片：一次 3～4 片，一日 3～4 次，口服或含化。②复方甘草口服溶液：一次 5～10ml，一日 3 次，服前振摇使均匀。

(2) 儿童：12 岁以上可同成人。12 岁以下：① 3 岁以下避免使用。② 3～5 岁，复方甘草口服溶液，一次 1～3ml，一日 3 次，服前振摇使均匀。③ 6～12 岁，复方甘草口服溶液，一次 3～5ml，一日 3 次，服前振摇使均匀。

【禁忌证】对本品任何成分过敏者禁用。

【不良反应】

(1) 有微弱的恶心、呕吐反应。

(2) 甘草有弱皮质激素样作用，长期、大剂量应用，可能会引起水钠潴留、假性醛固酮增多（表现为低血钾、高血压）和心脏损害。

【注意事项】

(1) 本药不宜长期服用。

(2) 慢性阻塞性肺疾病合并呼吸功能不全者、胃炎及溃疡患者、妊娠期及哺乳期妇女慎用。

(3) 运动员慎用。

(4) 儿童必须在成人监护下使用，并选用不含阿片的制剂。

【药物相互作用】服用本药时注意避免同时服用强力镇咳药。口服溶液含乙醇，与头孢类药物或易产生双硫仑样反应的药物合用可使血中乙酰醛浓度上升，出现双硫仑样反应（面部潮红、头痛、眩晕、腹痛、胃痛、恶心、呕吐、气促、心率加快、血压降低及嗜睡、幻觉等）。

【剂型和规格】

片剂、口服溶液剂：规格暂以国家药品管理部门批准的规格为准。

【贮存】避光、密闭保存。

195. 喷托维林 Pentoxyverine

【药理作用】本药为人工合成的非成瘾性中枢性镇咳药，镇咳作用强度约为可待因的 1/3，对咳嗽中枢有选择性的抑制作用。对延髓的呼吸中枢有直接抑制作用，同时还有微弱的阿托品样作用和局部麻醉作用，吸收后可轻度抑制支气管内感应器，减弱咳嗽反射，并可使痉挛的支气管平滑肌松弛，降低气道阻力，故兼有外周性镇咳作用。本药口服后吸收迅速，约 20～30 分钟起效，一次给药可维持 4～6 小时。药物吸收后部分由呼吸道排出。

【适应证】用于多种原因（如急、慢性支气管炎等）引起的无痰干咳。

【用法和用量】

(1) 成人：口服，一次 25mg，一日 3～4 次。

(2) 儿童：口服，5 岁以上，一次 6.25～12.5mg，一日 2～3 次。

【禁忌证】

(1) 呼吸功能不全、心力衰竭和因尿道疾病而致尿潴留的患者禁用。

(2) 妊娠期、哺乳期妇女禁用。

【不良反应】本药具阿托品样作用，偶可致轻度头痛、眩晕、头晕、嗜睡、口干、恶心、腹胀、腹泻、便秘及皮肤过敏等不良反应。

【注意事项】

(1) 青光眼、心功能不全(包括心功能不全伴肺淤血者)、大咯血者慎用。

(2) 痰量多者宜与祛痰药合用。

【药物相互作用】合用癸氟奋乃静、阿伐斯汀、阿吡坦、异戊巴比妥、安他唑啉、巴氯芬、氯苯那敏、丁苯诺啡、丁螺环酮、水合氯醛等,可增强本药的中枢神经系统和呼吸系统抑制作用。

【剂型和规格】

片剂: 25mg。

【贮存】避光、密闭保存。

196. 可待因△ Codeine

【药理作用】本药对延髓的咳嗽中枢有选择性抑制作用,镇咳作用强而迅速,疗效可靠,也有镇痛作用,其镇痛强度约为吗啡的1/12～1/7,但强于一般解热镇痛药。能抑制支气管腺体的分泌,可使痰液黏稠,难以咳出,故不宜用于多痰黏稠的患者。本药口服后较易被胃肠吸收,主要分布于肺、肝、肾和胰腺中。本药易通过血脑屏障,又能透过胎盘。蛋白结合率在25%左右。半衰期约为2.5～4小时。镇痛起效时间为30～45分钟,在60～120分钟间作用最强。作用持续时间镇痛为4小时,镇咳为4～6小时。经肾排泄,主要为葡糖醛酸结合物。

【适应证】

(1) 镇咳,用于较剧的频繁干咳,如痰量较多宜并用祛痰药。

(2) 镇痛,用于中度以上的疼痛。

(3) 镇静,用于局麻或全麻时的辅助用药,具有镇静作用。

【用法和用量】成人常用量: 口服,一次15～30mg,一日30～90mg; 极量: 口服一次100mg,一日250mg。

【禁忌证】

(1) 对本药过敏的患者禁用。儿童禁用。

(2) 多痰患者禁用,以防止因抑制咳嗽反射,使大量痰液堵塞呼吸道,继发感染而加重病情。

【不良反应】

(1) 较多见: ①呼吸微弱、缓慢或不规则。②心率异常、或快或慢。③心理变态或幻想。

(2) 少见: ①荨麻疹、瘙痒、皮疹或脸肿等过敏反应。②惊厥、耳鸣、震颤或不能自控的肌肉运动等。③精神抑郁或肌肉强直等。

(3) 长期应用可引起依赖性,但常用量引起依赖性的倾向较其他吗啡类药弱。典型的症状为食欲减退、腹泻、牙痛、恶心、呕吐、流涕、寒战、打喷嚏、打呵欠、睡眠障碍、胃痉挛、多汗、衰弱无力、心率增速、情绪激动或原因不明的发热。

【注意事项】

（1）下列情况应慎用：①支气管哮喘；②哺乳期妇女；③急腹症，在诊断未明确时，可能因掩盖真相造成误诊；④胆结石，可引起胆管痉挛；⑤原因不明的腹泻，可使肠道蠕动减弱、减轻腹泻症状而误诊；⑥颅脑外伤或颅内病变，本药可引起瞳孔变小，模糊临床体征；⑦前列腺肥大病，因本药易引起尿潴留而加重病情。

（2）本药可透过胎盘，使胎儿成瘾，引起新生儿的戒断症状如过度啼哭、打喷嚏、打呵欠、腹泻、呕吐等。分娩期应用本药可引起新生儿呼吸抑制。新生儿、婴儿慎用。

（3）重复给药可产生耐药性，久用有成瘾性。

【药物相互作用】本药为细胞色素 CYP2D6 酶系统的抑制剂、底物，细胞色素 CYP3D4 酶系统的底物，应注意与经该酶系统代谢的药物共同使用时可能存在药物相互作用。

（1）与抗胆碱药合用，可加重便秘或尿潴留等不良反应。

（2）与美沙酮或其他吗啡类药物合用，可加重中枢性呼吸抑制作用。与巴比妥类药物合用，可加重中枢抑制作用。与肌肉松弛药合用，呼吸抑制更为显著。

（3）与甲喹酮合用，可增强本药的镇咳和镇痛作用。

（4）本药可抑制齐多夫定代谢，应避免合用。

（5）本药可增强解热镇痛药的镇痛作用。

（6）与西咪替丁合用，可诱发精神错乱、定向力障碍及呼吸急促。

【剂型和规格】

片剂：① 15mg；② 30mg。

【贮存】避光、密闭保存。

（三）平喘药

平喘药主要通过缓解支气管平滑肌的痉挛而解除支气管哮喘。按其作用机制可分为黄嘌呤类药物、M 胆碱受体拮抗剂、过敏介质阻释剂、肾上腺皮质激素、白三烯受体拮抗剂、β 受体激动药等。黄嘌呤类药物主要是由于抑制磷酸二酯酶而使支气管平滑肌松弛，β 受体激动药是通过激动支气管平滑肌的 β 受体而使之松弛。

本部分包括 β 受体激动药沙丁胺醇，黄嘌呤类药物茶碱和氨茶碱，M 胆碱受体拮抗剂异丙托溴铵和噻托溴铵，肾上腺皮质激素丙酸氟替卡松、布地奈德，以及复方制剂布地奈德福莫特罗。

黄嘌呤类相关研究表明，小剂量茶碱既能起到平喘作用，又可降低其相关不良反应发生率，而且兼有一定程度的抗炎作用，所以临床应用广泛。

使用具有高度选择性的 β_2 受体激动药，并采用吸入给药的方法，可以缓解哮喘并降低其相关不良反应发生率。

197. 氨茶碱 Aminophylline

【药理作用】本药为茶碱与乙二胺的复盐，含茶碱 77%～83%，其药理作用主要来自茶碱，乙二胺可增强茶碱的水溶性、生物利用度和作用强度。作用机制主要为抑制磷酸二酯酶，使细胞内 cAMP 含量提高。本药口服或由直肠或胃肠道外给药均能被迅速吸收，在体内释放出茶碱。空腹状态下口服本药，2 小时血药浓度达峰值。茶碱的蛋白结合率为 60%。静脉注射氨茶碱 6mg/kg，半小时内血药浓度可维持于 10μg/ml。在肝脏代谢，体内生物转化率存在个体差异。本药的大部分以代谢产物形式通过肾排出，10% 以原型排出。正常人体内半衰期为 3～9 小时，早产儿、新生儿、肝硬化、充血性心力衰竭、肺心病患者半衰期延长。

【适应证】

(1) 用于缓解支气管哮喘、喘息型支气管炎、阻塞性肺气肿等喘息症状。

(2) 用于心源性肺水肿引起的哮喘。

【用法和用量】

(1) 成人：①肌内注射，一次 250～500mg。极量，一次 500mg，一日 1g。②静脉注射，一次 125～250mg，一日 500～1 000mg，每次用 50% 葡萄糖注射液稀释至 20～40ml，注射时间不得少于 10 分钟。极量，一次 500mg，一日 1g。③静脉滴注，一次 250～500mg，一日 500～1 000mg，用 5% 或 10% 葡萄糖注射液稀释后缓慢滴注。极量，一次 500mg，一日 1g。④口服，一次 0.1～0.2g，一日 0.3～0.6g。极量，一次 0.5g，一日 1g。

(2) 儿童：①静脉注射，一次 2～4mg/kg，用 5% 或 25% 葡萄糖注射液稀释后缓慢注射。②静脉滴注：一般用量，一次 2～3mg/kg，用 5% 葡萄糖注射液 500ml 稀释后滴注。③口服，一次 3～5mg/kg，一日 3 次。

(3) 新生儿呼吸暂停：静脉滴注，负荷量 4～6mg/kg；12 小时后给予维持量，一次 1.5～2mg/kg，一日 2～3 次。

【禁忌证】

(1) 本药不适用于急性支气管痉挛发作的患者。

(2) 对本药、乙二胺或茶碱过敏者禁用。

(3) 禁用于严重心功能不全及急性心肌梗死伴血压显著降低者、严重心律失常患者、活动期消化性溃疡患者、未经控制的惊厥性疾病患者。

【不良反应】茶碱的毒性常出现在血清浓度为 15～20μg/ml 时，特别是在治疗开始，早期多见的有恶心、呕吐、易激动、失眠等；当血清浓度超过 20μg/ml，可出现心动过速、心律失常；血清中茶碱超过 40μg/ml，可发生发热、失水、惊厥等症状，严重时甚至心搏骤停。

【注意事项】

(1) 交叉过敏反应：对本药过敏者对其他茶碱类药也可能过敏。

(2) 应定期监测血清茶碱浓度并调整用量，以保证最大的疗效，且不发生血药浓度过高的危险。

(3) 下列情况慎用：①酒精中毒者；②心律失常（不包括心动过缓）者；③肺源性心脏病患者；④充血性心力衰竭患者；⑤高血压患者；⑥急性心肌损害者；⑦严重低氧血症患者；⑧甲状腺功能亢进者；⑨有消化性溃疡史、非活动期消化性溃疡患者；⑩持续发热者；⑪肝、肾疾病患者。

(4) 儿童的药物清除率较高，个体差异大；且对本药的敏感性较成人高，易致惊厥，须慎用。

(5) 老年患者血浆清除率降低，潜在毒性增加，故对 55 岁以上者（尤其是男性和伴有慢性肺部疾病者）应慎用本药。

(6) 本药可通过胎盘屏障，使胎儿血清茶碱浓度升高至危险程度，妊娠期妇女用药应谨慎。

(7) 本药可分泌入乳汁，哺乳妇女用药后可引起婴儿易激动或出现其他不良反应，使用应谨慎。

(8) 本药可使血清尿酸及尿儿茶酚胺的实验室测定值增高。

【药物相互作用】氨茶碱在体内释放出茶碱，茶碱为细胞色素 CYP3A4、CYP1A2、CYP2E1 酶系统的底物，应注意与经该酶系统代谢的药物共同使用时可能存在药物相互作用。

(1) 与其他茶碱类药物或其他黄嘌呤类药合用，可使本药作用增强，不良反应增多。

(2) 与美西律、口服避孕药等合用，可使本药清除率降低，血药浓度升高，需调整剂量。

(3) 与地尔硫䓬、维拉帕米及西咪替丁合用，可干扰茶碱在肝内的代谢，使本药血药浓度升高，毒性增强。

(4) 与某些抗菌药（大环内酯类的红霉素、罗红霉素、克拉霉素；喹诺酮类的依诺沙星、环丙沙星、氧氟沙星、左氧氟沙星，以及克林霉素、林可霉素等）合用，可使茶碱清除率降低，血药浓度升高，甚至出现毒性反应，其中尤以与红霉素、依诺沙星合用相互作用更显著。故与以上药物合用时，本药应适当减少或监测其血药浓度。

(5) 与别嘌醇合用，可使本药血药浓度升高，并引起恶心、呕吐、心悸等不良反应。

(6) 与麻黄碱及其他拟交感胺类支气管扩张药合用，具有协同作用，但毒性也增加。

(7) 与普萘洛尔等非选择性β受体拮抗剂合用，药理学相互拮抗，本药的支气管扩张作用可能受到抑制，同时可使本药清除率降低，血清浓度升高。

(8) 本药可提高心肌对洋地黄类药物的敏感性，合用时洋地黄毒性增强。

(9) 硫酸镁可拮抗本药所致的室性心律失常。

(10) 与泼尼松合用，可使本药的生物利用度降低。

(11) 与巴比妥类、利福平、卡马西平及其他肝微粒体酶诱导药合用，可使茶碱的代谢和清除加速，血药浓度降低。

(12) 与异丙肾上腺素、异烟肼、呋塞米合用，可使本药的血药浓度降低。

(13) 与苯妥英钠合用，可使本药代谢加速，两者血药浓度均降低，合用时本药用量应酌情增加，并监测血药浓度。

(14) 与锂盐合用时，可加速肾脏对锂的排出，使锂剂疗效降低。

(15) 与氯胺酮合用，可降低机体的惊厥阈值，从而促发惊厥。

(16) 与碱性药物合用，可使本药排泄减少。与酸性药物合用，可使本药排泄增加；与稀盐酸合用，可使本药在小肠的吸收减少。本药可使青霉素灭活、失效。

(17) 尼古丁可增加茶碱代谢，降低本药疗效。故吸烟者用量需增加。

【剂型和规格】

(1) 片剂：① 0.1g；② 0.2g。

(2) 缓释片：0.1g。

(3) 注射液：① 2ml：0.25g；② 2ml：0.5g。

【贮存】避光、密闭保存。

198. 茶碱 Theophylline

【药理作用】本药对呼吸道平滑肌有直接松弛作用。其作用机制见氨茶碱【药理作用】。此外还可拮抗嘌呤受体，对抗腺嘌呤等对呼吸道的收缩作用；增强膈肌收缩力，尤其在膈肌收缩无力时作用更显著，因此有益于改善呼吸功能。抑制肥大细胞和嗜碱性粒细胞释放的组胺，具有一定的抗炎作用。

口服易被吸收，血药浓度达峰时间为 4～7 小时。每日口服 1 次，体内茶碱血药浓度可维持在治疗范围内（5～20μg/ml）达 12 小时，血药浓度相对较平稳。蛋白结合率 60%。主要在肝脏被细胞色素 P450 酶系统代谢，由尿排出，其中约 10% 为原型药。半衰期：新生儿（6 个月内）＞24 小时；小儿（6 个月以上）（3.7±1.1）小时；成人（不吸烟并无哮喘者）（8.7±2.2）小时；吸烟者（一日吸 1～2 包）4～5 小时。

【适应证】用于缓解支气管哮喘、喘息型支气管炎、阻塞性肺气肿等患者喘息症状。也可用于心力衰竭时的喘息。

【用法和用量】

（1）成人：口服，缓释片，本药不可压碎或咀嚼。成人或 12 岁以上儿童，起始剂量为 0.1～0.2g，一日 2 次，于早、晚用 100ml 温开水送服。剂量可视病情和疗效调整，但一日量不超过 0.9g，分 2 次服用。

（2）儿童：口服，缓释片，12 岁以下儿童，一日 10～16mg/kg，分 2 次服。12 岁以上儿童，用法和用量同成人。

【禁忌证】禁用于对本药及其衍生物过敏者、活动性消化性溃疡患者、未经控制的惊厥性疾病患者、急性心肌梗死伴血压下降者、未治愈的潜在癫痫患者。

【不良反应】不良反应与个体对茶碱的清除速率的快慢有关，毒性常出现在血药浓度为 15～20μg/ml 时；当血药浓度超过 20μg/ml，常见头痛、恶心、呕吐和失眠；较少见消化不良、震颤和眩晕；多为轻至中度，重度罕见。当血药浓度超过 40μg/ml，可发生发热、失水、惊厥等症状，严重时甚至心搏骤停。

【注意事项】

（1）本药不适用于哮喘发作状态或急性支气管痉挛发作的患者。

（2）应定期监测血清茶碱浓度并调整用量，以保证最大的疗效且不发生血药浓度过高的危险。

（3）下列患者慎用：高血压患者，心律失常患者，急性心肌损伤患者，心肌梗死患者，心力衰竭（尤其充血性心力衰竭）患者，冠状动脉硬化患者，肺源性心脏病患者，甲状腺功能亢进者，低氧血症患者，持续高热者，有癫痫史者，有消化性溃疡病史者，胃炎患者，肝、肾疾病患者，酒精中毒者，本药清除率降低者，肥胖者。

（4）老年人因血浆清除率降低，潜在毒性增加，55 岁以上患者慎用。

（5）本药可通过胎盘屏障，妊娠期妇女应慎用；新生儿血浆清除率低，血药浓度增加，应慎用；可泌入乳汁，哺乳期妇女服用可引起婴儿易激动或其他不良反应，应慎用。

（6）用药前后及用药期间应监测本药的血药浓度，不得超过 20μg/ml，以免产生严重毒性反应。

（7）本药可致心律失常，可使原有的心律失常恶化，出现心律异常者或心率有任何显著变化者均应监测血药浓度。

（8）本药可使尿儿茶酚胺的检验测定值增高。

【药物相互作用】本药为细胞色素 P4503A4、P4501A2 酶系统的底物，应注意与经该酶系统代谢的药物共同使用时可能存在药物相互作用。

（1）某些抗菌药物（如大环内酯类的红霉素、罗红霉素、克拉霉素、醋竹桃霉素；喹诺酮类的依诺沙星、环丙沙星、氧氟沙星；克林霉素、林可霉素等）、美西律、西咪替丁、雷尼替丁、别嘌醇（大剂量）、卡介苗、流感病毒疫苗可降低本药清除率，增高其血药浓度，甚至出现毒性，其中尤以依诺沙星为著。当上述药物合用时，本药应适当减量。

（2）地尔硫䓬、维拉帕米、咖啡因、己酮可可碱、氟康唑、他克林、噻苯唑、噻氯匹定、维洛沙秦、双硫仑、羟乙桂胺、普萘洛尔、口服避孕药、黄嘌呤类药等可增强本药的作用和毒性。

（3）与沙丁胺醇合用有协同作用，同时也可增加不良反应。

（4）与麻黄碱及其他拟交感胺类支气管扩张药合用可使毒性增强。

（5）合用能增强呋塞米的利尿作用。

（6）与非选择性β受体拮抗剂有拮抗作用，合用时本药的清除率会降低。

（7）稀盐酸、硫糖铝可减少本药的吸收率。

（8）巴比妥类（如苯巴比妥、戊巴比妥）、苯妥英钠、卡马西平及其他肝微粒体酶诱导剂，可刺激本药的肝脏代谢，加快其清除；同时，本药也可干扰苯妥英钠的吸收，导致两者血药浓度均下降，合用时应调整剂量。

（9）药用炭、磺吡酮、利福平、甲状腺激素、异丙肾上腺素（静脉注射）可降低本药的血药浓度。

（10）与锂盐合用，可使锂盐的肾排泄增加，影响锂盐的作用。

（11）吸烟者本药的肝代谢加强，需增加用药剂量。

【剂型和规格】

缓释片：0.1g。

【贮存】避光、密闭保存。

199．沙丁胺醇 Salbutamol

【药理作用】沙丁胺醇选择性地激动 β_2 受体，具有较强的支气管舒张作用，通过激活腺苷酸环化酶，增加细胞内环磷腺苷的合成，从而松弛平滑肌；并通过抑制肥大细胞等致敏细胞释放过敏反应介质，解除支气管痉挛。本药对心脏的 β_1 受体的激动作用较弱，故其增加心率的作用较小。本药吸入后3～5分钟起效，60～90分钟达到最大效应，作用持续3～6小时。72%随尿排出，其中28%为原型，44%为代谢产物。半衰期为3.8小时。

【适应证】治疗支气管哮喘或喘息型支气管炎等伴有支气管痉挛（喘鸣）的呼吸道疾病。

【用法和用量】

（1）成人：①气雾吸入，一般作为临时用药，有哮喘发作预兆或哮喘发作时，一次100μg，可根据需要增至200μg，必要时可每隔4～8小时吸入1次，但24小时内最多不宜超过4次。②喷雾吸入，间歇性治疗，一次2.5～5mg，一日4次，以氯化钠注射液稀释至2ml或2.5ml，喷雾可维持约10分钟。部分患者可能需要10mg的较高剂量，可不经稀释取10mg直接置入喷雾装置中，雾化吸入，直至支气管得到舒张为止，通常需要3～5分钟。

（2）儿童：①气雾吸入，用于缓解哮喘急性发作，包括支气管痉挛或在接触过敏原之前及运动前给药的推荐剂量100μg，如有必要可增至200μg。长期治疗最大剂量为每日给药4次，每次200μg。②喷雾吸入，间歇性治疗，1.5～12岁以下儿童，一次2.5mg，一日4次，从低剂量开始，以氯化钠注射稀释至2ml或2.5ml。部分儿童可能需要增至5mg，由于可能发生短暂的低氧血症，可考虑辅以氧气治疗。

【禁忌证】

（1）对抛射剂过敏的患者禁用。

（2）对本药或其他受体激动剂过敏者禁用。

【不良反应】

（1）较常见的不良反应有：震颤、恶心、心悸、头痛、失眠、心率增快或心搏异常强烈。

（2）较少见的不良反应：头晕、目眩、口咽发干。

（3）罕见肌肉痉挛、过敏反应（表现为异常支气管痉挛、血管神经性水肿、荨麻疹、低血压和晕厥）。

（4）可见低钾血症（剂量过大时）及口、咽刺激感。长期用药亦可形成耐受性，不仅疗效降低，且可能使哮喘加重。

【注意事项】

（1）高血压、冠状动脉供血不足、糖尿病、甲状腺功能亢进等患者应慎用。

（2）雾化溶液剂只可在医生指导下，采用呼吸器或适当的驱动式喷雾器给药，切不可注射或口服。

（3）老人应慎用，使用时从小剂量开始，逐渐加大剂量。本药可能分泌入乳汁，哺乳期妇女慎用。妊娠期妇女用本药应权衡利弊。

（4）本药有可能诱发低血钾而造成心律不齐，特别是洋地黄化患者注射沙丁胺醇后。用药前后及用药时应当检查或监测血钾浓度。

（5）长期使用可形成耐受性，不仅疗效较低，且有加重哮喘的危险，因此对经常使用本药者，应同时使用吸入或全身皮质类固醇治疗。若患者症状较重，需要每日多次吸入本药者，应同时监测最大呼气流速，并应到医院就诊，请专业医师指导治疗和用药。

（6）运动员慎用。

【药物相互作用】

（1）与其他受体激动药或茶碱类药物合用时，可增强对支气管平滑肌的松弛作用，但也可增加不良反应。

（2）单胺氧化酶抑制药、三环类抗抑郁药、抗组胺药、左甲状腺素等可能增加本药的不良反应。

（3）与皮质类固醇、利尿药等合用时，可加重血钾浓度降低的程度。

（4）与洋地黄类药物合用时，可增加洋地黄类药诱发心律失常的危险性。

（5）与β受体拮抗剂（如普萘洛尔）合用，能拮抗本药的支气管扩张作用，故两者不宜合用。

（6）与磺胺类药物合用时，可降低磺胺类药物的吸收。

（7）与甲基多巴合用时，可出现严重的急性低血压反应。

【剂型和规格】

（1）气雾剂：①200 揿：每揿 100μg；②200 揿：每揿 140μg。

（2）雾化溶液剂（含吸入溶液剂）。

【贮存】避光、密闭保存。

200. 异丙托溴铵　Ipratropium Bromide

【药理作用】属胆碱能受体拮抗剂，拮抗 M_1、M_2、M_3 受体，但主要药理作用是阻断气道平滑肌上 M_3 受体，抑制胆碱能神经对气道平滑肌作用，导致平滑肌松弛，气道扩张。本药具有较强的支气管平滑肌松弛作用，对慢性阻塞性肺疾病的平喘作用较明显，起效快，持续时间较长。其扩张支气管的剂量仅为抑制腺体分泌和加快心率剂量的 1/20～1/10。本药还具有控制黏液腺体的分泌及改善纤毛运动的作用，减少痰液阻塞，改善通气，减轻对支气管刺激引起的支气管痉挛。与β肾上腺素能受体兴奋剂相比，本药对心血管的副作用小，对痰量的调节作用较强。

本药口服不易吸收。气雾吸入后作用于气道局部，因此支气管扩张的药物浓度-时间曲线与全身药动学并不完全一致。吸入后约 5 分钟起效，30～60 分钟血药浓度达峰值，作用维持 4～6 小时，吸入本药后，有 10%～30% 的药物经肺表面黏膜吸收入血，大部分被吞咽并经胃肠道排泄（胃肠道的生物利用度为 2%，故可以忽略吸收）。全身生物利用度为吸入剂量的 7%～28%。

分布容积约为 4.6L/kg，仅有极少量药物与蛋白结合，不能透过血脑屏障。药物平均清除率为 2.3L/min，吸收剂量的 60% 通过肝脏代谢，大部分经肾排泄，小部分经粪便排泄。消除半衰期约为 1.6 小时。

【适应证】

（1）用于缓解慢性阻塞性肺疾病引起的支气管痉挛、喘息状态。

（2）防治哮喘，尤其适用于因用 β 受体激动药产生肌肉震颤、心动过速而不能耐受此类药物的患者。

【用法和用量】气雾吸入：成人，一次 40～80μg，每日 2～4 次。

使用时先除去罩壳帽，将瓶倒置，罩壳含在口内，对准咽喉，在吸气的同时揿压阀门上的喷头，吸入喷出的药液，屏气片刻。必要时可再重复如上揿吸一次。

【禁忌证】禁用于幽门阻塞者，以及对本药及阿托品类药物过敏者。

【不良反应】常见口干、头痛、鼻黏膜干燥、咳嗽、震颤。偶见心悸、支气管痉挛、眼干、眼调节障碍、尿潴留。极少见过敏反应。

【注意事项】

（1）慎用于闭角型青光眼患者、前列腺增生者、膀胱颈梗阻者。

（2）哺乳期、妊娠期妇女及儿童慎用。

（3）使用时注意勿误入眼部。

【药物相互作用】

（1）β 受体激动剂和黄嘌呤类制剂能增强支气管扩张作用。

（2）合用 β 受体激动剂时，有闭角型青光眼病史的患者有增加急性青光眼发作的危险。

（3）金刚烷胺、吩噻嗪类抗精神病药、三环抗抑郁药、单胺氧化酶抑制药及抗组胺药可增强本药的作用。

【剂型和规格】

气雾剂：14g：8.4mg（每揿 40μg）。

【贮存】避光、密闭保存。

201. 噻托溴铵 Tiotropium Bromide

【药理作用】噻托溴铵为支气管扩张药，多用于慢性阻塞性肺疾病每日 1 次的维持治疗。主要经肾脏排泄。

【适应证】用于治疗支气管哮喘、慢性气管炎、喘息型支气管炎、肺气肿等气道阻塞性疾病所引起的呼吸困难。尤其适用于需要长期服用肾上腺素 β_2 受体激动药的患者和夜间发作型的哮喘患者。

【用法和用量】成人：一次 1 粒（18μg1 粒），一日 1 次。临用前，取胶囊

1 粒放入专用吸入器的刺孔槽内，用手指揿压按钮，胶囊两端分别被细针刺孔，然后将口吸器放入口腔深部，用力吸气，胶囊随着气流产生快速旋转，胶囊中的药粉即喷出囊壳，并随气流进入呼吸道。

【禁忌证】对噻托溴铵、阿托品或其衍生物如异丙托溴铵或氧托溴铵或本药赋形剂乳糖有过敏反应的患者禁用。

【不良反应】

(1) 循环系统：偶见心动过速、室性期外收缩、面部潮红、胸部压迫感等。

(2) 神经系统：偶见头痛、震颤、兴奋、发热、嗜睡、盗汗等，罕见耳鸣、麻木感、不安感、头昏、眩晕等。

(3) 消化系统：偶见嗳气、腹痛、胃酸过多等。

(4) 过敏反应：偶见瘙痒，罕见皮疹，出现时应停药。

(5) 其他：偶见口渴、疲劳、倦怠感等。

(6) 耐受性：常规使用本药可产生与其他长效肾上腺素 β_2 受体激动药及短效 β_2 受体激动药类似的影响，如支气管扩张的失敏。

(7) 本药的抗胆碱能作用可引起口干，长期可引起龋齿。

【注意事项】

(1) 本药不应用作支气管痉挛急性发作的初始抢救治疗。

(2) 吸入本药后有可能立即发生过敏反应，引起吸入性支气管痉挛。

(3) 与其他抗胆碱能药物一样，对于闭角型青光眼、前列腺增生或膀胱颈梗阻的患者应谨慎使用。

(4) 对老年患者、肝功能不全和肾功能不全患者无须调整剂量，但对于中、重度肾功能不全(肌酐清除率≥50ml/min)的患者，只在预期利益大于可能产生的危害时才使用本药，且必须进行密切监控。

(5) 注意避免将药物粉末弄入眼内，以免引起或加重闭角型青光眼、眼睛疼痛或不适、短暂视物模糊、视觉晕轮或彩色影像并伴有结膜充血引起的红眼和角膜水肿的症状。

(6) 胶囊应该密封于囊泡中保存，仅在用药时取出，以免药效降低。

(7) 本胶囊仅供吸入，不能口服。

【药物相互作用】

(1) 本药与肾上腺素及异丙肾上腺素等儿茶酚胺合用时，可能引起心律不齐，甚至可能导致心搏骤停。

(2) 本药可增加洋地黄类药物导致心律失常的易感性。

(3) 皮质类固醇类药和本药均可引起血钾浓度降低，如果两者合用，可加重血钾浓度的降低，并有可能发生高血糖症。

(4) 本药与利尿药、茶碱合用，可增加发生低钾血症的危险性。

（5）本药可增强泮库溴铵、维库溴铵的神经肌肉阻滞作用。

（6）本药与单胺氧化酶抑制药合用，可出现毒副反应。

【剂型和规格】

吸入粉雾剂：18μg。

【贮存】保存于25℃以下，不得冷冻。

202. 丙酸氟替卡松 Fluticasone Propionate

【药理作用】本药具有强效糖皮质激素类的抗炎作用，对哮喘症状有较好控制，能够减少其他急救用支气管扩张剂的使用，并阻止肺功能的下降。给药30～60分钟达到药物峰血浆浓度，用药4～7日内显效。口服生物利用度接近于零，因此与全身性给药的糖皮质激素相比，本药的副作用发生率和严重程度明显较低。约87%以上自粪便排泄，其中75%为原型药物。

【适应证】用于哮喘的预防性治疗。

（1）成人：①轻度哮喘，在每日规律治疗基础上，需间歇性给予支气管扩张剂药物缓解哮喘症状的患者。②中度哮喘，正在接受预防治疗或单用支气管扩张剂治疗，但其哮喘仍是不稳定或继续恶化的患者。③重度哮喘，重度慢性哮喘患者，以依赖皮质激素全身给药才能充分控制症状的患者。一旦开始使用吸入型丙酸氟替卡松，能显著减少或撤除许多患者对口服皮质激素的需求。

（2）儿童：任何需要预防性药物治疗的儿童，包括接受目前的预防性治疗不能控制症状的患者。

【用法和用量】应根据病情的严重程度给予患者合适的初始剂量，并将剂量逐渐减少至可有效控制哮喘的最低剂量，本药用于控制疾病所需的剂量可低于其他一些吸入型皮质激素。

通常成人及16岁以上儿童的初始剂量：每日2次，轻度哮喘，每次100～250μg；中度哮喘，每次250～500μg；重度哮喘，每次500～1 000μg。

4岁以上儿童每次50～100μg，每日2次。

【禁忌证】禁用于对丙酸氟替卡松有过敏史的患者。

【不良反应】常见声嘶；偶见皮肤过敏反应；非常罕见口腔以及咽喉的念珠菌病（鹅口疮）。非常罕见血管（神经）性水肿（主要为面部和口咽部水肿）、呼吸综合征（呼吸困难和/或支气管痉挛）和过敏样反应。非常罕见库欣综合征、肾上腺抑制、生长发育迟缓、骨矿物质密度减少、白内障和青光眼、高血糖症、代谢及营养失调、焦虑、睡眠紊乱、易激惹（主要见于儿童）等。

【注意事项】

（1）本药只能经口腔吸入。给药剂量超过1 000μg（500μg每日2次）时，应借助储雾罐以减少对口腔和咽喉的副作用；对吸气和吸药同步进行有困难的患者也可以借助储雾罐。

(2) 用药后以清水漱口可减少产生口腔以及咽喉的念珠菌病。

(3) 本药不适用于缓解急性哮喘症状，而是用于预防性治疗，即使无症状也应定期使用。按照哮喘控制的阶梯治疗原则，出现急性哮喘症状时应增加速效吸入型 $β_2$ 激动剂以减轻症状，并重新评估患者的治疗方案、考虑增加抗炎治疗。

(4) 如果发生异常支气管痉挛并立即伴随喘鸣增加，应立即用速效吸入型支气管扩张剂治疗，停止使用本药并评估患者情况，必要时换用其他替代治疗方案。

(5) 突然中断本药治疗，有糖尿病史的患者可能有非常罕见的血糖水平增高。

(6) 活动期或静止期肺结核患者慎用；运动员慎用。

(7) 长期接受吸入型糖皮质激素治疗的儿童，应定期监测身高。如果发现生长减慢，应考虑减量至有效控制哮喘的最低剂量，并请儿童呼吸病专家进行评估。

(8) 原来接受过其他高剂量吸入糖皮质激素和 / 或间歇使用口服糖皮质激素治疗的内外科急症患者，在改为吸入型丙酸氟替卡松治疗时，应接受特别的检查以确认肾上腺损害的程度。对于口服激素依赖的患者，当改用本吸入气雾剂及其后续治疗时，应给予特别关照，因为长期全身激素治疗导致的肾上腺功能损害的恢复可能需要相当长一段时间。长期或大剂量使用全身激素治疗的患者，应定期监测其肾上腺皮质功能并谨慎地减少全身激素的剂量。减幅应适当根据全身激素的维持剂量水平，以不低于1周的间隔进行。

【药物相互作用】由于首关效应和肠、肝中细胞色素酶 CYP3A4 的高清除作用，通常吸入后丙酸氟替卡松的血药浓度很低。因此，不会出现具有临床意义的由丙酸氟替卡松引起的药物相互作用。临床试验显示，CYP3A4 肝酶强抑制剂利托那韦可使丙酸氟替卡松血药浓度大幅度增加，导致血清皮质醇浓度的明显降低，应避免将两者合用。

【剂型和规格】

气雾剂：① 50μg/ 揿；② 125μg/ 揿。

【贮存】贮存于 30℃以下环境，避免受冻和阳光直射。

203. 布地奈德　Budesonide

【药理作用】本药为非卤代化糖皮质激素，具有较强的抗过敏和抗炎作用。能缓解速发性及迟发性过敏反应所引起的支气管阻塞。用于气道高反应性患者，可降低气道对组胺和乙酰胆碱的反应。还可用于预防运动性哮喘的急性、亚急性发作。

【适应证】适用于需使用糖皮质激素维持治疗以控制基础炎症的轻度、中度和重度持续性哮喘患者。

【用法和用量】口腔吸入，用药剂量应依不同的患者加以调整。

(1) 对口服糖皮质激素减量或停药的哮喘患者，开始以本药治疗时的用法用量分别为：成人（包括 12 岁以上的儿童），一日 200～1 600μg。轻度哮喘，一次 200～400μg，一日 1～2 次；中重度哮喘，日剂量可增加至 1 600μg，每日早晚使用或每晚同一时间使用，若哮喘症状恶化，则每日剂量应增加。6～12 岁的儿童：一次 200～400μg，一日 1～2 次。

(2) 当哮喘控制后，应缓慢降低剂量至可有效控制哮喘的维持剂量。维持剂量的范围：成人（包括老人和 12 岁以上的儿童），一日 200～1 600μg；6～12 岁的儿童，一日 200～800μg。

(3) 惯用口服糖皮质激素的患者，应处于较为稳定的状态才开始于常规口服治疗外加用吸入治疗：一次 400～800μg（成人和 12 岁以上的儿童）或一次 200～400μg（6～12 岁的儿童），一日 2 次，大约 10 日后，逐步降低口服糖皮质激素的剂量至最低有效剂量。

【禁忌证】对布地奈德或牛奶蛋白过敏者禁用，因本药辅料乳糖含有少量的牛奶蛋白。

【不良反应】

(1) 常见：声音沙哑、咳嗽及咽喉刺激、口咽念珠菌感染、吞咽困难等。

(2) 罕见：荨麻疹、皮炎、皮肤瘙痒、红斑、血管性水肿；精神压抑、沮丧、易怒、忧虑、精神不定、儿童多动不安；肾上腺皮质功能不足和亢进；生长迟缓；支气管痉挛；超敏反应、过敏性休克等。

(3) 非常罕见：肾上腺功能减退和生长减缓，骨密度下降；神经质；白内障、青光眼及易感染等。

【注意事项】

(1) 运动员慎用。

(2) 本药是预防治疗药物，患者应长期规律使用本药，即使病症不发作时也应该常规使用，即使获得最佳的治疗效果后也不可突然停药。本药不能快速缓解哮喘急性发作，哮喘急性发作时仍需吸入短效支气管扩张剂。

(3) 每次吸药后应用水漱口或刷牙，以降低口腔念珠菌感染和声音嘶哑的危险；出现口腔念珠菌感染可使用局部抗菌药治疗，无须中断使用本药。

(4) 对由糖皮质激素口服治疗过渡到吸入治疗的患者需特别观察，需特别强调地是，口服糖皮质激素撤除的速度要慢，通常患者最终可完全以本药代口服糖皮质激素治疗。但是之前长期接受高剂量糖皮质激素治疗者的肾上腺功能可能已经损伤，改为吸入治疗后，出现紧急情况如创伤、手术、感染或哮喘恶化时，需要额外的全身糖皮质激素治疗。

（5）以糖皮质激素的吸入治疗替代口服治疗，有可能导致之前口服糖皮质激素治疗所掩盖的症状，例如过敏性鼻炎、湿疹、肌痛或者关节痛，这时应给予对症治疗。

（6）吸入性布地奈德也可能导致支气管痉挛，出现吸入后气喘和呼吸急促、气短，这时应立即给予吸入性支气管扩张剂，停用本药并对治疗方案进行重新评估。

（7）如果患者使用本药治疗出现呼吸困难的急性发作，应该给予吸入性支气管扩张剂治疗，并应考虑对患者的病情作重新评估，必要时可进行短期的口服糖皮质激素治疗。在这种情况下，应该在使用口服糖皮质激素治疗的同时继续使用吸入性糖皮质激素进行维持治疗。

（8）一旦哮喘被控制就应该降低剂量至最低有效剂量。应密切监测通过任何途径使用糖皮质激素的儿童的生长发育，权衡激素治疗对哮喘控制的益处与可能对生长抑制之间的利弊。

（9）肺结核、呼吸道真菌、病毒或其他感染患者，只有正在接受充分的抗感染治疗同时，才可以使用本药。急性呼吸道细菌感染可能导致哮喘临床症状的恶化，需要采用抗生素治疗，可能需要增加本药的剂量，也可能需要短期使用口服糖皮质激素，应使用短效吸入性支气管扩张剂来减轻急性哮喘症状。

【药物相互作用】与 CYP3A4 强抑制剂如伊曲康唑、酮康唑、利托那韦、奈非那韦、炔雌醇同时使用，可增加血浆中布地奈德浓度，长期治疗时应该予以关注。

【剂型和规格】

（1）气雾剂：①每瓶 100 揿，每揿含布地奈德 200μg；②每瓶含布地奈德 20mg，每瓶 200 揿，每揿含布地奈德 0.1mg。

（2）吸入粉雾剂：① 0.1mg/ 吸；② 0.2mg；③ 200μg/ 吸，200 吸 / 支 。

（3）混悬液：2ml：1mg。

【贮存】30℃以下干燥处保存。

204. 布地奈德福莫特罗 Budesonide and Formoterol

【药理作用】本品为布地奈德和富马酸福莫特罗的复方制剂，可通过不同的作用机制协同减轻哮喘的加重。布地奈德为非卤代化糖皮质激素，具有较强的抗过敏和抗炎作用，可减轻哮喘症状，阻缓病情加重。福莫特罗是选择性 β_2 肾上腺素受体激动剂，具有舒张支气管平滑肌、缓解支气管痉挛的作用，其支气管扩张作用与剂量相关，1～3 分钟内起效，单剂量至少可维持 12 小时。

【适应证】适用于需要联合应用吸入皮质激素和长效 β_2 受体激动剂的哮喘患者的常规治疗；吸入皮质激素和“按需”使用短效 β_2 受体激动剂不能很好地控制症状的患者；或应用吸入皮质激素和长效 β_2 受体激动剂，症状已得到良好控制的患者。本品用于常规维持治疗，不用于哮喘的初始治疗。

【用法和用量】口腔吸入，剂量应个体化给药，并根据病情的严重程度调节剂量。以下用药剂量为 160μg/4.5μg/ 吸的规格；儿童还可选择使用 80μg/4.5μg/ 吸的规格。

（1）维持治疗：①成人，每次 1～2 吸，一日 2 次，有些患者可能需要使用量达到每次 4 吸，一日 2 次。② 12～17 岁，每次 1～2 吸，一日 2 次。③ 6～11 岁儿童，每次 1～2 吸，一日 2 次。

常规维持治疗中，当一日 2 次剂量可有效控制症状时，应逐渐减少剂量至最低有效剂量，甚至一日 1 次给予本品。不推荐低于 6 岁的儿童使用本品。

（2）维持、缓解治疗：成人和青少年（12 岁及 12 岁以上），推荐维持剂量为每日 2 吸，可以早晚各吸入 1 吸，也可以在早上或晚上一次吸入 2 吸。在有症状出现的情况下，额外吸入一吸；使用几分钟后，症状仍然没有得到缓解，需再另加一吸。单次使用不得超过 6 吸。每日总剂量不超过 8 吸，否则应就诊再次评估并重新考虑调整维持用药。

哮喘控制不佳和过于频繁地使用缓解药物的患者、既往有哮喘加重而需要医疗干预的患者，应特别考虑使用本品维持、缓解治疗（除按维持剂量使用外，还可在症状加重时按需使用本品以缓解治疗）。但是不建议 12 岁以下儿童使用维持、缓解治疗。

【禁忌证】对本品成分及吸入乳糖过敏者禁用。

【不良反应】本品所含布地奈德和福莫特罗两种药物的不良反应在使用时均可出现，合并使用后不良反应的发生率并未增加。这些反应通常是轻度的并在治疗后的几日内消失。

（1）最常见 β_2 受体激动剂治疗时出现的药理学不良反应如头痛、震颤和心悸，以及应用吸入皮质激素的声音沙哑、咳嗽及咽喉刺激、口咽念珠菌感染、吞咽困难等。

（2）偶见：头晕、心动过速、视物模糊、焦虑、恶心、肌肉痉挛、瘀斑等。

（3）罕见：心律失常、低血钾、支气管痉挛；荨麻疹、皮炎、皮肤瘙痒、红斑、血管性水肿；精神压抑、沮丧、易怒、忧虑、精神不定、儿童多动不安；肾上腺皮质功能不足和亢进；生长迟缓；超敏反应、过敏性休克等。

(4) 非常罕见：心绞痛、血压波动、高血糖、抑郁，肾上腺功能减退和生长减缓，骨密度下降；白内障、青光眼及易感染等。

【注意事项】

(1) 运动员慎用。

(2) 本药是预防治疗药物，患者应长期规律使用本药，即使病症不发作时也应该常规使用，即使获得最佳的治疗效果后也不可突然停药。本药不能快速缓解哮喘急性发作，哮喘急性发作时仍需吸入短效支气管扩张剂。

(3) 长期接受高剂量糖皮质激素吸入治疗可导致的全身反应与口服皮质类固醇相比发生率低很多。每次吸药后应用水漱口或刷牙，以降低口腔念珠菌感染和声音嘶哑的危险；出现口腔念珠菌感染可使用局部抗菌药治疗，无须中断使用本药。

(4) 本品为常规维持治疗，应另配快速起效的支气管扩张剂作为缓解药；建议患者任何时候均随身携带另配的快速支气管扩张剂。

(5) 吸入性布地奈德也可能导致支气管痉挛，出现吸入后气喘和呼吸急促、气短，这时应立即给予吸入性支气管扩张剂，停用本药并对治疗方案进行重新评估。

(6) 常规维持治疗中，当一日 2 次剂量可有效控制症状时，应逐渐减少剂量至最低有效剂量，甚至一日 1 次给予本品。若使用最小推荐量后能长期控制症状，则需要考虑尝试单独使用吸入皮质激素。

(7) 不推荐低于 6 岁的儿童使用本品。长期使用本品的儿童，应定期监测身高情况。

(8) 肺结核、呼吸道真菌、病毒或其他感染患者，只有正在接受充分的抗感染治疗同时，才可以使用本药。急性呼吸道细菌感染可能导致哮喘临床症状的恶化，需要采用抗生素治疗，可能需要增加本药的剂量，也可能需要短期使用口服糖皮质激素，应使用短效吸入性支气管扩张剂来减轻急性哮喘症状。

【药物相互作用】与 CYP3A4 强抑制剂如伊曲康唑、酮康唑、利托那韦、奈非那韦、炔雌醇同时使用，可增加血浆中布地奈德浓度，长期治疗时应该予以关注。β 受体拮抗剂能减弱或抑制福莫特罗的作用，不应合用；联用单胺氧化酶抑制药、三环类抗抑郁药、抗组胺药、左甲状腺素等可能增加其心血管系统不良反应。

【剂型和规格】

吸入粉雾剂：① 80μg/4.5μg/ 吸；② 160μg/4.5μg/ 吸；③ 320μg/9μg/ 吸。

【贮存】30℃以下干燥处保存。

（郭代红）

第九章

消化系统用药

本章包括治疗消化系统常见疾病的抗酸药及抗溃疡病药、助消化药、胃肠解痉药及胃动力药、泻药及止泻药、肝病辅助治疗用药、微生态制剂、利胆药以及治疗炎性肠病药等。

（一）抗酸药及抗溃疡病药

胃酸过多是诱发消化性溃疡的主要因素之一。抗酸药可通过中和胃酸从而降低胃内容物酸度。抗溃疡药包括抑酸药和胃黏膜保护剂。抑酸药能通过各种机制抑制胃酸的分泌，是治疗消化性溃疡的首选药物。胃黏膜保护剂可预防和治疗胃黏膜损伤，促进胃黏膜组织修复和溃疡愈合。

1. 抗酸药为弱碱性药物，主要的药理作用是中和胃酸、降低胃内容物酸度，降低胃蛋白酶的活性，从而减少胃酸和胃蛋白酶对溃疡面的侵蚀消化作用，迅速缓解胃灼热、疼痛等症状。虽然此类药物不能直接抑制胃酸分泌，但对胃黏膜屏障有保护作用，也可促进溃疡的愈合，如复方氢氧化铝等。抗酸药一般可分为两类：①吸收性抗酸药，经口服后，除在胃内中和胃酸外，易被肠道吸收，如碳酸氢钠。②非吸收性抗酸药，含有难吸收的阳离子，口服后只能直接中和胃酸而不被胃肠道吸收，如铝碳酸镁。

2. H_2 受体拮抗剂通过选择性抑制 H_2 受体从而减少胃酸分泌，降低胃酸和胃蛋白酶的活性，如雷尼替丁、法莫替丁等。

3. 质子泵抑制剂通过特异性地作用于胃黏膜壁细胞，抑制细胞中 H^+-K^+-ATP 酶（又称质子泵）的活性，从而抑制胃酸的生成，如奥美拉唑等。

4. 胃黏膜保护剂的主要作用机制包括：①增加胃黏膜血流；②增加胃黏膜细胞黏液和碳酸氢盐的分泌，促进黏膜修复；③增加胃黏膜细胞前列腺素的合成；④增加胃黏膜和黏液中糖蛋白的含量；⑤增加胃黏膜和黏液中磷脂的含量，从而增加黏液层的疏水性。胃黏膜保护剂适用于治疗所有与消化道黏膜损伤有关的疾病，有的还具有杀灭幽门螺杆菌的作用，如枸橼酸铋钾、胶体果胶铋等。

本节包括抗酸药复方氢氧化铝和铝碳酸镁、H_2受体拮抗剂如雷尼替丁和法莫替丁、质子泵抑制剂奥美拉唑以及胃黏膜保护剂枸橼酸铋钾、胶体果胶铋。

205. 复方氢氧化铝
Compound Aluminium Hydroxide

【药理作用】本品为抗酸药氢氧化铝、三硅酸镁与解痉药颠茄流浸膏组成的复方制剂，前两者有中和过多的胃酸、保护溃疡面、局部止血等作用，后者既能抑制胃液分泌，解除胃平滑肌痉挛，又可使胃排空延缓，有利于溃疡的愈合。

【适应证】用于缓解胃酸过多引起的胃痛、胃灼热感（烧心）、反酸，也可用于慢性胃炎。

【用法和用量】口服：成人一次2～4片，一日3次。饭前半小时或胃痛发作时嚼碎后服。

【禁忌证】对本品过敏者禁用，阑尾炎、急腹症患者禁用。

【不良反应】

(1) 长期大剂量服用，可致便秘，粪结块引起肠梗阻。

(2) 老年人长期服用，可致骨质疏松。

(3) 肾功能不全患者服用后，可能引起血铝升高。

【注意事项】

(1) 妊娠期前3个月、肾功能不全者、长期便秘者慎用。

(2) 本品能妨碍磷的吸收，故不宜长期大剂量使用。低磷血症（如吸收不良综合征）患者慎用。

(3) 本品连续使用不得超过7日，症状未缓解，请咨询医师或药师。

(4) 前列腺肥大、青光眼、高血压、心脏病、胃肠道阻塞性疾患、甲状腺功能亢进、溃疡性结肠炎等患者慎用。

(5) 儿童用量请咨询医师或药师。

(6) 过敏体质者慎用。

【药物相互作用】

(1) 本品含有铝离子，不宜与四环素类合用。

(2) 服药后1小时内应避免服用其他药物，因氢氧化铝可与其他药物结合而降低吸收，影响疗效。

(3) 本品与肠溶片同服，可使肠溶片加快溶解，不应同服。

【剂型和规格】

片剂：复方制剂，规格暂以国家药品管理部门批准的规格为准。

【贮存】密封，在干燥处保存。

206. 雷尼替丁　Ranitidine

【药理作用】本品为第二代选择性 H_2 受体拮抗剂，能有效地抑制基础胃酸和夜间胃酸的分泌，以及五肽胃泌素、组胺和进餐刺激后等引起的胃酸分泌，降低胃酸和胃蛋白酶的分泌。静脉注射本品可使胃酸分泌降低 90%。

本品口服后自胃肠道吸收迅速，生物利用度约为 50%，达峰时间为 1～2 小时，有效血药浓度为 100 ng/ml。单剂量静脉给药后作用时间可持续 12 小时。蛋白结合率为（15±3）%。体内分布广泛，表观分布容积为 1.1～1.9 L/kg。本品可经胎盘转运，乳汁内药物浓度高于血浆。可通过血脑屏障，脑脊液药物浓度为血药浓度的 1/30～1/20。30% 经肝脏代谢，50% 以原型自肾随尿排出。半衰期为 2～3 小时，肾清除率为 489～512ml/min，肾功能不全时，半衰期相应延长。对肝脏微粒体药酶抑制作用不明显，很少影响其他药物代谢。

【适应证】

（1）口服给药：用于缓解胃酸过多所致的胃痛、胃灼热感（烧心）、反酸。

（2）注射给药：①消化性溃疡出血、弥漫性胃黏膜病变出血、吻合口溃疡出血、胃手术后预防再出血等；②应激状态时并发的急性胃黏膜损害和阿司匹林引起的急性胃黏膜损伤；③用于预防重症疾病（如脑出血、严重创伤等）应激状态下应激性溃疡大出血的发生；④全身麻醉或大手术后以及衰弱昏迷患者防止胃酸反流合并吸入性肺炎。

【用法和用量】

（1）口服

1）成人：①一次 150mg，一日 2 次，于清晨和睡前服用，或一次 300mg，睡前服用。②维持治疗：一次 150mg，每晚 1 次。③严重肾病患者，一次 75mg，一日 2 次。④治疗卓 - 艾综合征，一日 600～1 200mg。

2）儿童：BNFC 推荐，胃食管反流病、消化性溃疡及其他酸相关性疾病，新生儿，一次 2mg/kg，一日 3 次，最大量一次 3mg/kg。1～6 个月，一次 1mg/kg，一日 3 次，最大量一次 3mg/kg。6 个月～3 岁，一次 2～4mg/kg，一日 2 次。3～12 岁，一次 2～4mg/kg（最大量 150mg），一日 2 次；严重的胃食管反流病，可加至一次 5mg/kg（最大量 300mg），一日 2 次。12～18 岁，一次 150mg，一日 2 次，或 300mg，晚上顿服；中重度胃食管反流病可增加至一次 300mg，一日 2 次，或一次 150mg，一日 4 次，持续 12 周；卓 - 艾综合征，一次 150mg，一日 3 次。

（2）注射给药

1）成人：①上消化道出血，一次 50mg，稀释后缓慢静脉滴注（1～2 小时），或缓慢静脉注射（超过 10 分钟），或肌内注射 50mg，以上方法可一日 2 次或每 6～8 小时给药 1 次；②术前给药，全身麻醉或大手术前 60～90 分钟缓慢静脉注射 50～100mg，或用 5% 葡萄糖注射液 200ml 稀释后缓慢静脉滴注 1～2 小时。

2）儿童：BNFC 推荐，新生儿，一次 0.5～1mg/kg，每 6～8 小时 1 次。6 个月～18 岁，一次 1mg/kg（最大 50mg），一日 2 次或每 6～8 小时 1 次。将本品注射液用氯化钠注射液或 5% 葡萄糖稀释 2.5mg/ml，缓慢静脉注射（超过 3 分钟），或间歇静脉滴注，速度为每小时 25mg。

3）肝、肾功能不全者：剂量应减少。

【禁忌证】妊娠期及哺乳期妇女、对本品过敏者禁用。

【不良反应】常见恶心、皮疹、便秘、腹泻、乏力、头痛、头晕、肝功能损伤、肾功能损伤、面热感、胃刺痛，静脉注射局部可有瘙痒、发红、心律失常、男性乳房发育等，一般较轻微，停药后可缓解。

【注意事项】

（1）本品可掩盖胃癌症状，用药前首先要排除癌性溃疡，以免延误治疗。

（2）对肝脏有一定毒性，但停药后即可恢复。肝、肾功能不全患者慎用，必须使用时应减少剂量和进行血药浓度监测。

（3）肝功能不全者及老年患者偶见服药后出现定向力障碍、嗜睡、焦虑等精神状态。

（4）男性乳房女性化少见，发病率随年龄的增加而升高。

（5）可降低维生素 B_{12} 的吸收，长期使用可致维生素 B_{12} 缺乏。

（6）老年人的肝、肾功能降低，为保证用药安全，剂量应进行调整。

（7）长期服用可持续降低胃液酸度，而利于细菌在胃内繁殖，从而使食物内硝酸盐还原为亚硝酸盐，形成 *N*- 亚硝基化合物。

【药物相互作用】本品主要经肝脏 CYP2C19 和 CYP2D6 酶代谢，应注意与经此酶代谢药物的相互作用。

（1）与香豆素类抗凝血药（如华法林）合用时，凝血酶原时间可进一步延长，必要时需调整抗凝血药用量。

（2）本品与苯妥英钠或其他乙内酰脲类合用，可能使后者的血药浓度增高，导致苯妥英钠中毒。

（3）与普鲁卡因胺合用，可使普鲁卡因胺的清除率降低。

（4）可减少肝脏血流量，因而与普萘洛尔、利多卡因等代谢受肝血流量影响大的药物合用时，可延缓这些药物的作用。

【剂型和规格】

（1）片剂、胶囊：0.15g。

（2）注射液：2ml：50mg。

【贮存】避光、密闭保存。

207. 法莫替丁　Famotidine

【药理作用】本品为第三代 H_2 受体拮抗剂。对胃酸分泌具有明显的抑制作用，也可抑制胃蛋白酶的分泌。本品还具有保护胃黏膜，增强胃黏膜血流量和减少胃蛋白酶分泌的作用。

本品口服后吸收迅速，服药后约 1 小时起效，约 2 小时血浓度达高峰，作用可维持 12 小时以上。在体内分布广泛，在消化道、肾、肝、颌下腺及胰腺有高浓度分布，也可出现于乳汁中。主要以原型自肾脏（80%）排泄，胆汁排泄量少，半衰期约为 3 小时。

【适应证】

（1）口服：用于缓解胃酸过多所致的胃痛、胃灼热（烧心）、反酸。

（2）注射给药：用于①消化性溃疡出血；②应激状态时并发的急性胃黏膜损害和非甾体抗炎药引起的消化道出血。

【用法和用量】

（1）口服，一次 20mg，一日 2 次，早、晚餐后或睡前服。4～6 周为一疗程。溃疡愈合后的维持量减半，睡前服用。

（2）儿童：口服。胃食管反流病，一日 0.6～0.8mg/kg（一日最大剂量 40mg），每 12 小时 1 次或睡前 1 次服用，疗程 4～8 周。消化性溃疡，一日 0.9mg/kg（一日最大剂量 40mg），睡前 1 次服用，疗程 2～4 周。

（3）注射给药

1）成人：静脉注射，一次 20mg，一日 2 次，用 0.9% 氯化钠注射液或葡萄糖注射液 20ml 溶解，缓慢静脉注射，不少于 3 分钟；或与输液混合至 250～500ml 进行静脉滴注，不少于 30 分钟。

2）儿童：静脉滴注，一次不能超过 20mg，应把本品溶解于 5% 葡萄糖注射液 250ml 中，滴注时间不少于 30 分钟，每 12 小时 1 次。

3）肾功能不全者应酌情减量或延长用药间隔。

【禁忌证】对本品过敏者，严重肾功能不全者，妊娠期、哺乳期妇女禁用。

【不良反应】少数患者可有口干、头晕、失眠、便秘、腹泻、皮疹、面部潮红、月经失调、白细胞减少；偶有轻度一过性转氨酶升高等。

【注意事项】

（1）应排除胃癌后才能使用。

（2）肝、肾功能不全者慎用。对于肾功能障碍的患者，会出现本品血中浓度的蓄积，所以应调整给药剂量。

（3）出现皮疹或荨麻疹、红斑等不良反应时，应停药就医。

（4）婴幼儿慎用。

【药物相互作用】

（1）本品为CYP1A2的抑制剂，可能影响经CYP1A2代谢的药物的血药浓度。

（2）丙磺舒抑制本品自肾小管的排泄。

【剂型和规格】

（1）片剂、胶囊：20mg。

（2）注射液：2ml：20mg。

（3）注射用无菌粉末：20mg。

【贮存】避光、密闭保存。

208. 奥美拉唑 Omeprazole

【药理作用】本品为质子泵抑制剂，为脂溶性弱碱性药物，易浓集于酸性环境中，口服后经小肠吸收，经血液循环，在胃壁浓集，可特异性地分布于胃黏膜壁细胞的分泌小管中，并在此高酸环境下转化为亚磺酰胺的活性形式，通过二硫键与壁细胞分泌膜中的H^+-K^+-ATP酶（又称质子泵）的巯基不可逆性地结合，生成亚磺酰胺与质子泵的复合物，从而抑制H^+-K^+-ATP酶的活性，阻断胃酸分泌的最后步骤，使壁细胞内H^+不能转移到胃腔中，降低胃液中的酸含量。对各种原因引起的胃酸分泌具有强而持久的抑制作用。奥美拉唑与抗生素合用能增加抗生素对幽门螺杆菌的杀菌作用，可根除幽门螺杆菌。

本品口服后经小肠吸收，单剂量的生物利用度约为35%，多剂量时可增至约60%。0.5～3.5小时血药浓度达峰值；1小时内起效，作用持续24小时以上。可分布到肝、肾、胃、十二指肠、甲状腺等组织中，蛋白结合率为95%～96%，易透过胎盘。本品在体内经肝脏微粒体细胞色素P450氧化酶系统代谢，约80%代谢物从尿液排泄，其余由胆汁分泌后从粪便排泄。血浆半衰期为0.5～1小时，慢性肝病患者半衰期为3小时。

【适应证】

（1）口服：适用于胃溃疡、十二指肠溃疡、应激性溃疡、反流性食管炎和卓-艾综合征（胃泌素瘤）。用于胃酸过多引起的胃灼热和反酸症状的短期缓解。预防非甾体类抗炎药引起的消化性溃疡、胃十二指肠糜烂或消化不良症状。与抗生素联合用药，治疗感染幽门螺杆菌的十二指肠溃疡。

（2）注射：①用于消化性溃疡出血、吻合口溃疡出血；②用于应激状态时并发的急性胃黏膜损害，非甾体抗炎药引起的急性胃黏膜损伤；③亦常用于预防重症疾病（如脑出血、严重创伤等）胃手术后预防再出血等；④用于全身麻醉或大手术后以及衰弱昏迷患者防止胃酸反流合并吸入性肺炎。

【用法和用量】

（1）口服给药：本品必须整片吞服，至少用半杯液体送服。①消化性溃疡，一次 20mg，一日 1～2 次。每日晨起吞服或早晚各 1 次。胃溃疡疗程通常为 4～8 周，十二指肠溃疡疗程通常 2～4 周。②反流性食管炎，一次 20～60mg，一日 1～2 次。晨起吞服或早晚各 1 次，疗程通常为 4～8 周。③卓 - 艾综合征：初始剂量为一次 60mg，一日 1 次，以后每日总剂量可根据病情调整为 20～120mg。若一日总剂量需超过 80mg 时，应分为 2 次服用，其疗程视临床情况而定。

（2）静脉注射，消化性溃疡出血，一次 40mg，每 12 小时 1 次，连续 3 日。静脉滴注，出血量大时可用首剂 80mg，之后改为每小时 8mg 维持，至出血停止。临用前将瓶中的内容物溶于 100ml 0.9% 氯化钠注射液或 100ml 5% 葡萄糖注射液中，本品溶解后静脉滴注时间应在 20～30 分钟或更长。禁止用其他溶剂或其他药物溶解和稀释。

（3）当口服疗法不适用于十二指肠溃疡、胃溃疡和反流性食管炎的患者时，推荐静脉滴注本品的剂量为 40mg，每日 1 次。

【禁忌证】对本品过敏者、严重肾功能不全者禁用。与其他质子泵抑制剂一样，奥美拉唑不应与阿扎那韦合用。

【不良反应】本品耐受性良好，常见头痛和胃肠道症状如：腹泻、恶心、腹痛、胃肠胀气及便秘；偶见血清转氨酶（GOT、GPT）升高、皮疹、眩晕、嗜睡、失眠等，多为轻度和可逆，可自动消失，与剂量无关。长期治疗可能增加胃黏膜细胞增生、萎缩性胃炎、骨折、微量元素缺乏发生的风险。

【注意事项】

（1）治疗胃溃疡时，应首先排除溃疡型胃癌的可能。

（2）肾功能受损者无须调整剂量；肝功能受损者慎用，根据需要酌情减量。老年患者无须剂量调整。

（3）抑制胃酸分泌的作用强，时间长，故应用本品时不宜同时再服用其他抗酸剂或抑酸剂。为防止抑酸过度，一般消化性溃疡等疾病，不建议大剂量长期应用（卓 - 艾综合征患者除外）。

（4）因本品能显著升高胃内 pH，可能影响许多药物的吸收，如伊曲康唑。

（5）妊娠期妇女可以使用奥美拉唑；奥美拉唑可被分泌入乳汁，哺乳期妇女慎用。

【药物相互作用】

（1）本品可延缓经肝脏代谢药物在体内的消除，如地西泮、苯妥英钠、华法林、硝苯地平等，当本品和上述药物一起使用时，应减少后者的用量。

（2）应避免与口服咪唑类抗真菌药如酮康唑、伊曲康唑、咪康唑及氟康唑等同时使用。

（3）在肝脏中通过 CYP2C19 和 CYP3A4 代谢，是 CYP1A2 的诱导剂，CYP2C9 和 CYP2C19 的抑制剂。与经细胞色素 P450 酶系统代谢的药物（如华法林）可能有相互作用。

（4）与克拉霉素联合用药可增加中枢神经系统（主要是头痛）及胃肠道不良反应的发生率。

（5）氯吡格雷与奥美拉唑同时服用时，氯吡格雷的药效会降低。

【剂型和规格】

（1）肠溶（片剂、胶囊）：① 10mg；② 20mg。

（2）注射用无菌粉末：40mg。

【贮存】 避光、密闭保存。

209. 枸橼酸铋钾　Bismuth Potassium Citrate

【药理作用】 主要成分是三钾二枸橼酸铋。在胃的酸性环境中形成弥散性的保护层覆盖于溃疡面上，阻止胃酸、胃蛋白酶及食物对溃疡的侵袭，促进溃疡黏膜再生和溃疡愈合。本品还可降低胃蛋白酶活性，增加黏蛋白分泌，促进黏膜释放前列腺素，从而保护胃黏膜。另外，对幽门螺杆菌具有杀灭作用，因而可促进胃炎的愈合。

枸橼酸铋钾在胃中形成不溶性沉淀，仅有少量铋被吸收，与分子量 5 万以上的蛋白质结合而转运。铋主要分布在肝、肾组织中，通过肾脏从尿中排泄。

【适应证】

（1）用于胃、十二指肠溃疡及慢性胃炎，可缓解胃酸过多引起的胃痛、胃烧灼感（烧心）和反酸。

（2）与抗生素联用，根除幽门螺杆菌。

【用法和用量】 口服，成人一次 0.11g（以铋计），一日 4 次，前 3 次于三餐前半小时、第 4 次于晚餐后 2 小时服用；或一日 2 次，早晚各服 0.22g（以铋计）。

【禁忌证】 对本品过敏者、严重肾功能不全者、妊娠期及哺乳期妇女禁用。

【不良反应】 服药期间口内可能带有氨味，并可使舌苔及大便呈灰黑色，停药后即自行消失。偶见恶心、便秘。

【注意事项】

（1）肝功能不全慎用。

（2）儿童慎用。

（3）急性胃黏膜病慎用。

（4）不得服用其他铋制剂，连续用药不宜超过 2 个月，停用含铋药物 2 个月，可再继续下一个疗程。

（5）服药时不得同时食用高蛋白饮食。

【药物相互作用】

（1）不得与抗酸药、牛奶同时服用。

（2）与四环素同服会影响后者吸收。

【剂型和规格】

（1）片剂、胶囊：0.3g（含 0.11g 铋）。

（2）颗粒剂：每袋含 0.11g 铋。

【贮存】避光、密闭保存。

210. 胶体果胶铋　Colloidal Bismuth Pectin

【药理作用】为胃黏膜保护剂，在胃酸环境中形成稳定的凝胶体，覆盖在黏膜表面，使糜烂面和溃疡灶与胃酸及胃蛋白酶隔离，对受损黏膜起到保护作用，促进溃疡组织的修复和愈合；可刺激内源性前列腺素和表皮生长因子的产生，加速溃疡面的愈合和炎症的消失，同时具有一定的局部止血作用。此外，作用于幽门螺杆菌，有利于根除胃幽门螺杆菌。

本品口服后在肠道内吸收甚微，血药浓度和尿中药物浓度极低，绝大部分药物随粪便排出体外。痕量的铋吸收后主要分布于肝、肾等组织，以肾脏居多，主要通过肾排泄。

【适应证】用于治疗胃及十二指肠溃疡、慢性胃炎。与抗生素联合，用于胃幽门螺杆菌的根除治疗。

【用法和用量】口服。

（1）治疗消化性溃疡和慢性胃炎，一次 150～200mg（以铋计），一日 4 次，于三餐前 1 小时各服 1 次及睡前服 1 次，疗程 4 周。

（2）并发消化道出血时，可将胶囊内药物倒出，用水冲开搅匀后服用，将日剂量一次服用。

【禁忌证】对本品过敏者、严重肾功能不全患者及妊娠期妇女禁用。

【不良反应】可见便秘。

【注意事项】服药期间大便可呈无光泽的黑褐色，但无其他不适，为正常现象。停药后 1～2 日内粪便色泽转为正常。本品若大剂量长期服用，会出现铋中毒现象，表现为皮肤变为黑褐色，应立即停药并作适当处理。

【药物相互作用】

(1) 不得与牛奶同服。

(2) 不能与强力抗酸药及 H_2 受体拮抗药同服，否则可降低疗效。

【剂型和规格】

胶囊：50mg(以铋计)。

【贮存】避光、密闭保存。

211. 铝碳酸镁　Hydrotalcite

【药理作用】铝碳酸镁有明显抗酸作用，作用迅速、温和、持久。可吸附胃蛋白酶，因此可抑制胃蛋白酶的活性，这有利于溃疡面的修复。能结合胆汁酸和吸附溶血磷脂酰胆碱，从而防止这些物质对胃黏膜的损伤和破坏。还可刺激胃黏膜使前列腺素 E_2 合成增加，从而增强胃黏膜的屏障功能。由于含有铝、镁两种金属离子，从而相互抵消了便秘和腹泻的不良反应。

铝碳酸镁为不溶于水的结晶性粉末，口服后不吸收。服用后，体内无各种成分蓄积，以每日 6g 剂量服用 28 日后，血清中铝、镁、钙和其他矿物质含量仍处于正常范围内。

【适应证】用于慢性胃炎；与胃酸有关的胃部不适症状，如胃痛、胃灼热感(烧心)、酸性嗳气、饱胀等。

【用法和用量】口服，咀嚼后服用。一次 0.5～1g，一日 3 次。餐后 1～2 小时、睡前或胃部不适时服用。

【禁忌证】对本品过敏者禁用。

【不良反应】偶见便秘、稀便、口干和食欲缺乏。

【注意事项】

(1) 妊娠期前 3 个月，严重心、肾功能不全者，高镁血症、高钙血症者慎用。目前尚无铝碳酸镁通过乳汁分泌的资料。

(2) 急腹症患者应在医师指导下使用。

(3) 持续、复发的胃病可能是严重疾病的体征，例如胃或十二指肠溃疡，因此在没有进行医学检查的情况下，本品连续使用不得超过 7 日。

【药物相互作用】

(1) 服药后 1～2 小时内应避免服用其他药物，因氢氧化铝可与其他药物结合而降低吸收，影响疗效。

(2) 铝剂可吸附胆盐而减少脂溶性维生素的吸收，特别是维生素 A。

(3) 与苯二氮䓬类合用时吸收率降低。

(4) 与异烟肼类合用时后者吸收可能延迟与减少，与左旋多巴合用时吸收可能增加。

【剂型和规格】

咀嚼片：0.5g。

【贮存】密封保存。

（二）助消化药

212. 乳酶生　Lactasin

【药理作用】本品为活肠球菌的干燥制剂，在肠内分解糖类生成乳酸，使肠内酸度增高，从而抑制腐败菌的生长繁殖，并防止肠内发酵，减少产气，因而有促进消化和止泻作用。

【适应证】用于消化不良、腹胀及小儿饮食失调所引起的腹泻、绿便等。

【用法和用量】口服。

(1) 成人一次 0.3～0.9g，一日 3 次，饭前服用。

(2) 12 岁以上儿童用法用量同成人，12 岁以下儿童用量见表 9-1。

表 9-1　乳酶生 12 岁以下儿童用量表

年龄 / 岁	体重 /kg	一次用量 /g	一日次数
1～3	10～15	0.15～0.3	一日 3 次，饭前服用
4～6	16～21	0.3～0.45	
7～9	22～27	0.3～0.6	
10～12	28～32	0.45～0.6	

【禁忌证】对本品过敏者禁用。

【注意事项】本品为活菌制剂，不应置于高温处；过敏体质者慎用。

【药物相互作用】

(1) 制酸药、磺胺类或抗生素与本品合用时，可减弱其疗效，故应分开服用（间隔 3 小时）。

(2) 铋剂、鞣酸、药用炭、酊剂等能抑制、吸附或杀灭活肠球菌，故不能合用。

【剂型和规格】

片剂：① 0.15g；② 0.3g。

【贮存】避光、密闭保存。

（三）胃肠解痉药及胃动力药

胃肠解痉药主要是抗胆碱药（M 受体拮抗药），包括颠茄生物碱类及其衍生物和大量人工合成代用品。它们能阻断胆碱神经介质与受体的结合，解除胃肠痉挛，松弛食管及胃肠道括约肌，从而减慢胃的排空和小肠转运，减弱胆囊收缩和降低胆囊压力；减弱结肠的蠕动，减慢结肠内容物的转运；还能抑制多种腺体（汗腺、唾液腺、胃液）分泌，达到止痛的目的。可用于胃酸过多、胃及十二指肠溃疡、胃肠痉挛、胃炎等的治疗；也可用于治疗胆道痉挛、胆石症、胰腺炎等。常用药物有颠茄、山莨菪碱和阿托品等。

胃肠推进性蠕动受神经、体液诸多因素调节，其中乙酰胆碱、多巴胺、5-羟色胺等神经递质起重要作用。胃肠动力药是指具有增强胃肠道平滑肌运动的药物，用于治疗胃食管反流病、功能性消化不良及糖尿病胃轻瘫，缓解上腹饱胀不适或隐痛以及烧心感等症状。

本节包括胃肠解痉药颠茄、山莨菪碱、阿托品和匹维溴铵以及胃肠动力药多潘立酮、甲氧氯普胺和莫沙必利。

213. 颠茄　Belladonna

【药理作用】抗胆碱药，通过阻断胆碱神经介质与受体的结合，从而解除胃肠道平滑肌痉挛、抑制腺体分泌。

【适应证】用于胃及十二指肠溃疡，胃肠道、肾、胆绞痛等，输尿管结石腹痛，胃炎及胃痉挛引起的呕吐和腹泻。

【用法和用量】成人，口服，一次 10～30mg，一日 30～90mg；极量，一次 50mg，一日 150mg。儿童一次 0.2～0.6mg/kg，分 3 次服，极量一次 1mg/kg。

【禁忌证】前列腺肥大、青光眼、心动过速患者及哺乳期妇女、对本品过敏者禁用。

【不良反应】

(1) 较常见：口干、便秘、出汗减少、口鼻咽喉及皮肤干燥、视物模糊、排尿困难（老人）。

(2) 少见：眼睛痛、眼压升高、过敏性皮疹及疱疹。

【注意事项】妊娠期妇女及高血压、心脏病、反流性食管炎、胃肠道阻塞性疾患、甲状腺功能亢进、溃疡性结肠炎患者慎用。

【药物相互作用】

(1) 本品与尿碱化药（碳酸氢钠）、碳酸酐酶抑制药（乙酰唑胺）合用时，本品的排泄延迟，疗效和毒性都可因此而加强。

(2) 本品与金刚烷胺、吩噻嗪类药（氯丙嗪、奋乃静）、阿托品类药、普鲁卡因胺、三环类抗抑郁药等合用时，本品的不良反应可加剧。

(3) 本品与抗酸药、吸附性止泻药等合用时，本品的吸收减少，疗效减弱。必须合用时可间隔 1 小时以上。

(4) 本品可减弱甲氧氯普胺、多潘立酮的作用。

（5）本品与可待因或美沙酮等合用时可发生严重便秘，导致麻痹性肠梗阻或尿潴留。

【剂型和规格】

片剂：每片含颠茄浸膏 10mg。

【贮存】避光、密闭保存。

214. 山莨菪碱　Anisodamine

【药理作用】本品为拮抗毒蕈碱型乙酰胆碱受体的抗胆碱药。可解除胃肠平滑肌痉挛、抑制腺体分泌、扩大瞳孔、升高眼压、麻痹视力调节、加快心率、扩张支气管等。大剂量时能作用于血管平滑肌，扩张血管、解除痉挛性收缩，改善微循环。其扩瞳和抑制腺体分泌的作用是阿托品的 1/20～1/10。因不能通过血脑屏障，故中枢作用较弱。与阿托品相比，具有选择性较高、毒副作用较低的优点。

口服吸收较差，口服 30mg 后组织内药物浓度与肌内注射 10mg 者相近。静脉注射后 1～2 分钟起效。半衰期约为 40 分钟。注射后很快从尿中排出，无蓄积作用。口服后尿中药量约为用药量的 2%，近 90% 由粪便排出。长期应用无蓄积中毒。

【适应证】

（1）口服：临床主要用于解除平滑肌痉挛、胃肠绞痛、胆道痉挛以及有机磷中毒等。

（2）注射给药：主要用于解除平滑肌痉挛、胃肠绞痛、胆道痉挛以及急性微循环障碍及有机磷中毒等。

【用法和用量】

（1）口服给药：一次 5～10mg，一日 3 次。

（2）注射给药：①肌内注射，成人一次 5～10mg，小儿 0.1～0.2mg/kg，一日 1～2 次；②静脉给药，感染中毒性休克，成人静脉注射一次 10～40mg，小儿 0.3～2mg/kg，必要时每隔 10～30 分钟重复给药，也可将本品 5～10mg 加于 5% 葡萄糖液 200ml 中静脉滴注，随病情好转延长给药间隔，直至停药，情况无好转可酌情加量。

（3）抗休克及有机磷中毒：静脉注射，成人每次 10～40mg，小儿每次 0.3～2mg/kg，必要时每隔 10～30 分钟重复给药，也可增加剂量。病情好转后应逐渐延长给药间隔，至停药。

【禁忌证】颅内压增高、脑出血急性期、青光眼、幽门梗阻、肠梗阻及新鲜眼底出血、恶性肿瘤患者及哺乳期妇女禁用。

【不良反应】

（1）常见：口干、面红、轻度扩瞳、视物模糊等。

（2）少见：心率加快及排尿困难等，多在1～3小时内消失。长期应用无蓄积中毒。

（3）用量过大时可出现阿托品样中毒症状。

【注意事项】

（1）急腹症诊断未明确时，不宜轻易使用。

（2）夏季用药时，因其闭汗作用，可使体温升高。

（3）静脉滴注过程中若出现排尿困难，对于成人可肌内注射新斯的明0.5～1.0mg或氢溴酸加兰他敏2.5～5mg，对于小儿可肌内注射新斯的明0.01～0.02mg/kg，以解除症状。

（4）严重肺功能不全者、严重心力衰竭者、心律失常患者、婴幼儿慎用。

（5）年老体虚者慎用；老年男性多患有前列腺肥大，用药后易致前列腺充血导致尿潴留发生。

（6）反流性食管炎、重症溃疡性结肠炎慎用。

【药物相互作用】

（1）与金刚烷胺、吩噻嗪类药、三环类抗抑郁药、扑米酮、普鲁卡因胺及其他抗胆碱药合用，可使不良反应增加。

（2）与单胺氧化酶抑制剂（包括呋喃唑酮和丙卡巴肼）合用，可加强抗毒蕈碱作用的副作用。

（3）能减弱胃肠运动和延迟胃排空，对一些药物产生影响，如红霉素在胃内停留过久降低疗效，对乙酰氨基酚吸收延迟，地高辛、呋喃妥因等药物的吸收增加。

【剂型和规格】

（1）片剂（含消旋）：① 5mg；② 10mg。

（2）注射液（含消旋）：① 1ml：2mg；② 1ml：10mg。

【贮存】避光、密闭保存。

215. 阿托品 Atropine

【药理作用】本品为拮抗毒蕈碱型乙酰胆碱受体的抗胆碱药。可解除胃肠平滑肌痉挛、抑制腺体分泌、扩大瞳孔、升高眼压、麻痹视力调节、加快心率、扩张支气管等。大剂量时能作用于血管平滑肌，扩张血管、解除痉挛性收缩，改善微循环。

本品易从胃肠道及其他黏膜吸收，也可从眼或少量从皮肤吸收。口服1小时后即达峰效应。肌内注射15～20分钟后血药浓度达峰值，作用持续4～

6 小时，扩瞳时效更长。蛋白结合率为 14%～22%，可迅速分布于全身组织，分布容积为 1.7 L/kg，可透过血脑屏障，也能通过胎盘。包括乳汁在内的各种分泌物中都有微量出现。主要通过肝细胞酶的水解代谢，约有 13%～50% 在 12 小时内以原型随尿排出。半衰期为 3.7～4.3 小时。

【适应证】

（1）用于各种内脏绞痛，如胃肠绞痛及膀胱刺激症状。对胆绞痛、肾绞痛的疗效较差。

（2）用于迷走神经过度兴奋所致的窦房阻滞、房室阻滞等缓慢型心律失常，也可用于继发性窦房结功能低下而出现的室性异位节律。

（3）解救有机磷酸酯类中毒。

（4）用于全身麻醉前给药、严重盗汗和流涎症。

（5）抗休克。

【用法和用量】

（1）口服：0.3～0.6mg，一日 3 次，极量一次 1mg，一日 3mg；儿童用药，一次 0.01～0.02mg/kg，一日 3 次。

（2）注射给药（皮下、肌内或静脉注射）

1）常用量：①成人，一次 0.3～0.5mg，一日 0.5～3mg；极量，一次 2mg。②儿童，皮下注射，一次 0.01～0.02mg/kg，一日 2～3 次；静脉注射，用于治疗阿 - 斯综合征，一次 0.03～0.05mg/kg，必要时 15 分钟重复 1 次，直至面色潮红、循环好转、血压回升，延长间隔时间至血压稳定。

2）抗心律失常：成人，静脉注射 0.5～1mg，按需可 1～2 小时 1 次，最大量为 2mg。

3）解毒：①用于锑剂引起的阿 - 斯综合征，静脉注射 1～2mg，15～30 分钟后再注射 1mg，如患者无发作，按需每 3～4 小时皮下或肌内注射 1mg。②用于有机磷中毒时，肌内或静脉注射 1～2mg（严重有机磷中毒时可加大 5～10 倍），每 10～20 分钟重复，直到青紫消失，继续用药至病情稳定，然后用维持量，有时需 2～3 日。

4）抗休克改善循环，成人一般 0.02～0.05mg/kg，用 50% 葡萄糖注射液稀释后静脉注射或用葡萄糖注射液稀释后静脉滴注。

5）麻醉前用药：①成人，术前 0.5～1 小时，肌内注射 0.5mg；②儿童，皮下注射，体重 3kg 以下者为 0.1mg、7～9kg 者为 0.2mg、12～16kg 者为 0.3mg、20～27kg 者为 0.4mg、32kg 以上者为 0.5mg。

【禁忌证】青光眼及前列腺肥大者、高热者禁用。

【不良反应】

（1）不同剂量所致的不良反应大致如下：① 0.5mg，轻微心率减慢，略有口干及少汗；② 1mg，口干、心率加速、瞳孔轻度扩大；③ 2mg，心悸、显著口干、瞳孔扩大，有时出现视物模糊；④ 5mg，上述症状加重，并有言语不清、烦躁不安、皮肤干燥发热、小便困难、肠蠕动减少；⑤ 10mg 以上，上述症状更重，脉速而弱，中枢兴奋现象严重，呼吸加快加深，出现谵妄、幻觉、惊厥等；⑥严重中毒时可由中枢兴奋转入抑制，产生昏迷和呼吸麻痹等。

（2）最低致死剂量：成人为 80～130mg，儿童为 10mg。

【注意事项】

（1）下列情况应慎用：①脑损害，尤其是儿童；②心脏病，特别是心律失常、充血性心力衰竭、冠心病、二尖瓣狭窄等；③反流性食管炎、食管与胃的运动减弱、下食管括约肌松弛，可使胃排空延迟，从而促成胃潴留，并增加胃 - 食管的反流；④ 20 岁以上患者存在潜隐性青光眼时，有诱发的危险；⑤溃疡性结肠炎，用量大时肠能动度降低，可导致麻痹性肠梗阻，并可诱发加重中毒性巨结肠症；⑥前列腺肥大引起的尿路感染（膀胱张力减低）及尿路阻塞性疾病，可导致完全性尿潴留。

（2）对诊断的干扰：酚磺酞试验时可减少酚磺酞的排出量。

（3）妊娠期妇女静脉注射阿托品可使胎儿心动过速。本品可分泌至乳汁，并有抑制泌乳作用，哺乳期妇女慎用。

（4）儿童脑部对本品敏感，尤其发热时，易引起中枢障碍，慎用。婴幼儿对本品的毒性反应极其敏感，特别是痉挛性麻痹与脑损伤的小儿，反应更强，环境温度较高时，因闭汗有体温急骤升高的危险，应用时要严密观察。

（5）老年人容易发生抗 M 胆碱样副作用，如排尿困难、便秘、口干（特别是男性），也易诱发未经诊断的青光眼，一经发现，应立即停药。本品易致老年人汗液分泌减少，影响散热，夏天更应慎用。

【药物相互作用】

（1）与尿碱化药包括含镁或钙的制酸药、碳酸酐酶抑制药、碳酸氢钠、枸橼酸盐等合用时，阿托品排泄延迟，作用时间和 / 或毒性增加。

（2）与金刚烷胺、吩噻嗪类药、其他抗胆碱药、扑米酮、普鲁卡因胺、三环类抗抑郁药合用，阿托品的毒副反应可加剧。

（3）与单胺氧化酶抑制剂（包括呋喃唑酮、丙卡巴肼等）合用时，可加强抗胆碱作用的副作用。

（4）与甲氧氯普胺合用时，后者的促进肠胃运动作用可被拮抗。

【剂型和规格】

（1）片剂：0.3mg。

（2）注射液：① 1ml：0.5mg；② 1ml：1mg；③ 1ml：5mg。

【贮存】避光、密闭保存。

216. 多潘立酮　Domperidone

【药理作用】本品为外周多巴胺受体拮抗药，直接作用于胃肠壁，可增加食管下部括约肌张力，防止胃食管反流，增强胃蠕动，促进胃排空，协调胃与十二指肠运动，抑制恶心、呕吐，并能有效地防止胆汁反流，不影响胃液分泌。本品不易通过血脑屏障，对脑内多巴胺受体无抑制作用，罕见锥体外系等神经、精神不良反应。但多潘立酮会促进脑垂体催乳素的释放。其抗催吐作用主要是由于其对外周多巴胺受体及血脑屏障外的化学感受器触发区多巴胺受体的双重阻滞作用。

空腹口服后吸收迅速，30～60 分钟可达峰值血药浓度。口服时的生物利用度仅为 14%，胃酸减少会影响多潘立酮的吸收。胃肠局部药物浓度最高，血浆次之，脑内几乎没有。蛋白结合率为 92%～93%。本品几乎全部在肝内代谢，经尿液排泄总量为 31.23%，原型药占 0.4%；粪便排泄总量 65.7%，原型药占 10%。半衰期为 7 小时。

【适应证】

(1) 缓解由胃排空延缓、胃食管反流性食管炎引起的消化不良症状如上腹部胀闷感、腹胀、上腹疼痛、嗳气、肠胃胀气、口中带有或不带有反流胃内容物的胃烧灼感。

(2) 治疗功能性、器质性、感染性、饮食性、放射性治疗或化疗所引起的恶心、呕吐。

(3) 治疗由多巴胺受体激动剂（如左旋多巴、溴隐亭等）所引起的恶心和呕吐。

【用法和用量】口服，本品应在饭前 15～30 分钟服用。若在饭后服用，吸收会有所延迟。

(1) 成人：一次 10mg，一日 3～4 次，必要时剂量可加倍。日最高剂量为 80mg。

(2) 儿童（12 岁以上及 35kg 以上）：一次 0.3mg/kg，一日 3～4 次。

【禁忌证】

(1) 嗜铬细胞瘤、分泌催乳素的垂体肿瘤（催乳素瘤）患者禁用。

(2) 已知对多潘立酮或本品任一成分过敏者禁用。

(3) 增加胃动力有可能产生危险时（例如胃肠道出血、机械性梗阻、穿孔）禁用。

(4) 妊娠期妇女禁用。

【不良反应】

(1) 偶见瞬时性、轻度腹部痉挛。

(2) 有时血清泌乳素水平会升高，但停药后即可恢复正常。

(3) 罕见情况下出现兴奋、闭经。

(4) 非常罕见的不良反应包括血管神经性水肿、过敏反应、锥体外系副作用(如流涎、手颤抖等)，这些症状在停药后即自行完全恢复。

【注意事项】

(1) 哺乳期妇女使用本品期间应停止哺乳。

(2) 1 岁以下儿童慎用，因其血脑屏障发育不完善，故不能排除对 1 岁以下婴儿产生中枢副作用的可能性。

(3) 心脏病患者(心律失常)、低钾血症以及接受化疗的肿瘤患者使用本品时，有可能加重心律失常。

(4) 本品含有乳糖，可能不适用于乳糖不耐受、半乳糖血症或葡萄糖 / 半乳糖吸收障碍的患者。

【药物相互作用】

(1) 抗胆碱能药品可能会对抗本品的抗消化不良作用，故两者不宜合用。

(2) 禁与可能会延长 Q-Tc 间期的 CYP3A4 酶强效抑制剂如酮康唑(口服制剂)、氟康唑、伏立康唑、红霉素、克拉霉素、胺碘酮等合用。

(3) 当抗酸剂或抑制胃酸分泌药物与本品合用时，前两者不能在饭前服用，应于饭后服用，即不能与本品同时服用。

(4) 与钙通道阻滞剂(如地尔硫䓬和维拉帕米)和阿瑞匹坦合用会导致多潘立酮的血药浓度增加。

【剂型和规格】

片剂：10mg。

【贮存】避光、密闭保存。

217. 甲氧氯普胺　Metoclopramide

【药理作用】为多巴胺(D_2)受体拮抗药，同时还具有 5-HT_4 受体激动效应，对 5-HT_3 受体有轻度拮抗作用。可作用于延髓催吐化学感受区(CTZ)中多巴胺受体而提高 CTZ 的阈值，具有强大的中枢性镇吐作用。本品亦能阻断下丘脑多巴胺受体，抑制催乳素抑制因子，促进泌乳素的分泌，故有一定的催乳作用。对中枢其他部位的抑制作用较微，有较弱的安定作用，较少引起催眠作用。对于胃肠道的作用主要在上消化道，促进胃及上部肠段的运动；提高静息状态胃肠道括约肌的张力，增加下食管括约肌的张力和收缩的幅度，使食管下端压力增加，阻滞胃食管反流，加强胃和食管蠕动，并增强对食管内容物的廓清能力，促进胃的排空；促进幽门、十二指肠及上部空肠的松弛，形成胃窦、胃体与上部小肠间的功能协调。这些作用也可增强本品的镇吐效应。

本品口服后，13%～22%迅速与血浆蛋白（主要为白蛋白）结合。口服30～60分钟后开始产生作用；注射作用开始时间：肌内注射10～15分钟，静脉注射1～3分钟。持续时间一般为1～2小时。本品经肝脏代谢。主要以游离型、结合型或代谢产物经肾脏排泄，也可自乳汁排出。半衰期一般为4～6小时，根据用量大小有别。

【适应证】

（1）口服给药：镇吐作用。用于①各种病因所致恶心、呕吐、嗳气、消化不良、胃部胀满、胃酸过多等症状的对症治疗；②反流性食管炎、胆汁反流性胃炎、功能性胃滞留、胃下垂等；③残胃排空延迟症、迷走神经切除后胃排空延缓；④糖尿病性胃轻瘫、尿毒症、硬皮病等胶原性疾病所致胃排空障碍。

（2）注射给药：镇吐作用。①用于化疗、放疗、手术、颅脑损伤、脑外伤后遗症、海空作业以及药物引起的呕吐；②用于急性胃肠炎、胆道胰腺、尿毒症等各种疾患之恶心、呕吐症状的对症治疗；③诊断性十二指肠插管前用，有助于顺利插管；胃肠钡剂X线检查，可减轻恶心、呕吐反应，促进钡剂通过。

【用法和用量】

（1）口服给药：成人，一次5～10mg，一日3次，餐前30分钟服。用于糖尿病性胃排空功能障碍患者，于症状出现前30分钟口服10mg；或于餐前及睡前服5～10mg，一日4次。总剂量一日不得超过0.5mg/kg。小儿，5～14岁，一次2.5～5mg，一日3次，餐前30分钟服，宜短期服用。总剂量一日不得超过0.1mg/kg。

（2）注射给药：肌内或静脉注射。成人，一次10～20mg，一日剂量不超过0.5mg/kg。小儿，6岁以下，一次0.1mg/kg；6～14岁，一次2.5～5mg。肾功能不全者，剂量减半。

【禁忌证】对普鲁卡因或普鲁卡因胺过敏者、癫痫患者、胃肠道出血患者、机械性肠梗阻或穿孔患者、嗜铬细胞瘤患者、因化疗和放疗而呕吐的乳癌患者、妊娠期妇女禁用。

【不良反应】

（1）较常见的不良反应：昏睡、烦躁不安、疲倦无力。

（2）少见的不良反应：乳腺肿痛、恶心、便秘、皮疹、腹泻、睡眠障碍、眩晕、严重口渴、头痛、容易激动。

（3）用药期间出现乳汁增多（催乳素刺激所致）。

（4）本品可能因阻断多巴胺受体，使胆碱能受体相对亢进而导致锥体外系反应（特别是年轻人），可出现肌震颤、发声障碍、共济失调等，可用苯海索等抗胆碱药物治疗。

(5) 注射给药可引起直立性低血压。

【注意事项】

(1) 醛固酮与血清催乳素浓度可因甲氧氯普胺的使用而升高。

(2) 对晕动病所致呕吐无效。

(3) 静脉注射甲氧氯普胺须慢，1～2 分钟注完，快速给药可出现躁动不安，随即进入昏睡状态。

(4) 本品遇光变成黄色或黄棕色后，毒性增高。

(5) 下列情况慎用：①肝功能衰竭时，丧失了与蛋白结合的能力；②肾衰竭，即重症慢性肾衰竭使锥体外系反应危险性增加，剂量至少须减少 60%。

(6) 哺乳期少乳者可短期用于催乳。

(7) 儿童用药：小儿不宜长期应用。

(8) 老年用药：老年人不能长期大量应用，否则容易出现锥体外系症状。

【药物相互作用】本品为 CYP2D6 的代谢底物，应注意与经 CYP2D6 代谢的药物的相互作用。

(1) 与对乙酰氨基酚、左旋多巴、锂化物、四环素、氨苄西林、乙醇和地西泮等合用时，胃内排空增快，使后者在小肠内吸收增加。

(2) 与乙醇或中枢抑制药等合用，镇静作用增强。

(3) 与抗胆碱能药物和麻醉止痛药物合用有拮抗作用。

(4) 与抗毒蕈碱麻醉性镇静药合用，甲氧氯普胺对胃肠道的能动性效能可被抵消。

(5) 由于其可释放儿茶酚胺，正在使用单胺氧化酶抑制剂的高血压患者，使用时应注意监控血压。

(6) 与对乙酰氨基酚、四环素、左旋多巴、乙醇、环孢素合用时，可增加其在小肠内的吸收。

(7) 与阿扑吗啡合用，后者的中枢性与周围性效应均可被抑制。

(8) 与西咪替丁、慢溶型剂型地高辛合用，后者的胃肠道吸收减少，如间隔 2 小时服用可以减少这种影响；本品还可增加地高辛的胆汁排出，从而改变其血药浓度。

(9) 与能导致锥体外系反应的药物，如吩噻嗪类药等合用，锥体外系反应发生率与严重性均可有所增加。

【剂型和规格】

(1) 片剂：5mg。

(2) 注射液：1ml：10mg。

【贮存】密闭保存。

218. 莫沙必利　Mosapride

【药理作用】为强效选择性 5-HT_4 受体激动剂，通过兴奋胃肠道胆碱能中间神经元及肌间神经丛的 5-HT_4 受体，促进乙酰胆碱的释放，从而增强上消化道（胃和小肠）运动，改善非溃疡性消化不良患者的胃肠道症状。莫沙必利与大脑突触膜上的多巴胺 D_2、α_1、5-HT_1 和 5-HT_2 受体无亲和力，因而没有这些受体拮抗所引起的锥体外系综合征和扭转型室性心动过速等心血管不良反应。促进胃排空作用与西沙必利相当，强于甲氧氯普胺。与西沙必利不同的是，本品对结肠的亲和力低于胃肠道的其他部位，而西沙必利对动物胃肠道各个部位的促动力作用相似。口服可促进正常胃排空，同时还可改善各种胃排空迟缓；不仅可改善糖尿病胃轻瘫患者的胃排空延迟，对部分胃切除患者的胃功能障碍也有改善作用。

口服后吸收迅速，分布以胃肠、肝、肾中局部浓度较高，血浆次之，脑内几乎没有分布。健康受试者服用 5mg 本品，t_{max} 为 0.8 小时，C_{max} 为 30.7ng/ml，$t_{1/2}$ 为 2 小时，AUC 为 67（ng•h）/ml，总体清除率 Cl/F 为 80.0L/h，V_d 为 3.5L/kg，血浆蛋白结合率为 99.0%。AUC 与剂量成比例关系。在肝脏中由 CPY3A4 酶代谢，主要代谢产物为脱 4- 氟苄基莫沙必利。主要经尿液和粪便排泄，原型药在尿中仅占 0.1%。

【适应证】用于治疗：①慢性胃炎或功能性消化不良引起的消化道症状，如上腹部胀满感、腹胀、上腹部疼痛；嗳气、恶心、呕吐；胃烧灼感等。②胃食管反流病和糖尿病胃轻瘫。③胃大部切除术患者的胃功能障碍。

【用法和用量】口服：每次 5mg，每日 3 次，饭前或饭后服。

【禁忌证】胃肠道出血、穿孔及刺激胃肠道可能引起危险的疾病禁用。

【不良反应】主要表现为腹泻、腹痛、口干、皮疹、倦怠、头晕、不适、心悸等，发生概率为 4%。另有约 3.8% 的患者出现检验指标异常变化，表现为嗜酸性粒细胞增多（1%）、甘油三酯升高、GPT 升高等。

【注意事项】通常持续给药一段时间（通常为 2 周），仍未见消化道症状改善时，不应长期盲目给药。

【药物相互作用】

（1）抗胆碱药可使莫沙必利作用减弱，两者应间隔使用。

（2）对于健康成人，当每日服用 15mg 本品并同时服用 1 200mg 红霉素时，与单独服用本品相比，本品的最高血药浓度由 42.1ng/ml 上升到 65.7ng/ml，半衰期由 1.6 小时延长为 2.4 小时，$AUC_{0\sim4}$ 由 62（ng•h）/ml 增加至 114（ng.h）/ml。

【剂型和规格】

片剂：5mg。

【贮存】密闭、室温保存。

219. 匹维溴铵　Pinaverium Bromide

【药理作用】本品是对胃肠道有高度选择性解痉作用的钙通道阻滞药，通过抑制钙离子流入肠道平滑肌细胞，防止肌肉过度收缩发挥作用。匹维溴铵没有抗胆碱能作用，对心血管平滑肌细胞的亲和力很低，没有对心血管系统的副作用，也不会引起血压变化。能消除肠平滑肌的高反应性，并增加肠道蠕动能力，但不会影响下食管括约肌的压力，也不引起十二指肠反流，而对胆道口括约肌有松弛作用。肠道肌电图证明，可减少峰电位频率并具有强力的和长时间的抗痉挛作用。

由于它是一种高极性的季铵类化合物，低于10%的口服剂量经胃肠道吸收，并几乎全部与血浆蛋白结合。1小时内达血浆峰浓度，清除半衰期为1.5小时，该药几乎全部在肝脏代谢并清除。口服100mg后，t_{max}约为0.5～3小时，$t_{1/2}$约为1.5小时，代谢迅速。主要经肝胆从粪便排出体外。

【适应证】

（1）对症治疗与肠道功能紊乱有关的疼痛、排便异常和肠道不适。

（2）对症治疗与胆道功能紊乱有关的疼痛。

（3）为钡灌肠做准备。

【用法和用量】口服：常用推荐剂量每日150～200mg，少数情况下，如有必要可增至每日300mg。为钡灌肠做准备时，应于检查前3日开始用药，剂量为每日200mg。切勿咀嚼或掰碎药片，宜在进餐时用水吞服。不要在卧位时或临睡前服用。

【禁忌证】儿童与妊娠期妇女禁用。

【不良反应】在极少数人中观察到轻微的胃肠不适。极个别人出现皮疹样过敏反应。

【注意事项】哺乳期不建议使用。

【药物相互作用】尚不明确。

【剂型和规格】

片剂：50mg。

【贮存】避光，干燥处保存。

（四）泻药及止泻药

泻药是通过增加肠内水分、促进蠕动、软化粪便或润滑肠道来促进排便的药物，常用于治疗便秘。按其作用原理可分四类：①容积性泻药（也称为盐类泻药或机械刺激性泻药），是一些不易被肠壁吸收而又易溶于水的盐类离子，服后在肠内形成高渗盐溶液，因此能吸收大量水分并阻止肠道吸收水分，使肠内容积增大，对肠黏膜产生刺激，引起肠管蠕动增强而排便，如硫酸镁及硫酸钠等。某些在肠内不被吸收的物质（如甲基纤维素、聚乙二醇）口服后也可由于增大肠容积而引起排便。②刺激性泻药，本身或其体内代谢产物刺激肠壁，使肠道蠕动增加，从而促进粪便排出，如比沙可啶、酚酞、蓖麻油等。③润滑性泻药（大便软化剂），多为油类，能滑润肠壁，软化大便，使粪便易于排出，如液状石蜡等。④软化性泻药，为一些具有软便作用的表面活性剂，可降低粪便表面张力，使水分浸入粪便，使之膨胀、软化，便于排出，如多库酯钠等。可根据治疗目的选择不同类型泻药。如排除毒物，应选盐类泻药；老人、动脉瘤、肛门手术等，以润滑性泻药（开塞露）较好；腹痛患者在诊断不明情况下不能应用泻药；年老体弱、妊娠期或月经期妇女不能用强烈的泻药。其不良反应有刺激性、药物依赖性、腹泻和脱水。

止泻药是通过减少肠道蠕动或保护肠道免受刺激而止泻，适用于剧烈腹泻或长期慢性腹泻。但腹泻往往是某种原发病的临床症状之一，常由于肠道内存在的细菌、毒物或腐败分解产物引起。为了排除这些有害物质，腹泻本身对机体具有一定的保护意义。因此，在腹泻初期不应立即使用止泻药，而应先排除有害物质，当恶臭粪便基本排尽后，再使用止泻药。应用止泻药治疗腹泻的同时，也应针对病因进行治疗。剧烈或长期的腹泻不仅影响养分吸收，更严重的情况会引起脱水及钠、钾、氯等电解质紊乱，这时需立即应用止泻药，并补充水分和电解质，采取综合支持治疗。如果因刺激性物质、毒性物质引起腹泻，应先用盐类泻药以促进毒物大部分排出后，方可应用药用炭以吸附残余的毒物，或用碱式硝酸铋等保护受损的胃肠黏膜。细菌性腹泻，应给予抗菌药。一般的急性水泻，往往导致脱水、电解质紊乱，应首先补液，然后再用止泻药。

本节包括常用泻药开塞露、乳果糖和聚乙二醇以及止泻药蒙脱石和洛哌丁胺。

220. 开塞露（含甘油、山梨醇）

Glycerine Enema or Sorbitol Enema

【药理作用】为甘油或山梨醇与硫酸镁的复方制剂，它们均可增加肠内水分，促进蠕动，软化粪便，使粪便易于排出。

【适应证】用于便秘。

【用法和用量】将容器顶端刺破或剪开，涂以油脂少许，缓慢插入肛门，然后将药液挤入直肠内。成人，一次20ml；儿童，一次10ml。

【禁忌证】对本品过敏者禁用。

【不良反应】可能会出现局部刺激。

【注意事项】

(1) 刺破或剪开后的注药导管的开口应光滑，以免擦伤肛门或直肠。

(2) 过敏体质者慎用。

(3) 儿童必须在成人监护下使用。

【药物相互作用】局部用药，一般无药物相互作用。

【剂型和规格】

灌肠剂：规格暂以国家药品管理部门批准的规格为准。

【贮存】密闭保存。

221. 乳果糖　Lactulose

【药理作用】乳果糖是一种合成的双糖，作为渗透性泻药用于治疗便秘及肝性脑病。在结肠中被消化道菌丛转化成低分子量有机酸，导致肠道内 pH 下降，并通过保留水分，增加粪便体积。上述作用刺激结肠蠕动，保持大便通畅，缓解便秘，同时恢复结肠的生理节律。口服后 48 小时内起效。

在肝性脑病、肝昏迷和昏迷前期，上述作用促进肠道嗜酸菌（如乳酸杆菌）的生长，抑制蛋白分解菌，使氨转变为离子状态；通过降低接触 pH，发挥渗透效应，并改善细菌氨代谢，从而发挥导泻作用。

乳果糖口服后几乎不被吸收，以原型到达结肠，继而被肠道菌群分解代谢。在 25～50g（40～75ml）剂量下，可完全代谢；超过该剂量时，则部分以原型排出。

【适应证】

(1) 慢性或习惯性便秘：调节结肠的生理节律。

(2) 肝性脑病：用于治疗和预防肝性脑病或昏迷前状态。

【用法和用量】每日剂量可根据个人需要进行调节，下述剂量供参考。

(1) 便秘或临床需要保持软便的情况：治疗几日后，可根据患者情况酌情减剂量。本品宜在早餐时 1 次服用。根据乳果糖的作用机制，1～2 日可取得临床效果。如 2 日后仍未有明显效果，可考虑加量（表 9-2）。

表 9-2　便秘或临床需要保持软便的情况

年龄	起始剂量 /ml	维持剂量 /ml
成人	每日 30	每日 10～25
7～14 岁儿童	每日 15	每日 10～15
1～6 岁儿童	每日 5～10	每日 5～10
婴儿	每日 5	每日 5

（2）肝性脑病及昏迷前期：起始剂量，30～50ml，一日 3 次；维持剂量，应调至每日最多 2～3 次软便，大便 pH 5.0～5.5。

【禁忌证】

（1）半乳糖血症者禁用。

（2）肠梗阻患者、急腹痛患者禁用，以及禁与其他导泻剂同时使用。

（3）对乳果糖及其组分过敏者禁用。

【不良反应】治疗初始几日可能会有腹胀，通常继续治疗即可消失，当剂量高于推荐治疗剂量时，可能会出现腹痛和腹泻，此时应减少使用剂量。如果长期大剂量服用（通常仅见于肝昏迷的治疗），患者可能会因腹泻出现电解质紊乱。

【注意事项】如用于乳糖酶缺乏症患者，需注意本品中乳糖的含量。在便秘治疗剂量下，不会对糖尿病患者带来任何问题；用于治疗肝性脑病或昏迷前期的剂量较高，糖尿病患者应慎用，因糖尿病患者体内存在部分游离半乳糖和乳果糖。

【药物相互作用】本品可导致结肠 pH 下降，故可能引致结肠 pH 依赖性药物的失活。

【剂型和规格】

口服溶液剂：① 15ml：10g；② 100ml：66.7g；③ 200ml：133.4g。

【贮存】避光，10～25℃保存。

222. 洛哌丁胺　Loperamide

【药理作用】为阿片受体激动剂，通过激动肠壁的 μ 阿片受体和阻止乙酰胆碱和前列腺素的释放，拮抗平滑肌收缩，而减少肠蠕动和分泌，延长肠内容物的滞留时间，促进水、电解质及葡萄糖的吸收，对前列腺素、霍乱毒素和其他肠毒素引起的肠过度分泌有显著抑制作用，但治疗剂量时不影响胃酸的分泌。化学结构类似氟哌啶醇和哌替啶，但治疗量对中枢神经系统无任何作用。对肠道平滑肌的作用与阿片类及地芬诺酯相似。

本品与肠壁的高亲和力和明显的首关效应，生物利用度仅约为 0.3%，因此几乎不进入全身血液循环。不同剂型的盐酸洛哌丁胺（硬脐囊、软胶囊、有或无包衣的片剂、咀嚼片、口崩片、口服液）其吸收的速度和程度是生物等效的。几乎全部进入肝脏代谢，通过胆汁代谢、结合和排泄。t_{max} 为 4～6 小时；$t_{1/2}$ 约为 9～14 小时。

【适应证】用于急性腹泻以及各种病因引起的慢性腹泻。对胃、肠部分切除术后和甲亢引起的腹泻也有效，尤其适用于临床上应用其他止泻药效果不显著的慢性功能性腹泻。用于回肠造瘘术患者可减少排便量及次数，增加大便稠硬度。

【用法和用量】本品用于腹泻时，仅为对症治疗。在确定病因后，应进行特定治疗。适用于成人和5岁以上的儿童。

（1）急性腹泻：起始剂量，成人4mg，5岁以上儿童2mg，以后每次不成形便后服用2mg。

（2）慢性腹泻：起始剂量，成人4mg，5岁以上儿童2mg，以后可调节每日剂量以维持每日1～2次正常大便。一般维持剂量每日2～12mg。

（3）每日最大剂量：成人不超过16mg，儿童不超过6mg/20kg。

【禁忌证】

（1）一般情况下，由于抑制肠蠕动可能导致肠梗阻、巨结肠和中毒性巨结肠时，不应使用本品。如发生便秘、腹胀和肠梗阻，应立即停用本品。

（2）禁用于2岁以下的婴幼儿。

【不良反应】不良反应轻，可出现过敏如皮疹等，消化道症状如口干、腹胀、食欲缺乏、胃肠痉挛、恶心、呕吐，以及头晕、头痛、乏力等。

【注意事项】

（1）发生胃肠胀气或严重脱水的小儿不宜使用。

（2）妊娠期妇女和哺乳期妇女慎用。

（3）严重中毒性或感染性腹泻慎用，以免止泻后加重中毒症状。重症肝损害者慎用。

（4）腹泻患者常发生水和电解质丢失，应适当补充水和电解质。

（5）本品不应作为以下疾病的主要治疗方法：①主要症状为高热和脓血便的急性细菌性痢疾；②急性溃疡性结肠炎；③沙门氏菌属、志贺菌属或弯曲杆菌属等侵入性病原体引起的细菌性小肠结肠炎；④使用广谱抗生素引起的假膜性大肠炎。

【药物相互作用】

（1）洛哌丁胺（单剂量4mg）与伊曲康唑（为CYP3A4和P-糖蛋白抑制剂）合用可导致洛哌丁胺的血浆浓度增加3～4倍。

（2）CYP2C8抑制剂吉非贝齐可导致洛哌丁胺的血浆浓度增加约2倍。

（3）与伊曲康唑和吉非贝齐合用可导致洛哌丁胺血浆峰值增加4倍，总血浆暴露增加13倍，但不会导致中枢神经系统反应。

（4）洛哌丁胺（单剂量16mg）与酮康唑（为CYP3A4和P-糖蛋白抑制剂）合用可导致洛哌丁胺的血浆浓度增加5倍，但不会导致药动学增加。

（5）洛哌丁胺与口服去氨加压素合用可导致去氨加压素的血浆浓度增加3倍，可能是胃肠蠕动缓慢引起的。

（6）与洛哌丁胺药理作用相似的药物合用可能会增加洛哌丁胺的效应；

与增加胃肠道蠕动的药物合用可能会降低洛哌丁胺的效应。

【剂型和规格】

胶囊：2mg。

【贮存】密封，在干燥处保存。

223. 蒙脱石　Smectite

【药理作用】本品具有层纹状结构及非均匀性电荷分布，对消化道内的病毒、细菌及其产生的毒素有固定、抑制作用；对消化道黏膜有覆盖能力，并通过与黏液糖蛋白相互结合，从质和量两方面修复、提高黏膜屏障对攻击因子的防御功能。

本品口服后不进入血液循环系统，并连同所固定的攻击因子随消化道自身蠕动排出体外。本品不影响 X 线检查，不改变大便颜色，不改变正常的肠蠕动。

【适应证】用于成人及儿童急、慢性腹泻；用于食管、胃、十二指肠疾病引起的相关疼痛症状的辅助治疗，但本品不作解痉剂使用。

【用法和用量】将本品倒入 50ml 温水中，摇匀后服用。

(1) 成人：一次 1 袋，一日 3 次。

(2) 儿童：1 岁以下，一日 1 袋；1～2 岁，一日 1～2 袋；2 岁以上，一日 2～3 袋；均分 3 次服用。

(3) 急性腹泻服用本品治疗时，首次剂量加倍。

【不良反应】偶见便秘，大便干结。

【注意事项】

(1) 治疗急性腹泻，应注意纠正脱水。

(2) 儿童可安全服用本品，但需注意过量服用易引起便秘。

【药物相互作用】本品可能影响其他药物的吸收，如需服用其他药物，建议与本品间隔一段时间。

【剂型和规格】

散剂：3g。

【贮存】密闭、干燥处保存。

224. 聚乙二醇　Macrogol

【药理作用】本品主要成分为聚乙二醇 4 000，为环氧乙烷和水缩聚而成的线性长链聚合物。通过氢键固定水分子，使水分保留在结肠内，增加粪便含水量并软化粪便，恢复粪便体积和重量至正常，促进排便的最终完成，从而改善便秘症状。

聚乙二醇4 000口服后，既不被消化道吸收也不参与生物转化。

【适应证】

(1) 用于成人及8岁以上(包括8岁)儿童，治疗功能性便秘或缓解便秘症状。

(2) 用于肠道手术前及内镜或放射检查前的肠道清洁准备。

【用法和用量】功能性便秘治疗：适用于成人和8岁以上儿童(包括8岁)，一次10g(以聚乙二醇4 000计)，每日1～2次；或每日20g，一次顿服。每袋内容物溶于一杯水中后服用。儿童应为短期治疗，最长疗程不应超过3个月。

【禁忌证】

(1) 小肠或结肠疾病患者禁用，如炎症性肠病(如溃疡性结肠炎、克隆病)、肠梗阻、肠穿孔、胃潴留、消化道出血、中毒性肠炎、中毒性巨结肠或肠扭转患者禁用。

(2) 未诊断明确的腹痛症状者禁用。

(3) 对聚乙二醇或本品的其他成分过敏者禁用。

(4) 因本品含有山梨糖醇，果糖不耐受患儿禁用。

【不良反应】

(1) 可能出现腹泻，停药后24～48小时内即可消失，随后可减少剂量继续治疗。

(2) 肠功能紊乱患者有可能出现腹痛。

(3) 偶有腹胀和恶心，罕有过敏性反应，如皮疹、荨麻疹和水肿。特例报道有过敏性休克。

【注意事项】

(1) 妊娠期妇女及哺乳期妇女慎用。

(2) 出现水、电解质紊乱者停药。

(3) 治疗开始之前应排除器质性疾病。用药后如果症状持续，应查找潜在原因。

【药物相互作用】本品用于肠道清洁时，服用本品前1小时口服的其他药物可能会从消化道冲走，从而影响对药物的吸收。

【剂型和规格】

散剂：规格暂以国家药品管理部门批准的规格为准。

【贮存】密闭、干燥处保存。

(五) 肝病辅助治疗药

肝胆疾病常用的药物有利胆药和降肝酶药。利胆药为促进胆汁分泌或促进胆囊排空的药物，能使胆道畅通，起到利胆作用，消除胆汁淤积，在“(七)利胆药”中介绍。降肝酶药可降低过高的肝转氨酶、胆红素等，为治疗肝炎及肝细胞损伤的辅助药物。

本节包括降肝酶药联苯双酯、甘草酸二胺、水飞蓟素和治疗肝性脑病的精氨酸。

225. 联苯双酯　Bifendate

【药理作用】本品为治疗肝炎的降肝酶药物，为合成五味子丙素时的中间体。能增强肝脏解毒功能，减轻肝脏的病理损伤，促进肝细胞再生并保护肝细胞，改善肝功能。对四氯化碳所致的肝脏微粒体脂质过氧化、四氯化碳代谢转化为一氧化碳有抑制作用，并降低四氯化碳代谢过程中还原辅酶Ⅱ及氧的消耗，从而保护肝细胞生物膜的结构和功能。本品亦可降低泼尼松诱导的肝脏 GPT 升高，能促进部分肝切除小鼠的肝脏再生。本品的降酶作用并非直接抑制血清及肝脏 GPT 活性，也不加速血液中 GPT 的失活，可能是肝组织损害减轻的反应。本品对细胞色素 P450 酶活性有明显诱导作用，从而加强对四氯化碳及某些致癌物的解毒能力。对部分肝炎患者有改善蛋白代谢作用，使白蛋白升高，球蛋白降低。对 HbsAg 及 HbeAg 无阴转作用，也不能使肿大的肝脾缩小。

本品片剂的口服吸收约 30%，肝脏首关效应下迅速被代谢转化。但滴丸剂的生物利用度为片剂的 1.25～2.37 倍。24 小时内 70% 左右自粪便排出。

【适应证】用于慢性迁延型肝炎伴谷丙转氨酶升高者；也可用于化学毒物、药物引起的谷丙转氨酶升高者。

【用法和用量】口服。

（1）成人：①片剂：一次 25～50mg，一日 3 次，连服 3 个月。②滴丸剂：一次 5 粒（1.5mg/ 粒），一日 3 次。必要时一次 6～10 粒，一日 3 次，连服 3 个月。ALT 正常后改为一次 5 粒，一日 3 次，连服 3 个月。

（2）儿童：滴丸剂一次 0.5mg/kg，一日 3 次，连服 3～6 个月。

【禁忌证】妊娠期、哺乳期妇女及肝硬化者禁用。

【不良反应】可见口干、轻度恶心；偶见皮疹，一般加用抗变态反应药物后即可消失。

【注意事项】

（1）少数患者用药过程中谷丙转氨酶可回升，加大剂量可使之降低。停药后部分患者 GPT 反跳，但继续服药仍有效。

（2）个别患者服药过程中可出现黄疸及病情恶化，应停药。

（3）慢性活动性肝炎患者、老年患者慎用。

【药物相互作用】合用肌苷可减少本品的肝酶反跳现象。

【剂型和规格】

（1）滴丸剂：1.5mg。

(2) 片剂：25mg。

【贮存】避光、密闭保存。

226. 精氨酸 Arginine

【药理作用】本品为氨基酸类药。本品在人体内参与鸟氨酸循环，促进尿素的形成，使人体内产生的氨经鸟氨酸循环转变成无毒的尿素，由尿中排出，从而降低血氨浓度。

【适应证】用于肝性脑病，适用于禁钠的患者，也适用于其他原因引起血氨增高所致的精神症状治疗。

【用法和用量】静脉滴注：一次 15～20g，临用前用 5% 葡萄糖注射液 1 000ml 稀释后应用。滴注宜慢(在 4 小时以内滴完)。

【禁忌证】高氯性酸中毒、肾功能不全及无尿患者禁用。

【不良反应】

(1) 可引起高氯性酸中毒，以及血中尿素、肌酸、肌酐浓度升高。

(2) 静脉滴注速度过快会引起呕吐、流涎、皮肤潮红等。

【注意事项】用药期间宜进行血气监测，注意患者的酸碱平衡。

【药物相互作用】

(1) 精氨酸与谷氨酸钠、谷氨酸钾合用，可增加疗效。

(2) 与螺内酯合用可引起高钾血症，特别是合并严重肝脏疾病的患者。

(3) 禁与强心苷类联合应用。

(4) 用于抢救肝性脑病患者，若患者血钙低，可与谷氨酸合用。

【剂型和规格】

注射液：20ml：5g。

【贮存】避光、密闭保存。

227. 甘草酸二铵 Diammonium Glycyrrhizinate

【药理作用】甘草酸二铵为中药甘草有效成分的第三代提取物及卵磷脂的混合物，具有较强的抗炎、保护肝细胞膜及改善肝功能的作用。该药在化学结构上与醛固酮的类固醇环相似，可阻碍可的松与醛固酮的灭活，从而发挥类固醇样作用，但无皮质激素的不良反应。

口服后从肠道吸收，其生物利用度不受肠道食物的影响。具有肝肠循环，给药后 8～12 小时血药浓度达峰值。该药及其代谢产物与蛋白结合力强，且其结合率受血浆蛋白的浓度影响，故血药浓度变化与肝肠循环和蛋白结合有密切关系。约 70% 通过胆汁从粪便中排出，20% 从呼吸道以二氧化碳形式排出，尿中原型排出约为 2%。

【适应证】本品适用于伴有谷丙转氨酶升高的急、慢性肝炎的治疗。

【用法和用量】口服，一次150mg，一日3次。

【禁忌证】对甘草酸二铵过敏者禁用；对卵磷脂过敏者禁用；严重低钾血症、高钠血症、高血压、心力衰竭、肾衰竭患者禁用。

【不良反应】主要有纳差、恶心、呕吐、腹胀，以及皮肤瘙痒、荨麻疹、口干和水肿，心脑血管系统有头痛、头晕、胸闷、心悸及血压升高，以上症状一般较轻，不必停药。

【注意事项】治疗过程中应定期测血压和血清钾、钠浓度，如出现高血压、血钠潴留、低钾血症等情况应停药或适当减量。

【药物相互作用】尚不明确。

【剂型和规格】

胶囊：50mg。

【贮存】密封，干燥处保存。

228. 水飞蓟素　Silymarin

【药理作用】水飞蓟素因对自由基的捕获能力而具有抗过氧化活性。能刺激受损的肝脏细胞蛋白质的合成并使磷脂代谢正常化。对肝细胞膜有稳定作用，它阻止或避免溶解性细胞成分（例如转氨酶）的流失。可限制某些肝毒性物质（如α-鹅膏菌素）穿透进入细胞内部。帮助肝细胞中核糖体RNA的合成，导致结构和功能蛋白质（酶）的大量合成，可增强肝细胞的修复能力和再生能力。

主要成分为水飞蓟宾，经消化道吸收后，主要随胆汁排泄（大于吸收量的80%）。吸收半衰期为2.2小时，清除半衰期为6.3小时。当本品以治疗剂量服用时，单次服用与多次服用后人胆汁中的水飞蓟宾含量相同，不会在人体中蓄积。

【适应证】用于中毒性肝脏损害；慢性肝炎及肝硬化的支持治疗。

【用法和用量】重症病例的起始治疗剂量：一次140mg，一日3次。维持剂量：一次140mg，一日2次。饭前用适量液体吞服。

【禁忌证】对本品过敏者禁用。

【不良反应】偶有轻度腹泻现象。

【注意事项】

(1) 药物治疗不能替代对导致肝损伤（例如酒精）因素的排除。对于出现黄疸的病例（皮肤浅黄或暗黄，眼巩膜黄染），应咨询医师。此药不适用于治疗急性中毒。

(2) 妊娠期妇女和哺乳期妇女慎用。

【药物相互作用】无可靠参考文献。

【剂型和规格】

（1）片剂：70mg。

（2）胶囊：140mg。

【贮存】避光、密闭保存。

（六）微生态制剂

微生态制剂，是利用正常微生物或促进微生物生长的物质制成的活的微生物制剂，能促进正常微生物群生长繁殖及抑制致病菌生长繁殖的制剂都称为"微生态制剂"。其可通过扶植正常微生物种群，排除致病菌和条件致病菌侵袭，发挥生物拮抗作用，达到调节肠道功效、恢复肠道微生态平衡的目的。本节介绍微生态制剂地衣芽孢杆菌活菌、双歧杆菌三联活菌制剂和枯草杆菌二联活菌制剂。

229. 地衣芽孢杆菌活菌　Live Bacillus Licheniformis

【药理作用】本品以活菌进入肠道后，对葡萄球菌、酵母样菌等致病菌有拮抗作用，而对双歧杆菌、乳酸杆菌、拟杆菌、消化链球菌有促进生长作用，从而可调整菌群失调达到治疗目的。本品可促使机体产生抗菌活性物质、杀灭致病菌。此外，还可通过夺氧生物效应使肠道缺氧，有利于大量厌氧菌生长。

【适应证】用于细菌或真菌引起的急、慢性肠炎，腹泻。也可用于其他原因引起的胃肠道菌群失调的防治。

【用法和用量】口服。

（1）胶囊：成人，一次0.5g；儿童，一次0.25g；一日3次；首次加倍。对吞咽困难者，服用时可打开胶囊，将药粉加入少量温开水或奶液混合后服用。

（2）颗粒剂：成人，一次1袋；儿童，一次半袋；一日3次；首次加倍。服用时将颗粒溶于水或牛奶中混匀后服用。

【禁忌证】对微生态制剂过敏者禁用。

【不良反应】偶见大便干结、腹胀。大剂量服用可见便秘。

【注意事项】

（1）本品为活菌制剂，切勿将本品置于高温处，溶解时水温不宜高于40℃。

（2）服用本品时应避免与抗菌药物和吸附剂合用，以免疗效降低。

（3）过敏体质者慎用。

【药物相互作用】

（1）抗菌药与本品合用时可减低其疗效，故不应同服，必要时可间隔3小时服用。

（2）铋剂、鞣酸、药用炭、酊剂等能抑制、吸附活菌，不能合用。

【剂型和规格】

（1）胶囊：0.25g。

（2）颗粒剂：0.5g。

【贮存】避光、干燥处保存。

230. 双歧杆菌三联活菌

Live Combined Bifidobacterrium，Lactobacillus and Enterococcus

【药理作用】本品为双歧杆菌、嗜酸乳酸杆菌和肠球菌或嗜热链球菌经适当配合而成的活菌制剂。三者为健康人群肠道的正常菌群，组成了一个在不同条件下都能生长、作用快而持久的联合菌群，在整个肠道黏膜表面形成一道生物屏障，阻止致病菌对人体的侵袭，抑制有害菌产生内毒素，维持人体肠道正常的生理功能。

口服完全、迅速地到达肠道发挥作用。

【适应证】用于肠道菌群失调引起的急慢性腹泻、便秘，也可用于治疗轻、中型急性腹泻，慢性腹泻及消化不良、腹胀，以及辅助治疗因肠道菌群失调引起的内毒素血症。

【用法和用量】口服：一日 2 次，一次 2～4 粒，重症加倍，饭后半小时温水服用。儿童用药酌减，婴幼儿服用时可将胶囊内药粉用温开水或温牛奶冲服。

【禁忌证】对微生态制剂过敏者禁用。

【注意事项】本品为活菌制剂，应冷藏保存；宜用冷、温开水送服。

【药物相互作用】

（1）抗酸药、抗菌药与本品合用可减弱其疗效，应分开服用。

（2）铋剂、鞣酸、药用炭、酊剂等能抑制、吸附或杀灭活菌，不应合用。

【剂型和规格】

胶囊、肠溶胶囊：0.21g。

【贮存】冷藏（2～10℃）保存。

231. 枯草杆菌二联活菌

Live Combined Bacillus Subtilis and Enterociccus Faecium

【药理作用】本品含有屎肠球菌和枯草杆菌，这两种活菌是健康人肠道中的正常菌群成员。服用本品可直接补充正常生理活菌，抑制肠道内有害细菌过度繁殖，调整肠道菌群。对成人急、慢性腹泻有一定的治疗作用。

【适应证】用于治疗肠道菌群失调（抗生素、化疗药物等）引起的腹泻、便秘、肠炎、腹胀，消化不良，食欲缺乏等。

【用法和用量】

(1) 12 岁以上儿童及成人：口服胶囊，一次 250～500mg，一日 2～3 次。

(2) 12 岁以下儿童可服用枯草杆菌肠球菌二联活菌多维颗粒。2 岁以下：一次 1 袋，一日 1～2 次；2 岁以上：一次 1～2 袋，一日 1～2 次。用低于 40℃的水或牛奶冲服，也可直接服用。

【禁忌证】对微生态制剂过敏史者禁用。

【不良反应】偶可见恶心、头痛、头晕、心慌。

【注意事项】

(1) 治疗 1 个月，症状仍无改善时，请停止用药，与药师或医生商议。

(2) 3 个月以下婴儿用药，请在药师或医师指导下服用。

【药物相互作用】尚不明确。

【剂型和规格】

肠溶胶囊：250mg。

【贮存】常温（10～30℃）干燥避光处。

（七）利胆药

232. 熊去氧胆酸　Ursodeoxycholic Acid

【药理作用】本品能增加胆汁酸的分泌，可使本品在胆汁中的含量增加，提高磷脂的含量，增加胆固醇在胆汁中的溶解度，防止胆固醇结石的形成，可逐渐溶解结石中胆固醇。本品可拮抗疏水性胆酸的细胞毒性，阻断对肝细胞膜的损害。

本品系弱酸，当发生微胶粒聚集时，其 pK_a 值约为 6.0。口服后主要由回肠吸收。通过肝脏时被摄取 50%～60%，仅少量药物进入体循环。口服后 1 小时和 3 小时分别出现两个血药浓度峰值。本品的作用不取决于血药浓度而与胆汁中的药物浓度有关。在肝脏与甘氨酸或牛黄酸迅速结合，从胆汁排入小肠，参加肝肠循环。小肠内结合的熊去氧胆酸一部分水解为游离型，另一部分在细菌作用下转变为石胆酸，后者被硫酸盐化，从而降低其潜在的肝脏毒性。半衰期为 3.5～5.8 日。

【适应证】本品可用于胆固醇型胆结石形成及胆汁缺乏性脂肪泻，预防药物性结石形成及治疗脂肪痢（回肠切除术后）。

【用法和用量】口服：一日 8～10mg/kg，早、晚进餐时分次给予。疗程最短为 6 个月，6 个月后超声波检查及胆囊造影无改善者可停药；如结石已有部分溶解则继续服药直至结石完全溶解。

【禁忌证】

(1) 胆道完全梗阻、严重肝功能减退者、急性胆囊炎和胆管炎发作期禁用。

(2) 如果胆囊不能在X射线下被看到、胆结石钙化，患者出现胆道痉挛或胆绞痛时禁用。

(3) 严重肝病禁用。

【不良反应】本品的毒性和副作用较小，偶见的不良反应有腹泻、便秘、过敏、头痛、头晕、胰腺炎和心动过速等。药物过量会导致腹泻。

【注意事项】

(1) 长期使用本品可增加外周血小板的数量。

(2) 如治疗胆固醇结石中出现反复胆绞痛发作，症状无改善甚至加重，或出现明显结石钙化时，则宜终止治疗，并进行外科手术。

(3) 本品不能溶解胆色素结石、混合结石及不透X线的结石。

(4) 在治疗前3个月必须每4周检查一次患者肝功能如GPT、GOT、ALP和γ-GT等，并且以后每3个月检查一次肝功能指标。

(5) 为评价治疗效果，建议在治疗开始后6个月，进行超声波或X射线检查。临床评估无改善者可停药，如结石已有部分溶解则继续服药直至结石完全溶解。

(6) 老年患者慎用。

(7) 本品的疗效和安全性与异构体鹅去氧胆酸的含量密切相关，异构体可造成肝功能损伤。

(8) 本品的儿童用药尚不明确。

【药物相互作用】

(1) 避孕药可增加胆汁饱和度，用本品治疗时应尽量采取其他节育措施以免影响疗效。

(2) 考来烯胺、考来替泊和含铝制酸剂都能与熊去氧胆酸结合，减少其吸收，不宜合用。

(3) 本品可增加环孢素在肠道的吸收，服用环孢素的患者应做环孢素血清浓度的监测。

【剂型和规格】

片剂：50mg。

【贮存】避光、密闭保存。

（八）治疗炎性肠病药

炎性肠病（inflammatory bowel disease，IBD）是一种病因尚不明确的慢性非特异性肠道炎症性疾病，通常发病缓慢，反复发作，迁延不愈。药物治疗的原则是依据不同分级（疾病的严重程度）、分期（活动期和缓解期）及病变范围不同、分段进行治疗。治疗目标是尽快控制炎症、缓解症状和继续维持治疗。本节介绍常用药物柳氮磺吡啶。

233. 柳氮磺吡啶　Sulfasalazine

【药理作用】本品为磺胺类抗菌药。属口服不易吸收的磺胺药，吸收部分在肠微生物作用下分解成5-氨基水杨酸和磺胺吡啶。5-氨基水杨酸与肠壁结缔组织络合后较长时间停留在肠壁组织中起到抗菌消炎和免疫抑制作用，如减少大肠埃希氏菌和梭状芽孢杆菌，同时抑制前列腺素的合成以及其他炎症介质白三烯的合成。本品对炎症性肠病产生疗效的主要成分是5-氨基水杨酸。由本品分解产生的磺胺吡啶对肠道菌群显示微弱的抗菌作用。

片剂口服后少部分在胃肠道吸收，通过胆汁可重新进入肠道（肠肝循环）。未被吸收的部分被回肠末段和结肠的细菌分解为5-氨基水杨酸与磺胺吡啶，残留部分自粪便排出。磺胺吡啶可被吸收并排泄，尿中可测知其乙酰化代谢产物。磺胺吡啶及其代谢产物也可出现于母乳中。

本品栓剂进入肠道经肠道细菌分解为5-氨基水杨酸和磺胺吡啶，残留部分自粪便排出。5-氨基水杨酸几乎不被吸收，大部分以原型自粪便排出；磺胺吡啶可被吸收入血，最后自尿中排出。

血清磺胺吡啶及其代谢产物5-氨基水杨酸和磺胺吡啶的浓度（20～40μg/ml）与毒性有关，当本品浓度超过50μg/ml时具毒性，故应减少剂量。

【适应证】主要用于炎症性肠病，即克罗恩病和溃疡性结肠炎。用于轻、中度溃疡性结肠的治疗及重度溃疡性结肠炎的辅助治疗。

【用法和用量】

（1）口服。①成人常用量，初剂量为一日2～3g，分3～4次口服，无明显不适量，可渐增至一日4～6g。待肠病症状缓解后逐渐减量至维持量，一日1.5～2g。②小儿初剂量为一日40～60mg/kg，分3～6次口服，病情缓解后改为维持量一日30mg/kg，分3～6次口服。

（2）直肠给药。重症患者每日早、中、晚排便后各用0.5g；中或轻症患者早、晚排便后各用0.5g，症状明显改善后，改用维持量，每晚或隔日晚用0.5g，晚间给药时间最好在睡前。

【禁忌证】

（1）对磺胺类、水杨酸类药物及本品过敏者禁用。

（2）肠梗阻或泌尿系梗阻患者禁用。

（3）急性间歇性卟啉症患者禁用。

（4）妊娠期及哺乳期妇女、2岁以下儿童禁用。

【不良反应】

（1）长期服药可发生恶心、呕吐、药疹、药物热、红斑及瘙痒、头痛、心悸、乏力等不良反应。少见头晕、耳鸣、蛋白尿、血尿红细胞异常、发绀及皮肤黄染等。也有表现为光敏反应、关节及肌肉疼痛、发热等血清病样反应。

（2）可见中性粒细胞减少或缺乏症、血小板减少症及再生障碍性贫血。患者可表现为咽痛、发热、苍白和出血倾向。

（3）可见溶血性贫血及血红蛋白尿。缺乏葡萄糖-6-磷酸脱氢酶患者使用后易发生，在新生儿和小儿中较成人为多见。

（4）高胆红素血症和新生儿核黄疸。由于可与胆红素竞争蛋白结合部位，致游离胆红素增高。新生儿肝功能不完善，故较易发生高胆红素血症和新生儿黄疸，偶可发生核黄疸。

（5）肝脏损害，可发生黄疸、肝功能减退，严重者可发生急性肝坏死。

（6）肾脏损害，可发生结晶尿、血尿和管型尿。偶有患者发生间质性肾炎或肾管坏死的严重不良反应。

（7）中枢神经系统毒性反应偶可发生，表现为精神错乱、定向力障碍、幻觉、欣快感或抑郁感。一旦出现均需立即停药。

（8）罕见有胰腺炎、男性精子减少或不育症。

（9）血清磺胺吡啶及其代谢产物的浓度（20～40mg/ml）与毒性有关。浓度超过50mg/ml时具毒性，故应减少剂量，避免毒性反应。

【注意事项】对呋塞米、砜类、噻嗪类利尿药、磺脲类、碳酸酐酶抑制药及其他磺胺类药物呈现过敏的患者，对本品亦会过敏。

（1）片剂

1）缺乏葡萄糖-6-磷酸脱氢酶、肝功能损害、肾功能损害、血卟啉症、血小板、粒细胞减少、血紫质症、肠道或尿路阻塞及老年患者应慎用。

2）应用磺胺药期间多饮水，保持高尿流量，以防结晶尿的发生，必要时亦可服碱化尿液的药物。如应用本品疗程长，剂量大时宜同服碳酸氢钠并多饮水。失水、休克和老年患者应用本品易致肾损害，应慎用或避免应用本品。

3）治疗中须注意以下几项，如发现结晶尿或血尿时给予碳酸氢钠及饮用大量水，直至结晶尿和血尿消失：①全血象检查，对接受较长疗程的患者尤为重要；②直肠镜与乙状结肠镜检查，观察用药效果及调整剂量；③治疗中定期尿液检查（每2～3日查尿常规一次），以发现长疗程或高剂量治疗时可能发生的结晶尿；④肝、肾功能检查；⑤遇有胃肠道刺激症状，除强调餐后服药外，也可分成小量多次服用，甚至每小时1次；⑥根据患者的反应与耐药性，随时调整剂量，部分患者可采用间歇治疗（用药2周，停药1周）；⑦腹泻症状无改善时，可加大剂量；⑧夜间停药间隔不得超过8小时；⑨肾功能损害者应减小剂量。

(2) 栓剂

1) 本品在放置过程中有时栓体表面会析出白霜系基质，属正常现象，不影响疗效。

2) 有些患者用药后大便时会发现有黄色颗粒状物排出，这些物质是药物在肠道内分解产物以及未完全吸收的药物，属正常现象。如用药后不久即排便并发现有大量黄色颗粒状排出，则应补用药 1 粒，如果患者用药数小时后排便时药栓仍以原型整粒排出则属异常现象。这种现象若重复发生数次，则停用栓剂治疗。

【药物相互作用】

(1) 与尿碱化药合用可增强磺胺药在碱性尿中的溶解度，使排泄增多。

(2) 对氨基苯甲酸可代替磺胺被细菌摄取，对磺胺药的抑菌作用发生拮抗，因而两者不宜合用。

(3) 与口服抗凝药、口服降血糖药、甲氨蝶呤、苯妥英钠和硫喷妥钠合用时，本品可取代这些药物的蛋白结合部位，或抑制其代谢，以致药物作用时间延长或毒性发生。

(4) 与骨髓抑制药合用时可能增强此类药物对造血系统的不良反应。如有指征须两类药物合用时，应严密观察可能发生的毒性反应。

(5) 与雌激素类避孕药长时间合用可导致避孕的可靠性减少，并增加经期外出血的机会。

(6) 与溶栓药物合用时，可能增大其潜在的毒性作用。

(7) 与肝毒性药物合用，可能引起肝毒性发生率的增高。对此类患者尤其是用药时间较长及以往有肝病史者应监测肝功能。

(8) 与光敏药物合用可能发生光敏的相加作用。

(9) 接受本品治疗者对维生素 K 的需要量增加。

(10) 乌洛托品在酸性尿中可分解产生甲醛，后者可与本品形成不溶性沉淀物。使发生结晶尿的危险性增加，因此不宜两药合用。

(11) 本品可取代保泰松的血浆蛋白结合部位，当两者合用时可增强保泰松的作用。

(12) 磺吡酮与本品同用时可减少后者自肾小管的分泌，其血药浓度升高且持久，从而产生毒性，因此在应用磺吡酮期间或在应用其治疗后可能需要调整磺胺药的剂量。当磺吡酮疗程较长时，对磺胺药的血药浓度宜进行监测，有助于剂量的调整，保证安全用药。

(13) 与洋地黄类或叶酸合用时，后者吸收减少，血药浓度降低，因此须随时观察洋地黄类的作用和疗效。

（14）与丙磺舒合用，会降低肾小管磺胺排泌量，致磺胺的血药浓度上升，作用延长，容易中毒。

（15）与新霉素合用，新霉素抑制肠道菌群，影响本品在肠道内分解，使作用降低。

【剂型和规格】

（1）肠溶片：0.25g。

（2）栓剂：0.5g。

【贮存】避光、密闭保存。

（李慧博）

第十章

泌尿系统用药

本章包括利尿及脱水药、良性前列腺增生用药和透析用药。

（一）利尿药及脱水药

利尿药是直接抑制肾小管对水、钠的重吸收，并促进它们排泄，使尿量增加的药物。利尿药常用于治疗各种类型的水肿、高血压以及药物中毒等急需加速排泄的情况。根据其作用机制，利尿药可分为：

1. 高效能利尿药 这类主要作用于肾小管髓袢升支髓质部的利尿药，常用的有呋塞米等。它们的作用是双重的，既可降低肾小管对尿液的稀释功能，又阻碍尿在集合管的浓缩过程，所以利尿作用强大而迅速。常用的是呋塞米（口服剂型、注射剂）。

2. 中效能利尿药 主要作用于肾小管髓袢升支皮质部的利尿药，它只降低肾对尿液的稀释功能，而对集合管的浓缩尿功能无影响。最常用的是氢氯噻嗪（口服剂型）。

3. 低效能利尿药 主要作用于远曲小管和集合管的利尿药，常用的有螺内酯（口服剂型）和氨苯蝶啶（口服剂型）。

脱水药为具有高渗透压的小分子非电解质化合物。这种药物在体内不被代谢或代谢较慢，但能迅速提高血浆渗透压，无生理活性，很容易从肾小球滤过，在肾小管内不被重吸收或吸收很少，能提高肾小管内渗透压。大量使用时可以显著增加血浆渗透压、肾小球滤过率和肾小管内液量，产生利尿脱水作用。本节介绍目前常用的甘油果糖氯化钠注射液。

234. 呋塞米　Furosemide

【药理作用】呋塞米具有排泄水和电解质的作用。主要通过抑制肾小管髓袢厚壁段对 NaCl 的主动重吸收，使管腔液 Na^+、Cl^- 浓度升高，而髓质间液 Na^+、Cl^- 浓度降低，使渗透压梯度差降低，肾小管浓缩功能下降，从而导致水、Na^+、Cl^- 排泄增多。由于 Na^+ 重吸收减少，远端小管 Na^+ 浓度升高，促进

Na^+-K^+ 和 Na^+-H^+ 交换增加，K^+ 和 H^+ 排出增多。另外，呋塞米能抑制前列腺素分解酶的活性，使前列腺素 E_2 含量升高，从而具有扩张血管作用。

口服吸收率为 60%～70%，终末期肾脏病患者的口服吸收率降至 43%～46%。本药能通过胎盘屏障，并可泌入乳汁中。口服和静脉用药后作用开始时间分别为 30～60 分钟和 5 分钟，达峰时间为 1～2 小时和 0.33～1 小时。作用持续时间分别为 6～8 小时和 2 小时。$t_{1/2\beta}$ 存在较大的个体差异，正常人为 30～60 分钟，无尿患者延长至 75～155 分钟，肝、肾功能同时严重受损者延长至 11～20 小时。新生儿 $t_{1/2\beta}$ 延长至 4～8 小时。88% 以原型经肾脏排泄，12% 经肝脏代谢由胆汁排泄，肾功能受损者经肝脏代谢增多，本药不被透析清除。

【适应证】

（1）水肿性疾病：包括充血性心力衰竭、肝硬化、肾脏疾病（肾炎、肾病及各种原因所致的急、慢性肾衰竭），尤其是应用其他利尿药效果不佳时，应用本类药物仍可能有效。与其他药物合用治疗急性肺水肿和急性脑水肿等。

（2）高血压：一般不作为治疗原发性高血压的首选药物，但当噻嗪类药物疗效不佳，尤其当伴有肾功能不全或出现高血压危象时，本类药物尤为适用。

（3）预防急性肾衰竭：用于各种原因导致肾脏血流灌注不足，例如失水、休克、中毒、麻醉意外以及循环功能不全等，在纠正血容量不足的同时及时应用，可减少急性肾小管坏死的机会。

（4）高钾血症及高钙血症。

（5）稀释性低钠血症：尤其是当血钠浓度低于 120mmol/L 时。

（6）抗利尿激素分泌过多症。

（7）急性药物毒物中毒：如巴比妥类药物中毒等。

【用法和用量】

（1）口服给药

1）成人：①治疗水肿性疾病，起始剂量为 20～40mg，每日 1 次，必要时 6～8 小时后追加 20～40mg，直至出现满意利尿效果。最大剂量虽可达每日 600mg，但一般应控制在 100mg 以内，分 2～3 次服用。以防过度利尿和不良反应发生。部分患者剂量可减少至 20～40mg，隔日 1 次，或每周中连续服药 2～4 日，每日 20～40mg。②治疗高血压，起始每日 40～80mg，分 2 次服用，并酌情调整剂量。③治疗高钙血症，每日 80～120mg，分 1～3 次服。

2）儿童：治疗水肿性疾病，起始 2mg/kg，必要时每 4～6 小时追加 1～2mg/kg。新生儿应延长用药间隔。

（2）注射给药

1）成人：①治疗水肿性疾病，紧急情况或不能口服者，可静脉注射，开始

20～40mg，必要时每 2 小时追加剂量，直至出现满意疗效。维持用药阶段可分次给药。治疗急性左心衰竭时，起始 40mg 静脉注射，必要时每小时追加 80mg，直至出现满意疗效。治疗急性肾衰竭时，可用 200～400mg 加于氯化钠注射液 100ml 内静脉滴注，滴注速度每分钟不超过 4mg。有效者可按原剂量重复应用或酌情调整剂量，每日总剂量不超过 1g。利尿效果差时不宜再增加剂量，以免出现肾毒性，对急性肾衰竭功能恢复不利。治疗慢性肾功能不全时，一般每日剂量 40～120mg。②治疗高血压危象时，起始 40～80mg 静脉注射，伴急性左心衰竭或急性肾衰竭时，可酌情增加剂量。③治疗高钙血症时可静脉注射，一次 20～80mg。

2）儿童：治疗水肿性疾病，起始按 1mg/kg 静脉注射，必要时每隔 2 小时追加 1mg/kg。最大剂量可达每日 6mg/kg。新生儿应延长用药间隔。

【禁忌证】对磺胺类药和噻嗪类利尿药过敏者；妊娠前 3 个月妇女；低血钾者；超量服用洋地黄；肝性脑病的患者禁用。

【不良反应】常见与水、电解质紊乱有关，尤其是大剂量或长期应用时，可见如直立性低血压、休克、低钾血症、低氯血症、低氯性碱中毒、低钠血症、低钙血症以及与此有关的口渴、乏力、肌肉酸痛、心律失常等。

少见过敏反应（包括皮疹、间质性肾炎甚至心搏骤停）、视物模糊、黄视症、光敏感、头晕、头痛、纳差、恶心、呕吐、腹痛、腹泻、胰腺炎、肌肉强直等，骨髓抑制导致粒细胞减少，血小板减少性紫癜和再生障碍性贫血，肝功能损害，指（趾）感觉异常，高糖血症，尿糖阳性，原有糖尿病加重，高尿酸血症。耳鸣、听力障碍多见于大剂量静脉快速注射时（每分钟剂量大于 4～15mg），多为暂时性，少数为不可逆性，尤其当与其他有耳毒性的药物同时应用时。

【注意事项】

（1）交叉过敏。对磺胺药和噻嗪类利尿药过敏者，对本药可能亦过敏。

（2）对诊断的干扰：可致血糖升高、尿糖阳性，尤其是糖尿病或糖尿病前期患者，过度脱水可使血尿酸和尿素氮水平暂时性升高。血 Na^{+}、Cl^{-}、K^{+}、Ca^{2+} 和 Mg^{2+} 浓度下降。

（3）下列情况慎用：①无尿或严重肾功能损害者，后者因需加大剂量，故用药间隔时间应延长，以免出现耳毒性等副作用；②糖尿病；③高尿酸血症或有痛风病史者；④严重肝功能损害者，因水、电解质紊乱可诱发肝性脑病；⑤急性心肌梗死，过度利尿可促发休克；⑥胰腺炎或有此病史者；⑦有低钾血症倾向者，尤其是应用洋地黄类药物或有室性心律失常者；⑧红斑狼疮，本药可加重病情或诱发活动；⑨前列腺肥大。

（4）随访检查：①血电解质，尤其是合用洋地黄类药物或皮质激素类药物及肝、肾功能损害者；②血压，尤其是用于降压、大剂量应用或用于老年人；③肾功能；④肝功能；⑤血糖；⑥血尿酸；⑦酸碱平衡情况；⑧听力。

（5）少尿或无尿患者应用最大剂量后24小时仍无效时应停药。

（6）肠道外用药宜静脉给药，不主张肌内注射。

（7）本药为钠盐注射液，碱性较高，故静脉注射时宜用氯化钠注射液稀释，而不宜用葡萄糖注射液稀释。

（8）妊娠期及哺乳期妇女用药：①本药可通过胎盘屏障，妊娠期应尽量避免应用。对妊娠高血压综合征无预防作用。②本药可经乳汁分泌，哺乳期妇女应慎用。

（9）儿童用药：本药能使新生儿的半衰期明显延长，故新生儿用药间隔应延长。

（10）老年人应用本药时发生低血压、电解质紊乱，血栓形成和肾功能损害的机会增多，应慎用。

【药物相互作用】

（1）肾上腺糖、盐皮质激素，促肾上腺皮质激素及雌激素能降低本药的利尿作用，并增加电解质紊乱尤其是低钾血症的发生机会。

（2）非甾体抗炎药能降低本药的利尿作用，肾损害机会也增加。

（3）与锂合用肾毒性明显增加，应尽量避免。

（4）本药加强非去极化肌松药的作用，与血钾下降有关。

（5）本药可使尿酸排泄减少，血尿酸升高，故与治疗痛风的药物合用时，后者的剂量应作适当调整。

（6）降低抗凝药物和抗纤溶药物的作用。

（7）饮酒及含酒精制剂和可引起血压下降的药物能增强本药的利尿和降压作用；与巴比妥类药物、麻醉药合用，易引起直立性低血压。

（8）与两性霉素、头孢菌素、氨基糖苷类等抗生素合用，肾毒性和耳毒性增加，尤其是原有肾损害时。

（9）与抗组胺药物合用时耳毒性增加，易出现耳鸣、头晕、眩晕。

（10）与氯贝丁酯合用，两药的作用均增强，并可出现肌肉酸痛、强直。

（11）服用水合氯醛后静脉注射本药可致出汗、面色潮红和血压升高。

（12）与碳酸氢钠合用发生低氯性碱中毒机会增加。

【剂型和规格】

（1）片剂：20mg。

（2）注射液：2ml：20mg。

【贮存】遮光、密闭、干燥处保存。

235. 氢氯噻嗪　Hydrochlorothiazide

【药理作用】氢氯噻嗪具有影响水、电解质排泄的作用。本品具有利尿作用，使尿钠、钾、氯、磷和镁等离子排泄增加，尿钙排泄减少。其作用机制主要抑制远端小管前段和近端小管（作用较轻）对氯化钠的重吸收，从而增加远端小管和集合管的 Na^+-K^+ 交换，K^+ 分泌增多。但其利尿作用较袢利尿药为弱。另外，氢氯噻嗪还具有降压作用。

口服吸收迅速，但不完全，进食能增加吸收量，口服 2 小时起作用，达峰时间为 4 小时，作用持续时间为 6～12 小时。半衰期为 15 小时，充血性心率衰竭、肾功能受损者延长。主要以原型由尿排泄。

【适应证】

（1）水肿性疾病：排泄体内过多的钠和水，减少细胞外液容量，消除水肿。常见的包括充血性心力衰竭、肝硬化腹水、肾病综合征、急慢性肾炎水肿、慢性肾衰竭早期、肾上腺皮质激素和雌激素治疗所致的钠、水潴留。

（2）高血压：可单独或与其他降压药联合应用，主要用于治疗原发性高血压。

（3）用于中枢性或肾性尿崩症。

（4）肾石症：主要用于预防含钙盐成分形成的结石。

（5）也可用于解除泌尿系感染引起的尿频、尿急、尿痛症状。

【用法和用量】口服给药。

（1）成人：①治疗水肿性疾病，每次 25～50mg，每日 1～2 次，或隔日治疗，或每周连服 3～5 日。②治疗高血压，每日 25～100mg，分 1～2 次服用，并按降压效果调整剂量。

（2）儿童：①每日 1～2mg/kg 或 30～60mg/m^2，分 1～2 次服用，并按疗效调整剂量。②小于 6 个月的婴儿剂量可达每日 3mg/kg。

【禁忌证】尚不明确。

【不良反应】大多不良反应与剂量和疗程有关。

（1）水、电解质紊乱所致的副作用较为常见：①低钾血症较易发生。②氯化物的排泄明显增加，出现低氯性碱中毒或低氯、低钾性碱中毒。③此外低钠血症亦不罕见，导致中枢神经系统症状及肾损害加重。脱水造成血容量和肾血流量减少亦可引起肾小球滤过率降低。④临床常见口干、烦渴、肌肉痉挛、恶心、呕吐和极度疲乏无力等。

（2）高糖血症：可使糖耐量降低，血糖升高，可能与抑制胰岛素释放有关。

（3）高尿酸血症：干扰肾小管排泄尿酸，少数可诱发痛风发作。由于通常无关节疼痛，故高尿酸血症易被忽视。

（4）过敏反应较为少见，如皮疹、荨麻疹等。

（5）少见血白细胞减少或缺乏症、血小板减少性紫癜等。

（6）罕见胆囊炎、胰腺炎、性功能减退、光敏感、色觉障碍等。

【注意事项】

（1）交叉过敏：与磺胺类药物、呋塞米、布美他尼、碳酸酐酶抑制药有交叉反应。

（2）对诊断的干扰：可致糖耐量降低、血糖、尿糖、血胆红素、血钙、血尿酸、血胆固醇、甘油三酯、低密度脂蛋白浓度升高，血镁、钾、钠及尿钙降低。

（3）下列情况慎用：①无尿或严重肾功能减退者，因本类药效果差，应用大剂量时可致药物蓄积，毒性增加；②糖尿病；③高尿酸血症或有痛风病史者；④严重肝功能损害者，水、电解质紊乱可诱发肝性脑病；⑤高钙血症；⑥低钠血症；⑦红斑狼疮，可加重病情或诱发活动；⑧胰腺炎；⑨交感神经切除者（降压作用加强）；⑩有黄疸的婴儿。

（4）随访检查：①血电解质；②血糖；③血尿酸；④血肌酶，尿素氮；⑤血压。

（5）有低钾血症倾向的患者，应酌情补钾或与保钾利尿药合用。

（6）妊娠期及哺乳期妇女用药：①能通过胎盘屏障。对高血压综合征无预防作用。故妊娠期妇女使用应慎重。②哺乳期妇女不宜服用。

（7）儿童用药：慎用于有黄疸的婴儿，因本类药可使血胆红素升高。

（8）老年用药：老年人应用本类药物较易发生低血压、电解质紊乱和肾功能损害。

【药物相互作用】

（1）肾上腺皮质激素、促肾上腺皮质激素、雌激素、两性霉素 B（静脉用药）能降低本药的利尿作用，增加发生电解质紊乱的机会，尤其是低钾血症。

（2）非甾体抗炎药尤其是吲哚美辛，能降低本药的利尿作用，与前者抑制前列腺素合成有关。

（3）与拟交感胺类药物合用，利尿作用减弱。

（4）考来烯胺能减少胃肠道对本药的吸收，故应在口服考来烯胺 1 小时前或 4 小时后服用本药。

（5）与多巴胺合用，利尿作用加强。

（6）与降压药合用时，利尿降压作用均加强。

（7）与抗痛风药合用时，后者应调整剂量。

（8）使抗凝药作用减弱，主要是由于利尿后机体血浆容量下降，血中凝血因子水平升高，加上利尿使肝脏血液供应改善，合成凝血因子增多。

(9) 降低降糖药的作用。

(10) 洋地黄类药物、胺碘酮等与本药合用时，应谨防因低钾血症引起的副作用。

(11) 与锂制剂合用，因本药可减少肾脏对锂的清除，增加锂的肾毒性。

(12) 增强非去极化肌松药的作用，与血钾下降有关。

(13) 与碳酸氢钠合用，发生低氯性碱中毒机会增加。

【剂型和规格】

片剂：① 6.25mg；② 10mg；③ 25mg。

【贮存】遮光、密闭保存。

236. 螺内酯 Spironolactone

【药理作用】本品结构与醛固酮相似，为醛固酮的竞争性抑制药。作用于远曲小管和集合管，阻断 Na^+-K^+ 和 Na^+-H^+ 交换，结果 Na^+、Cl^- 和水排泄增多，K^+、Mg^{2+} 和 H^+ 排泄减少，对 Ca^{2+} 和 P^{3-} 的作用不定。本药仅作用于远曲小管和集合管，对肾小管其他各段无作用，故利尿作用较弱。另外，本药对肾小管以外的醛固酮靶器官也有作用。

口服吸收较好，生物利用度大于 90%，血浆蛋白结合率在 90% 以上，进入体内后 80% 由肝脏迅速代谢为有活性的坎利酮。口服 1 日左右起效，2～3 日达高峰，停药后作用仍可维持 2～3 日。依服药方式不同半衰期有所差异，每日服药 1～2 次时平均 19 小时，每日服药 4 次时缩短为 12.5 小时。无活性代谢产物从肾脏和胆道排泄，约有 10% 以原型从肾脏排泄。

【适应证】

(1) 水肿性疾病：与其他利尿药合用，治疗充血性水肿、肝硬化腹水、肾性水肿等水肿性疾病，其目的在于纠正上述疾病时伴发的继发性醛固酮分泌增多，并对抗其他利尿药的排钾作用。也用于特发性水肿的治疗。

(2) 高血压：作为治疗高血压的辅助药物。

(3) 原发性醛固酮增多症：螺内酯可用于此病的诊断和治疗。

(4) 低钾血症的预防：与噻嗪类利尿药合用，增强利尿效应和预防低钾血症。

【用法和用量】口服给药。

(1) 成人：①治疗水肿性疾病，每日 40～120mg，分 2～4 次服用，至少连服 5 日，以后酌情调整剂量。②治疗高血压，开始每日 40～80mg，分次服用，至少 2 周，以后酌情调整剂量，不宜与血管紧张素转换酶抑制剂合用，以免增加发生高钾血症的机会。③治疗原发性醛固酮增多症，手术前患者每日用量

100～400mg，分 2～4 次服用。不宜手术的患者，则选用较小剂量维持。④诊断原发性醛固酮增多症。长期用药，每日 400mg，分 2～4 次，连续 3～4 周。短期用药，每日 400mg，分 2～4 次服用，连续 4 日。老年人对本药较敏感，开始用量宜偏小。

（2）儿童：治疗水肿性疾病，开始每日 1～3mg/kg 或 30～90mg/m^2，单次或分 2～4 次服用，连服 5 日后酌情调整剂量。最大剂量为每日 3～9mg/kg 或 90～270mg/m^2。

【禁忌证】高钾血症患者禁用。

【不良反应】

（1）常见：①高钾血症，尤其是单独用药、高钾饮食、与钾剂或含钾药物如青霉素钾合用等以及存在肾功能损害、少尿、无尿时；即使与噻嗪类利尿药合用，高钾血症的发生率仍可达 8.6%～26%，且常以心律失常为首发表现，故用药期间必须密切随访血钾和心电图。②胃肠道反应，如恶心、呕吐、胃痉挛和腹泻；尚有报道可致消化性溃疡。

（2）少见：①低钠血症，单独应用时少见，与其他利尿药合用时发生率增高。②抗雄激素样作用或对其他内分泌系统的影响，长期服用本药在男性可致男性乳房发育、阳痿、性功能低下，在女性可致乳房胀痛、声音变粗、毛发增多、月经失调、性功能下降。③中枢神经系统表现，长期或大剂量服用本药可发生行走不协调、头痛等。

（3）罕见：①过敏反应，出现皮疹甚至呼吸困难。②暂时性血浆肌酐、尿素氮升高，主要与过度利尿、有效血容量不足、引起肾小球滤过率下降有关。③轻度高氯性酸中毒。④肿瘤，有报道 5 例患者长期服用本药和氢氯噻嗪发生乳腺癌。

【注意事项】

（1）下列情况慎用：①无尿；②肾功能不全；③肝功能不全，因本药引起电解质紊乱可诱发肝性脑病；④低钠血症；⑤酸中毒，一方面酸中毒可加重或促发本药所致的高钾血症，另一方面本药可加重酸中毒；⑥乳房增大或月经失调者。

（2）用药前应了解患者血钾浓度，但在某些情况血钾浓度并不能代表机体内总钾量，如酸中毒时钾从细胞内转移至细胞外而易出现高钾血症，酸中毒纠正后血钾即可下降。

（3）本药起作用较慢，而维持时间较长，故首日剂量可增加至常规剂量的 2～3 倍，以后酌情调整剂量。与其他利尿药合用时，可先于其他利尿药 2～3 日服用。在已应用其他利尿药再加用本药时，其他利尿药剂量在最初 2～3 日可减量 50%，以后酌情调整剂量。在停药时，本药应先于其他利尿药 2～3 日停药。

(4) 用药期间如出现高钾血症，应立即停药。

(5) 应于进食时或餐后服药，以减少胃肠道反应，并可能提高本药的生物利用度。

(6) 对诊断的干扰：①使荧光法测定血浆皮质醇浓度升高，故取血前4～7日应停用本药或改用其他测定方法。②使下列测定值升高，如血浆肌酐和尿素氮(尤其是原有肾功能损害时)、血浆肾素、血镁、血钾；尿钙排泄可能增多，而尿钠排泄减少。

(7) 妊娠期及哺乳期妇女用药：本药可通过胎盘，但对胎儿的影响尚不清楚。妊娠期妇女应在医师指导下用药，且用药时间应尽量短。

(8) 老年人用药较易发生高钾血症和利尿过度。

【药物相互作用】

(1) 肾上腺皮质激素尤其是具有较强盐皮质激素作用者，促肾上腺皮质激素能减弱本药的利尿作用，而拮抗本药的潴钾作用。

(2) 雌激素能引起水钠潴留，从而减弱本药的利尿作用。

(3) 非甾体抗炎药，尤其是吲哚美辛，能降低本药的利尿作用，且合用时肾毒性增加。

(4) 多巴胺加强本药的利尿作用。

(5) 与引起血压下降的药物合用，利尿和降压效果均加强。

(6) 与下列药物合用时，发生高钾血症的机会增加，如含钾药物、血管紧张素转换酶抑制剂、血管紧张素Ⅱ受体拮抗剂和环孢素等。

(7) 本药使地高辛半衰期延长。

(8) 与氯化铵合用易发生代谢性酸中毒。

(9) 与肾毒性药物合用，肾毒性增加。

(10) 甘珀酸钠、甘草类制剂具有醛固酮样作用，可降低本药的利尿作用。

【剂型和规格】

片剂：① 12mg；② 20mg。

【贮存】 密封，干燥处保存。

237. 氨苯蝶啶 Triamterene

【药理作用】 氨苯蝶啶可直接抑制肾脏远端小管和集合管的 Na^+-K^+ 交换，从而使 Na^+、Cl^-、水排泄增多，而 K^+ 排泄减少。

口服后30%～70%迅速吸收，血浆蛋白结合率为40%～70%。单剂口服后2～4小时起作用，达峰时间为6小时，作用持续时间7～9小时。吸收后大部分迅速由肝脏代谢，经肾脏排泄，少数经胆汁排泄。半衰期为1.5～2小时，无尿者每日给药1～2次时半衰期延长至10小时，每日给药4次时半衰期延长至9～16小时。

【适应证】主要治疗水肿性疾病，包括充血性心力衰竭、肝硬化腹水、肾病综合征等，以及肾上腺糖皮质激素治疗过程中发生的水钠潴留，主要目的在于纠正上述情况时的继发性醛固酮分泌增多，并拮抗其他利尿药的排钾作用。也可用于治疗特发性水肿。

【用法和用量】口服给药。

（1）成人常用量：开始每日25～100mg，分2次服用，与其他利尿药合用时，剂量可减少。维持阶段可改为隔日疗法。最大剂量不超过每日300mg。

（2）小儿常用量：开始每日2～4mg/kg或120mg/m^2，分2次服，每日或隔日疗法。以后酌情调整剂量。最大剂量不超过每日6mg/kg或300mg/m^2。

【禁忌证】高钾血症禁用。

【不良反应】

（1）常见的主要是高钾血症。

（2）少见：①胃肠道反应，如恶心、呕吐、胃痉挛和腹泻等；②低钠血症；③头晕、头痛；④光敏感。

（3）罕见：①过敏，如皮疹、呼吸困难；②血液系统损害，如粒细胞减少症甚至粒细胞缺乏症、血小板减少性紫癜、巨幼细胞贫血（干扰叶酸代谢）；③肾结石，有报道长期服用本药者肾结石的发生率为1/1 500。

【注意事项】

（1）下列情况慎用：①无尿；②肾功能不全；③糖尿病；④肝功能不全；⑤低钠血症；⑥酸中毒；⑦高尿酸血症或有痛风病史者；⑧肾结石或有此病史者。

（2）对诊断的干扰：①干扰荧光法测定血奎尼丁浓度的结果；②使下列测定值升高，如血糖（尤其是糖尿病）、血肌酐和尿素氮（尤其是有肾功能损害时）、血浆肾素、血钾、血镁、血尿酸及尿尿酸排泄量；③使血钠下降。

（3）用药前应了解血钾浓度。但在某些情况下血钾浓度并不能真正反映体内钾潴量，如酸中毒时钾从细胞内转移至细胞外而易出现高钾血症，酸中毒纠正后血钾浓度即可下降。

（4）服药期间如发生高钾血症，应立即停药，并作相应处理。

（5）应于进食时或餐后服药，以减少胃肠道反应，并可能提高本药的生物利用度。

（6）运动员慎用。

（7）老年人应用本药较易发生高钾血症和肾损害。

【药物相互作用】

(1) 肾上腺皮质激素尤其是具有较强盐皮质激素作用者，促肾上腺皮质激素能减弱本药的利尿作用，而拮抗本药的潴钾作用。

(2) 雌激素能引起水钠潴留，从而减弱本药的利尿作用。

(3) 非甾体抗炎药，尤其是吲哚美辛，能降低本药的利尿作用，且合用时肾毒性增加。

(4) 与引起血压下降的药物合用，利尿和降压效果均加强。

(5) 与下列药物合用时，发生高钾血症的机会增加，如含钾药物、血管紧张素转换酶抑制剂，血管紧张素Ⅱ受体拮抗剂和环孢素 A 等。

(6) 与葡萄糖胰岛素液、碱剂、钠型降钾交换树脂合用，发生高钾血症的机会减少。

(7) 本药使地高辛半衰期延长。

(8) 与氯化铵合用易发生代谢性酸中毒。

(9) 与肾毒性药物合用，肾毒性增加。

(10) 甘珀酸钠、甘草类制剂具有醛固酮样作用，可降低本药的利尿作用。

(11) 因可使血尿酸升高，与噻嗪类和袢利尿剂合用时可使血尿酸进一步升高，故应与治疗痛风的药物合用。

(12) 可使血糖升高，与降糖药合用时，后者剂量应适当加大。

【剂型和规格】

片剂：50mg。

【贮存】遮光、密封保存。

238. 甘油果糖 Glycerol Fructose

【药理作用】甘油果糖注射液是高渗制剂，通过高渗透性脱水，能使脑水分含量减少，降低颅内压。本品降低颅内压作用起效较缓，持续时间较长。

【适应证】用于脑血管病、脑外伤、脑肿瘤、颅内炎症及其他原因引起的急慢性颅内压增高，脑水肿等症。

【用法和用量】静脉滴注，成人一般一次 250～500ml，一日 1～2 次，每次 500ml 需滴注 2～3 小时，250ml 需滴注 1～1.5 小时。根据年龄、症状可适当增减。

【禁忌证】

(1) 对有遗传性果糖不耐症患者禁用。

(2) 对本品任一成分过敏者禁用。

(3) 高钠血症，无尿或严重脱水者禁用。

【不良反应】本品一般无不良反应，偶有瘙痒、皮疹、头痛、恶心、口渴和溶血现象。

【注意事项】

（1）对严重循环系统功能障碍、尿崩症、糖尿病和溶血性贫血患者慎用。

（2）严重活动性颅内出血患者无手术条件时慎用。

（3）本品含0.9%氯化钠，用药时须注意患者食盐摄入量。

（4）怀疑有急性硬膜下、硬膜外血肿时，应先处理出血源并确认不再有出血后方可应用本品。

（5）滴注过快可发生溶血、血红蛋白尿。

（6）在伴有严重肾功能不全的患者中，因排泄减少使本品在体内蓄积，可因其血容量明显增加，加重心脏负荷，诱发或加重心力衰竭。

（7）使用前必须认真检查，如发现容器渗漏，药液混浊变色切勿使用。

（8）本品渗透压摩尔浓度为1 853～2 352mOsmol/kg。

【药物相互作用】与具有降低颅内压及眼压的药物合用时，应调整剂量。

【剂型和规格】

氯化钠注射液：①250ml；②500ml。

【贮存】密闭保存。

（二）良性前列腺增生用药

良性前列腺增生（benign prostatic hyperplasia，BPH）是中老年男性导致下尿路症状的最常见病因。主要表现为尿频、尿急、排尿困难、夜尿增多、充盈尿失禁以及急、慢性尿潴留等症状。药物治疗的短期目标是缓解患者的下尿路症状，提高生活质量；长期目标是延缓疾病的临床进展，预防或延缓急性尿潴留等合并症的发生和对外科手术的需要。良性前列腺增生的治疗药主要包括α_1受体拮抗剂坦洛新（坦索罗辛）、特拉唑嗪和非那雄胺。

239. 坦洛新（坦索罗辛） Tamsulosin

【药理作用】本品为α_1受体亚型α_{1A}的特异拮抗剂，选择性地拮抗前列腺中的α_{1A}肾上腺素受体，松弛前列腺平滑肌，从而改善良性前列腺增生症所致的排尿困难等症状。尿道、膀胱颈部及前列腺存在的α_1受体主要为α_{1A}受体，因此本品对尿道、膀胱颈部及前列腺平滑肌具有高选择性的拮抗作用，使平滑肌松弛，尿道压迫降低，其抑制尿道内压上升的能力是抑制血管舒张压上升能力的13倍。

口服生物利用度为97%，成人一次口服0.2mg时，6～8小时后血药浓度达到高峰。在肝脏通过CYP3A4和CYP2D6代谢，以代谢产物形式通过肾脏（占给药剂量的76%左右）和胆汁（约21%）排泄，其中以原型从尿中排泄的只有10%左右。半衰期为10小时，连续服用，血药浓度可在第4日达到稳定状态。

【适应证】用于前列腺增生症引起的排尿障碍。

【用法和用量】成人每日 1 次，每次 0.2mg，餐后服。注意不要嚼碎胶囊内的颗粒。

【禁忌证】对本品过敏者禁用。

【不良反应】

(1) 严重不良反应：失神、意识丧失，有可能出现与血压下降相伴随的一过性意识丧失。

(2) 其他不良反应：①精神神经系统，偶见头晕、蹒跚感等症状；②循环系统，偶见血压下降、直立性低血压、心率加快、心悸等；③过敏反应，偶尔可出现瘙痒、皮疹、荨麻疹；④消化系统，偶见恶心、呕吐、胃部不适、腹痛、食欲缺乏等；⑤偶见肝功能异常、鼻塞、水肿、倦怠感等。

【注意事项】

(1) 排除前列腺癌诊断之后，方可使用本品。

(2) 合用降压药时应密切注意血压变化。

(3) 直立性低血压患者、肾功能不全者、重度肝功能障碍患者慎重使用。

(4) 由于有可能出现眩晕等，高空作业、汽车驾驶等伴有危险性工作时请注意。

(5) 肾功能不全患者（eGFR＞10ml/min），不需要调整坦索罗辛给药剂量。然而，尚未研究终末期肾病患者（eGFR＜10ml/min）的应用安全。

(6) 中度肝功能损害患者不需要调整坦索罗辛剂量。

【药物相互作用】

(1) 不应与强效的 CYP3A4 或 CYP2D6 抑制剂合用。

(2) 与西咪替丁合用后，坦索罗辛清除速率明显降低，血药浓度增加，导致不良反应。

(3) 不应与其他 α 受体拮抗剂合用。

(4) 不同的研究已经证实，坦索罗辛与硝苯地平、阿替洛尔、依那普利、地高辛、茶碱、呋塞米合用时，无须调整剂量。

【制剂和规格】

缓释胶囊：0.2mg。

【贮存】密闭保存。

240. 特拉唑嗪 Terazosin

【药理作用】特拉唑嗪为选择性 α_1 受体拮抗剂。治疗良性前列腺增生（BPH）的药理学机制是，前列腺和膀胱颈中平滑肌张力的增加加重了 BPH 的严重程度，平滑肌张力是由 α_1 受体介导的，特拉唑嗪能通过对上述部位的 α_1 受体拮抗，产生平滑肌松弛。由于膀胱体中 α_1 受体相对较少，特拉唑嗪能够减少膀胱出口梗阻而不影响膀胱收缩力，可缓解良性前列腺增生而引起的排尿困难症状。

虽然到目前为止还没有建立起特拉唑嗪降压作用的确切机制，但在动物实验中，特拉唑嗪通过降低总外周血管阻力引起血压降低，因此目前认为特拉唑嗪的血管舒张降压作用似乎主要通过拮抗 α_1 受体而产生。特拉唑嗪能降低外周血管阻力，对收缩压和舒张压都有降低作用。

口服吸收好，服药后 1 小时血浆浓度达到峰值，血浆蛋白结合率为 90%～94%，消除半衰期为 12 小时。药物以原型自尿中排出约占口服剂量的 10%，粪便中排出约占 20%，余下以代谢产物自尿和粪便中排出，前者约占 40%，后者约占 60%。

【适应证】

（1）用于轻度或中度高血压治疗，可单独使用或与其他抗高血压药同时使用。

（2）用于改善良性前列腺增生症患者的排尿症状，如尿频、尿急、尿线变细、排尿困难、夜尿增多、排尿不尽感等。

【用法和用量】口服给药。

（1）高血压患者：一日 1 次，首次睡前服用，开始剂量 1mg，剂量逐渐增加直到出现满意疗效。常用维持剂量为一日一次，2～10mg，最大剂量为一日 20mg。停药后需重新开始治疗者，亦必须从 1mg 开始渐增剂量。

（2）良性前列腺增生患者：一日 1 次，每次 2mg，每晚睡前服用，首晚给药 1mg。

【禁忌证】已知对 α 肾上腺素受体拮抗剂敏感者禁用。

【不良反应】最常见的包括体虚无力、心悸、恶心、外周水肿、眩晕、嗜睡、鼻充血 / 鼻炎和视物模糊 / 弱视。

【注意事项】

（1）肾功能损伤患者无须改变推荐剂量。

（2）加用噻嗪类利尿药或其他抗高血压药时应减少特拉唑嗪的用量，必要时应重新调整剂量。在初始治疗及增加剂量时，应避免可导致头晕或乏力的突然性姿势变化或行动。

（3）与其他 α 肾上腺素受体拮抗剂一样，建议特拉唑嗪不用于有排尿晕厥史的患者。

（4）初次服药应从睡前顿服 1mg 开始，以防止和减轻晕厥和“首剂”效应的发生，在确定无明显不适应后，逐渐增加剂量；停服本药数日后再服本药时，仍应从小剂量开始，逐渐增加剂量。

（5）妊娠期妇女女禁用本品，哺乳期妇女使用本品时应停止授乳。

（6）治疗良性前列腺增生时，老年患者较年轻患者易发生直立性低血压。

【药物相互作用】

（1）临床试验中，合用血管紧张素（ACE）抑制剂或合用利尿剂的患者中报道，眩晕或其他相关不良反应的比例高于单独使用本品的患者。当本品与其他抗高血压药物合用时应当注意观察，以避免发生显著低血压。当在利尿剂或其他抗高血压药物中加入本品时，应当减少剂量并在必要时重新制定剂量。

（2）已知本品与镇痛/抗炎药物、强心苷、降糖药、抗心律失常药物、抗焦虑/镇静药物、抗菌药物、激素/甾体及治疗痛风药物不会产生相互作用。

（3）有报告认为本品与磷酸二酯酶-5（PDE-5）抑制剂合用会发生低血压。

【制剂和规格】

片剂：2mg。

【贮存】室温。

241. 非那雄胺　Finasteride

【药理作用】前列腺的发育和增大以及随后出现的良性前列腺增生（BPH）有赖于体内有效的雄激素双氢睾酮（DHT）的含量。睾酮由睾丸和肾上腺分泌，然后快速被主要分布于前列腺、肝脏和皮肤中的Ⅱ型5α-还原酶转化成DHT，然后优先结合于这些组织中的细胞核。非那雄胺是人类Ⅱ型5α-还原酶竞争性抑制剂，能慢慢与Ⅱ型5α-还原酶形成稳定的酶复合物，减少DHT的产生。DHT水平的抑制、增生的前列腺的退化是非那雄胺治疗BPH的药理学基础。

口服生物利用度大约为80%。该生物利用度不受食物影响。非那雄胺在给药后2小时左右达到最大血浆浓度，在给药6～8小时后完全吸收。非那雄胺的平均清除半衰期为6小时。非那雄胺吸收后被代谢，然后以非原型从胆汁和肾脏排泄。

【适应证】

（1）治疗和控制良性前列腺增生以及预防泌尿系统事件：①降低发生急性尿潴留的危险性。②降低需进行经尿道前列腺切除术（TURP）和前列腺切除术的危险性。

（2）可使肥大的前列腺缩小，改善尿流及改善前列腺增生有关的症状。

【用法和用量】口服，5mg，每日1次。

【禁忌证】对本品任何成分过敏者禁用。

【不良反应】可见性功能受影响(阳痿、性欲降低、射精障碍、睾丸疼痛、男性不育和/或精液质量差)、乳房不适、皮疹、抑郁、过敏反应。

【注意事项】

(1) 对前列腺特异性抗原(prostate specific antigen，PSA)水平的影响：即使伴有前列腺癌，本品可使前列腺增生患者血清PSA浓度大约降低50%，有可能干扰临床利用PSA水平的相关诊断。当评价PSA实验室测定结果时，应考虑接受本品治疗的患者PSA水平降低的事实。大多数患者，在治疗的第一个月内PSA迅速降低，随后PSA水平稳定在一个新的基线上。治疗后基线值约为治疗前基线值的一半。因此，用本品治疗6个月或更长的典型患者，在与未经治疗男性的正常PSA值相比较时PSA值应该加倍。

(2) 妊娠或可能妊娠的妇女，应避免徒手接触药品，特别是掰开或破碎的药品。

(3) 肾功能不全患者：对于各种程度不同的肾功能不全患者，包括肌酐清除率低至9ml/min者，不需调整给药剂量。

(4) 老年人：不需调整给药剂量。

【药物相互作用】

(1) 本品对细胞色素P450相关的药物代谢酶系统没有明显影响。在男性中已被监测的药物有普萘洛尔、地高辛、格列本脲、华法林、茶碱和安替比林，它们均未发现与本品有临床意义的相互作用。

(2) 在临床研究中本品与血管紧张素转换酶抑制剂、对乙酰氨基酚、阿司匹林、α受体拮抗剂、β受体拮抗剂、钙通道阻滞剂、心脏病用硝酸酯类、利尿剂、H_2受体拮抗剂、HMG-CoA还原酶抑制剂、非甾体抗炎药(NSAIDs)、喹诺酮类和苯二氮䓬类同时使用时，没有发现明显的临床不良相互作用。

【制剂和规格】

(1) 片剂：5mg。

(2) 胶囊：5mg。

【贮存】常温。

(三) 透析用药

腹膜透析液是由钠、钾、钙、镁、氯的缓冲物质(碱性基团)和葡萄糖等配制而成的、pH适宜的澄明溶液。

腹膜透析是以腹膜为半透膜，腹膜毛细血管与透析液之间进行水和溶质的交换，电解质及小分子物质从浓度高的一侧向低的一侧移动(扩散作用)，水分子则从渗透浓度低的一侧向渗透浓度高的一侧移动(渗透作用)。提高透析液浓度可达到清除体内水的目的。通过溶质浓度梯度差可使血液中尿毒物质从透析液中清除，并维持电解质及酸碱平衡，代替了肾脏的部分功能。

242. 腹膜透析液 Peritoneal Dialysis Solution

【药理作用】腹膜透析液配方的基本原则：

(1) 透析液用水必须严格无菌和无内毒素。

(2) 透析液电解质浓度与正常血浆相近，并可按临床情况予以调整。由钠、钾、钙、镁、氯、缓冲物质（碱性基团）和葡萄糖等配制而成：①钠离子浓度为 132mmol/L，略低于正常血浆浓度，有利于纠正肾功能衰竭时钠潴留；②氯离子浓度为 103mmol/L；③钙离子浓度为 1.25～1.75mmol/L；④镁离子浓度为 0.25～0.75mmol/L。

透析液中一般不含钾离子，有利于清除体内过多钾离子，维持正常血钾浓度，但有低钾血症时，可临时在透析液中加入钾盐，每升腹膜透析液加 10% 氯化钾溶液 3ml，其钾离子浓度近 4mmol/L。

(3) 透析液浓度一般略高于血浆渗透浓度，有利于体内水清除，故可根据体内水潴留程度适当提高透析液的渗透浓度。

(4) 腹膜透析液 pH 为 5.0～5.8。目前均以乳酸盐为碱基，它进入体内后经肝脏代谢为碳酸氢根离子。

【适应证】

(1) 用于急性或慢性肾功能衰竭。

(2) 用于急性药物或毒物中毒。

(3) 用于顽固性心力衰竭。

(4) 用于电解质紊乱及酸碱平衡失调。

(5) 用于顽固性水肿。

【用法和用量】

(1) 治疗急、慢性肾功能衰竭伴水潴留者，用间歇性腹膜透析每次 2L，留置 1～2 小时，每日交换 4～6 次。无水潴留者，用连续不卧床腹膜透析（CAPD），一般每日 4 次，每次 2L，日间每次间隔 4～5 小时，夜间一次留置 9～12 小时，以增加中分子尿毒症毒素清除。一般每日透析液量为 8L。

(2) 治疗急性左心衰竭，酌情用 2.5% 或 4.25% 葡萄糖透析液 2L；后者留置 30 分钟，可脱水 300～500ml；前者留置 1 小时，可脱水 100～300ml。

(3) 儿童：每次交换量一般为 50ml/kg。

【禁忌证】下列情况禁用：

(1) 广泛肠粘连及肠梗阻。

(2) 严重呼吸功能不全。

（3）腹部皮肤广泛感染。

（4）腹部手术3日以内，且腹部有外科引流者。

（5）腹腔内血管疾患。

（6）腹腔内巨大肿瘤、多囊肾等。

（7）高分解代谢者。

（8）长期不能摄入足够蛋白质及热量者。

（9）疝未修补者。

（10）不合作或精神病患者。

（11）妊娠晚期。

【不良反应】腹膜透析液常见不良反应有脱水，低钾血症，高糖血症，低钠、低氯血症；代谢性碱中毒；化学性腹膜炎。

【注意事项】

（1）每日多次灌入或放出腹膜透析液，应严格按腹膜透析常规进行无菌操作。

（2）腹膜透析时以含1.5%～2.5%葡萄糖的透析液为主，超滤脱水欠佳者只能间歇用4.25%；糖尿病患者应严密观察血糖水平。

（3）本品不能用于静脉注射。

（4）若肝功能不全时，不宜使用含乳酸盐的腹膜透析液。

（5）尽可能不用高渗透析液，以免高糖血症及蛋白质丢失过多。

（6）使用前应加热至37℃左右；并应检查透析液是否有渗漏、颗粒物质、絮状物及变色、混浊等。

（7）一般情况下，不得随意向腹膜透析液内加药；特殊情况可根据病情变化做加药处理，但应注意避免刺激腹膜。

【药物相互作用】腹膜透析液与部分添加药物可能有配伍禁忌，应避免贮存含有添加药物的透析液。

【剂型和规格】

（乳酸盐）注射液（腹腔用药）：规格暂以国家药品管理部门批准的规格为准。

【贮存】密封保存。

（张春燕　丁庆明　冯婉玉）

第十一章

血液系统用药

血液系统用药包括影响血细胞生成或功能的药物（抗贫血药和抗血小板药）、影响血液凝固活性的药物（促凝血药、抗凝血药及溶栓药）以及影响血容量的药物（血容量扩充剂）。

（一）抗贫血药

贫血常由外来营养物质或造血生长因子的不足引起。常见的有因铁摄入不足或铁丢失过多所致的缺铁性贫血（小细胞低色素性贫血）以及因叶酸和/或维生素 B_{12} 缺乏，细胞核 DNA 合成障碍引起的巨幼细胞贫血。两者均可通过补充其所缺乏的物质进行治疗。

本部分包括治疗缺铁性贫血的硫酸亚铁、右旋糖酐铁、琥珀酸亚铁以及治疗巨幼细胞贫血的维生素 B_{12}、叶酸、腺苷钴胺和甲钴胺，以及针对肾性贫血的重组人促红素。

由于其他原因所致的再生障碍性贫血的治疗药物则在其他有关章节中介绍。

243. 硫酸亚铁 Ferrous Sulfate

【药理作用】铁为人体所必需的元素，是红细胞合成血红素必不可少的物质，吸收到骨髓的铁，进入骨髓幼红细胞，聚集到线粒体中，与原卟啉结合成血红素，后者再与球蛋白结合而成为血红蛋白，进而发育为成熟红细胞。缺铁时，血红素生成减少，但由于原红细胞增殖能力和成熟过程不受影响，因此红细胞不少，只是每个红细胞中血红蛋白减少，致红细胞体积较正常小，故也称低色素小细胞性贫血。

铁剂以亚铁离子形式主要在十二指肠及空肠近端吸收。非缺铁者，口服摄入铁的 5%～10% 可自黏膜吸收；体内铁储存量缺乏者，吸收量可成比例增加，约 20%～30% 摄入铁可被吸收。有机铁和高价铁不易吸收。与食物同时摄入铁，其吸收量较空腹时减少 1/3～1/2。铁离子吸收后被血中的铜蓝蛋白氧化成三价铁离子，然后与转铁蛋白结合，以供造红细胞所用，也可以铁蛋白或含铁血黄素形式积累在肝、脾、骨髓及其他单核 - 巨噬细胞系统。蛋白结合率在血红蛋白中很高，而在肌红蛋白、酶及转运铁的蛋白中则均较低，铁蛋白或含铁血黄素也很低。人体每日排泄极微量的铁，见于尿、粪、汗液、脱落的肠黏膜细胞及酶内，丧失总量每日为 0.5～1.0mg。口服后不能自肠道吸收的铁剂均随粪便排出。

【适应证】主要用于慢性失血（月经过多、痔疮出血、子宫肌瘤出血、钩虫病失血等）、营养不良、妊娠期、儿童发育期等引起的缺铁性贫血。

【用法和用量】

（1）成人：①预防，一次 0.3g，一日 1 次，餐后服用。②治疗，一次 0.3g，一日 3 次。③缓释片，一次 0.45g，一日 2 次。

（2）儿童：①预防，一日 5mg/kg。②治疗，1 岁以下，一次 60mg，一日 3 次；1～5 岁，一次 120mg，一日 3 次；6～12 岁，一次 0.3g，一日 2 次。缓释片：6 岁以上儿童 0.45g，一日 1 次；6 岁以下儿童 0.25g，一日 1 次。12 岁以上儿童同成人。

【禁忌证】血红蛋白沉着症，含铁血黄素沉着症及不伴缺铁的其他贫血（如地中海性贫血），肝、肾功能严重损害，对铁剂过敏者禁用。

【不良反应】

（1）对胃肠道黏膜有刺激性，可致恶心、呕吐、上腹疼痛。

（2）大量口服可致急性中毒，出现胃肠道出血、坏死，严重时可引起休克。

（3）本品可减少肠蠕动，引起便秘，并排黑便。

【注意事项】

（1）下列情况慎用：酒精中毒、肝炎、急性感染、肠道炎症、胰腺炎和消化性溃疡。

（2）治疗剂量不得长期使用，用药期间定期作下列检查，以观察治疗反应：血红蛋白测定、网织红细胞计数和血清铁蛋白测定。用于日常补铁时，应使用预防量。本品宜在饭后或饭时服用，以减轻胃部刺激。

（3）铁与肠道内硫化氢结合生成硫化铁，使硫化氢减少，减少了对肠蠕动的刺激作用，可致便秘，并排黑便。须预先对患者交代清楚，以免引起患者顾虑。

（4）由于恢复体内正常贮铁量需要较长时间，故对重度贫血者需连续用药数月。注意祛除贫血原因。贫血纠正后，不宜长期服用，否则可引起铁负荷过度。

（5）不应与浓茶同服。

（6）药物过量的表现：过量发生的急性中毒多见于小儿。由于坏死性胃炎、肠炎，患者可有严重呕吐、腹泻及腹痛，以致血压降低，代谢性酸中毒，甚至昏迷。24～48 小时后，严重中毒可进一步发展至休克及血容量不足，肝损害及心血管功能衰竭。患者可有全身抽搐。中毒后期症状有皮肤湿冷、发绀、嗜睡、极度疲乏及虚弱、心动过速。有急性中毒征象应立即用去铁胺救治，中毒获救后，有可能遗有肝损害或中枢神经系统病变，要及早妥善处理。

【药物相互作用】

(1) 本品与制酸药如碳酸氢钠、磷酸盐类及含鞣酸的药物或饮料、西咪替丁、去铁胺、二巯丙醇、胰酶和胰脂肪酶同用时可影响铁的吸收。

(2) 稀盐酸可促进 Fe^{3+} 转变为 Fe^{2+}，有助于铁剂吸收，对胃酸缺乏患者尤适用。

(3) 维生素 C 为还原性物质，能防止 Fe^{2+} 氧化而有利于吸收，但也易致胃肠道反应。

(4) 铁剂与四环素类、喹诺酮类、青霉胺和锌制剂合用时，影响合用药物的吸收。

【剂型和规格】

(1) 片剂：0.3g。

(2) 缓释片：0.45g。

【贮存】 密闭、干燥处保存。

244. 右旋糖酐铁　Iron Dextran

【药理作用】 铁为血红蛋白及肌红蛋白的主要组成成分。血红蛋白为红细胞中主要携氧者。肌红蛋白系肌肉细胞贮存氧的部位，以助肌肉运动时供氧需要。与三羧酸循环有关的大多数酶均含铁，或仅在铁存在时才能发挥作用。

本品分子较大，须由淋巴管吸收再转入血液，所以注射后血浓度提高较慢，约 24～48 小时血药浓度达高峰。注射该药后 24 小时内约有 30% 随尿排出。

【适应证】 用于治疗缺铁性贫血，不能口服或口服疗效不满意者。

【用法和用量】 个体所需总铁计算如下：

总量（mg 铁）= 体重（kg）×［需达到的血红蛋白量（150g/L）－实际血红蛋白量（g/L）］× 0.24 + 体内储备铁量 500mg

计算所得总量分次静脉给药，原则上每次补铁量不超过 500mg。

(1) 口服：成人一次 50～100mg（以铁计），一日 1～3 次，饭后口服。

(2) 深部肌内注射：成人一次 100～200mg（以铁计），1～3 日 1 次。

(3) 静脉注射（仅限表观分子量＜200kDa 的制剂）：给药前将本品 2～4ml（含铁 100～200mg）用 0.9% 氯化钠注射液或 5% 葡萄糖注射液稀释至 10～

20ml，缓缓注射；或稀释至 100ml 供 4～6 小时滴注用。每周 2～3 次。

【禁忌证】

（1）血色病或含铁血黄素沉着症及不伴缺铁的其他贫血（如地中海性贫血）者禁用。

（2）肝、肾功能严重损害，尤其是伴有未经治疗的尿路感染者禁用。

（3）已知对铁单糖或双糖过敏者禁用。

（4）哮喘、湿疹或其他特应性变态反应者禁用。

（5）注射剂含苯甲醇，禁止用于儿童肌内注射。

【不良反应】

（1）本品注射后，可产生局部疼痛及色素沉着。

（2）全身反应：可在注射后数分钟，也可在几小时后发生。①轻者，面部潮红、头痛、头昏。②重者，肌肉关节酸痛、恶心、呕吐、腹泻、眩晕、寒战及发热。③更严重者，呼吸困难、气促、胸前压迫感、心动过速、低血压、心脏停搏、大量出汗以致过敏休克。

【注意事项】

（1）注射本品期间，不宜同时口服铁制剂，以免发生毒性反应。

（2）注射本品后血红蛋白未见逐步升高者应立即停药。

（3）对诊断的干扰：应用本品后，血清结合转铁蛋白或铁蛋白升高，大便隐血试验阳性；前者易导致漏诊，后者则易与上消化道出血相混淆。

（4）用药期间须定期作下列检查，以观察疗效反应：血红蛋白测定；网织红细胞计数；血清铁蛋白及血清铁测定。

（5）下列情况慎用：酒精中毒；肝炎；急性感染；肠道炎症如肠炎、结肠炎、憩室炎及溃疡性结肠炎；胰腺炎；消化性溃疡。

（6）药物过量的表现：见“硫酸亚铁”。

（7）运动员慎用。

（8）静脉注射过快可能引起低血压。

（9）有动物和人体资料显示，在同一部位反复肌内注射可出现肉瘤。

【剂型和规格】

（1）口服溶液剂：① 5ml：25mg（Fe）；② 10ml：50mg（Fe）。

（2）注射液：① 2ml：50mg；② 2ml：100mg。

【贮存】密闭、干燥处保存。

245. 琥珀酸亚铁　Ferrous Succinate

【药理作用】参见“硫酸亚铁”。

【适应证】抗贫血药，用于预防及治疗缺铁性贫血。

【用法和用量】本品宜饭后服用。饭后立即服用本品，可减轻胃肠道局部刺激。成人预防量，每日 1 次，每次 100mg。成人治疗量，每日 3 次，每次 100～200mg。儿童预防量，一次 50mg，一日 1 次；儿童治疗量，一次 50～100mg，一日 2 次。血红蛋白正常后仍需继续服用 1～2 个月。

【禁忌证】

(1) 血色病或含铁血黄素沉着症及不伴缺铁的其他贫血（如地中海贫血）者禁用。

(2) 肝、肾功能严重损害者，尤其是伴有未经治疗的尿路感染者禁用。

【不良反应】可见胃肠道不良反应，如恶心、呕吐、上腹疼痛、便秘、食欲减退、腹泻等。减量或停药后症状可消失。

【注意事项】

(1) 本品应整片吞服。

(2) 用药期间应定期检查血红蛋白、网织红细胞、血清铁蛋白及血清铁。

(3) 治疗同时需寻找缺铁的原因。

(4) 酒精中毒，肝炎，肝、肾功能不良，急性感染，肠道炎症，胰腺炎，消化性溃疡患者慎用。

(5) 服时忌茶，以免被鞣质沉淀而无效。

(6) 应用本品可使大便隐血试验阳性而干扰上消化道出血的诊断。

(7) 口服铁剂期间，不宜同时注射铁剂，以免发生毒性反应。

【药物相互作用】参见“硫酸亚铁”的【药物相互作用】。

【剂型和规格】

片剂：0.1g。

【贮存】密闭、干燥处保存。

246. 维生素 B_{12}　Vitamin B_{12}

【药理作用】本品参与体内甲基转换及叶酸代谢，促进 5- 甲基四氢叶酸转变为四氢叶酸。缺乏时，导致 DNA 合成障碍，影响红细胞的成熟。本品还促使甲基丙二酸转变为琥珀酸，参与三羧酸循环。此作用关系到神经髓鞘酯类的合成及维持有髓神经纤维功能的完整，维生素 B_{12} 缺乏症的神经损害可能与此有关。

肌内注射后，约 1 小时后血药浓度达峰值；体内分布较广，主要分布于肝脏，成人总贮量为 3～5mg，其中 1～3mg 贮于肝脏。大部分在最初 8 小时内经肾排泄，剂量越大，排泄越多。

【适应证】主要用于巨幼细胞贫血，也可用于神经炎的辅助治疗。

【用法和用量】

(1) 成人：肌内注射，治疗维生素 B_{12} 缺乏症，起始一日 25～100μg 或隔日

50～200μg，共 2 周；如伴有神经系统表现，每日用量可增加至 500μg，以后每周肌内注射 2 次，每次 50～100μg，直到血象恢复正常；维持量每月肌内注射 100μg。

（2）小儿：肌内注射，治疗维生素 B_{12} 缺乏症，一次 25～50μg，隔日 1 次，共 2 周；维持量每月 1 次，一次 25～50μg。

【禁忌证】

（1）对本品过敏者禁用。

（2）家族遗传性球后视神经炎及抽烟性弱视症患者禁用。

【不良反应】

（1）肌内注射偶可引起皮疹、瘙痒、腹泻及过敏性哮喘，但发生率很低。极少患者可出现过敏性休克。

（2）可引起低血钾及高尿酸血症。在开始治疗巨幼细胞贫血的 48 小时内，患者可能出现严重的低血钾。

（3）长期应用可出现缺铁性贫血。

【注意事项】

（1）本品遇光易分解，启封或稀释后要尽快使用。

（2）不可静脉给药。

（3）痛风患者使用本品可能发生高尿酸血症。

（4）有以下情况慎用：心脏病患者（注射用维生素 B_{12} 可增加血容量，导致肺水肿或充血性心力衰竭）、恶性肿瘤患者和痛风患者（由于用药后核酸降解加速，血尿酸升高，可诱发痛风发作）。

（5）抗生素可影响血清和红细胞内维生素 B_{12} 含量的测定值（特别是应用微生物学检查方法时），出现假性低值。

（6）用药前后及用药时应当监测血清维生素 B_{12} 浓度及血钾浓度。

（7）神经系统损害者，在诊断未明确前不宜应用，以免掩盖亚急性联合变性的临床表现。

（8）维生素 B_{12} 缺乏可同时伴有叶酸缺乏，如以维生素 B_{12} 治疗，血象虽能改善，但可掩盖叶酸缺乏的临床表现；对该类患者宜同时补充叶酸，才能取得较好疗效。

【药物相互作用】

（1）氨基水杨酸可减弱本品从肠道吸收。

（2）与氯霉素，考来烯胺，氨基糖苷类，抗惊厥药如苯巴比妥、苯妥英钠、扑米酮或秋水仙碱合用，维生素 B_{12} 吸收减少。

【剂型和规格】

注射液：① 1ml：0.25mg；② 1ml：0.5mg。

【贮存】避光、密闭保存。

247. 叶酸 Folic Acid

【药理作用】叶酸经二氢叶酸还原酶及维生素 B_{12} 的作用，形成四氢叶酸（THFA），后者与多种一碳单位（包括 CH_3、CH_2、CHO 等）结合成四氢叶酸类辅酶，传递一碳单位，参与体内很多重要反应及核酸和氨基酸的合成。THFA 在丝氨酸转羟基酶的作用下，形成 *N*-5，10 甲烯基四氢叶酸，能促使尿嘧啶核苷酸（dUMP）形成胸腺嘧啶核苷酸（dTMP），后者可参与细胞的 DNA 合成，促进细胞的分裂与成熟。叶酸缺乏时，DNA 合成减慢，但 RNA 合成不受影响，结果在骨髓中生成细胞体积较大而细胞核发育较幼稚的血细胞，尤以红细胞最为明显，及时补充可有治疗效应。

本品口服后主要以还原型在空肠近端吸收，5～20 分钟即出现于血中，1 小时后达血药浓度峰值，半衰期约为 0.7 小时。贫血患者吸收速度较正常人快。叶酸由门静脉进入肝脏，以 *N*-5- 甲基四氢叶酸的形式储存于肝脏中和分布到其他组织器官，在肝脏中储存量约为全身总量的 1/3～1/2。治疗量的叶酸约 90% 自尿中排泄，少量经胆汁、乳汁排泄。

【适应证】用于各种原因引起的叶酸缺乏及叶酸缺乏所致的巨幼红细胞贫血。

【用法和用量】

（1）成人：①巨幼细胞贫血，常规剂量，一次 5～10mg，一日 3 次，14 日为一疗程；或用至血象恢复正常。维持剂量一日 2.5～10mg。②预防胎儿先天性神经管畸形，育龄妇女从计划妊娠时起至妊娠 3 个月末，一次 0.4mg，一日 1 次。

（2）儿童：巨幼细胞贫血，常规剂量，一次 5mg，一日 3 次，或一日 5～15mg，分 3 次。叶酸缺乏，一日 1mg，无效者可给予更高剂量。维持剂量，婴儿，一日 0.1mg；4 岁以下儿童，一日 0.3mg；4 岁及以上儿童，一日 0.4mg。

【禁忌证】

（1）对本品及其代谢产物过敏者禁用。

（2）疑有叶酸依赖性肿瘤者禁用。

【不良反应】

（1）偶有过敏反应。

（2）长期服药可出现畏食、恶心、腹胀等。

（3）大剂量服用，可使尿呈黄色。

【注意事项】

（1）妊娠期妇女可预防给药。

(2) 哺乳期妇女可预防给药。

(3) 诊断明确后再用药。若为试验性治疗，应用生理量（一日 0.5mg）口服。

(4) 营养性巨幼细胞贫血常合并缺铁，应同时补充铁，并补充蛋白质及其他 B 族维生素。

(5) 恶性贫血及疑有维生素 B_{12} 缺乏的患者，不单独用叶酸，因这样会加重维生素 B_{12} 的负担和神经系统症状。

(6) 一般不用维持治疗，除非是吸收不良的患者。

【药物相互作用】

(1) 大剂量本品能拮抗苯巴比妥、苯妥英钠和扑米酮的抗癫痫作用，可使癫痫发作的临界值明显降低，并使敏感患者的发作次数增多。

(2) 口服大剂量本品，可以影响微量元素锌的吸收。

(3) 与考来替泊合用，可能会降低本品的生物利用度，因后者可与叶酸结合。

(4) 与柳氮磺吡啶合用，可减少本品的吸收。

(5) 与胰酶合用，可能会干扰本品吸收，故服用胰酶的患者需补充本品。

(6) 与甲氨蝶呤、乙胺嘧啶等药物（对二氢叶酸还原酶有较强的亲和力，可阻止叶酸转化为四氢叶酸）合用，疗效均降低。

(7) 与维生素 C 合用，可抑制叶酸吸收。

【剂型和规格】

片剂：① 0.4mg；② 5mg。

【贮存】 避光、密闭保存。

248. 腺苷钴胺　Cobamamide

【药理作用】 本品是氰钴型维生素 B_{12} 的同类物，为细胞合成核苷酸的重要辅酶，参与体内甲基转换及叶酸代谢，促进与甲基叶酸还原为四氢叶酸；也参与三羧酸循环，对神经髓鞘中脂蛋白的形成非常重要，可使巯基酶处于活性状态，从而参与广泛的蛋白质及脂肪代谢。本品能促进红细胞的发育与成熟，为完整形成脊髓纤维和保持消化系统上皮细胞功能所必须的因素。

肌内注射后吸收迅速而且完全，1 小时后血药浓度达峰值。药物主要贮存于肝脏，成人总贮存量 4～5mg，主要从肾排出，大部分在最初 8 小时排出。

【适应证】 主要用于巨幼红细胞贫血、营养不良性贫血、妊娠期贫血、多发性神经炎、神经根炎、三叉神经痛、坐骨神经痛、神经麻痹，也可用于营养性疾患以及放射线和药物引起的白细胞减少症的辅助治疗。

【用法和用量】 口服，成人每次 0.5～1.5mg，一日 1.5～4.5mg。儿童用药尚无研究资料。

【禁忌证】

(1) 对本品过敏者禁用。

(2) 家族性遗传性球后视神经炎及抽烟性弱视症患者禁用。

【注意事项】

(1) 本品遇光易分解，溶解后要尽快使用。

(2) 治疗后期可能出现缺铁性贫血，应补充铁剂。

【药物相互作用】

(1) 氯霉素可减少其吸收。

(2) 考来烯胺可结合维生素 B_{12} 减少其吸收。

(3) 不能与对氨基水杨酸钠合用。

【剂型和规格】

片剂：0.25mg。

【贮存】避光、密闭保存。

249. 甲钴胺 Mecobalamin

【药理作用】本品是一种内源性的辅酶 B_{12}，参与一碳单位循环，在由同型半胱氨酸合成蛋氨酸的转甲基反应过程中起重要作用。本品能促进轴突运输功能和轴突再生，使链脲霉素诱导的糖尿病大鼠坐骨神经轴突骨架蛋白的运输正常化，对药物引起的神经退变具有抑制作用，如阿霉素、丙烯酰胺、长春新碱引起的神经退变及自发高血压大鼠神经疾病等。本品能使延迟的神经突触传递和神经递质减少恢复正常，通过提高神经纤维兴奋性恢复终板电位诱导，能使胆碱缺乏饲料的大鼠脑内乙酰胆碱恢复到正常水平。

健康人口服 120μg 单次、1 500μg 多次后，在给药后 3 小时达到最高血药浓度，吸收呈剂量依赖性，服药后 8 小时，尿中总 B_{12} 的排泄量为用药后 24 小时排泄量的 40%～80%; 连续 12 周每日口服 1 500μg，至停药后 4 周，给药 4 周后血清中总 B_{12} 为给药前的约 2 倍，以后逐渐增加，12 周后达到约 2.8 倍，终止给药 4 周后仍为给药前的约 1.8 倍。

【适应证】用于周围神经病。

【用法和用量】口服，通常成人一次 0.5mg，一日 3 次，可根据年龄、症状酌情增减。

【禁忌证】禁用于对甲钴胺或处方中任何辅料有过敏史的患者。

【不良反应】胃肠道：偶见（5%～0.1%）食欲缺乏、恶心、呕吐、腹泻；过敏：少见＜0.1%；皮疹。

【注意事项】

（1）如服用 1 个月以上无效，则无须继续服用

（2）从事汞及其化合物的工作人员，不宜长期大量服用本品。

【药物相互作用】目前未见已知相互作用

【剂型和规格】

胶囊：0.5mg。

【贮存】遮光、密封保存

250. 重组人促红素（CHO 红细胞）
Recombinant Human Erythropoietin（CHO Cell）

【药理作用】促红细胞生成素（EPO）简称促红素，是由肾脏分泌的一种活性糖蛋白，作用于骨髓中红系造血祖细胞，能促进其增殖、分化。本品为重组人促红素（rhEPO），与天然产品相比，生物学作用在体内、外基本一致。

皮下注射给药吸收缓慢，2 小时后可见血清促红素浓度升高，血药浓度达峰值时间为 18 小时，骨髓为特异性摄取器官，药物主要为肝脏和肾脏摄取。促红素给药后大部分在体内代谢，药物以原型经肾脏排泄的量小于 10%。

药效学试验表明，本品可增加红系细胞集落形成单位（CFU-E）水平，并对慢性肾功能衰竭性贫血有明显的治疗作用。

【适应证】

（1）用于肾功能不全所致贫血，包括透析及非透析患者。

（2）用于外科围手术期的红细胞动员。

（3）治疗非骨髓恶性肿瘤应用化疗引起的贫血。不用于治疗肿瘤患者由于其他因素（如：铁或叶酸盐缺乏、溶血或胃肠道出血）引起的贫血。

【用法和用量】

（1）肾性贫血：本品应在医生的指导下使用，可皮下注射或静脉注射，每周分 2～3 次给药，也可每周单次给药。给药剂量和次数需依据患者贫血程度、年龄及其他相关因素调整，以下方案供参考。

1）治疗期：①每周分次给药，开始推荐剂量为血液透析患者每周 100～150IU/kg，非透析患者每周 75～100IU/kg。若血细胞比容每周增加少于 0.5vol%，可于 4 周后按 15～30IU/kg 增加剂量，但最高增加剂量每周不可超过 30IU/kg。血细胞比容应增加到 30～33vol%，但不宜超过 36vol%。②每周单次给药，推荐剂量为成年血透或腹透患者每周 10 000IU。

2）维持期：①每周分次给药后如果血细胞比容达到 30～33vol% 或血红蛋白达到 100～110g/L，则进入维持治疗阶段。推荐将剂量调整至治疗期剂量的 2/3。然后每 2～4 周检查血细胞比容以调整剂量，避免红细胞生成过速，

维持血细胞比容和血红蛋白在适当水平。②每周单次给药后如果血细胞比容或血红蛋白达到上述标准，推荐将每周单次给药时间延长（如每两周1次给药），并依据患者贫血情况调整使用剂量。

（2）外科围手术期的红细胞动员：适用于术前血红蛋白值在100～130g/L的择期外科手术患者（心脏血管手术除外），使用剂量为150IU/kg，每周3次，皮下注射，于术前10日至术后4日应用，可减轻术中及术后贫血，减少对异体输血的需求，加快术后贫血倾向的恢复。用药期间为防止缺铁，可同时补充铁剂。

（3）肿瘤化疗引起的贫血：当患者总体血清促红素水平＞200mu/ml时，不推荐使用本品治疗。临床资料表明，基础促红素水平低的患者较基础水平高的疗效要好。

1）每周分次给药：起始剂量每次150IU/kg，皮下注射，每周3次。如果经过8周治疗，不能有效地减少输血需求或增加血细胞比容，可增加剂量至每次200IU/kg，皮下注射，每周3次。如血细胞比容＞40vol%时，应减少本品的剂量直到血细胞比容降至36vol%。当治疗再次开始时或调整剂量维持需要的血细胞比容时，本品应以25%的剂量减量。如果起始治疗剂量即获得非常快的血细胞比容增加（如：在任何2周内增加4%），本品也应该减量。

2）每周单次给药：当患者外周血红蛋白男性＜110g/L，女性＜100g/L时，可给予重组人促红素注射液36 000IU皮下注射，每周1次，疗程8周。若治疗期间疗程未达8周，血红蛋白升高达到120g/L时，应停止给药，直至血红蛋白男性下降到＜110g/L，女性下降到＜100g/L时可重新开始给药。若治疗后两周内血红蛋白升高过快，绝对值超过13g/L时，应酌情减少剂量。

3）使用方法：采用无菌技术，打开药瓶，将消毒针连接消毒注射器，吸入适量药液，静脉或皮下注射。如果为预充式注射器包装，拔掉针护帽，直接静脉或皮下注射。

【禁忌证】

（1）未控制的重度高血压患者禁用。

（2）对本品及其他哺乳动物细胞衍生物过敏者，对人血清白蛋白过敏者禁用。

（3）合并感染者禁用，宜控制感染后再使用本品。

【不良反应】

（1）一般反应：少数患者用药初期可出现头痛、低热、乏力等，个别患者可出现肌痛、关节痛等，绝大多数不良反应经对症处理后可以好转，不影响继续用药，极个别病例上述症状持续存在，应考虑停药。

（2）过敏反应：极少数患者用药后可能出现皮疹或荨麻疹等过敏反应，

包括过敏性休克。因此，初次使用本品或重新使用本品时，建议先使用少量，确定无异常反应后，再注射全量，如发现异常，应立即停药并妥善处理。

（3）心脑血管系统：血压升高、原有的高血压恶化和因高血压脑病而有头痛、意识障碍、痉挛发生，甚至可引起脑出血。因此在促红素注射液治疗期间应注意并定期观察血压变化，必要时应减量或停药，并调整降压药的剂量。

（4）血液系统：随着血细胞比容增高，血液黏度可明显增高，因此应注意防止血栓形成。

（5）肝脏：偶有 GPT 及 GOT 的上升。

（6）胃肠：有时会有恶心、呕吐、食欲缺乏、腹泻的情况发生。

【注意事项】

（1）西林瓶或预充式注射器有裂缝、破损、浑浊、沉淀等现象不能使用。

（2）本品开启后，需要一次性使用完，不可多次使用。

（3）运动员慎用。

（4）应注意过敏和其他不良反应。

（5）应定期检查血细胞比容（用药初期每周 1 次，维持期每 2 周 1 次），应避免过度的红细胞生成。

（6）在治疗开始前，应充分控制患者的高血压，并在开始治疗后，加强血压的监测和高血压的治疗。

（7）慢性肾衰竭患者给予 EPO 后，HGB≥13g/L 可能导致死亡、严重心血管事件和卒中风险增加，这些风险可能与 HGB 在 2 周内升高超过 1g/L 有关。应尽量保持 HGB 在 10～12g/L 范围内。

（8）仅用于由于骨髓移植性化疗引起的贫血，不适用于骨髓移植治疗患者贫血症状消除时，化疗疗程结束后，应停止使用。

（9）在乳腺癌、非小细胞肺癌、头颈癌、淋巴癌和宫颈癌患者可缩短患者生存期，增加肿瘤进展或复发风险。

（10）围手术期未进行预防性抗凝的患者使用 EPO 可能增加患者发生深部静脉血栓形成的概率。

（11）血液透析患者在使用促红素期间，需要加强肝素抗凝治疗，以预防人工肾脏凝血栓塞。

（12）对于纯红细胞再生障碍性贫血（PRCA）和重症贫血患者，可能有促红素中和抗体产生。

（13）血卟啉病患者应慎用促红素。

（14）合并心肌梗死、肺栓塞、脑卒中的患者应谨慎给药。

（15）应用 EPO 可能会引起血钾轻度升高，应适当调整饮食。

【药物相互作用】目前未见已知相互作用

【剂型和规格】

注射液：① 2 000IU；② 3 000IU；③ 10 000IU。

【贮存】2～8℃，避光保存和运输

（二）抗血小板药

血小板的黏附、聚集常为血栓形成的始动因素，尤其在动脉血栓栓塞性疾病中有重要地位。抗血小板药可降低血小板的黏附及聚集，保障血液流畅、减少血栓的形成。用于动脉血栓栓塞性疾病的防治。

本部分介绍的是传统的抗血小板药阿司匹林（肠溶片）、吲哚布芬（片剂）、氯吡格雷（片剂）和替格瑞洛（片剂）。

*(78). 阿司匹林　Aspirin

【适应证】抗血栓：对血小板聚集有抑制作用，可防止血栓形成，临床用于预防一过性脑缺血发作、心肌梗死、心房颤动、人工心脏瓣膜、动静脉瘘或其他手术后的血栓形成。

【用法和用量】用于防治短暂性脑缺血和卒中：成人常用量，预防用，一般一日 75～150mg，一次服用；治疗用，一般一日 300mg，一次服用。

【剂型和规格】

肠溶片：① 25mg；② 50mg；③ 0.1g；④ 0.3g。

【贮存】避光、密闭保存。

其他内容见第四章“（二）解热镇痛、抗炎、抗风湿药”中的“78. 阿司匹林”。

251. 氯吡格雷　Clopidogrel

【药理作用】本品是血小板聚集抑制剂，通过选择性地抑制腺苷二磷酸（ADP）与血小板受体的结合以及抑制 ADP 介导的糖尿病 GPⅡb/Ⅲa 复合物的活化，而抑制血小板聚集。也可抑制非 ADP 引起的血小板聚集。对血小板 ADP 受体的作用不可逆。

本品口服吸收迅速，血浆中蛋白结合率为 98%，在肝脏代谢，主要代谢产物无抗血小板聚集作用。消除半衰期约为 8 小时。

【适应证】氯吡格雷用于以下患者，预防动脉粥样硬化血栓形成事件。

（1）用于新近心肌梗死（小于 35 日）、脑卒中（7 日～小于 6 个月）或确诊的周围动脉病变患者，可减少新的缺血性脑卒中、心肌梗死和死亡等心脑血管事件的复合终点。

（2）用于急性冠状动脉综合征（不稳定型心绞痛和非 ST 段抬高心肌梗死）患者。用于冠状动脉支架置入术后预防支架内血栓形成（与阿司匹林联用）。

（3）用于急性冠脉综合征（ST 段抬高性急性心肌梗死）患者，与阿司匹林联合，可合并在溶栓治疗中使用。

【用法和用量】氯吡格雷推荐剂量为 75mg，口服每日 1 次，与或不与食物同服。

（1）对于急性冠脉综合征患者：①非 ST 段抬高急性冠脉综合征（不稳定型心绞痛或非 Q 波心肌梗死）患者，单次负荷剂量氯吡格雷 300mg（合用阿司匹林每日 75～325mg），然后以 75mg 每日 1 次连续服药，联合维持剂量阿司匹林建议每日＜100mg。最佳疗程未正式确定，临床试验资料支持用药 12 个月，用药 3 个月后表现出最大效果。② ST 段抬高急性心肌梗死患者，应以负荷剂量氯吡格雷开始，维持剂量 75mg 每日 1 次，合并阿司匹林，可合用或不合用溶栓药物。在症状出现后尽早开始联合治疗，并至少用药 4 周。对于 75 岁以上患者不推荐使用负荷剂量。

（2）对于新近心肌梗死（小于 35 日），脑卒中（7 日～小于 6 个月）或确诊的周围动脉病变患者：推荐剂量为每日 75mg。

【禁忌证】

（1）对活性物质或本品任一成分过敏者禁用。

（2）严重的肝脏损害者禁用。

（3）活动性病理性出血，如消化性溃疡或颅内出血者禁用。

【不良反应】常见胃肠道出血、鼻出血或血肿（含注射部位血肿），偶见胃肠道反应（如腹痛、消化不良、便秘或腹泻）、皮疹、皮肤黏膜出血。罕见白细胞减少和粒细胞缺乏。

【注意事项】

（1）应避免中断治疗，过早停用可能导致心血管事件风险增加。

（2）如在常规服药时间的 12 小时内漏服，应立即补服一次标准剂量，并按照常规服药时间服用下一次剂量；如超过 12 小时，应在下次常规服药时间服用标准剂量，无须剂量加倍。

（3）使用本品的患者需手术时应提前告知外科医生。

（4）肝脏损伤、有出血倾向患者慎用。

（5）由于对妊娠期及哺乳期妇女没有足够的临床研究，对妊娠期妇女只有在必须应用时才可应用。动物研究本品可进入乳汁，所以应以用药对哺乳期妇女的重要性来决定是否停止哺乳还是停药。

（6）肾功能不全及老年患者使用本品时不需调整剂量。

（7）存在遗传性 CYP2C19 功能降低的患者与 CYP2C19 功能正常的患者相比，抗血小板作用降低，并且在心肌梗死后心血管事件的发生率较高。

（8）如急需逆转本品的药理作用可进行血小板输注。

（9）急性缺血性脑卒中患者（发病时少于 7 日）慎用。

【药物相互作用】该药在体内经细胞色素 P450 氧化酶进行生物转化，为细胞色素 P4502B6 酶系统的抑制剂，应注意与经该酶系统代谢的药物共同使用时可能存在药物相互作用。

氯吡格雷是一种前体药，经氧化水解形成活性代谢物。氧化作用主要由细胞色素 P450 同工酶 2B6 和 3A4 调节，1A1、1A2 和 2C19 也有一定的调节作用。氯吡格雷的羧酸代谢物可抑制细胞色素 P4502C9 的活性，这可能导致诸如苯妥英、甲苯磺丁脲、非甾体抗炎药等通过细胞色素 P4502C9 代谢的药物的血浆药物浓度增加。

（1）华法林：因能增加出血强度，不提倡与华法林合用。

（2）阿司匹林：阿司匹林不改变氯吡格雷对由 ADP 诱导的血小板聚集的抑制作用，但氯吡格雷增强阿司匹林对胶原诱导的血小板聚集的抑制作用。然而，合用阿司匹林 500mg，一日服用 2 次，使用 1 日，并不显著增加氯吡格雷引起的出血时间。氯吡格雷与阿司匹林之间可能存在药效学相互作用，使出血危险性增加，所以，两药合用时应注意观察。

（3）肝素：在健康志愿者进行的研究中显示，氯吡格雷不改变肝素对凝血的作用，不必改变肝素的剂量。合用肝素不影响氯吡格雷对血小板聚集的抑制作用。氯吡格雷与肝素之间可能存在药效学相互作用，使出血危险性增加，所以，两药合用时应注意观察。

（4）非甾体抗炎药（NSAIDs）：健康志愿者同时服用本品和萘普生，胃肠隐性出血增加，故本品与 NSAIDs 包括 COX-2 抑制剂合用时应小心。

（5）糖蛋白Ⅱb/Ⅲa 拮抗剂：已经接受血小板糖蛋白Ⅱb/Ⅲa（GPⅡb/Ⅲa）拮抗剂治疗的患者应慎用氯吡格雷，避免增加出血危险。

（6）溶栓药物：在急性心肌梗死的患者中，对氯吡格雷与纤维蛋白特异性或非特异性的溶栓剂和肝素联合用药的安全性进行了评价。临床出血的发生率与溶栓剂、肝素和阿司匹林联合用药者相似。

（7）抑制 CYP2C19 的药物：抑制 CYP2C19 的药物（如奥美拉唑）可导致氯吡格雷活性代谢物水平的降低并降低临床有效性。

【剂型和规格】

片剂：① 25mg；② 75mg。

【贮存】避光、密闭保存。

252. 吲哚布芬　Indobufen

【药理作用】吲哚布芬是一种异吲哚啉基苯基丁酸衍生物，为血小板聚集抑制剂。通过可逆性抑制血小板环氧化酶，使血栓素 A_2 生成减少；抑制

ADP、肾上腺素和血小板活化因子、胶原和花生四烯酸诱导血小板聚集；降低血小板三磷酸腺苷（ATP）、血清素、血小板因子3、血小板因子4和β凝血球蛋白水平，降低血小板黏附性。

口服吸收快，2小时后血浆浓度达峰，半衰期为6～8小时，血浆蛋白结合率＞99%，75%药物以葡醛酸结合物形式随尿排泄，部分以原型排出。单次口服200mg吲哚布芬后2小时达到最大抑制作用，12小时后仍有显著抑制作用，24小时内恢复。

【适应证】用于动脉硬化引起的缺血性心血管病变、缺血性脑血管病变、静脉血栓形成。也可用于血液透析时预防血栓形成。

【用法和用量】口服，每日2次，每次100～200mg，饭后口服。65岁以上老年患者及肾功能不全患者每日100～200mg为宜。

【禁忌证】对本品过敏者禁用；先天或后天性出血疾病患者禁用；妊娠期妇女和哺乳期妇女禁用。

【不良反应】常见：消化不良、腹痛、便秘、恶心、呕吐、头痛、头晕、皮肤过敏、齿龈出血、鼻出血；罕见：胃溃疡、胃肠道出血、血尿；如出现荨麻疹样皮肤过敏反应应立即停药。

【注意事项】合并胃肠道活动性病变患者慎用；合并使用非甾类抗炎药患者慎用。

【药物相互作用】避免与其他抗血栓药物或非甾体抗炎药合并使用。

【剂型和规格】

片剂：0.2g。

【贮存】阴凉处密闭保存。

253. 替格瑞洛　Ticagrelor

【药理作用】替格瑞洛是一种环戊三唑嘧啶类化合物，替格瑞洛及其主要代谢产物能可逆性地与血小板P2Y12ADP受体相互作用，阻断信号传导和血小板活化。替格瑞洛及其活性代谢产物的活性相当。

替格瑞洛吸收迅速，中位t_{max}约1.5小时，快速生成其主要循环代谢产物AR-C124910XX，其中位t_{max}约2.5小时（1.0～5.0小时）。在研究剂量范围30～1 260mg内，替格瑞洛及其活性代谢产物C_{max}和AUC与用药剂量大致呈比例增加。替格瑞洛平均绝对生物利用度约为36%（25.4%～64.0%），高脂食物可使替格瑞洛AUC增加21%，使其活性代谢物C_{max}下降22%，对替格瑞洛的C_{max}或活性代谢物的AUC无影响。认为这些变化的临床意义不大，故替格瑞洛可以餐前或餐后服用；替格瑞洛及其代谢产物与人血浆蛋白广泛结合，稳态分布容积约为87.5L；替格瑞洛主要经过CYP3A4代谢，少部分经过

CYP3A5 代谢，活性代谢产物全身暴露约为替格瑞洛的 30%～40%；替格瑞洛平均半衰期约为 7 小时，活性代谢产物半衰期为 9 小时，主要经过肝脏代谢消除，通过放射示踪测得平均回收率约为 84%，粪便 57.8%，尿液 26.5%。在尿液中的回收率小于给药剂量的 1%，活性代谢产物主要消除途径为胆汁分泌。替格瑞洛的药动学呈线性特征。

负荷剂量给予 180mg 替格瑞洛后，30 分钟的血小板抑制约为 41%，2 小时达到最大血小板抑制作用，约为 87%～89%，并持续至少 8 小时。维持剂量末次给药后 24 小时，血小板抑制约为 58%。

【适应证】用于急性冠脉综合征（不稳定型心绞痛，非 ST 段抬高心肌梗死或 ST 段抬高心肌梗死），包括接受药物治疗和经皮冠状动脉介入治疗的患者，用于降低血栓性心血管事件发生率。

【用法和用量】口服，饭前或饭后服用。起始剂量为单次负荷量 180mg，此后每次 90mg，每日 2 次。

【禁忌证】

（1）对替格瑞洛或本品任何辅料成分过敏者禁用。

（2）活动性病理学出血（如消化性溃疡或颅内出血）患者禁用。

（3）有颅内出血病史者禁用。

（4）中重度肝脏损害患者禁用。

【不良反应】常见：胃肠道出血、皮下出血、瘀斑、呼吸困难；偶见：颅内出血、眼出血、咯血、呕血、泌尿系出血、阴道出血、头晕、头痛、呕吐、腹泻、恶心；罕见：高尿酸血症、感觉异常、腹膜后出血、关节积血。

【注意事项】

（1）对于有出血倾向（如近期创伤、手术、凝血功能障碍、活动性或近期胃肠道出血）的患者慎用。

（2）服用替格瑞洛 24 小时内联合其他可能增加出血风险的药物（如非甾体抗炎药、口服抗凝药和 / 或纤溶药物）应慎用替格瑞洛。

（3）急性冠脉综合征患者中，合用阿司匹林维持剂量不能超过每日 100mg。

（4）治疗过程中应避免漏服，如漏服 1 次，应在预定的下次服药时间服用 1 次 90mg。

（5）急性冠脉综合征患者不应过早终止任何抗血小板药物的治疗，可能会引起心血管死亡或者心肌梗死的风险增加。

（6）替格瑞洛的治疗时间可达 12 个月，超过 12 个月的用药经验目前有限。

（7）对于正在接受替格瑞洛的患者，如进行择期手术或增加任何新药之前，应告知正在使用替格瑞洛，对于择期手术的患者，如抗血小板治疗不是必须时，应在术前 7 日停用替格瑞洛。

【药物相互作用】

（1）应避免与 CYP3A4 强抑制剂合并使用，如酮康唑、克拉霉素、奈法唑酮、利托那韦和阿扎那韦，可能导致替格瑞洛暴露量显著增加。

（2）不建议替格瑞洛与 CYP3A4 强诱导剂联合用药，如利福平、地塞米松、苯妥英钠、卡马西平和苯巴比妥，可能导致替格瑞洛暴露量和有效性下降。

（3）不建议替格瑞洛与治疗指数窄的 CYP3A4 底物联合用药，如西沙必利和麦角生物碱类，替格瑞洛可能会导致这些药物暴露量增加。

（4）不建议替格瑞洛与大于 40mg 的辛伐他汀或洛伐他汀联合用药。

（5）目前尚无替格瑞洛与强效 P- 糖蛋白抑制剂联合用药会增加替格瑞洛暴露的数据，如维拉帕米、奎尼丁、环孢素等，如需合并用药应谨慎。

（6）替格瑞洛与地高辛合并用药时，建议进行密切的临床和实验室监测。

【剂型和规格】

片剂：① 60mg；② 90mg。

【贮存】30℃以下保存。

（三）促凝血药

促凝血药是指能加速血液凝固或降低毛细血管通透性，促使出血停止的药物。

本部分包括凝血酶（冻干粉）、维生素 K_1（注射液）、甲萘氢醌（片剂）、氨甲苯酸（注射液）、氨甲环酸（注射液）、鱼精蛋白（注射液）以及血友病用药（注射用无菌粉末）。其中血友病用药应在具备相应处方资质的医师或在专科医师指导下使用。

254. 凝血酶　Thrombin

【药理作用】促使纤维蛋白原转化为纤维蛋白，应用于创口，使血液凝固而止血。

【适应证】用于手术中不易结扎的小血管止血、消化道出血及外伤出血等。

【用法和用量】

（1）局部止血：用灭菌氯化钠注射液溶解成 50～200 单位 /ml 的溶液喷雾或用本品干粉喷洒于创面。

（2）消化道止血：用生理盐水或温开水（不超 37℃）溶解成 10～100 单位 /ml 的溶液，口服或局部灌注，也可根据出血部位及程度增减浓度、次数。

（3）儿童用药尚不明确。

【禁忌证】过敏体质或对本品过敏者（因为本品具有抗原性）禁用。

【不良反应】

（1）偶可致过敏反应。

（2）外科止血中应用本品曾有致低热反应的报道。

【注意事项】

（1）弥散性血管内凝血（DIC）及血液病所致的出血不宜使用本品。

（2）血中缺乏血小板或某些凝血因子（如凝血酶原时），本品没有代偿作用，宜在补充血小板或缺乏的凝血因子，或输注血液的基础上应用本品。

（3）在原发性纤溶系统亢进（如内分泌腺、癌症手术等）的情况下，宜与血抗纤溶酶的药物联合应用。

（4）应注意防止用药过量，否则其止血作用会降低。

（5）使用期间还应注意观察患者的出血、凝血时间。

（6）妊娠期妇女只有在具明确指征、病情必需时才能使用。

（7）本品严禁注射，应新鲜配制使用，必须直接与创面接触，才能起到止血作用。

【药物相互作用】

（1）本品遇酸、碱、重金属发生反应而降效。

（2）为提高上消化道出血的止血效果，宜先服一定量制酸剂中和胃酸后口服本品，或同时静脉给予抑酸剂。

（3）本品还可用磷酸盐缓冲液（pH 7.6）或冷牛奶溶解。如用阿拉伯胶、明胶、果糖胶、蜂蜜等配制成乳胶状溶液，可提高凝血酶的止血效果，并可适当减少本品用量。

【剂型和规格】

冻干粉：①200 单位；②500 单位；③2 000 单位。

【贮存】10℃以下保存。

255. 维生素 K_1　Vitamin K_1

【药理作用】维生素 K 是肝脏合成因子Ⅱ、Ⅶ、Ⅸ、Ⅹ所必需的物质。一般认为维生素 K 到达细胞后，在微粒体环氧化酶作用下，可转化为环氧叶绿醌，后者有助于因子Ⅱ的前身氨基末端 γ- 羧基谷氨酸的加羧基作用。维生素 K 本身可促使已羧化的因子Ⅱ前身转化为凝血因子Ⅱ。在因子Ⅶ、Ⅸ和Ⅹ合成中，维生素 K 也起了类似的作用。一旦维生素 K 缺乏，未经羧化的异常“凝血因子”释放入血，即可引起维生素 K 依赖性凝血因子异常。

天然维生素 K_1 为脂溶性，注射后 1～2 小时起效，3～6 小时止血效果明显，12～24 小时后凝血酶原时间恢复正常。维生素 K 吸收后在肝内迅速代谢，经肾脏及胆道排泄，几乎无体内积蓄。

【适应证】

（1）用于维生素K缺乏引起的出血，如梗阻性黄疸、胆瘘、慢性腹泻等所致出血。

（2）用于香豆素类、水杨酸钠等所致的低凝血酶原血症。

（3）用于新生儿出血。

（4）用于长期应用广谱抗生素所致的体内维生素K缺乏。

【用法和用量】

（1）成人：常规剂量如下。

1）肌内注射：①低凝血酶原血症，每次10mg，每日1～2次，24小时内总量不超过40mg。②肠道吸收不良或其他药物引起的低凝血酶原血症，一次2～25mg，必要时可重复。③预防低凝血酶原血症，长期全胃肠外营养患者，一次5～10mg，一周1次。

2）皮下注射：同肌内注射。

3）静脉注射：用于低凝血酶原血症伴临床出血者，10～50mg缓缓静脉注射，必要时每4小时重复。

（2）儿童：常规剂量如下。

1）肌内注射：①预防新生儿出血，出生后立即给药0.5～1mg，6～8小时后视病情需要可重复。也可于分娩前12～24小时，妊娠期妇女肌内注射或静脉注射2～5mg（多不主张妊娠期妇女用药）。②新生儿出血症，注射1mg，8小时后视病情需要可重复。③预防低凝血酶原血症，长期全胃肠外营养患儿，一次2mg，一周1次。④儿童凝血因子Ⅱ缺乏，一日2mg。

2）皮下注射：同肌内注射。

3）静脉给药：较大儿童凝血因子Ⅱ缺乏，5～10mg缓慢静脉注入。

【禁忌证】严重肝脏疾患或肝功能不良者禁用。

【不良反应】

（1）偶见过敏反应。静脉注射过快，超过5mg/min，可引起面部潮红、出汗、支气管痉挛、心动过速、低血压等，曾有快速静脉注射致死的报道。

（2）肌内注射可引起局部红肿和疼痛。

（3）新生儿应用本品后可能出现高胆红素血症、黄疸和溶血性贫血，但少见。

【注意事项】

（1）有肝功能损伤的患者，本品的疗效不明显，盲目加量可加重肝损伤。

（2）本品对肝素引起的出血倾向无效。外伤出血无必要使用本品。

（3）本品用于静脉注射宜缓慢，给药速度不应超过1mg/min。

（4）本品应避免冻结，如有油滴析出或分层则不宜使用，但可在避光条件下加热至70～80℃，振摇使其自然冷却，如澄明度正常则仍可继续使用。

（5）本品可通过胎盘，临产妊娠期妇女应避免使用。

（6）用药期间应定期检测凝血酶原时间（PT），以调整本品的用量及给药次数。

（7）大剂量或超剂量使用可加重肝损害。

【药物相互作用】

（1）与双香豆素类口服抗凝剂合用，作用相互抵消。

（2）水杨酸类、磺胺类、奎宁、奎尼丁等也影响本品的效果。

（3）与苯妥英钠混合2小时后可出现颗粒沉淀，与维生素C、维生素B_{12}、右旋糖酐混合易出现混浊。

【剂型和规格】

注射液：1ml：10mg。

【贮存】避光、密闭保存。

256. 甲萘氢醌 Menadiol

【药理作用】本品为维生素类药，也称维生素K_4。维生素K作为羧化酶的辅酶参与凝血因子Ⅱ、Ⅶ、Ⅸ、Ⅹ的合成，这些因子上的谷氨酸残基必须在肝微粒体酶系统羧化酶的作用下形成9～12个γ-羧谷氨酸，才能使这些因子具有与Ca^{2+}结合的能力，并连接磷脂表面和调节蛋白，使这些因子具有凝血活性，从而产生凝血作用。若维生素K_4缺乏或环氧化物还原反应受阻（如被香豆素类拮抗），因子Ⅱ、Ⅶ、Ⅸ、Ⅹ的合成即停留于前体状态，则凝血酶原时间延长，引起出血。本品口服后可直接吸收，吸收后随β脂蛋白转运，在肝内被代谢利用，经胆汁及尿排泄。

【适应证】用于维生素K缺乏症及低凝血酶原血症。

【用法和用量】口服，一次2～4mg，一日3次。

【禁忌证】严重肝脏疾病或肝功能不全者禁用。

【不良反应】口服后可引起恶心、呕吐等胃肠道反应。

【注意事项】

（1）下列情况应用时应注意：葡萄糖-6-磷酸脱氢酶缺陷者，补给维生素K时应特别谨慎。肝功能损害时，维生素K的疗效不明显，凝血酶原时间极少恢复正常，如盲目使用大量维生素K治疗，反而加重肝脏损害。肝素引起的出血倾向及凝血酶原时间延长，用维生素K治疗无效。

（2）用药期间应定期测定凝血酶原时间以调整维生素K的用量及给药次数。

(3) 当患者因维生素K依赖因子缺乏而发生严重出血时，维生素K往往来不及在短时间即生效，可先静脉输注凝血酶原复合物、血浆或新鲜血。

(4) 肠道吸收不良患者，以采用注射途径给药为宜。

【药物相互作用】

(1) 长期应用广谱抗生素或肠道灭菌药可杀灭或抑制正常肠道内的细菌群落，致使肠道内细菌合成的维生素减少，导致体内维生素K缺乏。

(2) 双香豆素等抗凝剂的分子结构与维生素K相似，在体内干扰其代谢，使环氧叶绿醌不能被还原成维生素K，使体内的维生素K不能发挥其作用，造成与维生素K缺乏相类似的后果。

(3) 水杨酸类、磺胺类、奎尼丁等也均可影响维生素K的效应。

【剂型和规格】

片剂：① 2mg；② 4mg。

【贮存】避光、常温保存。

257. 氨甲苯酸　Aminomethylbenzoic Acid

【药理作用】本品为合成的氨基酸类抗纤溶药，与纤溶酶原或纤溶酶的赖氨酸结合区有高度亲和力，故能竞争性抑制纤维蛋白的赖氨酸与纤溶酶结合，从而抑制纤维蛋白凝块的裂解，产生止血作用。本品低剂量能抑制纤溶酶原的活化作用，高剂量还能直接抑制纤溶酶的蛋白溶解酶活性，也抑制胰蛋白酶、糜蛋白酶的活性。本品与6-氨基己酸相比，抗纤溶活性强5倍。静脉注射后，有效血药浓度可维持3～5小时。经肾排泄，半衰期为60分钟。

【适应证】主要用于因原发性纤维蛋白溶解过度所引起的出血，包括急性和慢性、局限性或全身性的纤溶亢进性出血，后者常见于癌肿、白血病、妇产科意外、严重肝病出血等。

【用法和用量】静脉注射或滴注，一次0.1～0.3g，一日不超过0.6g。儿童用药尚不明确。

【禁忌证】对本品过敏者禁用。

【不良反应】长期应用未见血栓形成，偶有头昏、头疼、腹部不适。

【注意事项】

(1) 应用本品患者要监护血栓形成并发症的可能性。对于有血栓形成倾向者（如急性心肌梗死）宜慎用。

(2) 本品一般不单独用于弥散性血管内凝血（DIC）继发纤溶亢进所致的出血，以防进一步血栓形成，影响脏器功能，特别是急性肾衰竭。如有必要，应在肝素化的基础上应用本品。但在DIC晚期，以纤溶亢进为主时也可单独应用本品。

如与其他凝血因子合用，应警惕血栓形成。一般认为在凝血因子使用后8小时再用本品较为妥善。

（3）由于本品可导致继发性肾盂和输尿管凝血块阻塞，大量血尿时要慎用。

（4）宫内死胎所致低纤维蛋白原血症出血，用肝素治疗较本品更安全。

（5）慢性肾功能不全时用量酌减。治疗前列腺手术出血时，用量也应减少。

（6）老人多伴有血黏滞性增加、血脂偏高、血管硬化等，如大剂量使用本品，可促进血液凝固，使血流缓慢，从而易形成脑血栓，故应慎用本品。

【药物相互作用】

（1）口服避孕药、雌激素或凝血酶原复合物浓缩剂与本品合用，有增加血栓形成的危险。

（2）与青霉素或尿激酶等溶栓剂有配伍禁忌。

【剂型和规格】

注射液：① 10ml：0.1g；② 5ml：50mg。

【贮存】避光、密闭保存。

258. 氨甲环酸　Tranexamic Acid

【药理作用】本品的化学结构与赖氨酸（1，5-二氨基己酸）相似，因此也能竞争性阻抑纤溶酶原在纤维蛋白上吸附，从而防止其激活，保护纤维蛋白不被纤溶酶所降解和溶解，最终达到止血效果。本品尚能直接抑制纤溶酶活力，减少纤溶酶激活补体的作用，从而防止遗传性血管神经性水肿的发生。

本品静脉滴注15mg/kg，1小时后和4小时后血药浓度分别为20μg/ml和5μg/ml。可通过血脑屏障，脑脊液内药物浓度可达有效血药浓度（1μg/ml）水平。静脉注射量的90%于24小时内经肾脏排泄。本品可经乳汁分泌。

【适应证】

（1）本品主要用于急性或慢性、局限性或全身性原发性纤维蛋白溶解亢进所致的各种出血。弥散性血管内凝血所致的继发性高纤溶状态，在未肝素化前，一般不用本品。

（2）用于前列腺、尿道、肺、脑、子宫、肾上腺、甲状腺等富有纤溶酶原激活物脏器的外伤或手术出血。

（3）用作组织型纤溶酶原激活物（tPA）、链激酶及尿激酶的拮抗物。

（4）用于人工流产、胎盘早期剥落、死胎和羊水栓塞引起的纤溶性出血，以及病理性宫腔内局部纤溶性增高的月经过多症。

（5）用于中枢神经病变轻症出血，如蛛网膜下腔出血和颅内动脉瘤出血，应用本品止血优于其他抗纤溶药，但必须注意并发脑水肿或脑梗死的危险性，至于重症有手术指征患者，本品仅可作辅助用药。

（6）用于治疗遗传性血管神经性水肿，可减少其发作次数和严重程度。

（7）血友病患者发生活动性出血，可联合应用本品。

（8）用于防止或减轻因子Ⅷ或因子Ⅸ缺乏的血友病患者拔牙或口腔手术后的出血。

【用法和用量】静脉注射或滴注：一次 0.25～0.5g，一日 0.75～2g。静脉注射液以 25% 葡萄糖注射液稀释，静脉滴注液以 5%～10% 葡萄糖注射液稀释。

为防止手术前后出血，可参考上述剂量。治疗原发性纤维蛋白溶解所致出血时，剂量可酌情加大。

儿童用药尚不明确。

【禁忌证】对本品中任何成分过敏者禁用。

【不良反应】本品不良反应较 6- 氨基己酸为少。

（1）偶有药物过量所致颅内血栓形成和出血。

（2）可有腹泻、恶心及呕吐。

（3）较少见的有经期不适（经期血液凝固所致）。

（4）由于本品可进入脑脊液，注射后可有视物模糊、头痛、头晕、疲乏等中枢神经系统症状，特别与注射速度有关，但很少见。

【注意事项】

（1）有血栓形成倾向者（如急性心肌梗死）慎用。

（2）本品可导致继发性肾盂肾炎和输尿管凝血块阻塞，故血友病或肾盂实质病变发生大量血尿时要慎用。

（3）本品与其他凝血因子（如因子Ⅸ）等合用，应警惕血栓形成。一般认为在凝血因子使用后 8 小时再用本品较为妥当。

（4）本品一般不单独用于弥散性血管内凝血所致的继发性纤溶性出血，以防进一步血栓形成，影响脏器功能，特别是急性肾衰竭时。如有必要，应在肝素化的基础上才应用本品。

（5）宫内死胎所致的低纤维蛋白原血症出血，肝素治疗较本品安全。

（6）慢性肾功能不全时，本品用量应酌减，因给药后尿液中药物浓度常较高。

（7）治疗前列腺手术出血时，本品用量也应减少。

（8）必须持续应用本品较久者，应作眼科检查监护（例如视力测验，视觉、视野和眼底检查）。

【药物相互作用】

(1) 与青霉素或尿激酶等溶栓剂有配伍禁忌。

(2) 口服避孕药、雌激素或凝血酶原复合物浓缩剂与本品合用，有增加血栓形成的危险。

【剂型和规格】

注射液：① 5ml: 0.25g；② 5ml: 0.5g。

【贮存】避光、密闭保存。

259. 鱼精蛋白 Protamine

【药理作用】本品具有强碱性基团，在体内可与强酸性肝素结合，形成稳定的复合物。这种直接拮抗作用使肝素失去抗凝活性。肝素与抗凝血酶Ⅲ结合，加强其对凝血酶的抑制作用。个别实验证实，本品可分解肝素与抗凝血酶Ⅲ的结合，从而消除其抗凝作用。本品尚具有轻度抗凝血酶原激酶作用，但临床一般不用于对抗非肝素所致抗凝作用。

本品静脉注射后 0.5～1 分钟即能发挥止血效能。作用持续约 2 小时，半衰期与用量相关，用量越大，半衰期越长。

【适应证】抗肝素药。用于因注射肝素过量所引起的出血。

【用法和用量】

(1) 成人：静脉注射，抗肝素过量。用量与最后 1 次肝素使用量相当(1mg 硫酸鱼精蛋白可中和 100 单位肝素)，每次不超过 5ml(50mg)。缓慢静脉注射，一般以每分钟 0.5ml 的速度静脉注射，在 10 分钟内注入量以不超过 50mg 为度。由于本品自身具有抗凝作用，因此 2 小时内(即本品作用有效持续时间内)不宜超过 100mg，除另有确凿依据，不得加大剂量。

(2) 儿童：儿童用本品静脉滴注，抗自发性出血，每日 5～8mg/kg，分 2 次，间隔 6 小时，每次以 300～500ml 灭菌生理盐水稀释后使用，3 日后改用半量，一次用量不超过 25mg。静脉注射，抗肝素过量。用量与最后 1 次肝素使用量相当。一般用其 1% 溶液，每次不超过 2.5ml(25mg)，缓慢静脉滴注，1mg 硫酸鱼精蛋白可中和 100 单位肝素。

【禁忌证】对本品过敏者禁用。

【不良反应】

(1) 心动过缓、胸闷、呼吸困难及血压降低(大多因静脉注射过快所致，系药物直接作用于心肌或周围血管扩张引起)较常见，也有引起肺动脉高压或高血压的报道。

(2) 注射后可有恶心、呕吐、面红潮热及倦怠表现。

(3) 本品纯化后才可应用，一般无抗原性，但极个别对鱼类食物过敏的患者可发生过敏反应（可能与体内存在依赖补体的IgG型皮肤敏感性抗体有关），表现为血管神经性水肿、荨麻疹、局部疼痛等，多发生在第2次给药后。

（4）心脏手术体外循环所致的血小板减少，可因注射本品而加重。

（5）应用鱼精蛋白锌胰岛素糖尿病患者，偶可对本品出现严重的过敏反应，但极少见。

【注意事项】

（1）本品口服无效，仅用于静脉给药。

（2）下列患者慎用：对鱼虾类有过敏史者；中长效混合胰岛素过敏者；输精管切除术及不育症患者；妊娠期妇女及哺乳期妇女；曾接受心脏介入和体外循环手术的患者。

（3）鱼精蛋白可引起低血压，故静脉注射时应缓慢，且应备有抢救休克的药物和设备。对血容量偏低患者，宜纠正后再用本品，以防周围血液循环衰竭。

（4）用本品5～15分钟后，可测定活化部分凝血活酶时间（aPTT）、凝血酶时间（TT）以估计用量（特别在应用大剂量肝素后）；如肝素的作用持续时间长于鱼精蛋白，可根据激活全血凝固时间（ACT）结果再次给药。

（5）由于肝素在体内代谢迅速，因此其与鱼精蛋白给药的间隔时间越长，拮抗所需用量则越少。例如肝素静脉注射30分钟后，再用本品，剂量可减少一半。

（6）深部皮下注射肝素过量所致出血，由于肝素吸收时间延长，可先给本品25～50mg，以后再根据实验室检测结果给药。

（7）鱼精蛋白能被血液所灭活，当其用于中和大剂量肝素时，可发生肝素“反跳”现象，这种并发症需要额外注射鱼精蛋白。

（8）药物对儿童的影响：鱼精蛋白粉剂若以制菌水溶化则不能用于新生儿，因制菌水含苯甲醇（抑菌剂），大剂量（每日100～400mg/kg）投入对新生儿有毒性反应。

（9）当反复给予鱼精蛋白拮抗大剂量肝素时，必须延长监护时间（由于鱼精蛋白过量可能引起再次出血），并监测ACT、aPTT、TT。

【药物相互作用】

（1）碱性药物可使其失去活性。

（2）本品与头孢菌素及青霉素有配伍禁忌。

【剂型和规格】

注射液：① 5ml：50mg；② 10ml：0.1g。

【贮存】 避光、密闭、凉暗处保存。

260. 血友病用药△

血友病是一组遗传性凝血因子缺乏引起的出血性疾病。凝血因子是人体内一组具有引起血液凝固、具有止血功能的生物活性蛋白，主要的凝血因子有十三种，常用罗马数字表示为：Ⅰ、Ⅱ… XⅢ（即凝血因子一、二…十三）。如果血液中缺乏某一种凝血因子，血液就不容易凝固，从而引起出血性疾病。

血友病 A、B 均属于 X 连锁隐性遗传性疾病，而丙型血友病（遗传性Ⅺ缺乏症）则为常染色体隐性遗传性疾病。在我国多数以甲型血友病为主，致病基因位于女性 X 染色体上，也就是女性携带基因，导致下一代男性可能发病，而下一代女性均为正常人。所以，血友病患者常有家族史，常见的遗传模式是：女性从上一代获得发病基因（携带者，不发病），然后遗传给下一代男性，也称“隔代遗传”。

260-1. 人凝血因子Ⅷ△　Human Coagulation Factor Ⅷ

【药理作用】在内源性血凝过程中，凝血因子Ⅷ作为一辅因子，在 Ca^{2+} 和磷脂存在下，与激活的凝血因子Ⅸ参与凝血因子 X 的激活凝血酶原，形成凝血酶，从而使凝血过程正常进行。输用 1 单位 /kg 的人凝血因子Ⅷ，可使循环血液中的因子Ⅷ水平增加 2%～2.5%。

静脉注射后达峰时间尚有争议，为 10 分钟～2 小时，消除半衰期为 8.4～19.3 小时，半衰期为 8～12 小时。人凝血因子Ⅷ不能通过胎盘。

【适应证】

（1）防治甲型血友病和获得性Ⅷ因子缺乏症伴发的出血。

（2）其冷沉淀物用于治疗血管性血友病（vWD）、低纤维蛋白原血症及因子Ⅷ缺乏症，并可作为纤维蛋白原的来源用于弥散性血管内凝血。

【用法和用量】静脉注射，其用量视病情、患者体重、出血类型、需要提高的因子Ⅷ血浆浓度及体内是否存在抗体而定。以人血浆制品为例，输注剂量参考下列公式：

所需因子Ⅷ剂量（U）= 患者体重（kg）× 需提高的因子Ⅷ浓度 ×0.5

按世界卫生组织（WHO）标准，1U 因子约相当于 1ml 新鲜血浆中因子Ⅷ的活性，可提高血浆因子Ⅷ浓度 2%。

（1）预防自发性出血：25～40U/kg，一周 3 次。

（2）治疗出血：①轻度出血，8～15U/kg，或将血浆因子Ⅷ水平提高到正常人水平的 20%～40% 的剂量。多数单次用药即可有效。若出血不止，可每 8～10 小时重复上述剂量，根据需要维持 1～3 日。②中度出血，首次剂量

15～20U/kg，或将血浆因子Ⅷ浓度提高到正常人水平的30%～50%。如需要，每隔8～12小时注射10～15U/kg。③严重出血或出血累及重要器官，首次30～50U/kg，或血浆因子Ⅷ浓度提高到正常人水平的60%～100%的剂量，然后每8～12小时注射20～25U/kg。

（3）控制围手术期的出血：①拔牙，术前1小时注射使血浆因子Ⅷ浓度提高至正常人30%～50%的剂量。术后若发生出血，可重复上述剂量。②小型手术，术前1小时注射相当于上述治疗中度出血的剂量。必要时8～12小时后再给予10～15U/kg。③大型手术，术前1小时注射相当于上述治疗重度出血的剂量。5小时再给半量。术后10～14日应将血浆因子Ⅷ浓度维持在正常的30%或以上。

（4）儿童用药应慎重。

【禁忌证】对本品过敏者禁用。

【不良反应】

（1）输注过快可引起头痛、发热、荨麻疹（可不做特殊处理）。

（2）个别患者可发生寒战、发热及轻度过敏反应。

（3）本品大量输注会产生溶血反应（制品中含抗A、抗B红细胞凝集素）或超容量性心衰，每日输注超过20U/kg时可出现肺水肿。

（4）注射局部烧灼感或炎症。

（5）本品有可能成为病毒性肝炎和艾滋病的传染源，虽经提纯灭活处理也不能保证不被传染（尤其是肝炎病毒）。

【注意事项】

（1）本品禁与其他药物同用。使用前需配制溶液，在室温下以注射用水100ml溶解，如发现大块不溶物时不可使用。稀释时应使用塑料注射器（因玻璃注射器表面可吸附因子Ⅷ）。

（2）1U相当于1ml新鲜人血浆内因子Ⅷ含量。

（3）患者进行外科或口腔科手术（包括拔牙）时，术中及术后应同时使用抗纤维蛋白溶解药物以减少出血。

（4）本品对因缺乏因子Ⅸ所致的乙型血友病或缺乏因子Ⅺ所致的丙型血友病无效。

（5）在大量反复输入本品时，应注意过敏和溶血反应及肺水肿。

【药物相互作用】应单独输注，不可与其他药物混合。

【剂型和规格】

注射用无菌粉末：规格暂以国家药品管理部门批准的规格为准。

【贮存】于2～8℃以下避光保存，切勿冷冻。

260-2. 人凝血酶原复合物△
Human Prothrombin Complex

【药理作用】本品含有因子Ⅱ、Ⅶ、Ⅸ和Ⅹ。从健康人新鲜血浆分离而得，能补充血浆凝血因子，促进凝血。本品静脉注射后10～30分钟达血药峰浓度。因子Ⅸ的分布半衰期为3～6小时，消除半衰期为18～32小时。

【适应证】预防和治疗因凝血因子Ⅱ、Ⅶ、Ⅸ、Ⅹ缺乏导致的出血，如乙型血友病、严重肝病及弥散性血管内凝血（DIC）等；用于逆转抗凝药如双香豆素类及茚满二酮等诱导的出血；预防和治疗已产生因子Ⅷ抑制性抗体的甲型血友病患者。

【用法和用量】

（1）用法：①用前应先将本品和灭菌注射用水或5%葡萄糖注射液预温至20～25℃，按瓶签标示量注入预温的灭菌注射用水或5%葡萄糖注射液，轻轻转动直至本品完全溶解（注意勿使产生很多泡沫）。②可用0.9%氯化钠注射液或5%葡萄糖注射液稀释成50～100ml，然后用带有滤网装置的输血器进行静脉滴注。滴注速度开始要缓慢，15分钟后稍加快滴注速度，一般每瓶200ml血浆当量单位在30～60分钟滴毕。③静脉滴注时，医师要随时注意使用情况，若发现弥散性血管内凝血或血栓的临床症状和体征，要立即终止使用，并用肝素拮抗。

（2）用量：静脉滴注，根据患者体重、出血类型及需要提高的凝血因子血浆浓度而定其用量。①一般每千克体重输注10～20血浆当量单位，以后凝血因子Ⅶ缺乏者每隔6～8小时，凝血因子Ⅸ缺乏者每隔24小时，凝血因子Ⅱ和凝血因子Ⅹ缺乏者，每隔24～48小时，可减少或酌情减少剂量输用，一般历时2～3日。②在出血量较大或大手术时可根据病情适当增加剂量。③凝血酶原时间延长患者如拟作脾切除者要先于手术前用药，术中和术后根据病情决定。

（3）儿童用药：新生儿的生理功能减低，故应慎重用药。

【禁忌证】因子Ⅶ缺乏者、肝病所致弥散性血管内凝血者禁用。

【不良反应】少数患者会出现面部潮红、眼睑水肿、皮疹及呼吸急促等过敏反应，严重者甚至血压下降或过敏性休克；偶可伴发血栓形成；快速滴注可出现发热、寒战、头痛、潮红、恶心、呕吐及气短；A、B或AB血型患者大量输注时，偶可发生溶血。

【注意事项】①除肝病出血患者外，一般在用药前应确诊患者是缺乏凝血因子Ⅱ、Ⅶ、Ⅸ、Ⅹ后方能对症下药。②婴幼儿易发生血栓性并发症，应慎用。③用药期间应定期进行活化部分凝血活酶时间、纤维蛋白原、血小板及凝血酶原时间监测，以早期发现血管内凝血等并发症。④乙型血友病用药期间应每日检测因子Ⅸ血浆浓度，并据此调整用量。⑤近期接受外科手术者应权衡利弊，斟酌使用。⑥妊娠期及哺乳期妇女慎用。⑦肝脏疾病者应权衡利弊，斟酌使用。

【药物相互作用】不可与其他药物合用。

【剂型和规格】

注射用无菌粉末：规格暂以国家药品管理部门批准的规格为准。

【贮存】于2～8℃以下避光保存，切勿冷冻。

260-3. 人纤维蛋白原△　Human Fibrinogen

【药理作用】纤维蛋白原参与凝血过程的第三阶段，即在血浆凝血酶的作用下，纤维蛋白原转变为纤维蛋白而使血液凝固。本品对缺乏纤维蛋白原引起的出血具有特别效应。

【适应证】

(1) 用于先天性纤维蛋白原减少或缺乏症。

(2) 用于获得性纤维蛋白原减少症：严重肝脏损伤；肝硬化；弥散性血管内凝血；产后大出血和因大手术、外伤或内出血等引起的纤维蛋白原缺乏而造成的凝血障碍。

【用法和用量】

(1) 用法：使用前先将本品及灭菌注射用水预温至30～37℃，然后按瓶签标示量注入预温的灭菌注射用水，置30～37℃水浴中，轻轻摇动使制品全部溶解（切忌剧烈振摇以免蛋白变性）。用带有滤网装置的输液器进行静脉滴注。滴注速度一般以每分钟60滴左右为宜。

(2) 用量：应根据病情及临床检验结果决定，一般首次给1～2g，如需要可遵照医嘱继续给药。①注射用冻干人纤维蛋白原每支1.5g，用所附溶剂配成1%～1.5%溶液后立即供输注用。②常用剂量为3～4.5g，应缓慢输入以免出现血栓形成。溶解过程中如出现胶状不溶物时不宜使用。

(3) 儿童用药：尚不明确。

【禁忌证】血栓性静脉炎、血管内血栓形成、心肌梗死及心功能不全者禁用。对本品过敏者禁用。

【不良反应】少数过敏体质患者会出现过敏反应，严重反应者应采取应急处理措施。发绀、心动过速，快速过量可致弥散性血管内凝血。有可能出现皮疹、发热等过敏反应。

【注意事项】

(1) 本品专供静脉输注。

(2) 本品溶解后为澄清略带乳光的溶液，允许有少量细小的蛋白颗粒存在，为此用于输注的输血器应带有滤网装置，但如发现有大量或大块不溶物时，不可使用。

(3) 在寒冷季节溶解本品或制品刚从冷处取出温度较低的情况下，应特别注意先使制品和溶解液的温度升高到30～37℃，然后进行溶解。温度过低往往会造成溶解困难并导致蛋白变性。

(4) 本品一旦溶解应尽快使用。

(5) 宜临用前现配制。临用前，每支以20～30℃的注射用水100ml溶解，轻轻摇动（切勿剧烈振摇）至全部溶解为止。摇溶后于2小时内滴注完毕。静脉滴注时应用带滤网装置的输血器，以防不溶性蛋白质微粒被输入。如有大块沉淀，不得使用。

(6) 在治疗消耗性凝血疾病时，需注意只有在肝素的保护及抗凝血酶Ⅲ水平正常的前提下，凝血因子替代疗法才有效。

(7) 使用本品期间，应严密监测患者凝血指标和纤维蛋白原水平，并根据结果调整本品用量。

(8) 由于体外酶活性检测方法的局限性，不同厂家生产的纤维蛋白原可能活性不完全相同，在相互替换时需要注意用量的调整。

(9) 本品按标示量复溶后，含有不超过3%的盐酸精氨酸作为稳定剂，大剂量使用时可能存在代谢性酸中毒的风险，建议在使用前及使用期间进行电解质监测，根据结果调整剂量或停止使用本品。已存在代谢紊乱的患者应慎用本品。

【药物相互作用】不可与其他药物合用。

【剂型和规格】

注射用无菌粉末：规格暂以国家药品管理部门批准的规格为准。

【贮存】于2～8℃以下避光保存，切勿冷冻。

（四）抗凝血药及溶栓药

抗凝血药可通过影响凝血过程的不同环节而阻止血液凝固，临床主要用于防治静脉血栓形成和肺栓塞。抗凝血药使用不当时可引起严重出血反应。

本节包括阻止纤维蛋白形成的肝素（注射液）和低分子量肝素（注射液）、香豆素类的华法林（片剂）、尿激酶、非维生素K依赖的口服抗凝药物达比加群酯和利伐沙班、重组人组织型纤溶酶原激酶衍生物。

261. 肝素　Heparin

【药理作用】本品是一种黏多糖，即高度硫酸化的葡糖胺聚糖。临床上所用的肝素是一种未分组分肝素，由分子量不一的成分所组成的混合物，分子量为 3 000～30 000Da，平均分子量为 12 000～15 000Da，约合 50 个单糖单位的分子链长度。肝素的分子链长度决定了肝素的抗凝活性和药动学特性。本品是在体内外均能延长凝血时间的抗凝血药。其抗凝血作用极为复杂，可影响凝血过程的许多环节。

（1）抑制凝血酶原激酶的形成。肝素与抗凝血酶Ⅲ（AT-Ⅲ）结合，形成肝素 AT-Ⅲ复合物，从而大大加强 AT-Ⅲ的效能。AT-Ⅲ是一种丝氨酸蛋白酶抑制剂，可灭活具有丝氨酸蛋白酶活性的凝血因子如因子Ⅻa、Ⅺa、Ⅸa 和Ⅹa 等，故肝素通过结合 AT-Ⅲ形成的复合物抑制凝血酶原激酶的形成，并能对抗已形成的凝血酶原激酶的作用。

（2）干扰凝血酶：小剂量肝素与 AT-Ⅲ结合后 AT-Ⅲ的反应部位（精氨酸残基）更易与凝血酶的活性中心（丝氨酸残基）结合成稳定的凝血酶 - 抗凝血酶复合物，从而灭活凝血酶，抑制纤维蛋白原转变为纤维蛋白。

（3）干扰凝血酶对因子ⅩⅢ的激活，影响非溶性纤维蛋白的形成；阻止凝血酶对因子Ⅷ和Ⅴ的正常激活。

（4）抑制血小板的黏附和聚集，从而防止血小板崩解而释放血小板第Ⅲ因子及 5- 羟色胺。

（5）肝素的抗凝血作用与其分子中具负电荷的硫酸根有关，具有正电荷的碱性物质如鱼精蛋白或甲苯胺蓝都能中和其负电荷，故能抑制其抗凝血作用。

肝素钙的药理学基本同肝素钠，但肝素钙较肝素钠抗 FⅡa 作用略强，抗 FⅩa 作用较弱。

本药起效时间与给药方式有关。直接静脉注射即刻发挥最大抗凝效应，以后作用逐渐下降，3～4 小时后血凝恢复正常。静脉滴注一次负荷量可立即发挥抗凝效应，否则起效时间取决于滴注速度。皮下注射起效一般为 20～60 分钟，有个体差异。本药口服不吸收，皮下、肌内或静脉注射，吸收良好。分布于血细胞和血浆中，部分可弥散到血管外组织间隙。由于分子较大，不能通过胎盘组织。静脉注射后能与血浆低密度脂蛋白极高度结合，形成复合物，也结合于球蛋白及凝血因子Ⅰ，由单核 - 吞噬细胞系统摄取，在肝内代谢，经肝内肝素酶作用，部分分解为尿肝素。慢性肝、肾功能不全及过度肥胖者，肝素代谢排泄延迟，有体内滞留可能。代谢产物一般为尿肝素，经肾排泄，大量静脉注射给药，50% 可以原型排出。静脉注射后半衰期为 1～6 小时，平均为 1.5 小时，与用量有相关性。静脉注射 100U/kg、200U/kg 或 400U/kg，半衰期分别为 56 分钟、96 分钟、152 分钟。血浆内肝素浓度不受透析的影响。

【适应证】

（1）用于急慢性静脉血栓或无明显血流动力学改变的肺栓塞（PE）。本品能阻止栓子的延伸，使机体自发性溶栓。

(2) 预防二尖瓣狭窄、充血性心力衰竭、左心房扩大、心肌病合并心房颤动以及心脏瓣膜置换或其他心脏手术时所致的体外循环栓塞。

(3) 防止动脉手术和冠状动脉造影时导管所致的血栓栓塞。

(4) 用于急性心肌梗死时的辅助治疗，以减少血栓栓塞并发，尤其适用于心肌梗死合并充血性心力衰竭、心源性休克、长期心律失常、心肌梗死复发以及以往有静脉血栓形成或肺梗死病史者。

(5) 能减少脑血栓形成的危险性并降低其死亡率。

(6) 用于弥散性血管内凝血（DIC），尤其在高凝阶段，可减少凝血因子的耗竭。对下列疾病并发的 DIC 有效：羊水栓塞、死胎综合征、异型输血反应、暴发性紫癜、脓毒血症及转移性癌肿，但对蛇咬伤所致 DIC 无效。

(7) 可作为体外抗凝血药（如输血、体外循环、血液透析、腹膜透析及血样标本体外试验等）。

【用法和用量】

(1) 肝素钠

1) 成人：①深部皮下注射，一般用量，首次给药 5 000～10 000 单位，以后每 8 小时注射 8 000～10 000 单位或每 12 小时注射 15 000～20 000 单位，一日总量 30 000～40 000 单位。预防高危患者血栓形成（多为防止腹部手术后的深部静脉血栓），手术前 2 小时先给药 5 000 单位，但应避免硬膜外麻醉，以后每隔 8～12 小时给药 5 000 单位，共 7 日。②静脉注射，一次 5 000～10 000 单位，每 4 小时给药 100 单位 /kg，用氯化钠注射液稀释。③静脉滴注，一日 20 000～40 000 单位，加入 1 000ml 氯化钠注射液中持续滴注，但滴注前应先静脉注射 5 000 单位作为首次剂量。

2) 儿童：常规剂量，注射给药。①静脉注射，首次 50 单位 /kg，以后每 4 小时给药 50～100 单位。②静脉滴注，首次 50 单位 /kg，以后一日 20 000 单位 /m^2，加入氯化钠注射液中缓慢滴注。

(2) 肝素钙

1) 成人：常规剂量，注射给药。

静脉滴注：①一般用量，首次剂量 5 000 单位，以后一日 20 000～40 000 单位，加入氯化钠注射液 1 000ml 中 24 小时持续滴注。②心血管外科手术，首次剂量不低于 150 单位 /kg，手术持续时间在 60 分钟以内者常需 300 单位 /kg，而持续 60 分钟以上者则需 400 单位 /kg。手术后剂量视凝血监测结果而定。③弥散性血管内凝血，一次 50～100 单位 /kg，每 4 小时 1 次，持续静脉滴注，若 4～8 小时后病情无改善则停用或谨慎继续使用。

静脉注射：①一般用量，首次 5 000～10 000 单位，以后每 4 小时 100 单

位 /kg，或根据凝血试验监测结果确定。②弥散性血管内凝血，用量同静脉滴注。

深部皮下注射：①一般用量，首次给药 5 000～10 000 单位，以后每 8 小时 8 000～10 000 单位或每 12 小时 15 000～20 000 单位，或根据凝血试验监测结果调整剂量。②血栓 - 栓塞意外，首次剂量 83 单位 /kg，5～7 小时后以 AT-Ⅲ监测计算是否合适，12 小时 1 次，每次注射后 5～7 小时进行新的检查。连续 3～4 日。③内科预防，首次给药 42 单位 /kg，注射后 5～7 小时以 aPTT 调整合适，以后一次 1 666 单位，一日 2～3 次，或一次 2 500 单位，一日 2 次。④外科预防，术前 1 666 单位，术后每 12 小时 1 666 单位，至少持续 10 日。

2）儿童：常规剂量，注射给药。

静脉注射：首次剂量 50 单位 /kg，随后每 4 小时 50～100 单位 /kg，或根据凝血试验结果调整剂量。

静脉滴注：①一般用量，首次剂量 50 单位 /kg，之后 100 单位 /kg，每 4 小时 1 次，或 20 000 单位 /m^2，持续 24 小时滴注，亦可根据 aPTT 试验结果确定剂量。②心血管外科手术，首次剂量及持续 60 分钟以内的手术用量同成人。③弥散性血管内凝血，每 4 小时 25～50 单位 /kg，持续滴注，若 4～8 小时后病情无好转则停用。

【禁忌证】

（1）对本品过敏者禁用。

（2）有自发出血倾向（或不能控制的活动性出血）者禁用。

（3）有出血性疾病及凝血机制障碍（包括血友病、血小板减少性或血管性紫癜）的患者禁用。

（4）外伤或手术后渗血者禁用。

（5）先兆流产者或产后出血者禁用。

（6）胃、十二指肠溃疡患者禁用。

（7）溃疡性结肠炎患者禁用。

（8）严重肝、肾功能不全者禁用。

（9）胆囊疾病或黄疸患者禁用。

（10）重症高血压患者禁用。

（11）活动性结核患者禁用。

（12）内脏肿瘤患者禁用。

（13）脑内出血或有脑内出血史者禁用。

（14）胃肠持续导管引流者、腰椎留置导管者禁用。

【不良反应】

（1）最常见出血，可能发生在任何部位（如肾上腺出血、卵巢出血及腹膜后出血)。当出现不明原因的红细胞容量下降、血压下降及不明症状时,应引起注意。

(2) 常见寒战、发热、荨麻疹等过敏反应。少见气喘、鼻炎、流泪、头痛、恶心、呕吐、心前区紧迫感、呼吸短促甚至休克。可能出现瘙痒、发热感,特别是脚底部。

(3) 注射局部可见局部刺激、红斑、轻微疼痛、血肿、溃疡症状。肌内注射后以上症状更严重,因此不宜肌内注射。

(4) 偶见腹泻,可能由于本品干扰了消化道黏膜中磺化黏多糖代谢。

(5) 有报道,使用本品可引起血小板减少,一般只有轻度的或无临床表现。但血小板减少可能会伴有严重的血栓栓塞综合征。

(6) 本品长期使用有时反而形成血栓,可能是AT-Ⅲ耗竭的后果。

(7) 有长期用药后出现骨质疏松症,全身用药后出现皮肤坏死的报道。非连续使用本品后有出现醛固酮合成抑制、延迟的暂时性脱发、阴茎异常勃起和反跳的高脂血症的报道。

(8) 肝素钙的不良反应基本同肝素钠,但皮下注射局部疼痛刺激较前者轻。

【注意事项】

(1) 以下情况慎用:①有过敏性疾病及哮喘病史者。②要进行易致出血的操作(如口腔手术)患者。③已口服足量的抗凝血药者。④月经量过多者。⑤有出血性素质和伴有血液凝固延缓的各种疾病者,肝、肾功能不全者,严重高血压患者,脑出血患者,溃疡病患者,妊娠期妇女及产后等。

(2) 60岁以上老年人(尤其是老年女性)对本品较为敏感,用药期间容易出血,因此应减少用量,并加强对凝血相的监测。

(3) 未进行肝素对动物的生殖毒性研究,尚不明确本品是否会伤害胎儿或影响妇女的生育能力。妊娠晚期或产后,本品有增加母体出血的危险,建议慎用。对先兆流产者,建议禁用本品。

(4) 肌内注射可引起局部血肿,静脉注射后可产生可逆性血小板减少症。偶有过敏反应如哮喘、荨麻疹、鼻炎、结膜炎和发热等,长期使用可产生暂时性秃发症、骨质疏松和自发性骨折。用量过大,主要产生自发性出血,如有严重的出血现象,可静脉注射硫酸鱼精蛋白急救(1mg硫酸鱼精蛋白可中和100单位肝素)。如果肝素注射后已超过30分钟,鱼精蛋白用量需减半。

(5) 本品对蛇咬伤所致弥散性血管内凝血无效。

(6) 若血浆中AT-Ⅲ降低,则肝素疗效差,需输血浆或AT-Ⅲ。

【药物相互作用】

(1) 甲巯咪唑、丙硫氧嘧啶可增强本品抗凝作用。

(2) 与下列药物合用，可加重出血危险：①香豆素及其衍生物，可导致严重的因子Ⅸ缺乏而至出血。②阿司匹林及非甾体抗炎药均能抑制血小板功能，并能诱发胃肠道溃疡出血。③双嘧达莫、右旋糖酐等可能抑制血小板功能。④肾上腺皮质激素、促肾上腺皮质激素等易诱发胃肠道溃疡出血。⑤其他尚有依他尼酸、组织纤溶酶原激活物(tPA)、尿激酶、链激酶等。

(3) 与透明质酸酶混合注射，既能减轻肌内注射痛，又可促进本品吸收。但本品可抑制透明质酸酶活性，故两者应临时配伍使用，药物混合后不宜久置。

(4) 本品可与胰岛素受体作用，从而改变胰岛素的结合和作用。已有本品致低血糖的报道。

(5) 本品带强酸性，与碱性药物合用则失去抗凝性能。

(6) 洋地黄、四环素、尼古丁、抗组胺药可能部分对抗本品的抗凝作用。

(7) 硫酸鱼精蛋白可中和本品作用。

【剂型和规格】

(1)(钙)注射液：① 1ml：5 000 单位；② 1ml：10 000 单位。

(2)(钠)注射液：① 2ml：5 000 单位；② 2ml：12 500 单位。

【贮存】避光、密闭保存。

262. 低分子量肝素　Low Molecular Heparin

【药理作用】低分子量肝素是一种新型的抗凝血酶Ⅲ(AT-Ⅲ)依赖性抗血栓形成药，其药理作用与普通肝素钠基本相似。本品抗因子Ⅹa 活性与抗因子Ⅱa 活性之比为 2.5～5.0，而普通肝素为 1.0 左右，因此，本品对体内、外血栓，动、静脉血栓的形成有抑制作用，本品能刺激内皮细胞释放组织因子凝血途径抑制物和纤溶酶原活化物，不被血小板第 4 因子中和并对血小板功能无明显影响。本品对血栓溶解有间接协同作用，可用于治疗已形成的深部静脉血栓。预防性抗血栓治疗只需每日皮下注射 1 次，一般不需实验室监测。

皮下注射后 3 小时达到血浆峰值，随后逐渐下降，直至用药后 24 小时仍可检测到，消除半衰期约为 3.5 小时(静脉注射为 2.2 小时)。皮下注射的生物利用度为 98%。皮下注射或静脉注射本品后导致血浆抗因子Ⅹa 活性剂量依赖增加，多数情况下不存在明显的个体差异，故能按体重给药。静脉注射的最高血浆抗因子Ⅹa 活性大约是皮下注射的 3 倍。本品在肝脏代谢，主要由肾脏消除，不能透过胎盘屏障。

【适应证】

(1) 治疗急性深静脉血栓形成。

(2) 血液透析时预防血凝块形成。

(3) 治疗不稳定型心绞痛和非Q波心肌梗死。

(4) 预防与手术有关的血栓形成。

【用法和用量】

(1) 治疗急性深静脉血栓形成：①每日1次用法。200IU/kg，皮下注射，每日1次，每日总量不可超过18 000IU。②每日2次用法。100IU/kg，皮下注射，每日2次，该剂量适用于出血危险较高的患者。

(2) 血液透析期间预防血凝块形成：①血液透析不超过4小时，每次透析开始时，应从血管通道动脉端注入本品5 000IU，透析中不再增加剂量或遵医嘱。②血液透析超过4小时，每小时须追加上述剂量的1/4或根据血透最初观察到的效果进行调整。

(3) 治疗不稳定型心绞痛和非Q波心肌梗死：皮下注射120IU/kg，每日2次，最大剂量为10 000IU/12h，至少治疗6日。

(4) 预防与手术有关的血栓形成：①伴有血栓栓塞并发症危险的大手术，术前1～2小时皮下注射2 500IU，术后每日皮下注射2 500IU直到患者可活动，一般需5～7日或更长。②具有其他危险因素的大手术和矫形手术，术前晚间皮下注射5 000IU，术后每晚皮下注射5 000IU。治疗须持续到患者可活动为止，一般需5～7日或更长。也可术前1～2小时皮下注射2 500IU，术后8～12小时皮下注射2 500IU，然后每日早晨皮下注射5 000IU。

【禁忌证】

(1) 对肝素及低分子量肝素过敏者禁用。

(2) 严重的凝血障碍者禁用。

(3) 有低分子量肝素或肝素诱导的血小板减少症史（以往有血小板计数明显下降）者禁用。

(4) 活动性消化道溃疡或有出血倾向的器官损伤者禁用。

(5) 急性感染性心内膜炎者禁用，心脏瓣膜置换术所致的感染除外。

【不良反应】

(1) 可见出血。

(2) 可见部分注射部位瘀点、瘀斑、轻度血肿和坏死。

(3) 可见局部或全身过敏反应。

(4) 可见血小板减少症（血小板计数异常降低）。

(5) 少见注射部位严重皮疹发生。

(6) 增加血中某些酶的水平（转氨酶）。

(7) 在蛛网膜下腔/硬膜外麻醉时使用低分子量肝素，有出现椎管内血肿的报道。

【注意事项】

(1) 由于分子量不同，抗Xa活性及剂量不同，不同的低分子量肝素不可互相替代使用。应特别注意并遵守相应产品的使用方法。当有肝素诱导的血小板减少症病史的患者使用本品时，应特别小心。

(2) 注射本品时应严密监控，任何适应证及使用剂量都应进行血小板计数监测。建议在使用低分子量肝素治疗前进行血小板计数，并在治疗中进行常规计数监测。如果血小板计数显著下降，应停用本品。

(3) 在下述情况中应小心使用本品：肝、肾功能不全患者，有消化道溃疡史，或有出血倾向的器官损伤史，出血性脑卒中，难以控制的严重动脉高压史，糖尿病性视网膜病变；近期接受神经或眼科手术和蛛网膜下腔 / 硬膜外麻醉。

【药物相互作用】

(1) 不推荐联合使用下述药物（合用可增加出血倾向）：用于解热镇痛剂量的阿司匹林及其衍生物，非甾体抗炎药（全身用药），酮咯酸，右旋糖酐 40（肠道外使用）。

(2) 当本品与下列药物共同使用时应注意：口服抗凝剂、溶栓剂、用于抗血小板凝集剂量的阿司匹林（用于治疗不稳定型心绞痛及非Q波心肌梗死）、糖皮质激素（全身用药）。

【剂型和规格】

注射液：规格暂以国家药品管理部门批准的规格为准。

【贮存】避光、密闭，在凉处保存。

263. 华法林△　Warfarin

【药理作用】本品为间接作用的抗凝剂，通过抑制维生素K在肝脏细胞内合成凝血因子Ⅱ、Ⅶ、Ⅸ、Ⅹ，从而发挥抗凝作用。本品起效缓慢，仅在体内有效，停药后药效持续时间较长，直到维生素K依赖性因子逐渐恢复到一定浓度后，抗凝作用才消失。此外，本品尚能诱导肝脏产生维生素K依赖性凝血因子前体物质，具有抗凝血作用，并能降低凝血酶诱导的血小板聚集反应。因此在本品作用下，凝血因子Ⅱ、Ⅶ、Ⅸ、Ⅹ、蛋白S和蛋白C合成减少，而“假凝血因子”即“维生素K拮抗剂诱导蛋白”增多，达到抗凝效应。

口服胃肠道吸收迅速而完全，生物利用度达100%。血浆蛋白结合率为98%～99%，能透过胎盘，母乳中极少。主要在肺、肝、脾和肾中储积。由肝脏代谢，代谢产物由肾脏排泄。服药后12～18小时起效，36～48小时达抗凝高峰，维持 3～6 日，抗血栓形成则为 6 日，单次给药的持续时间为 2～5 日，多次给药则为 4～5 日。分布容量为 0.11～0.2L/kg。*R*- 华法林对映异构体的半衰期为 20～89 小时，*S*- 华法林对映异构体的半衰期为 18～43 小时。主要在肝脏代谢，代谢产物有醇类（活性最小）、羟基（无活性）。*S*- 华法林表现出的抗凝血活性约为 *R*- 对映异构体的 2～5 倍。本品以无活性的形式通过乳汁排泄，并对所喂养婴儿的凝血酶原时间无影响；也以无活性的代谢产物排泄入胆汁，再被重吸收，从尿中排出。

【适应证】适用于需长期持续抗凝的患者。

（1）能防止血栓的形成及发展，用于治疗血栓栓塞性疾病。

（2）治疗手术后或创伤后的静脉血栓形成，并可作心肌梗死的辅助用药。

（3）对曾有血栓栓塞病患者及有术后血栓并发症危险者，可予预防性用药。

【用法和用量】口服：成人常用量，第 1～3 日，一日 3～4mg（年老体弱及糖尿病患者半量即可），3 日后可给维持量，一日 2.5～5mg。

儿童应按个体所需调整剂量。

【禁忌证】肝、肾功能损害，严重高血压，凝血功能障碍伴有出血倾向，活动性溃疡，外伤，先兆流产，近期手术者禁用。

【不良反应】常规剂量可见恶心、呕吐、腹泻、瘙痒性皮疹、过敏反应和皮肤坏死。过量易致各种出血。早期表现有瘀斑、紫癜、牙龈出血、鼻出血、伤口出血经久不愈和月经量过多等。出血可发生在任何部位，特别是泌尿道和消化道。肠壁血肿可致亚急性肠梗阻，也可见硬膜下颅内血肿和穿刺部位血肿。偶见不良反应有恶心、呕吐、腹泻、瘙痒性皮疹、过敏反应及皮肤坏死。大量口服甚至出现双侧乳房坏死、微血管病或溶血性贫血以及大范围皮肤坏疽。

【注意事项】

（1）下列情况慎用：①恶病质、衰弱或发热；②慢性酒精中毒；③活动性肺结核；④充血性心力衰竭；⑤亚急性细菌性心内膜炎；⑥急性感染或胃肠道正常菌群遭破坏的患者（国外资料）；⑦月经期；⑧精神病患者。

（2）药物对老人的影响：老年人用量应适当减少。

（3）药物对妊娠期妇女的影响：本品易通过胎盘并致畸胎及中枢神经系统异常，妊娠早期接受本品，可致“胎儿华法林综合征”，发生率可达 5%～30%。表现为鼻发育不全、骨骺分离、视神经萎缩、小头畸形、智力迟钝。尚可导致胎儿心、胃肠道和 / 或肝畸形等。妊娠后期应用可引起母体及胎儿出血、死胎。因此在妊娠 6～12 周及妊娠第Ⅲ周期中段后禁用本品，而易栓症妊娠期妇女在此期内抗凝治疗可给予小剂量肝素。遗传性易栓症妇女在妊娠中期（妊娠 4～6 个月），采用本品预防或治疗血栓复发者，必须接受严密的实验监测。

（4）药物对哺乳的影响：少量华法林可分泌入乳汁，但乳汁及婴儿血浆中药物浓度极低，对婴儿影响较小。

（5）用药前后及用药时应当检查或监测：①用药期间应定时测定国际标准比值（INR 维持在 2.0～3.0），凝血酶原时间（应保持在 25～30 秒）。凝血酶原活性至少应为正常值的 25%～40%（不能用凝血时间或出血时间代替上述两指标），并严密观察口腔黏膜、鼻腔、皮下出血，减少不必要的手术操作，避免过度劳累和易致损伤的活动。②疗程中应随访检查大便潜血及尿潜血等。

（6）用药时须严格掌握适应证，在无凝血酶原测定的条件时，切不可滥用本品，以防过量引起低凝血酶原血症，导致出血。

（7）不同患者对本品的反应不一，用量务必个体化。

（8）依据凝血酶原时间而调整用量，一般维持正常对照值的 1.5～2.5 倍或以抗凝治疗的国际标准比值（INR）作监控，控制靶标 INR 在 2.0～3.0 之间。

（9）由于本品系间接作用的抗凝药，半衰期长，给药 5～7 日后疗效才可稳定，故维持量的足够与否务必观察 5～7 日后才能判断。

（10）当凝血酶原时间已显著延长至正常的 2.5 倍以上，或发生少量出血倾向时，应立即减量或停药；当凝血酶原时间超过正常的 2.5 倍（正常值为 12 秒）、凝血酶原活性降至正常的 15% 以下或出现出血时，也应立即停药。严重时可用维生素 K 口服（4～20mg）或缓慢静脉注射（10～20mg），用药后 6 小时凝血酶原时间可恢复至安全水平；也可输入冷冻血浆沉淀物、新鲜全血、血浆或凝血酶原复合物。

（11）对急需抗凝者应先选用肝素，一般在全量肝素已见抗凝作用后，再以华法林等香豆素类药物进行长期抗凝治疗。

（12）本品过量易致出血。早期可有瘀斑、紫癜、牙龈出血、鼻出血、伤口出血经久不愈、月经过多等。出血可发生在任何部位，特别是泌尿和消化道。肠壁血肿可致亚急性肠梗阻，也可见硬膜下和颅内血肿。任何穿刺均可引起血肿，严重时局部压迫症状明显。

【药物相互作用】该药在体内经细胞色素 P450 氧化酶进行生物转化，为细胞色素 P4501A2、2C9、2C19、3A4 酶系统底物，应注意与经该酶系统代谢的药物共同使用时可能存在药物相互作用。

（1）阿司匹林、水杨酸钠、胰高血糖素、奎尼丁、吲哚美辛、保泰松、奎宁、依他尼酸、甲硝唑、别嘌醇、红霉素、氯霉素、某些氨基糖苷类抗生素、头孢菌素类、苯碘达隆、西咪替丁、氯贝丁酯、对乙酰氨基酚等增强本品的抗凝作用。

（2）苯妥英钠、巴比妥类、口服避孕药、雌激素、考来烯胺、利福平、维生素K类、氯噻酮、螺内酯、皮质激素等降低本品的抗凝作用。

（3）不能与本品合用的药物：盐酸肾上腺素、阿米卡星、维生素B_{12}、间羟胺、缩宫素、盐酸氯丙嗪、盐酸万古霉素等。

（4）本品与水合氯醛合用，其药效和毒性均增强，应减量慎用。维生素K的吸收障碍或合成下降也影响本品的抗凝作用。

【剂型和规格】

片剂：规格暂以国家药品管理部门批准的规格为准。

【贮存】避光、密闭保存。

264．尿激酶△　Urokinase

【药理作用】本品直接作用于内源性纤维蛋白溶解系统，能催化裂解纤溶酶原成纤溶酶，后者不仅能降解纤维蛋白凝块，亦能降解血液循环中的纤维蛋白原、凝血因子Ⅴ和凝血因子Ⅷ等，从而发挥溶栓作用。本品对新形成的血栓起效快、效果好。本品还能提高血管ADP酶活性，抑制ADP诱导的血小板聚集，预防血栓形成。本品在静脉滴注后，患者体内纤溶酶活性明显提高；停药几小时后，纤溶酶活性恢复原水平。但血浆纤维蛋白或纤维蛋白原水平的降低，以及它们的降解产物的增加可持续12～24小时。本品增加纤溶酶活性，降低血液循环中的未结合型纤溶酶原和与纤维蛋白结合的纤溶酶原，可能出现严重的出血危险。

本品静脉给予后经肝脏快速清除，血浆半衰期≤20分钟。少量药物经胆汁和尿液排出。肝硬化等肝功能受损患者其半衰期延长。

【适应证】本品主要用于血栓栓塞性疾病的溶栓治疗。包括急性广泛性肺栓塞、胸痛6～12小时的冠状动脉栓塞和心肌梗死、症状短于3～6小时的急性期脑血管栓塞、视网膜动脉栓塞和其他外周动脉栓塞症状严重的髂-股静脉血栓形成者。也用于人工心瓣手术后预防血栓形成，保持血管插管和胸腔及心包腔引流管的通畅等。溶栓的疗效均需后继的肝素抗凝加以维持。

【用法和用量】

（1）肺栓塞：初次剂量4 400U/kg，以0.9%氯化钠注射液或5%葡萄糖注射液配制，以90ml/h速度10分钟内滴完；其后以每小时4 400U的给药速度，连续静脉滴注2小时或12小时。也可15 000U/kg，0.9%氯化钠注射液配制后肺动脉内注入；必要时，可根据情况调整剂量，间隔24小时重复一次，最多使用3次。

（2）心肌梗死：建议以0.9%氯化钠注射液配制后，按6 000U/min速度冠状动脉内连续滴注2小时，滴注前应先行静脉给予肝素2 500～10 000U。也可将本品200万～300万U配制后静脉滴注，45～90分钟滴完。

（3）外周动脉血栓：以0.9%氯化钠注射液配制本品（浓度2 500U/ml），4 000U/min速度经导管注入血凝块。每2小时夹闭导管1次；可调整滴入速度为1 000U/min，直至血块溶解。

（4）防治心脏瓣膜替换术后的血栓形成：可用本品4 400U/kg，0.9%氯化钠注射液配制后10～15分钟滴完。然后以每小时4 400U/kg静脉滴注维持。当瓣膜功能正常后即停止用药；如用药24小时仍无效或发生严重出血倾向应停药。

（5）脓胸或心包积脓：常用抗生素和脓液引流术治疗。引流管常因纤维蛋白形成凝块而阻塞引流管。此时可胸腔或心包腔内注入灭菌注射用水配制（5 000U/ml）的本品10 000～250 000U。既可保持引流管通畅，又可防止胸膜或心包粘连或形成心包缩窄。

（6）眼科应用：用于溶解眼内出血引起的前房血凝块。使血块崩解，有利于手术取出。常用量为5 000U，用2ml 0.9%氯化钠注射液配制冲洗前房。

（7）儿童用药：本品在儿童中应用的安全性和有效性尚未见报道。

【禁忌证】

（1）急性内脏出血、急性颅内出血、陈旧性脑梗死、近两个月内进行过颅内或脊髓内外科手术、颅内肿瘤、动静脉畸形或动脉瘤、出血素质、严重难控制的高血压患者禁用。

（2）相对禁忌证包括延长的心肺复苏术、严重高血压、近4周内的外伤、3周内手术或组织穿刺、妊娠、分娩后10日、活跃性溃疡病患者。

【不良反应】

（1）出血：可为表浅部位的出血，也可为内脏出血，严重者需输血，甚至导致死亡。严重出血的发生率为1%～5%，其中脑出血的发生率一般＜1%。发生严重出血并发症时须立即停止输注，必要时输新鲜血或红细胞、纤维蛋白原等，也可试用氨基己酸等抗纤溶药注射止血，但通常效果不显著。

（2）可发生轻度过敏，如皮疹、支气管痉挛和发热等。

（3）可有恶心、呕吐、食欲缺乏等消化道反应。

（4）可能导致血清转氨酶升高。

【注意事项】

（1）应用本品前，应对患者进行红细胞容量、血小板计数、凝血酶时间（TT）、凝血酶原时间（PT）、活化部分凝血活酶生成时间（aPTT）测定。TT和aPTT应在小于2倍延长的范围内。

（2）用药期间应密切观察患者反应，如心率、体温、呼吸频率和血压、出血倾向等，至少每4小时记录1次。

(3) 静脉给药时，要求穿刺一次成功，以避免局部出血或血肿。

(4) 动脉穿刺给药后，应在穿刺局部加压至少 30 分钟，并用无菌绷带和敷料加压包扎，以免出血。

(5) 下述情况使用本品会使所冒风险增大，应权衡利弊后慎用本品：①近 10 日内分娩、进行过组织活检、静脉穿刺、大手术的患者及严重胃肠道出血患者。②极有可能出现左心血栓的患者，如二尖瓣狭窄伴心房纤颤。③亚急性细菌性心内膜炎患者。④继发于肝、肾疾病而有出血倾向或凝血障碍的患者。⑤妊娠期妇女、脑血管病患者和糖尿病性出血性视网膜病患者。

【药物相互作用】本品与其他药物的相互作用尚无报道，但鉴于本品为溶栓药，故不建议大剂量本品与影响血小板功能的药物或抗凝药物合用，可能会增加出血风险。如阿司匹林、吲哚美辛、肝素、口服抗凝药物等。

【剂型和规格】

注射用无菌粉末：25 万单位。

【贮存】避光、密闭、10℃以下保存。

265. 达比加群酯 Dabigatran Etexilate

【药理作用】本品为小分子前体药物，未显示有药理学活性，口服给药后，达比加群酯可被迅速吸收，并在血浆和肝脏经由酯酶催化水解转化为达比加群。达比加群为强效、竞争性、可逆性、直接凝血酶抑制剂，可以抑制游离的和纤维蛋白结合的凝血酶，抑制凝血酶诱导的血小板聚集。

达比加群绝对生物利用度约为 6.5%，健康志愿者口服本品后，0.5～2 小时达到峰浓度。进食不会影响达比加群酯的生物利用度，但是会使达峰时间延后 2 小时。达比加群酯的胶囊外壳为羟丙基甲基纤维素（HPMC），去除胶囊直接服用其中颗粒时口服生物利用度会增加最多 75%，因此，服用时应保持胶囊的完整性。多次给药后，达比加群终末半衰期约为 12～14 小时，在肾功能不全患者中显著延长。达比加群主要以原型经过尿液排泄（85%），清除率与肾小球滤过率相当。

【适应证】预防存在以下一个或多个危险因素的成人非瓣膜性房颤患者的卒中或全身性栓塞：先前曾有卒中、短暂性脑缺血发作或全身性栓塞；左室射血分数＜40%；伴有症状的心力衰竭，NYHA 心功能分级≥2 级；年龄≥75 岁；年龄≥65 岁，且伴有糖尿病、冠心病或高血压任一疾病。

【用法和用量】餐时或餐后口服，服用时应保持胶囊的完整。成人推荐剂量为每次 150mg，每日 2 次。对于存在增加出血风险的因素，如年龄≥75 岁，中度肾功能不全（Cl30～50ml/min），或接受强效 P- 糖蛋白抑制剂联合治疗，或接受抗血小板药物联合治疗，或存在胃肠道出血的患者，可考虑将每日剂量减为每次 110mg，每日 2 次。80 岁及以上的患者剂量为每次 110mg，每日 2 次。

如发生漏服，不能弥补因漏服剂量而使用双倍剂量的药物。若距离下次用药时间大于 6 小时，仍能服用本次漏服的剂量，如距离下次用药时间不足 6 小时，则应跳过此次漏服的剂量。

【禁忌证】下列情况禁用：

（1）已知对活性成分或本品任一辅料过敏者。

（2）重度肾功能不全患者（Cl＜30ml/min）。

（3）临床上显著的活动性出血。

（4）有大出血显著风险的病变或状况。

（5）联合应用任何其他抗凝药物。

（6）有预期会影响存活时间的肝功能不全或者肝病。

（7）联合使用环孢素，全身应用酮康唑、伊曲康唑、他克莫司或决奈达隆。

（8）人工机械瓣膜。

【不良反应】常见：鼻出血、胃肠道出血、腹痛、腹泻、消化不良、恶心、肝功能异常、贫血；偶见：血肿、颅内出血、直肠出血、皮肤出血、咯血、创伤性出血、过敏、皮疹、胃食管炎、呕吐；罕见：血管性水肿、荨麻疹、肝酶升高、高胆红素血症、给药部位出血等。

【注意事项】

（1）治疗期间应该密切监测出血或贫血的体征，尤其在高危患者中。

（2）如发生严重出血，应停止治疗并寻找原因。

（3）发生急性肾衰竭的患者应该停用本品。

（4）不推荐肝酶升高＞2 倍正常上限的患者使用本品，因为缺乏经验。

（5）肾功能减退（Cl30～50ml/min）、年龄≥75 岁、低体重（小于 50kg）或使用强效 P- 糖蛋白抑制剂（如胺碘酮、奎尼丁或维拉帕米）可能使达比加群血药浓度升高。

（6）提示可能出血风险增加的抗凝检测指标：稀释凝血酶时间（diluted thrombin time，dTT）＞200ng/ml，蛇静脉酶凝结时间（ecarin cldotting time，ECT）＞3ULN，aPTT＞2ULN。

（7）合并使用抗血小板药物可能增加出血风险因素。

（8）急性缺血卒中治疗时，如患者 dTT、ECT 或 aPTT 未超过参考值正常上限可考虑使用溶栓药物。

（9）手术或有创操作可能会导致使用达比加群患者出血风险升高，因操作暂停本品时应谨慎，并进行抗凝检测。需要考虑不同肾脏功能清除药物的能力，并依据手术出血风险进行评估。

（10）如需紧急操作，应暂停使用本品，在可能的情况下延迟手术或操作至末次给药后至少 12 小时。如果不能推迟，可能会出现出血风险增加，应根据操作紧迫性和出血风险综合权衡。

（11）椎管内麻醉等操作可能会增加血肿的发生风险，需要彻底止血。在拔除导管后，应至少间隔 2 小时方可给予首剂达比加群，并监测血肿情况。

（12）本品常规不需要抗凝监测，但可能会造成 INR 升高的假阳性结果。

（13）本品可能导致 TT 显著延长。

（14）人工心脏瓣膜患者禁用本品，尚无其他瓣膜性心脏病（包括存在的生物心脏瓣膜）的房颤患者使用达比加群预防血栓事件的研究，因此在这些患者中不推荐使用本品。

【药物相互作用】

（1）与抗凝药物如普通肝素、低分子肝素和肝素衍生物（磺达肝癸钠和地西卢定）、溶栓药物、维生素 K 拮抗剂、利伐沙班和其他口服抗凝药以及抗血小板药物如 GPⅡb/ⅢA 受体拮抗剂、替格瑞洛、普拉格雷、右旋糖酐、磺吡酮等合用可能增加出血风险。

（2）与阿司匹林联合使用可能会导致出血风险的升高。

（3）使用消除半衰期＞12 小时的 NSAIDs 时，建议对出血体征进行密切观察。

（4）达比加群和达比加群酯不经过细胞色素 P450 代谢，且对人细胞 P450 无体外作用，预期不会发生与达比加群的药物相互作用。

（5）达比加群酯是 P- 糖蛋白的底物，禁止与环孢素、全身用酮康唑、伊曲康唑、他克莫司和决奈达隆联合使用，不建议泊沙康唑与本品联合使用。

（6）与其他强效 P- 糖蛋白抑制剂如胺碘酮、奎尼丁或维拉帕米联合使用需谨慎。

（7）与 P- 糖蛋白诱导物如利福平、贯叶连翘、卡马西平或苯妥英等联合使用会降低达比加群血药浓度，因此应避免联合使用。

【剂型和规格】

胶囊：① 110mg；② 150mg。

【贮存】 密封，25℃以下干燥保存。

266. 利伐沙班 Rivaroxaban

【药理作用】 利伐沙班是一种口服、具有生物利用度的Ⅹa 因子抑制剂，其选择性地阻断Ⅹa 因子的活性位点，且不需要辅因子（如抗凝血酶Ⅲ）发挥活性。通过内源性及外源性途径活化Ⅹ因子为Ⅹa 因子（FⅩa），在凝血级联反应中发挥作用。

利伐沙班吸收迅速，服用后 2～4 小时达到最大浓度，口服几乎完全吸收，进食对于 10mg 利伐沙班的 AUC 和 C_{max} 无影响，不受进食的限制；15mg 和 20mg 利伐沙班餐后服用比空腹服用 AUC 增加 39%，C_{max} 升高 76%，因此应与食物同服。在餐后条件下，10mg、15mg 和 20mg 片剂吸收与剂量成比例增加。利伐沙班与血浆蛋白（主要是血清白蛋白）结合率高，约 92%～95%，稳态分布容积约为 50L。利伐沙班通过 CYP3A4、CYP2J2 和非依赖 CYP 机制进行代谢，2/3 通过代谢降解后，其中一半通过肾脏，另一半通过粪便途径排出，1/3 以药物原型直接通过肾脏主动分泌排泄。利伐沙班全身清除率约为 10L/h，以 1mg 剂量静脉给药后消除半衰期约为 4.5 小时，消除半衰期在青年人群为 5～9 小时，在老年人群中为 11～13 小时。体外研究显示，利伐沙班是 P- 糖蛋白和乳腺癌耐药蛋白的底物。

【适应证】

（1）用于择期髋关节或膝关节置换手术成年患者，用于预防静脉血栓形成。

（2）用于治疗成人深静脉血栓形成，降低急性 DVT 后 DVT 复发和肺栓塞的风险。

（3）用于具有一种或多种危险因素（如：充血性心力衰竭、高血压、年龄≥75 岁、糖尿病、卒中或短暂性脑缺血发作病史）的非瓣膜性房颤成年患者，以降低卒中和全身性栓塞的风险。

【用法和用量】利伐沙班 10mg 服用不受饮食限制，15mg 和 20mg 建议与食物同服。

（1）预防择期髋关节或膝关节置换术成年患者的静脉血栓形成：10mg 每日 1 次。如伤口已经止血，首次给药时间应在 6～10 小时之间。髋关节大手术患者推荐疗程为 35 日，膝关节大手术患者推荐疗程为 12 日。如发生漏服，应立即服用利伐沙班，并与次日开始继续每日服药 1 次。中度肾功能受损（肌酐清除率 30～49ml/min）无须调整剂量，避免在 Cl ＜ 30ml/min 患者中使用利伐沙班。

（2）治疗深静脉血栓形成（deep vein thrombosis，DVT），降低急性 DVT 后 DVT 复发和 PE 的风险：初始剂量 15mg，每日 2 次，疗程 3 周，如发生漏服，应立即服用并确保日剂量 30mg；随后维持治疗及降低 DVT 复发和 PE 风险的剂量是 20mg，每日 1 次，如发生漏服，应立即服用，之后依据推荐剂量继续每日 1 次给药，不应在一日之内将剂量加倍。避免在 Cl＜30ml/min 的患者中使用利伐沙班。

（3）用于非瓣膜性房颤成年患者，降低卒中和全身性栓塞的风险：20mg

每日 1 次。对于低体重和高龄（>75 岁）的患者，可根据患者情况，使用 15mg 每日 1 次，如发生漏服，应立即服用，之后依据推荐剂量继续每日 1 次给药，不应在一日之内将剂量加倍。在预防卒中和全身栓塞的获益大于出血风险的情况下，应接受长期治疗。不建议 Cl<15ml/min 的患者使用利伐沙班。

【禁忌证】下列情况禁用：

(1) 对利伐沙班或片剂中任何辅料过敏的患者。

(2) 有临床明显活动性出血的患者。

(3) 具有大出血显著风险的病灶或病情，例如目前或近期患有消化道溃疡、存在出血风险较高的恶性肿瘤，近期发生脑部或脊椎损伤，近期接受脑部、脊椎或眼科手术，近期发生颅内出血，已知或疑似食管静脉曲张，动静脉畸形，血管动脉瘤或重大脊椎内或脑内血管畸形。

(4) 联合应用任何其他抗凝药物，除非在由该种治疗转换至本药或普通肝素用于维持中心静脉或动脉置管通畅的必要剂量情况下可用。

(5) 伴有凝血异常和临床相关出血风险的肝病患者，包括达到 Child-Pugh B 级和 C 级的肝硬化患者。

(6) 妊娠期和哺乳期妇女。

【不良反应】最常见为出血，可能有致死性出血、重要器官出血等，此外，可见伤口废物增多、上腹部疼痛、消化不良、背痛、牙痛等。上市后研究可见粒细胞缺乏、血小板减少、肝细胞损伤、过敏、史 - 约综合征等。

【注意事项】

(1) 在无充分替代抗凝的情况下，提前停止任何口服抗凝药包括利伐沙班，因可能导致血栓事件风险升高，如因病理性出血或已完成治疗之外的原因必须提前停用利伐沙班应考虑给予另一种抗凝药物。

(2) 在较高出血风险患者中使用利伐沙班时，应权衡患者血栓事件与出血风险后谨慎使用，如发生严重出血，必须停用利伐沙班。

(3) 在出血风险高的患者中开始治疗后，需要密切监测出血和贫血体征的症状，包括定期测定血红蛋白。

(4) 采用硬膜外麻醉或脊椎穿刺时，接受抗血栓药物预防的患者可能会发生硬膜外或脊柱血肿的风险，可能导致长期或永久性瘫痪。为减少潜在出血风险，应在利伐沙班抗凝效应较低时放置或移除硬膜外导管或进行腰椎穿刺。至少 2 个半衰期，即年轻患者末次给药后 18 小时，老年患者至少 26 小时后取出硬膜外导管，取出导管后 6 小时才能服用利伐沙班。如果进行了创伤性穿刺，应延迟给药至 24 小时。

(5) 维生素 K 拮抗剂转换为利伐沙班：对于降低卒中和全身性栓塞风险

的患者，停用维生素K拮抗剂，在INR≤3.0时开始利伐沙班治疗；对于DVT和预防DVT复发和PE风险的患者，停用VKA，在INR≤2.5时开始利伐沙班治疗。

（6）利伐沙班转换为维生素K拮抗剂：应联用利伐沙班和VKA，直至INR≥2.0。在转换期前2日应使用VKA标准起始剂量，随后根据INR结果调整VKA剂量。利伐沙班可能会导致INR升高。检测INR应该在利伐沙班给药后24小时后，下一次利伐沙班给药之前进行。

（7）从肠外抗凝剂转换为利伐沙班：应在下一次预定给药时停用肠外抗凝并在0～2小时前开始服用利伐沙班，如为持续给药（如普通肝素），应在停药时开始服用利伐沙班。

（8）从利伐沙班转换为肠外抗凝剂：停用利伐沙班，并在下一次预定给药时间给予首剂肠外抗凝药。

（9）对于既往未接受过抗凝治疗且经食管超声心动图引导下的心脏复律治疗的患者，应至少在心脏复律前4小时开始服用利伐沙班，以保证充分抗凝。

（10）对于所有患者，在心脏复律之前应确认患者已经预先服用利伐沙班。

（11）目前尚无针对利伐沙班的特异性拮抗剂，利伐沙班不能通过透析清除，硫酸鱼精蛋白和维生素K预期不会影响利伐沙班的抗凝活性。

（12）在健康受试者中给予凝血酶原复合物浓缩剂（PCC）后，观察到凝血酶原时间延长有部分逆转，其他促凝逆转剂如活化的凝血酶原复合物浓缩剂（aPCC）或重组Ⅶa因子（rFⅦa）尚无研究数据。

（13）利伐沙班可以碾碎给药，需要碾碎后立即口服，可以与苹果酱混合后服用，给予药物后，应立即进食。

（14）通过鼻胃管或胃饲管给药时，可将药物碾碎后，与50ml水混合成混悬液，并避免在胃远端给药，可能会减少药物的吸收，给药后立即通过肠内营养方式立即给药。

（15）碾碎的利伐沙班在水中或苹果酱中可稳定4小时，体外相容性研究表明，利伐沙班不从混悬液中吸附至PVC或硅胶鼻胃管。

【药物相互作用】

（1）合并使用P-糖蛋白及强效CYP3A4抑制剂如酮康唑、伊曲康唑、伏立康唑和泊沙康唑或HIV蛋白酶抑制剂如利托那韦，将使利伐沙班暴露量增加，并可能增高出血风险，因此不建议合并使用。

（2）合并使用强效CYP3A4诱导剂利福平、苯妥英钠、卡马西平、苯巴比妥或圣约翰草，将可能使利伐沙班血药浓度降低，因此不建议合并使用，并需要对患者的血栓形成的体征和症状进行密切观察。

【剂型和规格】

片剂：① 10mg；② 15mg；③ 20mg。

【贮存】 常温（10～30℃）密封保存。

267. 重组人组织性纤溶酶衍生物△
Recombinant Human Tissue-type Plasminogen Activator Derivative

【药理作用】 重组人组织性纤溶酶衍生物是一种糖蛋白，可直接激活纤溶酶原转化为纤溶酶。当静脉给予时，本品在循环系统中表现出相对非活性状态。一旦与纤维蛋白结合后，本品被激活，诱导纤溶酶原转化为纤溶酶，导致纤维蛋白降解，血块溶解。

本品可从血液循环中迅速清除，主要经过肝脏代谢（血浆清除率为550～680ml/min），分布半衰期（$t_{1/2\alpha}$）为4～5分钟，20分钟后，血浆中药物含量约为初始的10%，深室残留量的消除半衰期约为40分钟。

【适应证】

（1）用于急性心肌梗死：症状发生6小时以内和6～12小时的急性心肌梗死。

（2）用于血流不稳定的急性大面积肺栓塞。

（3）用于急性缺血性脑卒中：在急性缺血性脑卒中症状发生后的3小时内进行。

【用法和用量】

（1）急性心肌梗死——6小时以内：90分钟加速给药法，15mg静脉推注，随后30分钟持续静脉滴注50mg，剩余35mg在60分钟内持续滴注，直至最大剂量达到100mg。对于体重在65kg以下的患者，15mg静脉推注，随后按照0.75mg/kg的剂量持续静脉滴注30分钟，最大剂量50mg，剩余的按照0.5mg/kg的剂量持续静脉滴注60分钟，最大剂量35mg。

除非有禁忌，症状发生后应尽快给予阿司匹林并维持终身使用。

（2）急性心肌梗死——6～12小时：3小时给药法，10mg静脉推注，随后1小时持续静脉滴注50mg，剩余剂量每30分钟静脉滴注10mg，直至3小时末滴注完成，最大剂量为100mg。对于体重在65kg以下的患者：给药总剂量不应超过1.5mg/kg，最大剂量为100mg。

除非有禁忌，症状发生后应尽快给予阿司匹林并维持终身使用。

（3）肺栓塞：10mg在1～2分钟内静脉推注，随后2小时持续静脉滴注90mg。体重在65kg以下的患者，给药总剂量不应该超过1.5mg/kg。

滴注本品后，当活化部分凝血活酶时间（aPTT）低于2ULN时，应给予或再次给予肝素，根据 aPTT 调整肝素剂量，维持 aPTT 为 50～70 秒（1.5～2.5ULN）。

（4）急性缺血性脑卒中：应在症状发作的 3 小时内开始。推荐总剂量为 0.9mg/kg（总剂量最大 90mg），先静脉推注总剂量的 10%，剩余剂量在随后 60 分钟内持续滴注。

【禁忌证】

（1）对本品活性成分或任何其他组成成分过敏者禁用。

（2）本品不可用于有出血高危倾向者：①目前或过去 6 个月中有显著的出血疾病；②已知出血体质；③口服抗凝药物，如华法林；④显著的或是近期有严重的或危险的出血；⑤已知有颅内出血史或疑有颅内出血；⑥疑有蛛网膜下腔出血或处于因动脉瘤而导致的蛛网膜下腔出血状态；⑦有中枢神经系统病变史或创伤史（如肿瘤、动脉瘤以及颅内或椎管内手术）；⑧最近（10 日内）曾进行有创心外按压、分娩或非压力性血管穿刺（如锁骨下或颈静脉穿刺）；⑨严重的未得到控制的动脉高血压；⑩细菌性心内膜炎或心包炎；⑪急性胰腺炎；⑫近 3 个月有胃肠溃疡病史、食管静脉曲张、动脉瘤或动脉 / 静脉畸形史；⑬出血倾向的肿瘤；⑭严重的肝病，包括肝功能衰竭、肝硬化、门静脉高压（食管静脉曲张）及活动性肝；⑮近 3 个月严重创伤或大手术。

（3）治疗急性心肌梗死的补充禁忌：①出血性卒中病史或不明起因的卒中病史；②过去 6 个月有缺血性脑卒中或短暂性脑缺血发作（transient ischemic attack，TIA）病史，3 小时内发生的缺血性脑卒中除外。

（4）治疗急性肺栓塞时的补充禁忌：①出血性卒中病史或不明起因的卒中病史；②过去 6 个月有缺血性脑卒中或 TIA 病史，3 小时内发生的缺血性脑卒中除外。

（5）治疗急性缺血性脑卒中时的补充禁忌：①症状发作已经超过 3 小时或无法确知症状发作时间；②开始治疗前神经功能缺陷轻微或症状迅速改善；③经临床和 / 或影像学检查评定为严重脑卒中（NIHSS＞25）；④脑卒中发作时伴随癫痫发作；⑤ CT 扫描显示有颅内出血迹象；⑥ CT 扫描未见异常但仍怀疑蛛网膜下腔出血；⑦ 48 小时内曾使用肝素且 aPTT 高于实验室正常值上限；⑧有脑卒中病史并伴有糖尿病；⑨近 3 个月内有脑卒中病史；⑩血小板计数低于 100×10^9/L；⑪收缩压＞185mmHg 或舒张压＞110mmHg，或需要强力（静脉内用药）治疗手段以控制血压在限制范围内；⑫血糖＜50mg/dL 或高于 400mg/dL。

【不良反应】最常见出血，可导致 HCT 和 / 或 HGB 下降，各种穿刺部位和导管放置部位出血，颅内出血，呼吸道出血，胃肠道出血，泌尿生殖器出血等；常见血压下降、体温升高，不常见过敏 / 过敏样反应。

【注意事项】

（1）必须有足够的监测手段，必须经过适当培训且有溶栓治疗经验的医生使用，并需要适当的设备来监测，建议配备标准复苏装置。

（2）避免使用硬质导管。

（3）治疗急性心肌梗死时，不应超过 100mg，对于收缩压高于 160mmHg 的患者应权衡治疗获益和可能出现的危险。

（4）溶栓后 24 小时内不得使用血小板聚集抑制治疗。

【药物相互作用】

（1）在治疗前、同时或治疗后 24 小时内使用香豆素类药物、口服抗凝药物、血小板聚集抑制剂、普通肝素、低分子肝素等其他影响凝血的药物可增加出血风险。

（2）同时使用 ACEI 类药物可能增加过敏样反应的危险。

（3）合并使用 GPⅡb/Ⅲa 受体拮抗剂可能增加出血风险。

【剂型和规格】

注射用无菌粉末：18mg。

【贮存】保存于原始包装中，避光，低于 25℃贮存。溶液配制后应立即使用，配制好的溶液能在 2～8℃保持稳定 24 小时，勿冷冻。

（五）血容量扩充剂

血容量扩充剂主要用于大量失血、失血浆及大面积烧伤等所致的血容量降低、休克等应急情况，用以扩充血容量，改善微循环。本节收录有羟乙基淀粉 130/0.4（注射液）。

268. 羟乙基淀粉 130/0.4　Hydroxyethyl Starch 130/0.4

【药理作用】本品为中分子量（分子量为 130 000Da）的羟乙基淀粉。静脉滴注后，可较长时间停留在血液中，提高血浆渗透压，使组织液回流增多，迅速增加血容量，稀释血液，并增加细胞膜负电荷，使已聚集的细胞解聚，降低全身血黏度，改善微循环。

羟乙基淀粉的药动学与分子量和摩尔取代度密切相关。当静脉给予本品时，低于肾阈（60 000～70 000Da）的小分子很容易通过肾脏经尿排泄，大分子羟乙基淀粉在通过肾脏之前，被血浆 α- 淀粉酶降解为小分子。本品输入体内后，血浆中羟乙基淀粉的平均分子量为 70 000～80 000Da，在治疗期间保持在肾阈值之上。分布容积为 5.9L。输注本品 30 分钟后，血药浓度为最大血药浓度的 75%，6 小时后降至 14%。单次给予羟乙基淀粉 500ml，药物的清除率为 31.4ml/min，AUC 为 14.3（mg•h）/ml，$t_{1/2\alpha}$ 为 1.4 小时，$t_{1/2\beta}$ 为 12.1 小时，呈现非线性药动学特征，血药浓度在 24 小时后几乎回到基线水平。

【适应证】治疗和预防血容量不足，急性等容血液稀释(ANH)。

【用法和用量】

(1) 成人常规剂量：静脉滴注，一般用量为500～1 000ml。一日最大剂量为33ml/kg。可根据患者需要在数日内持续使用本品。治疗持续时间取决于低血容量持续的时间和程度以及血流动力学参数和稀释效果。对于长时间每日给予最大剂量的治疗方法，目前临床用药经验尚有限。

(2) 儿童用药：只有当可能获得的治疗利益大于风险时，才可使用于儿童。儿童使用的剂量，应根据每个患者的基础疾病、血流动力学参数和水合状态进行调整。

【禁忌证】

(1) 液体负荷过量(水分过多)，包括肺水肿者禁用。

(2) 少尿或无尿的肾衰竭者禁用。

(3) 接受透析治疗患者禁用。

(4) 颅内出血患者禁用。

(5) 严重高钠或高氯血症患者禁用。

(6) 已知对羟乙基淀粉和/或本品中其他成分过敏者禁用。

【不良反应】

(1) 血液：本品可改变凝血机制，导致一过性凝血酶原时间、激活的部分凝血活酶时间及凝血时间延长。大量应用时亦可引起一过性出血时间延长。

(2) 肝：在多次输注本品的患者中，有间接胆红素升高的报道，并于末次注射后96小时恢复正常。

(3) 过敏反应：少数患者使用本品可出现过敏反应，表现为眼睑水肿、荨麻疹及哮喘等。也可见类似中度流感的症状、心动过缓或心动过速、支气管痉挛、非心源性肺水肿。

(4) 其他：尚可见呕吐、颌下腺及腮腺肿大、下肢水肿等。大剂量使用时，由于稀释效应，可能引起血液成分如凝血因子、血浆蛋白稀释及血细胞比容下降。长期大剂量使用本品，患者可出现皮肤痛痒。

【注意事项】

(1) 有下列情况者慎用：①严重肝脏疾病。②严重凝血功能障碍。③有出血性疾病史者。④肾清除率下降者(应警惕循环负担过重)。⑤需预防颅内出血的神经外科手术患者。⑥充血性心力衰竭患者(国外资料)。⑦有肾损害风险因素(如高血压伴肾小动脉硬化、肾功能不全、心功能不全)患者。

(2) 药物对儿童的影响：目前尚无儿童使用本品的研究资料，用药时应权衡利弊。

(3) 药物对妊娠的影响：动物研究表明，本品对受孕、胚胎发育、分娩或产后的幼仔发育均无直接或间接的影响，也无致畸作用。但目前尚无妊娠期妇女使用本品的研究资料，妊娠期妇女用药需权衡利弊。

（4）药物对哺乳的影响：目前尚无哺乳期妇女使用本品的研究资料。

（5）药物对检验值或诊断的影响：使用本品时血清淀粉酶浓度可能会升高，可干扰胰腺炎的诊断。

（6）用药前后及用药时应当检查或监测：①定期监测肾功能和液体平衡。②密切监测血清电解质水平。③曾有肝病史的患者在多次输注本品时，应注意监测肝功能。④使用时保持药液温度在37℃左右。剩余药液不宜再用（因有空气进入）。

（7）本品仅供静脉给药，其用量及输液速度根据患者失血情况、血液浓缩程度及其血液稀释效应而定。静脉滴注时，开始的10～20ml应缓慢输入，并密切观察患者反应（因可能发生过敏反应）。对失血性休克患者，输注速度宜快，但对烧伤或感染性休克等患者宜缓慢滴入。避免过量使用本品引起体液负荷过重，特别是心功能不全和严重肾功能不全的患者（体液负荷过重的危险增加），对这类患者应调整剂量。

（8）心、肺功能正常的患者使用胶体扩容剂时，血细胞比容应不低于30%。

（9）为防止重度脱水，使用本品前应先给予晶体溶液。

（10）在静脉滴注过程中，若患者发生不可耐受的反应，应立即终止给药，并给予适当的治疗处理。同其他容量替代品一样，如使用过量，可能引起循环系统负荷过重（如肺水肿），此时应立即停药，必要时给予利尿药。

【药物相互作用】

（1）与双嘧达莫、维生素B_{12}混用时，药液会发生变化。

（2）与卡那霉素、庆大霉素、巴龙霉素等合用，可增加肾毒性。

（3）应避免与其他药物混合。如果在特别情况下需要与其他药物混合，应注意相容性（无絮状或沉淀）、无菌及均匀混合。

【剂型和规格】

氯化钠注射液：①250ml：15g；②500ml：30g。

【贮存】避光、密闭保存，不得冷冻。

（王梓凝）

第十二章

激素及影响内分泌药

激素是由内分泌系统的内分泌腺体和细胞释放的物质，通过体液传送至其他器官或细胞，对这些器官或细胞的功能发挥兴奋或抑制的调节作用。而这些内分泌腺体又通过下丘脑的级链的方式进行反馈性调节，如下丘脑 - 垂体 - 肾上腺、下丘脑 - 垂体 - 甲状腺、下丘脑 - 垂体 - 性腺等。

本章包括机体的重要内分泌腺体的激素及其相关药物，共分为八类：①下丘脑垂体激素及其类似物；②肾上腺皮质激素类药；③胰岛素及口服降血糖药；④甲状腺激素及抗甲状腺药；⑤抗甲状旁腺药；⑥雄激素及同化激素；⑦雌激素、孕激素及抗孕激素；⑧钙代谢调节药及抗骨质疏松药。

（一）下丘脑垂体激素及其类似物

269. 绒促性素　Chorionic Gonadotrophin

【药理作用】绒促性素是胎盘滋养层细胞分泌的一种促性腺激素。它能刺激性腺活动，对女性可维持和促进黄体功能，使黄体合成孕激素，与具有促卵泡激素（FSH）成分的尿促性素合用，可促进卵泡生成和成熟，并可模拟生理性的促黄体素的高峰而触发排卵。对男性，本药则有促进间质细胞释放激素的作用，能促进精细小管功能，特别是睾丸间质细胞的活动，使其产生雄激素，促进性器官和男性第二性征的发育、成熟，促使睾丸下降，并促进精子形成。

本品口服可被胃肠道破坏，故仅供注射用。肌内注射和皮下注射本药在吸收程度上生物等效。单次肌内注射或皮下注射后，男性和女性的达峰时间分别约 6 小时后和约 20 小时后。给药 36 小时内发生排卵。24 小时内 10%～12% 以原型经肾随尿排出。消除半衰期约为 33 小时。

【适应证】

（1）女性：①下丘脑 - 垂体功能低下或不协调的无排卵性不孕症，用以诱导排卵。常与氯米芬或尿促性素配合使用。②在助孕技术中与尿促性素配合，用于有正常排卵的妇女，以刺激超排卵。③用于黄体功能不全，先兆流产或习惯性流产。④用于功能性子宫出血。

（2）男性：①用于促性腺激素分泌不足的性腺功能减退和伴原发性精液异常的生育力低下。与促性素联合长期应用，可促使低促性腺激素男性性功能减退患者的精子形成。②用于促性腺激素垂体功能不足导致的青春期延缓。③用于青春期前隐睾症的诊断和治疗。

【用法和用量】

（1）成人：肌内（或皮下）注射给药。①下丘脑 - 垂体功能低下或不协调的无排卵性不孕症，如与氯米芬配合，可在停用氯米芬后的第 7 日，一次肌内注射 5 000 单位。如与尿促性素配合，应从月经周期第 8 周起 B 超监测卵泡发育，或进行尿雌激素测定，如卵泡平均直径达 18～20mm，或尿雌激素高峰后 24 小时，则一次给予本品 5 000～10 000 单位，并建议患者在 36 小时内同房。②黄体功能不全，自排卵之日起，一次 1 500 单位，隔日 1 次，剂量根据患者的反应进行调整。妊娠后，须维持原剂量直至妊娠 7～10 周。③先兆性流产或习惯性流产，一次 3 000～5 000 单位，每 1～2 日 1 次，共 5～10 次。④功能性子宫出血，一日 300～1 500 单位，连用 3～5 日。⑤助孕技术，用于刺激正常排卵的妇女超促排卵，常与尿促性素配合，从月经周期第 8 日起 B 超监测卵泡发育，当卵泡直径达 16～17mm 时，注射本药 5 000～10 000 单位，注射后 32～36 小时取卵。⑥体外受精，于胚胎移植当日起，一次 3 000 单位，每 1～2 日 1 次，共 3 次。⑦男性促性腺激素低下性不育症，一次 2 000 单位，一周 2 次，持续 3～6 个月至睾丸体积达 8ml，再同时注射本品及 FSH 各 12.5 单位，一周 3 次，约用 12 个月直至精子形成，配偶受孕。

（2）儿童：肌内（或皮下）注射给药。①青春期延缓，一次 1 500 单位，一周 2～3 次，至少使用 6 个月。剂量可根据患者反应做相应调整。②隐睾症，2 岁以下，一次 250 单位，一周 2 次，使用 6 周；2～6 岁，一次 500～1 000 单位，一周 2 次，使用 6 周；6 岁以上，一次 1 500 单位，一周 2 次，使用 6 周。必要时可重复上述治疗。剂量可根据患者反应做相应调整。③男性发育迟缓者睾丸功能测定，一次 2 000 单位，一日 1 次，连续 3 日。

【禁忌证】

（1）对本品任何成分过敏者禁用。

（2）下列情况禁用：①性早熟；②垂体增生或肿瘤；③男性前列腺癌或其他雄激素依赖性肿瘤；④诊断未明的阴道流血、子宫肌瘤、卵巢囊肿或卵巢肿大；⑤先天性性腺缺如或性腺切除术后；⑥血栓性静脉炎；⑦生殖系统炎性疾病；⑧哺乳期妇女。

【不良反应】

（1）女性：①用于促排卵时，较多见诱发卵巢囊肿或轻至中度的卵巢肿大，并伴轻度胃胀、胃痛、下腹痛，一般可在2～3周内消退。少见严重的卵巢过度刺激综合征（OHSS），是由于血管通透性显著增高，使体液在胸腹腔和心包腔内迅速大量聚集，从而引起多种并发症（如血容量降低、电解质紊乱、血液浓缩、腹腔出血、血栓形成等）所致，临床表现为腹部或下腹剧烈疼痛、消化不良、恶心、呕吐、腹泻、气促、尿量减少、下肢水肿等。多发生在排卵后7～10日，也可在治疗结束后发生，此种反应后果严重，可危及生命。②进行助孕技术治疗的女性的流产率高于正常女性。

（2）男性：偶见乳腺发育；大剂量使用偶见水钠潴留（雄激素生成过量所致）；青春期前男孩使用可引起骨骺早闭或性早熟。

（3）其他：偶有过敏反应。较少见乳房肿大、头痛、易激动、抑郁、易疲劳、小腿和/或足部水肿、注射局部疼痛等。

【注意事项】

（1）下列情况应慎用：①癫痫；②偏头痛；③哮喘；④心脏病；⑤高血压；⑥肾功能损害。

（2）对妊娠期妇女的影响：①用本药促排卵可增加多胎率，从而使胎儿发育不成熟，并有发生早产的可能；②使用本药后妊娠，虽有死胎或先天性畸形的报道，但未证实与本药有直接关系；③本药仅用于黄体阶段支持，不能用于妊娠期间。

（3）用药期间需注意以下随访检查：①用于诱导排卵时，用药前应做盆腔检查及B超检查估计卵巢大小及卵泡发育情况。雌激素浓度开始上升后，应每日B超检查，直到停用本药后2周，以减少卵巢过度刺激综合征（OHSS）的发生。每日测量基础体温，如有排卵可出现双相体温。在用尿促性素1周后，须每日测尿雌激素量，在雌激素高峰出现后24小时开始用本药，测定雌激素也可检测卵巢过度刺激的情况。测定孕酮和宫颈黏液检查，有助于了解卵泡成熟程度或是否已有排卵。②用于男性性功能低下症，测定血清睾酮水平，以排除其他原因所致的性腺功能低下，也可用于疗效评价。精子计数及精子活力的检测也可用于评价疗效。用于青春期前男孩，应定期监测骨骼成熟的情况。

（4）除了男性促性腺激素功能不足、为促发精子生成之外，其他情况本药不宜长期连续使用。

（5）本药对检验值或诊断的影响：①妊娠试验可出现假阳性，故应在用药10日后进行检查；②可使尿17-酮类固醇及其他甾体激素的分泌增加。

【药物相互作用】无临床意义的药物相互作用。

【剂型和规格】

注射用无菌粉末：①500单位；②1 000单位；③2 000单位；④5 000单位。

【贮存】凉暗处（避光并不超过20℃）保存。

270. 去氨加压素 Desmopressin

【药理作用】去氨加压素具有较强的抗利尿作用和较弱的加压作用，与天然激素精氨酸加压素的结构类似；但在对半胱氨酸作脱氨基处理和以D-精氨酸取代L-精氨酸之后，使临床剂量的去氨加压素的作用时间延长，而不产生加压的副作用。

本药经鼻、舌下、口腔或口服给药均能迅速吸收，皮下或肌内注射后吸收迅速而完全。本药经鼻给药1小时或口服给药1～2小时产生抗利尿作用，口服4～7小时达最大效应。达峰时间（t_{max}）分别为：口服54～90分钟、经鼻给药30～240分钟、皮下给药87分钟，按0.3μg/kg静脉给药后为60分钟。多次给药，抗利尿作用的持续时间分别为：口服6～12小时、经鼻给药5～24小时。峰浓度和药-时曲线下面积不随剂量成比例增加。经鼻给药的生物利用度为10%～20%；口服给药后，大部分药物在胃肠道内被破坏，生物利用度仅为0.08%～0.16%，但能产生足够的抗利尿作用；皮下注射的生物利用度约为静脉注射的85%。本药不能透过血脑屏障，分布容积为0.2～0.3L/kg。研究显示本药不经肝脏代谢。经鼻给药后血浆半衰期变化较大，为24～240分钟，平均90分钟；静脉注射本药2～20μg后，血浆半衰期为50～158分钟（呈剂量依赖性）。静脉注射后24小时内，尿液中检测到的药物原型为给药量的45%。

【适应证】

(1) 用于介入性治疗或诊断性手术前，使延长的出血时间缩短或恢复正常；适用于先天性或者药物诱发血小板功能障碍、尿毒症、肝硬化及不明原因而引起的出血时间延长的患者。

(2) 对本品实验剂量呈阳性反应的轻度甲型血友病及血管性血友病的患者，可用于控制及预防小型手术时的出血。在个别情况下，本品甚至会对中度病情患者产生疗效。

(3) 本品可用于中枢性尿崩症。

(4) 本品可用作测试肾尿液浓缩功能，有助于对肾脏功能的诊断。

(5) 本品可用于治疗夜间遗尿症（6岁以及6岁以上患者）。

【用法和用量】剂量因人而异。

(1) 口服：用于治疗中枢性尿崩症，一般成人和儿童初始一次0.1mg，一日3次，再根据临床疗效调整。根据临床经验，多数成人患者的适宜剂量为一次0.1～0.2mg，一日3次。用于治疗夜间遗尿症，初始剂量为睡前服0.2mg，如疗效不显著可增至0.4mg，连续使用3个月后停用至少1周，以便评估是否需要继续治疗。治疗期间需限制饮水。

（2）静脉注射：中枢性尿崩症，成人一次 1～4μg，一日 1～2 次；1 岁以上儿童一次 0.1～1μg，一日 1～2 次；1 岁以下儿童建议首剂量 0.05μg，然后根据尿量和电解质状态进行滴定。

【禁忌证】禁用于以下患者：①对本品任何成分过敏者。②ⅡB 型血管性血友病患者。③习惯性或精神性烦渴症患者。④心功能不全者。⑤不稳定型心绞痛患者。⑥中重度肾功能不全者。⑦抗利尿激素分泌失调综合征（SIADH）患者。⑧低钠血症患者。⑨糖尿病患者。

【不良反应】常见头痛、胃痛、鼻充血、腹痛、恶心、子宫绞痛；少见血小板减少、肿胀、烧灼感、皮肤红斑、眩晕；罕见皮肤过敏反应、低钠血症和情绪障碍；个别有全身过敏。

【注意事项】

（1）急迫性尿失禁患者：器官病变导致的尿频和多尿（如良性前列腺增生、尿道感染、膀胱结石 / 膀胱癌）不适合用本品治疗。

（2）治疗夜遗尿时，应在服药前 1 小时和服药后 8 小时限制饮水，否则易出现水潴留和 / 或低钠血症及其并发症（头痛、恶心、呕吐和体重增加，更严重者可引起抽搐），到时应终止治疗直到患者完全康复。

（3）与已知可导致抗利尿激素分泌异常综合征的药物、非甾体抗炎药合用时应严格控制饮水并监测血钠水平。

（4）治疗期间，出现急性体液或电解质失衡并发症（如全身感染、发热和肠胃炎）时应立即停用。

（5）妊娠期妇女慎用，慎用于年幼者，老年人血钠低和 24 小时尿量多（＞2.8～3.0L）者发生低钠血症危险性较高，不建议用于 65 岁以上老人。

【药物相互作用】

（1）一些可引起释放抗利尿激素的药物，如三环类抗抑郁药、氯丙嗪、卡马西平等可增加抗利尿作用和增加水潴留的危险。

（2）吲哚美辛会增强患者对去氨加压素的反应性，但不影响其药效的持续时间。

（3）与洛哌丁胺合用，可使去氨加压素血药浓度上升 3 倍，增加了发生水钠潴留 / 低血钠的概率。

（4）格列本脲可抑制去氨加压素的效应。

（5）与二甲硅油合用，会影响去氨加压素的吸收。

【剂型和规格】

（1）片剂：① 0.1mg；② 0.2mg。

（2）注射液：① 1ml：4μg；② 1ml：15μg。

【贮存】片剂：室温放置和干燥处；注射液：2～8℃冷藏。

271. 重组人生长激素△
Recombinant Human Growth Hormone

【药理作用】具有与人体内源性生长激素同等的作用，刺激骨骺端软骨细胞分化、增殖，刺激软骨基质细胞增长，刺激成骨细胞分化、增殖，引起生长加速及骨骼变宽。促进全身蛋白质合成，纠正手术等创伤后的负氮平衡状态，纠正重度感染及肝硬化等所致的低蛋白血症；刺激免疫球蛋白合成，刺激淋巴样组织、巨噬细胞和淋巴细胞的增殖，增强抗感染能力；促进烧伤创面及手术切口胶原体细胞合成纤维细胞，促进巨噬细胞分裂增殖，加速伤口愈合，促进心肌蛋白合成，增加心肌收缩力，降低心肌耗氧量，调节脂肪代谢，降低血清胆固醇、低密度脂蛋白的水平；补充生长激素不足或缺乏，调节成人的脂肪代谢、骨代谢、心肾功能。

本药皮下或肌内注射两种方式的给药效果相同，皮下注射通常比肌内注射能带来更高的血清生长激素（GH）浓度，但所产生的IGF-I的浓度却是一致的。GH吸收通常校慢，血浆GH浓度通常在给药3～5小时后达到高峰；消除半衰期一般为2～3小时。在生长激素缺乏症的成年患者，静脉应用生长激素后，药物的平均终末半衰期约为0.4小时，而皮下应用后，半衰期增至2～3小时。GH通过肝脏和肾脏清除，且成人快于儿童，从尿中直接排除的未经代谢的GH极为微量。男性和女性在皮下注射生长激素后的绝对生物利用度大体相似。

【适应证】

(1) 治疗内源性生长激素分泌不足、特纳综合征或慢性肾功能不全所致的生长障碍。

(2) 治疗普拉德–威利综合征，以促进生长和改善机体的构成。

(3) 用作成人明显生长激素缺乏症的替代治疗。

(4) 治疗重度烧伤。

【用法和用量】治疗剂量与给药时间应个体化。皮下注射，注射部位应有所变化，以避免脂肪萎缩。

(1) 儿童生长激素分泌不足所致生长障碍：一般推荐剂量每日0.025～0.035mg/kg（每5.3mg相当于16U，以下同）或0.7～1.0mg/m^2，也曾使用更高剂量。

(2) 普拉德–威利综合征，用于儿童以促进生长和改善机体的构成：推荐剂量为每日0.035mg/kg或1.0mg/m^2。每日的剂量应不超过2.7mg。在生长速度低于每年1cm和接近骨骺愈合期的儿童不应使用此药进行治疗。

(3) 特纳综合征所致生长障碍：推荐剂量为每日0.045～0.050mg/kg或

1.40mg/m^2。

（4）慢性肾功能不全患者的生长障碍：建议剂量为每日 1.4mg/m^2（近似于每日 0.045～0.050mg/kg）。如生长速度太慢可采用更高剂量。经过 6 个月的治疗，剂量可能需要进行一定的调整。

【禁忌证】

（1）已知对人生长激素，或对本品及溶剂中赋形剂过敏的患者禁用。

（2）骨骺闭合的儿童患者禁止使用本品促进生长治疗。

（3）有肿瘤进展症状的患者禁用。任何已有肿瘤应是非活动性的，并且在开始本品治疗前应结束其治疗。

（4）在机体急性休克期内的严重全身感染等危重患者禁用。

（5）严重肥胖、有上气道梗阻或睡眠呼吸暂停史、严重呼吸功能受损的普拉德-威利综合征者禁用。

（6）妊娠期妇女和哺乳期妇女禁用。

【不良反应】

（1）生长激素可引起一过性高血糖现象，通常随用药时间延长或停药后恢复正常。

（2）可能发生注射部位局部一过性反应（疼痛、发麻、红肿等）。

（3）可出现体液潴留的症状（外周水肿、关节痛或肌痛），这些副作用发生较早，但发生率随用药时间而降低，罕见影响日常活动。

（4）长期注射重组人生长激素在少数患者体内引起抗体产生，抗体结合力低，无确切临床意义。但如果预期的生长效果未能达到，则可能有抗体产生，可能会影响疗效。

【注意事项】

（1）糖尿病患者可能需要调整抗糖尿病药物的剂量。

（2）对由脑瘤而造成的生长激素缺乏的患者或有颅内伤病史的患者，必须严密监测其潜在疾病的进展或复发的可能性。

（3）同时使用皮质激素会抑制生长激素的促生长作用，因此促肾上腺皮质激素（ACTH）缺乏的患者应适当调整其皮质激素的用量，以避免其对生长激素产生的抑制作用。

（4）少数患者在生长激素治疗过程中可能发生甲状腺功能低下，应及时纠正，以避免影响生长激素的疗效，因此患者应定期进行甲状腺功能的检查，必要时给予甲状腺素的补充。

（5）患内分泌疾病（包括生长激素缺乏症）的患者可能容易发生股骨头骺板滑脱，在生长激素的治疗期若出现跛行现象应注意评估。

（6）有时生长激素可导致过度胰岛素状态，因此必须注意患者是否出现葡萄糖耐量减低的现象。

（7）切忌过量用药，一次注射过量的生长激素可导致低血糖，继之出现高血糖。长期过量注射可能导致肢端肥大症状与体征以及其他与生长激素过量有关的反应。

（8）治疗期间，可能会使血糖一过性升高，但随用药时间延长或加用胰岛素治疗即可恢复正常，如加用胰岛素治疗时血糖仍＞11.1mmol/L，且持续3日以上者，应停止本品。

（9）注射部位应经常轮换以防脂肪萎缩。

【药物相互作用】糖皮质激素治疗可抑制生长，所以，同时使用糖皮质激素也会抑制重组人生长激素的促生长作用。生长激素对最终身高的作用还受到其他激素如促性腺激素、合成代谢类固醇、雌激素和甲状腺激素等治疗的影响。

【剂型和规格】

注射用无菌粉末：① 0.85mg；② 1.0mg；③ 1.2mg；④ 1.33mg；⑤ 1.6mg；⑥ 2.0mg；⑦ 3.7mg；⑧ 4.0mg。

【贮存】避光2～8℃。

（二）肾上腺皮质激素类药

肾上腺皮质激素类药可分为糖皮质激素类和盐皮质激素类。前者以氢化可的松为代表，具有调节糖、蛋白质和脂肪代谢作用以及有抗炎作用和免疫抑制作用。后者以醛固酮为代表，主要影响水、盐代谢。

生理剂量的糖皮质激素为维持生命所必需，对糖、蛋白质、脂肪、水、电解质代谢及多种组织器官的功能有重要影响；而药理剂量的糖皮质激素具有抗炎、抗过敏和免疫抑制等作用，因此其临床应用非常广泛，但长期、大剂量应用，也可能发生相应的不良反应，要注意合理使用。

本部分主要包括糖皮质激素类的氢化可的松（片剂、注射剂、注射用无菌粉末）、泼尼松（片剂）、甲泼尼龙（片剂、注射用无菌粉末）和地塞米松（片剂、注射剂）。

272. 氢化可的松 Hydrocortisone

【药理作用】①抗炎作用：糖皮质激素减轻和防止组织对炎症反应，从而减轻炎症的表现。②免疫抑制作用：防止或抑制细胞中介的免疫反应，延迟性的过敏反应，并减轻原发免疫反应的发展。③抗毒素、抗休克作用：糖皮质激素能对抗细菌内毒素对机体的刺激反应，减轻细胞损伤，发挥保护机体的作用。

本药可自消化道迅速吸收，也可经皮肤吸收，尤其在皮肤破损处吸收更快。口服约 1 小时血药浓度达峰值，血中 90% 以上的氢化可的松与血浆蛋白结合。作用可持续 1.25～1.5 日。多数主要代谢产物与葡糖醛酸结合，极少量以原型自尿液排出。其半衰期约为 100 分钟。

【适应证】主要用于肾上腺皮质功能减退症及垂体功能减退症的替代治疗，也可用于过敏性和炎症性疾病等。主要包括：

（1）用于原发性或继发性（垂体性）肾上腺皮质功能减退的替代治疗。

（2）用于治疗合成糖皮质激素所需酶系缺陷所致的各型肾上腺皮质增生症（包括 21- 羟化酶缺陷、17- 羟化酶缺陷、11- 羟化酶缺陷等）。

（3）利用激素的抗炎、免疫抑制及抗毒素、抗休克作用治疗多种疾病：①自身免疫性疾病，如系统性红斑狼疮、皮肌炎、风湿性关节炎、自身免疫性溶血、血小板减少性紫癜、重症肌无力等。②过敏性疾病，如严重的支气管哮喘、血清病、血管性水肿、过敏性鼻炎等。③器官移植排斥反应，如肾、肝、心、肺等组织移植。④中毒性感染，如中毒性菌痢、中毒性肺炎、重症伤寒、结核性脑膜炎、胸膜炎等。⑤炎症性疾患，如节段性回肠炎、溃疡性结肠炎、损伤性关节炎等。⑥血液病，如急性白血病、淋巴瘤等。⑦抗休克及危重病例的抢救等。

【用法和用量】

（1）成人

1）口服：①肾上腺皮质功能减退，一日 20～25mg（清晨服用 2/3，午餐后服 1/3）。有应激状况时，应适当加量，可增至一日 80mg，分次服用。有严重应激时改用本药静脉滴注。②类风湿关节炎、支气管哮喘等，一日 20～40mg，清晨顿服。

2）静脉注射：肾上腺皮质功能减退及垂体功能减退危象、严重过敏反应、哮喘持续状态及休克，氢化可的松注射液一次 100mg（或氢化可的松琥珀酸钠 135mg），最大日剂量可达 300mg，疗程不超过 3～5 日。

3）静脉滴注：用于各种危重病例的抢救，一次 100～200mg（特殊危重病例一日可用至 1 000～2 000mg），稀释于生理盐水或葡萄糖注射液（5% 或 10%）500ml 中，混匀后滴注，并可用维生素 C 500～1 000mg。

4）肌内注射：醋酸氢化可的松注射液一日 20～40mg。

5）关节腔内注射：关节炎、腱鞘炎、急慢性扭伤及肌腱劳损等，一次 12.5～50mg，加适量盐酸普鲁卡因注射液，摇匀后注射于关节腔中肌腱处。

6）鞘内注射：结核性脑膜炎、脑膜炎，使用醋酸氢化可的松注射液，一次 25mg（1ml）。

（2）儿童

1）口服：①肾上腺皮质功能减退，一日 20～25mg/m^2，分为每 8 小时 1

次。②抗炎和抑制免疫，一日2.5～10mg/kg，分为每6～8小时1次。③生理替代治疗，一日20～25mg/m²（或0.5～0.75mg/kg），分为每8小时1次。④先天性肾上腺皮质增生症，开始剂量，一日30～36mg/m²（早晨服用1/3，晚上服用2/3）；维持量，一日25～30mg/m²。

2）肌内注射：①抗炎和免疫抑制，一日1～5mg/kg（或30～150mg/m²），分为每12～24小时1次。②生理替代治疗，一次0.25～0.35mg/kg（或12～15mg/m²），一日1次。

3）静脉给药：抗炎和免疫抑制，一日1～5mg/kg（或30～150mg/m²），分为每12～24小时1次。

【禁忌证】

（1）对肾上腺皮质激素类药物过敏者禁用。

（2）下列疾病患者一般不宜使用：①严重的精神病（过去或现在）和癫痫。②活动性消化性溃疡、新近胃肠吻合手术、骨折、创伤修复期、角膜溃疡。③肾上腺皮质功能亢进症。④高血压。⑤糖尿病。⑥妊娠期妇女。⑦心肌梗死、内脏手术、青光眼等。⑧较重的骨质疏松等。

（3）真菌和病毒感染患者禁用。

（4）活动性肺结核患者禁用。

（5）以下患者应避免使用：动脉粥样硬化、心力衰竭或慢性营养不良。

【不良反应】

（1）大剂量或长期应用本类药物，可引起医源性库欣综合征，表现为满月脸、向心性肥胖、紫纹、出血倾向、痤疮、糖尿病倾向（血糖升高）、高血压、骨质疏松或骨折（包括脊椎压缩性骨折、长骨病理性骨折）等。

（2）可见血钙、血钾降低，广泛小动脉粥样硬化，下肢水肿，创口愈合不良，月经紊乱，股骨头缺血性坏死，儿童生长发育受抑制以及精神症状（如欣快感、激动、不安、谵妄、定向力障碍等）。

（3）其他不良反应：肌无力、肌萎缩、胃肠道刺激（恶心、呕吐）、消化性溃疡或肠穿孔、胰腺炎、水钠潴留（血钠升高）、水肿、青光眼、白内障、眼压增高、良性颅内压升高综合征等。另外，使用糖皮质激素还可并发（或加重）感染。

（4）静脉迅速给予大剂量时可能发生全身性的过敏反应，表现为面部、鼻黏膜及眼睑肿胀、荨麻疹、气短、胸闷、喘鸣等。

（5）用药后可见血胆固醇、血脂肪酸升高，淋巴细胞、单核细胞、嗜酸性粒细胞和嗜碱性粒细胞计数下降，多形核白细胞计数增加，血小板计数增加或下降。

（6）糖皮质激素停药后综合征可有以下各种不同的情况：①下丘脑-垂

体-肾上腺轴功能减退，可表现为乏力、食欲减退、恶心、呕吐、血压偏低。长期治疗后该轴功能的恢复一般需要9～12个月。②已被控制的疾病症状可于停药后重新出现。③有的患者在停药后出现头晕、头痛、昏厥倾向、腹痛或背痛、低热、食欲减退、恶心、呕吐、肌肉或关节疼痛、乏力等，经仔细检查如能排除肾上腺皮质功能减退和原来疾病的复发，则可考虑为对糖皮质激素的依赖综合征。

【注意事项】

（1）对其他肾上腺皮质激素类药物过敏者也可能对本药过敏。

（2）下列情况应慎用：心脏病患者、憩室炎患者、情绪不稳定和有精神病倾向者、肝功能不全、眼单纯疱疹、高脂蛋白血症、甲状腺功能减退症（此时糖皮质作用增强）、重症肌无力、骨质疏松、胃溃疡、胃炎或食管炎、肾功能损害或结石、结核病患者、全身性真菌感染和青光眼等。

（3）本药对儿童有以下影响：①儿童如长期使用本药及其他糖皮质激素，需十分慎重，因糖皮质激素可抑制患儿的生长和发育。②儿童或青少年长期使用本药及其他糖皮质激素必须密切观察，因长期使用糖皮质激素后，患儿发生骨质疏松症、股骨头缺血性坏死、青光眼、白内障的危险性增加。③儿童使用本药及其他糖皮质激素药的剂量除了一般按年龄或体重而定外，更应当按疾病的严重程度和患儿对治疗的反应而定。对于有肾上腺皮质功能减退的患儿的治疗，其用量应根据体表面积而定，如果按体重而定，则易过量，尤其是婴幼儿和矮小或肥胖的患儿。

（4）老年患者用本药及其他糖皮质激素易发生高血压和骨质疏松，更年期后的女性发生骨质疏松的可能性更大。

（5）本药及其他糖皮质激素类药物可透过胎盘。动物实验证实妊娠期给药可增加胚胎腭裂、胎盘功能不全、自发性流产和胎儿宫内生长发育迟缓的发生率。人类使用药理剂量的糖皮质激素可增加胎盘功能不全、新生儿体重减轻或死胎的的发生率。妊娠期妇女不宜使用。

（6）糖皮质激素的生理剂量或低药理剂量对婴儿一般无不良影响，但哺乳期妇女如接受药理性大剂量的糖皮质激素，则不应哺乳，因糖皮质激素可由乳汁分泌，可对婴儿造成不良影响（如抑制生长及肾上腺皮质功能等）。

（7）本药对检验值或诊断的影响：①长期大剂量使用可使皮肤试验结果呈假阳性，如结核菌素试验、组织胞质菌素试验和过敏反应皮试（如青霉素皮试）等。②可使甲状腺^{131}I摄取率下降，减弱促甲状腺素对促甲状腺素释放素刺激的反应，使促甲状腺激素释放激素（TRH）兴奋试验结果呈假阳性，干扰促性腺素释放激素兴奋试验的结果。③使放射性核素脑和骨显像减弱或稀疏。

(8) 用药前后及用药时应当检查或监测下列结果：①血糖、尿糖或糖耐量试验，尤其糖尿病患者或有患糖尿病倾向者。②小儿应定期监测生长和发育情况。③眼科检查，注意白内障、青光眼或眼部感染的发生。④血电解质和大便潜血。⑤血压和骨密度检查（尤其老年人）。

【药物相互作用】该药在体内经细胞色素P450氧化酶进行生物转化，为细胞色素P4503A4酶系统底物及诱导剂，应注意与经该酶系统代谢的药物共同使用时可能存在药物相互作用。

(1) 与拟胆碱药（如新斯的明、溴吡斯的明）合用，可增强后者的作用。

(2) 与维生素E或维生素K合用，可增强本药的抗炎效应，减轻撤药后的反跳现象；与维生素C合用可防治本类药物引起的皮下出血反应；与维生素A合用可消除本类药物所致创面愈合迟缓，但也影响本类药物的抗炎作用，本类药物还可拮抗维生素A中毒时的全身反应（恶心、呕吐、嗜睡等）。

(3) 本药有可能使氨茶碱血药浓度升高。

(4) 与非甾体抗炎药合用，可增加本药的抗炎作用，但可能加剧致溃疡作用。本药可降低血浆水杨酸盐的浓度，可增强对乙酰氨基酚的肝毒性。

(5) 避孕药或雌激素制剂可加强本药的治疗作用和不良反应。

(6) 与强心苷合用可提高强心效应，但也增加洋地黄毒性及心律失常的发生，故两者合用时应适当补钾。

(7) 与蛋白质同化激素合用，可增加水肿的发生率，使痤疮加重。

(8) 与两性霉素B和碳酸酐酶抑制药等排钾利尿药合用时可致严重低血钾，应注意血钾和心功能变化。长期与碳酸酐酶抑制药合用，易发生低血钙和骨质疏松；噻嗪类利尿药可消除本类药物所致的水肿。

(9) 与降糖药（如胰岛素）合用时，因可使糖尿病患者血糖升高，应适当调整降糖药剂量。

(10) 与抗胆碱能药（如阿托品）长期合用，可致眼压升高。

(11) 三环类抗抑郁药可使本药引起的精神症状加重。

(12) 可增强异丙肾上腺素的心脏毒性作用。

(13) 与单胺氧化酶抑制药合用时，可能诱发高血压危象。

(14) 与免疫抑制剂合用，可增加感染的危险性。

(15) 苯妥英钠和苯巴比妥可加速本类药物的代谢灭活（酶诱导作用），降低药效。

(16) 本类药可抑制生长激素的促生长作用。

(17) 糖皮质激素可降低奎宁的抗疟效力。

(18) 本药及其他糖皮质激素可降低抗凝药、神经肌肉阻滞药的作用。

(19) 甲状腺激素、麻黄碱、利福平等，可增加本药的代谢清除率，合用时应适当调整本药剂量。

（20）本药可促进异烟肼、美西律在体内代谢，降低后者血药浓度和疗效。

【剂型和规格】

（1）片剂：① 10mg；② 20mg。

（2）注射液：① 2ml：10mg；② 5ml：25mg；③ 20ml：100mg。

（3）（琥珀酸钠）注射用无菌粉末：① 50mg；② 100mg。

【贮存】避光、密闭保存。

273. 泼尼松　Prednisone

【药理作用】本药为中效糖皮质激素。其余参见“272. 氢化可的松”。其抗炎作用及对糖代谢的影响较强，对水盐代谢影响很小。

本药在肝内转化为泼尼松龙后才有药理活性，生物半衰期为60分钟。

【适应证】主要用于过敏性与自身免疫性炎症性疾病。适用于结缔组织病、系统性红斑狼疮、重症多肌炎、严重的支气管哮喘、皮肌炎、血管炎等过敏性疾病，急性白血病及恶性淋巴瘤等。

【用法和用量】

（1）成人：口服。①一般用法，一次5～10mg，一日10～60mg。②系统性红斑狼疮、溃疡性结肠炎、自身免疫性溶血性贫血等自身免疫性疾病，一日40～60mg，病情稳定后逐渐减量。③药物性皮炎、荨麻疹、支气管哮喘等过敏性疾病，一日20～40mg，症状减轻后减量，每隔1～2日减少5mg。④防止器官移植排斥反应，一般在术前1～2日开始给药，一日100mg，术后1周改为一日60mg，以后逐渐减量。⑤急性白血病及恶性肿瘤，一日60～80mg，症状缓解后减量。

（2）儿童：口服。①抗炎和抑制免疫，一日0.05～2mg/kg，分1～4次服用。②治疗急性哮喘发作，一日1～2mg/kg，分1～2次服用，连用3～5日。按年龄计算参考量，<1岁，一次10mg，每12小时1次，维持治疗时，一次10mg，隔日1次。1～4岁，一次20mg，每12小时1次，维持治疗时，一次20mg，隔日1次。5～13岁，一次30mg，每12小时1次，维持治疗时，一次30mg，隔日1次。>13岁，一次40mg，每12小时1次，维持治疗时，一次40mg，隔日1次。③治疗肾病综合征，一日2mg/kg（最大剂量一日60mg），分2～4次服用，连用1个月；然后以此日剂量隔日给药，连用1个月。④中至重度肺孢子菌肺炎的辅助用药，于肺孢子菌肺炎治疗的72小时内尽早用药。婴幼儿第1～5日，一次1mg/kg，一日2次；第6～10日，一次0.5mg/kg，一日2次；第11～21日，一次0.5mg/kg，一日1次。青少年参见成人用法与用量。

【禁忌证】

(1) 对肾上腺皮质激素类药物过敏者禁用。

(2) 真菌和病毒感染患者禁用。

(3) 活动性肺结核患者禁用。

(4) 下列疾病患者一般不宜使用：高血压、血栓症、胃与十二指肠溃疡、神经病、电解质异常、心肌梗死、内脏手术、青光眼等。

【不良反应】

(1) 本药对下丘脑 - 垂体 - 肾上腺轴抑制作用较强。并发感染为其主要的不良反应。

(2) 本药引起水钠潴留作用较可的松相对弱，较大剂量易引起糖尿病、类库欣综合征及精神症状。

(3) 其余参见“272. 氢化可的松”。

【注意事项】

(1) 下列情况应慎用：①急性心力衰竭或其他心脏病；②糖尿病患者；③憩室炎患者；④情绪不稳定和有精神病倾向者；⑤高脂蛋白血症患者；⑥甲状腺功能减退者；⑦重症肌无力患者；⑧骨质疏松患者；⑨胃炎或食管炎患者；⑩肾功能不全或有结石者；⑪结核病患者；⑫肝功能不全者(因本药需经肝脏代谢)。

(2) 本药及其他糖皮质激素类药物可透过胎盘。动物实验证实妊娠期给药可增加胚胎腭裂、胎盘功能不全、自发性流产和胎儿宫内生长发育迟缓的发生率。人类使用药理剂量的糖皮质激素可增加胎盘功能不全、新生儿体重减轻或死胎的发生率。妊娠期妇女慎用。

(3) 其余参见“272. 氢化可的松”。

【药物相互作用】该药在体内经细胞色素 P450 氧化酶进行生物转化，为细胞色素 P4503A4 酶系统底物及诱导剂，细胞色素 P4502C9、P4502C19 酶系统诱导剂，应注意与经该酶系统代谢的药物共同使用时可能存在药物相互作用。

(1) 酮康唑可升高本药血药浓度(本药血浆总浓度和游离浓度)。

(2) 口服制酸药可降低本药的胃肠道吸收。

(3) 其余参见“272. 氢化可的松”。

【剂型和规格】

片剂：5mg。

【贮存】避光、密闭保存。

274. 甲泼尼龙 Methylprednisolone

【药理作用】本药为中效糖皮质激素。其余参见“272. 氢化可的松”。其抗炎作用及对糖代谢的影响较强，对水盐代谢影响很小。

本药的药动学呈线性，不受给药途径的影响。本药口服吸收迅速，达峰时间为 1.5～2.3 小时，绝对生物利用度为 82%～89%。广泛分布于组织，表观分布容积约为 1.4L/kg，可透过血脑屏障，亦可随乳汁排泄，血浆蛋白结合率约为 77%，本药经肝脏 CYP3A4 代谢为无活性的代谢产物，平均消除半衰期为 1.8～5.2 小时。

静脉注射本药 40mg，约 25 分钟达峰。肌内注射本药 40mg，约 120 分钟达峰，肌内注射后的 C_{max} 低于静脉注射，但肌内注射后血浆药物水平持续时间较长，故两种给药途径可给予等量的药物，本药注射给药的血浆半衰期为 2.3～4 小时。

【适应证】用于抗炎治疗风湿性疾病、肌原疾病、皮肤疾病、过敏状态、眼部疾病、胃肠道疾病、呼吸道疾病、水肿状态；免疫抑制治疗休克、内分泌失调等。

【用法和用量】

（1）成人

1）口服给药：初始剂量为一日 4～48mg，具体用量可根据病种和病情来确定。长期治疗后需停药时，建议逐量递减，不可突然撤药。当临床症状出现好转，应在适当的时段内逐量递减初始剂量，直至最低有效维持剂量。临床上需要较高剂量治疗的疾病包括多发性硬化症（每日 200mg）、脑水肿（每日 200～1 000mg）和器官移植（每日可达 7mg/kg）。

2）静脉注射：初始剂量为 10～500mg。初始剂量小于或等于 250mg，应至少注射 5 分钟；初始剂量大于 250mg，应至少注射 30 分钟。①类风湿关节炎：一日 1g，连用 1～4 日；或一个月 1g，使用 6 个月。每次至少注射 30 分钟，若治疗后 1 周内病情无好转，或因病情需要，可重复此治疗方案。②急性脊髓损伤：初始剂量为 30mg/kg，注射 15 分钟，于损伤后 8 小时内使用。短时间内静脉注射大剂量本药（以少于 10 分钟的时间给予大于 500mg 的本药），可能引起心律失常、休克、心搏骤停，大剂量注射后应暂停 45 分钟，随后以 5.4mg/（kg•h）的速度持续静脉滴注 23 小时，且应选择与大剂量注射不同的注射部位安置输液泵。仅此适应证以此速度进行大量注射。③预防肿瘤化疗引起的恶心、呕吐：轻至中度呕吐，一次 250mg，至少注射 5 分钟，于化疗前 1 小时、化疗开始时及化疗结束后给药。首剂可同时给予氯化酚噻嗪以增强效果；重度呕吐，一次 250mg，至少注射 5 分钟，于化疗前 1 小时给药，同时给予适量的甲氧氯普胺或丁酰苯类药物。之后于化疗开始时及化疗结束后各注射 1 次。④辅助用于对生命构成威胁的疾病：推荐剂量为 30mg/kg，至少注射 30 分钟。根据临床需要，可于 48 小时内每隔 4～6 小时重复 1 次。

(2) 儿童：静脉注射，婴儿或儿童用药可减量，不仅根据年龄和体积大小，更应考虑疾病的严重程度及患者的反应来确定剂量，但一日剂量不可少于 0.5mg/kg。

【禁忌证】下列情况禁止使用：

(1) 对甲泼尼龙或者配方中的任何成分过敏的患者。

(2) 全身性真菌感染。

(3) 正在接受皮质类固醇免疫抑制剂量治疗的患者使用活疫苗或减毒活疫苗。

(4) 鞘内注射途径给药。

(5) 硬脑膜外途径给药。

【不良反应】在使用甲泼尼龙治疗的过程中（特别是高强度和长期的治疗），曾报告出现以下副作用：感染；免疫系统异常；代谢和营养障碍，常见体液潴留、钠潴留；心脏异常；血管疾病，常见高血压；肌肉骨骼及结缔组织异常，常见生长迟缓、肌无力；胃肠功能紊乱，如消化性溃疡的发生；皮肤和皮下组织疾病，如痤疮、皮肤萎缩；精神异常，情感障碍；内分泌系统异常，如类库欣综合征；全身性异常和给药部位反应，如愈合不良。

【注意事项】注射剂使用苯甲醇作为溶媒，禁止用于儿童肌内注射。其余参见“272. 氢化可的松”。

【药物相互作用】

(1) 甲泼尼龙是细胞色素 P450 酶的底物，其主要经 CYP3A4 酶代谢。一些 CYP3A4 抑制剂（异烟肼）、CYP3A4 诱导剂（利福平、卡马西平）、CYP3A4 底物（免疫抑制剂）以及非 CYP3A4 介导的影响可能改变糖皮质激素的代谢。一些口服抗凝药、抗糖尿病药与糖皮质激素存在相互作用。

(2) 配伍禁忌：为了避免相容性和稳定性问题，建议将甲泼尼龙琥珀酸钠与其他经由静脉注射给药的化合物分开进行给药。

【剂型和规格】

(1) 片剂：4mg。

(2)（琥珀酸钠）注射用无菌粉末：① 40mg；② 500mg。

【贮存】片剂：密封，15～25℃保存。注射用无菌粉末：密封，15～25℃保存。

275. 地塞米松 Dexamethasone

【药理作用】本药是长效糖皮质激素，其抗炎、抗过敏作用比泼尼松更为显著。本药 0.75mg 的抗炎活性与氢化可的松 20mg 或泼尼松龙 5mg 相当。其水钠潴留作用和促进排钾作用很轻微。本药易自消化道吸收。地塞米松磷酸钠或醋酸地塞米松肌内注射后，分别于 1 小时和 8 小时后血药浓度达峰值。本药血浆蛋白结合率低于其他糖皮质激素类药物（约为 77%），易于透过胎盘；且几乎未被灭活，65% 以上的药物在 24 小时内随尿液排出，主要为非活性代谢产物。其血浆半衰期约为 190 分钟，组织半衰期约为 3 日。

【适应证】主要用于过敏性与自身免疫性炎症性疾病。如结缔组织病、严重的支气管哮喘、皮炎等过敏性疾病，溃疡性结肠炎，急性白血病，恶性淋巴瘤等。此外，本药还用于某些肾上腺皮质疾病的诊断——地塞米松抑制试验。

【用法和用量】

（1）成人

1）口服：开始一次 0.75～3mg，一日 2～4 次；维持量，一日 0.75mg，视病情而定。

2）静脉给药：①一般用法，静脉注射或静脉滴注（静脉注射时应以 5% 葡萄糖注射液稀释），一次 2～20mg，2～6 小时重复给药至病情稳定，但大剂量连续给药一般不超过 72 小时。②缓解恶性肿瘤所致的脑水肿，首次剂量 10mg 静脉推注，随后每 6 小时肌内注射 4mg，一般 12～24 小时患者可能有好转。于 2～4 日后逐渐减量，5～7 日后停药。

3）肌内注射：①一般用法，一次 1～8mg，一日 1 次。②缓解恶性肿瘤所致的脑水肿，参见静脉给药项下内容。③增强治疗或用于过敏性疾病、休克，一次 2～6mg；重症可重复给药，每 2～6 小时 1 次。④恶性疟疾所致脑水肿引起的昏迷，一次 3～10mg，每 8 小时 1 次。

4）关节腔内注射：一次 0.8～4mg，按关节腔大小而定。

5）软组织损伤部位内注射：一次 0.8～4mg，间隔 2 周 1 次。

6）皮内注射：每一注射点 0.05～0.25mg，共注射 2.5mg，一周 1 次。

7）腔内注射：一次 0.1～0.2mg，于鼻腔、喉头、气管、中耳管、耳管注入，一日 1～3 次。

8）鞘内注射：一次 5～10mg，间隔 1～3 周注射 1 次。

（2）儿童

1）口服：①一般用量，一日 0.03～0.15mg/kg（1～5mg/m^2），分为每 6～12 小时 1 次。②类固醇 21- 羟化酶缺乏症，开始剂量，0.25～0.28mg/m^2，清晨顿服，治疗有效后根据情况调整维持剂量。

2）肌内注射：①治疗脑水肿，负荷剂量，1.5mg/kg，随后以一日 1.5mg/kg 维持（分为每 4～6 小时 1 次），共 5 日。在第 2 个 5 日内减量并停用。②急性哮喘发作，6～12 个月，单次给予 16mg；13～35 个月，单次给予 24mg；大于 36 个月，单次给予 36mg。

3）静脉注射：治疗脑水肿同肌内注射项，一次 1～2.5mg，每日 1～2 次。预防化疗引起的恶心、呕吐，化疗前一次 10mg/m²（最大剂量为 20mg），之后若需要，一次 5mg/m²，每 6 小时 1 次。

【禁忌证】

（1）对肾上腺皮质激素类药物过敏者禁用。

（2）活动性肺结核患者禁用。

（3）下列疾病患者一般不宜使用：高血压、血栓性疾病、胃与十二指肠溃疡、精神病（或有严重精神病史）、电解质代谢异常、心肌梗死、内脏手术（如新近胃肠吻合术）、青光眼、较重的骨质疏松、明显的糖尿病、未能控制的感染（如病毒、细菌、真菌感染）。

【不良反应】

（1）本药引起水钠潴留的不良反应较少，较大剂量易引起糖尿病、类库欣综合征及精神症状。

（2）本药对下丘脑 - 垂体 - 肾上腺轴功能的抑制较强。

（3）静脉注射地塞米松磷酸钠可引起肛门生殖区的感觉异常和激惹。

（4）其余参见“272. 氢化可的松”。

【注意事项】

（1）下列情况应慎用：①心脏病或急性心力衰竭患者；②糖尿病患者；③憩室炎；④癔症患者、情绪不稳定和有精神病倾向患者；⑤肝功能不全；⑥高脂蛋白血症；⑦甲状腺功能减退症；⑧重症肌无力；⑨骨质疏松；⑩胃炎或食管炎等；⑪肾功能损害或结石；⑫结核病患者。

（2）本药为长效制剂，一般不用于儿童或需长期使用激素者。

（3）本药及其他糖皮质激素类药物可透过胎盘。动物实验证实妊娠期给药可增加胚胎腭裂、胎盘功能不全、自发性流产和胎儿宫内生长发育迟缓的发生率。人类使用药理剂量的糖皮质激素可增加胎盘功能不全、新生儿体重减轻或死胎的发生率。故妊娠期妇女不宜使用。

（4）其余参见“272. 氢化可的松”。

【药物相互作用】该药在体内经细胞色素 P450 氧化酶进行生物转化，为细胞色素 P4503A4 酶系统底物及诱导剂，细胞色素 P4502C9、2C19 酶系统诱导剂，应注意与经该酶系统代谢的药物共同使用时可能存在药物相互作用。

（1）口服制酸药可降低本药的胃肠道吸收。

（2）氨鲁米特能抑制肾上腺皮质功能，加速本药的代谢，使其半衰期缩短。使用氨鲁米特的患者，如需合用糖皮质激素，可选用氢化可的松。

（3）其余参见“272. 氢化可的松”。

【剂型和规格】

（1）片剂：0.75mg。

（2）注射液：① 1ml：2mg；② 1ml：5mg。

【贮存】避光、密闭保存。

（三）胰岛素及口服降血糖药

胰岛素及口服降血糖药是治疗糖尿病的重要药物。糖尿病主要有胰岛素绝对缺乏的 1 型糖尿病和胰岛素相对缺乏的 2 型糖尿病。因此胰岛素主要用于治疗 1 型糖尿病，且须终身使用胰岛素。口服降血糖药多用于 2 型糖尿病，且可将不同作用类别的口服降血糖药合用；2 型糖尿病患者采用口服降血糖药治疗效果不理想，或出现急性、慢性并发症时，则须用胰岛素治疗。

本部分的胰岛素包括不同时效的动物源胰岛素（短效、中效、长效和预混注射液）、重组人胰岛素（短效、中效、长效和预混 30R 注射液）和甘精胰岛素注射液（笔芯、预填充）。口服降血糖药包括胰岛素增敏类的二甲双胍（片剂、胶囊、肠溶片剂、肠溶胶囊、缓释胶囊）；促胰岛素分泌类的磺脲类的格列本脲（片剂）、格列吡嗪（片剂、胶囊）和格列美脲（片剂），格列喹酮（片剂）、格列齐特［片剂（Ⅱ）］；促胰岛素分泌的非磺脲类瑞格列奈（片剂），抑制 α- 糖苷酶类的阿卡波糖（片剂、胶囊），过氧化物酶体增殖物激活受体 CPPARγ 激动药吡格列酮（片剂、胶囊），二肽基肽酶 -4（DPP-4）抑制剂的西格列汀（片剂）、利格列汀（片剂），胰高血糖素样肽 1（GLP-1）受体激动剂利拉鲁肽（注射液），钠 - 葡萄糖协同转运蛋白 -2（SGLT-2）抑制剂达格列净（片剂）。

276. 胰岛素　Insulin

胰岛素是机体调节和维持血糖代谢和稳定的重要激素；也是治疗糖尿病的重要药物。临床使用的胰岛素有来源于动物组织提取的胰岛素或以生物工程重组的人胰岛素；其作用基本一致。

1. 胰岛素的药理作用　胰岛素通过靶组织（主要是肝、脂肪和肌肉）细胞膜上的特异受体（胰岛素受体）结合后起作用，然后引发一系列生理效应。具体为：①促进肌肉、脂肪组织对葡萄糖的主动转运，吸收葡萄糖进而代谢产生能量，或以糖原、甘油二酯的形式贮存。②促进肝摄取葡萄糖并转变为糖原。③抑制肝糖原分解及糖原异生，减少肝输出葡萄糖。④促进多种组织对碳水化合物、蛋白质、脂肪的摄取，同时促进蛋白质的合成、抑制脂肪细胞中游离脂肪酸的释放、抑制酮体生成，从而调节物质代谢。通过上述作用，胰岛素可使糖尿病患者血中葡萄糖来源减少、消耗增加，并在一定程度上纠正各种代谢紊乱，从而降低血糖、延缓（或防止）糖尿病慢性并发症的发生。

胰岛素皮下注射吸收迅速，但吸收很不规则，不同患者或同一患者的不同注射部位吸收量均有差别，以腹壁吸收最快，上臂外侧吸收较股前外侧快。皮下注射 0.5～1 小时后开始生效，2.5～4 小时作用达高峰，持续时间为 5～7 小时，半衰期为 2 小时。静脉注射后 10～30 分钟起效并达峰值，持续时间为 0.5～1 小时。本药用量越大，作用时间越长。在血液循环中半衰期为 5～10 分钟。胰岛素吸收入血后，只有 5% 与血浆蛋白结合，但可与胰岛素抗体相结合（结合后，胰岛素作用时间延长）。主要在肝脏、肾脏代谢（先经谷胱甘肽转氨酶还原，再由蛋白水解酶水解成短肽或氨基酸），也可被肾胰岛素酶直接水解。少量原型随尿排出。

2. 胰岛素的制剂分类及其特点

（1）根据其起效作用快慢、维持作用时间长短以及疾病情况和给药方法，胰岛素制剂可分为四类：

1）短效胰岛素（速效胰岛素、普通胰岛素、可溶性胰岛素、RI、中性胰岛素）：目前主要有动物来源和重组人胰岛素来源两种。是指将结晶型胰岛素制成酸性或中性的溶液后供治疗用。外观为无色透明溶液，该胰岛素未经添加剂处理或结构修饰、不能延长胰岛素的作用时间，属于短效胰岛素，可在病情紧急情况下静脉输注。

2）中效胰岛素：最常见的制剂是低精蛋白锌胰岛素，为了延缓胰岛素的吸收和作用持续时间而加入低量鱼精蛋白（即其鱼精蛋白与胰岛素含量相匹配，没有多余的鱼精蛋白）和氯化锌。

3）长效胰岛素：为了延缓胰岛素的吸收和作用持续时间而加入鱼精蛋白和氯化锌，但其内含有多余的鱼精蛋白，若与正规胰岛素混合，会与多余的鱼精蛋白结合，形成新的鱼精蛋白锌胰岛素而使长效作用的部分增多。如鱼精蛋白锌胰岛素（精蛋白锌胰岛素注射液）。

4）预混胰岛素制剂："双（时）相胰岛素"（biphasic insulin）是指含有两种胰岛素的混合物，组合方式可以是短效或超短效胰岛素与中效或长效胰岛素混合。其优点是使用方便，注射次数相对少，并可以减少注射时混合可能造成的剂量不准确及避免相对较复杂的操作。缺点是由于是预混，只有有限的混合方案，对于一些比较特殊的混合要求难以达到。

（2）根据其来源分类有：①动物组织提取的动物源胰岛素；②以生物工程重组得到的重组人胰岛素；③通过对胰岛素结构的修饰而得到的模拟胰岛素生理作用的胰岛素类似物；其作用基本一致。

276-1. 中性胰岛素注射液　Neutral Insulin Injection

【药理作用】本品为猪或牛胰岛素经层析法纯化制成的中性灭菌水溶液，pH 为 6.8～8.0，为胰岛素速效型制剂。药理作用参阅"276. 胰岛素"。

本品皮下注射后吸收较迅速，约 0.5～1 小时开始生效，最大作用时间 1～3 小时，维持作用时间 5～8 小时。剂量愈大，维持作用时间愈长。静脉注射立即起效，但维持作用时间短。

【适应证】适用于下列情况：

（1）1 型糖尿病。

（2）2 型糖尿病有严重感染、外伤、大手术等严重应激情况，以及合并心、脑血管并发症，肾脏或视网膜病变等。

（3）糖尿病酮症酸中毒，高血糖非酮症性高渗性昏迷。

（4）长病程 2 型糖尿病血浆胰岛素水平确实较低，经合理饮食、体力活动和口服降糖药治疗控制不满意者；2 型糖尿病具有口服降糖药禁忌时，如妊娠期、哺乳期等。

（5）成年或老年糖尿病患者发病急、体重显著减轻伴明显消瘦。

（6）妊娠期糖尿病。

（7）继发于严重胰腺疾病的糖尿病。

（8）对严重营养不良、消瘦、顽固性妊娠呕吐、肝硬化初期可同时静脉滴注葡萄糖和小剂量胰岛素，以促进组织利用葡萄糖。

【用法和用量】

（1）皮下注射，一般一日 3 次，餐前 15～30 分钟注射，必要时睡前加注一次小剂量。剂量根据病情、血糖、尿糖由小剂量（视体重等因素每次 2～4 单位）开始，逐步调整。

（2）1 型糖尿病患者每日胰岛素需用总量多介于每千克体重 0.5～1 单位，根据血糖监测结果调整。

（3）2 型糖尿病患者每日需用总量变化较大，在无急性并发症情况下，敏感者每日仅需 5～10 单位，一般患者约 20 单位，肥胖、对胰岛素敏感性较差者需要量可明显增加。

（4）在有急性并发症（感染、创伤、手术等）情况下，对 1 型及 2 型糖尿病患者，应每 4～6 小时注射一次，剂量根据病情变化及血糖监测结果调整。

【禁忌证】对本品任何成分过敏者；低血糖患者禁用。

【不良反应】

（1）可见过敏反应、注射部位红肿、瘙痒、荨麻疹、血管神经性水肿。

（2）可见低血糖反应，出汗、心悸、乏力，重者出现意识障碍、共济失调、心动过速甚至昏迷。

（3）可见胰岛素抵抗，日剂量需超过 200 单位以上。

（4）可见注射部位脂肪萎缩、脂肪增生。

（5）可见眼屈光失调。

【注意事项】

(1) 青春期前的儿童应适当减少胰岛素用量，因其对胰岛素的敏感性较青春期儿童高，较易发生低血糖。青春期儿童应适当增加胰岛素用量(20%~50%)，青春期后再逐渐减少用量。

(2) 老年人易出现低血糖，用药时需特别谨慎，同时应配合饮食治疗及适当的体力活动。

(3) 胰岛素不通过胎盘屏障，对胎儿无影响。妊娠期妇女(特别是妊娠中、晚期)对胰岛素需要量增加，但分娩后则迅速减少。

(4) 哺乳期妇女使用胰岛素治疗对婴儿无危险，但可能需要降低胰岛素用量。

(5) 糖尿病是慢性病，需长期治疗。一方面，用药期间应定期检查血糖、尿糖、尿常规、肾功能、视力、眼底、血压及心电图等，以了解糖尿病病情及并发症情况。例如各餐前、餐后及睡前测血糖，并定期测血糖化血红蛋白，帮助制订降糖药的治疗方案(单独或联合，剂量调整等)。另一方面，是为了尽早检测出各种并发症、伴发病或相关问题，以便采取对策，例如每次访视应包括体重、体重指数、血压、尼龙丝测试、足背动脉搏动等，以便发现微血管病变、大血管病变或神经病变等。

(6) 不同患者或同一患者的不同病期，其胰岛素敏感性不同，即使其血糖值相近，其胰岛素需要量也不同，治疗中应注意个体化，按病情需要检测血糖，随时调整胰岛素用量。①下列情况其胰岛素的需要量可能会增加：高热；甲状腺功能亢进症；肢端肥大症；库欣综合征；糖尿病酮症酸中毒；严重感染、外伤、大手术；较大的应激情况如急性心肌梗死、脑卒中；同时应用拮抗胰岛素的药物。②下列情况其胰岛素需要量可能会减少：严重肝功能受损；在肾功能受损时，由于胰岛素在肾脏的代谢和排泄减少，但在尿毒症时，由于胰岛素抵抗，其需要量也随之变化，应监测血糖调整用量；腺垂体功能减退症、甲状腺功能减退症；其他，如腹泻、胃瘫、肠梗阻、呕吐及其他引起食物吸收延迟的因素等。

【药物相互作用】

(1) 口服降糖药与胰岛素有协同降血糖作用，雄激素、单胺氧化酶抑制药、非甾体抗炎药也可增强胰岛素的降血糖作用。

(2) 抗凝血药、水杨酸盐、磺胺类药、甲氨蝶呤等可与胰岛素竞争结合血浆蛋白，使血液中游离胰岛素水平增高，从而增强其降血糖作用。

(3) 氯喹、奎尼丁、奎宁等可延缓胰岛素的降解，使血中胰岛素浓度升高，从而增强其降血糖作用。

(4) β 受体拮抗药(如普萘洛尔)可阻止肾上腺素升高血糖的反应，干扰机体调节血糖的功能。与胰岛素合用可掩盖某些低血糖症状、延长低血糖时间，故合用时应注意调整胰岛素剂量。

（5）血管紧张素转化酶抑制药、溴隐亭、氯贝丁酯、酮康唑、锂、甲苯达唑、维生素 B_6、茶碱等可通过不同方式产生直接或间接影响，导致血糖降低，与上述药物合用时，胰岛素应适当减量。

（6）奥曲肽可抑制生长激素、胰高血糖素及胰岛素的分泌；并可延迟胃排空、减缓胃肠蠕动，引起食物吸收延迟，从而降低餐后血糖水平。在开始使用奥曲肽时，胰岛素应适当减量，以后再根据血糖调整用量。

（7）某些钙通道阻滞药、可乐定、达那唑、二氮嗪、生长激素、肝素、H_2 受体拮抗药、大麻、吗啡、尼古丁、磺吡酮等药物可改变糖代谢、升高血糖，与上述药物合用时，胰岛素应适当加量。

（8）糖皮质激素、促肾上腺皮质激素、胰高血糖素、雌激素、口服降糖药、甲状腺素、肾上腺素、噻嗪类利尿药、苯乙丙胺、苯妥英钠等可升高血糖水平，与胰岛素合用时，应调整这些药物或胰岛素的剂量。

（9）酒精可增强胰岛素引起的低血糖作用，导致严重、持续的低血糖反应。在空腹或肝糖原储备较少的情况下更易发生。

（10）吸烟可促进儿茶酚胺释放、减少皮肤对胰岛素吸收，从而降低胰岛素作用。

【剂型和规格】

注射液：① 300 单位；② 400 单位。

【贮存】 2～8℃避光保存。

276-2. 胰岛素注射液 Insulin Injection

【药理作用】 本品为胰岛素（猪或牛）的灭菌水溶液，为短效胰岛素制剂。药理作用参阅“276. 胰岛素”。

本品皮下给药吸收迅速，皮下注射后 0.5～1 小时开始生效，2～4 小时作用达高峰，维持时间 5～7 小时；静脉注射 10～30 分钟起效，15～30 分钟达高峰，持续时间 0.5～1 小时。静脉注射的胰岛素在血液循环中半衰期为 5～10 分钟，皮下注射后半衰期为 2 小时。

【适应证】【用法和用量】【禁忌证】【不良反应】【注意事项】【药物相互作用】 参阅“276-1. 中性胰岛素注射液”。

【剂型和规格】

注射液：① 300 单位；② 400 单位。

【贮存】 2～8℃避光保存。

276-3. 低精蛋白锌胰岛素注射液
Isophane Insulin Injection

【药理作用】本品为采用经层析纯化的高纯度猪胰岛素和适量的硫酸鱼精蛋白、硫酸锌配制而成的中性无菌混合液。本药所含胰岛素与鱼精蛋白比例适当，无多余的鱼精蛋白。注射给药后缓慢释放出胰岛素而发挥作用，为中效胰岛素制剂。药理作用参阅“276. 胰岛素”。

皮下注射后吸收缓慢而均匀，2～4 小时起效，6～12 小时血药浓度达峰值，作用可持续 18～28 小时（介于胰岛素和精蛋白锌胰岛素之间）。

【适应证】用于治疗中、轻度糖尿病患者；重症须与正规胰岛素合用；有利于减少每日胰岛素注射次数，控制夜间高血糖。

【用法和用量】成人：皮下注射，开始一般一次 4～8 单位，早餐前 30～60 分钟皮下注射，一日 1 次，必要时可于晚餐前再注射早餐前剂量的 1/2。以后根据病情及血糖、尿糖等情况而调整剂量。如果用量超过 40 单位时，应分 2 次给药。

【禁忌证】【不良反应】【注意事项】【药物相互作用】参阅“276-1. 中性胰岛素注射液”。

【剂型和规格】

注射液：① 300 单位；② 400 单位。

【贮存】2～8℃避光保存。

276-4. 精蛋白锌胰岛素注射液
Protamine Zinc Insulin Injection

【药理作用】本药含有过量鱼精蛋白，为长效胰岛素制剂。药理作用参阅“276. 胰岛素”。

本品皮下注射后吸收缓慢而均匀，3～4 小时起效，12～24 小时作用达高峰，作用持续 24～36 小时。

【适应证】用于治疗轻、中度糖尿病，以减少胰岛素注射次数，控制夜间高血糖。按病情需要有时需与短效胰岛素合用。

【用法和用量】成人：常规剂量，皮下注射，开始一般一次 4～8 单位，一日 1 次，每日早餐前 30～60 分钟皮下注射，以后根据病情及血糖、尿糖等情况而调整剂量。有时需要于晚餐前再注射 1 次，剂量根据病情而定，一般一日总量 10～20 单位。

【禁忌证】禁用于胰岛细胞瘤患者。其余参阅“276-1. 中性胰岛素注射液”。

【不良反应】【注意事项】【药物相互作用】参阅“276-1. 中性胰岛素注射液”。

【剂型和规格】

注射液：① 300 单位；② 400 单位。

【贮存】2～8℃避光保存。

276-5. 精蛋白锌胰岛素注射液（30R）
Protamine Zinc Insulin Injection（30R）

【药理作用】本品是短效和中效猪胰岛素混合物的混悬液，含有 30% 中性猪胰岛素和 70% 低精蛋白锌猪胰岛素。药理作用参阅“276. 胰岛素”。

皮下注射后吸收缓慢而均匀，于 2～4 小时开始起作用，8～12 小时达高峰，作用可持续 18～24 小时。

【用法和用量】每日早餐前 30～60 分钟皮下注射 1 次，有时需于晚餐前再注射 1 次，必须时可与胰岛素混合使用，剂量根据病情而定。

【适应证】【禁忌证】【不良反应】【注意事项】【药物相互作用】参阅“276-1. 中性胰岛素注射液”。

【剂型和规格】

注射液：① 300 单位；② 400 单位。

【贮存】2～8℃避光保存。

276-6. 重组人胰岛素注射液
Recombinant Human Insulin Injection

【药理作用】本品为利用重组 DNA 技术生产的人胰岛素，与天然胰岛素有相同的结构和功能。药理作用参阅“276. 胰岛素”。

本品一般注射后 30 分钟起效，1～3 小时达高峰，作用持续 4～8 小时。

【用法和用量】皮下注射，一般每日 2～3 次，餐前 30 分钟注射。1 型糖尿病每日每千克体重 0.5～1 单位，并根据血糖监测结果调整；2 型糖尿病用量变化大，一般用量为 20 单位，并根据患者需要调整。

【适应证】【禁忌证】【不良反应】【注意事项】【药物相互作用】参阅“276-1. 中性胰岛素注射液”。

【剂型和规格】

注射液：① 300 单位；② 400 单位。

【贮存】2～8℃避光保存。

276-7. 精蛋白重组人胰岛素注射液

Protamine Recombinant Human Insulin Injection

【药理作用】本品为生物重组人胰岛素的一种，主要成分为鱼精蛋白和重组人胰岛素，是一种中效胰岛素制剂。药理作用参阅“276. 胰岛素”。

本品皮下注射吸收缓慢而均匀，本品注射后生效缓慢，8～12 小时达高峰，药效持续时间可达 24 小时。

【适应证】本品适用于治疗需要采用胰岛素来维持血糖水平的糖尿病患者。也适用于糖尿病患者的早期治疗以及妊娠期间糖尿病患者的治疗。

【用法和用量】

(1) 本品于早餐前 30～60 分钟皮下注射。临床医生根据患者的实际需求量，确定给予患者胰岛素的治疗剂量。

(2) 使用前须滚动药瓶，使胰岛素混匀，但不要用力摇动以免产生气泡。

(3) 与正规胰岛素合用：开始时正规胰岛素与本品混合用的剂量比例为 2∶1～3∶1，剂量根据病情而调整。本品与正规胰岛素混合使用时应先抽取正规胰岛素，后抽取本品。

【禁忌证】【不良反应】【注意事项】【药物相互作用】参阅“276-1. 中性胰岛素注射液”。

【剂型和规格】

注射液：① 300 单位；② 400 单位。

【贮存】2～8℃避光保存。

276-8. 精蛋白重组人胰岛素混合注射液（30/70）

Protamine Recombinant Human Insulin Mixed Injection（30/70）

【药理作用】本品是双时相低精蛋白锌胰岛素注射液，是短效和中效胰岛素混悬液的混合物，含有 30% 可溶性中性胰岛素和 70% 精蛋白锌重组胰岛素混悬液。

本品的起效时间在 0.5 小时之内，达峰时间在 2～8 小时之间，持续时间约为 24 小时。临床试验表明本品吸收阶段的半衰期大约为 5～10 小时。儿童、青少年与成人基本相同。

【适应证】适用于 1 型或 2 型糖尿病。

【用法和用量】

(1) 本品可在大腿或腹壁做皮下注射；如果方便的话，也可在臀肌或三角肌区域做皮下注射。本品不可静脉给药。

(2) 用于糖尿病治疗的平均每日胰岛素需要量在每千克体重 0.5～1.0 单

位。有时会需要更多，因患者的情况不同而有所不同。

【注意事项】

（1）老年患者治疗的主要目的是减轻症状和避免低血糖反应。

（2）糖尿病患者良好的代谢控制可以延缓糖尿病并发症的发生和发展。因此，建议患者进行代谢控制，包括血糖监测。

（3）从腹壁皮下给药比从其他注射部位给药吸收更快。

（4）将皮肤捏起注射会减少误做肌内注射的危险。

（5）为防止脂肪萎缩，注射部位应在注射区域内轮换。

（6）当需要共同使用短效胰岛素和较长作用时间的胰岛素时，给予预混胰岛素一日1次或一日2次。

（7）注射后30分钟内必须进食含有碳水化合物的正餐或加餐。

【禁忌证】【不良反应】【药物相互作用】参阅“276-1. 中性胰岛素注射液”。

【剂型和规格】

注射液：①300单位；②400单位。

【贮存】2～8℃避光保存。

277. 甘精胰岛素 Insulin Glargine

【药理作用】甘精胰岛素是通过基因重组技术生产的长效胰岛素类似物，药理作用参阅“276. 胰岛素”。

甘精胰岛素在中性pH液中溶解度低，在酸性（pH=4）的注射液中完全溶解，注入皮下组织后酸性溶液被中和，形成细微的沉淀物，持续释放少量甘精胰岛素，具有长效、平稳的特点，无峰值血药浓度，皮下注射起效时间为1.5小时，较中效胰岛素慢，有效作用时间达22小时左右，作用平稳。

【适应证】用于需用胰岛素治疗的成人1型和2型糖尿病，青少年和年龄在6岁及以上儿童的1型糖尿病。

【用法和用量】皮下注射，应对预期的血糖水平、本药剂量及给药时间进行个体化的确定及调整，一日1次。

【禁忌证】对甘精胰岛素或其注射液中任何一种辅料过敏者禁用。

【不良反应】参阅“276-1. 中性胰岛素注射液

【注意事项】

（1）不推荐本药用于治疗糖尿病酮症酸中毒。

（2）改变胰岛素的规格、厂家、类型或给药方式时，应密切监测，避免血糖波动。

（3）本药的长效作用可能延缓低血糖的恢复。

【药物相互作用】参阅“276-1. 中性胰岛素注射液”。

【剂型和规格】

注射液：① 3ml：300 单位（预填充）；② 3ml：300 单位（笔芯）。

【贮存】未启用：2～8℃储藏。启用后：≤25℃保存。

278. 二甲双胍 Metformin

【药理作用】为双胍类降血糖药，能降低 2 型糖尿病患者的空腹血糖及餐后高血糖，使糖化血红蛋白下降 1%～2%。具体机制包括：①增加周围组织对胰岛素的敏感性，增加胰岛素介导的葡萄糖利用。②增加非胰岛素依赖的组织（如脑、血细胞、肾髓质、肠道、皮肤等）对葡萄糖的利用。③抑制肝糖原异生，降低肝糖输出。④抑制肠壁细胞摄取葡萄糖。⑤抑制胆固醇的生物合成和贮存，降低血三酰甘油、总胆固醇水平，但本药无刺激胰岛素分泌作用，对正常人无明显降血糖作用，2 型糖尿病患者单用本药时一般不引起低血糖。与苯乙双胍相比，本药引起乳酸酸中毒的危险性小，较为安全。

口服后由小肠吸收，生物利用度为 50%～60%。口服 0.5g 后 2 小时，其血药浓度峰值约为 2μg/ml。在胃肠道壁的浓度为血药浓度的 10～100 倍，在肾、肝和唾液内的浓度约为血药浓度的 2 倍。本药很少与血浆蛋白结合，以原型随尿液迅速排出（肾功能不全时，可导致药物蓄积），24 小时内有 90% 被清除。血浆半衰期为 1.7～4.5 小时。

【适应证】

（1）本品首选用于单纯饮食控制及体育锻炼治疗无效的 2 型糖尿病，特别是肥胖的 2 型糖尿病。

（2）对于 1 型或 2 型糖尿病，本品与胰岛素合用，可增加胰岛素的降血糖作用，减少胰岛素用量，防止低血糖发生。

（3）本品也可与磺酰脲类口服降血糖药合用，具协同作用。

【用法和用量】

（1）成人：常规剂量，口服给药，开始一次 0.25g，一日 2～3 次，于餐中或饭后服用（肠溶制剂可于餐前服用）；以后根据疗效逐渐加量，一般一日总量 1～1.5g。一日最大剂量不超过 2g。

（2）儿童：儿童的起始剂量通常为 0.25g，一日 2 次，根据血糖控制情况，可酌情增加剂量，可每周增加 0.25～0.5g，最大日剂量可为 1.8～2g，分次服用。10 岁以下儿童不推荐使用。

【禁忌证】以下患者禁用：

（1）对本药及其他双胍类药物过敏者。

（2）2 型糖尿病伴有酮症酸中毒，肝、肾功能不全[肾小球滤过率 eGFR ＜45ml/（min·1.73m^2）]，心力衰竭，急性心肌梗死，严重感染或外伤，重大手术以及临床有低血压和缺氧情况者。

（3）糖尿病合并严重的慢性并发症（如糖尿病肾病、糖尿病眼底病变）患者。

（4）酗酒者。

（5）严重心、肺疾病患者。

（6）维生素 B_{12}、叶酸和铁缺乏者。

（7）营养不良、脱水等全身情况较差者。

【不良反应】

（1）常见腹泻、恶心、呕吐、胃胀、乏力、消化不良、腹部不适及头痛。

（2）少见大便异常、低血糖、肌痛、头晕、指甲异常、皮疹、出汗增加、味觉异常、胸部不适、寒战、流感症状、潮热、心悸、体重减轻等。有时出现疲倦。

（3）偶有口中金属味。本药可减少维生素 B_{12} 的吸收，但极少引起贫血。

（4）罕见乳酸酸中毒，表现为呕吐、腹痛、过度换气、精神障碍。

【注意事项】

（1）既往有乳酸酸中毒史者慎用。

（2）老年患者由于肾功能可能有减退，易出现乳酸性酸中毒，用量应酌减。65 岁以上患者用药时应谨慎；80 岁以上者只有在其肌酐清除率正常时，方可用药。

（3）妊娠糖尿病患者，为控制血糖，主张使用胰岛素。

（4）用药前后及用药时应当检查或监测：①用药期间应定期检查空腹血糖、尿糖、尿酮体及肝、肾功能。②对有维生素 B_{12} 摄入或吸收不足倾向的患者，应每年监测血常规，每 2～3 年监测一次血清维生素 B_{12} 水平。

【药物相互作用】

（1）本药与磺酰脲类药物、胰岛素合用，有协同降血糖作用，需监测血糖，合用时调整剂量。

（2）本药可加强抗凝药（如华法林等）的抗凝作用。

（3）西咪替丁可增加本药的血药浓度，并减少肾脏清除率，两者合用时应减少本药用量。

（4）经肾小管排泌的阳离子药物（如地高辛、吗啡、普鲁卡因胺、奎尼丁、奎宁、雷尼替丁、氨苯蝶啶、甲氧苄啶和万古霉素），理论上可能与本药在肾小管竞争转运，合用时，建议密切监测，调整药物剂量。

（5）乙醇与本药同服时，会增强本药对乳酸代谢的影响，易致患者出现乳酸酸中毒，故服用本药时应尽量避免饮酒。

【剂型和规格】

（1）片剂、肠溶（片剂、胶囊）、缓释片：① 0.25g；② 0.5g。

（2）胶囊：0.25g。

（3）缓释胶囊：0.25g。

【贮存】避光、密闭保存。

279. 格列本脲 Glibenclamide

【药理作用】本药为第二代磺酰脲类口服降血糖药，可促进胰岛B细胞分泌胰岛素，对2型糖尿病患者有效，有强大的降血糖作用。可降低空腹及餐后血糖、糖化血红蛋白。其作用机制为与胰岛B细胞膜上的磺酰脲受体特异性结合，使K^+通道关闭，引起膜电位改变，从而使Ca^{2+}通道开放、细胞液内Ca^{2+}浓度升高，从而使促胰岛素分泌，起到降血糖作用。此外，本药尚具有改善外周组织（如肝脏、肌肉、脂肪）对胰岛素抵抗的胰外效应。

口服后2～5小时血药浓度达峰值。蛋白结合率为95%。在肝内代谢，由肝和肾排出各约50%。持续作用24小时。半衰期为10小时。

【适应证】适用于单用饮食控制疗效不满意的轻、中度2型糖尿病，其胰岛B细胞有一定的分泌胰岛素功能，无急性并发症（感染、创伤、急性心梗、酮症酸中毒、高糖高渗性昏迷等），非妊娠期，无严重的慢性并发症患者。

【用法和用量】成人，口服，用量个体差异较大。开始时一次2.5mg，早餐前服用，或早餐及午餐前各一次；轻症患者一次1.25mg，一日3次，于三餐前服用。用药7日后剂量递增（一周增加2.5mg）。一般用量为一日5～10mg，最大用量一日不超过15mg。

【禁忌证】下列情况禁用：

（1）对本药或其他磺酰脲类过敏者，或对磺胺类药物、赋形剂过敏者。

（2）已明确诊断的1型糖尿病患者。

（3）2型糖尿病伴有酮症酸中毒、昏迷、严重烧伤、感染、外伤和重大手术等应激情况。

（4）严重肝、肾疾病患者。

（5）严重甲状腺疾病患者。

（6）白细胞减少者。

（7）妊娠期妇女。

【不良反应】

（1）代谢/内分泌系统：主要不良反应为低血糖，在热量摄入不足、剧烈体力活动、饮酒、用量过大或与可致低血糖的药物合用时更易发生。症状较轻者，进食、饮糖水大多可缓解（这与阿卡波糖、伏格列波糖不同），但肝、肾功能不全者，年老体弱者以及营养不良者和垂体功能不足者，或剂量偏大时可引起严重低血糖，严重可危及生命，导致死亡。另可见甲状腺功能低下。

（2）消化道反应：可出现上腹灼热感、食欲减退、恶心、呕吐、腹泻、口腔金属味，一般不严重，且多与剂量偏大有关。部分患者可因食欲增强而使体重增加。

（3）肝脏损害：黄疸、肝功能异常偶见。

（4）血液系统：异常少见，包括贫血（溶血性贫血及再生障碍性贫血）、血小板减少、白细胞减少甚至粒细胞缺乏等。

（5）过敏反应：如皮疹，偶有发生致剥脱性皮炎者。

（6）泌尿生殖系统：青年人夜间遗尿十分常见。

（7）其他：可有关节痛、肌肉痛、血管炎等反应。

【注意事项】

（1）有下列情况应慎用：①体质虚弱或营养不良者；②老年患者；③高热患者；④有肾上腺皮质功能或腺垂体功能减退者（尤其是未经激素替代治疗者）；⑤肝、肾功能不全者；⑥甲状腺功能亢进者；⑦恶心、呕吐患者。

（2）本药不推荐儿童使用。

（3）本药可随乳汁分泌，哺乳期妇女不宜使用，以免婴儿发生低血糖。

（4）用药前后及用药时应当检查或监测血糖及尿糖、糖化血红蛋白、血常规及肝、肾功能，并进行眼科检查。

【药物相互作用】该药在体内经细胞色素 P450 氧化酶进行生物转化，为细胞色素 P4502C9 酶系统的底物，应注意与经该酶系统代谢的药物共同使用时可能存在药物相互作用。

（1）与下列药物合用，可增加低血糖的发生率：①抑制磺酰脲类自尿液排泄的药物，如治疗痛风的丙磺舒、别嘌醇。②延缓磺酰脲类代谢的药物，如 H_2 受体拮抗药（如西咪替丁、雷尼替丁）、抗凝剂及氯霉素、咪康唑。与香豆素抗凝剂合用时，两者初始血药浓度升高，但随后血药浓度降低，故根据情况调整两药的用量。③促使磺酰脲类与血浆蛋白解离的药物，如水杨酸盐、贝特类降血脂药。④本身具有致低血糖的药物，如胍乙啶、奎尼丁、水杨酸盐类及单胺氧化酶抑制药。⑤β受体拮抗药可干扰低血糖时机体的升血糖反应，阻碍肝糖原酵解，同时又可掩盖低血糖的警觉症状。⑥合用其他降血糖药物，如二甲双胍、阿卡波糖、胰岛素及胰岛素增敏药。

（2）与升高血糖的下列药物合用时，可能需要增加本药剂量：糖皮质激素、雌激素、噻嗪类利尿药、苯妥英钠、利福平等。

（3）乙醇本身具有致低血糖的作用，并可延缓本药的代谢。与乙醇合用可引起腹痛、恶心、呕吐、头痛以及面部潮红，且更易发生低血糖。

【剂型和规格】

片剂：2.5mg。

【贮存】避光、密闭保存。

280. 格列吡嗪 Glipizide

【药理作用】本药为第二代磺酰脲类口服降血糖药。其作用和机制参阅“279. 格列本脲”。

本药口服后 3 分钟起效，1～2.5 小时血药浓度达峰值，最高药效时间与进餐后血糖达高峰的时间较一致。主要经肝代谢，代谢产物无药理活性，第 1 日 97% 排出体外，第 2 日 100% 排出体外。65%～80% 经尿排出。10%～15% 由粪便中排出。消除半衰期为 3～7 小时。

【适应证】适用于单独饮食控制疗效不满意的轻、中度 2 型糖尿病患者，其胰岛 B 细胞有一定的分泌胰岛素功能，无急性并发症（感染、创伤、急性心梗、酮症酸中毒、高糖高渗性昏迷等），非妊娠期，无严重的慢性并发症患者。

【用法和用量】成人。

（1）单用饮食疗法控制血糖失败者，起始剂量为一日 2.5～5mg，以后根据血糖和尿糖情况增减剂量，一次增减 2.5～5mg。一日剂量超过 15mg 者，分 2～3 次餐前服用。

（2）已使用其他口服磺酰脲类降糖药者，停用其他磺酰脲类 3 日，复查血糖后开始服用本药，从 5mg 起逐渐加大剂量，直至产生满意的疗效。最大日剂量不超过 30mg。

【禁忌证】下列情况禁用：

（1）对本药或磺胺类药过敏者。

（2）已确诊的 1 型糖尿病患者。

（3）2 型糖尿病患者伴有酮症酸中毒、昏迷、严重烧伤、感染、外伤和重大手术等应激情况。

（4）肝、肾功能不全者。

（5）白细胞减少者。

（6）肾上腺功能不全者。

（7）妊娠期妇女。

【不良反应】

（1）代谢 / 内分泌系统：本药导致低血糖比较罕见，可发生在以下患者中，如年老体弱者，体力活动者，不规则进食者，饮酒或含酒精的饮料者，肝、肾功能不佳者。

（2）消化道反应：较常见恶心、上腹胀满等胃肠道症状。

（3）血液系统：曾有报道，本药可致血液系统异常。

（4）过敏反应：个别患者可出现皮肤过敏反应。

（5）其他：较常见头痛。

【注意事项】

（1）有下列情况者应慎用：体质虚弱者；伴高热、恶心、呕吐者；有消化道狭窄、腹泻者不宜使用本药控释片。

（2）尚未确定儿童用药的安全性和有效性，不推荐儿童使用。

（3）用药时应从小剂量开始，逐渐调整剂量。

（4）本药可随乳汁分泌，哺乳期妇女不宜使用，以免婴儿发生低血糖。

（5）用药前后及用药时应当检查或监测血糖及尿糖、血常规及肝、肾功能，并进行眼科检查，必要时测定糖化血红蛋白。

【药物相互作用】该药在体内经细胞色素 P450 氧化酶进行生物转化，为细胞色素 P4502C9 酶系统的底物，应注意与经该酶系统代谢的药物共同使用时可能存在药物相互作用。参见“279. 格列本脲”。

（1）肾功能不全者：肾功能不全者（包括肌酐清除率低于 10ml/min 者）不需要进行剂量调整，可采用保守剂量。同时在用药的初始阶段应密切监测患者的血糖、尿糖。

（2）肝功能不全者：建议初始剂量为一日 2.5mg。

（3）老年人：对单次或反复给药的药动学研究显示，老年受试者的药动学参数没有明显变化，建议初始剂量为一日 2.5mg。

【剂型和规格】

片剂、胶囊：5mg。

【贮存】避光、密闭、干燥处保存。

281. 格列美脲　Glimepiride

【药理作用】对于健康人和 2 型糖尿病患者，格列美脲均能降低血糖浓度，主要通过刺激胰岛 B 细胞释放胰岛素发挥作用。这一作用主要基于增强胰岛 B 细胞对生理浓度葡萄糖的反应性。与其他磺脲类药物相比，较少引起严重的低血糖，格列美脲对心血管系统的影响更小。本药口服后较迅速而完全吸收，空腹或进食时对吸收无明显影响。t_{max} 为 2～3 小时，口服 4mg 后 C_{max} 为 300ng/ml。半衰期约为 5～8 小时。在肝脏内通过细胞色素 P450 酶氧化代谢，代谢物有降糖活性。

【适应证】适用于控制饮食、运动疗法及减轻体重均不能充分控制血糖的 2 型糖尿病。

【用法和用量】口服：起始剂量一次 1mg，一日 1 次顿服；建议早餐前不久或早餐中服用，若不进早餐则于第一次正餐前不久或餐中服用；以适量的水整片吞服；如漏服一次，不能以加大下次剂量来纠正。如血糖控制不满意，可每隔1～2周逐步增加剂量至一日2mg、3mg、4mg，最大推荐剂量为一日6mg。

【禁忌证】本品不能用于以下情况：

(1) 对格列美脲、其他磺脲类、其他磺胺类或本品中任何成分过敏者。

(2) 妊娠期、哺乳期妇女。

(3) 1型糖尿病，糖尿病昏迷，酮症酸中毒患者。

(4) 肝、肾功能明显损害者。

【不良反应】

(1) 低血糖：本品可引起低血糖症，尤其在治疗初期的老年体弱患者，不规则进食者，饮酒者及肝、肾、功能损害患者中，据报道，发生率为2%。

(2) 消化系统症状：少见恶心、呕吐，腹泻、腹痛。

(3) 有个别病例报道血清肝脏转氨酶升高。

(4) 皮肤过敏反应：少见瘙痒、红斑、荨麻疹。

(5) 其他：少见头痛、乏力、头晕。

【注意事项】

(1) 必须在进餐前即刻或进餐中用水整片吞服，不要嚼碎，治疗时不定时进餐或不进餐会引起低血糖。

(2) 服药期间定期监测血糖及尿糖、糖化血红蛋白；定期进行肝功能和血液学检查(尤其是白细胞和血小板计数)。

(3) 应激状态时改用胰岛素治疗。

(4) 从其他口服降糖药改用本品时，一般考虑原使用药物的降糖强度和血浆半衰期，以免药物累加引起低血糖反应风险；从胰岛素改用本品时应在医生严密监测下进行。

(5) 驾车或操纵机器时应避免低血糖导致的危险。

【药物相互作用】该药在体内经细胞色素P450氧化酶进行生物转化，为细胞色素P4502C9酶系统的底物，应注意与经该酶系统代谢的药物共同使用时可能存在药物相互作用。参见“279. 格列本脲”。

【剂型和规格】

片剂：① 1mg；② 2mg。

【贮存】避光、密闭、干燥处保存。

282. 格列喹酮 Gliquidone

【药理作用】本药为第二代磺酰脲类口服降血糖药。其作用和机制参阅“279. 格列本脲”。

口服本药后的血药浓度比较显示，本药吸收完全，一次口服30mg后2～

3 小时血浆达最高水平，为 500～700ng/ml，血浆半衰期为 1.5 小时，作用可持续 2～3 小时，代谢完全。不论给药量如何，仅平均 5% 的药量在尿中以代谢产物而存在。多次重复给药后，肾脏排泄仍然极少。大部分代谢产物，经胆道系统从粪便中排泄。其代谢产物不具有降糖作用。

【适应证】 用于 2 型糖尿病。

【用法和用量】 口服：应在餐前 30 分钟服用。一般日剂量为 15～120mg，酌情调整，通常日剂量为 30mg 以内者可于早餐前一次服用；更大剂量应分 3 次，分别于餐前服用；最大日剂量不得超过 180mg。

【禁忌证】

(1) 1 型糖尿病、糖尿病低血糖昏迷或昏迷前期、糖尿病合并酮症酸中毒、晚期尿毒症者禁用。

(2) 对本品及磺胺类药过敏者禁用。

(3) 妊娠期及哺乳期妇女禁用。

【不良反应】 有极少数报道皮肤过敏、胃肠道反应、轻度低血糖反应及血液系统改变。

【注意事项】

(1) 糖尿病合并肾病者，当肾功能轻度异常时尚可使用，但严重肾功能不全时，则应改用胰岛素治疗。

(2) 治疗中若出现不适，如低血糖、发热、皮疹、恶心等应从速就医，一旦发生皮肤过敏反应应停用本品。

【药物相互作用】 该药在体内经细胞色素 P450 氧化酶进行生物转化，为细胞色素 P4502C9 酶系统的底物，应注意与经该酶系统代谢的药物共同使用时可能存在药物相互作用。参见“279. 格列本脲”。

【剂型和规格】

片剂：30mg。

【贮存】 避光、密闭保存。

283. 格列齐特 Gliclazide

【药理作用】 本药为第二代磺酰脲类口服降血糖药。其作用和机制参阅“279. 格列本脲”。

本品口服，在胃肠道迅速吸收，3～4 小时可达血浆峰值，血浆蛋白结合率为 92%，半衰期为 10～12 小时，口服后主要在肝脏代谢，经尿排出。

【适应证】 用于单用饮食疗法、运动疗法和减轻体重不足以控制血糖水平的成人非胰岛素依赖型糖尿病。

【用法和用量】 一次 80mg，早晚两餐前服用；开始时一日 2 次，连服 2～

3周，然后根据血糖水平调整用量；初始日剂量为40～80mg，一般1日剂量范围为80～240mg，根据反应调整剂量；最大日剂量不超过320mg。

【禁忌证】

(1) 对本品、其他磺酰脲类及磺胺类药过敏者禁用。

(2) 1型糖尿病、糖尿病低血糖昏迷或昏迷前期、糖尿病合并酮症酸中毒、晚期尿毒症者禁用。

(3) 严重烧伤，感染，外伤和大手术，严重肝、肾功能不全者，白细胞减少者禁用。

(4) 应用咪康唑治疗者禁用。

(5) 妊娠期及哺乳期妇女禁用。

【不良反应】常见低血糖；少见胃肠道功能障碍如腹痛、恶心、呕吐、消化不良、腹泻、便秘；罕见皮疹、瘙痒、荨麻疹、红斑、斑丘疹、肝转氨酶水平增高、肝炎等；极罕见贫血、白细胞减少、血小板减少、粒细胞减少等。暂时性视力障碍可能因开始治疗时血糖水平变化所致。

【注意事项】肝功能不全或严重肾功能不全者慎用。应用本品应定时进餐，注意防止低血糖发生。

【药物相互作用】该药在体内经细胞色素P450氧化酶进行生物转化，为细胞色素P4502C9酶系统的底物，应注意与经该酶系统代谢的药物共同使用时可能存在药物相互作用。参见“279. 格列本脲”。

【剂型和规格】

片剂(Ⅱ)：80mg。

【贮存】避光、密闭保存。

284. 阿卡波糖　Acarbose

【药理作用】本品的主要活性成分为阿卡波糖，一种微生物来源的假性四糖。动物实验证明本品在肠道中抑制α-糖苷酶(参与双糖、寡糖和多糖的降解)的活性，延缓碳水化合物来源的葡萄糖的降解和吸收。通过这种途径，阿卡波糖延缓并降低餐后血糖的升高，并且由于平衡了葡萄糖从肠道的吸收，减小了全日血糖的波动，使平均血糖值降低。此外，阿卡波糖还能够降低糖化血红蛋白的水平。

口服0.2g阿卡波糖后，有1%～2%的活性抑制剂经肠道吸收，加上被吸收的经消化酶和肠道细菌分解的产物，共占服药剂量的35%。没有或未发现阿卡波糖在体内有可测定到的代谢现象，相反在肠腔内阿卡波糖被消化酶和肠道细菌分解，其降解产物可于小肠下段被吸收。口服后阿卡波糖及其降解产物迅速完全地自尿中排出，剂量的51%在96小时内经粪便排出。本药口服较少吸收，生物利用度小于2%，半衰期约为2小时。

【适应证】配合饮食控制，用于2型糖尿病；降低糖耐量减低者的餐后血糖。

【用法和用量】口服：用餐前即刻整片吞服或与前几口食物一起咀嚼服用，剂量需个体化。一般推荐剂量为一次50mg，一日3次，以后逐渐增加至一次100mg，一日3次；个别情况下可增至一次200mg，或遵医嘱。

【禁忌证】下列患者禁用：

（1）妊娠期及哺乳期妇女。

（2）有明显的消化和吸收障碍的慢性胃肠功能紊乱患者。

（3）患有由于胀气可能恶化的疾病（如Roemheld综合征、严重的疝气、肠梗阻和肠溃疡）者。

（4）严重肾功能不全（肌酐清除率＜25ml/min）者。

（5）18岁以下患者。

（6）对本品任何成分过敏者。

（7）肝硬化患者。

【不良反应】常见胃肠胀气和肠鸣音；偶见腹泻、腹胀和便秘，极少见腹痛，个别可能出现红斑、皮疹和荨麻疹等。一日150～300mg用药者个别发生与临床相关的肝功能检查异常，为一过性的（超过正常高限3倍），极个别情况出现黄疸和/或肝炎合并肝损害。

【注意事项】

（1）应遵医嘱调整剂量。

（2）如果服药4～8周后疗效不明显，可以增加剂量；但如坚持严格的糖尿病饮食仍有不适时，不能再增加剂量，有时还需减少剂量。

（3）个别患者尤其是使用大剂量时可发生无症状的肝转氨酶升高，应考虑在用药的前6～12个月监测GOT及GPT的变化，停药后肝转氨酶值会恢复正常。

（4）本品可使蔗糖分解为果糖和葡萄糖的速度更加缓慢，因此如果发生急性低血糖，不宜使用蔗糖，而应用葡萄糖纠正低血糖反应。

【药物相互作用】

（1）服用阿卡波糖治疗期间，由于结肠内碳水化合物酵解增加，蔗糖或含有蔗糖的食物常会引起腹部不适，甚至导致腹泻。

（2）本品具有抗高血糖的作用，但它本身不会引起低血糖。如果本品与磺酰脲类药物、二甲双胍或胰岛素一起使用时，可能会出现低血糖，故需减少磺酰脲类药物、二甲双胍或胰岛素的剂量。否则，在个别病例会有低血糖昏迷发生。

（3）个别情况下，阿卡波糖可影响地高辛的生物利用度，因此需监测地高辛的浓度。

（4）服用本品期间，避免同时服用考来酰胺、肠道吸附剂和消化酶类制剂，以免影响本品的疗效。

【剂型和规格】

片剂、胶囊：50mg。

【贮存】 避光、密闭、25℃以下保存。

285. 达格列净 Dapagliflozin

【药理作用】 本药为 SGLT-2 抑制药，通过抑制 SGLT-2 减少葡萄糖的重吸收并降低肾糖阈，从而增加尿糖的排泄。

空腹口服本药，达峰时间为 2 小时，绝对生物利用度为 78%。蛋白结合率约为 91%。本药主要经尿苷二磷酸葡萄糖醛酸转移酶（UGT）1A9 代谢为无活性代谢产物 3-*O*- 葡糖苷酸达格列净。本药及其代谢物主要经肾脏排泄，约 75% 随尿液排泄，21% 随粪便排泄。平均消除半衰期为 12.9 小时。

【适应证】 在饮食和运动基础上，本品可作为单药治疗用于 2 型糖尿病成人患者改善血糖控制。

【用法和用量】 推荐起始剂量为 5mg，每日 1 次，晨服，不受进食限制。对于需加强血糖控制且耐受 5mg 每日 1 次的患者，剂量可增至 10mg，每日 1 次。

肾功能不全患者：eGFR＜60ml/（min•1.73m^2）的患者不推荐使用本品。eGFR≥60ml/（min•1.73m^2），无须调整剂量。eGFR＜30ml/（min•1.73m^2），禁忌使用本品。

【禁忌证】

（1）对本品有严重超敏反应史者禁用。

（2）重度肾损害［eGFR＜30ml/（min•1.73m^2）］、终末期肾病（ESRD）或需要透析的患者禁用。

（3）1 型糖尿病患者，糖尿病酮症酸中毒患者禁用。

（4）活动性膀胱癌的患者禁用本品，既往有膀胱癌病史的患者，应权衡利弊。

【不良反应】 常见的不良反应有：尿路感染、排尿增加、排尿不适、血脂异常、便秘、肢体疼痛、流感、恶心、背痛、鼻咽炎、生殖器真菌感染。可见酮症酸中毒、急性肾损伤和肾功能损害、尿脓毒症和肾盂肾炎。

【注意事项】

（1）低血压：采用本品治疗后会发生症状性低血压，尤其是肾功能 eGFR

$<60ml/(min \cdot 1.73m^2)$的患者、老年患者或正在服用髓袢利尿剂的患者。具有以上一种或多种特征的患者在开始本品治疗前，应评估并纠正血容量状态。治疗期间应监测低血压体征和症状。

（2）酮症酸中毒：有酮症酸中毒的报告，对于接受达格列净治疗且出现中毒代谢性酸中毒体征和症状包括恶心、呕吐、腹痛、全身不适和呼吸急促的患者，用药前应考虑是否存在酮症酸中毒的风险因素（包括任意原因的胰岛素缺乏、热量限制和酗酒）。用药时，如出现临床易感因素（如急性疾病或手术所致长期空腹），应考虑监测是否出现酮症酸中毒，并暂停使用本药。

（3）急性肾损伤和肾功能损害：达格列净可导致血容量下降，并导致肾损害，开始治疗前，需考虑是否存在可能导致患者肾损害的因素，包括低血容量、慢性肾功能不全、充血性心脏衰竭和合并用药（利尿剂、ACEI、ARB、NSAIDs类药物）。发生任何进食量下降（如急性病或禁食）或体液丧失（胃肠道疾病或暴露在高温处）的情况时，应考虑暂停达格列净。

（4）尿脓毒症和肾盂肾炎：已有发生严重尿路感染的报告，包括需要住院治疗的脓毒血症和肾盂肾炎。如有症状，则应评估患者的尿路感染体征和症状，并及时处理。

（5）低血糖：与胰岛素或胰岛素促泌剂合用会增加低血糖风险。

（6）生殖器真菌感染：达格列净会增加生殖器真菌感染风险，应监测并给予相应治疗。

【药物相互作用】

（1）与髓袢利尿药合用可增加出现症状性低血压的风险，合用前应评估并纠正患者血容量。

（2）与胰岛素、胰岛素促分泌药合用可增加发生低血糖的风险，合用时可能需减少胰岛素或胰岛素促分泌药的剂量。

【剂型和规格】

片剂：① 5mg；② 10mg。

【贮存】15～30℃保存。

286. 利拉鲁肽　Liraglutide

【药理作用】本药为GLP-1受体激动药，模拟了内源性人GLP-1（7-37）97%的氨基酸序列。与GLP-1（7-37）相同，本药活化GLP-1受体，增加细胞内的环磷酸腺苷（cAMP），导致血糖升高时机体分泌胰岛素；而当血糖降低并接近正常水平时，胰岛素分泌减少。此外，本药可以葡萄糖依赖的方式减少胰高血糖素的分泌，并可减缓胃排空，抑制食欲。

本药经皮下注射后，吸收缓慢，达峰时间为8～12小时，绝对生物利用度约为 55%，表观分布容积为 11～17L，蛋白结合率为 98%，本药的代谢方式与内源性大蛋白的代谢方式相似，尚无特定的器官确定为主要消除途径，尿液和粪便中未检测到原型药物，仅检测到少部分放射性代谢物（尿液和粪便中分别占 6% 和 5%）。多数放射性排泄物于给药后的 6～8 日排出。单次皮下注射后的平均表观清除率约为 1.2L/h，消除半衰期约为 13 小时。轻度、中度、重度肾功能损害和终末期肾病患者用药后的 AUC 分别平均较健康受试者低 35%、19%、29% 和 30%。轻度、中度、重度肝功能损害者用药后的 AUC 分别平均较健康受试者低 11%、14% 和 42%。

【适应证】用于成人 2 型糖尿病患者的血糖控制；已经单用二甲双胍或磺脲类药物最大可耐受剂量治疗后血糖仍控制不佳的患者，与二甲双胍或磺脲类药物联合应用。

【用法和用量】本品经皮下注射给药，注射部位可选择腹部、大腿或者上臂，每日注射 1 次，可在任意时间注射，无须根据进餐时间给药。起始剂量为每日 0.6mg。至少 1 周后，剂量应增加至 1.2mg。预计一些患者在将剂量从 1.2mg 增加至 1.8mg 时可以获益，根据临床应答情况，为了进一步改善降糖效果，在至少一周后可将剂量增加至 1.8mg。推荐每日剂量不超过 1.8mg。

【禁忌证】

（1）对本品活性成分或者本品中任何其他辅料过敏者禁用。

（2）有甲状腺髓样癌（MTC）既往史或家族史患者禁用。

（3）2 型多发性内分泌肿瘤综合征患者禁用。

（4）1 型糖尿病患者或用于治疗糖尿病酮症酸中毒患者禁用。

【不良反应】常见的不良反应为胃肠道不适：恶心和腹泻非常常见，呕吐、便秘、腹痛和消化不良常见。

【注意事项】

（1）本品在纽约心脏病学会（NYHA）分级Ⅰ～Ⅱ级的充血性心力衰竭患者中的治疗经验有限。尚无在 NYHA 分级Ⅲ～Ⅳ级的充血性心力衰竭患者中应用的经验。

（2）在炎症性肠病和糖尿病性胃轻瘫患者中的治疗经验有限，因此不推荐本品用于这些患者。

（3）本品治疗过程中会伴随有一过性的胃肠道不良反应，包括恶心、呕吐和腹泻。

（4）使用其他 GLP-1 类似物已有少数急性胰腺炎的报道，应当告知患者急性胰腺炎的特征性症状：持续、严重的腹痛。如果怀疑发生了胰腺炎，应该停用本品和其他潜在的可疑药物。

（5）轻度肾功能损害的患者不需要进行剂量调整。在中度肾功能损害患者中的治疗经验有限。目前不推荐本品用于包括终末期肾病患者在内的重度肾功能损害患者。

(6) 在肝功能损害患者中的治疗经验有限，因此不推荐本品用于轻、中、重度肝功能损害患者。

【药物相互作用】

(1) 在体外研究中已经证实，利拉鲁肽和其他活性物质之间发生与细胞色素P450和血浆蛋白结合有关的药动学相互作用的可能性极低。

(2) 利拉鲁肽对胃排空的轻度延迟可能会影响同时口服的其他药物的吸收。

(3) 相互作用研究并显示利拉鲁肽与对乙酰氨基酚、阿托伐他汀钙片、灰黄霉素、地高辛、赖诺普利、口服避孕药、华法林和其他香豆素衍生物并未出现临床意义的相互作用，无须调整用药剂量。

【剂型和规格】

注射液：3ml：18mg。

【贮存】 未拆封：2～8℃冷藏保存。

287. 瑞格列奈 Repaglinide

【药理作用】 本药为短效促胰岛素分泌药，通过促进胰腺释放胰岛素来降低血糖水平。此作用依赖于胰岛中功能性的B细胞，通过与B细胞上的受体结合以关闭B细胞膜中ATP-依赖性钾通道，使B细胞去极化，从而打开钙通道，使钙的流入增加，最终诱导B细胞分泌胰岛素。

本药口服后在胃肠道完全吸收，1小时内达 C_{max}，平均绝对生物利用度为56%，蛋白结合率高于98%，经氧化生物转化和与葡萄糖醛酸直接结合而完全代谢。主要代谢产物为氧化二羧酸(M2)、芳香胺(M1)、酰基葡萄糖醛酸苷(M7)。CYP酶系，尤其CYP2C8和CYP3A4参与本药的*N*-脱烷基化使之形成M2，并进一步氧化形成M1。本药的代谢产物均无降血糖活性。单剂口服 C^{14} 标记的本药，96小时内约90%的放射活性随粪便排泄，约8%的放射活性随尿液排泄。不足2%的原型药物随粪便排泄，而尿液中的原型药物仅占给药量的0.1%。主要代谢产物M2占给药量的60%。本药的半衰期约为1小时。

【适应证】 用于经饮食控制、降低体重及运动锻炼不能有效控制高血糖的2型糖尿病。

【用法和用量】 口服：在主餐前15分钟内服用，服药时间也可掌握在0～30分钟，剂量因人而异。推荐起始剂量为0.5mg，以后如需要可每周或每2周作调整。接受其他口服降血糖药治疗的患者转用本品时的推荐起始剂量为1mg；最大推荐单次剂量为4mg，进餐时服用。但最大日剂量不应超过16mg。

【禁忌证】

（1）已知对本品任一成分过敏者禁用。

（2）1 型糖尿病、伴随或不伴昏迷的糖尿病酮症酸中毒者禁用。

（3）妊娠期及哺乳期妇女禁用。

（4）12 岁以下儿童禁用。

（5）严重的肝、肾功能不全者禁用。

【不良反应】偶见瘙痒、皮疹、荨麻疹；罕见低血糖、腹痛、恶心、皮肤过敏反应；非常罕见腹泻、腹痛、恶心、呕吐、便秘、视觉异常、GOT 及 GPT 升高。

【注意事项】服用本品可引起低血糖，与二甲双胍合用会增加发生低血糖的危险性。乙醇可加重本品导致的低血糖症状，并延长低血糖反应持续时间。

【药物相互作用】

（1）吉非贝齐可使本药的暴露量增加 8.1 倍，禁止合用。

（2）氯吡格雷可使本药的暴露量增加 3.9～5.1 倍，避免合用。若无法避免合用，本药的起始剂量为一次 0.5mg，最大日剂量为 4mg，且合用期间可能需增加血糖监测的频率。

（3）环孢素可使低剂量的本药的暴露量增加 2.5 倍，合用时，本药的最大日剂量为 6mg，且可能需增加血糖监测的频率。

（4）CYP2C8 抑制药（包括甲氧苄啶、孟鲁司特、地拉罗司）、CYP3A4 抑制药［包括抗真菌药（伊曲康唑）、抗细菌药（克拉霉素、红霉素）］。合用可升高本药的血药浓度，需减少本药剂量和增加血糖监测的频率。

（5）CYP2C8 和 / 或 CYP3A4 诱导药（包括利福平、巴比妥类药、卡马西平）：合用可降低本药的血药浓度，需增加本药剂量和血糖监测的频率。

【剂型和规格】

片剂：① 0.5mg；② 1mg；③ 2mg。

【贮存】常温（10～30℃）保存。

288. 吡格列酮　Pioglitazone

【药理作用】本药为噻唑烷二酮类口服抗糖尿病药，是一种过氧化物酶体增殖物激活受体（PPARγ）激动药，具有高选择性。本药可通过激活脂肪、骨骼肌和肝脏等胰岛素作用组织中的 PPARγ，从而调节胰岛素应答基因的转录，控制葡萄糖的生成、转运和利用。

本药口服给药后，血药浓度达峰时间（t_{max}）约为 2 小时，表观分布容积为（0.63±0.41）L/kg。进食不改变本药的吸收率，但 t_{max} 延迟 3～4 小时。本药血浆蛋白结合率大于 99%。通过羟基化和氧化作用而代谢，部分代谢产物仍有活性，半衰期为 3～7 小时，总吡格列酮（吡格列酮及其活性代谢产物）的半衰期为 16～24 小时。大部分药物以原型及代谢产物形式随粪便排出。

【适应证】对于 2 型糖尿病患者，本药可与饮食控制和体育锻炼联合以改善和控制血糖。本药可单独使用，当饮食控制、体育锻炼和单药治疗不能满意控制血糖时，也可与磺脲、二甲双胍或胰岛素合用。

【用法和用量】口服。

（1）单药治疗，初始剂量可为一次 15mg 或 30mg，一日 1 次，反应不佳时可加量直至 45mg，一日 1 次。充血性心力衰竭（NYHA 分级Ⅰ级和Ⅱ级）宜从一日 1 次 15mg 起始。女性或与胰岛素合用患者易出现水肿，宜从一日 1 次 15mg 起始。老年患者因生理功能减退，宜从一日 1 次 15mg 起始。

（2）与磺酰脲类合用：本品可为 15mg 或 30mg，一日 1 次，当开始本品治疗时，磺酰脲类药物剂量可维持不变；当患者发生低血糖时，应减少磺酰脲用量。

（3）与二甲双胍合用：本品可为 15mg 或 30mg，一日 1 次，开始本品治疗时，二甲双胍剂量可维持不变。

（4）与胰岛素合用：本品为 15mg 或 30mg，一日 1 次，开始本品治疗时，胰岛素用量可维持不变，出现低血糖时可降低胰岛素量。最大推荐量不应超过 45mg，一日 1 次；联合用药勿超过 30mg，一日 1 次。服药与进食无关。

【禁忌证】下列情况禁用：

（1）对本品任何成分过敏者。

（2）心功能Ⅲ级或Ⅳ级的患者禁用，或有心力衰竭史者。

（3）有活动性肝脏疾患的临床表现或 GOT 及 GPT 升高大于正常上限 2.5 倍时。

（4）妊娠期及哺乳期妇女。

（5）严重肾功能障碍者。

（6）严重感染、手术前后或严重创伤的患者。

（7）现有或既往有膀胱癌病史的患者或存在不明原因的肉眼血尿的患者。

【不良反应】常见上呼吸道感染、头痛、鼻窦炎、肌肉痛、咽炎、水肿、体重增加、乳酸脱氢酶、肌酸激酶升高、贫血。

【注意事项】

（1）建议治疗前、治疗后定期监测肝功能，如出现恶心、呕吐、腹部疼痛、疲乏、尿色加深应立即就医；如出现黄疸则停药。

（2）定期测定空腹血糖和 HbA1c 以监测血糖对本品的反应。

（3）对于绝经期前无排卵的胰岛素抵抗患者，本品可使排卵重新开始，有可能需考虑采取避孕措施。

（4）因为循环血容量增加短时期内可能出现水肿、诱发和加重心力衰竭，因此服用后应密切观察，如果出现水肿、体重突然增加、心力衰竭症状等，应立即停药并就诊。

（5）可能引起心电图异常和心胸比增加，应充分留意观察；定期检查心电图，发现异常，采取减量、停药。

（6）有报道，使用盐酸吡格列酮发生或加重（糖尿病）黄斑水肿。当患者出现视力急剧下降，应考虑黄斑水肿可能性。

【药物相互作用】

（1）本药与葡萄甘露聚糖合用可增强降血糖作用。

（2）本药与苦瓜、桉树属植物、葫芦巴、人参、胍胶、车前草、圣约翰草合用后发生低血糖的风险增加。

（3）本药与阔叶灌木丛类、聚合草、石蚕属植物、金不换、卡乏椒素、薄荷、黄芩属植物、缬草合用可导致血清转氨酶升高。

（4）本药与吉非贝齐合用，由于吉非贝齐可抑制CYP2C8介导的本药代谢，可增加本药暴露量和潜在低血糖风险，合用时的最大推荐剂量为一日15mg，并密切监测血药浓度。

（5）本品与口服避孕药（含炔雌醇、炔诺酮）时，两者的血浆浓度均降低约30%，从而导致口服避孕药失效。

【剂型和规格】

（1）片剂：① 15mg；② 30mg。

（2）胶囊：① 15mg；② 30mg。

【贮存】常温（10～30℃）保存。

289. 西格列汀　Sitagliptin

【药理作用】本药为一种具高度选择性的DPP-4抑制药，对2型糖尿病患者，可通过增加活性肠促胰岛素［包括胰高血糖素样肽-1（GLP-1）、糖依赖性促胰岛素释放肽（GIP）］的水平而改善血糖控制。GLP-1和GIP由肠道全日释放，进餐后水平升高。GLP-1和GIP能通过涉及环磷腺苷的细胞内信号途径增加胰岛细胞合成并释放胰岛素，GLP-1还能抑制胰岛α细胞分泌胰高糖素。本药能防止DPP-4水解肠促胰岛素，从而增加活性形式的GLP-1和GIP的血浆浓度，故而可以葡萄糖依赖方式增加胰岛素释放并降低胰高糖素水平，最终降低肝葡萄糖生成及血糖水平。治疗浓度下，本药不抑制DPP-8或DPP-9。

口服100mg，24小时可以持续抑制80%以上的DPP-4活性，药物吸收速度快，平均达峰时间（t_{max}）为 1～4 小时，且不受饮食影响，半衰期（$t_{1/2}$）约为 12.4 小时，绝对生物利用度约为 87%，血浆蛋白结合率为 38%，组织分布广，平均稳态分布容积约为 198L，约 79% 原型随尿液排泄，少量被代谢，主要经 CYP3A4 和 CYP2C8 代谢。

【适应证】单药治疗配合饮食控制和运动，用于改善 2 型糖尿病患者的血糖控制。当单独使用盐酸二甲双胍血糖控制不佳时，可与盐酸二甲双胍联合使用，在饮食和运动基础上改善 2 型糖尿病患者的血糖控制。

【用法和用量】本品单药或与二甲双胍联合治疗的推荐剂量为 100mg，每日 1 次，本品可与或不与食物同服。轻度肾功能不全，肌酐清除率（Cl）> 50ml/min，不需要调整剂量；中度肾功能不全，30ml/min≤Cl≤50ml/min，剂量调整为 50mg，每日 1 次；严重肾功能不全，Cl<30ml/min 或着需要血液透析或腹膜透析的终末期肾病（ESRD）患者，剂量调整为 25mg，每日 1 次，服用本品不需要考虑透析时间。

【禁忌证】对本品任何成分过敏者；妊娠期妇女和哺乳期妇女；18 岁以下儿童患者禁用。

【不良反应】本品常见的不良反应有鼻咽炎、上呼吸道感染、头痛。上市后的自发报告包括：超敏反应（详见注意事项），胰腺炎（详见注意事项），肝酶升高、肾功能减退［包括急性肾功能衰竭（有时需要透析）］、便秘、呕吐、关节痛、肌肉痛、四肢痛、背痛。

【注意事项】

（1）本品不得用于 1 型糖尿病患者或治疗糖尿病酮症酸中毒。

（2）已经有服用西格列汀的患者出现急性胰腺炎的报告，包括致命或非致命的出血性或坏死性胰腺炎，患者应被告知急性胰腺炎的特征性症状：持续性，剧烈的腹痛，有报道提示停用西格列汀后胰腺炎症状消失，如果怀疑出现胰腺炎，则应停止使用西格列汀和其他可疑的药物。

（3）超敏反应：血管性水肿和剥脱性皮肤损害，包括史 - 约综合征（SJS）。这些反应发生在使用本品治疗开始 3 个月内，有些报告发生在首次服用之后，如果怀疑发生超敏反应，停止使用本品。

【药物相互作用】无临床意义的药物相互作用。

【剂型和规格】

片剂：① 25mg；② 50mg；③ 100mg。

【贮存】30℃以下保存。

290. 利格列汀　Linagliptin

【药理作用】同“289. 西格列汀”。健康受试者单次口服本药 5mg 后达峰时间（t_{max}）约 1.5 小时，C_{max} 为 8.9nmol/L，平均 AUC 为 139（nmol•h）/L。绝对生物利用度约为 30%，在组织中广泛分布，表观分布容积为 1 110L。血浆蛋白结合率与药物浓度呈依赖性，高浓度时本药与 DPP-4 结合使其处于完全饱和状态，同时 70%～80% 的本药与血浆蛋白结合。

口服本药后大部分（约 90%）以原型药物排泄，小部分代谢为无药理活性的代谢物。健康受试者口服放射性标记的本药，4 日内约 85% 的药物经肝肠系统（80%）、尿液（5%）消除，稳态的肾清除率约 70ml/min。本药有效半衰期约 12 小时，终末半衰期大于 100 小时。

【适应证】本品单药治疗作为饮食控制和运动的辅助治疗，用于改善 2 型糖尿病患者的血糖控制。当单独使用盐酸二甲双胍血糖控制不佳时，可与盐酸二甲双胍联合使用，在饮食和运动基础上改善 2 型糖尿病患者的血糖控制。当盐酸二甲双胍和磺脲类药物联合使用仍不能有效控制血糖时，本品可与盐酸二甲双胍和磺脲类联合使用，在饮食和运动基础上改善 2 型糖尿病患者的血糖控制。

【用法和用量】成人推荐剂量为 5mg，每日 1 次。本品在每日的任意时间、餐时或非餐时均可服用。肝、肾功能不全患者不需要调整剂量。

【禁忌证】禁用于对利格列汀有过敏史，诸如荨麻疹、血管性水肿或支气管高敏反应的患者。妊娠期妇女和哺乳期妇女禁用。18 岁以下儿童患者禁用。

【不良反应】常见的不良反应有：鼻咽炎、背痛、关节痛、上呼吸道感染、头痛、咳嗽。

【注意事项】

（1）本品不能用于治疗 1 型糖尿病患者，也不能用于治疗糖尿病酮症酸中毒。

（2）胰腺炎：已收到急性胰腺炎上市后的报告，包括致命性的胰腺炎。告知患者认真观察发生胰腺炎的潜在症状和体征，如发生腹部持续性剧烈疼痛，有时会放射到背部，可伴有或不伴有呕吐，这是急性胰腺炎的标志性症状。如果怀疑是胰腺炎，应立即停用，并就诊。胰腺炎病史患者服用本品，不确定是否增加胰腺炎发生风险。

【药物相互作用】无临床意义的药物相互作用。

【剂型和规格】

片剂：5mg。

【贮存】25℃以下密闭保存。

（四）甲状腺激素及抗甲状腺药

甲状腺分泌的甲状腺激素是维持人体正常代谢和生长发育所必需的激

素，影响全身各器官系统的功能和代谢状态。各种原因所致的甲状腺功能减退或亢进，以致体内甲状腺素水平过低或过高所引起各种症状，需要分别应用甲状腺激素或抗甲状腺药物治疗。

本部分包括的药物为作为替代治疗药物的甲状腺片和左甲状腺素钠（片剂）以及抗甲状腺药物甲巯咪唑（片剂）和丙硫氧嘧啶（片剂）。

291．甲状腺片　Thyroid Tablets

【药理作用】甲状腺激素对机体的作用广泛，具有促进分解代谢（生热作用）和合成代谢作用，对人体正常代谢及生长发育有重要影响，对婴、幼儿中枢的发育甚为重要，它可促进神经元和轴突生长、突触的形成。甲状腺激素的基本作用是诱导新生蛋白质包括特殊酶系的合成，调节蛋白质、碳水化合物和脂肪三大物质，以及水、盐和维生素的代谢。甲状腺激素诱导细胞 Na^+-K^+ 泵（Na^+-K^+-ATP 酶）的合成并增强其活力而使能量代谢和氧化磷酸化增强。甲状腺激素（主要是 T_3）还与核内特异性受体相结合，激活的受体与 DNA 甲状腺激素应答元件上特异的序列相结合，从而促进新的蛋白质（主要为酶）的合成。

口服吸收入血后，绝大部分甲状腺素与血浆蛋白[主要是甲状腺素结合球蛋白（TBG）]结合，仅约 0.03% 的 T_4 和 0.3% 的 T_3 以游离形式存在。只有游离甲状腺激素才能进入靶细胞发挥生物效应。部分 T_4 在肝、肾等脏器中转化为 T_3，其量约占 T_3 总量的 70%～90%。游离 T_3、T_4 进入靶细胞后，T_4 转化为 T_3，后者与其受体的亲和力较 T_4 高 10 倍，作用增强 4 倍，故 T_3 是主要的具有活性的甲状腺激素，而 T_4 则被视为激素原。T_4 半衰期为 6～8 日，而 T_3 为 1 日。甲状腺激素在肝内降解并与葡糖醛酸和硫酸结合后，通过胆汁排泄。

【适应证】用于各种原因引起的甲状腺功能减退症。

【用法和用量】由于本品 T_3、T_4 含量及两者比例不恒定，在治疗中应根据临床症状及 T_3、T_4、促甲状腺激素检查调整剂量。

（1）成人：口服，开始为一日 10～20mg，逐步增加，维持量一般为一日 40～120mg，少数患者需一日 160mg。

（2）婴儿及儿童，完全替代量：1 岁以内 8～15mg；1～2 岁 20～45mg；2～7 岁 45～60mg；7 岁以上 60～120mg。开始剂量应为完全替代剂量的 1/3，逐渐加量。

【禁忌证】

（1）对本品任何成分过敏者禁用。

（2）患有以下疾病或未经治疗的以下疾病患者禁用：肾上腺功能不全、垂体功能不全、甲状腺毒症、冠心病、心绞痛、动脉硬化、高血压患者。

(3) 急性心肌梗死、急性心肌炎和急性全心炎患者禁用。

(4) 非甲状腺功能减退心力衰竭、快速性心律失常患者禁用。

【不良反应】使用过量则引起心动过速、心悸、心绞痛、心律失常、头痛、神经质、兴奋、不安、失眠、骨骼肌痉挛、肌无力、震颤、出汗、潮红、怕热、腹泻、呕吐、体重减轻等类似甲状腺功能亢进症的症状。T_3 过量时，不良反应的发生较 T_4 快。减量或停药可使所有症状消失。T_4 过量所致者，症状消失较缓慢。

【注意事项】

(1) 糖尿病患者、缺血性心脏病患者慎用。

(2) 对病程长、病情重的甲状腺功能减退症或黏液性水肿患者使用本类药应谨慎小心，开始用小剂量，以后缓慢增加直至生理替代剂量。

(3) 伴有腺垂体功能减退症或肾上腺皮质功能不全患者应先服用糖皮质激素，待肾上腺皮质功能恢复正常后再用本类药。

(4) 本药不易透过胎盘屏障，甲状腺功能减退者在妊娠期间无须停药。对于患有甲状腺功能亢进的妊娠期妇女，必须单独使用抗甲状腺药物进行治疗，而不宜将本药与抗甲状腺药物合用，否则可能会导致胎儿甲状腺功能减退。

(5) 老年患者对甲状腺激素较敏感，超过 60 岁者甲状腺激素替代需要量比年轻人约低 25%，而且老年患者心血管功能较差，应慎用。

(6) 本品服用后起效较慢，几周后才能达到最高疗效。停药后药物作用仍能存在几周。

【药物相互作用】

(1) 糖尿病患者服用甲状腺激素应视血糖水平适当增加胰岛素或降糖药剂量。

(2) 甲状腺激素与抗凝剂如双香豆素合用时，后者的抗凝作用增强，可能引起出血；应根据凝血酶原时间调整抗凝药剂量。

(3) 本类药与三环类抗抑郁药合用时，两类药的作用及毒副作用均有所增强，应注意调整剂量。

(4) 服用雌激素或避孕药者，因血液中甲状腺素结合球蛋白水平增加，合用时甲状腺激素剂量应适当调整。

(5) β 受体拮抗剂可减少外周组织 T_4 向 T_3 的转化，合用时应注意。

(6) 考来烯胺或考来替泊可以减弱甲状腺激素的作用，两类药物配伍使用时，应间隔 4～5 小时服用，并定期测定甲状腺功能。

【剂型和规格】

片剂：40mg。

【贮存】避光、密闭保存。

292. 左甲状腺素钠 Levothyroxine Sodium

【药理作用】合成左甲状腺素与甲状腺自然分泌的甲状腺素 T_4 相同。它与内源性激素一样，在外周器官中被转化为 T_3，然后通过与 T_3 受体结合发挥其特定作用。人体不能区分内源性或外源性的左甲状腺素。

本药口服后由胃肠道吸收，生物利用度为 40%～80%。用于甲状腺功能减退症的替代治疗时，口服后 1～2 周才能达到最大疗效，停药后作用可持续 1～3 周。本药吸收后，80% 与甲状腺素结合球蛋白结合，仅 0.03% 以游离形式存在。本药主要以去碘化过程在肝脏部分代谢，主要随尿排泄，部分与葡糖醛酸和硫酸结合后随胆汁排泄。甲状腺功能正常时，清除半衰期 6～7 日，甲减时半衰期 9～10 日，甲亢时半衰期 3～4 日。

【适应证】

（1）治疗非毒性的甲状腺肿（甲状腺功能正常）。

（2）甲状腺肿切除术后，预防甲状腺肿复发。

（3）用于甲状腺功能减退的替代治疗。

（4）用于甲状腺癌术后的抑制治疗。

（5）用于甲状腺抑制试验。

【用法和用量】

（1）口服：①一般最初每日 25～50μg，最大量不超过 100μg，可每隔 2～4 周增加 25～50μg，直至维持正常代谢为止。一般维持剂量为每日 50～150μg。②老年或有心血管疾病患者起始量以 12.5～25μg 为宜，可每 3～4 周增加一次剂量，每次增加 12.5～25μg。用药后应密切观察患者有否心率加快，心律失常、血压改变并定期监测血中甲状腺激素水平，必要时暂缓加量或减少用量。③儿童需要较高的剂量，大约一日 2μg/kg；一日完全替代剂量为 6 个月以内 6～8μg/kg；6～12 个月 6μg/kg；1～5 岁 5μg/kg；6～12 岁 4μg/kg。开始时应用完全替代量的 1/3～1/2，以后每 2 周逐渐增量。④妊娠时的替代剂量需要增加 30%～50%。⑤甲状腺癌术后的患者需要大剂量替代，大约一日 2.2μg/kg，控制 TSH 在防止肿瘤复发需要的水平。T_4 的半衰期是 7 日，所以可以一日早晨服药 1 次。

（2）静脉注射：适用于黏液性水肿昏迷，首次剂量宜较大，一日 200～400μg，以后一日 50～100μg，直到患者清醒改为口服给药。

【禁忌证】

（1）对本品及任何成分过敏者禁用。

（2）未经治疗的肾上腺功能不足、垂体功能不足和甲状腺毒症的患者禁用。

(3) 应用本品治疗不得在急性心肌梗死、急性心肌炎和急性全心炎时开始。

(4) 妊娠期间本品禁止与抗甲状腺药物联用治疗甲状腺功能亢进。

【不良反应】应用本品进行治疗，如果按医嘱服药并监测临床和实验室指标，一般不会出现不良反应。如果超过个体的耐受剂量或者过量服药，特别是由于治疗开始时剂量增加过快，可能出现下列甲状腺功能亢进的临床症状：心动过速、心悸、心律不齐、心绞痛、头痛、肌肉无力和痉挛、潮红、发热、呕吐、月经紊乱、假脑瘤（头部受压感及眼胀）、震颤、坐立不安、失眠、多汗、体重下降和腹泻。在上述情况下，应该减少患者的每日剂量或停药几日。一旦上述症状消失后，患者应小心地重新开始药物治疗。对部分超敏患者，可能会出现过敏反应。

【注意事项】

(1) 患者在开始应用甲状腺激素治疗之前，应排除下列疾病或对这些疾病进行治疗：冠心病、心绞痛、动脉硬化、高血压、垂体功能不足、肾上腺功能不足和自主性高功能性甲状腺瘤。

(2) 合并冠心病、心功能不全或心动过速性心律不齐的患者服用本品，初始剂量和增加剂量应谨慎，应该经常进行甲状腺激素水平的监测。

(3) 对继发的甲状腺功能减退症，必须确定其原因后再使用本品进行替代治疗，必要时应进行糖皮质激素的补充治疗。

(4) 如果怀疑有自主性高功能性甲状腺瘤，治疗开始前应进行 TRH 检查或得到其抑制闪烁扫描图。

(5) 对于患有甲状腺功能减退症和骨质疏松症风险增加的绝经后的妇女，应避免超生理血清水平的左甲状腺素，因此，应密切监测其甲状腺功能。

(6) 一旦确定了甲状腺素的治疗，在更换药品的情况下，建议根据患者临床反应和实验室检查的结果调整其剂量。

(7) 有遗传性半乳糖不耐受症、Lapp 乳糖酶缺乏症或葡萄糖 - 半乳糖吸收障碍的患者，不得服用本品。

(8) 妊娠期及哺乳期应继续使用甲状腺激素进行治疗，妊娠期间本品的剂量可能增加。

(9) 妊娠期间不宜将左甲状腺激素与抗甲状腺药物联合应用以治疗甲状腺功能亢进症，原因是加用左甲状腺素增加抗甲状腺药物的剂量。

(10) 由于高蛋白结合率，血液透析和血灌注时不能应用左甲状腺素。

【药物相互作用】

(1) 左甲状腺素钠会增加抗凝剂作用。

(2) 左甲状腺素钠会升高血中苯妥英钠水平。

（3）抗惊厥药如卡马西平和苯妥英钠加快左甲状腺素钠代谢，可将甲状腺素从血浆蛋白中置换出来。

（4）本品与强心苷一起使用，须相应调整强心苷用量。

（5）左甲状腺素钠也会增加拟交感性药物的作用。

（6）左甲状腺素钠增加儿茶酚胺受体敏感性，因此会增强三环抗抑郁药的作用。

（7）考来烯胺减少左甲状腺素钠吸收，需增加本品用量。

（8）抗糖尿病药物：左甲状腺素可能降低该类药物的降血糖效应。因此，开始甲状腺激素治疗时，应经常监测患者的血糖水平，如需要，应该调整抗糖尿病药物的剂量。

（9）香豆素衍生物：左甲状腺素能够取代抗凝药与血浆蛋白的结合，从而增强其作用。因此，开始甲状腺激素治疗时，应定期监测凝血指标，必要时应调整抗凝药的剂量。

（10）考来烯胺、考来替泊：考来烯胺会抑制左甲状腺素钠的吸收，故应在服用考来烯胺 4～5 小时前服用左甲状腺素钠。考来替泊与考来烯胺情况相同。

（11）含铝药物、含铁药物和碳酸钙：相关文献报道，含铝药物（抗酸药、硫糖铝）可能降低左甲状腺素的作用。因此，应在服用含铝药物之前至少 2 小时服用含有左甲状腺素的药物。含铁药物和碳酸钙与含铝药物情况相同。

（12）水杨酸盐、双香豆素、呋塞米、氯贝丁酯和苯妥英：水杨酸盐、双香豆素、大剂量呋塞米（250mg）、氯贝丁酯、苯妥英等可取代左甲状腺素与血浆蛋白结合，从而导致游离 T_4 水平升高。

（13）丙硫氧嘧啶、糖皮质激素、β 拟交感神经药、胺碘酮和含碘造影剂：这些药物能够抑制外周 T_4 向 T_3 的转化。胺碘酮的含碘量很高，能够引起进行功能亢进和甲状腺功能减退。对可能有未知自律性的结节性甲状腺肿应特别注意。

（14）舍曲林、氯喹 / 氯胍：这些药物能够降低左甲状腺素的作用，升高血清 TSH 的水平。

（15）巴比妥酸盐：巴比妥酸盐等具有诱导肝药酶的性质，能够增加左甲状腺素的肝脏清除率。

（16）雌激素：服用含雌二醇成分避孕药的妇女或采用激素替代疗法的绝经妇女对甲状腺素的需求量可能会增加。

（17）含大豆物质：含大豆物质可能会降低本品在肠道中的吸收量。因此可能需要调整本品的剂量，尤其是在开始或停止用大豆产品补充营养时。

【剂型和规格】

片剂：50μg。

【贮存】避光、密闭、25℃以下保存。

293. 甲巯咪唑 Thiamazole

【药理作用】本药属咪唑类抗甲状腺药，能抑制甲状腺激素的合成。本药通过抑制甲状腺内过氧化物酶，阻止摄入到甲状腺内的碘化物氧化及酪氨酸偶联，从而阻碍甲状腺素（T_4）的合成。由于本药并不阻断贮存的甲状腺激素释放，也不对抗甲状腺激素的作用，故只有当体内已有甲状腺激素被耗竭后，本药才产生明显的临床效应。本药抑制甲状腺激素合成的作用略强于丙硫氧嘧啶，持续时间也较长。此外，本药尚有轻度免疫抑制作用，抑制甲状腺自身抗体的产生。

口服后吸收迅速，吸收率为 70%～80%。起效时间为 3～4 周，对使用过含碘药物或甲状腺肿大明显者，可能需要 12 周才能发挥作用。吸收后广泛分布于全身，但浓集于甲状腺，可透过胎盘，也能经乳汁分泌。本药不与血浆蛋白结合，主要代谢物为 3- 甲基 -2- 硫乙内酰胺，原型药及其他代谢物 75%～80% 随尿液排泄，半衰期约 3 小时（也有报道为 4～14 小时）。

【适应证】抗甲状腺药物。本品适用于甲状腺功能亢进的药物治疗，尤其适用于不伴有或伴有轻度甲状腺增大（甲状腺肿）的患者及年轻患者。

（1）用于各种类型的甲状腺功能亢进的手术前准备。

（2）甲状腺功能亢进患者拟采用放射性碘治疗时的准备用药，以预防治疗后甲状腺毒性危象的发生。

（3）放射碘治疗后间歇期的治疗。

（4）在个别的情况下，因患者一般状况或个人原因不能采用常规的治疗措施，或因患者拒绝接受常规的治疗措施时，由于对甲巯咪唑片剂（在尽可能低的剂量）耐受性良好，可用于甲状腺功能亢进的长期治疗。

（5）对于必须使用碘照射（如使用含碘造影剂检查）的有甲状腺功能亢进病史的患者和功能自主性甲状腺瘤患者作为预防性用药。

【用法和用量】

（1）成人：①甲状腺功能亢进，一般开始用量一日 30mg，分 3 次服用。可根据病情轻重调整为一日 15～40mg，一日最大量 60mg。当病情基本控制（体重增加、心率低于 90 次 /min、血清 T_3 和 T_4 水平恢复正常），需 4～8 周开始减量，每 4 周减 1/3～1/2。维持量一日 5～15mg，一般需要治疗 18～24 个月。②甲状腺功能亢进术前准备，按上述剂量连续用药，直至甲状腺功能正常，在术前 7～10 日加用碘剂。③甲状腺危象，一日 60～120mg，分次服用。

在初始剂量服用1小时后加用碘剂。

（2）儿童：口服，甲状腺功能亢进，一日0.4mg/kg，分3次服用。维持剂量为一日0.2mg/kg。

【禁忌证】

（1）对本品任何成分过敏者禁用。

（2）哺乳期妇女禁用。

【不良反应】

（1）较多见的不良作用（发生率3%～5%）：皮疹、皮肤瘙痒，此时需根据情况停药或减量，并加抗过敏药物，待过敏反应消失后再重新由小剂量开始，必要时换一种制剂。

（2）严重不良作用：血液系统异常，轻度白细胞减少较为多见，严重的粒细胞缺乏症较少见，后者可无先兆症状即发生，有时可出现发热、咽痛，应及时停药，并查血常规，及早处理粒细胞缺乏症。再生障碍性贫血也可能发生。因此，在治疗过程中，尤其前两个月应定期检查血象。

（3）其他不良作用：包括味觉减退、恶心、呕吐、上腹部不适、关节痛、头晕、头疼、脉管炎（表现为患部红、肿、痛）、红斑狼疮样综合征（表现为发热、畏寒、全身不适、软弱无力）。

（4）罕见的不良作用：肝炎（可发生黄疸，停药后黄疸可持续至10周开始消退）、肾炎等；其他少见血小板减少，凝血因子Ⅱ或凝血因子Ⅶ降低。

【注意事项】

（1）有下列情况者慎用：①对其他甲巯咪唑复合物过敏者。②血白细胞计数偏低者。③肝功能不全者。

（2）儿童用药过程中应注意避免出现甲状腺功能减退。

（3）老年人尤其是肾功能不全者，应酌情减量给药。

（4）本药可透过胎盘，妊娠期妇女用药应谨慎，必须用药时宜采用最小有效剂量。甲亢妊娠期妇女在妊娠后期病情可减轻，此时可减少抗甲状腺药物的用量，部分患者于分娩前2～3周可停药，但分娩后不久可再次出现明显的甲亢症状。

（5）本药可由乳汁分泌，哺乳期妇女服用较大剂量时可能引起婴儿甲状腺功能减退，故服药时应暂停哺乳。

（6）用药前后及用药时应当检查或监测血常规、肝功能、甲状腺功能。

（7）对诊断的干扰：本药能使凝血酶原时间延长，并使血清碱性磷酸酶、谷草转氨酶（GOT）和谷丙转氨酶（GPT）增高。

【药物相互作用】

（1）与抗凝药合用，可增强抗凝作用。

（2）对氨基水杨酸、保泰松、巴比妥类、酚妥拉明、妥拉唑啉、维生素 B_{12}、磺胺类、磺酰脲类等都可能抑制甲状腺功能，引起甲状腺肿大，与本药合用时须注意。

（3）高碘食物或药物的摄入可使甲亢病情加重，使抗甲状腺药需要量增加或用药时间延长。

【剂型和规格】

片剂：5mg。

【贮存】 25℃以下，干燥处保存。

294. 丙硫氧嘧啶 Propylthiouracil

【药理作用】 本药为硫脲类抗甲状腺药，主要抑制甲状腺激素的合成。其机制为抑制甲状腺内过氧化物酶系统，阻止摄入到甲状腺内的碘化物氧化及酪氨酸偶联，从而阻碍甲状腺素（T_4）的合成。同时，本药通过抑制 T_4 在外周组织中脱碘生成三碘甲状腺原氨酸（T_3），故可在甲状腺危象时起到减轻病情的即刻效应。由于本药并不阻断贮存的甲状腺激素释放，也不对抗甲状腺激素的作用，故只有当体内已有甲状腺激素被耗竭后，本药才产生明显的临床效应。此外，本药尚有免疫抑制作用，可抑制甲状腺自身抗体的产生。

口服迅速吸收，生物利用度为 50%～80%。给药后 1 小时血药浓度达峰值。药物吸收后分布到全身各组织，主要在甲状腺中聚集，肾上腺及骨髓中浓度亦较高，还可透过胎盘（但比甲巯咪唑少）。血浆蛋白结合率约为 76.2%（60%～80%）。药物主要在肝脏代谢，60% 被代谢破坏；其余部分 24 小时内从尿中排出，也可随乳汁排出。在血中半衰期很短（1～2 小时），但由于在甲状腺中的聚集作用，其生物作用可持续较长时间。当肾功能不全时，半衰期可长达 8.5 小时。

【适应证】

（1）用于各种类型的甲状腺功能亢进症，包括格雷夫斯病（伴有自身免疫功能紊乱、甲状腺弥漫性肿大、可有突眼）。在格雷夫斯病中，尤其适用于：①病情较轻，甲状腺轻至中度肿大者。②儿童、青少年及老年患者。③甲状腺手术后复发，但又不适于放射性 ^{131}I 治疗者。④手术前准备。⑤作为 ^{131}I 放疗的辅助治疗。⑥妊娠合并格雷夫斯病。

（2）用于甲状腺危象，作为辅助治疗，以阻断甲状腺素的合成。

【用法和用量】 本药物因患者情况不同而剂量有明显差异，由医生确定剂量大小。未经医生许可不得随意停止服用或加大剂量。如无医嘱，则按以下一般剂量说明服用：

（1）成人及 10 岁以上的青少年：初服剂量，每日 3 次，每次 25～100mg；

对严重病例或经碘治疗后的患者，建议初服剂量可为 300～600mg，分成 4～6 次服用。维持剂量，每日 25～150mg。

（2）6～10 岁的儿童：初服剂量，每日 50～150mg，分 3 次服用。维持剂量，每日 25～100mg，分 3 次服用。

因本药可能损伤肝、肾功能，故在肝、肾功能减退，肾功能不全及需要透析的情况下，有必要改变剂量。轻微至中度肾损伤，剂量应减少至 25%；重度肾损伤，剂量应减少 50%。肝损伤患者也应相应减少剂量，对相关的禁忌必须考虑。

【禁忌证】下列患者禁用：

（1）对本药或其他硫脲类抗甲状腺药物过敏者。

（2）严重的肝功能损害者。

（3）白细胞严重缺乏者。

（4）结节性甲状腺肿伴甲状腺功能亢进者。

（5）甲状腺癌患者。

（6）哺乳期妇女。

【不良反应】本药的不良反应大多发生在用药的前 2 个月。

（1）常见头痛、眩晕、关节痛、唾液腺和淋巴结肿大以及味觉减退、恶心、呕吐、上腹部不适；也有皮疹、皮肤瘙痒、药物热。

（2）血液不良反应多为轻度粒细胞减少，少见严重的粒细胞缺乏、血小板减少、凝血因子Ⅱ或因子Ⅶ降低、凝血酶原时间延长。另可见再生障碍性贫血。

（3）可见脉管炎（表现为患部红、肿、痛）、红斑狼疮样综合征（表现为发热、畏寒、全身不适、软弱无力）。

（4）罕见间质性肺炎、肾炎、肝功能损害（血清碱性磷酸酶、谷草转氨酶和谷丙转氨酶升高、黄疸）。

【注意事项】

（1）有下列情况者慎用：①外周白细胞计数偏低者；②肝功能异常者。

（2）儿童用药过程中应注意避免出现甲状腺功能减退。

（3）老年人尤其是肾功能不全者，应酌情减量给药。

（4）本药透过胎盘量较甲巯咪唑少，妊娠合并格雷夫斯病可选用本药。鉴于妊娠期妇女用药可导致胎儿甲状腺肿、甲状腺功能减退，故妊娠期妇女用药应谨慎，宜采用最小有效剂量，一旦出现甲状腺功能偏低即应减量。

（5）用药前后及用药时应当检查或监测血常规及肝功能。

（6）对诊断的干扰：本药能使凝血酶原时间延长，并使血清碱性磷酸酶、谷草转氨酶（GOT）和谷丙转氨酶（GPT）增高。

【药物相互作用】

(1) 本药可增强抗凝血药的抗凝作用。

(2) 对氨基水杨酸、巴比妥类、酚妥拉明、妥拉唑啉、维生素 B_{12}、磺胺类、磺酰脲类等都可能抑制甲状腺功能，引起甲状腺肿大，与本药合用时应注意。

(3) 硫脲类抗甲状腺药物之间存在交叉过敏反应。

(4) 高碘食物或药物的摄入可使甲亢病情加重，使抗甲状腺药需要量增加或用药时间延长。

【剂型和规格】

片剂：① 50mg；② 100mg。

【贮存】避光、密闭保存。

（五）抗甲状旁腺药

295. 西那卡塞△ Cinacalcet

【药理作用】甲状旁腺激素（PTH）的合成和分泌主要受甲状旁腺主细胞表面的钙敏感受体调节。本药通过提高钙敏感受体对细胞外钙的敏感性而直接降低 PTH。PTH 降低的同时血清钙水平亦降低。健康成人的体外试验数据表明，本药浓度在 25～100ng/ml 范围内时，对于男性受试者和女性受试者，本药的血浆蛋白结合率分别为 96.67%～97.67% 和 94.33%～97.67%。单次口服本药后，肝功能正常者与肝功能异常者体内本药的血浆蛋白结合率为 94.7%～97.1%，肾功能正常者与肾功能异常者体内本药的血浆蛋白结合率为 92.7%～95.1%，表明本药主要与白蛋白结合，且与白蛋白上的结合位点Ⅱ具有较高亲和力。本药经 *N*- 脱烷基化或萘环氧化迅速代谢。主要以代谢物形式随尿液排泄，以原型药物随尿液的排泄率极低。多次给药对药物随尿液的排泄率无影响。

【适应证】用于治疗慢性肾病（CKD）维持性透析患者的继发性甲状旁腺功能亢进症。

【用法和用量】口服，初始剂量为成人 25mg，每日 1 次。药品应随餐服用，或餐后立即服用。药品需整片吞服，不建议切分后服用。在充分观察患者的全段甲状旁腺激素（IPTH）及血清钙浓度、血清磷浓度的基础上，可逐渐将剂量由 25mg 递增至 75mg，每日 1 次。如甲状旁腺功能亢进仍未得到纠正，每日可给予最大剂量为 100mg。增量时，增量调整幅度为每次 25mg，增量调整间隔不少于 3 周。

【禁忌证】对本药成分有过敏史的患者禁用。

【不良反应】主要的不良反应包括：恶心、呕吐、胃部不适、食欲缺乏、腹胀等消化系统症状，低钙血症、Q-T 间期延长。

【注意事项】

(1) 低钙血症患者、有癫痫发作风险或有癫痫既往史的患者、肝功能异常患者、消化道出血或有消化道溃疡既往史的患者慎用。

(2) 使用本药初期阶段及剂量调整阶段至少每周测定一次血清钙，维持期至少每2周测定一次。

(3) 使用本药初期阶段及剂量调整阶段每2周测定一次 IPTH，IPTH 水平基本稳定后，每月测定一次。为正确判断本药的有效性及安全性，建议于用药前测定 IPTH。

(4) 严重或长期恶心和呕吐可导致脱水、高钙血症恶化，伴以上症状的患者应密切监测电解质。

(5) 因中重度肝功能损害可增加本药的暴露量，故中重度肝功能损害者用药期间应密切监测血清钙、血清磷、IPTH 水平。

【药物相互作用】

(1) 本药部分经 CYP3A4 代谢，与强效 CYP3A4 抑制药（如酮康唑、伊曲康唑）合用可导致本药的 C_{max}、AUC 升高。开始或停止合用时，可能需调整本药剂量，还应密切监测 IPTH、血清钙。

(2) 本药与降钙素、双磷酸盐类骨吸收抑制药（如帕米膦酸二钠、阿仑膦酸钠、英卡膦酸二钠）、肾上腺皮质激素（如可的松、泼尼松龙、地塞米松）合用可能增强本药降血钙的作用。

(3) 本药为强效 CYP2D6 抑制药，与 CYP2D6 底物（如地昔帕明、美托洛尔、卡维地洛、氟卡尼、大多数三环类抗抑郁药）合用可导致 CYP2D6 底物的 C_{max}、AUC 升高。合用时可能需调整 CYP2D6 底物［尤其是治疗指数窄的药物（如氟卡尼、大多数三环类抗抑郁药）］的剂量。

(4) 本药与洋地黄毒苷、地西泮（因两者的血浆蛋白结合率均较高）合用可能影响本药的血药浓度。

【剂型和规格】

片剂：① 25mg；② 75mg。

【贮存】 密闭，不超过 25℃保存。

（六）雄激素及同化激素

雄激素具有两类作用，即男性化作用和蛋白同化或生长刺激作用。天然的雄激素睾酮可经人工半合成或全合成的方法产生各种睾酮衍生物。其 19 位去甲基后的衍生物雄激素活性减弱而蛋白同化作用不仅被保留并可显著增强，这类睾酮的衍生物称为蛋白同化类固醇，也称同化激素。

本部分包括雄激素丙酸睾酮（注射液）和十一酸睾酮（软胶囊和注射液）。

296. 丙酸睾酮 Testosterone Propionate

【药理作用】本药的雄激素作用与蛋白同化作用之比为 1∶1。本药可促进青春期男性第二性征发育；对成年男性除维持第二性征和性功能外，还可抑制内源性促性腺激素的分泌，使男性睾丸萎缩。本药也可抑制女性子宫内膜增生。其作用机制为进入人体后先经 5α 还原酶转化为双氢睾酮，以后再与细胞受体结合进入细胞核，与染色质作用，激活 RNA 多聚酶，促进蛋白质合成和细胞代谢。本药可通过促血红细胞生成素刺激红细胞的生成和分化。长时间用药，对粒细胞系统及巨核细胞系统可有影响。对骨髓造血功能的作用是通过刺激肾脏分泌促红细胞生成素而间接起作用的，也可能是直接刺激骨髓，促进血红蛋白合成。

肌内注射本品后，吸收较慢，起效时间为 2～4 日。血浆蛋白结合率 98%。大部分在肝内代谢转化成活性较弱的雄酮及无活性的 5β- 雄酮，代谢产物的 90% 与葡糖醛酸及硫酸结合后随尿排出，约 6% 非结合代谢产物由胆汁排出，其中少部分仍可再吸收，形成肝肠循环。

【适应证】

(1) 用于治疗原发性、继发性男性性腺功能减退症。

(2) 用于治疗男性青春期发育迟缓。

(3) 用于绝经女性晚期乳腺癌姑息性治疗。

【用法和用量】

(1) 成人：肌内注射。①男性性腺功能减退症的激素替代治疗，一次 25～50mg，一周 2～3 次。②雄激素缺乏症，一次 10～50mg，一周 2～3 次。③绝经妇女晚期乳腺癌姑息性治疗，每次 50～100mg，每周 3 次，共用 2～3 个月。

(2) 儿童：肌内注射。男性青春发育延缓，一次 12.5～25mg，一周 2～3 次，疗程不超过 4～6 个月。

【禁忌证】对本类药物制剂过敏者，妊娠期和哺乳期妇女，肝、肾功能不全患者和前列腺癌患者禁用。

【不良反应】

(1) 代谢 / 内分泌系统：大剂量可致女性男性化，如多毛、痤疮、闭经、阴蒂增大、嗓音变粗等。

(2) 生殖系统：成年男性久用，可出现性腺功能减退症、无精子产生。

(3) 肝脏：可出现肝功能损害，但不及甲睾酮和司坦唑醇多见。

(4) 其他不良反应：①过敏反应；②头晕；③注射部位可出现疼痛、硬结、感染及荨麻疹。

【注意事项】

（1）有下列情况者慎用：青春期前儿童；心脏病患者；肝、肾疾病患者。

（2）男性患者可能严重损害其生育能力。

（3）用药前后及用药时应检查或监测：血清睾酮水平；定期检查肝功能；青春期前儿童应用时，应每隔6个月测一次骨龄。

（4）注射液如有结晶析出，可加温溶解后注射。

（5）本品局部注射可引起刺激性疼痛，长期注射吸收不良，易形成硬块，故应注意更换注射部位，并避开神经走向部位。

【药物相互作用】

（1）因雄激素和蛋白同化类固醇可降低凝血因子前体的浓度（由于凝血因子前体的合成和分解改变），以及增加了抗凝物质与受体的亲和力，故可使抗凝活性增强。在与双香豆类或茚满二酮衍生物合用时要减少剂量。

（2）与肾上腺皮质激素，尤其是盐皮质激素合用时，可增加水肿的危险性。合并用促皮质素或糖皮质激素，可加速痤疮的产生。

（3）与口服降糖药和胰岛素合用时，因雄激素可使血糖下降，故密切注意低血糖的发生，必要时应调整降糖药物和胰岛素的用量。

（4）与巴比妥类药物合用，可使本药代谢加快，疗效降低。

（5）与具有肝毒性的药物合用时，可加重对肝脏的损害，尤其是长期应用及原来有肝病的患者。

【剂型和规格】

注射液：1ml：25mg。

【贮存】避光、密闭保存。

297. 十一酸睾酮　Testosterone Undecanoate

【药理作用】本品为雄激素类药，为睾酮的十一酸酯，是睾酮的衍生物，药理作用同“296. 丙酸睾酮”。肌内注射为长效激素，作用维持约70日。

口服后以乳糜微粒形式在小肠淋巴管吸收，经胸导管进入体循环，酯键裂解后释放出睾酮和双氢睾酮，避免了肝脏的首关效应。口服后4～5小时血药浓度达峰值。

【适应证】适用于男子性腺功能低下症的睾酮替代疗法，如睾丸切除以后、类无睾症、垂体功能低下、内分泌性阳痿、男子更年期症状（性欲、脑力及体力减退等）、某些因生精功能失调而致的不育症以及再生障碍性贫血等。

【用法和用量】

（1）软胶囊：口服。开始剂量按每日120～160mg，用药2周后，每日40～120mg的剂量维持。早晚2次，饭后口服，若每日服用的胶囊成单数，可在早上多服1粒，或遵医嘱。

(2) 注射液：肌内注射，一般每次1支(0.25g)，每月1次。特殊情况下(如用于再生障碍性贫血患者时)，遵医嘱也可增加到每次2支(0.5g)。

【禁忌证】已确诊或怀疑为前列腺癌或乳腺癌的男性，以及对本品任何成分过敏者禁用。

【不良反应】可见多毛、痤疮、阴茎异常勃起、精子减少、精液量减少、水钠潴留，偶见胃肠不适或过敏反应。

【注意事项】

(1) 发生严重不良反应时，应立即停止治疗，待症状消失后，再从较低的剂量重新开始。

(2) 患者如有心力衰竭(包括无症状型)、肾功能衰竭、前列腺肥大、高血压、癫痫或三叉神经痛(或有上述疾病史者)慎用，应严密观察，因雄激素可能引起水钠潴留。

(3) 青春期前男孩应慎用，以免骨骺早闭或性早熟。

(4) 有水肿倾向的肾脏病、心脏病患者慎用。

(5) 注射液如遇结晶析出，可在60℃水浴中加热溶解后使用。

【药物相互作用】为提高疗效，可同时服用适量蛋白质、糖和维生素等。环丙孕酮可拮抗本品之药效。

【剂型和规格】

(1) 软胶囊：40mg。

(2) 注射液：2ml：0.25g。

【贮存】软胶囊需2～8℃干燥处避光保存。注射液遮光、密闭保存。

(七)雌激素、孕激素及抗孕激素

女性的性激素主要由成熟的卵泡和黄体分泌，有雌激素和孕激素。临床上应用的是天然的或人工合成品及其衍生物。

以下介绍天然孕激素黄体酮(注射液)和人工合成的孕激素甲羟孕酮(片剂和胶囊)以及人工合成的雌激素己烯雌酚(片剂)和尼尔雌醇(片剂)。

甲羟孕酮应在具备相应处方资质的医师或在专科医师指导下使用。

298. 黄体酮 Progesterone

【药理作用】黄体酮是由卵巢黄体分泌的一种天然孕激素，其药理作用主要为：①在月经周期的后半周期促使子宫内膜的腺体生长，子宫充血，内膜增厚，为受精卵植入做好准备，并减少妊娠期子宫的兴奋性，抑制其活动，松弛平滑肌，使胚胎安全生长。②在与雌激素共同作用下，促进乳腺小叶及腺体的发育，为泌乳做准备。③使子宫颈口闭合，黏液减少、变稠，使精子不宜穿透；大剂量时通过对下丘脑的负反馈作用，抑制垂体性腺激素的分泌，产生抑制排卵作用。

本药肌内注射（油溶液）后吸收迅速。6～8小时血药浓度达峰，以后逐渐下降，可持续48小时，72小时后消失。

【适应证】用于月经失调，如闭经和功能性子宫出血、黄体功能不足、先兆流产和习惯性流产、经前期紧张综合征治疗。

【用法和用量】成人：常规剂量，肌内注射。

（1）先兆流产：一般一日10～20mg，待疼痛及出血停止。

（2）有习惯性流产史者：自妊娠开始，一次10～20mg，一周2～3次。

（3）功能失调性子宫出血：于月经后半期开始用药，一日10mg，连用5～10日，如在用药期间月经来潮，应立即停药。

（4）闭经：闭经患者应先作黄体酮试验，一日10mg，共5日，观察停药后有无月经来潮。若有效，则可在预计月经来潮前8～10日开始给药，一日10mg，共6～8日。

（5）经前期综合征：于预计月经前12日开始注射10～20mg，连续10日。

（6）痛经：在月经之前6～8日开始用药，一日5～10mg，共4～6日，疗程可重复若干次。对子宫发育不全所致的痛经，可与雌激素配合使用。

【禁忌证】

（1）动脉疾患高危者禁用。

（2）乳腺癌患者禁用。

（3）肝功能损害患者禁用。

（4）未明确诊断的阴道出血者禁用。

（5）对本品及花生油过敏者禁用。

（6）妊娠期妇女禁用。

（7）新近、急性或反复的盆腔感染，包括淋病或衣原体感染的患者禁用。

【不良反应】

（1）常见胃肠道反应、痤疮、体液潴留和水肿、体重增加、过敏性皮炎、精神抑郁、乳房疼痛、女性性欲改变、阴道分泌物增加、月经紊乱、不规则出血或闭经。

（2）少见头疼，胸、臀、腿（特别是腓肠肌处）疼痛，手臂和脚无力、麻木或疼痛，突发的或原因不明的呼吸短促，突发的言语不清，突发的视力改变、复视、不同程度失明等。

（3）长期应用可引起肝功能异常、缺血性心脏病发生率上升以及子宫内膜萎缩、月经减少，易发生阴道真菌感染。

【注意事项】

(1) 有下列情况的患者慎用：有抑郁史、水肿、肾功能不全、糖尿病、哮喘、癫痫、偏头痛或其他可能加重体液潴留病症。

(2) 药物对哺乳的影响：药物可随乳汁分泌，哺乳期妇女在确有必要时才可使用。

(3) 用药前后及用药时应当做乳房、盆腔等检查。长期用药须注意检查肝功能，特别注意乳房检查。

(4) 每日用量过高时可能有嗜睡，减量可避免。

【药物相互作用】

(1) 该药在体内经细胞色素 P450 氧化酶进行生物转化，为细胞色素 P4503A4 酶系统的底物，应注意与经该酶系统代谢的药物共同使用时可能存在药物相互作用，如酮康唑可减慢本药在体内的代谢，增加本药的生物利用度，苯巴比妥可诱导肝脏微粒体酶，加速孕酮类化合物灭活，从而降低其作用。

(2) 进食时口服本药，可提高本药的生物利用度。

【剂型和规格】

注射液：① 1ml：10mg；② 1ml：20mg。

【贮存】避光、密闭保存。

299. 甲羟孕酮△ Medroxyprogesterone

【药理作用】本药为较强的孕激素，作用与黄体酮相似，作用于子宫内膜，促进黏膜的增殖分泌。通过对下丘脑的负反馈，抑制腺垂体促黄体激素的释放，使卵泡不能发育成熟，抑制卵巢的排卵过程，本药抗癌作用可能与其抗雌激素作用有关。大剂量时可抵消雌激素促进肿瘤细胞生长的效应，对敏感细胞直接具有细胞毒性作用，但对耐药的细胞无此作用。大剂量时也可通过增强 E_2- 脱氧酶的活性而降低细胞内雌激素的水平，诱导肝 5α- 还原酶而使雄激素不能转变为雌激素等作用，产生其抗癌效应。本药也有抗雌激素作用，但不对抗雌激素对脂蛋白的良性作用，亦无明显雄激素效应，最接近天然的孕酮。

口服在胃肠道吸收，在肝内降解。肌内注射后 2～3 日血药浓度达到峰值。血药峰值越高，药物清除越快。肌内注射 150mg 后 6～9 个月血中才检不出药物，血中醋酸甲羟孕酮水平超过 0.1mg/ml 时，黄体生成素（LH）和雌二醇均受到抑制而抑制排卵。

【适应证】

(1) 用于月经不调、功能性子宫出血、先兆流产或习惯性流产等。

（2）用于子宫内膜异位症或子宫内膜异位引起的疼痛。

（3）用于不能手术、复发性或转移性激素依赖性肿瘤的安宁疗护或辅助治疗，如子宫内膜癌、乳腺癌、肾癌和前列腺癌等。

【用法和用量】成人：口服。

（1）功能性闭经：一次4～8mg，一日1次，连服5～10日。

（2）子宫内膜癌：一次100mg，一日3次；或一次500mg，一日1～2次，至少服用1个月。

（3）各种癌症患者恶病质及疼痛的安宁疗护：一次500mg，一日1～2次。

【禁忌证】下列患者禁用：

（1）对本产品任何成分过敏者。

（2）血栓栓塞性疾病（如血栓性静脉炎、肺栓塞等）及有血栓栓塞性病史者。

（3）骨转移产生的高钙血症患者。

（4）肝、肾功能不全者。

（5）已知或怀疑乳腺或生殖器恶性肿瘤患者。

（6）未明确诊断的性器官或尿道出血患者。

（7）过期流产者。

（8）月经过多者。

（9）妊娠期妇女。

（10）月经初潮前的患儿。

（11）不建议产后6周内哺乳期妇女使用。

【不良反应】

（1）代谢/内分泌系统：可见体液潴留、体重变化（增加或减少）、乳房痛、溢乳、男子乳腺发育等。也可出现肾上腺皮质醇反应（如手颤、出汗、血糖升高以及高血钙）。长期应用也有肾上腺皮质功能亢进的表现（如满月脸、库欣征、体重增加等）。

（2）肌肉骨骼系统：可见关节痛、后背痛、腿部痉挛。极少见骨质疏松，包括骨质疏松性骨折。

（3）泌尿生殖系统：可见阴道出血（如突破出血、点滴出血）、经量改变、闭经、子宫颈糜烂或宫颈分泌异常、盆腔疼痛、排卵滞后、阴道炎。

（4）精神神经系统：可见神经质、失眠、嗜睡、疲乏、头晕、头痛、惊厥、抑郁、性欲降低或性快感缺乏。

（5）肝脏：可见肝功能异常。

（6）胃肠道：可见轻度恶心及消化不良，尤其在大剂量用药时。偶见阻塞性黄疸。

(7) 血液：可见血栓栓塞性疾病、白细胞和血小板计数升高。

(8) 皮肤：少见痤疮、秃头或多毛、瘙痒、皮疹、风疹。

(9) 眼：可见视觉错乱、糖尿病白内障、视网膜栓塞。

(10) 过敏反应：可见瘙痒、麻疹、血管神经性水肿，曾见全身性皮疹及无防御性反应。

【注意事项】

(1) 有下列情况的患者慎用：心脏病患者、哮喘患者、糖尿病患者、癫痫患者、精神抑郁患者和偏头痛患者。

(2) 儿童用药的有效性和安全性尚未明确。

(3) 使用孕激素的治疗可能会掩盖绝经期的开始。已绝经的妇女，长期服用本药可出现阴道流血。

(4) 妊娠早期使用孕激素，可能与胎儿先天性心脏疾病有关。

(5) 本药可随乳汁分泌，不建议产后6周内的哺乳期妇女使用孕激素类制剂。

(6) 本药可致下列生化指标值下降，影响检验值或诊断：①血浆（或尿）中类固醇（如皮质醇、雌激素、孕二醇、黄体酮、睾酮）；②血浆（或尿）中促性腺激素，如LH或FSH；③性激素结合球蛋白。

(7) 用药前后及用药时应当检查或监测：①治疗前应做全面妇科体检（特别是乳腺与盆腔检查）；②长期用药需注意检查乳房及监测肝功能。

【药物相互作用】

(1) 本药可降低促肾上腺皮质激素和氢化可的松的血药浓度。

(2) 本药可显著降低氨鲁米特的生物利用度。

(3) 与氨基苯哌啶酮合用，可显著降低本药的生物利用度。

【剂型和规格】

(1) 片剂：① 2mg；② 4mg；③ 100mg；④ 250mg。

(2) 胶囊：100mg。

【贮存】避光、密闭保存。

300. 己烯雌酚　Diethylstilbestrol

【药理作用】本品为人工合成的非甾体雌激素，口服给药的作用为雌二醇的2～3倍，主要作用有：①促使女性性器官及副性征正常发育；②促使子宫内膜增生和阴道上皮角化；③减轻妇女围绝经期或妇科手术后因性腺功能不足而产生的全身性紊乱；④增强子宫收缩，提高子宫对催产素的敏感性；⑤小剂量刺激而大剂量抑制腺垂体促性腺激素及催乳激素的分泌；⑥抗雄激素作用；⑦小剂量可促使宫颈黏液稀薄，使精子易于透入。

本药吸收后经血液和组织液转运到靶细胞，能与血浆蛋白中度或高度结合，并与组织内特异性受体蛋白在雌激素反应组织中结合形成活化的复合物，此种复合物具有多种功能。本药主要在肝脏缓慢代谢灭活，经肠肝循环可再吸收，代谢物随尿和粪便排泄。

【适应证】

（1）补充体内雌激素不足，如萎缩性阴道炎、女性性腺发育不良、绝经期综合征、老年性外阴干枯症及阴道炎、卵巢切除后、原发性卵巢缺如。

（2）用于乳腺癌、绝经后及男性晚期乳腺癌、不能进行手术治疗者。

（3）用于前列腺癌，不能手术治疗的晚期患者。

（4）产后回乳。

【用法和用量】口服。

（1）用于补充体内雌激素不足，自月经第5日开始使用，一日0.25～0.5mg，21日后停药一周，周期性服用，一般可用3个周期。

（2）用于乳腺癌，一日15mg，6周内无改善则停药。

（3）用于前列腺癌，开始时一日1～3mg，依据病情递增而后递减；维持量一日1mg，连用2～3个月。治疗过程中，如发现病变恶化，须立即停药。

（4）产后回乳，一次5mg，一日3次，连服3日。

【禁忌证】下列情况禁用：

（1）妊娠期妇女和哺乳期妇女。

（2）有血栓性静脉炎和肺栓塞性病史患者。

（3）与雌激素有关的肿瘤患者（如子宫内膜癌）及未确证的阴道不规则流血患者、高血压患者。

（4）已知或怀疑患有乳腺癌（治疗晚期转移性乳腺癌时例外）。

（5）有胆汁淤积性黄疸史。

（6）子宫内膜异位症状。

【不良反应】

（1）可有不规则的阴道流血、子宫肥大、尿频或小便疼痛。

（2）有时可引发血栓症以及心功能不正常。

（3）有时引起肝功能异常、高脂血症、钠潴留。

（4）引起消化道恶心、呕吐、厌食症状。

（5）引起头痛、头晕等精神症状。

（6）引起乳房胀痛和肿胀。

（7）长期大量摄入本品可能诱发恶性肿瘤，如子宫内膜癌、乳腺癌等。

【注意事项】

（1）下列患者慎用：心功能不全、冠状动脉疾患、脑血管疾患、糖尿病、甲状腺疾患、哮喘、癫痫、肝功能障碍、肾功能障碍、精神抑郁、偏头痛、良性乳腺疾病、子宫肌瘤等。

(2) 长期使用应定期检查血压、肝功能、阴道脱落细胞，每年一次宫颈防癌刮片。

(3) 诊断干扰：①减少美替拉酮试验；②增加去甲肾上腺素导致的血小板凝集试验；③磺溴酞钠(BSP)试验滞留增加。

【药物相互作用】

(1) 本品与抗凝药同用时，可降低后者抗凝效应，若必须同用，应调整后者用量。

(2) 本品与卡马西平、苯巴比妥、苯妥英钠、扑米酮、利福平等同时使用，可降低本品的效应。

(3) 本品与抗高血压药合用时，可降低抗高血压药的作用。

(4) 本品可增加钙剂的吸收。

(5) 本品可降低他莫昔芬疗效。

(6) 大量的雌激素可增强三环类抗抑郁药的不良反应，同时降低其药效。

(7) 在服用本药时吸烟，可增加心血管系统不良反应发生的危险性，且危险性与吸烟量和吸烟者年龄呈正相关性。

【剂型和规格】

片剂：① 0.5mg；② 1mg；③ 2mg。

【贮存】 避光、密闭保存。

301. 尼尔雌醇　Nilestriol

【药理作用】 本药为雌三醇的衍生物，是口服长效雌激素。其药理作用与雌二醇相似，但生物活性低，故对子宫内膜的增生作用也较弱。

口服易吸收，在体内多功能氧化酶作用下，去3位上的环戊醚基团形成炔雌三醇，以后在酶作用下去掉17位乙炔基而形成雌三醇，活性即减低。雌三醇的半衰期为20小时左右。主要以原型、炔雌三醇和雌三醇3种形式由尿中排泄。

【适应证】 临床用于雌激素缺乏引起的绝经期或更年期综合征，如潮热、出汗、头痛、目眩、疲劳、烦躁易怒、神经过敏、外阴干燥、老年性阴道炎等。

【用法和用量】 口服：一次5mg，每月1次；或一次2mg，每两周1次。症状改善后维持量为每次1～2mg，每月2次，3个月为一个疗程。

【禁忌证】

(1) 有雌激素依赖性疾病(如乳腺癌、子宫内膜癌、宫颈癌、较大子宫肌瘤等)病史者禁用。

（2）血栓性疾病患者禁用。

（3）高血压患者禁用。

【不良反应】

（1）可见轻度胃肠道反应，表现为恶心、呕吐、腹胀、头晕、头痛。

（2）可见突破性出血。

（3）可见乳房胀痛，白带增多。

（4）可见高血压。

（5）偶有肝功能损害。

【注意事项】本品的雌激素活性虽较低，但仍有使子宫内膜增生的危险，故应每 2 个月给予孕激素 10 日以抑制雌激素的内膜增生作用，一般孕激素停用后可产生撤药性子宫出血。如使用者已切除子宫，则不需加用孕激素。

【药物相互作用】尚不明确

【剂型和规格】

片剂：① 1mg；② 2mg；③ 5mg。

【贮存】密闭、干燥处保存。

（八）钙代谢调节药及抗骨质疏松药

302. 阿法骨化醇[滴剂△]　Alfacalcidol

【药理作用】阿法骨化醇在肝脏被迅速转化成 1，25- 二羟基维生素 D_3，后者为维生素 D_3 的代谢物，起到调节钙和磷酸盐代谢的作用，由于这一转化过程很迅速，故阿法骨化醇的临床效应与 1，25- 二羟基维生素 D_3 基本一致。其主要作用是通过提高体内血液循环中 1，25- 二羟基维生素 D_3 水平，从而增加钙、磷酸盐的肠道吸收，促进骨矿化，降低血浆甲状旁腺激素水平，同时减少骨钙消融，最终缓解骨和肌肉疼痛以及改善与绝经、衰老和内分泌变化引起的肠道钙吸收障碍所导致骨质疏松。

口服经小肠吸收后在肝内经 25 羟化酶作用转化为 1，25- 二羟基维生素 D_3。现知成骨细胞也表达 25 羟化酶 mRNA，也可将 1α-OH-D_3 转化为活性形式。转化后的血 1，25- 二羟基维生素 D_3 高峰出现于用药后 8～12 小时，半衰期为 17.6 小时。

【适应证】

（1）用于骨质疏松症。

（2）用于肾性骨病（肾病性佝偻病）。

（3）用于甲状旁腺功能亢进症（伴有骨病者）。

（4）用于甲状旁腺功能减退症。

(5) 用于营养和吸收障碍引起的佝偻病和骨软化症。

(6) 用于假性缺钙(D- 依赖型Ⅰ)的佝偻病和骨软化症。

【用法和用量】

(1) 骨质疏松症：首剂量每日 0.5μg。

(2) 其他指征：首剂量，成人，每日 1μg；老年患者，每日 0.5μg；体重 20kg 以上的儿童无肾性骨病者，每日 1μg。

为了防止高血钙的发生，应根据生化指标调节阿法骨化醇的剂量。服药初期必须每周测定血钙水平，剂量可按每日 0.25～0.5μg 的增量逐步增加，大多数成年患者的剂量可达每日 1～3μg。当剂量稳定后，每 2～4 周测定一次血钙，对于骨软化症患者，不能因为其血钙水平没有迅速升高而加大阿法骨化醇的用量。其他疗效指标，如血浆碱性磷酸酶水平，可作为调整剂量更有用的指标。

【禁忌证】

(1) 高钙血症、高磷酸盐血症(伴有甲状旁腺功能减退者除外)、高镁血症患者禁用。

(2) 具有维生素 D 中毒症状者禁用。

(3) 维生素 D 及其类似物过敏者禁用。

【不良反应】除了引起患有肾损伤的患者出现高血钙、高血磷外，尚无其他不良反应的报道(对于进行高钙血症透析的患者应考虑其透析液钙内流的可能性)。但长期大剂量服用或患有肾损伤的患者可能出现恶心、头昏、皮疹、便秘、畏食、呕吐、腹痛等高血钙征象，停药后即可恢复正常。

【注意事项】阿法骨化醇可以增加肠道钙磷吸收，所以应监测血清中的钙磷水平，尤其是对肾功能不全的患者。在服用阿法骨化醇治疗的过程中，至少每 3 个月进行一次血浆和尿(24 小时收集)钙水平的常规检验。如果在服用期间出现高血钙或高尿钙，应迅速停药直至血钙水平恢复正常(大约需 1 周时间)。然后可以按末次剂量减半给药。当骨骼愈合的生化指标(如血浆中碱性磷酸酯酶水平趋向正常)时，如不适当地减少阿法骨化醇的用量，则可能发生高血钙症，一出现高血钙症就应立即终止钙的补充。

【药物相互作用】

(1) 高血钙患者服用洋地黄制剂可能加速心律失常，所以洋地黄制剂与阿法骨化醇同时应用时必须严密监视患者的情况。

(2) 服用巴比妥酸盐和其他酶诱导的抗惊厥药的患者，需要较大剂量的阿法骨化醇才能产生疗效。

(3) 同服矿物油(长期)、考来烯胺、硫糖铝和抗酸铝制剂时，可能减少阿法骨化醇的吸收。

(4) 含镁的抗酸制剂或轻泻剂与阿法骨化醇同时服用可能导致高镁血

症，因而对慢性肾透析患者应谨慎使用。

（5）阿法骨化醇与含钙制剂及噻嗪类利尿剂同时服用时，可能会增加高血钙的危险。

（6）由于阿法骨化醇是一种强效的维生素 D 衍生物，应避免同时使用药理剂量的维生素 D 及其类似物，以免产生可能的加合作用及高血钙症。

【剂型和规格】

（1）片剂、胶囊、软胶囊：① 0.25μg；② 0.5μg。

（2）滴剂：20ml：40μg。

【贮存】避光、密闭保存。

303．维生素 D_2　Vitamin D_2

【药理作用】维生素 D_2 可促进小肠黏膜刷状缘对钙的吸收及促进肾小管对磷的重吸收，提高血钙、血磷浓度，协同甲状旁腺激素、降钙素，促进旧骨释放磷酸钙，维持及调节血浆钙、磷正常浓度。维生素 D_2 促使钙沉着于新骨形成部位，使枸橼酸盐在骨中沉积，促进骨钙化及成骨细胞功能和骨样组织成熟。维生素 D_2 摄入后，在细胞微粒体中受 25- 羟化酶系统催化生成骨化二醇（25-OHD_3），经肾近曲小管细胞 1- 羟化酶系统催化，生成具有生物活性的骨化三醇［1-25-$(OH)_2D_3$］。

口服后由小肠吸收，其吸收需胆盐与特殊 α- 球蛋白结合后转运到身体其他部位，贮存于肝和脂肪。首先通过肝脏，其次在肾脏活化。作用开始时间为 12～24 小时，治疗效应需 10～14 日。半衰期为 19～48 小时，在脂肪组织内可长期贮存。作用持续时间最长达 6 个月，重复给药有累积作用。

【适应证】

（1）用于维生素 D 缺乏症的预防与治疗。如绝对素食者、肠外营养患者、胰腺功能不全伴吸收不良综合征、肝胆疾病（肝功能损害、肝硬化、阻塞性黄疸）、小肠疾病（脂性腹泻、局限性肠炎、长期腹泻）、胃切除等。

（2）用于慢性低钙血症、低磷血症、佝偻病及伴有慢性肾功能不全的骨软化症、家族性低磷血症及甲状旁腺功能低下（术后、特发性或假性甲状旁腺功能低下）的治疗。

（3）用于治疗急、慢性及潜在手术后手足抽搐症及特发性手足抽搐症。

【用法和用量】

（1）口服给药（软胶囊）

1）预防维生素 D 缺乏症：成人口服，每日 0.01～0.02mg（400～800 单位）；早产儿、双胎或人工喂养婴儿每日饮食摄入维生素 D 含量不足 0.002 5mg（100 单位）时，需于出生后 1～3 周起每日口服维生素 D0.012 5～0.025mg（500～

1 000 单位)；用母乳喂养的婴儿每日 0.01mg(400 单位)。

2) 维生素 D 缺乏：成人口服每日 0.025～0.05mg(1 000～2 000 单位)，以后减至每日 0.01mg(400 单位)；儿童每日 0.025～0.1mg(1 000～4 000 单位)，以后减至每日 0.01mg(400 单位)。

3) 维生素 D 依赖性佝偻病：成人口服每日 0.25～1.5mg(1 万～6 万单位)最高量每日 12.5mg(50 万单位)。小儿每日 0.075～0.25mg(3 000～1 万单位)，最高量每日 1.25mg(5 万单位)。

4) 骨软化症(长期应用抗惊厥药引起)：成人口服每日 0.025～0.1mg(1 000～4 000 单位)；小儿每日 0.025mg(1 000 单位)。

5) 家族性低磷血症：成人口服每日 1.25～2.5mg(5 万～10 万单位)。

6) 甲状旁腺功能低下：成人口服每日 1.25～3.75mg(5 万～15 万单位)；小儿，1.25～5mg(5 万～20 万单位)。

7) 肾功能不全：成人口服每日 1～2.5mg(4 万～10 万单位)。

8) 肾性骨萎缩：成人开始剂量每日 0.5mg(2 万单位)，维持量每日 0.25～0.75mg(1 万～3 万单位)；小儿每日 0.1～1mg(4 000～4 万单位)。

(2) 肌内注射(注射液)：一次 7.5～15mg，病情严重者可于 2～4 周后重复注射 1 次。

【禁忌证】高钙血症、维生素 D 增多症、高磷血症伴肾性佝偻病患者禁用。

【不良反应】大量久服可引起高血钙、食欲缺乏、呕吐、腹泻，甚至软组织异位骨化等。若肾功能受损，可出现多尿、蛋白尿、肾功能减退等。

【注意事项】

(1) 下列情况慎用：动脉硬化、心功能不全、高胆固醇血症、高磷血症；对维生素 D 高度敏感及肾功能不全；非肾脏病用维生素 D_2 治疗时，如患者对维生素 D_2 异常敏感，也可产生肾脏毒性。

(2) 高钙血症妊娠期妇女可伴有对维生素 D_2 敏感，应注意剂量调整。

(3) 对诊断的干扰：维生素 D_2 可促使血清磷酸酶浓度降低，血清钙、胆固醇、磷酸盐和镁的浓度可能升高，尿液内钙和磷酸盐的浓度亦增高。

(4) 疗程中应注意检查血清尿素氮、肌酐和肌酐清除率、血清碱性磷酸酶、血磷、24 小时尿钙、尿钙与肌酐的比值、血钙(用治疗量维生素 D_2 时应定期作监测，维持血钙浓度为 2.00～2.50mmol/L)，以及骨 X 线检查等。

(5) 由于个体差异，维生素 D_2 用量应依据临床反应作调整。

【药物相互作用】

(1) 制酸药中的镁剂与维生素 D 同用，特别对慢性肾衰竭患者可引起高镁血症。

（2）巴比妥、苯妥英钠、抗惊厥药、扑米酮等可降低维生素 D_2 的效应，长期服用抗惊厥药时应补给维生素 D 以防骨软化症。

（3）降钙素与维生素 D 同用可抵消前者对高钙血症的疗效。

（4）大剂量钙剂或利尿药与常用量维生素 D 同用，有发生高钙血症的危险。

（5）考来烯胺、考来替泊、矿物油、硫糖铝等均能减少小肠对维生素 D 的吸收。

（6）洋地黄类与维生素 D_2 同用时应谨慎，因维生素 D_2 引起高钙血症，容易诱发心律失常。强心苷类药物会强化这一效果。

（7）大量的含磷药物与维生素 D 同用，可诱发高磷血症。

【剂型和规格】

（1）软胶囊：① 5 000 单位；② 10 000 单位。

（2）注射液：① 1ml：5mg（20 万单位）；② 1ml：10mg（40 万单位）。

【贮存】避光、密闭保存。

304. 阿仑膦酸钠△　Alendronate Sodium

【药理作用】本药为第三代氨基二膦酸盐类骨代谢调节剂，与骨内羟基磷灰石有强亲和力，能进入骨基质羟磷灰石晶体中，当破骨细胞溶解晶体，药物被释放，能抑制破骨细胞活性，并通过成骨细胞间接起抑制骨吸收作用。使用本品治疗的患者 96% 脊椎的骨量增加，绝经后有骨质疏松的妇女的椎体畸变、身高缩短、骨折发生率（包括髋骨、脊椎骨、腕骨）等均获改善。

口服后主要在小肠内吸收，生物利用度约为 0.7%，且食物和矿物质可显著减少其吸收。血浆蛋白结合率约为 78%，血浆半衰期短，吸收后的药物 20%～60% 被骨组织迅速摄取，骨中达峰时间约为用药后 2 小时，其余部分迅速以原型经肾脏排泄清除。服药后 24 小时内 99% 以上的体内存留药物集中在骨组织，在骨内的半衰期长，为 10 年以上。

【适应证】

（1）适用于治疗绝经后妇女的骨质疏松症，以预防髋部和脊柱骨折（椎骨压缩性骨折）。

（2）适用于治疗男性骨质疏松症以预防骨折。

（3）适用于治疗糖皮质激素诱导的骨质疏松症。

【用法和用量】口服，每日一次 10mg，或每周一次 70mg，早餐前 30 分钟用至少 200ml 白开水送服，不要咀嚼或吸吮药片。

【禁忌证】导致食管排空延迟的食管异常，例如狭窄或弛缓不能患者；

不能站立或坐直至少30分钟者；对本产品任何成分过敏者；低钙血症患者禁用。

【不良反应】

（1）胃肠道反应：腹痛、消化不良、反酸、腹胀、便秘、食管溃疡。

（2）同其他二膦酸盐一样，在开始服用本品时，会发生一过性的急性期反应（肌痛、不适和罕见发热）。

（3）本品可能对上消化道黏膜产生局部刺激，在服用本品的患者中，已报告的食管不良反应有食管炎、食管溃疡和食管糜烂，罕有食管狭窄或穿孔的报告。

（4）血清钙和磷会有轻度和短暂的下降，无临床症状。

【注意事项】

（1）开始治疗前，必须纠正钙代谢和电解质紊乱、维生素D缺乏等。

（2）患有活动性上消化道疾病如吞咽困难、食管疾病、胃炎、十二指肠炎、溃疡或最近有胃肠道病史（近1年内），如消化道溃疡或活动性胃肠道出血或消化道手术（除外幽门成形术）的患者慎用。

（3）肌酐清除率<35ml/min的病人，不推荐应用本品。

（4）本药须在每日首次进食、喝饮料或使用其他药物前至少半小时使用，以白水整片送服，不应咀嚼或吮吸，不应在就寝时及清晨起床前服用。用药后至少30分钟内及当日首次进食前，避免躺卧，以免引起食管不良反应。

（5）按一周1次给药时，若漏服一剂，应在记起后的晨起时服用，不应同日服用2剂，且仍应按原给药方案用药。

【药物相互作用】

（1）本药（日剂量>10mg）与阿司匹林合用可增加上消化道不良反应的发生率。

（2）本药与非甾体类抗炎药合用可引起胃肠道刺激，合用应谨慎。

（3）本药与食物、钙制剂、抗酸药、其他含多价阳离子的口服药物合用可减少本药的吸收，应在服用本药后至少半小时方可服用其他药物。

（4）本药和左甲状腺素合用可引起本药的生物利用度轻微下降。

【剂型和规格】

片剂：① 10mg；② 70mg。

【贮存】密封（10～30℃）保存。

（汤智慧）

ER-13章视频

第十三章
抗变态反应药

抗变态反应药主要用于防治机体因各种抗原性物质（如细菌、病毒、寄生虫、花粉等）引起的变态反应（过敏反应）性疾病。它们主要是能拮抗引起过敏反应的介质（如组胺等）对其受体（如组胺 H_1 受体）的作用，故又称为抗组胺药或组胺 H_1 受体拮抗剂。如临床常用的氯苯那敏片剂、苯海拉明片剂和注射剂、赛庚啶片剂、异丙嗪片剂和注射剂及氯雷他定片剂和胶囊。

主要用于治疗过敏性鼻炎、过敏性结膜炎及过敏性皮肤病等过敏性疾病。

主要的不良反应为中枢抑制作用引起的头痛和嗜睡以及抗胆碱作用所致的口干、视物模糊、排尿困难、便秘等。

因此，应用本类药时应特别注意：①车船、飞机的驾驶人员、精密仪器操作者在工作前禁止服用有中枢神经抑制作用的抗组胺药物；②患闭角型青光眼、尿潴留、前列腺增生、幽门十二指肠梗阻、癫痫的患者慎用；③妊娠期妇女及哺乳期妇女慎用；④新生儿和早产儿对本类药物抗胆碱作用的敏感性较高，禁用；⑤抗组胺药可抑制过敏原性物质的皮试反应，因此在皮试前若干天应停止使用一切抗组胺药物，以免影响皮试结果。

本类药物共有的药物相互作用为：①与酒精及其他中枢神经抑制药（如巴比妥酸盐类、催眠药、抗焦虑镇静药等）合用，可增加抗组胺药的中枢神经抑制作用；②与抗胆碱作用的药物（如阿托品、三环类抗抑郁药等）合用，可加强本类药物的抗胆碱作用。

305. 氯苯那敏　Chlorphenamine

【药理作用】 作为组胺 H_1 受体拮抗剂，本品能对抗过敏反应所致的毛细血管扩张，降低毛细血管的通透性，缓解支气管平滑肌收缩所致的喘息，本品抗组胺作用较持久，也具有明显的中枢抑制作用，能增加麻醉药、镇痛药、催眠药和局麻药的作用。

口服后吸收较快，首关效应强，生物利用度仅为25%～50%。蛋白结合率为72%。药物可透过胎盘，可进入乳汁。主要经肝脏代谢，中间代谢产物无药理活性，24小时内经尿液、粪便及汗液排泄。消除半衰期为12～15小时。

【适应证】用于皮肤过敏症：荨麻疹、湿疹、皮炎、药疹、皮肤瘙痒症、神经性皮炎、虫咬症、日光性皮炎。也可用于过敏性鼻炎、血管舒缩性鼻炎、药物及食物过敏。

【用法和用量】口服：成人，一次4mg，一日3次。

【禁忌证】对本品过敏者；本品性状发生改变时禁用。

【不良反应】主要不良反应有嗜睡、口渴、多尿、咽喉痛、困倦、虚弱感、心悸、皮肤瘀斑、出血倾向。

【注意事项】

(1) 过敏体质者慎用。有交叉过敏现象，对其他抗组胺药或某些药物（如肾上腺素、异丙肾上腺素等拟交感神经药）过敏者，也可能对本品过敏。

(2) 老年患者对常用剂量的反应较敏感，应在医师指导下使用。

(3) 服药期间不得驾驶机、车、船，从事高空作业、机械作业及操作精密仪器。

(4) 儿童剂量请向医师或药师咨询。新生儿、早产儿不宜使用。请将本品放在儿童不能接触的地方。

(5) 妊娠期妇女（可经脐血影响胎儿）及哺乳期妇女慎用（小量本品可由乳汁排出）。

(6) 膀胱颈梗阻、幽门十二指肠梗阻、甲状腺功能亢进、青光眼、消化性溃疡、高血压和前列腺肥大者慎用。

(7) 如服用过量或出现严重不良反应，应立即就医。

(8) 如正在使用其他药品，使用本品前请咨询医师或药师。

【药物相互作用】参见本章概述。

【剂型和规格】

片剂：① 1mg；② 4mg。

【贮存】避光、密闭保存。

306. 苯海拉明　Diphenhydramine

【药理作用】为乙醇胺的衍生物，抗组胺效应不及异丙嗪，作用持续时间也较短，镇静作用两药一致，有局麻、镇吐和抗M胆碱样作用。①抗组胺作用，可与组织中释放出来的组胺竞争效应细胞上的 H_1 受体，从而制止过敏反应；②对中枢神经活动的抑制引起镇静催眠作用；③加强镇咳药的作用；④也有抗眩晕，抗震颤麻痹作用。

肌内注射给药后吸收快而完全，蛋白结合率为 98%，广泛分布于体内各组织，并可透过血脑屏障与胎盘。口服后 15～60 分钟起效，1～4 小时达到血浆浓度峰值，半衰期为 4～7 小时，代谢机制多样，主要经尿以代谢物形式排出。

【适应证】

(1) 用于皮肤黏膜的过敏，如荨麻疹、湿疹、皮炎、药疹、瘙痒、神经性皮炎、日光性皮炎、虫咬症、过敏性鼻炎、食物及药物过敏等。

(2) 用于防治晕动病。

【用法和用量】

(1) 深部肌内注射：成人，一次 20mg，一日 1～2 次。

(2) 口服：①成人，一次 25～50mg，一日 2～3 次，饭后服。②儿童，≤6 岁，6.25～12.5mg；6～12 岁，12.5～25mg，每 4～6 小时 1 次。

【禁忌证】 重症肌无力、闭角型青光眼、前列腺肥大者禁用。对本品过敏者禁用。新生儿、早产儿禁用。

【不良反应】

(1) 较多见头晕、头痛、呆滞、倦乏、嗜睡、注意力不集中、口干、恶心、呕吐、食欲缺乏、共济失调等。

(2) 少见气急、胸闷、咳嗽、肌张力障碍等。

(3) 偶可引起皮疹、粒细胞减少、贫血及心律失常。

【注意事项】

(1) 与乙醇胺类如茶苯海明有交叉过敏现象。

(2) 幽门十二指肠梗阻、消化性溃疡所致的幽门狭窄、膀胱颈狭窄、甲状腺功能亢进、心血管病、高血压、下呼吸道感染（如支气管炎、气管炎、肺炎）及哮喘患者不宜使用本品。

(3) 防治晕动病时，宜在旅行前 1～2 小时，最少 30 分钟前服用。

(4) 本品的镇吐作用可给某些疾病的诊断造成困难。

(5) 肾功能衰竭时，给药的间隔时间应延长。

(6) 本品制剂辅料中如果标明含苯甲醇，禁止用于儿童肌内注射。对未明确标示的建议核查信息后再用。

(7) 服药期间不得驾驶机、车、船，高空作业、机械作业及操作精密仪器。

【药物相互作用】

(1) 参见本章概述。

(2) 可干扰口服抗凝药(如华法林)的活性，降低其疗效。

(3) 可增强中枢抑制药的作用。

(4) 可抑制美托洛尔等β受体拮抗剂的代谢，使其毒性增加。

【剂型和规格】

(1) 片剂：25mg。

(2) 注射液：1ml：20mg。

【贮存】避光、密闭保存。

307. 赛庚啶　Cyproheptadine

【药理作用】本品为哌啶类组胺 H_1 受体拮抗剂，可与组织中释放出来的组胺竞争效应细胞上的 H_1 受体，从而阻止过敏反应的发作，解除组胺的致痉和充血作用。并具有轻中度的抗5-羟色胺及抗胆碱作用。

本品口服后经胃肠吸收，有首关效应，30～60分钟起效，作用可维持6～8小时。可透过胎盘屏障进入胎儿体内。主要在肝脏代谢，经尿、粪及汗液、乳汁排泄。消除半衰期约3小时。

【适应证】用于过敏性疾病，如荨麻疹、丘疹性荨麻疹、湿疹、皮肤瘙痒。

【用法和用量】口服：成人，一次2～4mg，一日2～3次。

【禁忌证】

(1) 对本品过敏者禁用。

(2) 妊娠期和哺乳期妇女禁用。

(3) 青光眼、尿潴留和幽门梗阻患者禁用。

【不良反应】可见嗜睡、口干、乏力、头晕、恶心等。

【注意事项】

(1) 服药期间不得驾驶机、车、船，高空作业、机械作业及操作精密仪器。

(2) 服用本品期间不得饮酒或含有酒精的饮料。

(3) 老年人及2岁以下小儿慎用。

(4) 儿童必须在成人监护下使用，用量请咨询医师或药师。

【药物相互作用】

(1) 与吩噻嗪类药物(如氯丙嗪等)合用可增加室性心律失常的危险，严重者可致尖端扭转型心律失常。

(2) 不宜与中枢神经系统抑制药合用。

【剂型和规格】

片剂：2mg。

【贮存】避光、密闭保存。

308. 异丙嗪 Promethazine

【药理作用】是吩噻嗪类抗组胺药，可用于镇吐、防治晕动病以及镇静催眠。

(1) 抗组胺作用：与组织释放的组胺竞争 H_1 受体，能拮抗组胺对胃肠道、气管、支气管或细支气管平滑肌的收缩或挛缩，能解除组胺对支气管平滑肌的致痉和充血作用。

(2) 止呕作用：可能与抑制了延髓的催吐化学感受区有关。

(3) 抗晕动病作用：可能通过中枢性抗胆碱性能，作用于前庭和呕吐中枢及中脑髓质感受器，主要是阻断了前庭核区胆碱能突触迷路冲动的兴奋。

(4) 镇静、催眠作用：有关抑制中枢神经系统的机制尚未确切阐明，可能由于间接降低了脑干网状结构激活系统的应激性。

口服或肌内注射给药后吸收快而完全，抗组胺作用一般持续时间为 6～12 小时，镇静作用可持续 2～8 小时。蛋白结合率为 76%～93%。本品主要在肝脏代谢，无活性的代谢产物可经尿排出，部分可随粪便及汗液排出。消除半衰期为 5～14 小时。

【适应证】

(1) 用于皮肤黏膜的过敏：适用于长期、季节性的过敏性鼻炎，血管舒缩性鼻炎，接触过敏原或食物而致的过敏性结膜炎、荨麻疹、血管神经性水肿，对血液或血浆制品的过敏反应，皮肤划痕症。

(2) 用于晕动病：防治晕车、晕船、晕飞机。

(3) 用于镇静、催眠：适用于手术前后的辅助治疗。也可用于减轻成人及儿童的恐惧感，呈浅睡眠状态。

(4) 用于恶心、呕吐：适用于一些麻醉和手术后的恶心、呕吐，也用于防治放射病性或药源性恶心、呕吐。

(5) 用于术后疼痛：可与止痛药合用，作为辅助用药。

【用法和用量】

(1) 肌内注射

1) 成人：①抗过敏，一次 25mg，必要时 2～4 小时后重复；严重过敏时可用肌内注射 25～50mg，最高量不得超过 100mg。②在特殊紧急情况下，可用灭菌注射用水稀释至 0.25%，缓慢静脉注射。③止呕，12.5～25mg，必要时每 4 小时重复 1 次；④镇静、催眠，一次 25～50mg。

2) 儿童：①抗过敏，每次 0.125mg/kg 或 3.75mg/m^2，每 4～6 小时 1 次。②抗眩晕，睡前可按需给予，0.25～0.5mg/kg 或 7.5～15mg/m^2，或一次 6.25～12.5mg，每日 3 次。③止呕，每次 0.25～0.5mg/kg 或 7.5～15mg/m^2，必要时每

4～6 小时重复 1 次；或每次 12.5～25mg，必要时每 4～6 小时重复 1 次。④镇静、催眠，必要时每次 0.5～1mg/kg 或每次 12.5～25mg。

（2）口服给药

1）成人：①抗过敏，一次 12.5mg，每日 4 次，饭后及睡前服用，必要时睡前 25mg。②止呕，开始时一次 25mg，必要时可每 4～6 小时服 12.5～25mg。③抗眩晕，一次 25mg，必要时每日 2 次。④镇静、催眠，一次 25～50mg，必要时增倍。

2）儿童：①抗过敏，每次 0.125mg/kg 或 $3.75mg/m^2$，每隔 4～6 小时 1 次，或睡前 0.25～0.5mg/kg 或 7.5～$15mg/m^2$；按年龄计算，每日量 1 岁以内 5～10mg，1～5 岁 5～15mg，6 岁以上 10～25mg，可 1 次或分 2 次给予。②止呕，0.25～0.5mg/kg 或 7.5～$15mg/m^2$；必要时每隔 4～6 小时给药 1 次。③抗眩晕：每次 0.25～0.5mg/kg 或 7.5～$15mg/m^2$；必要时每隔 12 小时 1 次，或 12.5～25mg，每日 2 次。④镇静、催眠：必要时 0.5～1mg/kg 或 15～$30mg/m^2$。

【禁忌证】

（1）对本品过敏者禁用。

（2）早产儿、新生儿、2 岁以下儿童不推荐使用。

【不良反应】本品小剂量时无明显不良反应，但大量和长时间应用时可出现。

（1）常见的有嗜睡、视物模糊或色盲（轻度），头晕目眩、口鼻咽干燥、耳鸣、皮疹、胃痛或胃部不适感、反应迟钝（儿童多见）、恶心或呕吐，甚至出现黄疸。

（2）可见血压增高，白细胞减少、粒细胞减少症及再生不良性贫血。

（3）参见本章概述。

【注意事项】

（1）交叉过敏：已知对吩噻类药高度过敏的患者，也对本品过敏。

（2）诊断的干扰：葡萄糖耐量试验中可显示葡萄糖耐量增加。可干扰尿妊娠免疫试验，结果呈假阳性或假阴性。

（3）下列情况应慎用：急性哮喘，膀胱颈部梗阻，骨髓抑制，心血管疾病，昏迷，闭角型青光眼，肝功能不全，高血压，胃溃疡，前列腺肥大症状明显者，幽门或十二指肠梗阻，呼吸系统疾病（尤其是儿童，服用本品后痰液黏稠，影响排痰，并可抑制咳嗽反射），癫痫患者（注射给药时可增加抽搐的严重程度），黄疸，各种肝病以及肾功能衰竭，Reye 综合征（异丙嗪所致的锥体外系症状易与 Reye 综合征混淆）。

（4）用异丙嗪时，应特别注意有无肠梗阻，或药物的过量、中毒等问题，因其症状体征可被异丙嗪的镇吐作用所掩盖。脱水或少尿时用量酌减，以免出现毒性反应。

（5）用于防止晕动病时要及早服药。

（6）注射剂有强烈刺激性，应特别注意避免静脉外渗漏或误插入动脉，不能皮下注射，以防严重组织损伤。

（7）口服时，可与食物或牛奶同时服，以减少对胃黏膜的刺激。

【药物相互作用】

（1）与胍乙啶等降压药同用时，降压效应增强。肾上腺素与异丙嗪同用时，肾上腺素的α作用可被阻断，而使β作用占优势。

（2）顺铂、巴龙霉素及其他氨基苷类抗感染药物，水杨酸制剂和万古霉素等耳毒性药与异丙嗪同用时，耳毒性症状可被掩盖。

（3）乙醇或其他中枢神经抑制剂，特别是麻醉药、巴比妥类、单胺氧化酶抑制剂或三环类抗抑郁药与本品同用时，可增强异丙嗪和/或这些药物的效应，用量要另行调整。

（4）阿托品类药与抗胆碱药合用时本品的抗毒蕈碱样效应增强。

【剂型和规格】

（1）片剂：① 12.5mg；② 25mg。

（2）注射液：① 1ml：25mg；② 2ml：50mg。

【贮存】避光、密闭保存。

309. 氯雷他定　Loratadine

【药理作用】本品为长效三环类抗组胺药，竞争性抑制组胺 H_1 受体，对外周 H_1 受体有高度的选择性，对中枢 H_1 受体的亲和力弱，对乙酰胆碱和肾上腺素 α_1 受体作用极小，无中枢镇静作用和抗胆碱作用。

本品口服吸收迅速，1 小时后血药浓度达到高峰，单次口服 10mg，消除半衰期为 10 小时，蛋白结合率为 98%。可以从乳汁中分泌。

【适应证】缓解过敏性鼻炎的症状，如喷嚏、流涕、鼻痒、眼痒及眼部烧灼感等。减轻慢性荨麻疹及其他过敏性皮肤病的症状及体征。

【用法和用量】口服。

（1）成人及大于 12 岁的儿童：一次 10mg，一日 1 次。

（2）2～12 岁儿童：①体重＞30kg，一次 10mg，一日 1 次；②体重≤30kg，一次 5mg，一日 1 次。

【禁忌证】对本品过敏者禁用。

【不良反应】在每日 10mg 的推荐剂量下，本品未见明显的镇静作用，其发生率与安慰剂相似。常见不良反应有乏力、头痛、嗜睡、口干，胃肠道不适包括恶心、胃炎以及皮疹等。罕见不良反应有脱发、过敏反应、肝功能异常、心动过速及心悸等。

【注意事项】

(1) 对肝功能不全者，消除半衰期有所延长，请在医生指导下使用，可按一次 10mg，隔日 1 次服用。

(2) 以下情况慎用：严重肝功能不全、肾功能不全者，妊娠期及哺乳期妇女，儿童及过敏体质者。

(3) 本品对心脏功能无影响，但偶有心律失常报道，有心律失常病史者应慎用。

(4) 抗组胺药能清除或减轻皮肤对所有变应原的阳性反应，因此在做皮试前约 48 小时应停用本品。

【药物相互作用】

(1) 同时服用大环内酯类抗感染药物、西咪替丁、茶碱等，会提高氯雷他定在血浆中的浓度，应慎用。

(2) 其他已知能抑制肝脏代谢的药物，在未明确与氯雷他定相互作用前应谨慎合用。

【剂型和规格】

(1) 片剂：10mg。

(2) 胶囊：① 5mg；② 10mg。

【贮存】避光、密闭保存。

(梅　丹)

ER-14章视频

第十四章

免疫系统用药

本类药物又称免疫调节药(包括免疫抑制剂和免疫增强剂),通过影响机体的免疫应答反应和免疫病理反应而增强或抑制机体的免疫功能,临床上多用以防治免疫功能异常所致的疾病。

目前,多数免疫抑制剂对机体免疫系统的作用缺乏特异性和选择性,既可抑制免疫病理反应,又可干扰正常免疫应答反应,既抑制体液免疫,又抑制细胞免疫。

免疫抑制剂现已广泛用于防治器官移植的排异反应,效果比较肯定。对自身免疫性疾病(包括自身免疫性溶血性贫血、类风湿关节炎、系统性红斑狼疮、肾病性肾炎、特发性血小板减少性紫癜等)的疗效,一般可暂时缓解症状,延缓病变的进展,但不能根治。

免疫抑制剂共有的不良反应:①长期应用可降低机体的抗感染免疫力,易引发细菌、病毒和真菌感染。②致畸胎及不孕,也可引起卵巢功能降低和闭经。男性可致精子缺乏或无精子症。③长期用药可增加肿瘤的发生率。此外,此类药物还各具有特殊的不良反应,故宜采用多种药物小剂量合用,以增效减毒。

目前,国家基本药物中的免疫系统用药主要为免疫抑制剂,分别为雷公藤多苷、硫唑嘌呤、环孢素及吗替麦考酚酯。

310. 雷公藤多苷　Tripterysium Glycosides

【药理作用】本品是从卫矛科植物雷公藤(*Tripterygium wilfordii* Hook. f.)的去皮根部提取的总苷,具有较强的抗炎及免疫抑制作用。在抗炎作用方面,它能拮抗和抑制炎症介质的释放,实验性炎症及关节炎的反应程度,对多种关节疾病均有不同程度的抗炎、止痛和部分消肿作用。在抑制免疫作用方面,它能抑制T细胞功能,抑制延迟型变态反应,抑制白介素-1的分泌,抑制分裂原及抗原刺激的T细胞分裂与繁殖。

【适应证】用于风湿热瘀、毒邪阻滞所致的类风湿关节炎，肾病综合征，红斑狼疮，皮肌炎，白塞氏三联症，麻风反应，自身免疫性肝炎等。

【用法和用量】口服：每日1～1.5mg/kg，如果按60kg体重计算一次2～3片，分3次饭后服用或遵医嘱。病情控制后可减量。

【禁忌证】

(1) 儿童、育龄期有孕育要求者、妊娠期及哺乳期妇女禁用。

(2) 心、肝、肾功能不全者禁用，严重贫血、白细胞和血小板降低者禁用。

(3) 胃、十二指肠溃疡活动期患者禁用。

(4) 严重心律失常者禁用。

【不良反应】

(1) 对生殖系统有明显的影响，不仅影响女性卵巢功能，也影响男性睾丸精子的发育。

(2) 消化系统：可引起恶心、呕吐、腹泻腹痛，偶有出血、GOT及GPT升高。

(3) 血液系统：有骨髓抑制作用，可引起白细胞及血小板减少，但较少见。

(4) 泌尿系统：少尿或多尿、水肿、肾功能异常等肾脏损害；严重者可出现急性肾功能衰竭。

(5) 心血管系统：心悸、胸闷、心律失常、血压升高或下降、心电图异常。

(6) 神经系统：头昏、头晕、嗜睡、失眠、神经炎、复视。

(7) 其他：皮疹、瘙痒、脱发、面部色素沉着、口腔溃疡、痤疮、指甲变薄等。

【注意事项】

(1) 严格按说明书规定剂量用药，不可超量使用。

(2) 用药过程中应定期检查血、尿常规及心电图和肝、肾功能，必要时停药并给予相应处理。

(3) 连续用药一般不宜超过3个月，如继续用药，应由医生根据患者病情及治疗需要决定。

【剂型和规格】

片剂：10mg。

【贮存】避光、密封、干燥处保存。

311. 硫唑嘌呤 Azathioprine

【药理作用】在体内几乎全部转变成6-巯基嘌呤而起作用。由于其转变过程较慢，因而发挥作用缓慢。可能的机制包括：①释放出的6-巯基嘌呤是嘌呤代谢的拮抗剂；②烷基化对官能团巯基的封闭作用；③通过多种途径抑制核酸的生物合成，从而阻止参与免疫识别和免疫放大的细胞的增生。④向DNA链内掺入硫代嘌呤类似物，而导致DNA破坏。

本品口服吸收良好，血浆达峰时间为1～2小时，半衰期为4～6小时，用药后2～4日方有明显疗效。进入体内后很快被分解为6-巯基嘌呤，然后再分解代谢生成多种氧化的和甲基化的衍生物，随尿排出体外，24小时尿中排泄量为50%～60%，48小时内粪便排出12%，血中浓度低。尚未发现6-巯基嘌呤的血浆水平与本品的治疗效果与毒性作用相关。

【适应证】

（1）与糖皮质激素和/或其他免疫抑制剂及治疗措施联用，可防止器官移植（肾移植、心脏移植及肝移植）患者发生的排斥反应。并可减少肾移植患者对糖皮质激素的需求。

（2）与糖皮质激素和/或其他免疫抑制剂及治疗措施联用或单独使用，对下列患者的治疗可取得临床疗效（包括糖皮质激素减量）：严重的类风湿性关节炎、系统性红斑狼疮、皮肌炎、自身免疫性慢性活动性肝炎、结节性多动脉炎、自身免疫性溶血性贫血、特发性血小板减少性紫癜、慢性非特异性溃疡性结肠炎。

（3）用于急慢性白血病，对慢性粒细胞型白血病近期疗效较好，作用快，但缓解期短。

【用法和用量】成人，口服。①开始每日1～3mg/kg，持续治疗期间，根据临床反应（可能数月或数周内并无反应）和血液系统的耐受情况在此范围内作相应调整；②用于器官移植：第一日最大剂量为5mg/kg，维持量每日1～4mg/kg，根据临床需要和血液系统的耐受情况而调整。

【禁忌证】对本品或6-硫唑嘌呤过敏者、妊娠期妇女或备孕期及哺乳期妇女禁用。

【不良反应】

（1）血液系统：可出现白细胞及血小板减少、巨红细胞血症、贫血。大剂量及用药过久时可有严重骨髓抑制，甚至出现再生障碍性贫血，一般在用药6～10日后出现。

（2）消化系统：首次服用可引起恶心，餐后服药可以缓解；可见呕吐、畏食。对肝脏毒性较明显，用药后可出现黄疸、肝功能衰退、中毒性肝炎等。

（3）生殖系统：对精子、卵子有一定的损伤，使用时应注意。

（4）其他：可继发感染、脱发、黏膜溃疡、口腔炎、腹膜出血、视网膜出血、肺水肿等。

【注意事项】

(1) 用药须在饭后以足量水吞服。器官移植后，应长期维持治疗，否则将会出现预期的排斥反应。患者在急性或长期治疗期间均应可靠地、系统地遵循治疗方案，才可能获得成功的治疗效果。同时须进行有效的毒性监测，定期检查血常规和肝功能。

(2) 肝、肾功能不全患者或老年人须减量。

(3) 长期使用本品可增加患者发生肿瘤的危险性。

【药物相互作用】

(1) 与别嘌醇合用时，因代谢本品的酶氧化受阻，用量一般要减少。

(2) 长期(超过 3 周)与复方磺胺甲噁唑合用，血小板及中性粒细胞减少的发生率明显增加。若必须合用时，以不超过 10 日为宜。

(3) 本品可增强去极化药物的神经阻滞作用，削弱非除极化型肌松药的作用。

(4) 用药期间接种活疫苗，会增加被感染的风险。

【剂型和规格】

片剂：① 50mg；② 100mg。

【贮存】避光、密封保存。

312. 环孢素△　Ciclosporin

【药理作用】强效免疫抑制剂，可逆地特异性作用于淋巴细胞，延长同种异体器官移植的存活时间、抑制细胞介导免疫反应。本品尚能抑制淋巴因子(包括 IL-Ⅱ)的合成和释放，阻断静止淋巴细胞于细胞周期 G_0 期、G_1 期的早期。本品不抑制红细胞生成，亦不影响巨噬细胞功能。

本品主要分布于血管外的全身各组织中，脂肪内浓度最高，其次为肝、肾上腺和胰脏。血液中 33%～47% 的环孢素存在于血浆中，4%～9% 存在于淋巴细胞中，5%～12% 在粒细胞中，41%～58% 在红细胞中，血浆中 90% 的环孢素与蛋白(主要为脂蛋白)结合。环孢素经肝脏代谢，已知代谢产物有 15 种，消除半衰期为 10～27 小时，主要以代谢物经胆汁及粪便排泄，只有 6% 口服给药剂量经尿排泄，尿中仅 0.1% 以原型排出。

【适应证】适用于预防同种异体肾、肝、心、骨髓等器官或组织移植所发生的排斥反应，也适用于预防及治疗骨髓移植时发生的移植物抗宿主反应。还可用于经其他免疫抑制剂治疗无效的银屑病、异位性皮炎、肾病综合征、类风湿关节炎、内源性葡萄膜炎等自身免疫性疾病。

【用法和用量】

(1) 器官移植：术前 12 小时开始，每日 10～15mg/kg，并根据血药浓度调整剂量，根据血药浓度每2周日剂量减量0.5～1mg/kg，维持剂量每日2～6mg/kg，分2次口服。在整个治疗过程，必须在有免疫抑制治疗经验的医生指导下进行。

（2）骨髓移植：移植前一日开始用药，先用环孢素注射液每日2.5mg/kg，分2次静脉滴注，口服推荐剂量每日12.5～15mg/kg，分2次口服，维持剂量约为12.5mg/kg，持续6个月，然后逐渐减量，直至移植后1年停药。

（3）内源性葡萄膜炎：开始剂量为每日5mg/kg，分2次口服，直至炎症缓解和视力改善。疗效不显著者，其短期剂量可增至7mg/kg。

（4）银屑病：推荐初始剂量为每日2.5mg/kg，分2次口服，若4周后无效可逐步每月增加0.5～1.0mg/kg，但不应超过5mg/kg。若4周后仍无改善则停药。

（5）异位性皮炎：成人和16岁以上青年，推荐剂量为每日2.5～5mg/kg，分2次口服，治疗用期最长不超过8周。

（6）类风湿关节炎：初始剂量每日3mg/kg，分2次口服，使用6周若疗效不佳，可逐渐增加至最大剂量（每日5mg/kg），调整剂量后3个月内疗效仍不佳者，应停药。应根据患者的耐受程度调整剂量。

（7）肾病综合征：推荐剂量成人每日5mg/kg，儿童6mg/kg，分2次口服，3个月后疗效不满意则停药。

【禁忌证】

（1）对本品过敏者禁用。

（2）有病毒感染时禁用，如水痘、带状疱疹等。

（3）妊娠期妇女和哺乳期妇女禁用。

（4）3岁以下儿童和18岁以下类风湿关节炎患者禁用。

【不良反应】常见不良反应有：

（1）心血管系统：高血压。

（2）代谢/内分泌系统：高脂血症、高尿酸血症、高钾血症、低镁血症。

（3）泌尿生殖系统：常见与剂量相关肾功能损害，如血肌酐清除率、血尿素氮及血尿酸升高等。

（4）神经系统：震颤、头痛、感觉异常。

（5）胃肠道：食欲减退、恶心、呕吐、腹痛、腹泻、牙龈增生。

（6）肌肉骨骼系统：肌痛性痉挛、肌痛。

【注意事项】

（1）定期检测肝、肾功能和监测血药浓度，以调整用药剂量。

（2）用药前后应观测血压、血钾、血镁、血脂、血尿酸等的变化。

（3）服药期间应避免食用高钾食物、服用高钾药品及保钾利尿药。不能与他克莫司同时服用。

（4）本品可引起肾毒性，应避免与有肾毒性的药物一起服用，如氨基苷类抗菌药、两性霉素B、万古霉素、甲氧苄啶、呋塞米等。

（5）本品可增加发生淋巴瘤和其他恶性肿瘤、特异性皮肤癌的风险。

（6）本品可使患者易受各种细菌、真菌、寄生虫和病毒感染，并经常伴有条件致病菌感染。

（7）由于环孢素不同制剂工艺的口服剂型生物利用度的个体差异较大，为减少疗效波动和药物不良反应，建议在治疗过程中固定使用同一种商品名称的环孢素，应避免更换使用不同商品名或制剂的环孢素产品。多发性肌炎／皮肌炎（PM/DM）诊治应在风湿病专科医师指导下进行。

【药物相互作用】

（1）下列药物可以影响本品血药浓度，应避免联合用药，若须使用时，应密切监测血药浓度，并及时调整剂量。①增加环孢素血浓度的药物：大环内酯类抗菌药、多西环素、三唑类抗真菌药、口服避孕药、钙离子通道阻滞药、地尔硫䓬、蛋白酶抑制剂、别嘌醇、伊马替尼、秋水仙碱、大剂量甲泼尼龙等；②降低环孢素血浓度的药物：苯巴比妥、苯妥英、卡马西平、奥卡西平、奥曲肽、噻氯匹定、特比萘芬、利福平、异烟肼、甲氧苄啶等。

（2）在本品治疗期间，疫苗接种的效果可降低，并应避免应用减毒活疫苗。

（3）合用硝苯地平可致齿龈增生发生率升高。

（4）环孢素可降低地高辛、秋水仙碱、泼尼松龙和他汀类药物的清除率。应用时适当调整剂量并密切监测。

（5）与双氯芬酸合用时，可造成后者的生物利用度显著升高而致可逆性肾损害，合用时应减低双氯芬酸的剂量。

（6）与保钾利尿药、血管紧张素转换酶抑制药、血管紧张素Ⅱ受体拮抗剂及含钾的药物合用时，可致血钾升高。

（7）本品可使甲氨蝶呤 Auc 显著增加。

（8）与葡萄柚汁同时服用可增加本品的生物利用度。

【剂型和规格】

胶囊、软胶囊、口服溶液剂：规格暂以国家药品管理部门批准的规格为准。

【贮存】25℃以下保存。

313. 吗替麦考酚酯△ Mycophenolate Mofetil

【药理作用】本品（MMF）口服后在体内迅速水解为活性代谢产物霉酚酸（MPA），MPA 通过抑制嘌呤核苷酸从头合成途径的关键限速酶——次黄嘌呤核苷磷酸脱氢酶（IMPDH），使鸟嘌呤核苷酸的合成减少，因而能选择性抑制T、B淋巴细胞的增殖反应，抑制B淋巴细胞产生抗体和细胞毒T细胞的分化。

本品活性代谢产物为MPA，MPA继而在肝脏内代谢形成失活的霉酚酸葡糖苷酸（MPAG）。MPA的平均相对生物利用度为94%，口服后C_{max}为1小时，12小时内MPA的血浆浓度低于2.5μg/ml；由于肠肝循环作用，服药后6～12小时将出现第二个血浆MPA浓度高峰；半衰期约为16小时。一般在用药第7日达到稳态血清浓度。MPA 97%与血浆白蛋白结合。MPA主要经肝脏代谢为MPAG，90%以上以MPAG的形式从尿中排泄，少量从粪便中排出。

【适应证】适用于接受同种异体肾脏或肝脏移植的患者中预防器官的排斥反应。应与环孢素A或他克莫司和糖皮质激素同时应用。

【用法和用量】预防排斥剂量应于移植72小时内开始服用。肾移植患者推荐剂量为1g，每日2次。肝移植推荐剂量为0.5～1g，每日2次。

治疗难治性排斥反应在临床试验中，治疗难治性排斥的推荐剂量为每次1.5g，每日2次。如发生中性粒细胞减少（中性粒计数绝对值＜1.3×10^3/ml），应停药或减量。对有严重慢性肾功能损害的患者［肾小球滤过率小于25ml/（min·$1.73m^2$）］，应避免超过每次1g，每日2次的剂量（移植后即刻使用除外）。对这些患者应仔细观察。对移植后肾功能延期恢复的患者不需要作剂量调整。

【禁忌证】对本药或MPA过敏者禁用。禁用于妊娠期和哺乳期妇女。

【不良反应】常见有胃肠道反应，表现为恶心、呕吐、腹泻、腹痛等，通过调整剂量即可减轻；贫血和白细胞减少，多为轻度，通常发生在第30～120日，大部分病例在停药一周后可得到缓解；机会感染轻度增加；可能诱发肿瘤。动物实验证明MMF有致畸作用，而且MMF可分泌到乳汁中，因而育龄妇女应用时要注意避孕。

【注意事项】

（1）严重的活动性消化性疾病、骨髓抑制（含严重的中性粒细胞减少症）、伴有次黄嘌呤-鸟嘌呤转磷酸核糖激酶遗传缺陷的患者慎用。

（2）接受免疫抑制剂治疗的患者，包括联合用药，发生淋巴瘤及其他恶性肿瘤的危险性增加。

【药物相互作用】

（1）与其他免疫抑制药联合应用时，因免疫系统过度抑制有可能增加被感染的机会。

（2）与阿昔洛韦、更昔洛韦合用，MPAG和阿昔洛韦的血浆浓度均较单独用药时有所升高。而肾功损害的患者在合用时，使MPAG和阿昔洛韦或更昔洛韦浓度升高。

(3) 与抗酸剂(如氢氧化镁、氢氧化铝)或质子泵抑制剂(如兰索拉唑和泮托拉唑)同服,本药的吸收减少。

(4) 铁剂可使本药的吸收减少、药效下降。

(5) 与能干扰肝肠循环的药物(如考来烯胺)同用,可能会降低本药的药效。

(6) 不能排除长期服用本药后改变口服避孕药的药动学参数的可能性。这可能导致口服避孕药的药效降低。

(7) 用药期间不应接种减毒活疫苗,使用其他疫苗也可能无效。

【剂型和规格】

(1) 片剂: ① 0.25g; ② 0.5g。

(2) 胶囊: 0.25g。

(3) 分散片: ① 0.25g ; ② 0.5g。

【贮存】 30℃以下避光保存。

(梅 丹)

ER-15章视频

第十五章

抗肿瘤药

肿瘤的治疗是一项综合工程，需要手术、放射治疗、内科治疗相结合，才能达到延缓病情发展、改善患者生活质量和提高治愈率的目的。药物治疗在肿瘤内科治疗中占有重要地位。

抗肿瘤药物根据来源和作用机制可分为：烷化剂、抗代谢药、抗肿瘤抗生素、抗肿瘤植物成分药、其他抗肿瘤药、抗肿瘤激素类、抗肿瘤辅助药和抗肿瘤靶向药共八大类。本章主要介绍列入《国家基本药物目录》(2018 年版)中的抗肿瘤药及一些用以减轻其不良反应的治疗药物。由于抗肿瘤药物在杀灭肿瘤细胞或干扰其生长和代谢的同时，也会影响正常细胞，因此，观察抗肿瘤药物的临床效果，本着规范化和个体化的原则保障抗肿瘤治疗的有效性、合理性及安全性，需要良好的专业培训和临床基础。

(一) 烷化剂

烷化剂是应用最早、用途最广泛的抗肿瘤药物。该类药物通过与细胞生物大分子中的亲核基团(如蛋白质的氨基、巯基、羧基，核酸的氨基、羟基、磷酸根等)发生烷化作用，使 DNA 链发生断裂，DNA 结构和功能损伤，从而干扰肿瘤细胞增殖。烷化剂可损伤处于任何细胞增殖周期的 DNA，属于细胞周期非特异药物，一般对 M 期和 G_1 期细胞杀伤作用较强。小剂量时可抑制细胞由 S 期进入 M 期，G_2 期细胞对其作用较不敏感；大剂量时可杀伤各期细胞，具有广谱抗癌作用。其缺点为选择性差，对骨髓、胃肠道上皮和生殖系统等生长旺盛的正常细胞有较大毒性，对体液和细胞免疫功能的抑制也较明显，所以此类药物可产生细胞毒性、致畸、致突变、致癌和骨髓抑制等不良反应。

烷化剂按化学结构可以分为氮芥类、乙烯亚胺类、甲烷磺酸酯及多元醇类、亚硝基脲类、三氮烯咪唑类和肼类。《国家基本药物目录》(2018 年版)中包含四种烷化剂类药物，分别为亚硝基脲类的司莫司汀，氮芥类的环磷酰胺、异环磷酰胺和甲烷磺酸酯类的白消安。

314. 司莫司汀△ Semustine

【药理作用】本品为亚硝基脲类细胞周期非特异性抗肿瘤药，对处于 G_1/S 边界或 S 早期的细胞最敏感，对 G_2 期细胞亦有抑制作用。本品进入体内后，其分子可断裂为两部分，一为氯乙胺部分，可发挥烃化作用，使 DNA 链断裂，RNA 及蛋白质受到烃化，与抗肿瘤作用有关；二为氨甲酰基部分，经转化可发挥氨甲酰化作用，主要与蛋白质特别是赖氨酸末端的氨基发生反应，与骨骼毒性作用有关，氨甲酰化对酶蛋白的破坏使 DNA 损伤后难以修复，有助于抗癌作用。本品虽具烷化剂作用，但与一般烷化剂无交叉耐药性，与长春新碱、丙卡巴肼及抗代谢药也无交叉耐药性。

本品吸收后迅速分解，口服 10 分钟后即可在血浆中检测到分解部分。可与血浆蛋白结合，存在肝肠循环，代谢产物血浆浓度持续时间长，可能是出现延迟性毒性的原因。本品脂溶性强，可通过血脑屏障，给药 30 分钟即可在脑脊液中测出，浓度为血浆中的 15%～30%。本品在肝、胃、肠、肺、肾中浓度最大。约 47% 以代谢产物形式 24 小时内经尿排泄，粪便排泄＜ 5%，＜ 10% 自呼吸道排出。

【适应证】

(1) 用于脑部原发肿瘤及继发肿瘤。

(2) 与其他药物合用，可治疗恶性淋巴瘤、胃癌、直肠癌和黑色素瘤。

【用法和用量】口服：成人，一次 100～200mg/m^2；儿童，一次 100～120mg/m^2。每 6～8 周给药 1 次，睡前与止吐剂、安眠药同服。

【禁忌证】

(1) 妊娠期和哺乳期妇女禁用。

(2) 对本药过敏者禁用。

(3) 严重骨髓抑制者，严重肝、肾功能损害者禁用。

【不良反应】

(1) 骨髓抑制：呈延迟性反应，有累积毒性。白细胞或血小板减少最低点出现在服药后 4～6 周，一般于第 6～8 周恢复正常。

(2) 胃肠道反应：可见恶心、呕吐等。

(3) 肝、肾功能：因与较高浓度药物接触，肝、肾功能可受到影响。

(4) 其他：乏力，轻度脱发；偶见全身性皮疹；可抑制睾丸或卵巢功能，引起闭经或精子缺乏。

【注意事项】

(1) 骨髓抑制者，感染者、肝、肾功能不全者，老年人慎用。

(2) 用药期间应密切观察血象、血尿素氮、尿酸、肌酐清除率、血胆红素、转氨酶的变化和肺功能。

（3）本品可抑制机体免疫反应，用药结束后3个月内不宜接种活疫苗。

（4）预防感染，注意口腔卫生。

【剂型和规格】

胶囊：① 10mg；② 50mg。

【贮存】 避光、密闭在冷处（2～10℃）保存。

315．环磷酰胺△　Cyclophosphamide

【药理作用】 本品为氮芥衍生物，在体外无活性，进入体内后经肝脏或肿瘤细胞内过量的磷酰胺酶或磷酸酶水解为磷酰胺氮芥而起作用。其作用机制与氮芥相似，与DNA发生交叉联结，抑制其合成，也可干扰RNA的功能，属细胞周期非特异性药物。本品抗瘤谱广，对多种肿瘤有抑制作用。

（1）片剂：口服后易被吸收，约1小时后血药浓度达最高峰，可通过血脑屏障。在肝脏代谢活化，消除半衰期为4～6.5小时，在48小时内经肾脏排泄50%～70%。

（2）注射用无菌粉末：静脉注射后血浆半衰期为4～6小时，48小时内经肾脏排泄50%～70%，其中68%为代谢产物，32%为原型药物。

【适应证】 可用于恶性淋巴瘤、急性或慢性淋巴细胞白血病、多发性骨髓瘤；对乳腺癌、睾丸癌、卵巢癌、肺癌、头颈部鳞癌、鼻咽癌、神经母细胞瘤及各种肉瘤也有一定疗效。

【用法和用量】

（1）片剂：成人，口服，每日2～4mg/kg，连用10～14日，停药1～2周后重复使用；儿童，口服，每日2～6mg/kg，连用10～14日，停药1～2周后重复使用。

（2）注射用无菌粉末：①成人，单药静脉给药按一次500～1 000mg/m²，加0.9%氯化钠注射液20～30ml，静脉注射，一周1次，连用2次，停药1～2周重复使用。联合用药一次500～600mg/m²。②儿童，静脉注射每次10～15mg/m²，加0.9%氯化钠注射液20ml稀释后缓慢注射，一周1次，连用2次，休息1～2周重复。也可肌内注射。

【禁忌证】

（1）对本品过敏者禁用。

（2）妊娠期及哺乳期妇女禁用。

（3）膀胱炎、尿路阻塞者禁用。

【不良反应】

（1）骨髓抑制：为最常见的毒性，白细胞减少较血小板减少更常见，给药后1～2周最低，多在2～3周后恢复。对肝功能有影响。

(2) 胃肠道反应：包括食欲减退、恶心、呕吐，严重程度与剂量有关，一般停药1～3日即可消失。

(3) 泌尿道反应：大剂量静脉滴注而缺乏有效预防措施时，可引起出血性膀胱炎，系环磷酰胺的代谢物丙烯醛刺激膀胱所致；常规剂量应用时，发生率较低。

(4) 其他：脱发、口腔炎、中毒性肝炎、皮肤色素沉着、月经紊乱、精子缺乏及肺纤维化等。

【注意事项】

(1) 本品代谢产物对尿路有刺激性，用药时应鼓励患者多饮水，大剂量应用时应水化、利尿，同时给予尿路保护剂美司钠。

(2) 密切观察骨髓功能，注意非血液学毒性，如心肌炎、中毒性肝炎及肺纤维化等。

(3) 当出现肝、肾功能损害，骨髓转移或既往曾接受多疗程放化疗时，环磷酰胺的剂量应减少至治疗量的1/3～1/2。

(4) 由于本品需在肝内活化，因此腔内给药无直接作用。

(5) 环磷酰胺水溶液仅能稳定2～3小时，现配使用。

(6) 骨髓抑制，感染，肝、肾功能损害者慎用。

【药物相互作用】

(1) 当磺脲类抗糖尿病药物与环磷酰胺同时给予时，可能加强其降血糖作用。

(2) 由于环磷酰胺有免疫抑制作用，患者在接受疫苗接种时，对疫苗的反应降低；注射活性疫苗时，可伴有疫苗所致的感染。

(3) 如合并使用氯霉素，可导致环磷酰胺的半衰期延长及代谢延迟。

(4) 与蒽环类和戊糖苷的合并使用，可能会加强环磷酰胺潜在心脏毒性；先前心脏部位的局部放疗，也增强环磷酰胺对心脏的毒性。

(5) 应格外慎重合用消炎药，偶有个别报告两药联用后出现急性水中毒。

(6) 患者接受环磷酰胺化疗期间，应禁忌饮酒及含酒精饮料。

(7) 由于葡萄柚内含有能与环磷酰胺相互作用的化合物而降低其效用，患者应避免进食葡萄柚或含有葡萄柚的饮料。

【剂型和规格】

(1) 片剂：50mg。

(2) 注射用无菌粉末：① 100mg；② 200mg；③ 500mg。

【贮存】 避光、密闭，30℃以下保存。

316. 异环磷酰胺△ Ifosfamide

【药理作用】异环磷酰胺是属于氧氮磷环类家族的细胞生长抑制剂，是环磷酰胺的一种合成类似物。异环磷酰胺在体外无活性，它在肝脏由微粒体酶类选择性活化。与此同时，本品的氧氮磷环 C-4 原子被羟基化，由此形成其初级代谢产物 4- 羟基 - 异环磷酰胺，并与其异构体异醛磷酰胺形成动态平衡。异醛磷酰胺自发分解为丙烯醛和烷化代谢产物异环磷酰胺芥。另一条代谢途径是氯乙烯侧链的氧化和脱烷基。异醛磷酰胺的细胞毒性作用是由于其烷化代谢产物和 DNA 的相互作用。其首选攻击点是 DNA 的磷酸二酯键。烷基化导致 DNA 链的断裂和交联。在细胞周期中，通过 G_2 期受阻，其细胞毒性不是细胞周期特异的。

本品静脉给药后，用药剂量与血浆药物浓度之间具有线性关系。血浆蛋白结合率较低。分布容积大约相当于全身总体液量。静脉给药后，可在数分钟内在各器官和组织检测到异环磷酰胺。异环磷酰胺及其 4- 羟基 - 代谢产物的血浆 $t_{1/2}$ 是 4～7 小时，主要通过肾脏排泄。

【适应证】

(1) 睾丸肿瘤：用于按照 TNM 分级（精原细胞瘤和非精原细胞瘤）属于Ⅱ～Ⅳ期的对初始治疗不应答或应答不足的晚期肿瘤患者的联合化疗。

(2) 宫颈癌：国际妇产科协会（FIGO）分期ⅣB 期宫颈癌（如果通过手术或放疗的根治疗法已不可能）的姑息性顺铂 / 异环磷酰胺联合化疗（单独使用，不再用其他联合药物）作为姑息性放疗的替代治疗。

(3) 乳腺癌：用于晚期的难治性或复发性乳腺癌的安宁疗护。

(4) 非小细胞肺癌：用于不能手术或转移性肿瘤患者的单独或联合化疗。

(5) 小细胞肺癌：用于联合化疗。

(6) 软组织肉瘤（包括骨肉瘤和横纹肌肉瘤）：用于横纹肌肉瘤或标准治疗失败后的骨肉瘤的单独或联合化疗，用于手术或放疗失败后的其他软组织肉瘤的单独或联合化疗。

(7) 尤文氏肉瘤：用于细胞生长抑制剂的初始治疗失败后的联合化疗。

(8) 非霍奇金淋巴瘤：用于对初始治疗不应答或应答不够的高度恶性非霍奇金淋巴瘤患者的联合化疗。用于复发肿瘤患者的联合治疗。

(9) 霍奇金淋巴瘤：用于治疗初始化疗或放化疗失败后的进展初期或早期复发（完全缓解的持续时间短于一年）的霍奇金淋巴瘤患者——在已制订的联合化疗方案，比如 MINE（美司钠 Mesna、异环磷酰酸 IFO、米托蒽醌 MIT、依托泊苷 VP-16）方案的框架下实施。

【用法和用量】

（1）分次给药：根据剂量，输注时间为30～120分钟。每日剂量为1.2～2.4g/m^2，最高为60mg/kg，以静脉输注的形式连续使用5日。

（2）单一大剂量给药：24小时的连续性静脉输注，剂量一般为每疗程5g/m^2（125mg/kg），不应高于8g/m^2（200mg/kg）。

【禁忌证】已知对异环磷酰胺高度过敏、严重骨髓抑制（特别是以前曾接受细胞毒性药物和/或放疗的患者）、感染、肾功能不全和/或尿路梗阻、膀胱炎患者，妊娠期及哺乳期妇女禁用。

【不良反应】

（1）血液和骨髓：随剂量的大小可引致不同程度的骨髓损害（白细胞减少、血小板减少、贫血）。白细胞减少、可能伴有发热的继发性（可能危及生命）细菌感染、血小板减少和出血危险升高是常见的不良反应。

（2）胃肠道：大约50%的病例会有中至重度的恶心和呕吐症状。

（3）肾和泌尿道疾病：出血性膀胱炎（肉眼和镜下血尿）是较为常见的剂量相关副作用。

（4）中枢神经系统：10%～20%的病例在接受治疗数小时至数日内可能会出现脑病，但通常情况下是可逆的，停止使用数天内便会自动消失。

（5）其他：脱发、精子生成受损、继发性肿瘤等。

【注意事项】

（1）在本品治疗期间出现膀胱炎伴镜下血尿或肉眼血尿，应该中止给药直至患者情况恢复正常。分次给药、每日3L液体的补水以及特别是同时使用美司钠（成人常用量为异环磷酰胺的20%，给药时间为0小时、4小时和8小时），能够明显地减少出血性膀胱炎的次数并降低其严重性。

（2）脑病症状一经出现，应该停止使用异环磷酰胺，即使患者在恢复正常后，也不应该再次使用该药。

（3）在治疗过程开始之前，应先排除或妥当处理尿路梗阻、膀胱炎、感染及电解质失衡等问题。体弱、年老及先前放疗患者使用异环磷酰胺时应特别谨慎。对免疫功能较差的患者，如糖尿病、慢性肝病和肾病等亦应特别注意。对脑转移、具有脑部症状和/或肾功能损伤患者应予常规监控。

（4）避孕措施：异环磷酰胺具有遗传毒性，患者或其配偶应避免在接受治疗期间及治疗后6个月内受孕。

【药物相互作用】

（1）曾经或同时接受具有肾毒性的药物如顺铂、氨基糖苷类、阿昔洛韦或两性霉素B等药物时，异环磷酰胺的肾毒性会加剧，继之骨髓毒性和神经（中枢神经）毒性也会加剧。

（2）与胺碘酮、粒细胞集落刺激因子（G-CSF）、粒细胞 - 巨噬细胞集落刺激因子（GM-CSF）联用导致肺毒性增强，与蒽环类药物联用可能导致心脏毒性增加。

（3）使用本药同时接种活性疫苗会加剧疫苗引起的损害。

（4）避免与华法林同时使用，可能导致出血的危险性增加。

（5）作用于中枢神经系统的药物（如止吐药、镇静药、麻醉药或抗组胺药）应非常谨慎使用或在必要时停止使用。

（6）别嘌醇及氢氯噻嗪可能加重本药的骨髓抑制毒性。

（7）氯丙嗪、三碘甲状腺素及醛脱氢酶抑制剂如双硫仑可增强其效能及毒性。

（8）本药能增强磺胺类药物的降血糖作用。

（9）由于西柚中有某种物质可能影响本药的活化而减弱其治疗效果，因此患者须避免食用或饮用西柚和西柚汁。

【剂型和规格】

注射用无菌粉末：① 0.5g；② 1.0g。

【贮存】在 25℃以下保存。

317. 白消安△　Busulfan

【药理作用】本品属双甲基磺酸酯类双功能烷化剂，为细胞周期非特异性药物，主要作用于 G_1 及 G_0 期细胞，对非增殖细胞也有效。本品的细胞毒作用几乎完全表现为对造血功能的抑制，对粒细胞生成抑制最为明显，其次是血小板和红细胞系，对淋巴细胞作用微弱。因此，本品对慢性粒细胞白血病疗效较为显著，缓解率可达 85%～90%，对该病急性期或急性粒细胞白血病无效。

口服吸收良好，迅速分布到各组织中。反复给药可逐渐在体内蓄积。在体内水解为 4- 甲磺基氧丁醇，经环化作用变为 4- 羟呋喃等中间代谢产物。主要代谢在肝内进行。消除半衰期为 2～3 小时，主要经肾脏以代谢产物排出。

【适应证】主要用于慢性粒细胞白血病的慢性期。也可用于治疗原发性血小板增多症、真性红细胞增多症等慢性骨髓增殖性疾病。

【用法和用量】

（1）成人：口服。慢性粒细胞白血病，每日总量为 4～6mg/m^2，如白细胞计数下降至 15×10^9/L 则需酌情停药。或给维持量每日或隔日 1～2mg，以维持白细胞计数在 10×10^9/L 左右。

（2）儿童：口服。诱导剂量为一日 0.06～0.12mg/kg 或一日 1.8～3.6mg/m^2。

根据血象、病情及疗效调整剂量，以维持白细胞计数在 20×10^9/L 以上。

(3) 注射液：本品应通过中心静脉导管给药，每 6 小时给药 1 次，每次持续滴注 2 小时，连续 4 日，共 16 次。所有患者均应预防性给予苯妥英钠，因为已知白消安可通过血脑屏障并诱发癫痫。本品的成人剂量通常为 0.8mg/kg，取理想体重或实际体重的低值，每 6 小时给药 1 次，连续 4 日（共 16 次）。

【禁忌证】

(1) 急性白血病、再生障碍性贫血或其他出血性疾病患者禁用。

(2) 妊娠期及哺乳期妇女禁用。

【不良反应】

(1) 骨髓抑制：常见为粒细胞减少，血小板减少。严重者需及时停药。

(2) 长期服用或用药量过大可致肺纤维化。

(3) 其他：可有皮肤色素沉着，高尿酸血症及性功能减退，男性乳房女性化、睾丸萎缩，女性月经不调等。白内障，多型红斑皮疹，结节性多动脉炎为罕见不良反应。曾有个别报道使用高剂量后出现癫痫发作；心内膜纤维化，并由此出现相应症状；以及少见的肝静脉闭锁。

【注意事项】

(1) 慢性粒细胞白血病患者治疗时，有大量细胞被破坏，血及尿中尿酸水平可明显升高，严重时可产生尿酸肾病；发现粒细胞或血小板迅速大幅度下降时，应立即停药或减量，以防止出现严重骨髓抑制。

(2) 对有骨髓抑制、感染、有细胞毒药物或放疗史的患者也应慎用。

(3) 治疗前及治疗中应严密观察血象及肝、肾功能的变化，特别注意检查血尿素氮、内生肌酐清除率、胆红素、谷丙转氨酶及血尿酸水平。应根据患者对药物的反应、骨髓抑制程度、个体差异而调整剂量。

(4) 嘱患者多摄入液体并碱化尿液，或服用别嘌醇以防止高尿酸血症及尿酸性肾病的产生。

【药物相互作用】白消安通过与谷胱甘肽的结合从体内清除。在本品用药前（<72 小时）或同时使用对乙酰氨基酚，可能导致白消安清除减少，因为已知对乙酰氨基酚可降低血液和组织中的谷胱甘肽水平。

【剂型和规格】

片剂：① 0.5mg；② 2mg。

【贮存】避光、密闭保存。

（二）抗代谢药

抗代谢药是模拟正常代谢物质，如叶酸、嘌呤碱、嘧啶碱等的化学结构所合成的类似物，可与相关代谢产物发生特异性拮抗作用，干扰核酸，尤其是 DNA 的生物合成，从而阻断肿瘤细胞的分裂增殖。本类药物主要作用于 S 期细胞，为细胞周期特异性药物。对肿瘤组织的选择性较小，但其作用特点各异，故各药物之间以及与其他类药物之间一般无交叉耐药性。

本类药物主要用于急性白血病和恶性淋巴瘤的治疗，也可用于治疗一些实体瘤，如乳腺癌、胃肠道癌、绒毛膜上皮癌、骨肉瘤等。其不良反应为对造血系统、消化道黏膜、毛发和肝、肾的损伤，有时可出现延迟性毒性。

抗代谢药根据作用机制及靶酶的不同，可分为 5 类：二氢叶酸还原酶抑制药（如甲氨蝶呤），嘧啶核苷酸合成酶抑制药（如氟尿嘧啶、卡培他滨），嘌呤核苷酸合成酶胸腺抑制药（如巯嘌呤），核苷酸还原酶抑制药（如羟基脲），DNA 多聚酶抑制药（如阿糖胞苷、吉西他滨）。《国家基本药物目录》（2018 年版）中包含 8 种抗代谢药物，分别为甲氨蝶呤、巯嘌呤、阿糖胞苷、羟基脲、氟尿嘧啶、吉西他滨、培美曲塞、卡培他滨。

318. 甲氨蝶呤△ Methotrexate

【药理作用】四氢叶酸是在体内合成嘌呤核苷酸和嘧啶脱氧核苷酸的重要辅酶。本品作为叶酸还原酶抑制药，主要抑制二氢叶酸还原酶，使二氢叶酸不能被还原成具有生理活性的四氢叶酸，从而使嘌呤核苷酸和嘧啶核苷酸的生物合成过程中一碳基团的转移作用受阻，导致 DNA 的生物合成明显受到抑制。此外，本品对胸腺嘧啶核苷酸合成酶也有抑制作用，但对 RNA 和蛋白质合成的作用较弱。本品主要作用于细胞增殖周期的 S 期，属细胞周期特异性药物，对 G_1/S 期的细胞也有延缓作用，对 G_1 期细胞的作用较弱。

（1）片剂：用量小于 $30mg/m^2$ 时，口服吸收良好，1～5 小时血药浓度达最高峰。

（2）注射用无菌粉末：肌内注射后血药浓度达峰时间为 0.5～1 小时。血浆蛋白结合率约为 50%。本品透过血脑屏障的量甚微，但鞘内注射后有相当量可达全身循环。

本品部分经肝细胞转化为谷氨酸盐，部分通过胃肠道细菌代谢。主要经由肾（40%～90%）排泄，大多以原型药排出体外；约 10% 通过胆汁排泄。$t_{1/2\alpha}$ 为 1 小时，$t_{1/2\beta}$ 为二室型，初期为 2～3 小时，终末期为 8～10 小时。少量甲氨蝶呤及其代谢产物可以结合型形式贮存于肾脏和肝脏等组织中长达数月。在有胸腔或腹腔积液情况下，本品的清除速度明显减缓；清除率个体差别极大，老年患者更明显。

【适应证】

（1）用于各型急性白血病，特别是急性淋巴细胞白血病、恶性淋巴瘤、非霍奇金淋巴瘤、蕈样肉芽肿、多发性骨髓瘤。

（2）用于恶性葡萄胎、绒毛膜上皮癌、乳腺癌、卵巢癌、宫颈癌、睾丸癌。

(3) 用于头颈部癌、支气管肺癌、各种软组织肉瘤。

(4) 高剂量用于骨肉瘤，鞘内注射可用于预防和治疗脑膜白血病以及恶性淋巴瘤的神经系统侵犯，对银屑病也有一定疗效。

【用法和用量】

(1) 片剂：口服。成人一次 5～10mg，一日 1 次，每周 1～2 次，一疗程安全量 50～100mg。用于急性淋巴细胞白血病维持治疗，一次 15～20mg/m^2，每周 1 次。

(2) 注射用无菌粉末：本品用注射用水 2ml 溶解，可供静脉、肌内、动脉、鞘内注射。

1）肌内或静脉注射：①急性白血病，成人每次 10～30mg，每周 1～2 次；儿童每日 20～30mg/m^2，每周 1 次；或视骨髓情况而定。②绒毛膜上皮癌或恶性葡萄胎，每日 10～20mg，也可溶于 5% 或 10% 的葡萄糖注射液 500ml 中静脉滴注，一日 1 次，5～10 次为一疗程，总量 80～100mg。③实体瘤，静脉一般每次 20mg/m^2，亦可介入治疗。④甲氨蝶呤大剂量疗法，每次 1～5g/m^2，4～6 小时滴完。自用药前 1 日开始至用药后 1～2 日每日补液 3 000ml，并用碳酸氢钠碱化尿液，每日尿量不少于 2 000ml。开始用药后 24 小时起每 3 小时肌内注射亚叶酸钙 9～12mg，连用 3～6 次或直至甲氨蝶呤血药浓度降至 5×10^{-8}mol/L 以下。高剂量合并叶酸治疗某些肿瘤，由肿瘤专科医师根据肿瘤决定治疗方案。

2）鞘内注射：一次 10～15mg，每 3～7 日 1 次，注射速度宜缓慢，注入溶液量不能超过抽出脑脊液量。①用于脑膜白血病，鞘内注射甲氨蝶呤，每次一般 6mg/m^2，成人常用 5～12mg，最大不超过 12mg，一日 1 次，5 日为一疗程。②用于预防脑膜白血病时，每日 10～15mg，一日 1 次，每隔 6～8 周 1 次。

3）腔内注射：一次 30～40mg，每周 1 次，抽出胸腔积液量少于 500ml 时酌减。

(3) 联合化疗：CMF（环磷酰胺、甲氨蝶呤和氟尿嘧啶），主要用于乳腺癌；CMC（洛莫司汀、甲氨蝶呤和环磷酰胺），主要用于支气管肺癌；COMP（环磷酰胺、长春新碱、甲氨蝶呤和泼尼松）以及 CAMP（环磷酰胺、多柔比星、甲氨蝶呤和泼尼松或丙卡巴肼），主要用于恶性淋巴瘤等。具体联合化疗方案，应由肿瘤专科医生制订和推荐，请遵医嘱。

【禁忌证】

(1) 对本品高度过敏者禁用。

(2) 全身极度衰竭，恶病质或并发感染及心、肺、肝、肾功能不全时禁用。

(3) 有肾病史或肾功能异常时禁用大剂量甲氨蝶呤疗法。

（4）应用本品期间禁妊娠和哺乳。

【不良反应】

（1）胃肠道反应：可见口腔炎、口唇溃疡、咽喉炎、恶心、呕吐、腹痛、腹泻、消化道出血。食欲减退常见，偶见假膜性或出血性肠炎等。

（2）肝功能损害：黄疸，GOT、碱性磷酸酶（ALP）、γ-谷氨酰转移酶（γ-GT）等升高。

（3）泌尿系统：大剂量应用时，可致尿酸性肾病，出现血尿、蛋白尿、尿少、氮质血症，甚至尿毒症。

（4）呼吸系统：长期用药可引起咳嗽、气短、肺炎或肺纤维化。

（5）骨髓抑制：主要引起白细胞和血小板减少。大剂量应用或长期口服小剂量后，抑制作用明显，可因贫血和血小板减少导致皮肤或内脏出血。

（6）脱发、皮肤发红，瘙痒或皮疹有时是对本品过敏所致。

（7）白细胞低下时可并发感染。

（8）其他：鞘内注射后可出现视物模糊、眩晕、意识障碍，甚至嗜睡或抽搐等。

【注意事项】

（1）本品的致突变性、致畸性和致癌性较烷化剂为轻，但长期服用后，有继发性肿瘤的潜在危险。

（2）对生殖系统的影响较烷化剂小，但可导致闭经和精子减少或缺乏，一般多不严重，有时呈不可逆性。

（3）外周血象在白细胞＜3 500/mm^3 或血小板＜50 000/mm^3 时不宜使用。

（4）大剂量甲氨蝶呤疗法易致严重不良反应，须住院并随时监测血药浓度才可谨慎使用。滴注不宜超过 6 小时，太慢易增加肾毒性。大剂量滴注本品 2～6 小时后，可肌内注射亚叶酸钙，减轻或预防副作用。

（5）规格为 0.1g 的甲氨蝶呤鞘内注射可引起下肢运动障碍及排尿困难，故不建议其用于鞘内注射。

【药物相互作用】

（1）青霉素和磺胺类药物可能降低甲氨蝶呤的肾清除率；已观察到甲氨蝶呤血清浓度增高并伴有血液学和胃肠道毒性。甲氨蝶呤与青霉素或磺胺类药合用时应密切观察。

（2）在骨肉瘤治疗中非甾体抗炎药物不应该在大剂量甲氨蝶呤给药之前或同时使用。

（3）口服抗生素例如四环素、氯霉素和不能吸收的广谱抗生素可能通过抑制肠道菌群和通过细菌抑制药物代谢，从而降低甲氨蝶呤肠道吸收或干扰肝肠循环。

（4）使用甲氨蝶呤过程中避免接种活疫苗。

【剂型和规格】

（1）片剂：2.5mg。

（2）注射用无菌粉末：① 5mg；② 100mg。

【贮存】避光、密闭保存。注射液：25℃以下避光保存。

319. 巯嘌呤△ Mercaptopurine

【药理作用】本品属抑制嘌呤合成的细胞周期特异性药物，化学结构与次黄嘌呤相似，可竞争性抑制次黄嘌呤的转变过程。本品进入体内，在细胞内必须由磷酸核糖转移酶转化为6-巯基嘌呤核糖核苷酸后，方具有活性。其主要的作用环节如下：

（1）通过负反馈作用抑制酰胺转移酶，阻止1-焦磷酸-5-磷酸核糖（PRPP）转化为1-氨基-5-磷酸核糖（PRA）的过程，干扰嘌呤核苷酸合成的起始阶段。

（2）抑制复杂的嘌呤间的相互转变，既能抑制次黄嘌呤核苷酸转化为腺嘌呤核苷酸及次黄嘌呤核苷酸转化为黄嘌呤核苷酸、鸟嘌呤核苷酸的过程，还抑制辅酶Ⅰ（NAD^+）的合成，并减少了生物合成DNA所必需的脱氧三磷酸腺苷（dATP）及脱氧三磷酸鸟苷（dGTP），使肿瘤细胞不能增殖。本品对处于S增殖周期的细胞较敏感，除能抑制细胞DNA的合成外，对细胞RNA的合成亦有轻度的抑制作用。用巯嘌呤治疗白血病常产生耐药现象，其原因可能是体内出现了突变的白血病细胞株，因此失去了将巯嘌呤转变为巯嘌呤核糖核苷酸的能力。主要作用于S期细胞。

口服后胃肠道吸收约50%。广泛分布于体液内。血浆蛋白结合率约为20%。吸收后主要在肝脏进行活化分解代谢，经黄嘌呤氧化酶等氧化及甲基化作用后分解为硫尿酸等产物而失去活性。消除半衰期约为90分钟，主要从肾脏排泄，其中7%～39%为原型药。

【适应证】适用于绒毛膜上皮癌、恶性葡萄胎、急性淋巴细胞白血病及急性非淋巴细胞白血病、慢性粒细胞白血病的急变期。

【用法和用量】口服。

（1）成人

1）绒毛膜上皮癌：每日6～6.5mg/kg，分2次口服，10日为一疗程，疗程间歇3～4周。

2）白血病：①开始，每日2.5mg/kg或80～100mg/m^2，一日1次或分次服用，一般于用药后2～4周显效；如用药4周后，仍未见临床改进及白细胞数下降，可考虑在密切观察下，加量至每日5mg/kg。②维持，每日1.5～2.5mg/kg

或50～100mg/m^2，一日1次或分次口服。

(2) 儿童：每日1.5～2.5mg/kg或50mg/m^2，一日1次或分次服用。

【禁忌证】

(1) 已知对本品过敏者禁用。

(2) 妊娠期和哺乳期妇女禁用。

【不良反应】

(1) 较常见的为骨髓抑制：可有白细胞及血小板减少。

(2) 肝脏损害：可致胆汁淤积，出现黄疸。

(3) 消化系统：恶心、呕吐、食欲减退、口腔炎、腹泻，但较少发生，可见于服药量过大的患者中。

(4) 高尿酸血症：多见于白血病治疗初期，严重的可发生尿酸性肾病。

(5) 间质性肺炎及肺纤维化少见。

【注意事项】

(1) 对诊断的干扰：白血病时有大量白血病细胞被破坏，在服本品时则破坏更多，致使血液及尿中尿酸浓度明显增高，严重者可产生尿酸盐肾结石。

(2) 下列情况应慎用：骨髓已有显著抑制现象（白细胞减少或血小板显著降低），或出现相应的严重感染或明显的出血倾向；有肝功能损害，胆道疾病患者，有痛风病史、尿酸盐肾结石病史者，4～6周内已接受过细胞毒药物或放射治疗者。

(3) 用药期间应定期检查外周血象及肝、肾功能，每周应随访白细胞计数及分类、血小板计数、血红蛋白1～2次，对血细胞在短期内急剧下降者，应每日观察血象。

(4) 由于老年患者对化疗药物的耐受性差，服用本品时，需加强支持疗法，并严密观察症状、体征及周围血管等的动态改变。

【药物相互作用】

(1) 与别嘌呤同时服用时，由于后者抑制了巯嘌呤的代谢，明显地增加巯嘌呤的效能与毒性。

(2) 本品与对肝细胞有毒性的药物同时服用时，有增加对肝细胞毒性的危险。

(3) 本品与其他对骨髓有抑制的抗肿瘤药物或放射治疗合并应用时，会增强巯嘌呤效应，因而必须考虑调节本品的剂量与疗程。

【剂型和规格】

片剂：① 25mg；② 50mg。

【贮存】避光、密闭保存。

320. 阿糖胞苷△ Cytarabine

【药理作用】本品为嘧啶类抗代谢药物。进入人体后，本品经激酶磷酸化后转化为阿糖胞苷三磷酸及阿糖胞苷二磷酸，前者可能抑制DNA聚合酶的合成，后者能抑制二磷酸胞苷转变为二磷酸脱氧胞苷，从而抑制细胞DNA聚合及合成。本品为细胞周期特异性药物，主要作用于S期细胞，对RNA及蛋白质合成的抑制作用较弱。

口服吸收少，易在消化道被脱氨失活，故不宜口服，可经静脉、皮下、肌内或鞘内注射。静脉注射后广泛分布于体液、组织及细胞内；静脉滴注后药物可透过血脑屏障，脑脊液中药物浓度约为血浆中浓度的40%，因脑脊液内脱氨酶含量较低，其消除半衰期为2～11小时。本品主要在肝内被胞嘧啶脱氨酶迅速脱氨而形成无活性的尿嘧啶阿拉伯糖苷，消除半衰期为2～3小时，24小时内70%～90%的无活性代谢物从尿中排出。

【适应证】用于急性非淋巴细胞性白血病的诱导缓解期及维持巩固期。也可用于急性淋巴细胞性白血病、慢性髓细胞性白血病的急变期。联合用药治疗儿童非霍奇金淋巴瘤。

【用法和用量】静脉注射，一次1～2mg/kg，每日1次，连用10～14日为一疗程。或4～6mg/kg，每周2次。也可静脉滴注，每日5～7.5mg/kg，滴注8～12小时，连用4～5日。皮下注射，多用于维持治疗，每次1～3mg/kg，每周1～2次。鞘内注射，每次25～75mg溶于生理盐水5～10ml中，隔日1次，共3次。预防脑膜白血病，每6周注射1次。

【禁忌证】

(1) 对本品过敏者禁用。

(2) 妊娠期及哺乳期妇女禁用。

(3) 非肿瘤引起的白细胞和/或血小板缺乏患者禁用。

(4) 使用含苯甲醇的溶媒稀释，禁用于儿童肌内注射。

(5) 严重肝、肾功能损害者禁用。

【不良反应】

(1) 血液系统：白细胞及血小板减少，严重者可发生再生障碍性贫血或巨幼细胞贫血。

(2) 消化系统：畏食、恶心、呕吐、腹痛、腹泻、肝功能异常、口腔炎、食管炎、胃肠道溃疡、肠坏死等。

(3) 泌尿系统：尿潴留、肾功能不全。

(4) 中枢神经系统：神经炎、眩晕、头疼、发热、全身不适等。

(5) 呼吸系统：肺炎、呼吸困难。

（6）皮肤及软组织：皮疹、血栓性静脉炎，少见荨麻疹、雀斑、结膜炎、脱发、过敏、瘙痒等。

（7）大剂量治疗时可出现出血性结膜炎、嗜睡、昏迷、神经病变、心肌病变、肺水肿、高尿酸血症、尿酸性肾病等，注射部位可见蜂窝织炎和皮肤溃疡。

（8）阿糖胞苷综合征多出现于用药后 6～12 小时，有骨痛或肌痛、咽痛、发热、全身不适、皮疹、眼睛发红等。

【注意事项】

（1）使用本品时，应适当增加患者液体的摄入量，使尿液保持碱性，必要时同用别嘌醇以防止血清尿酸增高及尿酸性肾病的发生。

（2）快速静脉注射虽可引起较严重的恶心、呕吐反应，但对骨髓的抑制较轻，患者亦能耐受较大剂量的阿糖胞苷。

（3）使用本品时可引起血清谷丙转氨酶、血及尿中尿酸水平增高。

（4）下列情况应慎用：骨髓抑制、白细胞及血小板显著减低者，肝、肾功能不全者，有胆道疾患者，有痛风病史、尿酸盐肾结石病史者，近期接受过细胞毒药物或放射治疗。

（5）用药期间应定期检查：周围血象、血细胞和血小板计数、骨髓涂片以及肝、肾功能。

【药物相互作用】应当预料到与其他疗法联用对骨髓的损害，特别是与其他肿瘤抑制剂和放疗联用时对骨髓的抑制。

【剂型和规格】

注射用无菌粉末：① 50mg；② 100mg。

【贮存】25℃室温，干燥处保存。

321. 羟基脲△ Hydroxycarbamide

【药理作用】本品为核苷二磷酸还原酶抑制剂，可阻止核苷酸还原为脱氧核苷酸，干扰嘌呤及嘧啶碱基生物合成，选择性阻碍 DNA 合成，并直接损伤 DNA。对 RNA 及蛋白质的合成无影响。本品为细胞周期特异性药物，主要作用于 S 期。

本品口服吸收良好，t_{max} 为 1～2 小时，消除半衰期为 1.5～5 小时，24 小时从血中消失，可透过血脑屏障，脑脊液中 t_{max} 为 3 小时。本品在肝内代谢，12 小时内由尿中排泄 80%。

【适应证】用于慢性粒细胞白血病、黑色素瘤、肾癌、头颈部癌，与放疗联合用于头颈部及宫颈鳞癌。

【用法和用量】口服。

（1）慢性粒细胞白血病：一次20～60mg/kg，一周2次，连续6周为一疗程。

（2）头颈癌、宫颈鳞癌等：每次80mg/kg或2 000～3 000mg/m^2，每3日1次，需与放疗合用。

【禁忌证】

（1）水痘、带状疱疹及各种严重感染者禁用。

（2）妊娠期及哺乳期妇女禁用。

（3）严重骨髓抑制者禁用。

（4）对本药过敏者禁用。

【不良反应】

（1）骨髓抑制为剂量限制性毒性，可致白细胞和血小板减少，停药1～2周后可恢复。

（2）有时出现胃肠道反应，有睾丸萎缩和致畸胎的报道。

（3）偶有中枢神经系统症状和脱发，亦有药物性发热报道，重复给药可再出现。

【注意事项】

（1）本品可抑制免疫功能，用药期间避免接种病毒疫苗。

（2）服用本品时应适当增加液体摄入量，以增加尿量及尿酸排泄。

（3）定期监测白细胞计数、血小板、血中尿素氮、尿酸及肌酐浓度。

（4）老年患者应适当减少剂量。

（5）下列情况应慎用：严重贫血未纠正前，骨髓抑制，肝、肾功能不全，痛风，尿酸盐结石史等。

【药物相互作用】

（1）本品对中枢神经系统有抑制作用，故用本品时慎用巴比妥类、苯二氮䓬类、麻醉药等。

（2）本品有可能提高患者血中尿酸的浓度，故与别嘌醇、秋水仙碱、丙磺舒等合用治疗痛风时，须调整上述药物剂量。

【剂型和规格】

片剂：0.5g。

【贮存】避光、密闭保存。

322. 氟尿嘧啶△　Fluorouracil

【药理作用】本品需先转变为5-氟-2-脱氧尿嘧啶核苷酸而有活性，可抑制胸腺嘧啶核苷酸合成酶，阻断脱氧尿嘧啶核苷酸转变为脱氧胸腺嘧啶核苷酸，从而抑制DNA的生物合成。此外，通过阻止尿嘧啶和乳清酸渗入RNA而达到抑制RNA合成的作用。本品为细胞周期特异性药物，主要抑制S期细胞。

本品可静脉或腔内注射。快速静脉注射后血浆中可达到很高的浓度，分布半衰期为10～20分钟，消除半衰期为20小时，在脑脊液中的峰值出现于90分钟。胸腔或腹腔内注射，在24小时内可保持相当水平。主要经由肝脏分解代谢，大部分分解为二氧化碳经呼吸道排出体外，10%～30%经肾排出体外。缓慢静脉滴注时，其分解代谢比注射明显，毒性降低。

【适应证】 用于消化道肿瘤、绒毛膜上皮癌、乳腺癌、卵巢癌、肺癌、宫颈癌、膀胱癌及皮肤癌等。

【用法和用量】

(1) 静脉注射：一日10～20mg/kg，连续5～10日，一个疗程5～7g（甚至10g）。

(2) 静脉滴注：一日300～500mg/m^2，滴注时间不少于6～8小时，可用输液泵连续给药维持24小时，连用3～5日。

(3) 腹腔内注射：一次500～600mg/m^2，一周1次，2～4次为一疗程。用于原发性或转移性肝癌，多采用动脉插管注药。

【禁忌证】

(1) 对本品过敏者禁用。

(2) 当伴发水痘或带状疱疹时禁用。

(3) 衰弱患者禁用。

(4) 妊娠初期3个月内及哺乳期妇女禁用。

【不良反应】

(1) 可见恶心、食欲减退或呕吐，一般剂量下多不严重。偶见口腔黏膜炎或溃疡、腹部不适或腹泻。周围白细胞减少常见，血小板减少罕见。极少见咳嗽、气促、小脑共济失调等。

(2) 长期应用可致神经系统毒性。

(3) 偶见心肌缺血，可出现心绞痛和心电图的变化。经证实出现心血管不良反应（心律失常、心绞痛、ST段改变）应立即停用。

(4) 注射部位静脉炎、色素沉着、甲床变黑等。

【注意事项】

(1) 本品对人类的致畸、致突变和致癌性均明显低于氮芥类或其他细胞毒性药物。

(2) 除单用较小剂量作放射增敏剂外，一般不宜与放射治疗同用。

(3) 有下列情况者慎用：老年患者；肝功能明显异常者；周围白细胞计数 $<3.5\times10^9$/L，血小板 $<50\times10^9$/L者；感染、出血（包括皮下和胃肠道）或发热超过38℃者；明显胃肠道梗阻者；脱水和/或酸碱及电解质平衡失调者。

（4）开始治疗前及疗程中应定期检查周围血象。

（5）用药期间不宜饮酒或同用阿司匹林类药物。

（6）不得用作鞘内注射。

（7）用药期间应停止哺乳。

【药物相互作用】

（1）报告多种药物可在生物化学上影响氟尿嘧啶的抗癌作用或毒性，常见的药物包括甲氨蝶呤、甲硝唑及四氢叶酸。与甲氨蝶呤合用，应先给甲氨蝶呤4～6小时后再给予氟尿嘧啶，否则会减效。

（2）先给予四氢叶酸，再用氟尿嘧啶可增加其疗效。

（3）本品能生成神经毒性代谢产物——氟代柠檬酸而致脑瘫，故不能作鞘内注射。

（4）别嘌醇可以减低氟尿嘧啶所引起的骨髓抑制。

【剂型和规格】

注射液：10ml：0.25g。

【贮存】避光、密闭保存。

338. 卡培他滨△　Capecitabine

【药理作用】卡培他滨是5-FU的前体药物，正常细胞和肿瘤细胞都能将5-FU代谢为5-氟-2-脱氧尿苷酸单磷酸（FdUMP）和5-氟尿苷三磷酸（FUTP）。这些代谢产物通过两种不同机制引起细胞损伤。首先，FdUMP及叶酸协同因子$N^{5,10}$-亚甲基四氢叶酸与胸苷酸合成酶（TS）结合形成共价结合的三重复合物。这种结合抑制2′-脱氧尿（嘧啶核）苷酸形成胸核苷酸。胸核苷酸是胸腺嘧啶核苷三磷酸必需的前体，而后者是DNA合成所必需的，因此该化合物的不足能抑制细胞分裂。其次，在RNA合成过程中核转录酶可能会在尿苷三磷酸（UTP）的部位错误地编入FUTP。这种代谢错误将会干扰RNA的加工处理和蛋白质的合成。

卡培他滨易于从胃肠道吸收，在体内该药在酶的作用下转化为5-氟尿嘧啶（5-FU）发挥作用。卡培他滨大约在口服后1.5小时（t_{max}）达到血药峰浓度，稍后（2小时）5-FU达到峰浓度。食物会降低卡培他滨及5-FU的吸收率及吸收程度，还使卡培他滨及5-FU的t_{max}延迟。卡培他滨及其代谢产物的血浆蛋白结合率小于60%，与浓度无关。卡培他滨和5-FU的消除半衰期均大约为3/4小时，其代谢产物大部分从尿排泄。服用的卡培他滨95.5%出现于尿中。从粪便排泄的极少（2.6%）。

【适应证】

（1）结肠癌辅助化疗：用于Dukes’ C期、原发肿瘤根治术后，适于接受氟嘧啶类药物单独治疗的结肠癌患者的单药辅助治疗。

（2）结直肠癌：卡培他滨单药或与奥沙利铂联合（XELOX）适用于转移性结直肠癌的一线治疗。

（3）乳腺癌：卡培他滨可与多西紫杉醇联合用于治疗含蒽环类药物方案化疗失败的转移性乳腺癌。亦可单独用于治疗对紫杉醇及含蒽环类药物化疗方案均耐药或对紫杉醇耐药和不能再使用蒽环类药物治疗的转移性乳腺癌患者。

（4）胃癌：卡培他滨适用于不能手术的晚期或者转移性胃癌的一线治疗。

【用法和用量】卡培他滨的推荐剂量为 1 250mg/m^2，每日 2 次口服（早晚各 1 次；等于每日总剂量 2 500mg/m^2），治疗 2 周后停药 1 周，3 周为一个疗程。卡培他滨片剂应在餐后 30 分钟内用水吞服。在与多西他赛联合使用时，卡培他滨的推荐剂量为 1 250mg/m^2，每日 2 次，治疗 2 周后停药 1 周，与之联用的多西他赛推荐剂量为 75mg/m^2，每 3 周 1 次，静脉滴注 1 小时。与奥沙利铂联合使用时在对患者给予奥沙利铂（剂量为 130mg/m^2，静脉输注 2 小时）后的当日即可开始卡培他滨的治疗，剂量为 1 000mg/m^2，每日 2 次，治疗 2 周后停药 1 周。

【禁忌证】以下患者禁用：已知对卡培他滨或其任何成分过敏者，既往对氟尿嘧啶有严重、非预期的反应或已知对氟尿嘧啶过敏患者，已知二氢嘧啶脱氢酶（DPD）缺乏的患者，严重肾功能损伤患者（肌酐清除率低于 30ml/min）。

【不良反应】

（1）胃肠道系统：口干、胃胀，黏膜炎症 / 溃疡如食管炎、胃炎、十二指肠炎、结肠炎及胃肠出血。

（2）神经系统：味觉紊乱、失眠症、意识错乱、脑病、小脑功能障碍（如共济失调、发音困难、平衡功能失调、异常共济失调）。

（3）皮肤和皮下组织疾病：瘙痒症、局部表皮剥脱、皮肤色素沉着、非真菌性甲病、光敏反应、放射治疗回忆综合征。

（4）全身和给药部位：虚弱、肢痛、疲劳、困倦、胸痛（非心脏病患者）。

（5）其他：流泪增多，结膜炎；高胆红素血症等。

【注意事项】

（1）腹泻：卡培他滨可引起腹泻，有时比较严重。需密切监护。若患者开始出现脱水，应立即补充液体和电解质。

（2）脱水：必须预防脱水，并且在脱水出现时及时纠正。

（3）心脏毒性与氟尿嘧啶药物类似，包括心肌梗死、心绞痛、心律不齐、心搏骤停、心功能衰竭和心电图改变。既往在有冠状动脉疾病史的患者中这些不良事件可能更常见。

（4）二氢嘧啶脱氢酶（DPD）缺乏引起的 5- 氟尿嘧啶相关的罕见、难以预料的严重毒性（例如口腔炎症、腹泻、嗜中性粒细胞减少症和神经毒性）发生。

（5）卡培他滨可引起手足综合征（手掌 - 足底红肿疼痛或化疗引起肢端红斑）。转移性肿瘤患者接受卡培他滨单药治疗，手足综合征出现的中位时间为 79 日（11～360 日），严重程度为 1～3 级。

（6）卡培他滨可引起高胆红素血症。如果药物相关的胆红素升高＞3.0×ULN 或肝转氨酶（GPT、GOT）升高＞2.5×ULN，应立即暂停使用卡培他滨。当胆红素降低至≤3.0×ULN 或肝转氨酶≤2.5×ULN，可恢复使用卡培他滨。

（7）卡培他滨应用于肾功能损害患者时须谨慎。对中度肾功能损害患者［肌酐清除率为 30～50ml/min（Cockroft 和 Gault）］，建议卡培他滨的起始给药剂量减为标准剂量的 75%。

（8）卡培他滨用于肝功能损害患者时应密切监测。

（9）妊娠期妇女及哺乳期妇女应避免使用。

【药物相互作用】

（1）香豆素类抗凝剂：同时口服香豆素类衍生物抗凝剂的患者，应常规监测其抗凝参数（INR 或 PT），并相应调整抗凝剂的剂量。

（2）苯妥英钠：同时服用苯妥英钠的患者，应常规监测苯妥英钠的血浆浓度。

（3）甲酰四氢叶酸（亚叶酸）：对卡培他滨的药效学有影响，且可能增加卡培他滨的毒性。

（4）索立夫定及其类似物：索立夫定与 5- 氟尿嘧啶药物间存在显著的临床相互作用，有致死的可能，不能同时给药。在结束索立夫定及其类似物治疗（如溴夫定）到开始卡培他滨治疗之间必须有至少 4 周的等待期。

【剂型和规格】

片剂：① 0.15g；② 0.5g。

【贮存】25℃密闭保存，15～30℃亦可接受。

323. 吉西他滨$^{\triangle}$ Gemcitabine

【药理作用】盐酸吉西他滨（dFdC）为核苷同系物，属细胞周期特异性抗肿瘤药。主要杀伤处于 S 期（DNA 合成）的细胞，同时也阻断细胞增殖由 G_1 向 S 期过渡的进程。本品在细胞内由核苷激酶代谢成有活性的核苷二磷酸和核苷三磷酸。其细胞毒活性就来源于这两种核苷抑制 DNA 合成的联合作用。

吉西他滨血浆峰浓度（输注结束 5 分钟内）为 3.2～45.5 μg/ml。蛋白结合率可忽略。总清除率为 29.2L/(h•m^2)，与性别及年龄相关。女性的清除率较男性约低 25%，以不到 10%原型药物的形式从尿液排泄。肾清除率为 2～7L/(h•m^2)。半衰期为 42～94 分钟，与年龄和性别有关。吉西他滨被胞苷脱氨酶在肝脏、肾、血液和其他组织中快速代谢，主要代谢物 2′- 脱氧 -2′, 2′- 二氟尿苷(dFdU)无活性，在血浆和尿中均可检测出。

【适应证】

(1) 用于局部晚期或已转移的非小细胞肺癌。

(2) 用于局部晚期或已转移的胰腺癌。

(3) 吉西他滨与紫杉醇联合，可用于治疗经辅助 / 新辅助化疗后复发，不能切除的、局部复发或转移性乳腺癌。除非临床上有禁忌，否则既往化疗中应使用过蒽环类抗生素。

【用法和用量】用无防腐剂的 0.9% 氯化钠溶液作为溶媒。

(1) 非小细胞肺癌：①单药治疗，一日 1 000mg/m^2，静脉滴注 30 分钟。每周给药 1 次，治疗 3 周后休息 1 周，重复上述的 4 周治疗周期。②联合治疗，吉西他滨与顺铂联合治疗有两种治疗方案，3 周疗法和 4 周疗法。3 周疗法，一日 1 250mg/m^2，静脉滴注 30 分钟。每 21 日治疗周期的第 1 日、第 8 日给药。4 周疗法，一日 1 000mg/ m^2，静脉滴注 30 分钟。每 28 日治疗周期的第 1 日、第 8 日和第 15 日给药。

(2) 胰腺癌：一日 1 000mg/m^2，静脉滴注 30 分钟。每周 1 次，连续 7 周，随后休息 1 周。随后的治疗周期改为 4 周疗法，每周 1 次给药，连续治疗 3 周，随后休息 1 周。

(3) 乳腺癌：推荐吉西他滨与紫杉醇联合用药。在每 21 日治疗周期的第 1 日给予紫杉醇(175mg/m^2)，静脉滴注约 3 小时，随后在第 1 日和第 8 日给予吉西他滨(1 250mg/m^2)，静脉滴注 30 分钟。

【禁忌证】已知在对吉西他滨高度过敏的患者、吉西他滨与放射治疗同时联合应用、严重肾功能不全的患者中禁止联合应用吉西他滨与顺铂。

【不良反应】

(1) 血液系统：吉西他滨具有骨髓抑制作用，应用后可出现贫血、白细胞降低和血小板减少。骨髓抑制常为轻到中度，多为中性粒细胞减少。

(2) 肝脏：肝功能指标的变化十分常见，包括谷草转氨酶、谷丙转氨酶、γ- 谷氨酰转移酶(γ-GT)和碱性磷酸酶的升高，但是往往为轻度、一过性的。

(3) 消化道：恶心，有时伴呕吐。很容易用抗呕吐药物控制。

(4) 肺：在用药后数小时内患者可能会发生呼吸困难，但常常持续短暂、症状轻、几乎很少需要减少用药剂量，大多无须特殊治疗即可消失，其发病机制不清，与吉西他滨的关系也不清楚。如果已知患者对吉西他滨过敏，就不应该再给予此药。

(5) 肾脏：近一半的患者用药后可出现轻度蛋白尿和血尿。

(6) 过敏：可有皮疹并伴瘙痒，无须减少用药剂量，局部治疗有效。

(7) 其他：发热、头痛、背痛、寒战、肌痛、乏力和畏食是最常见的症状。咳嗽、鼻炎、不适、出汗、失眠、脱发常有发生。

【注意事项】

(1) 骨髓功能受损的患者应谨慎使用。与其他的抗肿瘤药物配伍进行联合或序贯化疗时，应考虑对骨髓抑制作用的蓄积。患者在每次接受吉西他滨治疗前，都必须监测全血细胞计数和血小板计数。当证实有骨髓抑制时，应暂停化疗或修改治疗方案。

(2) 对于肝、肾功能损伤的患者应慎用。

(3) 具有心血管疾患病史的患者要特别谨慎。

(4) 接受吉西他滨的男性在治疗期间和治疗后6个月不要生育。妊娠期妇女及哺乳期妇女应避免使用。

(5) 患者在此期间必须禁止驾驶和操纵机器。

【药物相互作用】不推荐使用黄热病疫苗和其他减毒活疫苗，特别是对免疫抑制患者。

【剂型和规格】

注射用无菌粉末：① 0.2g；② 1.0g。

【贮存】室温保存(15～30℃)。

348. 培美曲塞△ Pemetrexed

【药理作用】培美曲塞是一种结构上含有核心为吡咯嘧啶基团的抗叶酸制剂，通过破坏细胞内叶酸依赖性的正常代谢过程，抑制细胞复制，从而抑制肿瘤的生长。培美曲塞能够抑制胸苷酸合成酶、二氢叶酸还原酶和甘氨酰胺核苷酸甲酰转移酶的活性，这些酶都是合成叶酸所必需的酶，参与胸腺嘧啶核苷酸和嘌呤核苷酸的生物再合成过程。

培美曲塞的血浆蛋白结合率约为81%，在给药后的24小时内，70%～90%的培美曲塞以原型药从尿中排出。总体清除率为91.8ml/min(肌酐清除率是90ml/min)，对于肾功能正常的患者，体内半衰期为3.5小时。随着肾功能降低，清除率会降低，AUC会增加。随着培美曲塞剂量的增加，AUC和最高血药浓度(C_{max})会成比例增加。培美曲塞稳态分布容积为16.1L。

【适应证】

(1) 非小细胞肺癌：①本品与顺铂联合，适用于局部晚期或者转移性非鳞状细胞型非小细胞肺癌患者的一线化疗；②本品单药适用于经4个周期以铂类为基础的一线化疗后未出现进展的局部晚期或转移性的非鳞状细胞型非小细胞肺癌患者的维持治疗；③本品单药适用于既往接受一线化疗后出现进展的局部晚期或转移性非鳞状细胞型非小细胞肺癌患者的治疗。

（2）恶性胸膜间皮瘤：本品联合顺铂用于治疗无法手术的恶性胸膜间皮瘤。

【用法和用量】本品只能用于静脉输注。

（1）本品与顺铂联用：恶性胸膜间皮瘤和非鳞状细胞型非小细胞肺癌，本品推荐剂量为 500mg/m^2 静脉滴注 10 分钟以上，每 21 日为一周期，在每周期的第一日给药，顺铂的推荐剂量为 75mg/m^2，滴注时间超过 2 小时，应在本品给药结束 30 分钟后再给予顺铂滴注。接受顺铂治疗之前和 / 或之后要有适宜的水化方案。

（2）本品单独用药：非鳞状细胞型非小细胞肺癌，对于既往接受过化疗的非小细胞肺癌患者，本品的推荐剂量为 500mg/m^2，静脉输注 10 分钟以上。每 21 日为一周期，在每周期的第一日给药。

（3）预防药物，补充维生素：为了减少毒性反应，培美曲塞治疗必须按要求服用低剂量叶酸或其他含有叶酸的复合维生素制剂。服用时间，第一次给予培美曲塞治疗开始前 7 日中，至少有 5 日每日必须口服一次叶酸，而且在整个治疗过程中，以及培美曲塞末次给药后 21 日应继续口服叶酸。患者还需在第一次培美曲塞给药前 7 日内肌内注射维生素 B_{12} 一次，以后每 3 个周期肌注一次，以后的维生素 B_{12} 给药可与培美曲塞用药在同一日进行。叶酸给药剂量为 350～1 000μg，常用剂量是 400μg；维生素 B_{12} 剂量为 1 000μg。

（4）补充皮质类固醇：预服地塞米松（或相似药物）可以降低皮肤反应的发生率及其严重程度。给药方法为地塞米松 4mg 口服每日 2 次，本品给药前 1 日、给药当日和给药后 1 日连服 3 日。

【禁忌证】本品禁用于对培美曲塞或药品其他成分有严重过敏史的患者。

【不良反应】可见感觉神经障碍、腹痛、中性粒细胞减少性发热、肌酐升高、运动神经元病、无中性粒细胞减少性感染和过敏发应。

【注意事项】

（1）培美曲塞可以抑制骨髓，表现为嗜中性粒细胞减少，血小板减少和贫血（或全血细胞减少症）；骨髓抑制通常为剂量限制性毒性。应根据前一周期中的最低中性粒细胞绝对计数（ANC）、血小板计数和最严重的非血液学毒性来确定后续周期的剂量调整。

（2）所有接受培美曲塞治疗的患者，需进行包括血小板计数在内的全血细胞检查和定期血生化检查，需监测患者血细胞最低点及恢复情况，患者需在绝对中性粒细胞≥1.5×10^9/L，血小板≥100×10^9/L、肌酐清除率≥45ml/min时，才能开始新的治疗周期。

（3）妊娠期妇女接受培美曲塞时可能会导致对胎儿的伤害。如果患者在妊娠期间使用培美曲塞，或在使用该药的过程中发生妊娠，应告知患者对胎儿的潜在危险。应告知有生育可能的女性避免妊娠。应告知女性患者在培美曲塞治疗期间需采取有效的避孕措施。

（4）对于临床有明显症状的第三间隙积液患者可以考虑本品用药前进行体腔积液引流。

（5）研究证明培美曲塞可能导致疲劳，如果有这种情况发生，患者应被告知小心驾驶和操作机器。

【药物相互作用】

（1）非甾体抗炎药：①肾功能正常（肌酐清除率＞80ml/min）的患者，布洛芬 400mg，每日 4 次时，可以与培美曲塞合用。与较高剂量的布洛芬合用需谨慎（每日＞1 600mg）。有轻到中度肾功能不全（肌酐清除率为 45～79ml/min）的患者，本品与布洛芬同时使用要谨慎。②其他 NSAIDs，肾功能正常（肌酐清除率＞80ml/min）的患者中，较高剂量 NSAIDs 或阿司匹林与培美曲塞同时给药应当谨慎。轻到中度肾功能不全在应用本品治疗前至少 2 日、用药当日和用药后至少 2 日，不推荐使用半衰期短的 NSAIDs。长半衰期的 NSAIDs，在应用本品治疗前至少 5 日、用药当日和用药后至少 2 日，也应中断 NSAIDs 的治疗。如果必须应用 NSAIDs，一定要密切监测毒性反应，特别是骨髓抑制及胃肠道的毒性。

（2）同时给予对肾脏有危害的药物会延迟本品的清除，同时给予由肾小管排泄的其他药物（例如丙磺舒）也可能延迟本品的清除。

（3）决定使用口服抗凝药物治疗患者，需要增加 INR 的检测频率。

（4）不建议同时接种减毒活疫苗。

【剂型和规格】

注射用无菌粉末：① 0.1g；② 0.2g；③ 0.5g。

【贮存】本品应室温保存。配好的本品溶液可置于冰箱冷藏（2～8℃）或室温保存（15～30℃），其物理、化学特性在 24 小时内保持稳定。

（三）抗肿瘤抗生素

抗肿瘤抗生素是指由微生物产生的具有抗肿瘤活性的化学物质，是肿瘤化疗药物的重要组成部分。该类药物主要作用于遗传信息传递的不同环节，甚至生物大分子本身，抑制肿瘤细胞 DNA、RNA 和蛋白质的生物合成。迄今发现对肿瘤细胞有细胞毒作用或对实验动物肿瘤有抑制作用的微生物产物约一千种，在临床上常用并显示较好疗效的仅十余种。抗肿瘤抗生素为细胞周期非特异性药物，对增殖和非增殖细胞均有杀伤作用，因此多有一定毒性，有些是特异性毒性，如多柔比星的心脏毒性，往往呈进展性和不可逆性，在使用过程中不能超过最大累积剂量，并进行心脏毒性的早期监测和预防。

抗肿瘤抗生素根据化学结构可分为蒽环类、多肽和蛋白质类、双烯二炔类、大环内酯类、醌类、苯并二吡咯类、色霉素类、氨茴类、苯蒽醌类等。《国家基本药物目录》（2018 年版）中包含三种抗肿瘤抗生素，分别为多柔比星、柔红霉素和平阳霉素。

325. 多柔比星△ Doxorubicin

【药理作用】本品为蒽环类抗生素，可穿透进入细胞，与染色体结合，插入 DNA 的双螺旋链，严重干扰 DNA 合成、DNA 依赖的 RNA 合成以及蛋白质的合成。此外，本品具形成超氧自由基的功能，与其心脏毒性有关；也有特殊的破坏细胞膜结构和功能的作用。本品为细胞增殖周期非特异性药物，对各期细胞均有作用，但 S 期细胞对其更敏感。

本品不能经胃肠道吸收，对组织具有强刺激性，必须通过血管给药（静脉或动脉内）或膀胱内给药。本品进入体内后迅速分布于心、肾、肝、脾、肺组织中，不能透过血脑屏障，血浆蛋白结合率不高。主要在肝内代谢，其代谢产物也有一定抗肿瘤活性。多柔比星由于代谢和胆汁分泌，血浆浓度呈多相衰减，经胆汁和粪便排出。

【适应证】用于急性白血病、淋巴瘤、软组织和骨肉瘤，亦用于乳腺癌和肺癌及多种实体瘤。

【用法和用量】

（1）静脉输注（2～3 分钟）：①单药，60～75mg/m^2 或 1.2～2.4mg/kg，每 3 周 1 次。②联合用药，30～40mg/m^2，每 3 周 1 次。目前认为，总量不宜超过 450mg/m^2，以免发生心脏毒性。

（2）动脉注射：潜在损害很大，只可由熟练人员使用。

（3）膀胱内灌注：本品在膀胱中浓度应为 50mg/50ml，尿量应限制在每小时 50ml 左右。药物在某一位置停留 15 分钟后，应使患者转换体位。接触药物时间为 1 小时。

【禁忌证】

（1）严重器质性心脏病和心功能异常者禁用。

（2）对本品及蒽环类过敏者禁用。

（3）妊娠期及哺乳期妇女禁用。

（4）静脉给药禁忌证：既往细胞毒药物治疗导致的持续骨髓抑制或严重口腔感染，全身性感染，水和电解质平衡异常者，明显肝功能损害，既往蒽环类治疗已达药物最大累积剂量。

(5) 膀胱内灌注治疗禁忌证：侵袭性肿瘤已穿透膀胱壁，泌尿道感染，膀胱炎症，导管插入困难。

(6) 水痘或带状疱疹患者禁用。

【不良反应】

(1) 骨髓抑制和口腔溃疡为其主要不良反应，白细胞计数于用药后10～14日下降至最低点，大多在3周内逐渐恢复至正常水平，贫血和血小板减少一般不严重。

(2) 心脏毒性：可出现一过性心电图改变，表现为室上性心动过速、室性期前收缩及ST-T段改变，一般不影响治疗，少数患者可出现延迟性进行性心肌病变，表现为急性充血性心力衰竭，与累积剂量密切相关，大多出现在总量＞400mg/m^{2}的患者，这些情况偶尔可突然发生而常规心电图无异常迹象，多柔比星引起的心脏病变多出现在停药后1～6个月，心脏毒性可因联合应用其他药物而加重。

(3) 胃肠道反应：可见恶心、呕吐、腹泻等。

(4) 速溶型注射用盐酸多柔比星可使尿液呈红色，尤其是注射后第一次排的尿，一般都在2日后消失。

(5) 其他：可见肝、肾功能异常，发热，脱发，干扰胡子生长，停药后毛发可恢复生长。

【注意事项】

(1) 肝功能不全者，用量酌减。

(2) 肾功能不全者用本品后要警惕高尿酸血症的出现；痛风患者，如应用多柔比星，别嘌醇用量要相应增加。

(3) 2岁以下幼儿及老年患者慎用。

(4) 在用药期间应严格检查血象、肝功能、心电图及心功能，有无口腔溃疡和腹痛等。

(5) 本品可用于浆膜腔内给药和膀胱灌注，但不能用于鞘内注射。

(6) 在进行纵隔或胸腔放疗期间禁用本品，以往接受过纵隔放射治疗者，多柔比星的一次用量和总剂量亦应酌减。

(7) 外渗后可引起局部蜂窝织炎和水疱，需确定静脉通畅后才能给药。

(8) 用药期间多饮水，以减少高尿酸血症。

(9) 可经膜腔内给药和膀胱灌注，不得鞘内注射。

(10) 进行纵隔或胸腔放疗期间禁用本品，以往接受过纵隔或胸腔放疗者本品用量酌减。

(11) 先前使用其他细胞毒性药物的患者可能需减量，儿童和老年人亦须减量。

(12) 外渗后可引起局部组织坏死。

【药物相互作用】未对本品正式进行相互作用研究。

【剂型和规格】

注射用无菌粉末:10mg。

【贮存】避光、密闭保存。

326. 柔红霉素△ Daunorubicin

【药理作用】本品作用机制与多柔比星相似,可抑制 RNA 和 DNA 的合成,对 RNA 的影响尤为明显,选择性作用于嘌呤核苷。其抗瘤谱远较多柔比星窄。

本品口服无效。静脉给药后 40~50 分钟,即在肝内代谢成具有抗癌活性的柔红霉素醇,并与本品原型一起分布至全身,以肾、脾、肝和心脏浓度较高。本品不能透过血脑屏障,$t_{1/2\alpha}$ 和 $t_{1/2\beta}$ 分别为 45 分钟和 18.5 小时,柔红霉素醇半衰期为 26.7 小时,其他代谢物为 50~55 小时,因此本品的血药浓度维持时间较长。13%~25% 经肾排泄(其中约 25% 为具有抗癌活性的代谢物),约 40% 经胆汁排泄。

【适应证】用于急性粒细胞白血病、急性淋巴细胞白血病,也可用于神经母细胞瘤及横纹肌肉瘤。

【用法和用量】静脉注射。应先静脉滴注 0.9% 氯化钠注射液,以确保针头在静脉内,然后才可在这一通畅的静脉输液管内注射柔红霉素。柔红霉素切不可与肝素、地塞米松磷酸钠溶液、氨曲南、别嘌醇、氟达拉滨、他唑西林和氨茶碱等混合注射。

单一剂量 0.5~3mg/kg。0.5~1mg/kg 须间隔 1 日或以上,才能重复注射;2mg/kg 须间隔 4 日以上才可重复注射;2.5~3mg/kg 须间隔 7~14 日才可重复注射。每个患者需要注射的次数不同,需根据各自情况调整剂量。无论成人或儿童不能超过 20mg/kg。

【禁忌证】

(1) 有严重或有潜在心脏病患者不宜使用。

(2) 有严重感染患者不宜使用。

(3) 妊娠期及哺乳期妇女不宜使用。

(4) 对本药或多柔比星过敏者禁用。

(5) 水、电解质或酸碱平衡紊乱者禁用。

(6) 血白细胞计数低于 3.5×10^9/L 或血小板计数低于 50×10^9/L 者禁用。

【不良反应】

(1) 骨髓抑制及心脏毒性是最重要的不良反应。

(2) 脱发是常见不良反应，治疗停止后可恢复正常。

(3) 可见口腔炎，如果不是由于肿瘤本身所表现的，会在注射药物 5～10 日后出现。

(4) 可见消化道症状，如恶心、呕吐、腹泻。

(5) 药液外渗会导致严重的组织坏死。有报道，选用小静脉或一条静脉重复多次注射，可造成静脉硬化症。

【注意事项】

(1) 在急性白血病诱导缓解期使用柔红霉素的患者须住院，在持续密切观察下进行治疗。

(2) 柔红霉素可迅速溶解肿瘤细胞而致血中尿素和尿酸升高。在治疗的第一周，至少需监测 3～4 次血浆尿素和尿酸水平。在严重的病例中，应给予充足的液体和别嘌醇，以避免尿酸性肾病。

(3) 柔红霉素对所有患者都有骨髓抑制作用，对某些患者甚至有严重的骨髓再生障碍。所以在开始治疗之前，应时常注意药物的骨髓毒性，从而做好充分的支持疗法准备。治疗的第一周必须每日检查白细胞、红细胞及血小板数。

(4) 在治疗开始及治疗期，提倡用一般实验室检验，如检测 GPT 及 GOT、ALP、胆红素和 BSP 来评估患者的肝功能。

(5) 需注意柔红霉素引起的心脏毒性。如果柔红霉素的累积总量在 20mg/kg 的限量以下，心力衰竭的危险性较小。如累积总量过高则发生率会相应增加。联合治疗或有与病症相关的临床情况，如贫血、感染、心包或心肌浸润都会加强柔红霉素的心脏毒性。

(6) 柔红霉素引起男性和女性不育，引起畸胎或对胎儿造成损害的可能性尚未得到足够评估。

(7) 注射柔红霉素 1～2 日后，尿液可呈橘红色。

(8) 本品须避免肌内注射或鞘内注射，避免与其他药物混合配伍。

(9) 肝功能不全者需减量，以避免药物毒性的增强。

【药物相互作用】

(1) 柔红霉素与肝素钠不相容，会导致药物在溶液中和铝产生沉淀。盐酸柔红霉素溶液与地塞米松磷酸钠溶液、氨曲南、别嘌醇钠、氟达拉滨、哌拉西林 / 三唑巴坦和氨茶碱等混合不相容。柔红霉素可以和其他抗肿瘤药物联合使用，但建议不要在同一注射器中混合。

(2) 由于大多数情况下采用盐酸柔红霉素与其他细胞毒药物联合治疗，可能发生毒性相加作用，尤其是骨髓抑制和胃肠道反应。采用盐酸柔红霉素与其他具有心脏毒性的药物进行联合化疗或联合纵隔放疗，均能增加柔红霉素的心脏毒性。

(3) 盐酸柔红霉素主要在肝脏中代谢，能影响肝功能的任何合并用药可能会影响盐酸柔红霉素的代谢、药动学，继而影响疗效和/或毒性。盐酸柔红霉素与可能影响肝脏功能的药物联合使用（如甲氨蝶呤）时，可能损害肝脏的代谢功能和/或盐酸柔红霉素的胆汁排泄，这将导致其毒性增加，并增加不良反应。

(4) 尿酸排泄延迟的药物（如磺胺类药物及某些利尿剂）与盐酸柔红霉素合用时可能导致高尿酸血症。

(5) 应考虑到，接受含盐酸柔红霉素的强化化疗后常会发生口腔和胃肠道黏膜炎，这可能会显著影响合并使用的口服药物的摄入和吸收。

(6) 与血小板聚集抑制剂（如阿司匹林）合并使用时，会增加血小板，减少患者的出血倾向。

(7) 使用盐酸柔红霉素治疗时，不得接种活疫苗。

【剂型和规格】

注射用无菌粉末：20mg。

【贮存】避光、密闭保存。

327. 平阳霉素$^{\triangle}$　Bleomycin A5

【药理作用】平阳霉素是由平阳链霉素（*Stieplomyces Pingyangensisn*.S.P）产生的博来霉素类抗肿瘤抗生素，能抑制癌细胞 DNA 的合成和切断 DNA 链，影响癌细胞代谢功能，促进癌细胞变性、坏死。

本品静脉注射后 30 分钟血药浓度达高峰，以后迅速下降，$t_{1/2}$ 为 1.5 小时。24 小时内由尿中排出 25%～50%。

【适应证】主治唇癌、舌癌、齿龈癌、鼻咽癌等头颈部鳞癌。亦可用于治疗皮肤癌、乳腺癌、宫颈癌、食管癌、阴茎癌、外阴癌、恶性淋巴癌和坏死性肉芽肿等。对肝癌也有一定疗效。对翼状胬肉有显著疗效。

【用法和用量】

(1) 静脉内注射：用生理盐水或葡萄糖溶液等适合静脉用的注射液 5～20ml 溶解本品 4～15mg（效价）/ml 的浓度注射。

(2) 肌内注射：用生理盐水 5ml 以下溶解本品 4～15mg（效价）/ml 的浓度注射。

(3) 动脉内注射：用 3～25ml 添加抗凝血剂（如肝素）的生理盐水溶解本品 4～8mg（效价）作一次动脉内注射或持续动脉内注射。

(4) 成人每次剂量为 8mg（效价），通常每周给药 2～3 次。根据患者情况可增加或减少至每日 1 次到每周 1 次。显示疗效的剂量一般为 80～160mg

（效价）。一个疗程的总剂量为240mg（效价）。

（5）治疗血管瘤及淋巴管瘤：平阳霉素瘤体内注射治疗淋巴管瘤，每次4～8mg，溶入注射用水2～4ml，有囊者尽可能抽尽囊内液后注药，间歇期至少1个月，5次为1个疗程。3个月以下新生儿暂不使用或减量使用。治疗血管瘤，每次注射平阳霉素4～8mg，用生理盐水或利多卡因注射液3～5ml稀释。注入瘤体内，注射1次未愈者，间歇7～10日重复注射，药物总量一般不超过70mg（效价）。

（6）治疗鼻息肉：取平阳霉素1支（含8mg）用生理盐水4ml溶解，用细长针头进行息肉内注射，每次息肉注射2～4ml，即一次注射1～2个息肉。观察15～30分钟有无过敏反应，每周1次，5次为1个疗程，一般1～2疗程。

（7）肿瘤患者，尤其是恶性淋巴瘤患者，在初次和两次给予本品时应在4mg以下剂量给药，以观察患者的耐受能力，当患者可耐药时，方可增至正常剂量。

（8）肿瘤消失后，应适当追加药物，如每周1次8mg（效价），静脉注射10次左右。

【禁忌证】对博来霉素类抗生素有过敏史的患者禁用。

【不良反应】平阳霉素的不良反应主要有发热、胃肠道反应（恶心、呕吐、食欲缺乏等）、皮肤反应（色素沉着、角化增厚、皮炎、皮疹等）、脱发、肢端麻痛和口腔炎症等，肺部症状（肺炎样病变或肺纤维化）出现率低于博来霉素。

【注意事项】

（1）发热可给予退热药。对出现高热的患者，在以后的治疗中应减少剂量，缩短给药时间，并在给药前后给予解热药或抗过敏剂。

（2）患者出现皮疹等过敏症状时应停止给药，停药后症状可自然消失。

（3）患者如出现咳嗽、咳痰、呼吸困难等肺炎样症状，同时胸部X-光片出现异常，应停止给药，并给予甾体激素和适当的抗生素。

（4）偶尔出现休克样症状（血压低下，发冷发热、喘鸣、意识模糊等），应立即停止给药，对症处理。

（5）局部用药的用法用量供临床医师参考。

（6）需按医师处方，指示用药。

（7）有肺、肝、肾功能障碍的患者慎用。

【剂型和规格】

注射用无菌粉末：① 4mg；② 8mg。

【贮存】密封，在凉暗（避光不超过20℃）干燥处保存。

（四）抗肿瘤植物成分药

植物来源抗肿瘤药可分为长春碱类、喜树碱类、紫杉醇类、三尖杉酯碱类、鬼臼毒素衍生物等。《国家基本药物目录》（2018 年版）中包含 4 种抗肿瘤植物成分药，分别为长春新碱、紫杉醇、高三尖杉酯碱和依托泊苷。

328. 长春新碱△　Vincristine

【药理作用】为夹竹桃科植物长春花中提取的生物碱。抗肿瘤作用靶点是微管，主要抑制微管蛋白的聚合而影响纺锤体微管的形成，使有丝分裂停止于中期，阻止癌细胞分裂增殖，为细胞增殖周期特异性药物。此外，本品还可干扰蛋白质代谢及抑制 RNA 多聚酶的活力，并抑制细胞膜类脂质的合成和氨基酸在细胞膜上的转运。

静脉注射后迅速分布于各组织，神经细胞内浓度较高，很少透过血脑屏障，脑脊液浓度是血浆浓度的 1/30～1/20。蛋白结合率为 75%。在成人，$t_{1/2\alpha}$小于 5 分钟，$t_{1/2\beta}$ 为 50～155 分钟，$t_{1/2\gamma}$ 长达 85 小时。在肝内代谢，在胆汁中浓度最高，主要随胆汁排出，粪便排泄 70%，尿中排泄 5%～16%。本品能选择性地集中在癌组织，可使增殖细胞同步化，进而使抗肿瘤药物增效。

【适应证】用于急性及慢性白血病、恶性淋巴瘤、生殖细胞肿瘤、小细胞肺癌、尤文肉瘤、肾母细胞瘤、神经母细胞瘤、乳腺癌、消化道癌、黑色素瘤和多发性骨髓瘤等。

【用法和用量】静脉注射。

（1）成人：1～2mg 或 1.4mg/m^2，每周 1 次，最大不超过 2mg。65 岁以上者，最大剂量为每次 1mg。

（2）儿童：75μg/kg 或 2.0mg/m^2，每周 1 次，静脉注射或冲入。

（3）联合化疗连用 2 周为一周期。

【禁忌证】对长春新碱或其他长春花生物碱过敏者禁用；妊娠期妇女禁用；腓骨肌萎缩症引起的脱髓鞘患者禁用；禁止肌内、皮下或鞘内注射。

【不良反应】

（1）剂量限制性毒性为神经系统毒性，主要引起外周神经症状，常发生于 40 岁以上者，儿童耐受性好于成人，恶性淋巴瘤出现神经毒性的倾向较高。

（2）骨髓抑制和消化道反应较轻，但用药剂量较大或用药时间长者可出现白细胞和血小板下降。

（3）注射部位血管可出现血栓性静脉炎，药液外漏引起局部坏死。

（4）可见脱发、低血压、失眠等。

【注意事项】

（1）仅用于静脉注射，漏于皮下可导致组织坏死、蜂窝织炎。一旦漏出或可疑外漏，应立即停止输液，并给予相应处理。

（2）防止药液溅入眼内，一旦发生应立即用大量生理盐水冲洗，再应用地塞米松眼膏保护。

（3）冲入静脉时，应避免日光直接照射。

（4）肝功能异常时减量使用。

（5）用药期间密切监测血象。

（6）年老体弱、有心血管疾病者慎用。

（7）有痛风病史、肝功能损害、感染、白细胞减少、神经肌肉疾病、有尿酸盐性肾结石病史，近期用过放射治疗或抗癌药治疗的患者慎用。

（8）妊娠期及哺乳期妇女慎用。

【药物相互作用】

（1）吡咯系列抗真菌剂（伊曲康唑），增加肌肉神经系统的副作用。如发现有副作用，应进行减量、暂停或停药等适当处理。伊曲康唑有阻碍 CYP3A（肝细胞色素 P4503A）的作用，长春新碱通过 CYP3A 代谢，合用可使长春新碱代谢受抑制。

（2）与含铂的抗亚、恶性肿瘤剂合用，可能增强第 8 对脑神经障碍。

（3）与 L- 天冬酰胺酶合用，可能增强神经系统及血液系统的障碍。为将毒性控制到最小，可将硫酸长春新碱在 L- 天冬酰胺酶给药 12～24 小时以前使用。

（4）本品可阻止甲氨蝶呤从细胞内渗出，提高后者的细胞内浓度，故常先注射本品，再用甲氨蝶呤。

（5）与异烟肼、脊髓放射治疗合用可加重神经系统毒性。

【剂型和规格】

注射用无菌粉末：1mg。

【贮存】避光、密闭，2～10℃下保存。

329. 紫杉醇△　Paclitaxel

【药理作用】本品是从短叶紫杉或我国红豆杉的树皮中提取的新型抗微管药物，通过促进微管蛋白聚合并抑制其解聚，从而使纺锤体失去正常功能，细胞有丝分裂停止。体外试验证明紫杉醇具有显著的放射增敏作用，可能使细胞停止于对放疗敏感的 G_2 和 M 期。静脉滴注后，血浆中药物消除呈二室模型，消除半衰期为 5.3～17.4 小时，蛋白结合率为 89%～98%，血浆 C_{max} 与剂量和滴注时间相关。主要在肝脏代谢，随胆汁进入肠道经粪便排出体外（>90%）。经肾清除只占总清除的 1%～8%，紫杉醇在肝、肾功能不全的患者体内代谢尚不明确。

【适应证】用于卵巢癌、乳腺癌及非小细胞肺癌（NSCLC）的一线和二线治疗。也可用于头颈癌、食管癌、精原细胞瘤、复发非霍奇金淋巴瘤等。

【用法和用量】用0.9%氯化钠注射液、5%葡萄糖注射液或5%葡萄糖生理盐水稀释至最后浓度为0.3～1.2mg/ml。稀释后的溶液在25℃及室内照明条件下可保持稳定达24小时。

（1）预防用药：为了预防发生过敏反应，在治疗前12小时和6小时均分别口服地塞米松20mg，滴注前30分钟肌内注射或口服苯海拉明50mg、静脉注射西咪替丁300mg或雷尼替丁50mg。

（2）应用剂量：①单药剂量为135～200mg/m^2，每3周1次；如配合粒细胞集落刺激因子（G-CSF），剂量可达250mg/m^2。②联合用药剂量为135～175mg/m^2，每3周1次，3周期为一疗程。③每周方案，单药每次50～80mg/m^2，每周1次，连用2～3周、休息1周，为一周期，3～4周期为一疗程；联合用药时剂量酌减。

【禁忌证】

（1）对本品或其他用聚氧乙烯蓖麻油配制的药物过敏者禁用。

（2）白细胞低于1.5×10^9/L的严重骨髓抑制者禁用。

（3）妊娠期和哺乳期妇女禁用。

【不良反应】

（1）过敏反应：表现为支气管痉挛性呼吸困难、荨麻疹、血管神经性水肿和低血压，通常在用药后最初10分钟内发生。

（2）骨髓抑制：为主要的剂量限制性毒性，表现为中性粒细胞减少和贫血，血小板降低少见，一般在用药后8～10日出现。严重中性粒细胞减少发生率为47%，严重的血小板降低发生率为5%。

（3）神经毒性：为周围神经病变，常见指（趾）端麻木和感觉异常。

（4）心血管毒性：可见低血压、无症状的短时间心动过缓、心电图异常。

（5）肌肉和关节疼痛：发生于四肢关节，发生率和严重程度呈剂量依赖性。

（6）胃肠道反应：可见恶心、呕吐、腹泻和黏膜炎。

（7）肝脏毒性：可见GOT、GPT和ALP升高。

（8）脱发：发生率为80%。

（9）局部反应：可见输注药物的静脉和药物外渗局部的炎症。

【注意事项】

（1）为预防可能发生的过敏反应，治疗前必须应用地塞米松、苯海拉明和H_2受体拮抗剂进行预处理。

（2）配制紫杉醇时必须戴手套操作。倘若皮肤接触本品，立即用肥皂彻底清洗皮肤，一旦接触黏膜应用水彻底清洗。

(3) 一旦药液漏至血管外，应立即停止注入，局部冷敷和以 1% 普鲁卡因局封等。

(4) 本品滴注开始 1 小时内，每 15 分钟测血压、心率和呼吸一次，密切注意过敏反应。

(5) 应采用非聚氯乙烯材料的输液瓶和输液器，并通过所连接的过滤器(微孔膜应小于 0.22μm) 过滤后静脉滴注。

(6) 应在有经验的肿瘤化疗医师指导下使用。患者必须住院。注射本品前须备有抗过敏反应的药物及相应的抢救器械。

【药物相互作用】

(1) 由于奎奴普丁 / 达福普汀是细胞色素 P4503A4 酶抑制剂，同时给药可增加本药血药浓度。

(2) 顺铂可使本药的清除率降低约 1/3，若使用顺铂后再给本药，可产生更为严重的骨髓抑制。

(3) 与多柔比星合用，研究表明先给本药 24 小时持续滴注，再给多柔比星 48 小时持续滴注，可明显降低多柔比星的清除率，加重中性粒细胞减少和口腔炎。

(4) 使用本药后立即给予表柔比星，可加重本药的毒性。

(5) 酮康唑可抑制本药的代谢。

(6) 磷苯妥英、苯妥英可通过诱导细胞色素 P450 而降低本药作用。

【剂型和规格】

注射液：① 5ml：30mg；② 10ml：60mg。

【贮存】避光、密闭保存。

330. 高三尖杉酯碱△ Homoharringtonine

【药理作用】本品是从三尖杉科三尖杉属植物中提取的生物酯碱，可抑制真核细胞蛋白质的合成，使多聚核糖体解聚，干扰蛋白核糖体功能，对细胞内 DNA 的合成亦有抑制作用。体外实验显示，本品对 G_1、G_2 期细胞杀伤作用最强，对 S 期细胞作用较小。本品与阿糖胞苷、巯嘌呤等无交叉耐药性。

本品经肌内注射或口服吸收慢而不完全，主要用于静脉注射。静脉注射后骨髓内浓度最高，肾、肝、肺、脾、心及胃、肠次之，肌肉及脑组织中最低。静脉注射 2 小时后，本品在各组织中浓度迅速下降，而骨髓内浓度下降较慢。消除半衰期约 50 分钟，主要在肝内代谢，其代谢物尚不明确。经肾脏及胆道排泄，少量经粪便排泄，排出物中原型药占 1/3。给药后 24 小时内的排出量约占给药总量的 50%，其中 42.2% 经尿排出，6.3% 经粪便排出。

【适应证】用于各型急性非淋巴细胞白血病、骨髓增生异常综合征(MDS)、慢性粒细胞白血病及真性红细胞增多症等。

【用法和用量】静脉滴注。

(1) 成人：每日1～4mg，溶于5%或10%葡萄糖注射液250～500ml，缓慢滴注3小时以上，4～6日为一疗程，间歇1～2周再重复用药。

(2) 儿童：每日0.05～0.1mg/kg，4～6日为一疗程。

【禁忌证】对高三尖杉酯碱过敏者禁用；严重的频发心律失常及器质性心血管疾病患者禁用；妊娠期及哺乳期妇女禁用。

【不良反应】

(1) 骨髓抑制：对粒细胞系列的抑制较重，红细胞系列次之，对巨核细胞系列的抑制较轻。

(2) 心脏毒性：窦性心动过速、房性或室性期外收缩和心电图出现ST段变化及T波平坦等心肌缺血表现，偶见奔马律、房室传导阻滞及束支传导阻滞、心房颤动等。

(3) 低血压：每次剂量＞$3.0mg/m^2$时，部分患者于给药后4小时左右会出现血压降低。

(4) 消化系统：常见畏食、恶心、呕吐，少数患者可产生肝功能损害。

(5) 个别患者可产生脱发、皮疹。偶见一例疑为严重过敏性休克的个案报道。

【注意事项】

(1) 采用本品后血液及尿中尿酸浓度可能增高而干扰诊断。

(2) 下列情况慎用：老年患者，骨髓功能显著抑制或血象呈严重粒细胞减少或血小板减少者，肝功能或肾功能损害者，有痛风或尿酸盐肾结石病史患者。

(3) 用药期间密切观察下列各项：①周围血象，每周应检查白细胞计数及分类、血小板、血红蛋白量1～2次，如血细胞在短期内有急剧下降现象者，则应每日观察血象；②肝、肾功能，心脏体征及心电图检查。

(4) 慎与碱性药物配伍。

(5) 滴注速度过快或长期持续给药，会加重心脏毒性。

【药物相互作用】

(1) 本品与其他可能抑制骨髓功能的抗癌药物或放射疗法合并应用时应调节本品的剂量与疗程。

(2) 蒽环类抗生素有心肌毒性作用，老年患者及已反复采用多柔比星或柔红霉素等蒽环类抗生素治疗的患者使用高三尖杉酯碱应慎用或不用，以免增加心脏毒性。

【剂型和规格】

注射液：① 1ml：1mg；② 2ml：2mg。

【贮存】避光、密闭保存。

324. 依托泊苷△　Etoposide

【药理作用】本品是细胞增殖周期特异性药物，作用于晚 S 期或 G_2 期，其作用位点是 DNA 拓扑异构酶Ⅱ，形成药物 - 酶 -DNA 稳定的可逆性复合物，阻碍 DNA 修复。实验发现该复合物可随药物的清除而逆转，使损伤的 DNA 得到修复，降低了细胞毒作用。因此，延长药物的给药时间，可能提高其抗肿瘤活性。

静脉滴注本品，其 $t_{1/2\alpha}$ 为 1.4 小时，$t_{1/2\beta}$ 为 5.7 小时，74%～97% 与血浆蛋白结合，脑脊液中的浓度（给药 2～20 小时后）为血药浓度的 1%～10%。44%～60% 由肾排泄（其中 67% 以原型排泄）。粪便排泄仅占 16%。

【适应证】主要用于小细胞肺癌、恶性淋巴瘤、恶性生殖细胞瘤、白血病，亦可用于神经母细胞瘤、横纹肌肉瘤、卵巢瘤、非小细胞肺癌、胃癌及食管癌等。

【用法和用量】静脉滴注：用生理盐水稀释，浓度不超过 0.25mg/ml，静脉滴注时间不少于 30 分钟。

(1) 成人：①实体瘤，一日 60～100mg/m^2，连续 3～5 日，每隔 3～4 周重复用药。②白血病，一日 60～100mg/m^2，连续 5 日，根据血象情况，间隔一定时间重复给药。

(2) 儿童：每日 100～150mg/m^2，连续 3～4 日。

【禁忌证】

(1) 骨髓抑制，白细胞、血小板明显低下者禁用。

(2) 心、肝、肾功能严重障碍者禁用。

(3) 妊娠期妇女禁用。

(4) 本品含苯甲醇，禁用于儿童肌内注射。

【不良反应】

(1) 可见可逆性的骨髓抑制，表现为白细胞及血小板减少，多发生于用药后 7～14 日，20 日左右后恢复正常。

(2) 可见食欲减退、恶心、呕吐、口腔炎等消化道反应，脱发亦常见。

(3) 静脉滴注过快（＜ 30 分钟），可有低血压、喉痉挛等不良反应。

【注意事项】

(1) 本品不宜静脉注射，静脉滴注至少 30 分钟。

(2) 不得做胸腔、腹腔和鞘内注射。

（3）本品在动物中有生殖毒性和致畸性，并可经乳汁排泄，妊娠期妇女及哺乳期妇女慎用。

（4）用药期间应定期检查周围血象和肝、肾功能。

（5）本品稀释后应立即使用，若有沉淀产生严禁使用。

（6）本品在 5% 葡萄糖液中不稳定，可形成微细沉淀；与长春新碱合用，可加重长春新碱的神经毒性。

【药物相互作用】与其他抗肿瘤药物或放疗合用，可能增加骨髓抑制。

【剂型和规格】

注射液：① 2ml：40mg；② 5ml：100mg。

【贮存】避光、密闭保存。

（五）其他抗肿瘤药

其他抗肿瘤药的作用机制各具特点，《国家基本药物目录》(2018 年版）中包含的有铂类化合物：顺铂、奥沙利铂、卡铂；肿瘤分化诱导抑制剂：维 A 酸和亚砷酸；影响氨基酸供应的药物：门冬酰胺酶。

331．顺铂△　Cisplatin

【药理作用】本品为铂的金属络合物，作用似烷化剂，可与 DNA 结合形成链间及链内交链，形成 DDP-DNA 复合物，破坏 DNA 的功能和复制，高浓度时也抑制 RNA 及蛋白质的合成，属周期非特异性抗肿瘤药。本品具有抗瘤谱广、作用强、与多种抗肿瘤药有协同作用且无交叉耐药等特点。静脉注射、动脉给药或腔内注射吸收均极迅速，广泛分布于肝、肾、前列腺、膀胱、卵巢，亦可达胸、腹腔，极少通过血脑屏障。血浆蛋白结合率 90%，消除半衰期为 57～73 小时，若并用利尿剂则半衰期明显缩短。本品主要由肾排泄，通过肾小球过滤或部分由肾小管分泌，用药后 96 小时内 25%～45% 由尿排出。腹腔内注射后腔内器官浓度为静脉注射的 2.5～8.0 倍。

【适应证】用于小细胞与非小细胞肺癌、睾丸癌、卵巢癌、宫颈癌、子宫内膜癌、前列腺癌、膀胱癌、黑色素瘤、肉瘤、头颈部肿瘤及各种鳞状上皮癌和恶性淋巴瘤。

【用法和用量】

（1）需充分水化：用本品前 2～16 小时和给药后 6 小时内，静脉滴注等渗葡萄糖液 2 000ml，使用当日静脉滴注等渗盐水或葡萄糖液 3 000～3 500ml，水化前后可以配合使用甘露醇和呋塞米，保证尿量每日 2 000～3 000ml。

（2）一般剂量：一次 20mg/m^2，溶于生理盐水 200ml，静脉滴注，一日 1 次，连用 5 日，或一次 30mg/m^2，连用 3 日，并需适度水化利尿。间隔 3～4 周可重复用药。

（3）大剂量：每次 80～120mg/m^2，静脉滴注，每 3～4 周用药 1 次，剂量以 100mg/m^2 为宜。

【禁忌证】

（1）对顺铂和其他含铂制剂过敏者禁用。

（2）妊娠期和哺乳期妇女禁用。

（3）骨髓功能减退、严重肾功能损害、失水过多、水痘、带状疱疹、痛风、高尿酸血症、近期感染及因顺铂而引起的外周神经病变等患者禁用。

【不良反应】

（1）肾毒性：单次中、大剂量用药后，偶见轻微、可逆的肾功能障碍，可出现微量血尿。多次高剂量和短期内重复用药，会出现不可逆的肾功能障碍，严重时肾小管坏死，导致无尿和尿毒症。

（2）消化道反应：恶心、呕吐、食欲缺乏和腹泻等，反应常在给药后 1～6 小时内发生，最长不超过 24～48 小时。偶见肝功能障碍、血清转氨酶增加，停药后可恢复。

（3）骨髓抑制：白细胞和 / 或血小板的减少，一般与用药剂量有关，骨髓抑制一般在 3 周左右达高峰，4～6 周恢复。偶有继发性非淋巴细胞性白血病。

（4）耳毒性：可出现耳鸣和高频听力减低，多为可逆性，不需特殊处理。

（5）神经毒性：多见于总量超过 300mg/m^2 的患者，周围神经损伤多见，表现为运动失调、肌痛、上下肢感觉异常等；少数患者可能出现大脑功能障碍，亦可出现癫痫、球后视神经炎等。

（6）过敏反应：如心率加快、血压降低、呼吸困难、面部水肿、变态性发热反应等。

（7）循环系统：少见心律失常、心电图改变、心动过缓或过速、心功能不全、脑缺血，冠状动脉缺血，外周血管障碍类似雷诺综合征等。可见低镁血症、低钙血症、肌肉痉挛。常见因高尿酸血症而致腿肿胀和关节痛。

（8）其他：可出现免疫抑制反应，牙龈会有铂金属沉积；患者接受动脉或静脉注射的肢体可能出现局部肿胀。疼痛、红斑及皮肤溃疡、局部静脉炎等少见。偶有脱发，精子、卵子形成障碍和男子乳房女性化等现象。

【注意事项】

（1）避免采用与本品肾毒性或耳毒性叠加的药物，如氨基糖苷类抗生素、两性霉素 B、头孢噻吩、依他尼酸等。

（2）既往有肾病史、造血系统功能不全、听神经功能障碍者，曾接受其他化疗或放疗者，曾有非顺铂引起外周神经炎者慎用。

（3）治疗中出现下列症状之一者停用：①周围血细胞低于 3.5×10^9/L 或

血小板低于 $80\times10^9/L$；②用药后持续性严重呕吐；③早期肾脏毒性的表现，如血清肌酐大于 2mg/100ml 或尿素氮大于 20mg/100ml，或尿镜检在高倍视野中有白细胞 10 个、红细胞 5 个或管型 5 个。

（4）治疗前后及过程中，应密切监测全血计数、肝功能和肾功能、末梢神经毒及听神经功能等，必要时减少剂量或停药，并进行相应的支持治疗。通常待器官功能恢复后方可进行下一疗程。

（5）本品可能影响注意力集中，影响驾驶和机械操作。

（6）为预防本品的肾脏毒性，化疗前后必须充分饮水，每日尿量保持在 2 000～3 000ml。治疗过程中注意血钾、血镁变化，必要时需纠正低钾、低镁。

【药物相互作用】

（1）可能有肾毒或耳毒性药物，例如氨基糖苷类抗生素等，可增强顺铂的肾毒性及耳毒性。

（2）顺铂可与铝相互作用生成黑色沉淀。在制备或使用顺铂时，不得使用含铝的针头、注射器、套管或静脉注射装置。亚硫酸盐、次亚硫酸盐、碳酸钠和氟尿嘧啶的存在可影响顺铂的稳定性。

【剂型和规格】

（1）注射液：① 2ml：10mg；② 6ml：30mg。

（2）注射用无菌粉末：① 10mg；② 20mg；③ 30mg。

【贮存】避光、密闭保存。

332. 奥沙利铂△　Oxaliplatin

【药理作用】为第三代铂类抗癌药，仍以 DNA 为作用靶位，形成的复合体体积庞大，能更有效地抑制 DNA 的复制和转录，有更强的细胞毒作用。顺铂与 DNA 的结合呈双相性，快相结合需 15 分钟，慢相结合需 4～8 小时；而奥沙利铂在 15 分钟内完成与 DNA 的结合。此外，本品可特异性地与红细胞结合，产生蓄积性，但不引起贫血。奥沙利铂与顺铂、卡铂无交叉耐药性。静脉滴注结束时，50% 的铂与红细胞结合，而另外 50% 存在于血浆中。蛋白质结合铂逐步升高，于给药第 5 日之后稳定于 95% 的水平。药物的清除分为两个时相，$t_{1/2\alpha}$ 约为 40 小时，$t_{1/2\beta}$ 约为 230 小时。给药 48 小时内由尿排出 40%～50%，由粪便排出量有限。与红细胞结合的铂清除很慢。在给药后的第 22 日，红细胞结合铂的水平为血浆峰值的 50%，而此时大多数的总血浆铂已被清除。

【适应证】用于经氟尿嘧啶治疗失败后的结、直肠癌转移者，可单独或联合氟尿嘧啶和亚叶酸使用。

【用法和用量】

（1）在单独或联合用药时，推荐剂量为 $130mg/m^2$，加入 5% 葡萄糖溶液

250～500ml 中输注 2～6 小时。没有主要毒性出现时，每 3 周（21 日）给药 1 次。剂量的调整应以安全性，尤其是神经学的安全性为依据。

（2）在与氟尿嘧啶联合化疗时，本品剂量为 100～130mg/m^2，其余同上，必须在氟尿嘧啶之前使用。

【禁忌证】

（1）对铂类衍生物过敏者禁用。

（2）妊娠期和哺乳期妇女禁用。

（3）严重肾功能不全者禁用。

（4）化疗前有骨髓抑制、周围感觉神经病变者禁用。

（5）现有或既往有外周神经病变者禁用。

【不良反应】

（1）造血系统：可见贫血、白细胞减少、粒细胞减少、血小板减少。有时可达 3 级到 4 级。

（2）消化系统：可见恶心、呕吐、腹泻、便秘、肝功能异常及口腔炎。

（3）神经系统：可见以末梢神经炎为特征的周围性感觉神经病变，有时可有口腔周围、上呼吸道和上消化道的痉挛及感觉障碍，常在接触凉水或吸入凉气时出现。

（4）其他：少见注射后不适、发热、皮疹、肺纤维化，偶见脱发和耳毒性，罕见过敏性休克。药液渗漏血管外可引起局部疼痛和炎症。

【注意事项】

（1）应在有经验的肿瘤医师的监督下使用，特别是在与具有潜在性神经毒性的药物联合用药时，应严密监测奥沙利铂的神经学安全性。

（2）当出现血液毒性时（白细胞＜ 2×10^9/L 或血小板＜ 50×10^9/L），应推迟一周期用药，直到恢复正常。

（3）应给予预防性和 / 或治疗性的止吐药。

（4）用药前后及用药时都应定期监测血液学计数和分类，以及神经学检查。

（5）患者在两个疗程之间持续存在疼痛性感觉异常和 / 或功能障碍时，本品用量应减少 25%，调整剂量后若症状仍存在或加重应停药。

（6）如有药液外渗，应立即停止滴注并采取局部处理措施。

（7）如果以化疗剂量，静脉滴注 2 小时的速度给药，患者若出现急性喉痉挛，下次静脉滴注时应将时间延长到 6 小时。

（8）不得用生理盐水溶解稀释本品，不得与碱性药物或溶液配伍，配制和输注时避免与铝制品接触。

（9）用药期间，不得吃冷食，禁用冰水漱口。

【剂型和规格】

注射用无菌粉末：① 50mg；② 100mg。

【贮存】避光、密闭保存。

333. 卡铂$^{\triangle}$ Carboplatin

【药理作用】作用机制与顺铂相似，可引起 DNA 链内及链间交联，使 DNA 的合成受到抑制，从而抑制肿瘤生长。本品在体内与血浆蛋白结合较少，呈二室开放模型，主要经肾脏排泄。卡铂在人血浆中半衰期为 29 小时。给予患者静脉滴注每小时 20～520mg/m^2，24 小时尿中排出铂 67%（63%～73%）。如为一次注射 11～99mg/m^2，24 小时排出铂平均值为 54%。

【适应证】用于卵巢癌、小细胞肺癌、非小细胞肺癌、头颈部鳞癌、食管癌、精原细胞瘤、膀胱癌、间皮瘤等。

【用法和用量】用 5% 葡萄糖注射液溶解本品，浓度为 10mg/ml，再加入 5% 葡萄糖注射液 250～500ml 中稀释到 0.15mg/ml，静脉滴注。

成人：一般用量为一次 200～400mg/m^2，每 3～4 周给药 1 次；2～6 次为一疗程。也可每次 50mg/m^2，一日 1 次，连用 5 日，间隔 4 周重复，以给药 2～4 次为一疗程。

【禁忌证】

（1）对卡铂或其他铂类化合物过敏者禁用。

（2）有严重骨髓抑制和肝、肾功能不全者禁用。

（3）对本品有效成分过敏者禁用。

（4）出血性肿瘤患者禁用。

（5）妊娠期、哺乳期妇女及儿童禁用。

【不良反应】

（1）常见不良反应：①骨髓抑制为剂量限制毒性，白细胞与血小板在用药 21 日后达最低点，通常在用药后 30 日左右恢复；粒细胞的最低点发生于用药后 21～28 日，通常在 35 日左右恢复；白细胞和血小板减少与剂量相关，有蓄积作用。②注射部位疼痛。③肾毒性较轻，不必像顺铂那样水化，但肾功能不全者应减量或慎用。

（2）较少见不良反应：①过敏反应（皮疹或瘙痒，偶见喘咳），发生于用药后几分钟之内。②周围神经毒性，指（趾）麻木或麻刺感。③耳毒性，高频率的听觉丧失首先发生，耳鸣偶见。④视物模糊、黏膜炎或口腔炎。⑤恶心及呕吐、便秘或腹泻、食欲减退、脱发及头晕，偶见变态反应和肝功能异常。

【注意事项】

（1）应用本品前应检查血象及肝、肾功能，治疗期间至少每周检查 1 次白细胞与血小板。

（2）有水痘、带状疱疹、感染、肾功能减退患者慎用。

（3）静脉注射时应避免药液渗漏于血管外。

（4）本品溶解后，应在8小时内用完。

（5）滴注及存放时应避免直接日晒。

（6）用药期间应随访检查听力、神经功能、肾功能、血常规；血清钙、镁、钾、钠的含量。

【药物相互作用】

（1）本品与其他骨髓抑制药物联合应用时，用药剂量和周期必须非常谨慎地设计。

（2）本品与氨基糖苷类药物联合应用时，可导致耳毒性和肾毒性增加。

（3）本品与其他有致呕吐作用的药物联合应用时，呕吐增加。

【剂型和规格】

注射用无菌粉末：① 50mg；② 100mg。

【贮存】 避光、密闭保存。

334. 亚砷酸（三氧化二砷）△
Arsenious Acid（Arsenic Trioxide）

【药理作用】 体外试验中，亚砷酸能引起NB4人急性早幼粒细胞白血病细胞的形态学变化、DNA断裂和凋亡，也可引起早幼粒细胞白血病/维A酸受体融合蛋白（PML/RAR-α）的损伤和退化。亚砷酸还能诱导人肝癌细胞株SMMC-7721、人胃癌细胞株SGC-7901、食管癌细胞株EC-8712等凋亡，并存在时间-剂量依赖关系。

静脉给药后，本品的组织分布较广，停药时检测组织中砷含量由高到低依次为皮肤、卵巢、肝脏、肾脏、脾脏、肌肉、睾丸、脂肪、脑组织等。停药4周后检测，皮肤中砷含量与停药时基本持平，脑组织中含量有所增加，其他组织中砷含量均有所下降。

【适应证】 用于急性早幼粒细胞白血病、原发性肝癌晚期。

【用法和用量】

（1）白血病：①成人，每日1次，每次10mg（或每次7mg/m^2），用5%葡萄糖注射液或0.9%氯化钠注射液500ml稀释后，静脉滴注3～4小时。4周为一疗程，间歇1～2周，也可连续用药。②儿童，每次0.16mg/kg，用法同上。

（2）肝癌：每日1次给药，每次7～8mg/m^2，用5%葡萄糖注射液或0.9%氯化钠注射液500ml稀释后，静脉滴注3～4小时。2周为一疗程，间歇1～2周可进行下一疗程。

【禁忌证】

(1) 长期接触砷或有砷中毒者禁用。

(2) 非白血病所致的严重肝、肾功能不全者禁用。

(3) 妊娠期妇女禁用。

【不良反应】本品的不良反应与患者个体对砷化物的解毒和排泄功能以及对砷的敏感性有关。常见食欲减退、腹胀或腹部不适、恶心、呕吐及腹泻、皮肤干燥、红斑或色素沉着、肝功能改变(GOT、GPT、γ-GT 及血清胆红素升高)。偶有关节或肌肉酸痛、水肿、轻度心电图异常、尿素氮增高、头痛等。极少见神经及精神症状。

【注意事项】

(1) 用药期间出现外周血白细胞过高时,可酌情选用白细胞单采分离,或应用羟基脲、高三尖杉酯碱、阿糖胞苷等化疗药物。

(2) 使用过程中如出现肝、肾功能异常,应及时针对治疗,密切观察病情,必要时停药。

(3) 如出现其他不良反应时,可对症治疗,严重者可停药观察。

(4) 遇未按规定用法用量用药而发生急性中毒者,可用二巯基丙磺酸钠类药物解救。

(5) 用药期间不宜哺乳。

(6) 儿童不宜作为首选药。

【药物相互作用】在本品的使用过程中,避免使用含硒药品及使用含硒食品。

【剂型和规格】

(1) 注射液: ① 5ml: 5mg; ② 10ml: 10mg。

(2) 注射用无菌粉末: ① 5mg; ② 10mg。

【贮存】避光、密闭保存。

335. 门冬酰胺酶△ Asparaginase

【药理作用】门冬酰胺酶为取自大肠埃希氏菌的酶类制剂,能将血清中的门冬酰胺水解为门冬氨酸和氨,而门冬酰胺是细胞合成蛋白质及增殖生长所必需的氨基酸。正常细胞有自身合成门冬酰胺的功能,而急性白血病等肿瘤细胞则无此功能,因此当用本品使门冬酰胺急剧缺失时,肿瘤细胞因既不能从血中取得足够的门冬酰胺,亦不能自身合成,使其蛋白质合成受障碍,增殖受抑制,肿瘤细胞大量被破坏而不能生长、存活。本品亦能干扰细胞 DNA、RNA 的合成,可能对 G_1 期细胞具有特异性,属周期特异性抗肿瘤药。最初认为有无门冬酰胺合成酶是正常细胞与肿瘤细胞间特有的生化差别。但目前发现多种正常细胞对门冬酰胺酶也是敏感的。此外，人白血病细胞中亦有含有门冬酰胺合成酶的细胞株，能较快地产生耐药性，因此，本品用于肿瘤治疗时，不宜单独使用，亦不宜作维持治疗用，而应该与其他抗癌药联合应用。

本品经肌内或静脉注射后，血浆蛋白结合率约 30%，吸收后能在淋巴液中测出，但在脑脊液中的浓度很低。注射本品后，血中门冬酰胺浓度立即下降到不能测出的水平，提示本品进入体内后，很快就开始起效。经肌内注射的血浆半衰期为 39～49 小时，静脉注射的血浆半衰期为 8～30 小时。肌内注射后的达峰时间为 12～24 小时，但停用本品后的 23～33 日，血浆中还可以测出门冬酰胺，本品排泄似呈双相性，仅有微量呈现于尿中。

【适应证】用于急性淋巴细胞白血病、急性粒细胞白血病、急性单核细胞白血病、慢性淋巴细胞白血病、霍奇金病及非霍奇金病淋巴瘤、黑色素瘤等。对儿童急性淋巴细胞白血病的诱导缓解期疗效最好。

单独应用时缓解期较短，易产生耐药性，故多与其他化疗药物联合应用。

【用法和用量】

(1) 本品可经静脉滴注、静脉注射或肌内注射给药。①静脉滴注时，用 5% 葡萄糖注射液或 0.9% 氯化钠注射液 500ml 稀释。②静脉注射时，以灭菌注射用水或 0.9% 氯化钠注射液 20～40ml 溶解和稀释，由正在输注的氯化钠或葡萄糖注射液的侧管注入，注射时间至少 30 分钟。③肌内注射时，在含本品 10 000 单位的小瓶中加入 2ml 氯化钠注射液溶解。

(2) 根据不同病种，不同的治疗方案，使用剂量差异较大。以急性淋巴细胞白血病的诱导缓解方案为例，日剂量 500 单位 /m^2 或 1 000 单位 /m^2，最高可达 2 000 单位 /m^2，10～20 日为一疗程。配制的稀释液一定要澄明才能使用，且要在稀释后 8 小时内应用。

【禁忌证】

(1) 对本品有过敏史或皮试阳性者禁用。

(2) 有胰腺炎病史或现患胰腺炎者禁用。

(3) 现患水痘、广泛带状疱疹等严重感染者禁用。

(4) 妊娠早期禁用。

(5) 肝、肾，造血，神经功能严重损害者禁用。

【不良反应】成人似乎较儿童多见。

(1) 较常见：过敏反应，肝损害，胰腺炎，食欲减退、恶心、呕吐、腹泻，头痛、头晕、嗜睡、精神错乱，凝血因子Ⅴ、Ⅶ、Ⅷ、Ⅸ及Ⅰ减少等。

(2) 少见：血糖升高、高尿酸血症、高热、精神及神经毒性、白细胞减少、免疫抑制、口腔炎等。

(3) 罕见：因低纤维蛋白原血症及凝血因子减少引起的出血、低脂血症、颅内出血或血栓形成、下肢静脉血栓、胰腺炎及骨髓抑制等。

(4) 其他：血氨过高、脱发、蛋白尿、血小板减少及贫血等。

【注意事项】

(1) 糖尿病、痛风或肾尿酸盐结石史、肝功能不全、感染、以往曾用细胞毒或放射治疗的患者慎用。

(2) 来源于大肠埃希氏菌与来源于欧文菌属(*Erwinia carotora*)的门冬酰胺酶间偶有交叉反应。

(3) 对诊断的干扰：①甲状腺功能试验，首次注射本品的2日内，患者血清中的甲状腺结合蛋白浓度下降，直至最后一次注射本品后的4周内，浓度才恢复正常；②由于门冬酰胺的分解，血氨及尿素氮浓度可能增加；③血糖、血尿酸及尿尿酸可能增加；④在治疗的最初3周内，部分凝血活酶时间、凝血酶原时间、凝血酶时间等可能延长，血小板计数可能增加；⑤由于本品抑制血浆蛋白的合成，患者的血浆纤维蛋白原、抗凝血酶、纤维蛋白溶酶原、血清白蛋白的浓度可能降低；⑥肝功能异常提示为肝毒性、肝损害的征兆；⑦血清钙可能降低。

(4) 在治疗开始前及治疗期间随访下列检测：外周血象、血浆凝血因子、血糖、血清淀粉酶、血尿酸、肝功能、肾功能、骨髓涂片分类、血清钙、中枢神经系统功能等。

(5) 接受治疗的3个月内不宜接受活病毒疫苗接种，另外与患者密切接触者，口服脊髓灰质炎疫苗的时间亦应推迟。

(6) 给药说明：①患者必须住院，在对肿瘤化疗有经验的医生指导下治疗，每次注射前须备有抗过敏反应的药物及抢救器械。②首次使用本品或已用过，但已停药1周或1周以上的患者，在注射前必须做皮试。③应静脉大量补充液体，碱化尿液，口服别嘌醇，以预防白血病或淋巴瘤患者发生高尿酸血症和尿酸性肾病。④会很快产生耐药性，不宜用作急性淋巴细胞白血病等患者缓解后的维持治疗方案。

【药物相互作用】

(1) 泼尼松或促皮质素或长春新碱与本品同用时，会增强本品的致高血糖作用，并可能增加本品引起的神经病变及红细胞生成紊乱的危险性。

(2) 由于本品可增高血尿酸的浓度，故当与别嘌醇或秋水仙碱、磺吡酮等抗痛风药合用时，要调节上述抗痛风药的剂量以控制高尿酸血症及痛风。一般抗痛风药选用别嘌醇，因该药可阻止或逆转门冬酰胺酶引起的高尿酸血症。

(3) 糖尿病患者用本品时及治疗后，均须注意调节口服降糖药或胰岛素的剂量。

（4）本品与硫唑嘌呤、苯丁酸氮芥、环磷酰胺、环孢素、巯嘌呤、单克隆抗体 CD3 或放射疗法合用时，可提高疗效，因而应考虑减少化疗药物、免疫抑制剂或放射疗法的剂量。

（5）本品与甲氨蝶呤同用时，可通过抑制细胞复制的作用而阻断甲氨蝶呤的抗肿瘤作用。有研究表明如门冬酰胺酶在给甲氨蝶呤 9～10 日前应用或在给甲氨蝶呤后 24 小时内应用，可以避免产生抑制甲氨蝶呤的抗肿瘤作用，并可减少甲氨蝶呤对胃肠道和血液系统的不良反应。

【剂型和规格】

注射用无菌粉末：① 5 000 单位；② 10 000 单位。

【贮存】遮光、密闭、2～10℃下保存。

337. 维 A 酸△ Tretinoin

【药理作用】本品为细胞诱导分化剂。可诱导急性早幼粒细胞白血病（APL）细胞分化成熟，在体外和体内试验中可抑制 APL 细胞的增殖。APL 患者使用维 A 酸治疗后，可使来源于白血病纯系细胞的原始早幼粒细胞初步成熟，随后，正常的多细胞系的造血细胞使骨髓和外周血再生，患者得到缓解。本品治疗 APL 的确切机制尚不清楚。

口服吸收良好，2～3 小时血药浓度达到峰值。吸收后与维生素 A 在体内的主要代谢产物和活性形式相同，主要是在葡萄糖醛酸转移酶的催化下生成葡萄糖醛酸代谢物而排出体外。平均消除半衰期为 0.7 小时。主要在肝脏代谢，经胆汁和尿中排出。

【适应证】用于治疗急性早幼粒细胞白血病（APL），并可作为维持治疗药物。

【用法和用量】口服。用于急性早幼粒细胞白血病的治疗，每日 45mg/m^2，每日最高总量不超过 0.12g，分 2～4 次服用，4～8 周为一疗程。根据治疗反应调整用量。完全缓解后，还应继续治疗，至少维持 3 年。

【禁忌证】

（1）妊娠期妇女禁用。

（2）对本品及阿维 A 酸酯、异维 A 酸及其他维生素 A 衍生物过敏者禁用。

（3）严重肝、肾功能损害者禁用。

【不良反应】

（1）可见唇炎、黏膜干燥、结膜炎、甲沟炎、脱发。

（2）引起高血脂，多发生于治疗后 2～3 个月。

（3）引起胚胎发育畸形。

（4）引起肝功能受损。

（5）急性早幼粒细胞白血病综合征：表现为白细胞增多。

（6）其他：可出现头痛、头晕（50 岁以下者较老年人多）、骨增厚、口干、脱屑以及对光过敏、皮肤色素变化等。

【注意事项】口服本品出现不良反应时，应控制剂量，或与谷维素、维生素 B_1、维生素 B_6 同服，可使头痛等症状减轻或消失。

【药物相互作用】本品应避免与维生素 A 及四环素同服。

【剂型和规格】

片剂：10mg。

【贮存】避光、密闭、阴凉、干燥处保存。

（六）抗肿瘤激素类

激素类药物在乳腺癌、前列腺癌及子宫内膜癌的内分泌治疗中发挥了重要作用。内分泌治疗的特点是治疗时间长，以口服药物为主，不良反应通常较轻。在治疗过程中应密切观察肿瘤疗效、药物毒性，并在肿瘤进展或毒性超出获益时及时替换治疗药物。目前，列入《国家基本药物目录》（2018 年版）的抗肿瘤激素类药物为雌激素拮抗剂他莫昔芬和芳香化酶抑制剂来曲唑。

339. 他莫昔芬△ Tamoxifen

【药理作用】他莫昔芬为雌二醇竞争性拮抗剂，其结构与雌激素相似，可与雌激素受体结合。本药存在 Z 型和 E 型两个异构体，E 型具有弱雌激素活性，Z 型则具有抗雌激素作用。

如果乳腺癌细胞内有雌激素受体，则雌激素进入肿瘤细胞内与其结合，促使肿瘤细胞的 DNA 和 m-RNA 合成，刺激肿瘤细胞生长。他莫昔芬 Z 型异构体可进入细胞内，与雌激素受体竞争性结合，形成受体复合物，阻止雌激素作用的发挥，从而抑制乳腺癌细胞的增殖。此外，他莫昔芬还能上调转化生长因子 β 生成，此因子与减少恶性肿瘤的发展有关；对蛋白激酶 C 也有特异性抑制作用。这些作用都可对雌激素依赖的肿瘤细胞产生抑制作用。本品口服后吸收迅速，服药后 6～7.5 小时在血中达最高浓度，4 日或 4 日后出现血中第二高峰，可能是肝肠循环引起，消除半衰期 7 日。其排泄较慢，主要经粪便排泄，约占总量的 4/5，尿中排泄较少，约占 1/5。口服后 13 日时仍可从粪便中检测到。

【适应证】

（1）治疗晚期或复发转移乳腺癌和卵巢癌。

（2）用作乳腺癌手术后转移的辅助治疗，预防复发。

【用法和用量】口服。每次 10mg，每日 2 次，也可每次 20mg，每日 2 次。

【禁忌证】

(1) 对他莫昔芬过敏者禁用。

(2) 妊娠期及哺乳期妇女禁用。

(3) 有眼底疾病者禁用。

(4) 有深部静脉血检史、肺栓塞史或正在接受抗凝治疗的患者禁用。

【不良反应】治疗初期骨和肿瘤疼痛可一过性加重，继续治疗可逐渐减轻。少数患者有如下反应：

(1) 胃肠道反应：食欲缺乏、恶心、呕吐、腹泻。

(2) 生殖系统：月经失调、闭经、阴道出血、外阴瘙痒、子宫内膜增生、内膜息肉和内膜癌。

(3) 皮肤：颜面潮红、皮疹、脱发。

(4) 骨髓：偶见白细胞和血小板减少。

(5) 肝功能：偶见异常。

(6) 眼睛：长时间(17 个月以上)大量(每日 240～320mg)使用可出现视网膜病或角膜浑浊。

(7) 罕见的、需引起注意的不良反应：精神错乱、肺栓塞(表现为气短)、血栓形成、无力、嗜睡。

【注意事项】

(1) 有视力障碍，肝、肾功能不全者应慎用。

(2) 用药前须评估任何血栓栓塞增加的风险。

(3) 如有骨转移，在治疗初期需定期查血钙。

(4) 用药期间，需定期监测外周血象、肝脏 B 超及眼科检查。

【药物相互作用】

(1) 当他莫昔芬与华法林或任何其他芳香豆素类抗凝药联合应用时，可能发生抗凝作用的显著升高，建议密切监测患者。

(2) 当他莫昔芬和细胞毒药物联合应用时，血栓栓塞的风险增加。

(3) 骨转移的患者使用他莫昔芬治疗初期，能够降低肾脏钙排泄的药物，例如噻嗪利尿剂，可能增加高钙血症的风险。

【剂型和规格】

片剂：10mg。

【贮存】避光、密闭保存。

340. 来曲唑 Letrozole

【药理作用】来曲唑是一种选择性的、非甾体类的芳香化酶抑制剂。它可以竞争性地与细胞色素 P450 酶亚单位的血红素结合，从而抑制芳香化酶，导致雌激素在所有组织中的生物合成减少。由于乳腺肿瘤组织的生长依赖于雌激素的存在，因此消除雌激素介导的刺激作用是肿瘤获得缓解的前提。在绝经后女性中，雌激素主要是在芳香化酶的作用下产生的，它可将肾上腺产生的雄激素，主要是雄烯二酮和睾酮转化为雌酮（E1）和雌二醇（E2）。因此可以通过特异性地抑制芳香化酶而抑制雌激素在周围组织和肿瘤组织本身中的生物合成。

来曲唑在胃肠道吸收迅速、完全，平均绝对生物利用度为 99.9%。来曲唑在组织中分布迅速、广泛，来曲唑与血浆蛋白结合率为 60%，稳态时的表观分布容积为（1.87±0.47）L/kg。来曲唑主要的消除途径是细胞色素 P450 同工酶 3A4 和 2A6 将其转变为无药理活性的甲醇代谢物（清除率 = 2.1L/h）。血浆的终末半衰期为 75～110 小时。每日应用来曲唑 2.5mg，在 2～6 周内可达到稳态水平。

【适应证】用于对绝经后早期乳腺癌患者的辅助治疗，此类患者雌激素或孕激素受体阳性或受体状态不明。用于对已经接受他莫昔芬辅助治疗 5 年的、绝经后早期乳腺癌患者的辅助治疗，此类患者雌激素或孕激素受体阳性或受体状态不明。治疗绝经后、雌激素受体阳性、孕激素受体阳性或受体状况不明的晚期乳腺癌患者，这些患者应为自然绝经或人工诱导绝经。

【用法和用量】口服。每次 2.5mg，每日 1 次。服用时可不考虑进食时间。

【禁忌证】

（1）对活性药物和 / 或任意一种赋形剂过敏的患者禁用。

（2）绝经前、妊娠期、哺乳期妇女禁用。

【不良反应】最常见的不良反应为热潮红，关节痛、恶心和疲劳。很多不良反应是因为雌激素缺乏所致的正常药理作用（如热潮红、脱发和阴道出血）。其他包括呕吐，消化不良，便秘，腹泻，食欲下降，食欲增加，高胆固醇血症；抑郁；头晕，头痛；脱发，多汗，红斑；肌痛，骨痛，骨质疏松，骨折；外周水肿；体重增加。

【注意事项】

（1）运动员慎用。

（2）对于绝经状态不明的患者，在治疗之前须检查患者的 LH、FSH 和 / 或雌二醇水平从而确定其绝经状态。

（3）本品不得与其他含雌激素的药物同时使用，因为雌激素会抵消本品的药理作用。

（4）对于患有骨质疏松症或具有骨质疏松风险的妇女，在使用本品进行辅助治疗之前，应使用骨密度计量仪对骨密度进行评估，之后须定期检查。

（5）在肌酐清除率＜10ml/min 的女性中使用来曲唑，应谨慎权衡本品治疗可能的益处及潜在的危险性。

（6）严重肝功能不全的患者使用时，应严密观察。

（7）在应用本品过程中可观察到用药相关的疲乏和头晕，偶可观察到嗜睡，因此应提醒患者驾驶车辆或操作机器时应注意。

【药物相互作用】

（1）来曲唑是 CYP3A4 酶的底物。经 CYP3A4 酶代谢的药物可能会影响 CYP3A4 酶对来曲唑的生物转化。

（2）来曲唑和他莫昔芬（每日 20mg）合用后，血浆来曲唑水平平均下降 38%。来曲唑对他莫昔芬的血浆浓度没有影响。

【剂型和规格】

片剂：2.5mg。

【贮存】30℃以下贮藏。

（七）抗肿瘤辅助药

抗肿瘤药物一般都缺乏特异性，即在杀伤肿瘤细胞的同时，对正常组织细胞、器官不可避免地产生损害或毒副作用。抗肿瘤药物的不良反应涉及人体的多个系统，如消化系统、心血管系统及血液系统。还有一些化疗药物有着自己特殊的毒性，例如环磷酰胺、异环磷酰胺引起的尿路刺激和出血性膀胱炎；蒽环类药物引起的心脏毒性；博来霉素的肺毒性，长春碱类的神经毒性等，抗肿瘤辅助药一般正是为了应对这些不良反应。本部分介绍美司钠、昂丹司琼和亚叶酸钙。

341. 美司钠△　Mesna

【药理作用】为具有巯基的化合物，生理作用与半胱氨酸、胱氨酸类似，可与异环磷酰胺或环磷酰胺类烷化剂的毒性代谢产物以惰性的硫醚键相结合，形成非毒性产物自尿中迅速排出体外，预防在使用上述抗癌药物时引起的出血性膀胱炎等泌尿系统的损伤。因本品的作用仅限于泌尿道，对环磷酰胺类化合物的全身毒性及非泌尿道毒性无效。因本品排泄速度较环磷酰胺、异环磷酰胺及其代谢产物快，故应重复用药。

本品静脉注射后，主要浓集于肾脏，并迅速在组织中转化为无生物活性的二硫化物。该化合物经肾小球滤过后，在肾小管上皮又转变成巯乙磺酸钠。人体血浆半衰期约为 1.5 小时。静脉注射后，肾脏立即开始药物清除，第一个 4 小时内主要以游离硫化物形式排出，而后主要以二硫化物形式排出。主要从尿中排出体外，24 小时内约有 80% 的原型药排出。儿童用药时，排泄较成人略快一些，泌尿系统游离硫化物浓度峰值大约在用药后 1 小时出现，

3～4 小时后下降至一定水平。

【适应证】主要用于预防环磷酰胺、异环磷酰胺、曲磷胺等药物的泌尿道毒性。

【用法和用量】静脉注射或静脉滴注。成人常用量为异环磷酰胺、环磷酰胺、曲磷胺剂量的 20%，给药时间为 0 小时、4 小时后和 8 小时后。

【禁忌证】对本品或其他含巯醇化合物过敏者禁用。

【不良反应】少见静脉刺激及过敏反应（如皮肤黏膜反应）。本品单次剂量超过 60mg/kg 时，可出现恶心、呕吐、痉挛性腹痛及腹泻等。

【注意事项】

（1）妊娠期及哺乳期妇女慎用。

（2）本品保护作用只限于泌尿系统，对使用环磷酰胺治疗时所采取的其他预防及治疗措施均无影响。

（3）自身免疫功能紊乱的患者使用本品时发生过敏性反应的病例较肿瘤者为多。

【剂型和规格】

注射液：① 2ml：0.2g；② 4ml：0.4g。

【贮存】避光、密闭保存。

342. 昂丹司琼　Ondansetron

【药理作用】化疗药物和放射治疗可造成小肠释放 5-HT，经 5-HT_3 受体激活迷走神经，传至位于大脑第四脑室极后区的呕吐中枢，触发呕吐反射；此外，呕吐中枢内也分布有 5-HT_3 受体，可直接感受 5-HT 的化学刺激。本品为强效、高选择性的 5-HT_3 受体拮抗剂，通过拮抗周围和中枢神经中的 5-HT_3 受体而发挥止吐作用。由于本品的作用具有高度选择性，故不具有其他止吐药的副作用，如锥体外系反应、过度镇静等。

口服本品约 2 小时左右达血浆峰浓度，其生物利用度大约为 60%（老年人则更高）。口服或静脉给药时，本品的体内情况大致相同，其消除半衰期约为 3 小时，老年人可能延长至 5 小时。药物可彻底代谢，代谢物经肾脏（75%）与肝脏（25%）排泄。血浆蛋白结合率为 75%。

【适应证】

（1）用于预防和治疗细胞毒性药物化疗和放射治疗引起的恶心、呕吐。

（2）用于预防和治疗手术后的恶心、呕吐。

【用法和用量】

（1）用于化疗药引起的呕吐：一次 8mg，每 8～12 小时 1 次，连用 5 日。

（2）用于放射治疗引起的呕吐：一次 8mg，每 8 小时 1 次，首剂须于放疗前1～2小时口服8mg，以后每8小时口服8mg，疗程视放疗的疗程而定。

（3）用于预防手术后的恶心呕吐：在麻醉前1小时口服片剂8mg，随后每隔8小时口服片剂8mg 2次。

（4）4岁以上儿童：化疗后口服，一次4mg，一日2次，连服5日。

【禁忌证】对本品过敏者、胃肠梗阻者、脑部手术和心功能不全者禁用。

【不良反应】可见头痛、头昏、腹痛、腹泻、便秘、口干、皮疹。偶见支气管哮喘或过敏反应、短暂性无症状转氨酶增加。上述反应轻微，无须特殊处理。癫痫发作、胸痛、心律失常、低血压及心动过缓罕见。

【注意事项】

（1）对肾脏损害患者，无须调整剂量、用药次数和用药途径。

（2）腹部手术后不宜使用昂丹司琼，以免掩盖回肠或胃扩张症状。

（3）肝功能中度或严重损害患者，体内廓清本品的能力显著下降，血清半衰期也显著延长，因此，用药剂量每日不应超过8mg。

（4）妊娠期，特别是前3个月不推荐使用本品。服用本品时暂停哺乳。

（5）本品不能与其他药物配伍使用。

【药物相互作用】与地塞米松合用可加强止吐效果。

【剂型和规格】

片剂：① 4mg；② 8mg。

【贮存】避光、密闭保存。

336. 亚叶酸钙△ Calcium Folinate

【药理作用】本品为四氢叶酸的甲酰衍生物，主要用于高剂量甲氨蝶呤的解救。本品进入体内后，通过四氢叶酸还原酶转变为四氢叶酸，能有效地对抗甲氨蝶呤引起的毒性反应，但对已存在的甲氨蝶呤神经毒性则无明显作用。

静脉给药与肌内注射给药后，血浆浓度平均达峰时间分别为10分钟和52分钟。经肝和肠黏膜代谢为5-甲基四氢叶酸，是其主要分布形式，静脉给药与肌内注射后分别在1.5小时与2.8小时测得其峰浓度。无论何种途径进入，药物作用持续3～6小时。80%～90%经肾排出，少量（5%～8%）随粪便排泄。

【适应证】主要用作叶酸拮抗剂（如甲氨蝶呤、乙胺嘧啶或甲氧苄啶等）的解毒剂。常用于预防甲氨蝶呤过量或大剂量治疗后所引起的严重毒性作用。当口服叶酸疗效不佳时，也用于口炎性腹泻、营养不良、妊娠期或婴儿期引起的巨幼细胞贫血，但对维生素B_{12}缺乏性贫血并不适用。

【用法和用量】

（1）用于氟尿嘧啶合用增效，200～500mg/m^2，静脉滴注至少30分钟，每日 1 次，连用 5 日，接着用氟尿嘧啶 300～400mg/m²，静脉注射。可用生理盐水或葡萄糖注射液稀释配成输注液，pH 不得少于 6.5。输注液需新鲜配制。

（2）甲氨蝶呤的“解救”疗法，本品剂量最好根据血药浓度测定。一般采用的剂量为 9～15mg/m²，肌内或静脉注射，每 6 小时 1 次，共用 12 次，直至甲氨蝶呤血清浓度在 5×10^{-8}mol/L 以下；作为乙胺嘧啶或甲氧苄啶等的解毒剂，肌内注射，每次 9～15mg，视中毒情况而定。

【禁忌证】恶性贫血或维生素 B_{12} 缺乏所引起的巨幼细胞贫血患者禁用。

【不良反应】很少见，偶见皮疹、荨麻疹或引起哮喘急性发作等过敏反应；长期应用偶见食欲减退、腹胀、恶心等。大量使用后尿液呈黄色。

【注意事项】

（1）当患者有酸性尿（pH ＜ 7）、腹水、脱水、胃肠道梗阻、胸腔渗液或肾功能障碍时，本品应慎用于甲氨蝶呤的“解毒”治疗。

（2）接受大剂量甲氨蝶呤而用本品“解救”者应进行下列各种实验监测：①治疗前观察肌酐廓清试验。②甲氨蝶呤大剂量后每 12～24 小时测定血浆或血清甲氨蝶呤浓度，以调整本品剂量；当甲氨蝶呤浓度低于 5×10^{-8}mol/L 时，可以停止实验室监测。③甲氨蝶呤治疗前及以后，每 24 小时测定血清肌酐量，用药后 24 小时肌酐量大于治疗前 50%，指示有严重肾毒性，要慎重处理。④甲氨蝶呤用药前和用药后每 6 小时应监测尿液酸度，要求尿液 pH 保持在 7 以上，必要时用碳酸氢钠和水化治疗（每日补液量在 3 000ml/m²）。⑤本品不宜与甲氨蝶呤同时用，以免影响后者抗叶酸作用，一次大剂量甲氨蝶呤后 24～48 小时再启用本品，剂量应要求血药浓度等于或大于甲氨蝶呤浓度。

（3）儿童剂量可酌情参照成人用量。

【药物相互作用】

（1）大量叶酸可能对抗苯巴比妥、苯妥英钠和扑痫酮的抗癫痫作用，使某些正在服用抗癫痫病药儿童的癫痫病发作率增加。

（2）亚叶酸可能增加氟尿嘧啶的毒性。

（3）本品可同时与乙胺嘧啶或甲氧苄啶应用以预防后者引起继发性巨幼细胞贫血。

【剂型和规格】

（1）注射液：10ml：100mg。

（2）注射用无菌粉末：① 25mg；② 50mg；③ 100mg。

【贮存】避光、密闭保存。

（八）抗肿瘤靶向药

近年来，随着分子生物学的发展，高效低毒的分子靶向治疗成为肿瘤治疗中的重要手段。目前上市的靶向药物作用机制非常复杂，根据其来源及作用机制可分为小分子靶向药物（如酪氨酸激酶抑制药）和抗体靶向药物（如单克隆抗体药物）两大类。《国家基本药物目录》（2018 年版）中包含的抗肿瘤靶向药，分别为吉非替尼、伊马替尼、埃克替尼、利妥昔单抗和曲妥珠单抗。

343. 吉非替尼△　Gefitinib

【药理作用】本品是野生型和某些突变型表皮生长因子受体（EGFR）的可逆性抑制剂，可抑制 EGFR 受体酪氨酸的自体磷酸化，从而进一步抑制下游信号传导，阻止 EGFR 依赖的细胞增殖，对突变型 EGFR（外显子 19 缺失和外显子 21 L858R 突变）的亲和力大于对野生型 EGFR 的亲和力。吉非替尼在临床相关浓度下也可抑制类胰岛素生长因子（IGF）和血小板衍生生长因子（PDGF）介导的信号传导。

口服给药后，本品的达峰时间为 3～7 小时。癌症患者吸收较慢，平均 $t_{1/2}$ 为 41 小时，平均绝对生物利用度为 59%。进食对吉非替尼吸收的影响不明显。稳态时吉非替尼的平均分布容积为 1 400L，血浆蛋白结合率约为 90%。体外研究数据表明参与吉非替尼氧化代谢的 P450 同工酶主要是 CYP3A4，总的血浆清除率约为 500ml/min，主要通过粪便排泄，少于 4% 通过肾脏以原型和代谢物的形式清除。

【适应证】

（1）本品单药适用于表皮生长因子受体（EGFR）基因具有敏感突变的局部晚期或转移性非小细胞肺癌（NSCLC）患者的一线治疗。

（2）两个大型的随机对照临床试验结果表明：吉非替尼联合含铂化疗方案一线治疗局部晚期或转移性非小细胞肺癌（NSCLC）未显示出临床获益，所以不推荐此类联合方案作为一线治疗。

（3）本品单药可试用于治疗既往接受过至少一次化学治疗失败的局部晚期或转移性非小细胞肺癌（NSCLC）。

（4）不推荐本品用于 EGFR 野生型非小细胞肺癌患者。

【用法和用量】本品的推荐剂量为 250mg（1 片），一日 1 次，口服，空腹或与食物同服。如果漏服本品一次，应在患者记起后尽快服用。如果距离下次服药时间不足 12 小时，则患者不应再服用漏服的药物。患者不可为了弥补漏服的剂量而服用加倍的剂量（一次服用两倍剂量）。当不能整个片剂给药时，例如患者只能吞咽液体，可将片剂分散于水中。片剂应分散于半杯饮用水中（非碳酸饮料）无须压碎，搅拌至完全分散（约需 15 分钟），即刻饮下药液。以半杯水冲洗杯子，饮下洗液。也可通过鼻胃管给予该药液。当患者出现不能耐受的腹泻或皮肤不良反应时，可通过短期暂停治疗（最多14日）解决，随后恢复每日250mg的剂量。目前尚无本品用于儿童或青少年患者安全性与疗效的资料，故不推荐使用。

【禁忌证】已知对该活性物质或该产品任一赋形剂有严重过敏反应者禁用。

【不良反应】

（1）消化系统：腹泻、恶心、呕吐、口炎。

（2）肝胆系统：谷丙转氨酶、谷草转氨酶、总胆红素升高。

（3）皮肤及皮下组织异常：皮肤反应、指甲反应、脱发。

（4）代谢和营养紊乱：畏食。

（5）全身性疾病：虚弱、发热。

（6）眼科：结膜炎、眼睑炎、眼干。

（7）血管系统：出血。

（8）呼吸系统：间质性肺病。

（9）泌尿系统：无症状血肌酐升高、蛋白尿、膀胱炎。

【注意事项】

（1）当考虑本品用于晚期或转移性NSCLC患者的一线治疗时，推荐对所有患者的肿瘤组织进行EGFR突变检测。如果肿瘤标本不可评估，则可使用从血液（血浆）标本中获得的循环肿瘤DNA（ctDNA）。

（2）如果患者呼吸道症状恶化，如呼吸困难、咳嗽、发热，应中断本品治疗，立即进行检查。当证实有间质性肺病时，应停止使用本品，并对患者进行相应的治疗。

（3）建议定期检查肝功能。肝转氨酶轻中度升高的患者应慎用本品。如果肝转氨酶升高加重，应考虑停药。

（4）当患者出现重度或持续性腹泻、恶心、呕吐或畏食症状时，应告诫其即刻就医，因为这些症状均可能间接引起脱水。

（5）服用本品治疗的患者中已有消化道穿孔的报道，涉及的大多数患者本身包含其他已知的风险因素（如：同时服用类固醇药物、非甾体抗炎药；消化道基础疾病、溃疡、年龄、吸烟史、穿孔部位的肠道转移肿瘤）。

（6）出现任何提示角膜炎的症状或体征（如急性或加重的眼部炎症、流泪、光敏感、视力模糊、眼部疼痛和/或眼部发红）的患者应立即转诊至眼科专科医生处。如确诊为溃疡性角膜炎，则应中断本品治疗；如果症状无缓解，或症状在再次服用本品时复发，则应考虑永久性终止本品治疗。

（7）在本品治疗期间，可出现虚弱的症状，出现这些症状的患者在驾驶或操纵机器时应给予提醒。

【药物相互作用】

（1）与抑制 CYP3A4 的药物（伊曲康唑）合用，吉非替尼的平均 AUC 升高 80%。

（2）与升高胃 pH 的药物（雷尼替丁）合用，可使吉非替尼的平均 AUC 降低 47%，这可能降低吉非替尼疗效。

（3）与强 CYP3A4 诱导剂（利福平）合用，吉非替尼的平均 AUC 比单服时降低 83%。

（4）吉非替尼与其他由 CYP2D6 代谢的药物同服，可能会升高后者的血药浓度。已报道在服用华法林的一些患者中出现 INR 升高和 / 或出血事件。服用华法林的患者应定期监测凝血酶原时间或 INR 的改变。

【剂型和规格】

片剂：0.25g。

【贮存】30℃以下保存。

344. 伊马替尼△　Imatinib

【药理作用】伊马替尼是一种小分子蛋白酪氨酸激酶抑制剂，可有效抑制 *BCR-ABL* 酪氨酸激酶（TK）以及下述几个 TK 受体的活性：Kit、通过 *c-Kit* 原癌基因编码的干细胞因子（SCF）受体、盘状结构域受体（DDR_1 和 DDR_2）、集落刺激因子受体（CSF-1R）和血小板衍生生长因子受体 α 和 β（PDGFR-α 和 PDGFR-β）。伊马替尼还可以抑制这些受体激酶激活后介导的细胞行为。

伊马替尼平均绝对生物利用度为 98%，血浆蛋白结合率 95%，绝大多数是与白蛋白结合，少部分与 α- 酸性糖蛋白结合，只有极少部分与脂蛋白结合。本品在人体内主要代谢产物是 *N*- 去甲基哌嗪衍生物，在体外其药效与原药相似。本品是 CYP3A4 的底物，又是 CYP3A4、CYP2D6、CYP2C9 和 CYP2C19 的抑制剂，因此，可影响合用药物的代谢。本品 $t_{1/2}$ 为 18 小时，活性代谢产物 $t_{1/2}$ 为 40 小时，主要经粪便排泄（68%），其次是尿液（13%）。

【适应证】

（1）用于治疗费城染色体阳性的慢性髓性白血病（Ph+ CML）的慢性期、加速期或急变期。

（2）用于治疗不能切除和 / 或发生转移的恶性胃肠道间质瘤（GIST）的成人患者。

（3）联合化疗治疗新诊断的费城染色体阳性的急性淋巴细胞白血病（Ph+ ALL）的儿童患者。

（4）用于治疗复发的或难治的费城染色体阳性的急性淋巴细胞白血病（Ph+ ALL）的成人患者。

（5）用于以下适应证的安全有效性信息主要来自国外研究资料，中国人群数据有限：①用于治疗高嗜酸性粒细胞增多综合征（HES）和 / 或慢性嗜酸性粒细胞白血病（CEL）伴有 FIP1L1-PDGFR-α 融合激酶的成年患者。②用于治疗骨髓增生异常综合征 / 骨髓增殖性肿瘤（MDS/MPN）伴有血小板衍生生长因子受体（PDGFR）基因重排的成年患者。③用于治疗侵袭性系统性肥大细胞增生症（ASM），无 *D816V c-Kit* 基因突变或未知 *c-Kit* 基因突变的成人患者。④用于治疗不能切除，复发的或发生转移的隆凸性皮肤纤维肉瘤（DFSP）。⑤用于 Kit（CD117）阳性 GIST 手术切除后具有明显复发风险的成人患者的辅助治疗。极低及低复发风险的患者不应该接受该辅助治疗。

【用法和用量】本品应在进餐时服用，并饮一大杯水，以使胃肠道紊乱的风险降到最小。口服，成人每日 1 次，每次 400mg 或 600mg，以及日服用量 800mg 即 400mg 剂量每日 2 次（在早上及晚上）。儿童和青少年每日 1 次或分 2 次服用（早晨和晚上）。不能吞咽药片的患者（包括儿童），可以将药片分散于不含气体的水或苹果汁中（100mg 约用 50ml，400mg 约用 200ml）。应搅拌混悬液，一旦药片崩解完全应立即服用。

（1）Ph+CML 患者的治疗剂量：①成人，慢性期患者的推荐剂量为每日 400mg，急变期和加速期患者为每日 600mg。对于 WBC＞50 000/μl 的 CML 患者的一线治疗，治疗经验仅限于曾接受过羟基脲治疗的患者。该治疗开始可能需要加上甲磺酸伊马替尼治疗。没有严重药物不良反应且血象许可，在一些情况下剂量可考虑从每日 400mg 增加到每日 600mg，或从每日 600mg 增加到每日 800mg，如任何时间出现了疾病进展；治疗至少 3 个月后未能获得满意的血液学反应；治疗 12 个月未获得任何细胞遗传学反应；已取得的血液学和 / 或细胞遗传学反应重新消失。② 3 岁以上儿童及青少年，目前国内外儿童临床数据有限、需严密监测儿童患者的疗效和安全性，必要时及时调整剂量。本品用于 3 岁以上儿童及青少年的安全有效性信息主要来自国外临床研究数据。依据成人的剂量（推荐日剂量为慢性期加速期和急变期 $340mg/m^2$，总剂量不超过每日 600mg）制订儿童患者的每日推荐剂量，计算所得剂量一般应上下调整至整百毫克。12 岁以下儿童的剂量一般应上下调整至整 50mg。尚无 3 岁以下儿童治疗的经验。

（2）Ph+ALL 患者的治疗剂量：①成人，推荐剂量为每日 600mg。②儿童，推荐剂量为每日 $340mg/m^2$（总剂量不超过每日 600mg）。

（3）GIST 患者的治疗剂量：对不能切除和 / 或转移的恶性 GIST 患者，推荐剂量为每日 400mg。在治疗后未能获得满意的反应，如果没有严重的药物不良反应，剂量可考虑从每日 400mg 增加到每日 600mg 或 800mg。对于 GIST 患者，甲磺酸伊马替尼应持续治疗，除非病情进展。对 GIST 完全切除术后成人患者辅助治疗的推荐剂量为每日400mg。临床研究中伊马替尼用药时间为3年。建议治疗的持续时间至少为36个月。伊马替尼辅助治疗的最佳持续时间尚不清楚。

(4) HES/CEL患者的用药剂量：推荐剂量主要依据国外研究报道剂量。对于证明存在FIP1L1-PDGFR-α融合激酶的HES/CEL，推荐起始剂量为每日100mg。如果治疗后经适当检测证实未获得足够缓解，且无不良反应发生，可以考虑将每日100mg剂量增至400mg。

(5) ASM患者的用药剂量：推荐剂量主要依据国外研究报道剂量。无*D816V c-Kit*突变的ASM成人患者推荐剂量是每日400mg。如果ASM患者的*c-Kit*突变情况未知或无法测得，当使用其他疗法不能获得满意缓解时，应考虑每日给予甲磺酸伊马替尼400mg进行治疗。伴有嗜酸性粒细胞增多(一种与FIP1L1-PDGFR-α融合激酶有关的克隆性血液系统疾病)的ASM患者，甲磺酸伊马替尼推荐起始剂量为每日100mg。如果治疗后经适当检测证实未获得足够缓解，且无不良反应发生，可以考虑将100mg剂量增至400mg。

(6) MDS/MPN患者的用药剂量：推荐剂量主要依据国外研究报道剂量。成人高嗜酸性粒细胞综合征和PDGFR-α或PDGFR-β基因重排的非典型MDS/MPN患者推荐的甲磺酸伊马替尼用药剂量为每日400mg。

(7) DFSP患者的治疗剂量：推荐剂量主要依据国外研究报道剂量。成人DFSP患者的推荐剂量是每日400mg。需要时剂量可升至每日800mg。

【禁忌证】对本药活性物质或任何赋形剂成分过敏者禁用。

【不良反应】最常报告的不良事件为水肿，恶心，呕吐，腹泻，消化不良，腹痛，疼痛性肌痉挛，肌肉骨骼痛，头痛，眶周水肿，皮疹、湿疹、皮炎，中性粒细胞减少，血小板减少，贫血，疲劳和体重增加。这些事件的严重程度均为轻度至中度，且只有2%～5%的患者因发生药物相关性不良事件导致治疗永久性终止。

【注意事项】

(1) 应用本品治疗的老年患者或有心脏疾病史的患者，应首先测左心室射血分数(LVEF)，在治疗期间，患者有明显的心衰症状应全面检查，并根据临床症状进行相应治疗。

(2) 本品治疗第一个月宜每周查一次全血象，第二个月每两周查一次，以后则视需要而定(如每2～3个月查一次)。若发生严重中性粒细胞或血小板减少，应调整剂量。

(3) 开始治疗前应检查肝功能(转氨酶、胆红素和碱性磷酸酶)，随后每月查一次或根据临床情况决定，必要时应调整剂量。肝功损害者慎用本品。

GIST患者可能有肝转移，从而增加肝功能的损害。

（4）本品与利福平或其他强CYP3A4诱导剂，酮康唑或其他强CYP3A4抑制剂，治疗窗狭窄的CYP3A4底物（环孢素或匹莫齐特）或治疗窗狭窄的CYP2C9底物（华法林或其他香豆素衍生物）同服时应谨慎。

（5）服用本品可能发生严重体液潴留（胸腔积液、水肿、肺水肿、腹水和浅表水肿），因此建议定期监测体重。特别是儿童患者，体液潴留可能不出现可以识别的水肿。对心脏病、心力衰竭风险因素或肾衰竭病史的患者，需进行密切监测；青光眼的患者也应慎用。

（6）在本品治疗开始阶段和治疗期间应监测患者的胃肠道症状。需要时，可考虑中止治疗。

（7）使用本品治疗的患者已报告有肿瘤溶解综合征的病例，因此纠正临床上显著的脱水情况并对高尿酸水平进行治疗。

（8）患者在开始伊马替尼治疗之前，需检测是否存在乙肝病毒感染。对需要伊马替尼治疗的乙肝病毒携带者，在整个治疗期间以及治疗终止后数月应当严密监测活动性乙肝病毒感染的症状和体征。

（9）本品及其代谢产物几乎不通过肾脏排泄。肾功能不全患者的伊马替尼血浆暴露量似乎高于肾功能正常的患者，可能是由于这些患者的血浆中α酸性糖蛋白，一种伊马替尼结合蛋白水平增高所致。如果患者不能耐受，可降低伊马替尼的起始剂量。

（10）对甲状腺切除患者用左甲状腺素治疗时，有甲状腺功能减退的报道，在这类患者中应监测其TSH水平。

（11）可能导致儿童和青春前期青少年出现发育迟缓。因此，建议对使用伊马替尼的儿童的发育情况进行密切监测。

（12）可能有头晕、视物模糊或嗜睡的症状，因此，患者开车或操纵机器时应注意。

【药物相互作用】

（1）与CYP3A4诱导剂（利福平、苯妥英、卡马西平、奥卡西平、苯巴比妥及去氧苯比妥等）合用可降低伊马替尼的血浆药物浓度。

（2）与CYP3A4抑制剂（酮康唑）合用可显著增加本品的C_{max}（26%）和AUC（40%）。

（3）伊马替尼可增加经CYP3A4代谢的其他药物（如苯二氮䓬类、双氢吡啶、钙通道阻滞剂和其他HMG-CoA还原酶抑制剂等）的血浆浓度。因此当同时服用本药和治疗窗狭窄的CYP3A4底物（如环孢素、匹莫齐特）时应谨慎。

（4）应警告患者避免使用含有对乙酰氨基酚的非处方药和处方药。

【剂型和规格】

(1) 片剂: ① 0.1g; ② 0.4g。

(2) 胶囊: ① 0.05g; ② 0.1g。

【贮存】30℃以下保存。

345. 埃克替尼△　Icotinib

【药理作用】本品是一种高选择性表皮生长因子受体(EGFR)酪氨酸激酶抑制剂。本品口服后吸收迅速,分布广泛,$t_{1/2}$ 约为 6 小时,口服 7～11 日达稳态,没有明显的蓄积。高热卡食物可显著增加其吸收,C_{max} 增加 59%,AUC 增加 79%。空腹和餐后服用埃克替尼的平均分布容积分别为 355L 和 113L,提示其在组织内分布广泛。本品主要在肝中代谢,主要经 CYP2C19 和 CYP3A4 代谢,并对 CYP2C9 和 CYP3A4 有明显的抑制作用。空腹和餐后服用埃克替尼总的血浆清除率分别为 46L/h 和 22L/h,主要通过粪便与尿液排泄(79.5%),其中粪便排泄占 74.7%。排出形式以代谢产物为主(81.4%),原型药物占 18.6%。

【适应证】

(1) 本品单药适用于治疗表皮生长因子受体(EGFR)基因具有敏感突变的局部晚期或转移性非小细胞肺癌(NSCLC)患者的一线治疗。

(2) 单药可试用于治疗既往接受过至少一个化疗方案失败后的局部晚期或转移性非小细胞肺癌(NSCLC),既往化疗主要是指以铂类为基础的联合化疗。

(3) 不推荐本品用于 EGFR 野生型非小细胞肺癌患者。

【用法和用量】口服。推荐剂量为每次 125mg,每日 3 次。空腹或与食物同服,高热量食物可能明显增加药物的吸收。

当患者出现不能耐受的皮疹、腹泻等不良反应时,可暂停(1～2 周)用药直至症状缓解或消失;随后恢复每片 125mg,每日 3 次的剂量;对转氨酶轻度升高(GOT 及 GPT 低于 100 IU/L)的患者可继续服药但应密切监测;对转氨酶升高比较明显(GOT 及 GPT 在 100 IU/L 以上)的患者,可暂停给药并密切监测转氨酶,当转氨酶恢复(GOT 及 GPT 均低于 100 IU/L,或正常)后可恢复给药。

【禁忌证】已知对该活性物质或该产品任一赋形剂有严重过敏反应者禁用。

【不良反应】非常常见的不良反应包括皮疹、腹泻、转氨酶升高。常见不良反应包括口腔溃疡、恶心、食欲缺乏、呕吐和腹痛。间质性肺炎是 EGFR-TKI 类药物治疗中少见但严重的不良反应。

【注意事项】

（1）间质性肺病是EGFR-TKI类药物治疗中少见但严重的不良反应。患者通常出现急性呼吸困难，伴有咳嗽、低热、呼吸道不适和动脉血氧不饱和等，该症状进展迅速，病情严重，并可致患者死亡。如果患者出现新的急性发作或进行性加重的呼吸困难、咳嗽，放射学检查常显示肺浸润或间质有毛玻璃样阴影，应中断本品治疗，立即进行相关检查。当证实有间质性肺病时，应停止用药，并对患者进行相应的治疗。

（2）可出现一过性肝转氨酶升高，建议定期检查肝功能，特别是在用药的前一个月内。肝转氨酶轻度升高的患者应慎用本品；中度或以上转氨酶升高的患者需暂停用药，监测转氨酶直至转氨酶升高缓解或消失可恢复用药。

（3）如出现以下情况，应即刻就医：新的急性发作或进行性加重的呼吸困难、咳嗽；严重或持续的腹泻、恶心、呕吐或畏食。

（4）在驾驶或操纵机器时服药应谨慎。

【药物相互作用】体外试验表明，埃克替尼主要通过CYP2C19和CYP3A4代谢，对CYP2C9和CYP3A4有明显的抑制作用。因此，在与下列药物合用时应注意潜在的药物相互作用：CYP2C19诱导剂（如氨鲁米特）和CYP3A4诱导剂（如奈夫西林、奈韦拉平、苯巴比妥和利福霉素类）；CYP2C9底物（如华法林）和CYP3A4底物（如苯二氮䓬类、钙通道阻滞剂、那格列奈、麦角碱衍生物等）。

【剂型和规格】

片剂：125mg。

【贮存】遮光、密封保存。

346. 利妥昔单抗△　Rituximab

【药理作用】利妥昔单抗是一种人鼠嵌合性单克隆抗体，能特异性地与跨膜抗原CD20结合，95%以上的B细胞性非霍奇金淋巴瘤细胞表达CD20。利妥昔单抗与B细胞上的CD20抗原结合后，启动介导B细胞溶解的免疫反应。B细胞溶解的可能机制包括：补体依赖的细胞毒性（CDC），依赖抗体的细胞毒性（ADCC）。

该药非特异性清除率、可能受B细胞或肿瘤负荷影响的特异性清除率以及中央室分布容积的典型人群估计值分别为0.14 L/d、0.59 L/d和2.7 L/d，中位终末消除半衰期估计值为22日（6.1～52日）。

【适应证】

（1）本品适用于复发或耐药的滤泡性中央型淋巴瘤（国际工作分类B、C和D亚型的B细胞非霍奇金淋巴瘤）的治疗。

(2) 先前未经治疗的CD20阳性Ⅲ～Ⅳ期滤泡性非霍奇金淋巴瘤，患者应与化疗联合使用。

(3) CD20阳性弥漫大B细胞性非霍奇金淋巴瘤应与标准CHOP化疗(环磷酰胺、多柔比星、长春新碱、泼尼松)8个周期联合治疗。

【用法和用量】在无菌条件下抽取所需剂量的利妥昔单抗，置于无菌无致热源的含0.9%生理盐水或5%葡萄糖溶液的输液袋中，稀释到利妥昔单抗的浓度为1mg/ml。轻柔的颠倒注射袋使溶液混合并避免产生泡沫。由于本品不含抗微生物的防腐剂或抑菌制剂，必须检查无菌技术。静脉使用前应观察注射液有无微粒或变色。稀释后通过独立的不与其他药物混用的输液管静脉滴注，适用于不卧床患者的治疗。

(1) 滤泡性非霍奇金淋巴瘤：每次滴注利妥昔单抗前应预先使用解热镇痛药(如对乙酰氨基酚)和抗组胺药(如苯海拉明)。还应该预先使用糖皮质激素，每疗程的第1日给药，尤其如果所使用的治疗方案不包括皮质激素。

1) 初始治疗：作为成年病人的单一治疗药，推荐剂量为375mg/m^2，静脉给入，每周1次，22日的疗程内共给药4次。本品联合化疗用于初治滤泡性淋巴瘤患者的推荐剂量为每疗程375mg/m^2，使用8个疗程。

2) 复发后的再治疗：首次治疗后复发的患者，再治疗的剂量是375mg/m^2，静脉滴注4周，每周1次。

(2) 弥漫大B细胞性非霍奇金淋巴瘤：每次滴注利妥昔单抗前应预先使用解热镇痛药(如对乙酰氨基酚)和抗组胺药(如苯海拉明)。还应该预先使用糖皮质激素，尤其如果所使用的治疗方案不包括皮质激素。

利妥昔单抗应与CHOP化疗联合使用。推荐剂量为375mg/m^2，每个化疗周期的第一日使用。化疗的其他组分应在利妥昔单抗应用后使用。

1) 初次滴注：推荐起始滴注速度为50mg/h；最初60分钟过后，可每30分钟增加50mg/h，直至最大速度400mg/h。

2) 以后的滴注：利妥昔单抗滴注的开始速度可为100mg/h，每30分钟增加100mg/h，直至最大速度400mg/h。

3) 治疗期间的剂量调整：不推荐利妥昔单抗减量使用。利妥昔单抗与标准化疗合用时，标准化疗药剂量可以减少。

【禁忌证】

(1) 非霍奇金淋巴瘤患者：已知对本药的任何组分和鼠蛋白过敏的患者禁用利妥昔单抗。

(2) 类风湿性关节炎患者：对处方中活性成分或任何辅料过敏者禁用。

(3) 严重活动性感染或免疫应答严重损害(如低Y球蛋白血症，CD4或CD8细胞计数严重下降)的患者不应使用。

（4）严重心衰（NYHA 分类Ⅳ）患者不应使用。

（5）妊娠期禁止利妥西单抗与甲氨蝶呤联合用药。

【不良反应】可见输注反应，表现为低血压、发热、畏寒、寒战、荨麻疹、支气管痉挛、血管性水肿、恶心、疲乏、头痛、瘙痒、呼吸困难等；细菌、病毒感染；中性粒细胞减少症、白细胞减少症；血管性水肿；恶心；皮肤瘙痒、皮疹；发热、寒战、虚弱、头痛；IgG 水平降低。

【注意事项】

（1）利妥昔单抗可以引起输注反应，可能与细胞因子和 / 或其他化学介质的释放有关。通常出现在输注开始后的 30 分钟～2 个小时之内，其特征为肺部事件的发生，在某些病例中除了出现发热、畏寒、寒战、低血压、风疹、血管神经性水肿以及其他症状以外，还可能发生肿瘤的快速溶解以及肿瘤溶解综合征症状。利妥昔单抗联合静脉注射糖皮质激素，可能减少这些事件的发生率和严重程度。

（2）发生利妥昔单抗相关的超敏反应时，应当立即使用肾上腺素、抗组胺药和糖皮质激素。

（3）利妥昔单抗可以介导良性和恶性 CD20 阳性细胞发生快速溶解。对于高危患者，应该考虑到肿瘤溶解综合征的预防问题。

（4）在进行利妥昔单抗输注之前 12 小时以及输注过程中，应该考虑停用抗高血压药物，对于具有心脏病史的患者应该进行密切的监测。

（5）将利妥昔单抗用于嗜中性粒细胞计数＜1.5×10^9/L 和 / 或血小板计数＜75×10^9/L 的患者的治疗时，应该慎重。将利妥昔单抗与 CHOP 或 CVP 化疗相结合时，应定期进行全血细胞计数检查。

（6）该药不得用于治疗同时患有严重活动性感染的患者。

（7）应在开始该药治疗前对所有患者根据当地指南进行乙肝病毒（HBV）的筛查，不应对处于活动性乙肝的患者使用利妥昔单抗进行治疗。对于乙肝病毒血清学检测阳性的患者，在开始接受治疗前应咨询肝病专科医生的意见，同时应对其开展监测并遵循当地医疗标准进行处理，以预防乙肝病毒再激活的发生。

（8）在治疗非霍奇金淋巴瘤患者和慢性淋巴细胞性白血病患者时，对报告有神经学症状的患者鉴别诊断时应考虑到进行性多灶性白质脑病（PML），视临床需要咨询神经科医生。

（9）若出现疑似与利妥昔单抗有关的严重皮肤反应如中毒性表皮坏死松解症和 SJS，治疗应永久停止。

【药物相互作用】具有人抗鼠抗体（HAMA）或人抗嵌合抗体（HACA）效价的患者在使用其他诊断或治疗性单克隆抗体治疗时可能发生过敏或超敏

反应。

【剂型和规格】

注射剂：① 100mg/10ml；② 500mg/50ml。

【贮存】瓶装制剂保存在 2～8℃。未稀释的瓶装制剂应避光保存。配制好的本品注射液在室温下保持稳定 12 小时。如配制好的溶液不能立即应用，在未受室温影响的条件下，在冰箱中（2～8℃）可保存 24 小时。由于本品不含有抗微生物防腐剂，因此配制溶液保持无菌非常重要。

347. 曲妥珠单抗△ Trastuzumab

【药理作用】曲妥珠单抗是一种重组 DNA 衍生的人源化单克隆抗体，特异性地作用于人表皮生长因子受体 2（HER2）的细胞外部位。此抗体含人 IgG_1 亚型框架，互补决定区源自鼠抗 p185 HER2 抗体，能够与人 HER2 蛋白结合。*HER2* 原癌基因或 *C-erbB2* 编码一个单一的受体样跨膜蛋白，分子量 185kDa，其结构上与其他表皮生长因子受体类似。在原发性乳腺癌患者中观察到有 25%～30% 的患者 HER2 阳性。*HER2* 基因扩增可导致肿瘤细胞表面 HER2 蛋白表达增加，导致 HER2 蛋白活化。

曲妥珠单抗是非线性消除途径，总清除率随着浓度降低而升高。乳腺癌的线性清除率为每日 0.127 L，胃癌为每日 0.176 L。非线性消除参数中，最大消除率（V_{max}）为每日 8.81mg，米氏常数（K_m）为 8.92mg/L。乳腺癌患者的中央室容积为 2.62 L，胃癌患者为 3.63L。在群体药动学分析中显示，肾功能不全不影响曲妥珠单抗的处置。

【适应证】

（1）转移性乳腺癌：本品适用于 HER2 阳性的转移性乳腺癌，作为单一药物治疗已接受过 1 个或多个化疗方案的转移性乳腺癌；与紫杉醇或者多西他赛联合，用于未接受化疗的转移性乳腺癌患者。

（2）乳腺癌辅助治疗：本品单药适用于接受了手术、含蒽环类抗生素辅助化疗和放疗（如果适用）后的 HER2 阳性乳腺癌的辅助治疗。

（3）转移性胃癌：本品联合卡培他滨或 5- 氟尿嘧啶和顺铂适用于既往未接受过针对转移性疾病治疗的 HER2 阳性的转移性胃腺癌或胃食管交界腺癌患者。曲妥珠单抗只能用于 HER2 阳性的转移性胃癌患者，HER2 阳性的定义为使用已验证的检测方法得到的免疫组织化学方法（IHC）3+ 或 IHC2+/ 荧光原位杂交（FISH）阳性结果。

【用法和用量】输液准备：配置过程中，应当仔细处理曲妥珠单抗。避免产生过多的泡沫，不要摇晃配好的曲妥珠单抗溶液，以免影响从药瓶中吸取的曲妥珠单抗的剂量。应采用正确的无菌操作。每瓶注射用曲妥珠单抗应由同时配送的稀释液稀释，配好的溶液可多次使用，曲妥珠单抗的浓度为21mg/ml，pH约6.0。配制成的溶液为无色至淡黄色的透明液体。溶液注射前应目测有无颗粒产生和变色点。配制好的溶液超过28日应丢弃。注射用水（未提供）也可以用于单剂量输液准备。其他液体不能用于配制溶液。应避免使用配送的稀释液之外的溶剂，除非有禁忌证。对苯甲醇过敏的患者，曲妥珠单抗必须使用无菌注射用水配制。

按照“输液准备”的要求对复溶后药品进行充分稀释后使用。请勿静推或静脉快速注射。在本品治疗前，应进行HER2检测。本品应通过静脉输注给药。

(1) 转移性乳腺癌：①每周给药方案，初次负荷剂量，建议本品的初次负荷量为4mg/kg。静脉输注90分钟以上；维持剂量，建议本品每周用量为2mg/kg。如初次负荷量可耐受，则此剂量可静脉输注30分钟。维持治疗直至疾病进展。②3周给药方案，初始负荷剂量为8mg/kg，随后6mg/kg每3周给药1次。且重复6mg/kg每3周给药1次时输注时间约为90分钟。如果患者在首次输注时耐受性良好，后续输注可改为30分钟。维持治疗直至疾病进展。

(2) 乳腺癌辅助治疗：完成所有化疗后开始曲妥珠单抗治疗，初始负荷剂量为8mg/kg后，接着每3周6mg/kg维持量，静脉输注约90分钟。共使用17剂(疗程52周)。

(3) 转移性胃癌：建议采用每3周1次的给药方案，初始负荷剂量为8mg/kg，随后6mg/kg每3周给药1次。首次输注时间约为90分钟。如果患者在首次输注时耐受性良好，后续输注可改为30分钟。维持治疗直至疾病进展。

【禁忌证】禁用于已知对曲妥珠单抗过敏或者对任何本品其他组分过敏的患者。本品使用苯甲醇作为溶媒，禁止用于儿童肌内注射。

【不良反应】曲妥珠单抗辅助治疗乳腺癌及用于转移性乳腺癌治疗中最常见的不良反应是：发热、恶心、呕吐、输注反应、腹泻、感染、咳嗽加重、头痛、乏力、呼吸困难、皮疹、中性粒细胞减少症、贫血和肌痛。需要中断或停止曲妥珠单抗治疗的不良反应包括：充血性心力衰竭、左心室功能明显下降、严重的输注反应和肺部反应。曲妥珠单抗用于胃癌治疗中，最常见的不良反应(≥10%)，即与化疗组相比曲妥珠单抗组增加≥5%的不良反应是：中性粒细胞减少症、腹泻、乏力、贫血、口腔炎、体重减轻、上呼吸道感染、发热、血小板减少症、黏膜炎症、鼻咽炎和味觉障碍。除了疾病进展外，最常见的导致停止治疗的不良反应是感染、腹泻和发热性中性粒细胞减少症。

【注意事项】

(1) 心功能不全患者慎用本品，本品与蒽环类抗生素尽量避免合并使用。

(2) 所有发生呼吸困难或临床严重低血压的患者，曲妥珠单抗输注应该中断，同时给予药物治疗。药物包括肾上腺素、皮质类固醇激素、苯海拉明、支气管扩张剂和氧气。应该评估和谨慎地监测患者直到症状和体征完全缓解。所有发生严重输注反应的患者应考虑永久停药。

(3) 用作 440mg 规格中无菌注射用水防腐剂的苯甲醇会引起新生儿和 3 岁以下儿童的毒性反应。已知对苯甲醇过敏的患者在给予曲妥珠单抗时应使用注射用水复溶，每瓶曲妥珠单抗只给药 1 次。弃去未使用部分。

【剂型和规格】

注射用无菌粉末：① 150mg；② 440mg。

【贮存】2～8℃避光保存和运输，本品用配套提供的稀释液溶解后在 2～8℃可稳定保存 28 日。

（李国辉）

第十六章

维生素、矿物质类药

本章包括临床常用的维生素类、矿物质类、肠外营养药以及肠内营养药。

（一）维生素

维生素是一类维持人体正常代谢和健康所必需的小分子有机化合物。大部分维生素在人体内不能合成或合成量不足而必须从食物中摄取。正常情况下可由饮食摄入满足需要。维生素摄入不足可引起维生素缺乏性疾病。

维生素缺乏的常见原因有不能进食或进食不足、消化吸收障碍、分解代谢增强、生理需要量增加、不合理的肠外营养支持以及肠道菌群失调等，常需应用维生素类药物治疗。

本部分包括常用的维生素 B_1、维生素 B_2、维生素 B_6、维生素 C 和多种维生素（12）。

维生素类药物应用过量也可能发生不良反应或毒性反应。

349. 维生素 B_1　Vitamin B_1

【药理作用】本品在体内与三磷酸腺苷结合形成的维生素 B_1 焦磷酸盐，是碳水化合物代谢时所必需的辅酶，缺乏时可影响机体能量供应。维生素 B_1 尚可抑制胆碱酯酶的活性，缺乏时可影响胃肠道及心肌功能。

肌内注射后吸收迅速，在体内广泛分布于各组织中，体内无蓄积，经肝代谢，经肾排泄，半衰期为 0.35 小时。

【适应证】用于维生素 B_1 缺乏所致的脚气病或韦尼克脑病的治疗。亦可用于维生素 B_1 缺乏引起的周围神经炎、消化不良等的辅助治疗。

【用法和用量】肌内注射。

（1）成人重型脚气病：一次 50～100mg，一日 3 次，症状改善后口服。

（2）儿童重型脚气病：一日 10～25mg，症状改善后口服。

（3）面神经炎、多发性神经病、急性炎症性脱髓鞘性多发性神经病以及急性脊髓炎：一次 100mg，一日 1 次。

【禁忌证】对本品过敏者禁用。

【不良反应】大剂量肌内注射时，可出现吞咽困难，皮肤瘙痒，面、唇、眼睑水肿，喘鸣等过敏反应。

【注意事项】大剂量应用时，测定尿酸浓度可呈假性增高，尿胆原可呈假阳性。偶见过敏反应，个别可发生过敏性休克，应在注射前用其10倍稀释液0.1ml作皮试，以防过敏反应，不宜静脉注射。

【药物相互作用】

(1) 与依地酸钙钠合用，可防止本品降解（螯合作用）。

(2) 本品在碱性溶液中易分解，与碱性药物如碳酸氢钠、枸橼酸钠配伍易引起变质。

【剂型和规格】注射液：① 2ml：50mg；② 2ml：100mg。

【贮存】避光、密闭保存。

350. 维生素 B_2　Vitamin B_2

【药理作用】本品是体内黄素酶类辅基的组成成分，缺乏时可影响机体的生物氧化，使代谢发生障碍。它可激活维生素 B_6，使色氨酸转换为烟酸，可能与维持红细胞的完整性有关。

口服主要在十二指肠吸收，嗜酒可减少其吸收；吸收后分布到各种组织及乳汁，仅极少量贮于肝、脾、肾、心组织。蛋白结合率中等。肝内代谢，经肾排泄。半衰期为66～84分钟。

【适应证】用于防治维生素 B_2 缺乏所致的口角炎、唇炎、舌炎、阴囊炎、结膜炎、脂溢性皮炎等。

【用法和用量】饭后口服，成人，一次5～10mg，一日3次。

【禁忌证】对本品过敏者禁用。

【不良反应】服用后尿呈黄色，不影响继续服用。

【注意事项】不可超量服用。过敏体质者慎用。

【药物相互作用】

(1) 与甲状腺素、泻药合用，可减少本品的吸收，因后两者可加速肠蠕动。

(2) 乙醇可减少本品的吸收。

(3) 与吩噻嗪类、三环类抗抑郁药、丙磺舒等药有相互作用，应增加本品用量。

(4) 不宜与甲氧氯普胺合用。

【剂型和规格】片剂：① 5mg；② 10mg。

【贮存】避光、密闭保存。

351. 维生素B_6 Vitamin B_6

【药理作用】维生素B_6在红细胞内转化为磷酸吡哆醛，作为辅酶对蛋白质、碳水化合物、脂类的各种代谢功能起作用。维生素B_6还参与色氨酸转化成烟酸或5-羟色胺的过程。

本品与血浆蛋白不结合，磷酸吡哆醛可与血浆蛋白结合。在肝内代谢，经肾排泄，半衰期长达15～20日，可经血液透析。

【适应证】用于维生素B_6缺乏的预防和治疗，治疗异烟肼中毒、环丝氨酸中毒、脂溢性皮炎、口唇干裂，也可用于妊娠及抗癌放疗或化疗所致的呕吐，经前期综合征，新生儿遗传性维生素B_6依赖综合征，肠外营养及因摄入不足所致营养不良、体重下降时的补充。

【用法和用量】

(1) 口服：成人，一日10～20mg；经前期综合征，一次30mg，一日3次；儿童，一日5～10mg。连用3周应停用。

(2) 皮下注射、肌内或静脉注射：一次50～100mg，一日1次。用于环丝氨酸中毒，每日不少于300mg。

(3) 静脉注射：用于异烟肼中毒解毒，每1g异烟肼应用维生素B_6 1g。

【禁忌证】对本品过敏者禁用。

【不良反应】肾功能正常几乎不产生毒性。罕见过敏反应。

【注意事项】

(1) 妊娠期妇女大剂量使用，可致新生儿依赖综合征。

(2) 每日剂量超过500mg可致感觉神经障碍。每日应用200mg，持续30日以上，可致依赖综合征。每日应用2～6g，持续几个月，可引起严重的周围神经炎、神经感觉异常，进行性步态不稳至手足麻木、手不灵活，停药后可缓解，但仍软弱无力。

【药物相互作用】

(1) 氯霉素、环丝氨酸、乙硫异烟胺、烟酸、肼屈嗪、免疫抑制剂（包括肾上腺皮质激素、环磷酰胺、环孢素）、异烟肼、青霉胺等药物可拮抗维生素B_6或增加维生素B_6经肾排泄，可引起贫血或周围神经炎。

(2) 服用雌激素时应增加维生素B_6用量。

(3) 左旋多巴与小剂量维生素B_6（一日5mg）合用，可拮抗左旋多巴的抗震颤作用，对卡比多巴无影响。

【剂型和规格】

(1) 片剂：10mg。

(2) 注射液：① 1ml：50mg；② 2ml：0.1g。

【贮存】避光、密闭保存。

352. 维生素C Vitamin C

【药理作用】维生素C参与氨基酸代谢、神经递质的合成、胶原蛋白和组织细胞间质的合成，可降低毛细血管的通透性，加速血液凝固，刺激凝血功能，促进铁在肠内吸收，促使血脂下降，增加对感染的抵抗力，参与解毒功能，且有抗组胺的作用及阻止致癌物质（亚硝胺）生成的作用。

本品蛋白结合率低。少量贮藏于血浆和细胞，以腺体组织内浓度最高。肝内代谢。极少数以原型或代谢物经肾排泄，当血浆浓度＞14μg/ml 时，尿内排出量增多。可经血液透析清除。

【适应证】用于预防与治疗维生素C缺乏症，用于各种急慢性传染疾病及紫癜等辅助治疗、慢性铁中毒治疗、特发性高铁血红蛋白症的治疗。

【用法和用量】静脉注射或肌内注射，成人每次100～250mg，一日1～3次；儿童一日100～300mg，分次注射。心肌炎，保护心肌疗法中，可使用本品注射液5g加入到5%葡萄糖注射液250ml中，静脉滴注，一日1次，1～2周。

【禁忌证】对本品过敏者禁用。

【不良反应】长期应用每日2～3g可引起停药后维生素C缺乏症。长期应用大量维生素C偶可引起尿酸盐、半胱氨酸盐或草酸盐结石。快速静脉注射可引起头晕、昏厥。每日1～4g，可引起腹泻、皮疹、胃酸增多、胃液反流，有时可见泌尿系结石、尿中草酸盐排除增多、深静脉血栓形成、血管内溶血或凝血等。每日用量超过5g，可导致溶血，重者可致命。

【注意事项】

(1) 长期大量服用突然停药可能出现维生素C缺乏症症状，应逐渐减量停药。

(2) 妊娠期妇女应用大量时，可产生婴儿维生素C缺乏症。

(3) 对实验室指标干扰：大便隐血假阳性，血清乳酸脱氢酶和转氨酶，尿糖（硫酸铜法）及葡萄糖（氧化酶法）假阳性，尿pH下降，尿中草酸盐、尿酸盐和半胱氨酸等浓度增高。

(4) 下列情况慎用：半胱氨酸尿症、痛风、高草酸盐尿症、尿酸盐性肾结石、糖尿病、葡萄糖-6-磷酸脱氢酶缺乏症、血色病、铁粒幼细胞贫血或地中海贫血、镰刀形红细胞贫血。

【药物相互作用】

(1) 大剂量维生素C可干扰抗凝药的抗凝效果。

(2) 长期或大量应用维生素C时，能干扰双硫仑对乙醇的作用。

(3) 不宜与碱性药物（如氨茶碱、碳酸氢钠、谷氨酸钠等）、维生素B_2、三氯叔丁醇、铜离子、铁离子(微量)溶液配伍。

(4) 与维生素 K_3 配伍，使两者疗效减弱或消失。

【剂型和规格】

注射液：① 2ml：0.5g；② 5ml：1g。

【贮存】 避光、密闭保存。

353. 多种维生素(12)△ Multivitamin(12)

【药理作用】 本品含有除维生素 K 外，为成人及 11 岁以上儿童新陈代谢所必需的 9 种水溶性维生素(维生素 C、四水脱羧辅酶、维生素 B_2、维生素 B_6、维生素 B_{12}、叶酸、右旋泛醇，维生素 H、尼克酰胺)和 3 种脂溶性维生素(维生素 A、维生素 D_3、维生素 E)。

【适应证】 为经胃肠道营养摄取不足的成人及 11 岁以上儿童静脉补充维生素。

【用法和用量】

(1)输注或静脉注射：输注前即刻用 5ml 注射用水溶解；静脉缓慢注射(不少于 10 分钟)；可与配伍的肠外营养混合液混合使用。

(2) 肌内注射：2.5ml 注射用水溶解后肌注。

(3) 成人及 11 岁以上儿童：一日 1 支。对营养需求增加的病例(如严重烧伤)，可 2～3 倍给药。

【禁忌证】

(1) 对本品任一成分过敏者禁用。

(2) 对大豆蛋白 / 制品过敏者禁用。

(3) 任何维生素体内水平已过高者禁用。

【不良反应】 可见全身过敏反应、味觉障碍(金属味)、心动过速、呼吸急促、腹泻、瘙痒、γ- 谷氨酰转移酶升高、发热、全身痛、注射部位反应(灼烧感、皮疹)等。

【注意事项】

(1) 出现过敏反应症状或体征时，应立即停用。

(2) 肝性黄疸或胆汁淤积需密切监测肝功能。

(3) 本品不含维生素 K，需要单独使用。

【药物相互作用】

(1) 当不与外周多巴脱羧抑制剂使用时，抑制左旋多巴的效果，避免使用本品。

(2) 本品含有叶酸，可降低抗惊厥药(苯妥英、磷苯妥英、苯巴比妥、扑米酮)的血药浓度，增加癫痫发作风险；叶酸拮抗剂(甲氨蝶呤、柳氮磺吡啶、乙胺嘧啶、氨苯蝶啶、甲氧苄啶、高剂量儿茶素）可降低叶酸疗效。氟尿嘧啶（5-氟尿嘧啶、卡培他滨、替加氟）与叶酸合用增加细胞毒性。

(3) 乙硫异烟胺、茶碱以及维生素 B_6 拮抗剂（环丝氨酸、肼屈嗪、异烟肼、青霉胺、苯乙肼）可导致维生素 B_6 缺乏症；抗惊厥药（苯妥英钠、卡马西平、苯巴比妥、丙戊酸钠）可引起叶酸、维生素 B_6 及维生素 D 缺乏。

(4) 氯霉素可抑制维生素 B_{12} 对血液系统疾病的治疗。

(5) 维生素 E 能增强维生素 K 拮抗剂（华法林）抗凝作用。

【剂型和规格】

注射用无菌粉末：5ml

【贮存】遮光、密闭，不超过 25℃保存。

（二）矿物质

矿物质，特别是钙，具有特殊的营养价值及生理功能，缺乏时可影响正常生长发育，甚至引起疾病。一般情况下不会出现其摄入不足，但在经口进食不足或不能进食者、消化道功能异常者和生理需要量增加者（如妊娠期妇女）中则可出现缺乏的情况。

磷在能量代谢和骨质代谢中起着极其重要的作用，严重的低磷血症会危及生命。一般不会出现摄入不足，但在营养不良患者中可出现缺乏的情况。

本部分包括其中较为重要的钙盐葡萄糖酸钙，以及含磷制剂复合磷酸氢钾。

354. 葡萄糖酸钙 Calcium Gluconate

【药理作用】本品参与骨骼的形成与骨折后骨组织的再建以及肌肉收缩、神经传递、凝血机制并降低毛细血管的渗透性。高浓度钙离子与镁离子存在竞争性拮抗作用。钙离子可与氟化物生成不溶性氟化钙。

血浆中约 45% 的钙与血浆蛋白结合，正常人血清钙浓度为 2.25～2.50mmol/L（9～11mg/100ml）。钙主要自粪便排出（约 80%），部分（20%～30%）自尿排出。维生素 D 可促进钙的吸收，钙可分泌入汗液、胆汁、唾液、乳汁、尿、粪等中。

【适应证】

(1) 片剂：预防和治疗钙缺乏症患者，如骨质疏松、手足抽搐、骨发育不全、佝偻病患者以及儿童、妊娠期和哺乳期妇女、绝经期妇女、老年人。

(2) 注射液：①治疗钙缺乏、急性血钙过低、碱中毒及甲状旁腺功能低下所致的手足搐搦症；②用于过敏性疾病；③用于镁中毒时的解救；④用于氟中毒的解救；⑤心脏复苏时应用（如高钾血症或低血钙，或钙通道阻滞药引起的心功能异常的解救）。

【用法和用量】

（1）口服：成人，一次 0.5～2g，一日 3 次。

（2）静脉注射或静脉滴注：用 10% 葡萄糖注射液稀释后缓慢注射，每分钟不超过 5ml。成人：①低钙血症，一次 1g，需要时可重复；②高镁血症，一次 1～2g；③氟中毒解救，静脉注射 1g，1 小时后重复，如有搐搦，可静脉注射 3g。小儿低钙血症，单次 25mg/kg（钙 6.8mg）缓慢静注，但因刺激性较大，一般不用于小儿。

【禁忌证】高钙血症、高钙尿症、含钙肾结石或有肾结石病史患者，对本品过敏者，应用强心苷期间禁止静脉注射本品。

【不良反应】静脉注射可有全身发热，静脉注射过快可产生心律失常甚至心搏骤停、呕吐、恶心。可致高钙血症。

【注意事项】

（1）静脉注射时如漏出血管外，可致注射部位皮肤发红、皮疹和疼痛，并可随后出现脱皮和组织坏死。

（2）对诊断的干扰：可使血清淀粉酶增高，血清 H- 羟基皮质醇浓度短暂升高。长期或大量应用本品，血清磷酸盐浓度降低。

（3）不宜用于肾功能不全患者与呼吸性酸中毒患者。

【药物相互作用】

（1）本品与苯妥英钠及四环素类同用，两者吸收减少。

（2）本品与噻嗪类利尿药同用，易发生高钙血症。

（3）本品注射剂与氧化剂、枸橼酸盐、可溶性碳酸盐、磷酸盐及硫酸盐有配伍禁忌，在肠外营养中需注意与硫酸镁的浓度不可过高。

【剂型和规格】

（1）片剂：0.5g。

（2）注射液：10ml：1g。

【贮存】避光、密闭保存。

355. 复合磷酸氢钾 Potassium Phosphates

【药理作用】磷参与糖代谢中的糖磷酸化，构成膜成分中的磷脂质，是组成细胞内 RNA、DNA 及许多辅酶的重要成分之一。磷还参与能量的贮藏转换、输送及体液缓冲功能的调节。健康成人每日约需磷 0.9g，约 60% 由空肠迅速吸收，其余在肠道其他部位吸收。肾脏是磷的主要排泄器官，每日由尿排出量为摄取量的 90%，其余由胃肠及皮肤排泄。血内的无机磷酸盐约有 12% 与血浆蛋白结合。

【适应证】本品主要用于全肠外营养中作为磷的补充剂以及某些疾病所

致低磷血症。

【用法和用量】将本品稀释200倍以上，供静脉滴注。一般全肠外营养中，每1 000 kcal热量加入本品2.5ml，并控制滴注速度。

【禁忌证】严重肾功能不全，休克和脱水患者禁用。

【不良反应】如过量使用本品可出现高磷血症、低钙血症、肌肉颤搐、痉挛、胃肠道不适等，出现中毒症状，应立即停药。

【注意事项】

(1) 本品严禁直接注射，必须在医生指导下稀释200倍以上，方可经静脉滴注，并须注意控制滴注速度。

(2) 本品仅限于不能进食的患者使用。

(3) 长期用药时应注意血磷、血钙浓度变化。

(4) 本品含K^+346mg，限钾患者慎用。

【药物相互作用】本品与含钙注射液配伍时易析出沉淀，一般不宜同时使用，而在肠外营养同时应用时需注意两者浓度不可过高。

【剂型和规格】

注射液：2ml（磷酸二氢钾0.435 4g与磷酸氢二钾0.639g）。

【贮存】遮光、密闭保存。

（三）肠外营养药

肠外营养药，为有肠内营养禁忌证，或肠内营养不能满足营养需求的患者，通过肠道外途径（外周静脉、中心静脉）改善患者的营养状况。肠外营养药包括葡萄糖、脂肪乳、氨基酸。葡萄糖和脂肪乳为机体提供大部分能量，同时脂肪乳提供必需脂肪酸，氨基酸是合成蛋白质和其他生物活性物质的底物。使用时需以葡萄糖、脂肪乳、氨基酸三合一的形式，才能有效地为患者提供能量和蛋白质。

本部分肠外营养药包括复方氨基酸18AA，脂肪乳氨基酸葡萄糖，中/长链脂肪乳（C_6-C_{24}）。

356. 复方氨基酸18AA　Compound Amino Acid 18AA

【药理作用】

(1) 成人用复方氨基酸：含有合成人体蛋白质必需的18种必需氨基酸和非必需氨基酸，用以满足机体合成蛋白质的需要，改善氮平衡。

(2) 小儿复方氨基酸：婴幼儿体内苯丙氨酸羟化酶以及胱硫醚酶活性低，易产生高苯丙氨酸血症、高蛋氨酸血症，组氨酸合成速度慢，因此本品符合婴幼儿代谢的特点，降低了苯丙氨酸、甲硫氨酸以及甘氨酸的用量，增加了半胱氨酸、组氨酸的用量，小儿复方氨基酸注射液（18AA-Ⅰ）和小儿复方氨基酸注射液（18AA-Ⅱ）均不含胱氨酸，另外小儿复方氨基酸注射液（18AA-Ⅱ）额外添加了牛磺酸。牛磺酸是甲硫氨酸、半胱氨酸的代谢产物，有保护细胞膜、促进脑发育、维持视网膜正常功能和防止胆汁淤积及增强心肌细胞功能等作用。

【适应证】

（1）成人用复方氨基酸：用于各种原因导致不能进食、进食不足、不愿进食、吸收不良或高分解代谢状态，需肠外营养支持治疗的成人患者。年龄大于 3 岁的儿童和青少年可选用成人配方。

（2）小儿复方氨基酸：①用于各种原因导致不能进食、进食不足、不愿进食、吸收不良或高分解代谢状态，需肠外营养支持治疗的小儿；②用于早产儿、低体重儿的肠外营养；③年龄不超过 3 岁的婴幼儿推荐选用小儿专用氨基酸。

【用法和用量】在配伍合理性得到保证的前提下，本品需与葡萄糖、脂肪乳以及电解质、维生素、多种微量元素按照适当比例混合后配制成“全合一”或“二合一”（脂肪乳禁忌时）静脉连续缓慢输注；输注速度根据患者情况调整，可 24 小时持续输注；输注途径可选择外周静脉或中心静脉，根据“全合一”渗透压以及患者情况而定，一般以中心静脉途径输注。

（1）成人用复方氨基酸：输注量应根据患者的年龄、体重、病情等情况而定。①成人，在给予足够能量的情况下，对于一般情况，氨基酸需要量 0.8～1.5g/（kg•d）；中重度应激患者氨基酸需要量 1.2～2.5g/（kg•d）。②年龄大于 3 岁的儿童和青少年氨基酸用量可参照小儿复方氨基酸。

（2）小儿复方氨基酸：输注量应根据患儿的年龄、体重、病情等情况而定，非蛋白热卡与氮之比为（100～200）kcal∶1g。一般情况：①新生儿，出生后 24 小时内即可应用（肾功能不全者例外），从 1.5～2.0g/（kg•d）开始，足月儿可至 3.0g/（kg•d），早产儿可增至 3.5～4.0g/（kg•d）。② 1 岁以内，2.0～3.0g/（kg•d）。③ 1～3 岁，1.5～2.5g/（kg•d）。④ 3 岁以上，1.0～2.0g/（kg•d）。

【禁忌证】严重氮质血症、严重肝功能不全、肝性脑病昏迷或有向肝性脑病昏迷发展、严重肾衰竭或尿毒症、对氨基酸有代谢障碍等的患者以及对本品过敏者禁用。

【不良反应】

（1）滴速过快：易产生心率加快，胃肠道反应如恶心、呕吐，发热及头痛，也可能导致血栓性静脉炎。

（2）过敏反应：因制剂中含抗氧化剂可诱发过敏反应，如皮疹、瘙痒等，严重者可发生过敏性休克，若发生应终止给药。

（3）其他：心悸、胸闷、呼吸困难、面部潮红、多汗等。

【注意事项】

(1) 肝、肾功能不全者慎用。

(2) 本品对妊娠期妇女安全性的评价尚不明确，必须权衡利弊后，方可决定是否应用。哺乳期妇女应避免使用。

(3) 用药时一次用完，剩余药液切勿再用。

【药物相互作用】因本品需以“全合一”的形式输注，除葡萄糖、脂肪乳、电解质、维生素以及微量元素外，不推荐加入其他药物。

【剂型和规格】

(1) 注射液：250ml：12.5g（总氨基酸）。

(2) 小儿复方氨基酸注射液（18AA-Ⅰ）：20ml：1.348g（总氨基酸）。

(3) 小儿复方氨基酸注射液（18AA-Ⅱ）：50ml：3.0g（总氨基酸）。

【贮存】避光、密闭，不超过20℃的凉暗处保存。

357. 脂肪乳氨基酸葡萄糖△
Fat Emulsion，Amino Acids and Glucose

【药理作用】含葡萄糖、脂肪乳、氨基酸以及电解质，为患者提供能量、必需脂肪酸及满足机体合成蛋白质的需求，维持体内电解质平衡。

本品有两种规格，所含三大营养物质剂量、提供能量及电解质等见表16-1。

表16-1　脂肪乳氨基酸葡萄糖两种规格的成分表

规　格	1 440ml	1 920ml
总能量/kcal	1 000	1 400
葡萄糖（无水）/g	97	130
脂肪/g	51	68
总氨基酸/g	34	45
钠/mmol	32	43
钾/mmol	24	32
镁/mmol	4.0	5.3
钙/mmol	2.0	2.7
磷/mmol	11	14
硫酸盐/mmol	4.0	5.3
氯/mmol	47	62
醋酸盐/mmol	39	52

【适应证】用于不能或功能不全或被禁忌经口/肠道摄取营养的成人患者。

【用法和用量】

（1）经周围静脉或中心静脉进行输注。外周静脉使用时，为避免可能发生的静脉炎，建议每日更换输液针刺入的位置。

（2）使用前开通腔室间的可剥离封条，使三腔内液体混合均匀，混合液在25℃下可放置24小时。

（3）一般患者，能量20～30kcal/（kg•d），葡萄糖2.0～6.0g/kg，脂肪1.0～2.0g/kg，氨基酸0.8～1.5g/（kg•d）；有中度或重度代谢应激患者，氨基酸1.2～2.5g/（kg•d）。肥胖患者按理想体重计算。

（4）本品输注速率不宜超过3.7ml/（kg•h）。推荐输注时间为12～24小时。

【禁忌证】下列情况禁用：

（1）对鸡蛋、大豆蛋白或处方中任一成分过敏者。

（2）重度高脂血症、严重肝功能不全、严重凝血机制障碍、先天性氨基酸代谢异常、严重肾功能不全且无法进行腹透与血透者、急性休克、吞噬血细胞综合征、严重高糖血症（胰岛素治疗超过6单位/h）以及血电解质（指本品处方中所含有的）水平出现异常升高。

（3）其他一般禁忌，如急性肺水肿、水潴留、失代偿性心功能不全、低渗性脱水。

（4）疾病状态处于非稳定期，如严重创伤后期、失代偿性糖尿病、急性心梗、代谢性酸中毒、严重败血症、高渗性昏迷等。

【不良反应】

（1）周围静脉输注有可能发生静脉炎。

（2）可能会出现脂肪超载综合征，表现发热、脂肪浸润、肝大、脾大、贫血、白细胞减少症、血小板减少症、凝血机制障碍、昏迷等。

（3）过敏性反应，如发热、寒战、皮疹、呼吸困难等，应立即停止输注。

【注意事项】

（1）因本品不含维生素和微量元素，使用本品患者需补充。

（2）水、电解质代谢紊乱（如异常高或低的血清电解质水平）的患者在使用本品前须对有关指标予以纠正。

（3）使用期间监测指标及异常值处理措施：①需监测血电解质、血清甘油三酯、血糖、肝功能、肾功能水电解质平衡、酸碱平衡、血浆渗透压、血细胞计数与凝血状况等，使用初期24～48小时内，密切观察并调整液体、电解质、矿物质与维生素的用量，防止诱发肺水肿、充血性心力衰竭；②若患者使用期间出现高血糖，建议使用胰岛素泵控制血糖，若需在本品中加入普通胰岛素建议根据患者血糖情况调整，初始胰岛素量可按每克葡萄糖 0.1U 胰岛素比例加入；③输注期间血清甘油三酯不宜超过 3mmol/L，推荐检测方法是在输注结束 5～6 小时后进行；④对脂质代谢受损，如肾功能不全、失代偿性糖尿病、胰腺炎、肝功能损害、甲状腺功能低下（伴有高脂血症）以及败血症患者，应谨慎使用本品，如需使用则应密切观察血清甘油三酯浓度；⑤根据患者电解质实际水平，可另补充电解质；⑥当患者伴有肾功能不全则应密切监测磷与钾的摄入以防产生高磷血症与高钾血症。

（4）对代谢性酸中毒、乳酸酸中毒、细胞供氧不足、血浆渗透压增高的患者应谨慎给予肠外营养。

（5）从中心静脉输注时，由于中心静脉输注可能会增加感染的机会，因此应注意在无菌条件下进行静脉插管，并且一旦输注过程出现任何异常现象，应立即停止输注。禁止本品与输血 / 血制品同用一根（套）输液管（器）。

（6）只有在复方氨基酸溶液澄清且无色或微黄、葡萄糖溶液澄清且无色或几乎无色、脂肪乳溶液呈白色均质状态方可使用本品，使用前需将本品充分混匀。

（7）建议已进行营养支持的静脉不再用于其他输液或添加剂注射使用。

【药物相互作用】因本品含葡萄糖、脂肪乳、氨基酸、电解质，除需要添加的电解质、维生素、微量元素外，不推荐加入其他药物。

【剂型和规格】

注射液：① 1 440ml（20% 脂肪乳注射液 255ml；复方氨基酸注射液 300ml；11% 葡萄糖注射液 885ml）；② 1 920ml（20% 脂肪乳注射液 340ml；复方氨基酸注射液 400ml；11% 葡萄糖注射液 1 180ml）。

【贮存】密闭，25℃以下保存。混合后的液体 2～8℃放置时间不超过 24 小时。

358. 中 / 长链脂肪乳（C6-C24）△
Medium and Long Chain Fat Emulsion（C6-C24）

【药理作用】本品含长链甘油三酸酯（LCT）和可快速转换的中链甘油三酸酯（MCT），满足机体能量的需要，其中长链甘油三酸酯（LCT）还可保证必需脂肪酸的需要，脂肪酸是人体的主要能源物质。除脑组织外，大多数组织均能氧化脂肪酸，尤以肝及肌肉最活跃。中链甘油三酸酯（MCT）分子量小，在代谢时进入线粒体不需要肉毒碱携带，氧化快而彻底，能以辅酶 A 和酮体的形式供能，中链脂肪酸不易于再酯化，发挥作用完全。中 / 长链脂肪乳不仅具有长链脂肪乳的优点，同时它进一步改善了脂肪乳的代谢，对有脂代谢障碍的病人尤其有利。正常人输注本品后的甘油三酯半衰期是16分钟，短于单纯输注长链脂肪乳后的甘油三酯半衰期（约33分钟）。

【适应证】用于需要接受胃肠外营养和/或必需脂肪酸缺乏的患者。

【用法和用量】

（1）用法：在配伍合理性得到保证的前提下，本品需与葡萄糖、氨基酸以及电解质、维生素、多种微量元素按照适当比例混合后配制成"全合一"静脉连续缓慢输注。

（2）剂量：成人，1～2g（2g为最大推荐剂量）/（kg•d）；儿童，根据情况调整，建议①新生儿在生后24小时内即可使用，剂量从1.0g/（kg•d），按照0.5～2.0g/（kg•d）递增，总量不超过3g/（kg•d）；②1岁以内，2.0～3.0g/（kg•d）；③1～3岁，1.5～2.5g/（kg•d）；④3岁以上，1.0～2.0g/（kg•d）。

（3）输注速度及途径：根据患者情况调整，可24小时持续输注；可选择外周静脉或中心静脉，根据"全合一"渗透压以及患者情况而定，一般以中心静脉途径输注。

（4）不能使用孔径0.2μm滤过器。

【禁忌证】

（1）严重凝血障碍、休克和虚脱、妊娠、急性血栓栓塞、伴有酸中毒和缺氧的严重脓毒血症、脂肪栓塞、急性心肌梗死和卒中、酮症酸中毒昏迷和糖尿病性前期昏迷患者禁用。

（2）输液过程中出现甘油三酯蓄积时，以下也将禁忌：脂类代谢障碍、肝功能不全、肾功能不全、网状内皮系统障碍、急性出血坏死性胰腺炎。

（3）胃肠外营养的一般禁忌：各种原因引起的酸中毒、未治疗的水电解质代谢紊乱（低渗性脱水、低血钾、水潴留）、代谢不稳定、肝内胆汁淤积。

【不良反应】

（1）可能发生的早期不良反应是：体温轻度升高、发热感、寒冷感、寒战、不正常的热感（红晕）或发绀、食欲下降、恶心、呕吐、呼吸困难、过敏反应等，如果出现这些不良反应，或输入脂肪乳时血清甘油三酯浓度高于3mmol/L，应停止输注或减量输注。

（2）过量使用可能发生脂肪超载综合征，表现为肝脾肿大、肝功能异常、凝血异常、体温升高、血脂升高等。

【注意事项】

（1）使用期间监测指标：血清甘油三酯、血糖、酸碱平衡、血电解质、液体出入量及血常规。脂肪乳输注过程中，血清甘油三酯浓度成人不应超过3mmol/L，儿童超过4.5mmol/L（400mg/dl）或婴儿超过2.6mmol/L（227mg/dl）时慎用脂肪乳。儿童血总胆红素超过170μmol/L慎用脂肪乳。

(2) 儿童严重呼吸衰竭时不推荐使用高剂量[＞2g/(kg·d)]脂肪乳剂。

(3) 对大豆或其他蛋白质高度敏感的病人慎用。

【药物相互作用】因本品需以“全合一”的形式输注，除葡萄糖、氨基酸、电解质、维生素以及微量元素外，不推荐加入其他药物。

【剂型和规格】

注射液：① 250ml(大豆油 12.5g；中链甘油三酸酯 12.5g；卵磷脂 1.5g)；② 250ml(大豆油 25g；中链甘油三酸酯 25g；卵磷脂 3g)。

【贮存】25℃以下，不得冰冻。

(四) 肠内营养药

肠内营养药，经口、肠道途径为患者提供全面的营养素。肠道营养药中包含碳水化合物、脂肪、蛋白质、电解质、维生素以及人体所需的各种矿物质。肠道营养药除满足机体营养需求外，对于维护肠道、细胞、组织及器官等功能有重要意义。

本部分包括供全肠内营养支持或部分肠内营养支持的患者使用的肠内营养药整蛋白型肠内营养剂。

359. 整蛋白型肠内营养剂(粉剂)△
Intacted Protein Enteral Nutrition Powder

【药理作用】补充人体日常生理功能所需的能量及营养成分。在体内消化吸收过程同正常食物。本品 320g 提供能量 1 478.4kcal，碳水化合物 180.48g，脂肪 58.24g，蛋白质 59.2g，钠 1 494.4mg，钾 2 246.4mg，氯 1 862.4mg，钙 1 184mg，磷 1 065.6mg，镁 336mg，铁 23.68mg，锌 17.76mg，铜 2 662.4μg，锰 4.896mg。

【适应证】本品适用于有胃肠道功能或部分胃肠道功能，而不能或不愿进食足够数量的常规食物以满足机体营养需求的应进行肠内营养治疗的患者。主要用于患有畏食和其相关的疾病、机械性胃肠道功能紊乱、危重疾病、营养不良患者的手术前喂养。能用于糖尿病患者。

【用法和用量】

(1) 用法：口服或管饲喂养。

(2) 用量：①一般患者，每日给予 2 000kcal。高代谢患者(烧伤、多发性创伤)，每日可用到 4 000kcal。对初次胃肠道喂养的病人，初始剂量最好从每日 1 000kcal 开始，在 2～3 日内逐渐增加至需要量。②少量使用，所附小匙取 9 平匙，溶于 50ml 温开水中充分混合，待完全溶解后，加温开水至 200ml。常规使用，在洁净的容器中注入 500ml 温开水，加入本品 1 听，充分混合。待粉剂完全溶解后，再加温开水至 1 500ml，轻轻搅拌混匀。

（3）管饲滴速：开始滴速可 20～50ml/h，由慢及快，根据患者情况调整可至 100～125ml/h。

【禁忌证】

（1）肠道功能衰竭、完全性肠道梗阻以及严重腹腔内感染患者禁用。

（2）对本品中任一成分过敏以及有先天性代谢障碍的患者禁用。

（3）顽固性腹泻等需要进行肠道休息处理的患者禁用。

【不良反应】 摄入过快或严重超量时可能会出现恶心、呕吐、腹泻和腹痛等胃肠道不适反应。

【注意事项】

（1）严禁经静脉输注。

（2）溶解配制时应谨慎操作以保证产品的卫生；溶解配制好的产品应尽量一次用完。若有剩余，应置于加盖容器中，于 4℃条件下保存但不得超过 24 小时。

（3）使用期间监测指标：需监测血糖，肝、肾功能，水电解质平衡，酸碱平衡等，若有异常则做相应处理。

（4）严重糖代谢异常及严重肝、肾功能不全的患者慎用。

（5）不宜用于 1 岁以内的婴儿；不宜作为 1～5 岁儿童的单一营养来源。

【药物相互作用】 不应与其他药物混合使用。

【剂型和规格】

粉剂：320g/ 听

【贮存】 避光、密闭，室温保存。已冲调好的产品应放在冰箱中，4℃条件下最多存放 24 小时。

（缪丽燕　金鸿宾　于　迪）

第十七章

调节水、电解质及酸碱平衡药

多种疾病在其发生、发展过程中常出现水、电解质、酸碱和糖的平衡失常，表现相应的临床症状，甚至危及生命，必须及时予以纠正。对于摄入不足的患者，若经过营养风险筛查不需要营养支持，合理、安全、简便的水电解质补充及酸碱失衡纠正是最基础的治疗。

本章包括水、电解质平衡调节药，酸碱平衡调节药以及葡萄糖。

（一）水、电解质平衡调节药

机体内环境的体液、电解质的平衡和稳定对于保证机体健康非常重要。各种疾病可导致它们的失衡。电解质方面较为重要的为钾和钠，它们分别是维持细胞内、外和体液渗透浓度的阳离子。此外，钾离子对保持正常的神经肌肉兴奋性有重要作用。

本部分包括常用于治疗水、电解质失衡的口服补液盐（散剂）、氯化钠（注射剂）及其复方氯化钠（注射剂）、葡萄糖氯化钠（注射剂）和氯化钾（口服缓释剂型、颗粒剂、注射剂）。

其中，口服补液盐（ORS）是世界卫生组织推荐的治疗急性腹泻脱水有优异疗效的药物，处方组成合理，价廉易得，方便高效，其纠正脱水的速度优于静脉滴注。此疗法不仅适用于医疗条件较好的城市，更适用于边远的地区。该药虽为口服制剂，但要强调规范的配制方法，使含量准确以确保疗效。

360. 口服补液盐 Oral Rehydration Salts

【药理作用】本品含电解质钠、钾、氯等，同时含有葡萄糖。钠离子、钾离子是维持体内恒定的渗透压所必需的，肠黏膜吸收葡萄糖的同时可吸收一定量的钠离子，从而使肠黏膜对肠液的吸收增加。本品除具有补充水、钠和钾的作用外，尚对急性腹泻有治疗作用。

本品包括散剂（Ⅰ、Ⅱ、Ⅲ），组分分别为：①散剂Ⅰ，每袋重 14.75g，其中大包葡萄糖 11g，氯化钠 1.75g，小包氯化钾 0.75g，碳酸氢钠 1.25g；②散剂Ⅱ，每袋重 13.95g，其中无水葡萄糖 10g，氯化钠 1.75g，氯化钾 0.75g，枸橼酸钠 1.45g；③散剂Ⅲ，每袋重 5.125g，其中无水葡萄糖 3.375g，氯化钠 0.65g，氯化钾 0.375g，枸橼酸钠 0.725g。

【适应证】

（1）本品散剂Ⅰ、Ⅱ：用于预防和治疗急、慢性腹泻造成的轻度脱水，补充电解质钠、钾、氯。

（2）本品散剂Ⅲ：用于预防和治疗腹泻引起的轻、中度脱水，补充电解质钠、钾、氯。

【用法和用量】

（1）本品散剂Ⅰ、Ⅱ：将一袋溶解于 500ml 的温开水中，一般每日服用 3 000ml，直至腹泻停止。

（2）本品散剂Ⅲ：将一袋溶解于 250ml 温开水中。治疗：①成人开始时 50ml/kg，4～6 小时内服完，再根据患者脱水程度调整剂量直至腹泻停止；②儿童开始时 50ml/kg，4 小时内服用，再根据患者脱水程度调整剂量直至腹泻停止；③婴幼儿应用本品时需少量多次给予，当每日剂量超过 100ml/kg 时，需给予饮水，以免发生高钠血症。预防：① 6 个月以下儿童每次服用 50ml；② 6 个月～2 岁儿童每次服用 100ml；③ 2～10 岁儿童每次服用 150ml。

【禁忌证】少尿或无尿；严重失水、有休克征象；严重腹泻（粪便量超过每小时 30ml/kg）；葡萄糖吸收障碍；由于严重呕吐等原因不能口服者；肠梗阻、肠麻痹和肠穿孔的患者禁用。

【不良反应】常见恶心、呕吐、咽部不适、胸痛等以及高钠血症、水钠潴留。

【注意事项】

（1）严重失水或应用本品后失水无明显纠正者需改为静脉补液，一旦可以口服即给予本品。

（2）腹泻停止后即停服。

（3）使用期间检查血压、体重、血电解质（主要为 Na^+ 和 K^+）、失水体征、粪便量。

（4）一般不用于早产儿。

（5）各种水肿性疾病、忌钠盐性疾病、高钾血症、高血糖症患者慎用。

（6）不能直接服用袋内粉末，也不能用牛奶或果汁等其他液体代替水来溶解。

【剂型和规格】

散剂（Ⅰ、Ⅱ、Ⅲ）：规格暂以国家药品管理部门批准的规格为准。

【贮存】密闭保存。

361. 氯化钠 Sodium Chloride

【药理作用】钠和氯是机体重要的电解质，主要通过下丘脑、神经垂体和肾脏进行调节，对维持正常的血液和细胞外液的容量和渗透压起着非常重要的作用。本品静脉注射后直接进入血液循环，在体内广泛分布，主要存在于细胞外液。钠离子、氯离子均可被肾小球滤过，并部分被肾小管重吸收，由肾脏随尿排泄，仅少部分从汗排出。

【适应证】

（1）0.9% 氯化钠注射液：用于各种原因所致的低渗性、等渗性和高渗性失水，高渗性非酮症糖尿病昏迷，低氯性代谢性碱中毒，糖尿病酮症酸中毒补液。

（2）10% 氯化钠注射液：主要用于各种原因所致的水中毒及严重的低钠血症。

【用法和用量】

（1）高渗性失水：所需补液总量（L）=［血钠浓度（mmol/L）−142］/ 血钠浓度（mmol/L）× 0.6 × 体重（kg），液体选择为 5% 葡萄糖注射液或 0.45% 氯化钠注射液，第一日补给半量，余量在以后 2～3 日内补给，并根据心肺肾功能酌情调节。在治疗开始的 48 小时内，血钠浓度每小时下降不超过 0.5mmol/L。若患者存在休克，应先予氯化钠注射液，并酌情补充胶体，待休克纠正，血钠 ＞155mmol/L，血浆渗透浓度＞350mOsm/L，可予低渗氯化钠注射液。待血浆渗透浓度＜ 330mOsm/L，改用 0.9% 氯化钠注射液。

（2）等渗性失水：原则给予等渗溶液，如 0.9% 氯化钠注射液或复方氯化钠注射液，但上述溶液氯浓度明显高于血浆，单独大量使用可致高氯血症，故可将 0.9% 氯化钠注射液和 1.25% 碳酸氢钠或 1.86%（1/6mol/L）乳酸钠以 7∶3 的比例配制后补给。后者氯浓度为 107mmol/L，并可纠正代谢性酸中毒。补给量可按体重或血细胞比容计算（作为参考）。①按体重计算，补液量（L）= 体重下降（kg）× 142/154；②按血细胞比容计算，补液量（L）=［实际血细胞比容 − 正常血细胞比容 × 体重（kg）× 0.2］/ 正常血细胞比容。正常血细胞比容男性为 48%，女性 42%。

（3）低渗性失水：血钠低于 120mmol/L 或出现中枢神经系统症状时，给予 3%～5% 氯化钠注射液缓慢滴注，在 6 小时内将血钠浓度提高至 120mmol/L 以上。待血钠回升至 120～125mmol/L 以上，可改用等渗溶液或等渗溶液中酌情加入高渗葡萄糖注射液或 10% 氯化钠注射液。

（4）低氯性碱中毒：给予 0.9% 氯化钠注射液或复方氯化钠注射液 500～1 000ml，以后根据碱中毒情况决定用量。

（5）糖尿病酮症酸中毒补液：0.9% 本品液体量可按原体重的 10% 估计。一般在最初 2 小时可补液 1 000～2 000ml，前 4～6 小时输入补液总量的 1/3，以后逐渐减慢补液量，不宜太快太多。以免脑水肿、肺水肿的发生。补液时最好用心电图监护。

【禁忌证】妊娠高血压综合征者禁用。

【不良反应】输液容量过多和滴速过快，可致水钠潴留，引起水肿、血压升高、心率加快、胸闷、呼吸困难、急性左心功能衰竭。不适当给予高渗氯化钠可致高钠血症。过多、过快输注低渗氯化钠，可致溶血及脑水肿。

【注意事项】

（1）下列情况 0.9% 氯化钠注射液慎用，10% 氯化钠注射液禁用：水肿性疾病，如肾病综合征、肝硬化、腹水、充血性心力衰竭、急性左心衰竭、脑水肿及特发性水肿等；急性肾衰竭少尿期，慢性肾衰竭尿量减少而对利尿药反应不佳者；高血压；低钾血症者。

（2）根据临床需要，检查血清中钠、钾、氯离子浓度；血液中酸碱浓度平衡指标，肾功能及血压和心肺功能。

（3）儿童用药及老年人用药：补液量和速度应严格控制。

（4）浓氯化钠不可直接静脉注射或滴注，应加入液体稀释后应用。

【剂型和规格】

注射液：0.9%、10%（10ml、50ml、100ml、250ml、500ml、1 000ml）。

【贮存】密闭保存。

362. 葡萄糖氯化钠
Glucose and Sodium Chloride

【药理作用】本品含葡萄糖和氯化钠，为机体提供能量以及维持人体正常的血液和细胞外液的容量和渗透压。

【适应证】补充热能和体液。用于各种原因引起的进食不足或大量体液丢失。

【用法和用量】本品为复方制剂，含 5% 葡萄糖和 0.9% 氯化钠，可与高浓度葡萄糖注射液（10%、25%、50%）配制成需要的浓度，为患者提供能量，补充液体以及 Na^+ 和 Cl^-。

【剂型和规格】

注射液：① 100ml；② 250ml；③ 500ml。

【贮存】密闭保存。

其他具体内容可参考“361. 氯化钠”和“367. 葡萄糖”相关内容。

363. 复方氯化钠　Compound Sodium Chloride

【药理作用】本品含 Na^+ 和 Cl^- 及少量的 K^+、Ca^{2+}。除具有维持体液容量和渗透压的稳定作用外，还可补充少量钾离子和钙离子。静脉注射后氯化钠主要由肾脏排泄。

【适应证】

(1) 用于各种原因所致的失水，包括低渗性、等渗性和高渗性失水。

(2) 高渗性非酮症昏迷：应用等渗或低渗氯化钠可纠正失水和高渗状态。

(3) 低氯性代谢性碱中毒：患者因某种原因不能进食或进食减少而需补充每日生理需要量时，一般可给予本品。因本品含钾量极少，低钾血症需根据需要另行补充。

【用法和用量】本品为复合制剂，含氯化钠 0.85%、氯化钾 0.03%、氯化钙 0.033%。治疗失水时，应根据其失水程度、类型等，决定补液量、种类、途径和速度。可参考“361. 氯化钠”相关内容。

【不良反应】

(1) 输注过多、过快，可致水钠潴留，引起水肿、血压升高、心率加快、胸闷、呼吸困难，甚至急性左心衰竭。

(2) 不适当地给予高渗氯化钠可致高钠血症。

(3) 过多、过快给予低渗氯化钠可致溶血、脑水肿等。

【注意事项】儿童和老年用药期间补液量和速度应严格控制。其他内容同“361. 氯化钠”相关内容。

【剂型和规格】

注射液：① 250ml；② 500ml。

【贮存】密闭保存。

364. 氯化钾　Potassium Chloride

【药理作用】钾是细胞内的主要阳离子，其浓度为 150～160mmol/L，而细胞外的主要阳离子是钠离子，血清钾浓度仅为 3.5～5.0mmol/L。机体主要依靠细胞膜上的 Na^+-K^+-ATP 酶来维持细胞内外的 K^+、Na^+ 浓度差。体内的酸碱平衡状态对钾代谢有影响，如酸中毒时 H^+ 进入细胞内，为了维持细胞内外的电位差，K^+ 释出到细胞外，引起或加重高钾血症。而代谢紊乱也会影响酸碱平衡，正常的细胞内外钾离子浓度及浓度差与细胞的某些功能有着密切的关系，如碳水化合物代谢，糖原贮存和蛋白质代谢，神经、肌肉包括心肌的兴奋性和传导性等。钾 90% 由肾脏排泄，10% 由肠道排泄。

【适应证】

(1) 治疗各种原因引起的低钾血症，如进食不足、呕吐、严重腹泻、应用排钾性利尿药、低钾性家族周期性麻痹、长期应用糖皮质激素和补充高渗葡萄糖后引起的低钾血症等。

(2) 预防低钾血症，当患者存在失钾情况，尤其是如果发生低钾血症对患者危害较大时（如使用洋地黄类药物的患者），需预防性补充钾盐，如进食很少、严重或慢性腹泻、长期服用肾上腺皮质激素、失钾性肾病、巴特综合征等。

(3) 用于洋地黄中毒引起频发性、多源性期前收缩或快速心律失常。

【用法和用量】

(1) 口服用氯化钾：用于治疗轻型低钾血症或预防性用药。①氯化钾缓释片，成人每次 1g，每日 2g，早晚各 1 次，剂量根据患者情况调整。②氯化钾颗粒剂，常规剂量成人每次 0.5～1g。用温开水溶解后服用，每日 1～3 次，饭后服用，并按病情调整剂量，每日最大剂量 6g。③小儿使用时宜用颗粒剂，一日 0.075～0.22g/kg。

(2) 静脉用氯化钾：①一般用法为将氯化钾 1～1.5g 加入 5% 葡萄糖注射液 500ml 中滴注（忌直接静脉滴注与推注）。一般补钾浓度不超过 3.4g/L（45mmol/L），速度不超过 0.75g/h（10mmol/h），一日补钾量为 3～4.5g（40～60mmol）。②在体内缺钾引起严重快速室性异位心律失常时，钾盐浓度可升高至 0.5%～1%，滴速可达 1.5g/h（20mmol/h），补钾总量可达一日 10g 或以上。③如病情危急，补钾浓度和速度可超过上述规定。但需严密动态观察血钾及心电图等，防止高钾血症发生。④儿童，一日 0.22g/kg。

【禁忌证】高钾血症者，急、慢性肾功能不全者禁用。

【不良反应】

(1) 口服偶见胃肠道刺激症状，如恶心、呕吐、咽部不适、胸痛（食管刺激）、腹痛、腹泻，甚至消化性溃疡及出血。在空腹、剂量较大及原有胃肠道疾病者中更易发生。

(2) 静脉滴注浓度较高、速度较快或静脉较细时，易刺激静脉内膜引起疼痛。

(3) 滴注速度较快、应用过量或原有肾功能损害时，应注意发生高钾血症。

【注意事项】

(1) 静脉用氯化钾严禁直接静脉注射。

(2) 需较高浓度本品时需从中心静脉滴注。

(3) 下列情况慎用：急性脱水，因严重时可致尿量减少，尿 K^+ 排泄减少；

代谢性酸中毒伴有少尿时；急慢性肾功能衰竭；家族性周期性麻痹，低钾性麻痹应给予补钾，但需鉴别高钾性或正常性周期麻痹；慢性或严重腹泻可致低钾血症，但同时可致脱水和低钠血症，引起肾前性少尿；传导阻滞性心律失常，尤其应用洋地黄类药物时；大面积烧伤、肌肉创伤、严重感染、大手术后24小时和严重溶血等可引起高钾血症情况；肾上腺性异常综合征伴盐皮质激素分泌不足；接受保钾利尿剂的患者；胃肠道梗阻、慢性胃炎、溃疡病、食管狭窄、憩室、肠张力缺乏，以及溃疡性结肠炎患者。

(4) 用药期间需作以下随访检查：血钾、血镁、血钠、血钙、酸碱平衡指标、心电图、肾功能和尿量。

(5) 老年人肾脏清除 K^+ 功能下降，应用钾盐时较易发生高钾血症。

【药物相互作用】

(1) 肾上腺糖皮质激素类药尤其是具有较明显盐皮质激素作用者，肾上腺盐皮质激素和促肾上腺皮质激素（ACTH）因能促进尿钾排泄，与本品合用时降低钾盐疗效。

(2) 抗胆碱药物能加重口服钾盐尤其是氯化钾的胃肠道刺激作用。

(3) 非甾体抗炎药加重口服钾盐的胃肠道反应。

(4) 与库存血（库存10日以下含钾30mmol/L，库存10日以上含钾65mmol/L）、含钾药物和保钾利尿药合用时，发生高钾血症的机会增多，尤其是有肾损害者。

(5) 血管紧张素转换酶抑制剂和环孢素A能抑制醛固酮分泌，尿钾排泄减少，故合用时易发生高钾血症。

(6) 肝素能抑制醛固酮的合成，尿钾排泄减少，合用时易发生高钾血症。另外，肝素可使胃肠道出血机会增多。

【剂型和规格】

(1) 缓释片：0.5g。

(2) 注射液：10ml：1.5g。

(3) 颗粒剂：规格暂以国家药品管理部门批准的规格为准。

【贮存】 密闭保存。

（二）酸碱平衡调节药

正常人的体液pH只能在一个很小的范围内发生变化。人体能通过体液的缓冲系统，以及肺的呼吸和肾的调节作用，使血液内 H^+ 浓度仅在小范围内变动，保持血液的pH为7.35～7.45。各种原因引起的呼吸和代谢障碍，均可使上述平衡遭到破坏。此时，除应了解病因外，尚需及时根据失衡情况应用药物纠正。

本部分包括能调节体液、电解质及酸碱平衡的药品乳酸钠林格（注射剂）

和碱性药物碳酸氢钠（片剂、注射剂）。

365. 乳酸钠林格　Sodium Lactate Ringer's

【药理作用】人体在正常情况下血液中也有少量乳酸，主要自葡萄糖或糖原酵解生成，来自肌肉、皮肤、脑及细胞等，乳酸生成后或再被转化为糖原或丙酮酸，或进入三羧酸循环被分解为水及二氧化碳。乳酸钠的 pH 为 6.5～7.5，经肝脏氧化，代谢转变为碳酸氢钠，可纠正代谢性酸中毒。高钾血症伴酸中毒时，乳酸钠可纠正酸中毒并使钾离子自血及细胞外液进入细胞内。降解乳酸的主要脏器为肝和肾脏，当体内乳酸代谢失常或发生障碍时，疗效不佳。另外，乳酸钠替代醋酸钠作腹膜透析液的缓冲剂可减少腹膜刺激，对心肌抑制和周围血管阻力影响也可有所减少。

【适应证】调节体液、电解质及酸碱平衡药。用于代谢性酸中毒或有代谢性酸中毒的脱水病例。

【用法和用量】静脉滴注。成人一次 500～1 000ml，按年龄、体重及症状不同可适当增减。给药速度：成人每小时 300～500ml。

【禁忌证】心力衰竭者、急性肺水肿者、脑水肿者、严重乳酸酸中毒者、严重肝功能不全者及严重肾衰竭有少尿或无尿者禁用。

【不良反应】

（1）有低钙血症者（如尿毒症），在纠正酸中毒后易出现手足发麻、疼痛、抽搐、呼吸困难等症状，常因血清钙离子浓度降低所致。

（2）可见心率加速、胸闷、气急以及肺水肿、心力衰竭等表现。

（3）可见血压升高。

（4）可见体重增加、水肿。

（5）过量时出现碱中毒。

（6）有时出现低钾血症。

【注意事项】

（1）下列情况应慎用：①糖尿病患者服用双胍类药物（尤其是苯乙双胍），阻碍肝脏对乳酸的利用，易引起乳酸中毒；②水肿患者伴有钠潴留倾向时；③高血压患者；④心功能不全；⑤肝功能不全；⑥缺氧及休克；⑦酗酒、水杨酸中毒、I 型糖原沉积病；⑧糖尿病酮症酸中毒；⑨肾功能不全。

（2）用药时应做下列检查及观察：①血 pH 和 / 或二氧化碳结合力；②血清钠、钾、钙、氯浓度测定；③肾功能测定，包括血肌酐、尿素氮等；④血压；⑤心肺功能状态；⑥肝功能不全。

【药物相互作用】与其他药物合用时，注意药物（如大环内酯类抗感染药物、生物碱、磺胺类）因 pH 及离子强度变化而产生配伍禁忌。由于本品含有钙离子，与含有枸橼酸钠的血液混合时会产生沉淀。

【剂型和规格】

注射液：500ml。

【贮存】密闭保存。

366. 碳酸氢钠　Sodium Bicarbonate

【药理作用】

(1) 治疗代谢性酸中毒：本品使血浆内碳酸根浓度升高，中和氢离子，从而纠正酸中毒。

(2) 碱化尿液：由于尿液中碳酸氢根浓度增加后 pH 升高，使尿酸、磺胺类药物与血红蛋白等不易在尿中形成结晶或聚集。

(3) 制酸：口服能迅速中和或缓冲胃酸，而不直接影响胃酸分泌。因而胃内 pH 迅速升高，缓解高胃酸引起的症状。口服作用较弱，持续时间较短。

(4) 本品注射液经静脉滴注后，血中碳酸氢钠经肾小球滤过，进入尿液排出。部分碳酸氢根离子与尿液中氢离子结合生成碳酸，再分解成二氧化碳和水。前者可弥散进入肾小管细胞，与细胞内水结合，生成碳酸，解离后的碳酸氢根离子被重吸收进入血液循环。血中碳酸氢根离子与血中氢离子结合生成碳酸，进而分解成二氧化碳和水，二氧化碳经肺呼出。

【适应证】

(1) 口服用碳酸氢钠：①治疗轻至中度代谢性酸中毒；②碱化尿液；③用于缓解胃酸过多引起的胃痛、胃灼热感、反酸。

(2) 静脉用碳酸氢钠：①重度代谢性酸中毒则应静脉滴注，如严重肾脏病、循环衰竭、心肺复苏、体外循环及严重的原发性乳酸性酸中毒、糖尿病酮症酸中毒等；②碱化尿液；③对某些药物中毒有非特异性的治疗作用，如巴比妥类、水杨酸类药物及甲醇等中毒。

【用法和用量】

(1) 口服用碳酸氢钠：①治疗轻至中度代谢性酸中毒，口服，每次 1～2g，每日 3 次。②碱化尿液，成人口服首次 4g，以后每 4 小时 1～2g。小儿口服，每日 1～10mmol/kg。③胃酸过多，口服，一次 0.5～1g，一日 3 次。

(2) 静脉用碳酸氢钠：①代谢性酸中毒，静脉滴注，当血液的 pH 低至 7.0～7.1 时，用 5% 碳酸氢钠溶液 90ml 加注射用水至 300ml 配制成 1.5% 的等渗溶液滴注，一般仅给 1～2 次，并进一步监测观察，必要时追加。或按下式计算剂量，补碱量(mmol)=(-2.3－实际测得的 BE 值)×0.25× 体重(kg)，或补碱量(mmol)= 正常的 CO_2CP(mmol)－实际测得的 CO_2CP(mmol)×0.25× 体重(kg)。除非体内丢失碳酸氢盐，一般先给计算剂量的 1/3～1/2，4～8 小时内滴注完毕，心肺复苏抢救时，首次 1mmol/kg，以后根据血气分析结果调整用量（每 1g 碳酸氢钠相当于 12mmol 碳酸氢根）。儿童参考成人剂量；②碱化尿液，成人静脉滴注 2～5mmol/kg，4～8 小时内滴注完毕。

【禁忌证】禁用于吞食强酸中毒时的洗胃，因本品与强酸反应产生大量二氧化碳，可导致急性胃扩张甚至胃破裂。

【不良反应】

（1）大量注射时可出现心律失常、肌肉痉挛、疼痛、异常疲倦虚弱等，主要由于代谢性碱中毒引起低钾血症所致。

（2）剂量偏大或存在肾功能不全时，可出现水肿、精神症状、肌肉疼痛或抽搐、呼吸减慢、口内异味、异常疲倦虚弱等。主要由代谢性碱中毒所致。

（3）长期应用时可引起尿频、尿急、持续性头痛、食欲减退、恶心、呕吐、异常疲倦虚弱等。

【注意事项】

（1）对胃酸分泌试验或血、尿 pH 测定结果有明显影响。

（2）下列情况慎用：少尿或无尿；钠潴留并有水肿时；原发性高血压。

（3）下列情况不作静脉内用药：代谢性或呼吸性碱中毒；各种原因导致的大量胃液丢失；低钙血症时。

（4）长期或大量应用可致代谢性碱中毒，并且钠负荷过高引起水肿等妊娠期妇女应慎用。本品可经乳汁分泌，但对婴儿的影响尚无有关资料。

（5）静脉用药还应注意下列问题：①静脉应用的浓度范围为 1.5%（等渗）至 8.4%。②应从小剂量开始，根据血中 pH、碳酸氢根浓度变化决定追加剂量。③短时期大量静脉输注可致严重碱中毒、低钾血症、低钙血症。当用量超过每分钟 10ml 高渗溶液时，可导致高钠血症、脑脊液压力下降甚至颅内出血，此在新生儿及 2 岁以下小儿更易发生。故以 5% 溶液输注时，速度不能超过每分钟 8mmol 钠。但在心肺复苏时因存在致命的酸中毒，应快速静脉输注。

【药物相互作用】

（1）合用肾上腺皮质激素（尤其是具有较强盐皮质激素作用者）、促肾上腺皮质激素、雄激素时，易发生高钠血症和水肿。

（2）与苯丙胺、奎尼丁合用，后两者经肾排泄减少，易出现毒性作用。

（3）与抗凝药如华法林和 M 胆碱酯酶药等合用，后者吸收减少。

（4）与含钙药物、乳及乳制品合用，可致乳碱综合征。

（5）与西咪替丁、雷尼替丁等 H_2 受体拮抗剂合用，后者的吸收减少。

（6）与排钾利尿药合用，增加发生低氯性碱中毒的危险性。

（7）本品可使尿液碱化，影响肾对麻黄碱的排泄，故合用时麻黄碱剂量应减小。

(8) 钠负荷增加使肾脏排泄锂增多，故与锂制剂合用时，锂制剂的用量应酌情调整。

(9) 碱化尿液能抑制乌洛托品转化成甲醛，从而抑制后者治疗作用，故不主张两药合用。

(10) 本品碱化尿液可增加肾脏对水杨酸制剂的排泄。

【剂型和规格】

(1) 片剂：① 0.3g；② 0.5g。

(2) 注射液：① 10ml：0.5g；② 250ml：12.5g。

【贮存】密闭保存。

（三）其他

367. 葡萄糖 Glucose

【药理作用】葡萄糖是人体主要的热量来源之一，每 1g 葡萄糖可产生 4kcal 热能，故被用来补充热量。当葡萄糖和胰岛素一起静脉滴注时，糖原的合成需钾离子参与，钾离子进入细胞内，血钾浓度下降，故被用来治疗高钾血症。高渗葡萄糖注射液快速静脉注射有使组织脱水的作用，可用作组织脱水剂。另外，葡萄糖是维持和调节腹膜透析液渗透压的主要物质。静脉注射葡萄糖直接进入血液循环。葡萄糖在体内完全氧化生成 CO_2 和水，经肺和肾排出体外，同时产生能量。也可转化成糖原和脂肪贮存。一般正常人体每分钟利用葡萄糖的能力为 6mg/kg。

【适应证】补充能量和体液。用于各种原因引起的进食不足或大量体液丢失（如呕吐、腹泻等），全静脉内营养，低糖血症，饥饿性酮症，高钾血症；高渗溶液用作组织脱水剂；用于配制腹膜透析液，药物稀释剂，GIK 液（极化液）；用于静脉葡萄糖耐量试验。

【用法和用量】

(1) 补充热能：患者因某些原因进食减少或不能进食时，一般可予 10%～25% 葡萄糖注射液静脉注射，并同时补充体液。葡萄糖用量根据所需热能计算。

(2) 肠外营养：葡萄糖和脂肪乳是肠外营养中主要能量供给物质。在非蛋白热量中，葡萄糖的供能比例为 50%～70%。具体用量依据临床热量需要而定。根据补液量的需要，葡萄糖可配制为 25%～50% 的不同浓度，必要时加入胰岛素，每 5～10g 葡萄糖加入普通胰岛素 1 单位。本品与高浓度葡萄糖注射液可配制成需要的浓度，配制成的肠外营养可由外周静脉或中心静脉给予，具体选择由渗透压和患者情况而定。

(3) 低糖血症：重者可先给予50%葡萄糖注射液20～40ml静脉注射。

(4) 饥饿性酮症：严重者应用5%～25%葡萄糖注射液静脉滴注，每日100g葡萄糖可基本控制病情。

(5) 失水：等渗性失水给予5%葡萄糖注射液静脉滴注。

(6) 高钾血症：应用10%～25%注射液，每2～4g葡萄糖加1单位普通胰岛素输注，可降低血清钾浓度。但此疗法仅使细胞外钾离子进入细胞内，体内总钾含量不变。如不采取排钾措施，仍有再次出现高钾血症的可能。

(7) 组织脱水：高渗溶液（一般采用50%葡萄糖注射液）快速静脉注射20～50ml，但作用短暂。临床上应注意防止高血糖，目前少用。用于调节腹膜透析液渗透压时，50%葡萄糖注射液20ml即10g葡萄糖可使1L腹膜透析液渗透压提高55mOsm/kgH_2O。

【禁忌证】糖尿病酮症酸中毒未控制者；高血糖非酮症性高渗状态者禁用。

【不良反应】可见静脉炎；高浓度葡萄糖注射液外渗可致局部肿痛；反应性低血糖；高血糖非酮症昏迷；长期单纯补给葡萄糖时易出现低钾、低钠及低磷血症；原有心功能不全者补液过快可致心悸、心律失常，甚至急性左心衰竭；1型糖尿病患者应用高浓度葡萄糖时偶有发生高钾血症。

【注意事项】

(1) 分娩时注射过多葡萄糖可刺激胎儿胰岛素分泌，发生产后婴儿低血糖。

(2) 下列情况慎用：①胃大部分切除患者作口服糖耐量试验时易出现倾倒综合征及低血糖反应，应改为静脉葡萄糖试验。②周期性麻痹、低钾血症患者慎用。③应激状态或应用糖皮质激素时容易诱发高血糖。④水肿及严重心、肾功能不全，肝硬化腹水者，易致水潴留，应控制输液量；心功能不全者尤应控制滴速。

(3) 对儿童和老年患者应控制输注滴速。

【剂型和规格】

注射液：5%、10%、25%、50%（20ml、100ml、250ml、500ml、1 000ml）。

【贮存】密闭保存。

（缪丽燕　金鸿宾　于　迪）

第十八章

解　毒　药

本章包括常见的严重急性中毒的解毒药：氰化物中毒解毒药硫代硫酸钠（注射液、注射用无菌粉末）；有机磷酸酯类中毒解毒药氯解磷定（注射液）、碘解磷定（注射液）和戊乙奎醚（注射液）；亚硝酸盐中毒解毒药亚甲蓝（注射液）；阿片类中毒解毒药纳洛酮（注射液、注射用无菌粉末）；鼠药解毒药乙酰胺（注射液）及其他类中毒解毒药氟马西尼（注射液）和青霉胺（片剂）。

（一）氰化物中毒解毒药

368．硫代硫酸钠　Sodium Thiosulfate

【药理作用】本品所含的硫可通过体内的硫转移酶，与体内游离的或已与高铁血红蛋白结合的 CN^- 相结合，使变为毒性很小的硫氰酸盐，随尿排出而解毒。本品静脉注射后迅速分布到各组织的细胞外液，血中半衰期为 15～20 分钟，大部分以原型由尿排出。

【适应证】主要用于氰化物中毒，也可用于砷、汞、铅、铋、碘等中毒。

【用法和用量】临用前，用灭菌注射用水溶解成 5% 溶液后应用。

常用量：肌内或静脉注射，一次 0.5～1g 。

[0.32g（相当于 0.5g 的 $Na_2S_2O_3 \cdot 5H_2O$）；0.64g（相当于 1g 的 $Na_2S_2O_3 \cdot 5H_2O$）]。

【禁忌证】对本品过敏者禁用。

【不良反应】静脉注射后除有暂时性渗透压改变外，尚未见其他不良反应。

【注意事项】

（1）静脉注射一次的量容积较大，应注意一般的静脉注射反应。

（2）本品与亚硝酸钠从不同解毒机制治疗氰化物中毒，应先后作静脉注射，不能混合后同时静脉注射。本品继亚硝酸钠静脉注射后，立即由原针头注射本品；口服中毒者，须用 5% 溶液洗胃，并保留适量于胃中。

【剂型和规格】

（1）注射液：① 10ml：0.5g；② 20ml：1.0g；③ 20ml：10g。

（2）注射用无菌粉末：① 0.32g；② 0.64g。

【贮存】密闭，避光保存。

（二）有机磷酸酯类中毒解毒药

369. 氯解磷定 Pralidoxime Chloride

【药理作用】本品系肟类化合物，其季铵基团能趋向于有机磷杀虫剂结合的已失去活力的磷酰化胆碱酯酶的阳离子部位，它的亲核性基团可直接与胆碱酯酶的磷酸化基团结合而后共同脱离胆碱酯酶，使胆碱酯酶恢复原态，重新呈现活力。对有机磷杀虫剂抑制超过 36 小时已“老化”的胆碱酯酶的复活作用效果甚差。对慢性有机磷杀虫药中毒抑制的胆碱酯酶无复活作用。本品对有机磷杀虫剂引起的烟碱样症状作用明显，而对毒蕈碱样症状作用较弱，对中枢神经系统症状作用不明显。

本品肟含量为 79.5%，而碘解磷定仅 51.9%；故本品 1g 的药效相当于碘解磷定 1.5g。本品为水溶性（640mg/ml，25℃），稳定性好，局部吸收完全，可供肌内注射。报告 43 例有机磷杀虫剂中毒患者，血胆碱酯酶平均活力为正常值的 50%左右，肌内注射本品 0.5～1g 后，临床中毒症状大都在 30 分钟～1 小时内消失，血胆碱酯酶活力恢复到正常值的 70%以上。

肌内或静脉注射本品，血中浓度很快增高，高峰维持 2～3 小时，以后逐渐下降。肌内注射本品 7.5mg/kg 或 10mg/kg，可达血浆有效治疗浓度 4μg/ml。半衰期为 77 分钟。原型和其代谢产物由尿排出。

【适应证】对急性有机磷杀虫剂抑制的胆碱酯酶活力有不同程度的复活作用，用于解救多种有机磷酸酯类杀虫剂的中毒。但对马拉硫磷、敌百虫、敌敌畏、乐果、甲氟磷（Dimefox）、丙胺氟磷（Mipafox）和八甲磷（Schradan）等的中毒效果较差；对氨基甲酸酯杀虫剂所抑制的胆碱酯酶无复活作用。

【用法和用量】一般中毒，肌内注射或静脉缓慢注射 0.5～1g；严重中毒，1～1.5g。以后根据临床病情和血胆碱酯酶水平，每 1.5～2 小时可重复 1～3 次。静脉滴注方法和用药天数可参见碘解磷定。

（1）成人：肌内注射或静脉缓慢注射 0.5～1g，视病情需要可重复注射。

（2）小儿：20mg/kg，用法参见成人。

（3）老年人：适当减量和减慢静脉注射速度。

【禁忌证】对本品过敏者禁用。

【不良反应】注射后可引起恶心、呕吐、心率增快、心电图出现暂时性

S-T 段压低和 Q-T 间期延长。注射速度过快引起眩晕、视物模糊、复视、动作不协调。剂量过大可抑制胆碱酯酶、抑制呼吸和引起癫痫样发作。

【注意事项】

(1) 有机磷杀虫剂中毒患者越早应用本品越好。皮肤吸收引起中毒的患者，应用本品的同时要脱去被污染的衣服，并用肥皂清洗头发和皮肤。眼部用 2.5% 碳酸氢钠溶液和生理盐水冲洗。口服中毒患者用 2.5% 碳酸氢钠溶液彻底洗胃。由于有机磷杀虫剂可在下消化道吸收，因此口服患者应用本品至少要维持 48～72 小时，以防引起延迟吸收后加重中毒，甚至致死。昏迷患者要保持呼吸道通畅，呼吸抑制应立即进行人工呼吸。

(2) 用药过程中要随时测定血胆碱酯酶作为用药监护指标。要求血胆碱酯酶维持在 50%～60% 以上。急性中毒患者的血胆碱酯酶水平与临床症状有关，因此密切观察临床表现亦可及时重复应用本品。

【药物相互作用】

(1) 本品系胆碱酯酶复活剂，可间接减少乙酰胆碱的积蓄，对骨骼肌神经肌肉接头处作用明显。而阿托品有直接拮抗积聚乙酰胆碱的作用，对自主神经的作用较强，两药联合应用临床效果显著。本品可增强阿托品的生物效应，故在两药同时应用时要减少阿托品剂量。阿托品首次剂量一般中毒为 2～4mg，每 10 分钟 1 次，严重中毒为 4～6mg，每 5～10 分钟，肌内注射或静脉注射，直到出现阿托品化。阿托品化要维持 48 小时，以后逐渐减少阿托品剂量或延长注射时间。

(2) 本品在碱性溶液中易分解，禁与碱性药物配伍。

【剂型和规格】

注射液：① 2ml：0.25g；② 2ml：0.5g。

【贮存】 避光、密闭保存。

370. 碘解磷定 Pralidoxime Iodide

【药理作用】 本品系肟类化合物，其季铵基团能趋向于有机磷杀虫剂结合的已失去活力的磷酰化胆碱酯酶的阳离子部位，它的亲核性基团可直接与胆碱酯酶的磷酸化基团结合而后共同脱离胆碱酯酶，使胆碱酯酶恢复原态，重新呈现活力。对有机磷杀虫剂抑制超过 36 小时已“老化”的胆碱酯酶的复活作用效果甚差。对慢性有机杀虫剂中毒抑制的胆碱酯酶无复活作用。本品对有机磷杀虫剂引起的烟碱样症状作用明显，而对毒蕈碱样症状作用较弱，对中枢神经系统症状作用不明显。

血药浓度口服后 15 分钟在血中即可测得，2～3 小时达峰值，以后逐渐下降。半衰期为 1.7 小时，27% 以原型在尿中排泄。应用 10 倍剂量，仅增加血浆浓度3.5倍。本品静脉注射后迅速分布全身，不与血浆蛋白结合，不透过血脑屏障，但中毒动物经注射本品后，其脑组织和脑脊液中被抑制的胆碱酯酶活力有所恢复，且中毒患者经本品治疗后在数分钟内自觉意识有清晰感，故对本品是否能通过血脑屏障尚有不同见解。本品在肝脏迅速代谢，4小时内由肾脏排泄83%，在体内无蓄积作用。羟苯磺铵不能延迟本品排泄，维生素B_1能延长本品半衰期。报告对硫磷中毒患者静脉注射本品0.8g（16mg/kg），数分钟后被抑制的血胆碱酯酶活力即有升高，15分钟测定已由用药前的正常值20%上升到50%～60%，临床中毒症状亦有缓解，24～48小时的血胆碱酯酶仍可稍有上升。部分中毒患者在注射本品后30分钟血胆碱酯酶开始下降，2～4小时降至正常值的40%左右。6小时降至接近用药前水平。患者临床中毒症状在1.5～8小时（平均5小时）又重现或加重。血胆碱酯酶水平与临床中毒症状基本相符。

【适应证】对急性有机磷杀虫剂抑制的胆碱酯酶活力有不同程度的复活作用，用于解救多种有机磷酸酯类杀虫剂的中毒。但对马拉硫磷、敌百虫、敌敌畏、乐果、甲氟磷（Dimefox）、丙胺氟磷（Mipafox）和八甲磷（Schradan）等的中毒效果较差；对氨基甲酸酯杀虫剂所抑制的胆碱酯酶无复活作用。

【用法和用量】

（1）成人：静脉注射一次0.5～1g，视病情需要可重复注射。

（2）儿童：缓慢静脉注射或静脉滴注。①轻度中毒，每次15mg/kg。②中度中毒，每次15～30mg/kg。③重度中毒，每次30mg/kg。

【禁忌证】对本品及碘过敏的患者禁用。

【不良反应】注射后可引起恶心、呕吐、心率增快、心电图出现暂时性S-T段压低和Q-T间期延长。注射速度过快引起眩晕、视物模糊、复视、动作不协调。剂量过大可抑制胆碱酯酶、抑制呼吸和引起癫痫发作。口中苦味和腮腺肿胀与碘有关。

【注意事项】

（1）对碘过敏患者，禁用本品，应改用氯解磷定。

（2）老年人的心、肾潜在代偿功能减退，应适当减少用量和减慢静脉注射速度。

（3）有机磷杀虫剂中毒患者越早应用本品越好。皮肤吸收引起中毒的患者，应用本品的同时要脱去被污染的衣服，并用肥皂清洗头发和皮肤。眼部用2.5%碳酸氢钠溶液和生理盐水冲洗。口服中毒患者用2.5%碳酸氢钠溶液彻底洗胃。由于有机磷杀虫剂可在下消化道吸收，因此口服患者应用本品至少要维持48～72小时，以防引起延迟吸收后加重中毒，甚至致死。昏迷患者要保持呼吸道通畅，呼吸抑制应立即进行人工呼吸。

（4）用药过程中要随时测定血胆碱酯酶作为用药监护指标。要求血胆碱酯酶维持在 50%～60%以上。急性中毒患者的血胆碱酯酶水平与临床症状有关，因此密切观察临床表现亦可及时重复应用本品。

【药物相互作用】

（1）本品系胆碱酯酶复活剂。可间接减少乙酰胆碱的积聚，对骨骼肌神经肌肉接头处作用明显。而阿托品有直接拮抗积聚乙酰胆碱的作用，对自主神经的作用较强，两药联合应用临床效果显著。本品有增强阿托品的生物效应，故在两药同时应用时要减少阿托品剂量。阿托品首次剂量一般中毒为 2～4mg，每 10 分钟 1 次，严重中毒为 4～6mg，每 5～10 分钟，肌内或静脉注射，直到出现阿托品化。阿托品化要维持 48 小时，以后逐渐减少阿托品剂量或延长注射时间。

（2）本品在碱性溶液中易分解，禁与碱性药物配伍。

（3）首次剂量一般中毒患者用 0.8g，严重患者用 1.6g，以后按临床症状和血胆碱酯酶水平，每 2～6 小时重复注射 1 次，或静脉滴注每分钟 100～300mg，共 2～3 次。对于严重和口服中毒患者，本品的治疗需要持续数日。

【剂型和规格】

注射液：20ml：0.5g。

【贮存】 遮光，密闭保存。

371．戊乙奎醚　Penehyclidine

【药理作用】 本品系新型选择性抗胆碱药，能通过血脑屏障进入脑内。它能阻断乙酰胆碱对脑内毒蕈碱受体（M 受体）和烟碱受体（N 受体）的激动作用；因此能较好地拮抗有机磷毒物（农药）中毒引起的中枢中毒症状，如惊厥、中枢呼吸循环衰竭和烦躁不安等。同时，在外周也有较强的拮抗乙酰胆碱对 M 受体的激动作用；因而能较好地拮抗有机磷毒物（农药）中毒引起的毒蕈碱样中毒症状，如支气管平滑肌痉挛和分泌物增多、出汗、流涎、缩瞳和胃肠道平滑肌痉挛或收缩等。它还能增加呼吸频率和呼吸流量，但由于本品对 M_2 受体无明显作用，故对心率无明显影响；对外周 N 受体无明显拮抗作用。

健康成人肌内注射 1mg 后，2 分钟可在血中检测出本品，约 0.56 小时血药浓度达峰值，峰浓度约为 13.20μg/L，消除半衰期约为 10.35 小时。本品主要由尿和粪便排泄，24 小时总排泄为给药量的 94.17%。

【适应证】 用于有机磷毒物（农药）中毒急救治疗和中毒后期或胆碱酯酶（ChE）老化后维持阿托品化。

【用法和用量】 肌内注射，根据中毒程度选用首次用量。

轻度中毒：1～2mg，必要时伍用氯解磷定 500～750mg。

中度中毒：2～4mg，同时伍用氯解磷定 750～1 500mg。

重度中毒：4～6mg，同时伍用氯解磷定 1 500～2 500mg。

首次用药 45 分钟后，如仅有恶心、呕吐、出汗、流涎等毒蕈碱样症状时只应用本品 1～2mg；仅有肌颤、肌无力等烟碱样症状或全血 ChE（胆碱酯酶）活力低于 50% 时只应用氯解磷定 1 000mg，无氯解磷定时可用碘解磷定代替。如上述症状均有时，重复应用本品和氯解磷定的首次半量 1～2 次。中毒后期或 ChE 老化后可用本品 1～2mg 维持阿托品化，每次间隔 8～12 小时。

【禁忌证】青光眼患者禁用。

【不良反应】治疗剂量时伴有口干、面红和皮肤干燥等。如用量过大，可出现头晕、尿潴留、谵妄和体温升高等。一般无须特殊处理，停药后可自行缓解。

【注意事项】

（1）本品对心脏（M_2 受体）无明显作用，故对心率无明显影响。

（2）治疗有机磷毒物（农药）中毒时，不能以心跳加快来判断是否“阿托品化”，而应以口干和出汗消失或皮肤干燥等症状判断“阿托品化”。

（3）心跳不低于正常值时，一般不需伍用阿托品。

（4）妊娠期及哺乳期妇女用药间隔时间不宜过短，剂量不宜过大。

（5）本品对前列腺肥大的老年患者可加重排尿困难，用药时应严密观察。

【药物相互作用】当本品与其他抗胆碱药（阿托品、东莨菪碱和山莨菪碱等）伍用时有协同作用，应酌情减量。

【剂型和规格】

注射液：① 1ml：0.5mg；② 1ml：1mg；③ 2ml：2mg。

【贮存】避光、密闭保存。

（三）亚硝酸盐中毒解毒药

372．亚甲蓝 Methylthioninium Chloride

【药理作用】本品为氧化剂，根据其在体内的不同浓度，对血红蛋白有两种不同的作用。低浓度时 6- 磷酸 - 葡萄糖脱氢过程中的氢离子经还原型三磷酸吡啶核苷传递给亚甲蓝，使其转变为还原型的白色亚甲蓝；白色亚甲蓝又将氢离子传递给带三价铁的高铁血红蛋白，使其还原为带二价铁的正常血红蛋白，而白色亚甲蓝又被氧化为亚甲蓝。亚甲蓝的还原—氧化过程可反复进行。高浓度时，亚甲蓝不能被完全还原为白色亚甲蓝，因而起氧化作用，将正常血红蛋白氧化为高铁血红蛋白。由于高铁血红蛋白易与 CN^- 结合形成氰化高铁血红蛋白，但数分钟后两者又离解，故仅能暂时抑制 CN^- 对组织中毒的毒性。本品静脉注射后作用迅速，基本不经过代谢随尿排出，口服在胃肠道的 pH 条件下可被吸收，在组织内迅速还原为白色亚甲蓝。在 6 日内 74% 由尿排出，其中 22% 为原型，其余为白色亚甲蓝，少量经胆汁由粪便排出。

【适应证】对亚硝酸盐、硝酸盐、苯胺、硝基苯、三硝基甲苯、苯醌、苯肼等和含有或产生芳香胺的药物（乙酰苯胺、对乙酰氨基酚、非那西丁、苯佐卡因等）引起的高铁血红蛋白血症有效。对先天性还原型二磷酸吡啶核苷高铁血红蛋白还原酶缺乏引起的高铁血红蛋白血症效果较差。对异常血红蛋白 M 伴有高铁血红蛋白血症无效。对急性氰化物中毒，能暂时延迟其毒性。

【用法和用量】

（1）成人：静脉注射。亚硝酸盐中毒，一次 1～2mg/kg；氰化物中毒，一次 5～10mg/kg，最大剂量为 20mg/kg。

（2）儿童：硝酸、亚硝酸盐中毒，一次 1～2mg/kg，缓慢静脉注射（5～10 分钟以上）；氰化物中毒，一次 10mg/kg，加 5% 葡萄糖注射液 20～40ml，缓慢静脉注射，至口周发绀消失，再给硫代硫酸钠。

【禁忌证】尚不明确。

【不良反应】静脉注射过快，可引起头晕、恶心、呕吐、胸闷、腹痛。剂量过大，除上述症状加剧外，还可出现头痛、血压降低、心率加快伴心律失常、大汗淋漓和意识障碍。用药后尿呈蓝色，排尿时可有尿道口刺痛。

【注意事项】

（1）本品不能皮下注射、肌内注射或鞘内注射；前者引起坏死，后者引起瘫痪。

（2）6- 磷酸 - 葡萄糖脱氢酶缺乏患者和小儿应用本品剂量过大可引起溶血。

（3）肾功能不全者慎用。

（4）本品为 1% 溶液，应用时需用 25% 葡萄糖注射液 40ml 稀释，缓慢静脉注射（10 分钟注射完毕）。

（5）对化学物质和药物引起的高铁血红蛋白血症，若 30～60 分钟皮肤黏膜发绀不消退，可重复用药。

（6）大量反复使用可导致体内蓄积而产生不良反应。

（7）先天性还原型二磷酸吡啶核苷高铁血红蛋白还原酶缺陷引起的高铁血红蛋白血症，每日口服 300mg 和大剂量维生素 C。

【剂型和规格】

注射液：① 2ml：20mg；② 5ml：50mg；③ 10ml：100mg。

【贮存】避光、密闭保存。

（四）阿片类中毒解毒药

373. 纳洛酮 Naloxone

【药理作用】本品为阿片受体拮抗剂，本身几乎无药理活性，但能竞争性拮抗各类阿片受体，对μ受体有很强的亲和力。

（1）完全或部分纠正阿片类物质的中枢抑制效应，如呼吸抑制、镇静和低血压。

（2）对动物急性乙醇中毒有促醒作用。

（3）为纯阿片受体拮抗剂，即不具有其他阿片受体拮抗剂的“激动性”或吗啡样效应；不引起呼吸抑制、拟精神病反应或缩瞳反应。

（4）未见耐药性，也未见生理或精神依赖性。

（5）虽然作用机制尚不清楚，但是，有充分证据表明是通过竞争相同受体位点，拮抗阿片类物质的效应。

静脉注射给药时，通常在2分钟内起效，当肌内注射或皮下注射给药时起效稍慢。作用持续时间长短取决于给药剂量和给药途径。肌内注射作用时间长于静脉注射。但是否需要反复给药取决于所拮抗的阿片类物质的给药剂量、类型和途径。

非肠道给药时，本品在体内快速分布并迅速透过胎盘。与血浆蛋白结合但发生率低。主要与血浆白蛋白结合，还可与血浆中的其他成分结合。尚不清楚是否会通过人乳排泄。

本品在肝脏代谢，主要与葡萄糖醛酸结合，纳洛酮-3-葡萄糖醛酸化合物为主要代谢产物。在一项研究中，药物在成人体内的血清半衰期为30～81分钟（平均为64分钟 ±12分钟），新生儿平均血浆半衰期为（3.1±0.5）小时。口服或静脉注射后，25%～40%的药物以代谢物形式在6小时内通过尿液排出，24小时排出50%左右，72小时排出60%～70%。

【适应证】

（1）用于阿片类药物复合麻醉药术后，拮抗该类药物所致的呼吸抑制，促使患者苏醒。

（2）用于阿片类药物过量，完全或部分逆转阿片类药物引起的呼吸抑制。

（3）解救急性酒精中毒。

（4）用于急性阿片类药物过量的诊断。

【用法和用量】

（1）因本品存在明显的个体差异，应用时应根据患者具体情况由医生确定给药剂量及是否需多次给药。

（2）本品可静脉输注、静脉注射或肌内注射给药。静脉注射起效最快，适合在急诊时使用。因为某些阿片类物质作用持续时间可能超过本品，所以，应对患者持续监护，必要时，应重复给予本品。

(3) 静脉输注本品可用生理盐水或葡萄糖溶液稀释。把 2mg 本品加入 500ml 的以上任何一种液体中，使浓度达到 0.004mg/ml。混合液应在 24 小时内使用，超过 24 小时未使用的剩余混合液必须丢弃。根据患者反应控制滴注速度。

(4) 成人：①阿片类药物过量，首次可静脉注射本品 0.4～2mg，如果未获得呼吸功能理想的对抗和改善作用，可隔 2～3 分钟重复注射给药。如果使用本品 10mg 仍未见反应，就应考虑此诊断问题。如果不能静脉给药，可肌内给药。②部分纠正在手术使用阿片类药物后阿片的抑制效应，通常较小剂量本品即有效。本品给药剂量应依据患者反应来确定。首次纠正呼吸抑制时，应每隔 2～3 分钟，静脉注射 0.1～0.2mg，直至产生理想的效果，即有通畅的呼吸和清醒度，无明显疼痛和不适。

(5) 大于必需剂量的本品可明显逆转痛觉缺失和升高血压。同样，逆转太快可引起恶心、呕吐、出汗或循环负担增加。1～2 小时间隔内需要重复给予本品的量，取决于最后一次使用的阿片类药物的剂量、给药类型（短作用型还是长作用型）与间隔时间。

(6) 重度酒精中毒 0.8～1.2mg，1 小时后重复给药 0.4～0.8mg。

(7) 儿童：①阿片类药物过量，小儿静脉注射的首次剂量为 0.01mg/kg。如果此剂量没有在临床上取得满意的效果，接下来则应给予 0.1mg/kg。如果不能静脉注射，可以分次肌内注射。必要时可用灭菌注射用水将本品稀释。②术后阿片类药物抑制效应参考成人术后阿片抑制项下的建议和注意事项。在首次纠正呼吸抑制效应时，每隔 2～3 分钟静脉注射本品 0.005mg～0.01mg，直到达到理想逆转程度。

(8) 新生儿：阿片类药物引起的抑制，静脉注射、肌内注射或皮下注射的常用初始剂量为 0.01mg/kg。可按照成人术后阿片类抑制的用药说明重复该剂量。

(9) 纳洛酮激发试验：用来诊断怀疑阿片耐受或急性阿片过量。静脉注射本品 0.2mg，观察 30 秒看是否出现阿片戒断的症状和体征。如果未出现阿片戒断症状 / 体征，或未达到逆转的作用，呼吸功能未得到改善，可间隔 2～3 分钟重复用药，每注射 0.6mg 观察 20 分钟。如果纳洛酮的给药总量达到 10mg 后，仍未观察到反应，则阿片类药物诱发的或部分由阿片类药物引起毒性的诊断可能有误。在不能进行静脉给药时，可选用肌内注射或皮下注射。本品不应给予有明显戒断症状和体征的患者，或者尿中含有阿片的患者。有些患者特别是阿片耐受患者对低剂量本品发生反应，静脉注射 0.1mg 的本品就可以起诊断作用。

【禁忌证】对本品过敏者禁用。

【不良反应】

（1）术后：患者使用本品时，偶见低血压、高血压、室性心动过速和纤颤、呼吸困难、肺水肿和心脏停搏，报道其后遗症有死亡、昏迷和脑病。术后患者使用本品过量可能逆转痛觉缺失并引起患者激动。

（2）逆转阿片类抑制：突然逆转阿片类抑制可能会引起恶心、呕吐、出汗、心悸亢进、血压升高、发抖、癫痫发作、室性心动过速和纤颤、肺水肿和心搏骤停，甚至可能导致死亡。

（3）类阿片依赖：对阿片类药物产生躯体依赖的患者突然逆转其阿片作用可能会引起急性戒断综合征，包括但不局限于下述症状和体征：躯体疼痛、发热、出汗、流鼻涕、喷嚏、竖毛、打哈欠、无力、寒战或发抖、神经过敏、不安或易激惹、痢疾、恶心或呕吐、腹部痛性痉挛、血压升高、心悸亢进。

（4）对新生儿，阿片戒断症状可能有惊厥、过度哭泣、反射性活动过多。

（5）术后使用本品和减药时引起的不良反应按器官系统分类如下。①心脏：肺水肿、心脏停搏或衰竭、心悸亢进、室性纤颤和室性心动过速。据报道由此引起的后遗症有死亡、昏迷和脑病。②胃肠道：呕吐、恶心。③神经系统：惊厥、感觉异常、癫痫大发作惊厥。④精神病学：激动、幻觉、发抖。⑤呼吸道、胸和膈：呼吸困难、呼吸抑制、低氧症。⑥皮肤和皮下注射：非特异性注射点反应、出汗。⑦血管病症：高血压、低血压、热潮红或发红。

【注意事项】

（1）本品应慎用于已知或可疑的阿片类药物躯体依赖患者，包括其母亲为阿片类药物依赖者的新生儿。对这种病例，突然或完全逆转阿片作用可能会引起急性戒断综合征。

（2）由于某些阿片类药物的作用长于本品，因此应该对使用本品效果很好的患者进行持续监护，必要时应重复给药。

（3）本品对非阿片类药物引起的呼吸抑制和左丙氧芬引起的急性毒性的控制无效。只能部分逆转部分性激动剂或混合激动剂 / 拮抗剂（如丁丙诺啡和喷他佐辛）引起的呼吸抑制，或需要加大本品的用量。如果不能完全响应，在临床上需要用机械辅助治疗呼吸抑制。

（4）在术后突然逆转阿片类抑制可能引起恶心、呕吐、出汗、发抖、心悸亢进、血压升高、癫痫发作、室性心动过速和纤颤、肺水肿以及心搏骤停，严重的可导致死亡。术后患者使用本品过量可能逆转痛觉缺失并引起患者激动。

(5) 有心血管疾病史，或接受其他有严重的心血管不良反应（低血压、室性心动过速或室颤、肺水肿）的药物治疗的患者应慎用本品。

(6) 应用本品拮抗大剂量麻醉镇痛药后，由于痛觉恢复，可产生高度兴奋，表现为血压升高，心率增快，心律失常，甚至肺水肿和心室颤动。

(7) 由于此药作用持续时间短，用药起作用后，一旦其作用消失，可使患者再度陷入昏睡和呼吸抑制。用药需注意维持药效。

(8) 伴有肝脏疾病、肾功能不全 / 衰竭患者使用本品的安全性和有效性尚未确立，应慎用本品。

(9) 妊娠期及哺乳期妇女用药：①对小鼠和大鼠进行生殖毒性试验和剂量分别为人常用剂量的 4～8 倍，结果未显示纳洛酮有胚胎毒性或致畸毒性。由于未在妊娠期妇女进行足够的和有效的研究，因此妊娠妇女只有在必要时才考虑用药。②母亲依赖常伴有胎儿依赖，因此在对已知或可疑的阿片依赖妊娠期妇女使用本品之前应考虑对胎儿的危险。纳洛酮可透过胎盘，诱发母亲和胎儿出现戒断症状。轻至中度高血压患者在临产时使用纳洛酮应密切监护，以免发生严重高血压。③尚不清楚本品是否影响分娩时间，不过，公布的研究显示在临产时使用纳洛酮不会对母亲和新生儿产生不良作用。④尚不清楚本品是否会通过人乳分泌。因为药物可能会分泌到人乳中，因此哺乳期妇女应慎用本品。

(10) 儿童用药：①对患儿或新生儿使用本品可逆转阿片类作用。阿片类中毒患儿对本品的反应很强，因此需要对其进行至少 24 小时的密切监护，直到本品完全代谢。②在分娩后开始不久给母亲使用本品，对延长新生儿生命的作用只能维持 2 小时。如果需要的话，在分娩后可直接给新生儿使用本品。

(11) 老年用药：没有足够的 65 岁和 65 岁以上患者使用本品的临床试验，未发现老年患者与年轻患者对纳洛酮反应的差异。一般情况下，老年患者的剂量选择需慎重，考虑到肝脏、肾脏或心脏功能降低和伴随疾病或其他药物治疗的情况，应从小剂量开始用药。

【药物相互作用】

(1) 丁丙诺啡与阿片受体的结合率低、分离速度慢决定了其作用时间长，因此在拮抗丁丙诺啡的作用时应使用大剂量本品，对丁丙诺啡的拮抗作用需要逐渐增强逆转效果，缩短呼吸抑制时间。

(2) 甲己炔巴比妥可阻断本品诱发阿片成瘾者出现的急性戒断症状。

(3) 不应把本品与含有硫酸氢钠、亚硫酸氢钠、长链高分子阴离子或任何碱性的制剂混合。在把药物或化学试剂加入本品溶液中以前，应首先确定其对溶液的化学和物理稳定性的影响。

【剂型和规格】

注射液：① 1ml：0.4mg；② 1ml：1mg；③ 2ml：2mg。

注射用无菌粉末：① 0.4mg；② 1.0mg；③ 2.0mg。

【贮存】密闭，干燥处保存。

（五）鼠药解毒药

374. 乙酰胺　Acetamide

【药理作用】为氟乙酰胺中毒的解毒剂。其解毒机制可能由于其化学结构和氟乙酰胺相似，故能争夺某些酶（如酰胺酶）使之不产生氟乙酸，从而消除氟乙酸对机体三羧酸循环的毒性作用，可延长中毒潜伏期，控制发病，减轻症状。

【适应证】用于氟乙酰胺（有机氟农药）、氟乙酸钠（杀鼠剂）、甘氟（鼠甘伏）等有机氟化合物中毒。

【用法和用量】肌内注射。

（1）成人：一次 2.5～5g，一日 2～4 次，或按一日 0.1～0.3g/kg，分 2～4 次注射，一般连续注射 5～7 日；对严重中毒者首次给予全日量的一半（10g），疗效更佳。

（2）小儿：一日总量 0.1～0.3g/kg，分 2～4 次，连用 5～7 日。

【不良反应】可出现注射部位疼痛；剂量过大或长期用药可引起血尿。

【注意事项】

（1）需尽早、及时给予足量本品。

（2）本品 pH 低，注射可引起局部疼痛，加普鲁卡因 20～40mg，可减轻局部疼痛。

【剂型和规格】

注射液：① 2ml：1.0g；② 5ml：2.5g；③ 10ml：5.0g。

【贮存】避光、密闭保存。

（六）其他

375. 氟马西尼　Flumazenil

【药理作用】本品是苯二氮䓬类受体拮抗剂，它通过竞争性抑制苯二氮䓬类与其受体反应从而特异性阻断其中枢神经作用。本品为亲脂性药物，血浆蛋白结合率约为 50%，所结合的血浆蛋白中 2/3 为白蛋白。本品广泛分布于血管外，稳态时的平均分布容积（V_{ss}）为 0.95L/kg。本品主要在肝脏代谢。在血浆和尿中的主要代谢物为羧酸代谢物，该主要代谢物没有苯二氮䓬类受体激动剂或拮抗剂的活性。本品几乎完全（99%）通过非肾脏途径消除。药物的平均消除半衰期为 50～60 分钟。

【适应证】用于逆转苯二氮䓬类药物所致的中枢镇静作用：

（1）终止用苯二氮䓬类药物诱导及维持的全身麻醉。

（2）作为苯二氮䓬类药物过量时中枢作用的特效逆转剂。

（3）用于鉴别诊断苯二氮䓬类、其他药物或脑损伤所致的不明原因的昏迷。

【用法和用量】可用5%的葡萄糖、乳酸林格氏液或生理盐水稀释后注射，稀释后应在24小时内使用。

（1）终止用苯二氮䓬类药物诱导及维持的全身麻醉：推荐的初始剂量为15秒内静脉注射0.2mg。如果首次注射后60秒内清醒程度未达到要求，则追加给药0.1mg，必要时可间隔60秒后再追加给药一次，直至最大总量1mg，通常剂量为0.3～0.6mg。

（2）作为苯二氮䓬类药物过量时中枢作用的特效逆转剂：推荐的首次静脉注射剂量为0.3mg。如果在60秒内未达到所需的清醒程度，可重复使用直至患者清醒或达总量2mg。如果再度出现昏睡，可以每小时静脉滴注0.1～0.4mg药物，滴注的速度应根据所要求的清醒程度进行个体调整。在重症监护情况下，对大剂量和/或长时间使用苯二氮䓬类药物的患者只要缓慢给药并根据个体情况调整剂量并不会引起戒断症状。如果出现意外的过度兴奋体征，可静脉注射5mg地西泮或5mg咪达唑仑并根据患者的反应小心调整用量。

（3）用于鉴别诊断苯二氮䓬类、其他药物或脑损伤所致的不明原因的昏迷：如果重复使用本品后，清醒程度及呼吸功能尚未显著改善，必须考虑到苯二氮䓬类药物以外的其他原因。

【禁忌证】

（1）对本品过敏患者禁用。

（2）对使用苯二氮䓬类药物以控制对生命构成威胁的情况（例如用于控制严重头部损伤后的颅内压或癫痫情形）的患者禁用。

（3）严重抗抑郁剂中毒者禁用。

（4）妊娠初期3个月内妇女禁用。

（5）麻醉后肌松剂作用未消失的患者禁用。

【不良反应】

（1）少数患者在麻醉时用药，会出现面色潮红、恶心和/或呕吐。在快速注射本品后，偶尔会有焦虑、心悸、恐惧等不适感。这些副作用通常不需要特殊处理。

（2）在有癫痫病史或严重肝功能不全的人群中，尤其是在有苯二氮䓬类长期用药史或在有混合药物过量的情况下，使用该药有癫痫发作的报道。

(3) 在混合药物过量的情况下，特别是环类抗抑郁药过量，使用本品来逆转苯二氮䓬类的作用可能引起不良反应（如惊厥和心律失常）。

(4) 有报道此类药物对有惊恐病史的患者可能诱发惊恐发作。

(5) 对长期应用苯二氮䓬类药物并在本品给药前刚停药或数周前停药的患者，注射本品过快可能会出现苯二氮䓬类激动剂的戒断症状。缓慢注射 5mg 地西泮或 5mg 咪达唑仑后这些症状将消失。

【注意事项】

(1) 不推荐用于长期接受苯二氮䓬类药物治疗的癫痫患者。

(2) 使用本品时，应对再次镇静、呼吸抑制及其他苯二氮䓬类反应进行监控，监控的时间根据苯二氮䓬类的用量和作用时间来确定。

(3) 勿在神经肌肉阻断药的作用消失之前注射本品。

(4) 不推荐用于苯二氮䓬类的依赖性治疗和长期的苯二氮䓬类戒断综合征的治疗。

(5) 对于一周内大剂量使用过苯二氮䓬类药物，和 / 或较长时间使用苯二氮䓬类药物者，应避免快速注射本品，否则将引起戒断症状，如兴奋、焦虑、情绪不稳、轻微混乱和感觉失真。

(6) 使用本品最初 24 小时内，避免操作危险的机器或驾驶机动车。

(7) 哺乳期妇女慎用。

【药物相互作用】本品可阻断经由苯二氮䓬类受体作用的非苯二氮䓬类药物如佐匹克隆和三唑并哒嗪的作用。苯二氮䓬类受体激动剂的药动学不受本品影响，反之亦然。酒精与本品无相互作用。

【剂型和规格】

注射液：① 2ml：0.2mg；② 5ml：0.5mg；③ 10ml：1.0mg。

【贮存】避光、密闭保存。

*(84) 青霉胺△ Penicillamine

【药理作用】

(1) 本品能络合铜、铁、汞、铅、砷等重金属，形成稳定和可溶性复合物由尿排出。其驱铅作用不及依地酸钙钠，驱汞作用不及二巯丙醇；但本品可口服，不良反应稍小，可供轻度重金属中毒或其他络合剂有禁忌时选用。

(2) 肝豆状核变性（Wilson 病）是一种常染色体隐性遗传疾病，主要有大量铜沉积于肝和脑组织，引起豆状核变性和肝硬化，本品能与沉积在组织的铜结合形成可溶性复合物由尿排出。

(3) 本品能与胱氨酸反应形成半胱氨酸 - 青霉胺二硫化物的混合物，从而降低尿中胱氨酸浓度；该混合物的溶解度要比胱氨酸大 50 倍，因此能预防胱氨酸结石的形成；长期服用 6～12 个月，可能使已形成的胱氨酸结石逐渐溶解。

本品口服后约 57% 经胃肠道吸收（患胃肠疾病时可影响本品的吸收），血药浓度达峰时间约为 2 小时。药物吸收后分布至全身各组织，但主要分布于血浆和皮肤中，可透过胎盘。本品大部分在肝脏代谢，吸收后数小时内可由尿中排出（24 小时可排出 50%），20% 可随粪便排出。尿中排出的主要形式为二硫化物，一次静脉注射本品，24 小时内可由尿排出 80% 的二硫化物，半衰期可达 90 小时，停药 3 个月后体内仍有残留。

【适应证】治疗重金属中毒、Wilson 病。

【用法和用量】成人：一日 1g（8 片），分 4 次服用。

（1）Wilson 病：开始时一日 125～250mg（1～2 片），以后每 1～2 个月增加 125～250mg（1～2 片），维持量为一次 250mg（2 片），一日 4 次，最大剂量，每日不超过 1.5g（12 片）。待症状改善，血铜及铜蓝蛋白达正常时，可减半量，一日 500～750mg（4～6 片）或间歇用药。治疗 3～4 个月仍无效时，应改用其他药物治疗。

（2）重金属中毒：一日 1～1.5g（8～12 片），分 3～4 次服用。5～7 日为一疗程；停药 3 日后可开始下一疗程。根据体内毒物量的多少一般需 1～4 个疗程。

【禁忌证】

（1）肾功能不全、妊娠期和哺乳期妇女及对青霉素类药过敏的患者禁用。

（2）粒细胞缺乏症、再生障碍性贫血患者禁用。

（3）红斑狼疮患者、重症肌无力患者及严重的皮肤病患者禁用。

【不良反应】与给药剂量相关，发生率较高且较为严重，部分患者在用药 18 个月内因无法耐受而停药。最初的不良反应多为胃肠道功能紊乱、味觉减退、中等程度的血小板计数减少，但严重者不多见。长期大剂量服用，皮肤胶原和弹性蛋白受损，导致皮肤脆性增加，有时出现穿孔性组织瘤和皮肤松弛。大多数不良反应可在停药后自行缓解和消失。

（1）过敏反应：可出现全身瘙痒、皮疹、荨麻疹、发热、关节疼痛和淋巴结肿大等过敏反应。重者可发生狼疮样红斑和剥脱性皮炎。

（2）消化系统：可有恶心、呕吐、食欲减退、腹痛、腹泻、味觉减退、口腔溃疡、舌炎、牙龈炎及溃疡病复发等。少数患者出现肝功异常（转氨酶升高）。

（3）泌尿生殖系统：部分患者出现蛋白尿，少数患者可出现肾病综合征。用药 6 个月后，有患者出现严重的肾病综合征。

（4）血液：可导致骨髓抑制，主要表现为血小板和白细胞减少、粒细胞缺乏，严重者可出现再生障碍性贫血。也可见嗜酸性粒细胞增多、溶血性贫血。

（5）神经系统：可有眼睑下垂、斜视、动眼神经麻痹等。少数患者在用药初期可出现周围神经病变。长期服用可引起视神经炎。治疗肝豆状核变性时，易加重神经系统症状，可导致痉挛、肌肉挛缩、昏迷甚至死亡。

（6）代谢 / 内分泌系统：本药可与多种金属形成复合物，可能导致铜、铁、锌或其他微量元素的缺乏。

（7）呼吸系统：可能加重或诱发哮喘发作。

（8）其他：本品可使皮肤变脆和出血，并影响创口愈合。据报道，本品尚可导致狼疮样综合征、重症肌无力、Goodpasture 综合征、多发性肌炎、耳鸣。也可导致 IgA 检验值降低。

【注意事项】

（1）青霉素过敏患者，对本品可能有过敏反应。使用前应做青霉素皮肤试验。

（2）本品应在餐后 1.5 小时服用。

（3）如患者须使用铁剂，则宜在服铁剂前 2 小时服用本品，以免降低本品疗效。如停用铁剂，则应考虑到本品吸收量增加而可能产生的毒性作用，必要时应适当减少本品剂量。

（4）白细胞计数和分类、血红蛋白、血小板和尿常规等检查应在服药初 6 个月内每 2 周检查一次，以后每月 1 次。

（5）出现轻微蛋白尿、轻微白细胞减少或皮疹等较轻的不良反应时，常常可以采用“滴定式”方法逐步调整本品用量，当尿蛋白排出量一日大于 1g，白细胞计数低于 3×10^9/L 或血小板计数低于 100×10^9/L 时应停药。

（6）出现味觉异常时（Wilson 病患者除外），可用 4% 硫酸铜溶液 5～10 滴，加入果汁中口服，一日 2 次，有助于味觉恢复。

（7）肝功能检查应每 6 个月 1 次，以便早期发现中毒性肝病和胆汁潴留。

（8）Wilson 病患者初次应用本品时应在服药当日留 24 小时尿测尿铜，以后每 3 个月测定一次。

（9）本品应每日连续服用，即使暂时停药数日，再次用药时亦可能发生过敏反应，因此又要从小剂量开始。长期服用本品应加用维生素 B_6 每日 25mg，以补偿需要量的增加。

（10）手术患者在创口未愈合时，每日剂量限制在 250mg。

（11）出现不良反应要减少剂量或停药。

（12）有造血系统和肾功能损害应视为严重不良反应，必须停药。

（13）Wilson 病服本品 1～3 个月才见效。

（14）65 岁以上老人服用易有造血系统毒性反应。

【药物相互作用】

(1) 吡唑类药物可增加本品血液系统不良反应的发生率。

(2) 本品可加重抗疟药、金制剂、免疫抑制剂、保泰松等对血液系统和肾脏的毒性。

(3) 与铁剂同服，可使本品的吸收减少 2/3。

(4) 含有氢氧化铝或氢氧化镁的抗酸药可减少本品的吸收，如本品必须与抗酸药合用时，两药服用时间最好间隔 2 小时。

(5) 本品可拮抗维生素 B_6 的作用，长期服用本品者，维生素 B_6 需要量增加，可一日加服 25mg 维生素 B_6。

(6) 与地高辛合用，可明显降低地高辛的血药浓度。

【剂型和规格】

片剂：0.125g。

【贮存】密闭保存。

（徐小薇）

ER-19章视频

第十九章

生物制品

本章药物包括某些抗毒素、免疫血清和疫苗两部分。前者有：①破伤风抗毒素（注射液、注射用无菌粉末）；②抗狂犬病血清（注射液）；③抗蛇毒血清（注射液、注射用无菌粉末）；④破伤风人免疫球蛋白。后者为国家免疫规划用疫苗，它们分别用于破伤风、狂犬病和毒蛇咬伤的防治及相应传染病的预防。

抗毒素和抗血清在注射后可能发生的不良反应包括过敏性休克及血清病。过敏试验为阳性反应者慎用。国家免疫规划用疫苗不良反应较轻，一般不需特殊处理，可自行缓解，必要时对症治疗。

应用本章药物时的主要注意事项包括：①药品混浊、有摇不散的沉淀、异物或安瓿有裂纹、标签不清，过期失效者均不能使用。严禁冻结疫苗。②安瓿打开后应一次用完，剩余药品应废弃。③接种疫苗应注意接种对象及禁忌人群。每次注射须保存详细记录。④注射用具及注射部位应严格消毒。注射器宜专用。开启疫苗瓶和注射时，切勿使消毒剂接触活疫苗。⑤使用抗毒素须特别注意防止过敏反应的发生。注射前必须先做过敏试验并详细询问既往过敏史。应备有肾上腺素等药物，以备偶有发生严重过敏反应时急救用。接种疫苗者在注射后应在现场休息片刻。⑥其他注意事项详见具体药物。

376. 破伤风抗毒素　Tetanus Antitoxin

【药理作用】本品含特异性抗体，具有中和破伤风毒素的作用，可用于破伤风梭菌感染的治疗和被动免疫预防。

【适应证】用于预防和治疗破伤风。已出现破伤风或其可疑症状时，应在进行外科处理及其他疗法的同时，及时使用抗毒素治疗。开放性外伤（特别是创口深、污染严重者）有感染破伤风的危险时，应及时进行预防。凡已接受过破伤风类毒素免疫注射者，应在受伤后再注射 1 针类毒素加强免疫，不必注射抗毒素；未接受过类毒素免疫或免疫史不清者，须注射抗毒素预防，但也应同时开始类毒素预防注射，以获得持久免疫。

【用法和用量】

(1) 用法：皮下注射应在上臂三角肌附着处。同时注射类毒素时，注射部位须分开。肌内注射应在上臂三角肌中部或臀大肌外上部。只有经过皮下或肌内注射未发生异常反应者方可作静脉注射。静脉注射应缓慢，开始每分钟不超过 1ml，以后每分钟不宜超过 4ml。一次静脉注射不应超过 40ml，儿童每千克体重不应超过 0.8ml，亦可将抗毒素加入葡萄糖注射液、氯化钠注射液等输液中静脉滴注。静脉注射前将安瓿在温水中加热至接近体温，注射中如发生异常反应，应立即停止。

(2) 用量：①预防，一次皮下或肌内注射 1 500～3 000IU，儿童与成人用量相同；伤势严重者可增加用量 1～2 倍。经 5～6 日，如破伤风感染危险未消除，应重复注射。②治疗，第 1 次肌内或静脉注射 50 000～200 000IU，儿童与成人用量相同；以后视病情决定注射剂量与间隔时间，同时还可以将适量的抗毒素注射于伤口周围的组织中。新生儿破伤风，24 小时内分次肌内或静脉注射 20 000～100 000IU。

【禁忌证】过敏试验为阳性反应者慎用，详见脱敏注射法。

【不良反应】

(1) 过敏性休克：可在注射中或注射后数分钟至数十分钟内突然发生。患者突然表现为沉郁或烦躁、脸色苍白或潮红、胸闷或气喘、出冷汗、恶心或腹痛、脉搏细速、血压下降，重者神志不清、虚脱，如不及时抢救可迅速死亡。轻者注射肾上腺素后即可缓解；重者需输液输氧，使用升压药维持血压，并使用抗过敏药及肾上腺皮质激素等进行抢救。

(2) 血清病：主要症状为荨麻疹、发热、淋巴结肿大、局部水肿，偶有蛋白尿、呕吐、关节痛，注射部位可出现红斑、瘙痒及水肿。一般在注射后 7～14 日发病，称为延缓型。亦有在注射后 2～4 日发病，称为加速型。对血清病应进行对症疗法，可使用钙剂或抗组胺药，一般数日至十数日即可痊愈。

【注意事项】

(1) 本品为液体制品。制品混浊、有摇不散的沉淀、异物或安瓿有裂纹、标签不清，过期失效者均不能使用。安瓿打开后应一次用完。

(2) 每次注射须保存详细记录，包括姓名、性别、年龄、住址、注射次数、上次注射后的反应情况、本次过敏试验结果及注射后反应情况、所用抗毒素的生产单位名称及批号等。

(3) 注射用具及注射部位应严格消毒。注射器宜专用，如不能专用，用后应彻底洗净处理，最好干烤或高压蒸汽灭菌。同时注射类毒素时，注射器须分开。

(4) 使用抗毒素须特别注意防止过敏反应的发生。注射前必须先做过敏试验并详细询问既往过敏史和马血清制剂注射史。凡本人及其直系亲属曾有支气管哮喘、花粉症、湿疹或血管神经性水肿等病史，或对某种物质过敏，或本人过去曾注射马血清制剂者，均须特别提防过敏反应的发生。过敏试验为阳性反应者慎用，详见脱敏注射法。

1) 过敏试验：用氯化钠注射液将抗毒素稀释 10 倍（0.1ml 抗毒素加 0.9ml 氯化钠注射液），在前臂掌侧皮内注射 0.05ml，观察 30 分钟。注射部位无明显反应者，即为阴性，可在严密观察下直接注射抗毒素。如注射部位出现皮丘增大、红肿、浸润，皮丘红肿硬结直径大于 1.5cm，红晕直径超过 4cm，特别是形似伪足或有痒感者，为阳性反应。如注射局部反应特别严重或伴有全身症状，如荨麻疹、鼻咽刺痒、喷嚏等，则为强阳性反应。出现阳性和强阳性反应者，应避免使用抗毒素。建议首选注射破伤风人免疫球蛋白，如必须使用抗毒素时，则应采用脱敏注射，并做好抢救准备，一旦发生过敏性休克，立即抢救。

2) 脱敏注射法：用 2ml 注射器抽取氯化钠注射液 1.8ml，再抽取抗毒素 0.2ml，混匀，将抗毒素稀释 10 倍，分小量数次作皮下或肌内注射，每次注射后观察 30 分钟。第 1 次可注射 10 倍稀释的抗毒素 0.2ml，观察无发绀、气喘或显著呼吸短促、脉搏加速时，即可注射第 2 次 0.4ml，如仍无反应则可注射第 3 次 0.8ml，如仍无反应即可将安瓿中未稀释的抗毒素与剩余的脱敏注射液一起作肌内注射。

(5) 门诊患者注射抗毒素后，须观察至少 30 分钟方可离开。

【剂型和规格】

注射液、注射用无菌粉末：① 1 500IU；② 10 000IU。

【贮存】 避光，于 2～8℃下保存。

377. 抗狂犬病血清 Rabies Antiserum

【药理作用】 本品含特异性抗体，具有中和狂犬病毒的作用，用于狂犬病的被动免疫预防。

【适应证】 配合狂犬病疫苗对被可疑疯动物严重咬伤的患者进行预防注射。被可疑疯动物咬伤后注射愈早愈好。对已有狂犬病症状的患者，注射本品无效。

【用法和用量】

(1) 用法：受伤部位应先进行处理。若伤口曾用其他化学药品处理过时，应冲洗干净。先在受伤部位进行浸润注射，余下的血清进行肌内注射（头部咬伤可注射于颈背部肌内)。

(2)用量：注射总剂量按体重计算，每千克体重注射 40IU。可同时注射狂犬病疫苗，但注射部位须分开。

【不良反应】

(1)过敏性休克：可在注射中或注射后数分钟至数十分钟内突然发生。患者突然表现为沉郁或烦躁、全身皮肤瘙痒、脸色苍白或潮红、胸闷或气喘、喉头水肿、呼吸困难、窒息、心律失常、意识丧失，严重者如不及时抢救可迅速死亡。轻者注射肾上腺素后即可缓解；重者需输液输氧，使用升压药维持血压，并使用抗过敏药及肾上腺皮质激素等进行抢救。

(2)血清病：主要症状为荨麻疹、发热、淋巴结肿大、局部水肿、一过性蛋白尿、呕吐、关节痛，注射部位可出现红斑、瘙痒及水肿。此外，有中性粒细胞增多和红细胞沉降率加快，个别人有血尿，严重的可发生血液性水肿或器官水肿一般在注射后 7～14 日发病，称为延缓型。亦有在注射后 2～4 日发病，称为加速型多数可愈，严重时可使用钙剂或抗组胺药对症治疗。

【注意事项】

(1)制品混浊、有摇不散的沉淀、异物或安瓿有裂纹、标签不清，过期失效者均不能使用。安瓿打开后应一次用完。

(2)每次注射须保存详细记录，包括姓名、性别、年龄、住址、注射次数、上次注射后的反应情况、本次过敏试验结果及注射后反应情况、所用血清的生产单位名称及批号等。

(3)使用时须特别注意防止过敏反应的发生。注射前必须做过敏试验并详细询问既往过敏史。凡本人及直系亲属曾有支气管哮喘、花粉症、湿疹或血管神经性水肿等病史，或对某种物质过敏，或本人过去曾注射马血清制剂者，均须特别提防过敏反应的发生。过敏试验为阳性反应者慎用，详见脱敏注射法。

1)过敏试验：用氯化钠注射液将抗血清稀释 10 倍(0.1ml 血清加 0.9ml 氯化钠注射液，混匀)，在前臂掌侧皮内注射 0.05ml，观察 30 分钟，注射部位无明显反应者，即为阴性。即使为阴性，也应先注射 0.3ml 原液，观察 30 分钟无反应，可在严密观察下全量注射本品。如注射部位出现皮丘增大(≥1cm)、红晕(≥2cm)，特别是形似伪足或有痒感者，为阳性反应，必须用脱敏注射。如注射局部反应特别严重，并伴有全身症状，如荨麻疹、鼻咽刺痒、喷嚏等，为强阳性反应，则建议改用狂犬病免疫球蛋白；如不能实施，必须使用本品时，则必须采用脱敏注射，并做好抢救准备，一旦发生过敏性休克，立即抢救。无过敏史者或过敏反应阴性者，也并非没有发生过敏性休克的可能。为慎重起见，可先注射小量于皮下，观察 30 分钟，无异常反应，再将全量注射于皮下或肌内。

2）脱敏注射法：用氯化钠注射液将抗血清稀释10倍，分小量数次作皮下注射，每次注射后观察20～30分钟。第1次可注射1ml，观察无发绀、气喘或显著呼吸短促、脉搏加速时，即可注射第2次2ml，如注射量达到4ml仍无反应，则可将全量作缓慢地皮下或肌内注射。

（4）门诊患者注射抗血清后，须观察30分钟方可离开。

【剂型和规格】

注射液：① 400IU；② 700IU；③ 1 000IU。

【贮存】避光，于2～8℃下保存。

378. 抗蛇毒血清
Snake Antivenins

抗蛇毒血清包括抗蝮蛇毒血清、抗五步蛇毒血清、抗银环蛇毒血清和抗眼镜蛇毒血清。

【药理作用】抗蛇毒血清是用某种蛇毒或经减毒处理的蛇毒免疫马，使其产生相应的抗体，采集含有抗体的血清或血浆精制而成。抗蛇毒血清可中和相应的蛇毒，是一种特异性被动免疫反应。

【适应证】用于毒蛇咬伤中毒。

【用法和用量】稀释后静脉注射或静脉滴注，也可肌内注射或皮下注射。用量根据被咬伤者受毒量及血清效价而定。

【不良反应】因马血清为异体蛋白，故可发生过敏反应，即刻表现为胸闷、气短、恶心、呕吐、腹痛、抽搐及血压下降，迟发表现为发热、皮疹、荨麻疹等。

【注意事项】

（1）使用前应询问马血清制品注射史和过敏史，并做皮肤过敏试验。过敏试验法：取本品0.1ml加氯化钠注射液1.9ml，在前臂掌侧皮内注射0.1ml，经20～30分钟判定结果。可疑阳性者，预先注射氯苯那敏10mg（儿童酌减），15分钟再注射本品。

（2）皮肤试验阴性者，可缓慢静脉注射抗蛇毒血清，但不排除发生严重过敏反应的可能性。如注射过程中发生过敏反应，立即停止注射，并按过敏反应处理原则治疗，如注射肾上腺素、静脉滴注地塞米松5mg（或氢化可的松100mg）等。

（3）皮肤过敏试验阳性者，应权衡利弊，作风险与效益分析。对严重毒蛇咬伤中毒、有生命危险者，可作脱敏注射法。脱敏注射法：抗蛇毒血清以氯化钠注射液稀释20倍，分次小量皮下注射，每次观察20～30分钟；第一次注射

0.4ml，如无反应酌情增量，3 次以上无反应，即可静脉、肌内或皮下注射。注射前应使本品的温度接近体温，缓慢注射，开始每分钟不超过 1ml，以后不超过 4ml。注射时如反应异常，应立即停止，及时处理。

（4）毒蛇咬伤时，应立即作局部处理、服用中成药（蛇药）及对症治疗。

（5）静脉给药前，应做好抗过敏反应的准备。注射过程中，应严密监护患者，有过敏反应立即停止，及时处理。

（6）给药说明：①本品一般不作首选药物，症状不发展的蛇咬伤不需注射抗蛇毒血清。但亦应根据症状及时作出判断，争取早期注射，最好在 4 小时之内静脉给药。②应详细了解咬伤的毒蛇种类，用单价抗蛇毒血清治疗。如为未知的毒蛇咬伤，则给予多价抗蛇毒血清。

378-1. 抗蝮蛇毒血清
Agkistrodon Halys Antivenin

【适应证】用于蝮蛇、竹叶青蛇、龟壳花蛇等蝮蛇科毒蛇咬伤。

【药理作用】【不良反应】【注意事项】参阅“抗蛇毒血清”。

【用法和用量】静脉注射。临用前，将本品 6 000～16 000 单位，用氯化钠注射液或 25% 葡萄糖注射液 20～40ml 稀释后缓慢静脉注射，注射速度每分钟 4ml。成人一次 6 000～12 000 单位。儿童与成人相同，不应减少。

【剂型和规格】规格暂以国家药品管理部门批准的规格为准。

【贮存】于 2～8℃避光保存。

378-2. 抗五步蛇毒血清
Agkistrodon Acutus Antivenin

【适应证】用于五步蛇及蝮蛇科的其他毒蛇咬伤。

【药理作用】【不良反应】【注意事项】参阅“抗蛇毒血清”。

【用法和用量】静脉注射。临用前，将本品 4 000～8 000 单位，用氯化钠注射液 40～80ml 稀释后缓慢静脉注射，注射速度每分钟 4ml。成人一次 4 000～8 000 单位。儿童与成人相同。

【剂型和规格】规格暂以国家药品管理部门批准的规格为准。

【贮存】于 2～8℃避光保存。

378-3. 抗银环蛇毒血清
Bungarus Multicinctus Antivenin

【适应证】用于银环蛇咬伤。

【药理作用】【不良反应】【注意事项】参阅“抗蛇毒血清”。

【用法和用量】静脉注射。临用前，将本品 10 000 单位，用氯化钠注射液 20～40ml 稀释后缓慢静脉注射。成人一次 10 000 单位。儿童与成人相同。

【剂型和规格】规格暂以国家药品管理部门批准的规格为准。

【贮存】于 2～8℃避光保存。

378-4. 抗眼镜蛇毒血清
Naja Naja（Atra）Antivenin

【适应证】用于眼镜蛇咬伤。

【药理作用】【不良反应】【注意事项】参阅“抗蛇毒血清”。

【用法和用量】缓慢静脉注射。成人一次 2 500～10 000 单位。儿童与成人相同。

【剂型和规格】规格暂以国家药品管理部门批准的规格为准。

【贮存】于 2～8℃避光保存。

379. 破伤风人免疫球蛋白
Humman Tetanus Immunoglobulin

【药理作用】本品含高效价的破伤风抗体，能中和破伤风毒素，从而起到预防和治疗破伤风梭菌感染的作用。注射本品后，抗体在体内达到峰值的时间大概是 2 日，半衰期为 16～24 日。

【适应证】用于预防和治疗破伤风，尤其适用于对破伤风抗毒素（TAT）有过敏反应者。

【用法和用量】

（1）用法：只限臀部肌内注射，不需作皮试，不得用于静脉输注。

（2）用量：①预防剂量，儿童、成人一次用量 250IU。创面严重、开放性创伤、严重出血者或延误治疗者等，剂量应加倍。②参考治疗剂量，3 000～6 000IU，多点注射。

【禁忌证】

（1）对人免疫球蛋白过敏或有其他严重过敏史者禁用。

（2）有抗 IgA 抗体的选择性 IgA 缺乏者禁用。

【不良反应】一般无不良反应。极少数人注射局部可能出现红肿、疼痛感，无须特殊处理，可自行恢复。

【注意事项】

（1）本品只能臀部肌内注射。

(2) 应用本品作被动免疫的同时，可使用吸附破伤风疫苗进行主动免疫，但注射部位和用具应分开。

(3) 本品瓶子有裂纹、瓶盖松动，或超过有效期时不得使用。

(4) 本品应为无色或淡黄色可带乳光澄清液体。久存可能出现微量沉淀，但一经摇动应立即消散，如有摇不散的沉淀或异物不得使用。

(5) 本品一旦开启应立即一次性用完，未用完部分应废弃，不得留作下次使用或分给他人使用。

(6) 在妊娠期妇女及哺乳期妇女用药安全性方面本品尚无临床研究资料，因此使用时须谨慎。但本品的临床用药经验尚未发现对妊娠过程、胎儿和新生儿有任何伤害作用。

(7) 本品尚无专门对儿童用药的临床研究资料。但本品的长期临床用药经验尚未发现对儿童有任何伤害作用。

(8) 本品尚无专门对老年人用药的临床研究资料。但本品的长期临床用药经验尚未发现对老年人有任何伤害作用。

(9) 运输及贮存过程中严禁冻结。

【药物相互作用】本品尚无与其他药物相互作用的临床研究资料。本品须严格单独注射，不得与其他任何药物混合使用。但当伤口具有感染破伤风的倾向并且患者从未注射过破伤风类毒素或注射类毒素已超过10年时，可同时在其他部位注射破伤风类毒素。

为了避免被动接受本品中特异性抗体的干扰，输注本品3个月后才能接种某些减毒活疫苗，如脊髓灰质炎、麻疹、风疹、腮腺炎以及水痘病毒疫苗等。基于同样的考虑，在非紧急状态下，已经接种了这类疫苗的患者至少在接种后3～4周才能输注本品；如果在接种后3～4周内使用了本品，则应在最后一次输注本品后3个月重新接种。

但灭活疫苗能与被动抗体同时应用来诱导主动免疫，如破伤风的预防。

【剂型和规格】

注射液：① 250IU（2.5ml）；② 500IU（5ml）。

【贮存】于2～8℃避光保存。

380. 国家免疫规划用疫苗

本章列出了《国家免疫规划疫苗儿童免疫程序及说明》（2016年版）。

国家免疫规划疫苗儿童免疫程序表(2016年版)

疫苗种类		接种年(月)龄														
名称	缩写	出生时	1月	2月	3月	4月	5月	6月	8月	9月	18月	2岁	3岁	4岁	5岁	6岁
乙肝疫苗	HepB	1	2					3								
卡介苗	BCG	1														
脊灰灭活疫苗	IPV			1												
脊灰减毒活疫苗	OPV				1	2								3		
百白破疫苗	DTaP				1	2	3				4					
白破疫苗	DT															1
麻风疫苗	MR								1							
麻腮风疫苗	MMR										1					
乙脑减毒活疫苗	JE-L								1			2				
或乙脑灭活疫苗[1]	JE-I								1、2			3				4
A群流脑多糖疫苗	MPSV-A							1		2						
A群C群流脑多糖疫苗	MPSV-AC												1			2
甲肝减毒活疫苗	HepA-L										1					
或甲肝灭活疫苗[2]	HepA-I										1	2				

注：1. 选择乙脑减毒活疫苗接种时，采用两剂次接种程序。选择乙脑灭活疫苗接种时，采用四剂次接种程序；乙脑灭活疫苗第1、2剂间隔7～10天。

2. 选择甲肝减毒活疫苗接种时，采用一剂次接种程序。选择甲肝灭活疫苗接种时，采用两剂次接种程序。

国家免疫规划疫苗儿童免疫程序说明

一、一般原则

（一）起始免疫年（月）龄：免疫程序表所列各疫苗剂次的接种时间，是指可以接种该剂次疫苗的最小接种年（月）龄。

（二）儿童年（月）龄达到相应疫苗的起始接种年（月）龄时，应尽早接种，建议在下述推荐的年龄之前完成国家免疫规划疫苗相应剂次的接种：

1. 乙肝疫苗第1剂：出生后24小时内完成。

2. 卡介苗：＜3月龄完成。

3. 乙肝疫苗第3剂、脊灰疫苗第3剂、百白破疫苗第3剂、麻风疫苗、乙脑减毒活疫苗第1剂或乙脑灭活疫苗第2剂：＜12月龄完成。

4. A群流脑多糖疫苗第2剂：＜18月龄完成。

5. 麻腮风疫苗、甲肝减毒活疫苗或甲肝灭活疫苗第1剂、百白破疫苗第4剂：＜24月龄完成。

6. 乙脑减毒活疫苗第2剂或乙脑灭活疫苗第3剂、甲肝灭活疫苗第2剂：＜3周岁完成。

7. A群C群流脑多糖疫苗第1剂：＜4周岁完成。

8. 脊灰疫苗第4剂：＜5周岁完成。

9. 白破疫苗、A群C群流脑多糖疫苗第2剂、乙脑灭活疫苗第4剂：＜7周岁完成。

如果儿童未按照上述推荐的年龄及时完成接种，应根据下述疫苗补种通用原则和每种疫苗的具体补种要求尽早进行补种。

（三）国家免疫规划疫苗补种通用原则

未按照推荐年龄完成国家免疫规划规定剂次接种的14岁以下的儿童，应尽早进行补种，在补种时掌握以下原则：

1. 对未曾接种某种国家免疫规划疫苗的儿童，根据儿童当时的年龄，按照该疫苗的免疫程序，以及下文对该种疫苗的具体补种原则中规定的疫苗种类、接种间隔和剂次进行补种。

2. 未完成国家免疫规划规定剂次的儿童，只需补种未完成的剂次，无需重新开始全程接种。

3. 应优先保证儿童及时完成国家免疫规划疫苗的全程接种，当遇到无法使用同一厂家疫苗完成全程接种情况时，可使用不同厂家的同品种疫苗完成后续接种（含补种）。疫苗使用说明书中有特别说明的情况除外。

4. 针对每种疫苗的具体补种建议以及2007年国家扩大免疫规划（以下简称扩免）后新增疫苗的补种原则，详见下列具体疫苗的补种原则部分。

（四）国家免疫规划疫苗同时接种原则

1. 不同疫苗同时接种：现阶段的国家免疫规划疫苗均可按照免疫程序或补种原则同时接种，两种及以上注射类疫苗应在不同部位接种。严禁将两种或多种疫苗混合吸入同一支注射器内接种。

2. 不同疫苗接种间隔：两种及以上国家免疫规划使用的注射类减毒活疫苗，如果未同时接种，应间隔≥28天进行接种。国家免疫规划使用的灭活疫苗和口服脊灰减毒活疫苗，如果与其他种类国家免疫规划疫苗（包括减毒和灭活）未同时接种，对接种间隔不做限制。

3. 如果第一类疫苗和第二类疫苗接种时间发生冲突时，应优先保证第一类疫苗的接种。

（五）流行季节疫苗接种建议

国家免疫规划使用的疫苗都可以按照免疫程序和预防接种方案的要求，全年（包括流行季节）开展常规接种，或根据需要开展补充免疫和应急接种。

（六）人类免疫缺陷病毒（HIV）感染母亲所生儿童接种疫苗建议

对于HIV感染母亲所生儿童的HIV感染状况分3种：(1) HIV感染儿童；(2) HIV感染状况不详儿童；(3) HIV未感染儿童。由医疗机构出具儿童是否为HIV感染、是否出现症状、或是否有免疫抑制的诊断。HIV感染母亲所生＜18月龄婴儿在接种前不必进行HIV抗体筛查，按HIV感染状况不详儿童进行接种。

对不同HIV感染状况儿童接种国家免疫规划疫苗的建议见表1。

1. HIV感染母亲所生儿童在出生后暂缓接种卡介苗，当确认儿童未感染HIV后再予以补种；当确认儿童HIV感染，不予接种卡介苗。

2. HIV感染母亲所生儿童如经医疗机构诊断出现艾滋病相关症状或免疫抑制症状，不予接种含麻疹成分疫苗；如无艾滋病相关症状，可接种含麻疹成分疫苗。

3. HIV感染母亲所生儿童可按照免疫程序接种乙肝疫苗、百白破疫苗、A群流脑多糖疫苗、A群C群流脑多糖疫苗和白破疫苗等。

4. HIV感染母亲所生儿童除非已明确未感染HIV，否则不予接种乙脑减毒活疫苗、甲肝减毒活疫苗、脊灰减毒活疫苗，可按照免疫程序接种乙脑灭活疫苗、甲肝灭活疫苗、脊灰灭活疫苗。

5. 非HIV感染母亲所生儿童，接种疫苗前无须常规开展HIV筛查。如果有其他暴露风险，确诊为HIV感染的，后续疫苗接种按照表1中HIV感染儿童的接种建议。

（七）除HIV感染者外的其他免疫缺陷、免疫功能低下或正在接受免疫抑制治疗者，不予接种减毒活疫苗。

表 1. HIV 感染母亲所生儿童接种国家免疫规划疫苗建议

疫苗	HIV 感染儿童		HIV 感染状况不详儿童		HIV 未感染儿童
	有症状或有免疫抑制	无症状和无免疫抑制	有症状或有免疫抑制	无症状	
乙肝疫苗	√	√	√	√	√
卡介苗	×	×	暂缓接种	暂缓接种	√
脊灰灭活疫苗	√	√	√	√	√
脊灰减毒活疫苗	×	×	×	×	√
百白破疫苗	√	√	√	√	√
白破疫苗	√	√	√	√	√
麻风疫苗	×	√	×	√	√
麻腮风疫苗	×	√	×	√	√
乙脑灭活疫苗	√	√	√	√	√
乙脑减毒活疫苗	×	×	×	×	√
A 群流脑多糖疫苗	√	√	√	√	√
A 群 C 群流脑多糖疫苗	√	√	√	√	√
甲肝减毒活疫苗	×	×	×	×	√
甲肝灭活疫苗	√	√	√	√	√

注：暂缓接种：当确认儿童 HIV 抗体阴性后再补种，确认 HIV 抗体阳性儿童不予接种；“√”表示“无特殊禁忌”，“×”表示“禁止接种”。

二、疫苗的使用说明

(一) 重组乙型肝炎疫苗(乙肝疫苗,HepB)

1. 免疫程序与接种方法

(1) 接种对象及剂次:共接种3剂次,其中第1剂在新生儿出生后24小时内接种,第2剂在1月龄时接种,第3剂在6月龄时接种。

(2) 接种部位和接种途径:上臂外侧三角肌或大腿前外侧中部,肌内注射。

(3) 接种剂量:①重组(酵母)HepB每剂次10μg,不论产妇HBsAg阳性或阴性,新生儿均接种10μg的HepB。②重组(CHO细胞)HepB每剂次10μg或20μg,HBsAg阴性产妇的新生儿接种10μg的HepB,HBsAg阳性产妇的新生儿接种20μg的HepB。

2. 其他事项

(1) 在医院分娩的新生儿由出生的医疗机构接种第1剂乙肝疫苗,由辖区预防接种单位完成后续剂次接种。未在医疗机构出生儿童由辖区预防接种单位全程接种乙肝疫苗。

(2) HBsAg阳性或不详母亲所生新生儿应在出生后24小时内尽早接种第1剂乙肝疫苗;HBsAg阳性或不详母亲所生早产儿、低体重儿也应在出生后24小时内尽早接种第1剂乙肝疫苗,但在该早产儿或低体重儿满1月龄后,再按0、1、6个月程序完成3剂次乙肝疫苗免疫。

(3) HBsAg阴性的母亲所生新生儿也应在出生后24小时内接种第1剂乙肝疫苗,最迟应在出院前完成。

(4) 危重症新生儿,如极低出生体重儿、严重出生缺陷、重度窒息、呼吸窘迫综合征等,应在生命体征平稳后尽早接种第1剂乙肝疫苗。

(5) HBsAg阳性母亲所生新生儿,可按医嘱在出生后接种第1剂乙肝疫苗的同时,在不同(肢体)部位肌内注射100国际单位乙肝免疫球蛋白(HBIG)。

(6) 建议对HBsAg阳性母亲所生儿童接种第3剂乙肝疫苗1~2个月后进行HBsAg和抗-HBs检测。若发现HBsAg阴性、抗-HBs<10mIU/ml,可按照0、1、6个月免疫程序再接种3剂乙肝疫苗。

3. 补种原则

(1) 若出生24小时内未及时接种,应尽早接种;

(2) 对于未完成全程免疫程序者,需尽早补种,补齐未接种剂次即可;

(3) 第1剂与第2剂间隔应≥28天,第2剂与第3剂间隔应≥60天。

(二) 皮内注射用卡介苗(卡介苗,BCG)

1. 免疫程序与接种方法

(1) 接种对象及剂次：出生时接种1剂。

(2) 接种部位和接种途径：上臂外侧三角肌中部略下处，皮内注射。

(3) 接种剂量：0.1ml。

2. 其他事项

严禁皮下或肌肉注射。

3. 补种原则

(1) 未接种卡介苗的＜3月龄儿童可直接补种。

(2) 3月龄～3岁儿童对结核菌素纯蛋白衍生物（TB-PPD）或卡介菌蛋白衍生物（BCG-PPD）试验阴性者，应予补种。

(3) ≥4岁儿童不予补种。

(4) 已接种卡介苗的儿童，即使卡痕未形成也不再予以补种。

（三）脊髓灰质炎（脊灰）减毒活疫苗（脊灰减毒活疫苗，OPV）、脊灰灭活疫苗（IPV）

1. 免疫程序与接种方法

(1) 接种对象及剂次：共接种4剂次，其中2月龄接种1剂脊灰灭活疫苗（IPV），3月龄、4月龄、4周岁各接种1剂脊灰减毒活疫苗（OPV）。

(2) 接种部位和接种途径：

IPV：上臂外侧三角肌或大腿前外侧中部，肌肉注射。

OPV：口服接种。

(3) 接种剂量：

IPV：0.5ml。

OPV：糖丸剂型每次1粒；液体剂型每次2滴，约0.1ml。

2. 其他事项

(1) 2016年5月1日之前使用三价OPV（tOPV），2016年5月1日开始使用二价OPV（bOPV），该日期之后，不得使用tOPV。

(2) 以下人群建议按照说明书全程使用IPV：原发性免疫缺陷、胸腺疾病、有症状的HIV感染或CD4 T细胞计数低、正在接受化疗的恶性肿瘤、近期接受造血干细胞移植、正在使用具有免疫抑制或免疫调节作用的药物（例如大剂量全身皮质类固醇激素、烷化剂、抗代谢药物、TNF-α抑制剂、IL-1阻滞剂或其他免疫细胞靶向单克隆抗体治疗）、目前或近期曾接受免疫细胞靶向放射治疗。

(3) 如果儿童已按疫苗说明书接种过IPV或含脊灰疫苗成分的联合疫苗，可视为完成相应剂次的脊灰疫苗接种。

3. 补种原则

(1) 对于脊灰疫苗迟种、漏种儿童，补种相应剂次即可，无须重新开始全程接种。＜4岁儿童未达到3剂（含补充免疫等），应补种完成3剂；≥4岁儿童未达到4剂(含补充免疫等),应补种完成4剂。补种时两剂次脊灰疫苗之间间隔≥28天。

(2) IPV疫苗纳入国家免疫规划以后,无论在补充免疫、查漏补种或者常规免疫中发现脊灰疫苗为0剂次的目标儿童,首剂接种IPV。

(3) 2016年5月1日后,对于仅有bOPV接种史(无IPV或tOPV接种史)的儿童,补种1剂IPV。

(4) 既往已有tOPV免疫史(无论剂次数)而无IPV免疫史的迟种、漏种儿童,用现行免疫规划用OPV补种即可,不再补种IPV。

(四) 吸附无细胞百白破联合疫苗(百白破疫苗,DTaP)

1. 免疫程序与接种方法

(1) 接种对象及剂次:共接种4剂次,分别于3月龄、4月龄、5月龄、18月龄各接种1剂。

(2) 接种部位和接种途径:上臂外侧三角肌或臀部,肌肉注射。

(3) 接种剂量:0.5ml。

2. 其他事项

如儿童已按疫苗说明书接种含百白破疫苗成分的其他联合疫苗,可视为完成相应剂次的DTaP接种。

3. 补种原则

(1) 3月龄~5岁未完成DTaP规定剂次的儿童,需补种未完成的剂次,前3剂每剂间隔≥28天,第4剂与第3剂间隔≥6个月。

(2) ≥6岁接种DTaP和白破疫苗累计<3剂的儿童,用白破疫苗补齐3剂;第2剂与第1剂间隔1~2月,第3剂与第2剂间隔6~12个月。

(3) 根据补种时的年龄选择疫苗种类,3月龄~5岁使用DTaP,6~11岁使用吸附白喉破伤风联合疫苗(儿童用),≥12岁使用吸附白喉破伤风联合疫苗(成人及青少年用)。

(五) 吸附白喉破伤风联合疫苗(白破疫苗,DT)

1. 免疫程序与接种方法

(1) 接种对象及剂次:6周岁时接种1剂。

(2) 接种部位和接种途径:上臂外侧三角肌,肌肉注射。

(3) 接种剂量:0.5ml。

2. 其他事项

6~11岁使用吸附白喉破伤风联合疫苗(儿童用),≥12岁使用吸附白喉破伤风联合疫苗(成人及青少年用)。

3. 补种原则

(1) >6岁未接种白破疫苗的儿童,补种1剂。

（2）其他参照无细胞百白破疫苗的补种原则。

（六）麻疹风疹联合减毒活疫苗（麻风疫苗，MR）

1. 免疫程序与接种方法

（1）接种对象及剂次：8月龄接种1剂。

（2）接种部位和接种途径：上臂外侧三角肌下缘，皮下注射。

（3）接种剂量：0.5ml。

2. 其他事项

（1）满8月龄儿童应尽早接种MR。

（2）如果接种时选择用MMR，可视为完成MR接种。

（3）MR可与其他的国家免疫规划疫苗按照免疫程序或补种原则同时、不同部位接种。

（4）如需接种多种疫苗但无法同时完成接种时，则优先接种MR疫苗，若未能与其他注射类减毒活疫苗同时接种，则需间隔≥28天。

（5）注射免疫球蛋白者应间隔≥3个月接种MR，接种MR后2周内避免使用免疫球蛋白。

（6）当针对麻疹疫情开展应急接种时，可根据疫情流行病学特征考虑对疫情波及范围内的6～7月龄儿童接种1剂MR，但不计入常规免疫剂次。

3. 补种原则

（1）扩免前出生的≤14岁儿童，如果未完成2剂含麻疹成分疫苗接种，使用MR或MMR补齐。

（2）扩免后出生的≤14岁适龄儿童，应至少接种2剂含麻疹成分疫苗、1剂含风疹成分疫苗和1剂含腮腺炎成分疫苗，对未完成上述接种剂次者，使用MR或MMR补齐。

（七）麻疹腮腺炎风疹联合减毒活疫苗（麻腮风疫苗，MMR）

1. 免疫程序与接种方法

（1）接种对象及剂次：18月龄接种1剂。

（2）接种部位和接种途径：上臂外侧三角肌下缘，皮下注射。

（3）接种剂量：0.5ml。

2. 其他事项

（1）满18月龄儿童应尽早接种MMR疫苗。

（2）MMR疫苗可与其他的国家免疫规划疫苗同时、不同部位接种，特别是免疫月龄有交叉的甲肝疫苗、百白破疫苗等。

（3）如需接种多种疫苗但无法同时完成接种时，则优先接种MMR疫苗，若未能与其他注射类减毒活疫苗同时接种，则需间隔≥28天。

（4）注射免疫球蛋白者应间隔≥3个月接种MMR，接种MMR后2周内避免使用免疫球蛋白。

3. 补种原则

（1）参照MR的补种原则。

（2）如果需补种两剂次含麻疹成分疫苗，接种间隔≥28天。

（八）乙型脑炎减毒活疫苗（乙脑减毒活疫苗，JE-L）

1. 免疫程序与接种方法

（1）接种对象及剂次：共接种2剂次。8月龄、2周岁各接种1剂。

（2）接种部位和接种途径：上臂外侧三角肌下缘，皮下注射。

（3）接种剂量：0.5ml。

2. 其他事项

（1）青海、新疆和西藏地区无免疫史的居民迁居其他省份或在乙脑流行季节前往其他省份旅行时，建议接种1剂乙脑减毒活疫苗。

（2）注射免疫球蛋白者应间隔≥3个月接种JE-L。

3. 补种原则

扩免后出生的≤14岁适龄儿童，未接种乙脑疫苗者，如果使用乙脑减毒疫苗进行补种，应补齐2剂，接种间隔≥12个月。

（九）A群脑膜炎球菌多糖疫苗（A群流脑多糖疫苗，MPSV-A）、A群C群脑膜炎球菌多糖疫苗（A群C群流脑多糖疫苗，MPSV-AC）

1. 免疫程序与接种方法

（1）接种对象及剂次：A群流脑多糖疫苗接种2剂次，分别于6月龄、9月龄各接种1剂。A群C群流脑多糖疫苗接种2剂次，分别于3周岁、6周岁各接种1剂。

（2）接种部位和接种途径：上臂外侧三角肌下缘，皮下注射。

（3）接种剂量：0.5ml。

2. 其他事项

（1）A群流脑多糖疫苗两剂次间隔≥3个月。

（2）A群C群流脑多糖疫苗第1剂与A群流脑多糖疫苗第2剂，间隔≥12个月。

（3）A群C群流脑多糖疫苗两剂次间隔≥3年。3年内避免重复接种。

（4）当针对流脑疫情开展应急接种时，应根据引起疫情的菌群和流行病学特征，选择相应种类流脑疫苗。

（5）对于≤18月龄儿童，如已按流脑结合疫苗说明书接种了规定的剂次，可视为完成流脑疫苗基础免疫；加强免疫应在3岁和6岁时各接种1剂流脑多糖疫苗。

3. 补种原则

扩免后出生的≤14 岁适龄儿童，未接种流脑疫苗或未完成规定剂次的，根据补种时的年龄选择流脑疫苗的种类：

(1) <24 月龄儿童补齐 A 群流脑多糖疫苗剂次。

(2) ≥24 月龄儿童补齐 A 群 C 群流脑多糖疫苗剂次，不再补种 A 群流脑多糖疫苗。

(3) 补种剂次间隔参照本疫苗其他事项要求执行。

(十) 甲型肝炎减毒活疫苗（甲肝减毒活疫苗，HepA-L）

1. 免疫程序与接种方法

(1) 接种对象及剂次：18 月龄接种 1 剂。

(2) 接种部位和接种途径：上臂外侧三角肌下缘，皮下注射。

(3) 接种剂量：0.5ml 或 1.0ml，按照疫苗说明书使用。

2. 其他事项

(1) 甲肝减毒活疫苗不推荐加强免疫。

(2) 注射免疫球蛋白者应间隔≥3 个月接种 HepA-L。

3. 补种原则

扩免后出生的≤14 岁适龄儿童，未接种甲肝疫苗者，如果使用甲肝减毒活疫苗进行补种，补种 1 剂。

(十一) 乙型脑炎灭活疫苗（乙脑灭活疫苗，JE-I）

1. 免疫程序与接种方法

(1) 接种对象及剂次：共接种 4 剂次。8 月龄接种 2 剂，间隔 7～10 天；2 周岁和 6 周岁各接种 1 剂。

(2) 接种部位和接种途径：上臂外侧三角肌下缘，皮下注射。

(3) 接种剂量：0.5ml。

2. 其他事项

无。

3. 补种原则

扩免后出生的≤14 岁适龄儿童，未接种乙脑疫苗者，如果使用乙脑灭活疫苗进行补种，应补齐 4 剂，第 1 剂与第 2 剂接种间隔为 7～10 天，第 2 剂与第 3 剂接种间隔为 1～12 个月，第 3 剂与第 4 剂接种间隔≥3 年。

(十二) 甲型肝炎灭活疫苗（甲肝灭活疫苗，HepA-I）

1. 免疫程序与接种方法

(1) 接种对象及剂次：共接种 2 剂次，18 月龄和 24 月龄各接种 1 剂。

(2) 接种部位和接种途径：上臂外侧三角肌，肌肉注射。

(3) 接种剂量：0.5ml。

2. 其他事项

如果接种2剂次及以上含甲肝灭活疫苗成分的联合疫苗，可视为完成甲肝灭活疫苗免疫程序。

3. 补种原则

(1) 扩免后出生的≤14岁适龄儿童，未接种甲肝疫苗者，如果使用甲肝灭活疫苗进行补种，应补齐2剂，接种间隔≥6个月。

(2) 如已接种过1剂次甲肝灭活疫苗，但无条件接种第2剂甲肝灭活疫苗时，可接种1剂甲肝减毒活疫苗完成补种。

（徐小薇）

ER-20章视频

第二十章
诊断用药

运用X线穿透人体不同部位、器官，在荧光屏或胶片上形成影像，可有助于疾病的诊断或鉴别诊断。为了加强某些器官的显影和人为地形成对比，需要应用造影剂（或称对比剂），更有利于诊断。

本章造影剂包括泛影葡胺（注射液）、硫酸钡［干混悬剂（Ⅰ型、Ⅱ型）］、碘化油（注射液）和碘海醇（注射液）。

此外，本章还包括适用于儿童及成人检查结核菌感染或是否具有免疫力的结核菌素纯蛋白衍生物（注射液）。

（一）造影剂

381. 泛影葡胺　Meglumine Diatrizoate

【药理作用】本品为诊断用药，其76%溶液的含钠离子浓度约136mmol/L，与血浆内浓度接近，对心肌细胞功能影响较小。本品为离子型单体碘造影剂，碘能吸收较多量的X线，注入体内后与周围组织在X线下形成密度对比而显影。用直接引入法造影时，将它直接注入血管或其他腔道后，能显示其管腔形态。用生理吸收法造影时，注入血管的造影剂可通过受损的血管内皮或受损的血脑屏障进入病变组织而显示病灶。经肾脏排泄时可显示尿路形态。

【适应证】适用于泌尿系造影，心脏血管造影，脑血管造影，其他脏器和周围血管造影，CT增强扫描和其他各种腔道、瘘管造影。

【用法和用量】

（1）心血管造影或主动脉造影：经导管注入心腔，成人常用量40～60ml（76%），或1ml/kg，用压力注射器在2秒左右注入，重复注射或与其他造影同时进行时，总量不宜超过225ml。小儿常用量1.0～1.5ml/kg（76%），重复注射总量不宜超过4ml/kg。婴幼儿不超过3ml/kg。

（2）冠状动脉造影：经导管注入，成人常用量一次4～10ml（76%），可重复注射，需在心电图监护下注射。

（3）脑血管造影：经导管颈总动脉内注入，成人常用量一次10ml（60%），注射速度每秒不大于5ml。经导管椎动脉内注入，成人常用量一次6～10ml。

（4）四肢动脉造影：经导管或经皮穿刺锁骨下动脉或股动脉注入，成人常用量10～40ml（60%），2～3秒内注完。

（5）肾动脉造影：经导管注入肾动脉内，成人常用量5～10ml（60%）。

（6）腹腔动脉造影：经导管注入腹腔动脉内，成人常用量30～50ml（76%），经压力注射器快速注入。

（7）下肢静脉造影：经皮穿刺足背或外侧浅静脉注射，成人常用量20～100ml（30%～50%）。

（8）上肢静脉造影：经皮穿刺前臂或手浅静脉注射，成人常用量20～50ml（30%～50%）。

（9）CT增强扫描：50～150ml（60%或76%），静脉推注或滴注。

（10）排泄性（静脉）尿路造影：静脉推注（常规法），成人常用量20～40ml（60%或76%）。小儿常用量0.5～1ml/kg（60%或76%），或6个月以下5ml（60%）或4ml（76%）；6～12个月8ml（60%）或6ml（76%）；1～2岁10ml（60%）或8ml（76%）；2～5岁12ml（60%）或10ml（76%）；5～7岁15ml（60%）或12ml（76%）；7～10岁18ml（60%）或14ml（76%）；10～15岁20ml（60%）或16ml（76%）。

（11）静脉滴注：成人常用量2.2ml/kg（60%或76%），加入等量5%葡萄糖注射液，快速滴注。老年人和心脏病患者速度减慢。肾功能减退者在48小时内不宜重复造影。

（12）逆行肾盂输尿管造影：经输尿管导管缓慢注入，成人常用量单侧10～15ml（30%）。

（13）子宫输卵管造影：经宫颈口注入，10ml（76%）。

（14）术中或术后T管胆管造影：10ml（60%）。

（15）经皮肝穿刺胆管造影：20～40ml（60%）。

【禁忌证】

（1）对碘过敏者禁用。

（2）肝、肾功能减退，活动性肺结核，多发性脊髓瘤及甲亢者禁用。

（3）高胱氨酸尿症者不宜做血管造影，否则会引起血栓形成或栓塞。

（4）本品严禁注入脑室、颅内、椎管内蛛网膜下腔、与蛛网膜下腔交通的囊腔和瘘管。

【不良反应】可能出现恶心、呕吐、流涎、眩晕、荨麻疹等反应。

【注意事项】

（1）本品和其他含碘造影剂可引起过敏反应，并有交叉过敏现象，在应用前应做碘过敏试验。

(2) 本品可通过胎盘并分布到胎儿组织中，造影时腹部多次接受 X 线，对胎儿不利，孕妇使用时应权衡利弊。

(3) 婴儿注入后较易产生惊厥，发绀婴儿注入本品后易发生呼吸困难、心率缓慢、心律失常、显著疲怠。

(4) 使用后出现恶心、呕吐、流涎、眩晕、荨麻疹等反应时，应减慢注射速度，反应严重者停止注射。

(5) 由于本品具有渗透利尿作用，可使脱水状况加重，对已有脱水状况、多尿、尿少或糖尿病患者须加以注意，宜在注射前补充足量水分。

(6) 老年人对造影剂毒性影响较敏感，对高浓度造影剂进入体内后引起的血流动力学改变耐受性较差，使用时须注意。

(7) 对诊断的干扰：①甲状腺功能测定，在应用本品后一周到数月内可以引起血清蛋白结合碘增高，放射性碘摄取减少，但对其他不依赖碘测定的甲状腺功能试验，如三碘甲状腺原氨酸树脂摄取试验等无影响。②酚磺酞排泄试验，在肾功能严重损害时，本品可影响酚磺酞从肾排泄，接受酚磺酞排泄试验者不宜同时血管内应用本品。③血液中白细胞、红细胞计数可减少。④凝血酶原时间、凝血激酶时间延长。⑤血清转氨酶（GOT、GPT）可有暂时性轻度升高。⑥用直接法胰胆管造影后，由于本品进入胰管，血清淀粉酶可在 6～18 小时内出现增高。

【药物相互作用】

(1) 在服用胆囊造影剂后紧接血管内注射本品，会增加对肾脏的毒性影响，尤其在肝功能已有损害患者中显著。

(2) 在主动脉造影时应用血管加压药物虽可提高造影对比度，但由于内脏血管收缩，迫使多量造影剂进入脊髓血管而增大本品的神经毒性，可致截瘫。

(3) 本品忌与抗组胺药品混和注射，与盐酸异丙嗪、盐酸苯海拉明、马来酸氯苯那敏（扑尔敏）等混合可发生沉淀。

【剂型和规格】

注射液：① 1ml：0.3g；② 20ml：12g。

【贮存】 避光、密闭保存。

382. 硫酸钡 Barium Sulfate

【药理作用】 钡盐能吸收较多量 X 线，进入体内胃肠道或呼吸道等腔道后与周围组织结构在 X 线图像上形成密度对比，从而显示出这些腔道的位置、轮廓、形态、表面结构和功能活动情况。粗细不均型对胃小区等黏膜相微细结构显示好。本品口服或灌入胃肠道后不被吸收，以原型从粪便排出。进入支气管后大部分咳出，小量进入肺泡，沉积于肺泡壁，或被吞噬细胞吞噬运送到肺间质和淋巴系统，但速度十分缓慢，故不宜作支气管造影。

【适应证】用于食道、胃、十二指肠、小肠、结肠的单、双对比造影检查。

【用法和用量】通常采用的引入方式有口服、小肠灌肠和结肠灌肠等。

（1）食管检查：口服钡剂[浓度 60%～250%（*W/V*）]15～60ml，可立即观察食管及其蠕动情况；在服钡剂前，先服产气剂，可作食管双对比检查。

（2）胃及十二指肠双对比检查：禁食 6 小时以上，口服产气剂，待胃内产生 CO_2 气体 300～500ml 后，可先口服钡[浓度 200%～250%（*W/V*），黏度 150～300mPa•s]70～100ml，令患者翻转数圈，让钡剂均匀涂布于胃黏膜即可，如有必要可再加服 50～150ml 的钡剂；如在造影检查前 20 分钟，给患者使用低张药物（如注射山莨菪碱，或口服阿托品等），并口服清胃酶洗胃液，再行双对比检查，胃黏膜表面结构可更清晰显示。

（3）胃肠单对比随访检查：禁食 6 小时以上，口服浓度 40%～120%（*W/V*）钡剂 240～480ml 后可立即观察胃与十二指肠的形态及蠕动情况；15～30 分钟后可观察小肠的形态及蠕动情况；1 个半小时后可观察到所有小肠的形态及蠕动情况；2～6 个小时后可观察回盲区和右半大肠。

（4）小肠灌肠检查：禁食 8～12 小时，将浓度 30%～80%（*W/V*）的钡剂 800～2 400ml 经特制导管直接导入十二指肠或近段空肠，行逐段小肠检查。如有必要可不进行单对比检查而直接行双对比检查。

（5）结肠灌肠检查：检查前 1～3 日进流汁或半流汁饮食，必要时用适量泻剂，并于检查前 1～2 小时清洁肠道。经肛门插管入结肠，注入造影剂充盈整个大肠进行造影。注入浓度 20%～60%（*W/V*）钡剂后，进行透视和摄片，为单对比造影；然后排出大部分钡剂，再注入气体充盈大肠，为双对比造影。行直接大肠双对比造影时，先通过导管注入浓度 60%～80%（*W/V*）钡剂 150～300ml，转动体位并注入气体，使钡剂和气体充盈整个大肠，行双对比造影。为取得良好效果，往往在注入造影剂之前，肌内或静脉注射高血糖素（Glucagon）或山莨菪碱之类低张药。

（6）儿童：食管造影，用少量调成糊状吞服。胃肠造影，用本品 100～200g 加水 200～500ml 调匀服用。钡灌肠，用本品 200g 加水 1 000ml 调匀灌肠。

（7）老年患者慎用本品作钡灌肠。

【禁忌证】下列情况禁用本品作口服胃肠道检查：

（1）急性胃肠穿孔。

（2）食管气管瘘和疑先天性食管闭锁。

（3）近期内食管静脉破裂大出血。

（4）结肠梗阻。

（5）咽麻痹。

(6) 妊娠期妇女。

【不良反应】口服钡剂可引起恶心、便秘、腹泻等症状；使用不当也可发生肠穿孔，继而发生腹膜炎、粘连、肉芽肿，严重者也可致死。钡剂大量进入肺后，可造成机械刺激和炎症反应，早期引起异物巨细胞、上皮样细胞和单核细胞浸润，以后在沉积的钡盐周围发生纤维化，形成钡结节。

【注意事项】

(1) 硫酸钡必须严格按药典规定检查，不得含有可溶性钡盐。

(2) 本品要新鲜配制，即配即用。

(3) 下列情况慎用本品作口服胃肠道检查：①急性胃、十二指肠出血；②小肠梗阻；③习惯性便秘。

(4) 下列情况慎用本品作结肠灌肠检查：①结肠梗阻；②习惯性便秘；③巨结肠；④重症溃疡性结肠炎；⑤结肠套叠。

【药物相互作用】检查前 3 日禁用高原子量药如铋剂、钙剂；检查前 1 日禁用对胃肠道有影响的药，如阿托品、抗酸药及泻药。

【剂型和规格】

干混悬剂（Ⅰ型、Ⅱ型）：规格暂以国家药品管理部门批准的规格为准。

【贮存】密闭保存。

383. 碘化油　Iodinated Oil

【药理作用】本品为 X 线诊断阳性造影剂。作用机制是本品进入体内后能比周围其他软组织结构吸收更多 X 线，从而在 X 线照射下形成密度对比，显示出所在腔道的形态结构。本品为油状造影剂，主要用于淋巴造影术。本品经肌内注入后，一部分在肌肉和邻近组织中聚集。另一部分通过代谢途径而脱碘，用以补偿甲状腺中碘的丢失。在注射后的最初几小时内，碘可通过尿液大量、快速排泄，但在接下来的几个月中会持续存在，在 3～5 年内，尿液中的碘排泄会降到每日 50μg。本品经淋巴内注入后释放入血，由肝脏、肺脏摄取，油状小滴在肺泡、脾脏和脂肪组织中降解。被组织器官摄取、储存后，在一段时间内还会发生碘油再吸收，这将持续几日、几个月或几年。该情况是持续而有规律的，只要在影像中可见造影剂，在尿中就可检测到碘化物的存在。

【适应证】

(1) 用于碘缺乏病的治疗。

(2) 用于淋巴造影。

【用法和用量】

(1) 碘缺乏病的治疗：深部肌内注射。成人及 4 岁以上儿童每 3 年 1ml；4 岁以下儿童每 2 年 0.5ml，总共不超过 3ml；伴有甲状腺结节的患者剂量为

0.2ml；45 岁以上人群最好不使用本品。

（2）淋巴造影：对单侧肢体造影者，使用 5～7ml 进行淋巴内注射（根据患者高度，相应调整剂量），双侧肢淋巴造影者，使用 10～14ml。

【禁忌证】

（1）对碘过敏者禁用本品。

（2）甲状腺功能亢进者禁用本品。

（3）本品不可在动脉内、静脉内或鞘内注射。

（4）禁用于哺乳期妇女。

（5）放射诊断：禁用于最近遭受过外伤性损害、溢血或出血（存在溢出或栓塞风险）的患者。禁用于支气管造影（本品将迅速充斥进细支气管和肺泡）。

（6）内分泌科：禁用于年龄 45 岁以上的多发性大结节甲状腺肿患者，因其甲状腺功能亢进的风险很高。禁用于有严重心、肝、肺疾患，急性支气管炎症和发热患者。

【不良反应】

（1）大多数不良反应均与剂量相关，因此用药剂量应尽可能小。

使用本品将触发排异反应，表现为巨噬细胞和巨细胞的形成、浆细胞增多症的出现，从而导致淋巴结结缔组织发生变化。健康淋巴结能够容忍其运输能力的下降，但在淋巴结发生病变或发育不全时，该变化可能加剧淋巴淤积。

偶见碘过敏反应，在给药后即刻或数小时发生，主要表现为血管神经性水肿、呼吸道黏膜刺激、肿胀和分泌物增多等症状。

（2）放射诊断

1）淋巴系统造影术：①体温显著升高，检查后的 24 小时内，可能出现 38～39℃的高热。②在放射影像中，经常观察到一过性的碘油粟粒，特别是使用高剂量或剂量不当之后。这在临床上通常没有报道。在个别病例中，可观察到肺或脑栓塞。脊髓意外少见。③可能发生伴有症状或无症状的脂肪微栓塞。在非常罕见的情况下，栓塞在外观和大小上类似于内源性栓塞。在肺部 X 线影像上，栓塞通常呈现为点状混浊。体温可能短暂性升高。脂肪微栓塞通常发生在造影剂过量使用或过快注射后。解剖异常如淋巴静脉瘘管或者淋巴结吸收造影剂的能力降低（老年患者，放疗或细胞抑制剂治疗之后）会加剧脂肪微栓塞的发生。④左右心内分流和大面积肺栓塞患者，出现脑部脂肪微栓塞的风险较大。⑤本品可促使结核病灶恶化，如进入肺泡、腹腔等组织内可引起异物反应，生成肉芽肿。

2）内分泌科：甲状腺功能亢进。

【注意事项】特别警告：本品不得以静脉注射、动脉内注射（选择性插管除外）或鞘内注射的形式给药。本品必须使用玻璃注射器注射。在肌内注射时要注入深部肌肉组织，并避免损伤血管引起油栓；无论给药剂量如何，都存在过敏症的风险。

(1) 淋巴系统造影术：本品在进行淋巴造影时仅限于淋巴内注射。接受造影的患者大多会出现肺动脉栓塞，因为部分药品将在肺部毛细血管中暂时形成栓塞，此种栓塞的临床表现并不常见。

一旦栓塞发生，迹象将即刻出现（也可能出现在给药后的几小时甚至几日后），但通常都是暂时性的。出于这个原因，呼吸功能受损，心、肺功能不全或已存在右侧心脏负担过重的患者，尤其是老年患者，应调整给药剂量或取消此类检查。

癌症化疗或放疗后，也应减少给药剂量，因为此时淋巴结显著减少，只能保留很少量的造影剂。注射本品应依据放射学或透视学指导进行。通过放射手段确认药品的确是通过淋巴注射给药（而非静脉注射），同时，当胸部导管的造影剂可见时，或者在观察到淋巴管闭塞之后，立即终止检查，这样可以尽量减少对肺部的侵入。

(2) 过敏症：所有的碘化造影剂都可能引起轻微或严重的过敏反应，甚至可能致命。此类过敏反应可能是变应性的（如果严重，即为过敏性反应）或非变应性的。此类反应可能立即发生（60 分钟之内），也可能出现延迟（推迟至 7 日以后）。急性过敏反应可能致命。此类反应与剂量无关，可能发生在第一次给药期间，且通常是不可预见的。

由于存在严重反应的风险，必要的抢救设备必须随时到位。

在以前的碘化油给药过程中出现过过敏反应的患者，以及对含碘药物有过敏史的患者，在使用本品时，将面临更大的过敏风险。因此，他们被认为是高危患者。

注射碘化油可能加剧原先已有的哮喘症状。对于未得到有效治疗和控制的哮喘病患者，在决定使用碘化油之前，必须认真考量相关的风险 / 利益比。

(3) 甲状腺：由于游离碘含量的存在，碘化造影剂可能影响甲状腺的功能，进而使某些易感人群染上甲状腺功能亢进症。具有潜在甲状腺功能亢进症和呈现甲状腺功能自主性的患者为高危患者。与水溶性有机碘衍生物相比，碘化油导致碘中毒的概率更大。

淋巴系统造影会使甲状腺浸润碘元素长达几个月的时间。因此，所有的甲状腺功能检查都应在放射检查之前进行。

使用注意事项

(1) 过敏症：检查前仔细询问患者病史，确定其是否为高危患者。

对于过敏反应风险最大的患者（已知其对造影剂过敏），建议使用皮质类固醇和 H_1 抗组胺剂作为预防性给药。但是，这些药品不能防止严重或致命过敏性休克的发生。

检查期间，应确保医疗监控。留置静脉导管。

检查之后，造影剂给药之后，应密切观察患者至少30分钟，因为大部分严重不良反应均发生在这一时间段。必须将发生延迟过敏反应（7日之内）的可能性告知患者。

（2）甲状腺：为防止任何代谢紊乱的发生，必须筛查潜在的甲状腺风险因素。对高危患者进行碘造影剂给药时，必须首先进行甲状腺功能检查。

（3）下列情况慎用本品：①活动性肺结核。②对其他药物、食物有过敏史或过敏性疾病者。③本品不宜用作羊膜囊造影，因可能引起胎儿甲状腺增生。

（4）本品不宜长久暴露于光线和空气中，如析出游离碘后色泽变棕或棕褐色者不可再使用。

（5）妊娠期及哺乳期妇女用药。妊娠期妇女使用本品的安全性尚未得到证实。妊娠期间使用碘油，将增加胎盘对于碘的转运量，这可能影响胎儿的甲状腺功能。虽然影响的时间短暂，但这种异常情况将增加大脑损伤和永久性甲状腺功能减退的潜在风险，因此需要对新生儿进行甲状腺功能监测和密切随访。因此，只有在绝对必要时，才能在严格的医疗监控下使用。哺乳期妇女，药动学研究显示，本品肌内给药后，母乳中明显含有碘分泌物。经证明，碘物质可通过胃肠道渗透进母乳喂养婴儿的血管系统，从而干扰到婴儿的甲状腺功能。因此，如果哺乳期妇女使用本品，母乳喂养则必须中止，或者同时还需要对新生儿的甲状腺功能进行更为频繁地监控。

（6）其他：通过某些瘘管进行注射时，要求极其谨慎，避免血管渗透，并要考虑到脂肪栓塞造成的风险。注射时，应小心避免将药品注射到出血或外伤的部分。

【药物相互作用】

（1）二甲双胍：糖尿病患者接受本品动脉内给药，易引起由肾功能衰竭造成的乳酸性酸中毒。因此计划接受栓塞治疗的患者，在检查之前，应中止二甲双胍治疗48小时。同时，放射检查2日后才可恢复使用二甲双胍。

（2）应慎重地合并用药：β受体拮抗剂、血管舒缩物质、血管紧张素转换酶抑制剂、血管紧张素受体拮抗剂。这些药品将降低心血管补偿机制对于血压失常的效力，在本品给药之前，应将这一情况告知医师，同时配备相应的抢救设备。

（3）利尿剂：在利尿剂引起脱水的情况下，发生肾功能衰竭的危险性增加，特别是当使用大剂量的碘造影剂时。因此，使用碘造影剂前需再次补水。

（4）白细胞介素Ⅱ：近期接受过白细胞介素Ⅱ给药（四线）的患者，对造影剂产生反应的风险将加大，可能出现皮疹，以及更为罕见的低血压、少尿，甚至肾衰竭。

（5）对实验室诊断实验的干扰：由于本品将保持在体内几个月的时间，淋巴造影后的两年时间里，甲状腺诊断测试的结果都可能不准。

【剂型和规格】

注射液：10ml。

【贮存】避光、密闭保存。

384. 碘海醇 Iohexol

【药理作用】本品为X线及CT检查常用的造影剂，可供血管内、椎管内和体腔内使用。动物实验结果表明本品对犬肝脏、腹主动脉、CT扫描影像有增强效应。本品静脉注射后，24小时内几乎全部药物以原型经尿液排出。注射后1小时，尿液中浓度最高。无代谢物产生。

【适应证】可用于心血管造影、动脉造影、尿路造影、静脉造影、CT增强检查；颈、胸和腰段椎管造影，经椎管蛛网膜下腔注射后CT脑池造影；关节腔造影、内窥镜胰胆管造影（ERCP）、疝或瘘管造影、子宫输卵管造影、涎腺造影、经皮肝胆管造影（PTC）、窦道造影、胃肠道造影和"T"型管造影等。

【用法和用量】给药剂量取决于检查的种类、患者的年龄、体重、心排血量和全身情况及使用的技术。一般而言，该药的常用碘浓度和容量与目前使用的其他含碘对比剂相似。和其他对比剂一样，在用药前后都必须保证体内有充足的水分。以下的剂量可作为临床指导。

（1）静脉注射：见表20-1。

表20-1 静脉注射指南

适用范围	浓度	用量	说明
尿路造影			在大剂量的尿路造影中可高于80ml
成人	300mg（I）/ml	40～80ml	
	或350mg（I）/ml	40～80ml	
儿童＜7kg	300mg（I）/ml	3ml/kg	
＞7kg	300mg（I）/ml	2ml/kg（最高40ml）	
下肢静脉造影	300mg（I）/ml	每腿20～100ml	
数字减影造影	300mg（I）/ml	一次注射20～60ml	
（DSA）	或350mg（I）/ml	一次注射20～60ml	
CT增强			通常总碘量为30～60g
成人	300mg（I）/ml	100～200ml	
	或350mg（I）/ml	100～150ml	
儿童	300mg（I）/ml	1.5～2ml/kg	

（2）动脉注射：见表20-2。

表 20-2 动脉注射指南

适用范围	浓度	用量	说明
动脉造影			
主动脉血管造影	300mg（I）/ml	一次注射30～40ml	根据注射部位选择每次注射的用量
选择性脑动脉造影	300mg（I）/ml 或350mg（I）/ml	一次注射5～10ml 一次注射40～60ml	
下肢动脉造影	300mg（I）/ml 或350mg（I）/ml	一次注射30～50ml	
各种动脉造影	300mg（I）/ml	取决于检查的类型	
心血管造影			
成人			
左心室和主动脉根注射	350mg（I）/ml	一次注射30～60ml	
选择性冠状动脉造影	350mg（I）/ml	一次注射4～8ml	
儿童	300mg（I）/ml 或350mg（I）/ml	取决于年龄、体重和病情病情（最高8ml/kg）	
数字减影造影（DSA）	300mg（I）/ml	一次注射1～15ml	取决于注射部位偶尔可用大剂量最高可达30ml

（3）脊髓造影：见表20-3。

表 20-3 脊髓造影指南

适用范围	浓度	用量	说明
椎管造影	300mg（I）/ml	7～10ml	为减少可能的不良反应，使用的总碘量不应超过3g

（4）体腔内使用：见表20-4。

表 20-4 体腔内使用指南

适用范围	浓度	用量	说明
关节腔造影	300mg（I）/ml 或350mg（I）/ml	5～15ml 或5～10ml	
子宫输卵管造影	300mg（I）/ml	15～25ml	
唾液管造影	300mg（I）/ml	0.5～2ml	

续表

适用范围	浓度	用量	说明
胃肠道检查			
口服			
成人		因人而异	可稀释
儿童		因人而异	最大剂量为50ml
CT增强			
口服			举例
成人	用水稀释至约6mg（I/）ml	一次800～2 000ml稀释液	用水稀释300或350mg（I）/ml碘海醇比例为1：50
儿童	用水稀释至约6mg（I）/ml	一次15～20ml/kg稀释液	
直肠使用			
儿童	用水稀释至约6mg（I）/ml	因人而异	

【禁忌证】

（1）有严重的甲状腺毒症表现的患者禁用。

（2）对本品有严重过敏史者禁用。

（3）鉴于妊娠期间应尽量避免接触放射线，故需权衡X线检查的利弊关系。除非医生认为必要，否则妊娠期妇女应禁用。

【不良反应】除常见不良反应外，不同部位的检查，可能会出现相应的不良反应。

和含碘对比剂有关的不良反应本质上一般都为轻到中度且为暂时性的，非离子型对比剂的不良反应要比离子型对比剂更少。重度反应和致死反应非常罕见。

（1）常见的不良反应为轻度的感觉异常，如热感或暂时性的金属味觉。胃肠道反应如恶心、呕吐。过敏样反应较少见，通常表现为轻度的呼吸道和皮肤反应，如呼吸困难、皮疹、红斑、荨麻疹、瘙痒和血管神经性水肿，它们可在注射后立即出现也可在几日后出现。严重的反应如喉头水肿、支气管痉挛或肺水肿非常少见。过敏样反应可能与剂量和用药途径无关。严重反应的最初症状可能仅是轻微的过敏症状，必须马上停止继续使用对比剂，必要时应立即通过血管给药进行相应的治疗。使用β受体拮抗剂的患者其过敏反应的症状可能不典型，容易误为迷走神经反应。迷走神经反应可引起低血压和心率过缓，很少见。可能发生头痛或发热。高血压的发作也可能发生。偶可发热伴寒战。碘中毒或“碘中毒性腮腺炎”是一种罕见的与使用碘对比剂有关的并发症，表现为腮腺的肿胀和触痛，可在检查后持续达10日。

（2）血管内注射（动脉和静脉内注射）：在动脉内注射对比剂所引起的不良反应性质与注射的部位和剂量有关。选择性动脉造影或其他相应的技术操作可使目标器官处于高浓度对比剂状态，可能会引起相应器官的并发症。外周血管造影常会引起远端的疼痛和热感。在注射含碘对比剂后短暂性血清肌酐上升也很常见，但通常无临床意义。肾功能衰竭非常罕见。不过在高危患者中可能发生肾衰，并且在这些患者中有致死病例的报道。冠脉、脑或肾动脉注射后会引起动脉痉挛并导致局部缺血。神经系统反应非常罕见，它们可为癫痫发作或短暂性运动或感觉障碍。偶可在随访的CT扫描时见到对比剂通过血脑屏障为脑皮质摄取，有时可伴短暂性意识模糊或皮质盲。严重的心脏并发症如心脏停搏、心律紊乱、心功能减退或心肌缺血都很少见。

静脉造影后的血栓性静脉炎和静脉内血栓形成很少见。曾有极个别关节痛的病例报道。

可能发生严重的呼吸道症状和征兆包括呼吸困难，支气管痉挛，喉痉挛，非心源性肺水肿及咳嗽。

可能发生甲状腺功能亢进、注射部位反应。

（3）椎管内使用：鞘内注射后的不良反应可能在检查后几小时甚至几日后延迟出现。其发生率与单独腰穿相似。头痛、恶心、呕吐和头晕很常见，主要与穿刺点脑脊液渗漏引起蛛网膜下腔压力下降有关。有些患者会有严重的头痛并持续几日。不要抽出太多的脑脊液以避免压力过度下降。轻度的局部疼痛、外周感觉异常和根性痛偶可发生在注射的部位。偶见下肢疼痛和痛性痉挛。脑膜刺激所致的畏光和假性脑膜炎偶有发生。症状明显的化学性脑膜炎非常罕见，也应考虑有感染性脑膜炎的可能。非常少见的反应还有短暂性脑功能失调，包括癫痫发作、短暂性意识丧失、运动和感觉障碍。少数患者有EEG的改变。可能发生暂时性失明。可能发生颈部疼痛。可能发生注射部位反应。

（4）体腔内使用：全身性过敏反应少见。

1）ERCP：淀粉酶水平略有升高比较常见。ERCP检查后偶可在肾脏内见到对比剂，此情况提示ERCP后胰腺炎的危险性大为增加。也有发生坏死性胰腺炎的个案报道。

2）口服对比剂偶可发生胃肠道不适。

3）子宫输卵管造影：常有下腹部短暂性轻度疼痛。

4）关节腔造影：造影术后疼痛比较常见。症状明显的关节炎罕见，此种患者应考虑感染性关节炎的可能。

5）疝造影：轻度的术后疼痛较常见。

【注意事项】 使用非离子型单体对比剂的一般注意事项：

（1）有过敏、哮喘和对含碘造影剂有过不良反应的需特别注意。对这些病例可考虑使用预防用药，如类固醇，H_1、H_2 组胺受体拮抗剂等。

（2）使用本品后发生严重反应的风险较小。但是，碘对比剂可激发过敏样反应或其他过敏反应的表现。因此应预先进行急救措施的训练和预备必需的抢救药物和器械以应付可能出现的严重反应。

（3）鉴于预试验对由非离子型对比剂引起的过敏反应预测的准确性极低，以及预试验本身也可能导致严重过敏反应，因此不建议采用预试验来预测碘过敏反应。

（4）在整个 X 线检查过程中应始终保持静脉输液通路畅通。

（5）体外试验中，非离子型对比剂对凝血系统的影响较离子型对比剂为轻。在施行血管造影术时，应十分小心在血管内的技术操作，不时地用肝素化的生理盐水灌洗导管以减少与操作技术相关的血栓形成和栓塞。

（6）在用对比剂前后必须保证体内有足够的水分。这一点尤其适合患有多发性骨髓瘤、糖尿病、肾功能不全的患者及婴幼儿和老年人。小于 1 岁的婴儿，特别是新生儿易引起电解质紊乱和血液动力学失调。有严重心脏病和肺动脉高压的患者需特别注意。因为他们易发展为血液动力学失调和心律紊乱。

（7）急性脑病、脑瘤或有癫痫病史的患者要预防癫痫发作并需特别注意。酗酒和吸毒者其癫痫发作和神经系统反应危险性大大增加。少数患者在椎管造影后发生短暂性听力丧失或耳聋，这可能是腰穿后脑脊液压力下降所致。

（8）为预防使用对比剂后的急性肾功能衰竭，已有肾功能损害和糖尿病的患者需要特别的注意，因为他们发生危险的可能性较大。异型球蛋白血症（多发性骨髓瘤病和 Waldenstrom 巨球蛋白血症）的患者发生危险的可能性也较大。

（9）预防措施：①鉴别有高危因素的患者。②确保体内有足够的水分。如有必要，可在检查前由静脉维持输液直到对比剂从肾脏清除。③在对比剂清除之前避免任何加重肾脏负担的肾毒性药物、口服胆囊对比剂、动脉钳闭术、肾动脉成形术或其他大型手术。④延迟重复的造影检查直到肾功能恢复到检查前水平。

为防止乳酸性酸中毒，在对使用二甲双胍的糖尿病患者血管内注射含碘对比剂前，必须测定血清肌酐水平。对于血清肌酐 / 肾功能正常的患者：在注射对比剂时必须停用二甲双胍并在 48 小时内不能恢复用药，或直至肾功能 / 血清肌酐达正常值。对于血清肌酐 / 肾功能不正常的患者：必须停用二甲双胍并将对比剂检查推迟至 48 小时后。只有在肾功能 / 血清肌酐水平恒定后才能恢复二甲双胍的用药。对有些肾功能不正常或未知的急救病例，医生必须评估使用对比剂检查的利弊，并需采取预防措施：停用二甲双胍、给患者充足的水分、监测肾功能和仔细观察乳酸性酸中毒的症状。

存在发生暂时性肝功能紊乱的潜在风险。严重肝、肾功能不全的患者需特别注意，因为这些患者清除对比剂的时间明显延长。血透患者可能接受对比剂检查。在注射对比剂后立即进行血透不是必需的，因为没有证据表明血透能保护肾功能损害的患者不得对比剂肾病。

含碘对比剂可加重重症肌无力的症状。嗜铬细胞瘤患者在介入治疗时应给予预防高血压危象的α受体拮抗剂。甲亢患者也需特别注意。多发结节性甲状腺肿的患者在使用碘对比剂后有发展成甲亢的可能。应清楚地认识到早产儿在使用对比剂后有短暂性甲减的可能。

对比剂外渗时偶然会引起局部的疼痛和水肿，它们会逐渐消退，不留后遗症。不过，偶可见发生炎症甚至组织坏死的病例，常规处理方法为抬高患肢和局部冷敷。万一发生隔室综合征需手术减压。

（10）观察时间：使用对比剂后的患者应至少观察 30 分钟以上，因为大多数的严重不良反应都发生在这段时间。不过，仍有发生延迟反应的可能。

（11）椎管内注射：在椎管造影后，患者应休息 1 小时，头、胸抬高 20°。然后可小心下床行走但不要弯腰。如仍躺在床上，应保持头胸抬高位 6 小时。对癫痫发作阈较低的患者在此期间应密切观察。门诊患者最初的 24 小时内不能独处。

（12）对驾驶和操作机器能力的影响：在椎管内注射后 24 小时内不应驾驶和操作机器。

（13）如所有的非胃肠道药品，本品应在使用前目检，以检查是否有微粒、变色及容器是否损坏。

药品应在使用前才被抽入针筒，每本品瓶仅供单次使用，丢弃未用部分。

【药物相互作用】

（1）使用含碘对比剂可能会导致短暂性肾功能不全，这可使服用二甲双胍的糖尿病患者发生乳酸性中毒（详见【注意事项】项下的相关内容）。

（2）两周内用白介素 -2 治疗的患者其延迟反应的危险性会增加（感冒样症状和皮肤反应）。

（3）所有的碘对比剂均会影响甲状腺功能的检查。甲状腺碘结合能力下降会持续几周。

（4）血清和尿中高浓度的对比剂会影响胆红素、蛋白或无机物（如铁、铜、钙和磷）的实验室测定结果。在使用对比剂的当日不应做这些检查。

（5）虽然没有明确的配伍禁忌，本品仍不应与其他药物直接混合使用。

应使用单独的注射器。

【剂型和规格】

注射液：① 20ml：6g（I）；② 50ml：15g（I）；③ 100ml：30g（I）。

【贮存】避光、密闭保存。

（二）其他

385. 结核菌素纯蛋白衍生物
Purified Protein Derivative of Tuberculin

【药理作用】本品系由结核杆菌培养物提取的蛋白，经皮内试验对已感染结核菌或已接种卡介苗者可引起特异性局部皮肤变态反应，为迟发型超敏反应。

【适应证】用于结核病的临床诊断、卡介苗接种对象的选择及卡介苗接种后机体免疫反应的监测。

【用法和用量】婴儿、儿童及成人，吸取本品 0.1ml（5IU），采取孟都氏法注射于前臂掌侧皮内。于注射后 48～72 小时检查注射部位反应。记录测量硬结的横径及其纵径的毫米数，反应平均直径不低于 5mm 为阳性反应。凡有水疱、坏死、淋巴管炎者均属强阳性反应，应详细注明。

【禁忌证】患急性传染病（如麻疹、百日咳、流行性感冒、肺炎等），急性眼结膜炎、急性中耳炎、广泛性皮肤病者及过敏体质者暂不宜使用。

【不良反应】一般无不良反应。曾患过重结核病者或过敏体质者，局部可出现水疱、浸润或溃疡，有的出现不同程度的发热，一般能自行消退或自愈。偶有严重者可作局部消炎或退热处理。

【注意事项】

（1）注射器及针头应当专用，不可作其他注射之用。

（2）安瓿有裂纹、制品内有异物者不可使用。

（3）安瓿开启后在半小时内使用。

【剂型和规格】

注射液：规格暂以国家药品管理部门批准的规格为准。

【贮存】于 2～8℃避光保存。

（徐小薇）

第二十一章

皮肤科用药

本章包括皮肤科常见疾病的治疗药物，如抗感染药、角质溶解药、肾上腺皮质激素类药和其他药物。

（一）抗感染药

本部分药物包括红霉素（软膏剂）、阿昔洛韦（乳膏剂）、磺胺嘧啶银（乳膏剂）、咪康唑（乳膏剂）、曲安奈德益康唑（乳膏剂）和莫匹罗星（软膏剂），用于治疗细菌、病毒及真菌引起的化脓性皮肤病、单纯疱疹或带状疱疹和皮肤真菌感染等。

*(19). 红霉素　Erythromycin

【适应证】用于脓疱疮等化脓性皮肤病、小面积烧伤、溃疡面的感染和寻常痤疮。

【禁忌证】对本品过敏者禁用；性状发生改变时禁用。

【用法和用量】取适量，涂于患处，一日 2 次。

【不良反应】偶见局部刺激症状和过敏反应。

【注意事项】

(1) 避免接触眼睛及其他黏膜（如口、鼻等）。

(2) 用药部位如有烧灼感、瘙痒、红肿等情况应停药，并将局部药物洗净。

(3) 妊娠期及哺乳期妇女应在医师指导下使用。

(4) 过敏体质者慎用。

【药物相互作用】与氯霉素及林可霉素有拮抗作用，应避免合用。

【剂型和规格】

软膏剂：1%。

【贮存】密闭、阴凉干燥处保存。

其他内容见第一章抗微生物药之“（五）大环内酯类的 19. 红霉素”。

*(46). 阿昔洛韦　Aciclovir

【适应证】用于单纯疱疹或带状疱疹感染。

【用法和用量】涂于患处。成人与小儿均为白天每 2 小时 1 次，一日 4～6 次，共 7 日。

【禁忌证】对本品过敏者禁用；性状发生改变时禁用。

【不良反应】可见轻度疼痛、灼痛、刺痛、瘙痒及皮疹等。

【注意事项】

(1) 连续使用 7 日，症状未缓解，请咨询医师。

(2) 本品仅用于皮肤黏膜，不能用于眼部。

(3) 涂药时应戴指套或手套。

(4) 涂布部位如有灼烧感、瘙痒、红肿等，应停止用药，洗净。

(5) 妊娠期及哺乳期妇女慎用。

(6) 过敏体质者慎用。

【剂型和规格】

乳膏剂：3%。

【贮存】密闭、阴凉处保存。

其他内容见第一章抗微生物药之“(十四)抗病毒药 46. 阿昔洛韦”。

386. 磺胺嘧啶银
Sulfadiazine Silver

【药理作用】本品为磺胺类抗菌药，具有磺胺嘧啶和银盐的双重作用。抗菌谱较广，对多数革兰氏阳性菌(如链球菌、葡萄球菌)和革兰氏阴性菌(如铜绿假单胞菌、大肠埃希氏菌)均有抗菌活性。外用有收敛作用，可使创面干燥、结痂和早日愈合。本品与创面渗出液接触时缓慢代谢，部分药物可自局部吸收入血，一般吸收量低于给药量的 1/10，磺胺嘧啶血药浓度可达 10～20mg/L。当创面广泛，吸收增加，血药浓度可更高。一般情况下本品中银的吸收量不超过其含量的 1%。本品对坏死组织的穿透性较差。吸收的药物主要经肾小球滤过随尿排出。

【适应证】用于预防和治疗小面积、轻度烧烫伤继发创面感染。

【用法和用量】直接涂于创面，涂药厚度约为 1.5mm，一日 1 次。

【禁忌证】对磺胺类药物及银盐过敏者；小于 2 个月的婴儿；严重肝、肾功能不全者禁用。

【不良反应】外用后有轻度刺激性，偶可有短暂性疼痛。药物经局部吸收后偶可发生磺胺嘧啶全身用药所致的各种不良反应，如过敏反应，出现皮疹，自觉瘙痒；长期使用时可有银中毒。

【注意事项】对其他磺胺药或相似结构药物如磺酰脲类、砜类药物可有交叉过敏；缺乏葡萄糖-6-磷酸脱氢酶（G-6-PD）者慎用；老年患者、休克、失水、血卟啉症、AIDS患者慎用；用药前应作肝、肾功能检查；长疗程用药者应定期检查血、尿常规。

【剂型和规格】

乳膏剂：1%。

【贮存】避光、密闭、阴凉处（≤20℃）保存。

387. 咪康唑　Miconazole

【药理作用】本品系广谱抗真菌药，其作用机制是抑制真菌细胞膜的合成，以及影响其代谢过程，对皮肤癣菌、念珠菌等有抗菌作用，对某些革兰氏阳性球菌也有一定疗效。

【适应证】

（1）用于由真菌、酵母菌及其他真菌引起的皮肤、指（趾）甲感染，如体股癣、手足癣、花斑癣、头癣、须癣、甲癣；皮肤、指（趾）甲念珠菌病；口角炎、外耳炎。由于本品对革兰氏阳性菌有抗菌作用，可用于此类细菌引起的继发性感染。

（2）用于由酵母菌（如念珠菌等）和革兰氏阳性细菌引起的阴道感染和继发感染。

【用法和用量】

（1）皮肤感染：外用，涂于洗净的患处，早晚各1次，症状消失后（通常需2～5周）应继续用药10日，以防复发。

（2）指（趾）甲感染：尽量剪尽患甲，将本品涂于患处，一日1次，患甲松动后（需2～3周）应继续用药至新甲开始生长。确见疗效一般需7个月左右。

（3）念珠菌阴道炎感染每日就寝前用涂药器将药膏（约5g）挤入阴道深处，必须连续用两周。月经期内也可用药。二次复发后再用仍然有效。

【禁忌证】对本品过敏者禁用；本品性状发生改变时禁止使用。

【不良反应】偶见过敏、水疱、烧灼感、充血、瘙痒或其他皮肤刺激症状。非常罕见血管神经性水肿、荨麻疹、湿疹、接触性皮炎、红斑、骨盆病（痉挛）和给药部位不适。

【注意事项】

（1）避免接触眼睛和其他黏膜（如口、鼻等）。

（2）妊娠期及哺乳期妇女、有心律失常者、过敏体质者慎用。

（3）治疗念珠菌病，需避免密封包扎，否则可促使致病菌生长。

(4) 出现局部敏感或过敏反应，应立即停药并咨询医师。

(5) 当性伴侣被感染时也应给予适当治疗。

(6) 本品不得口服，如意外大量口服，需采用适当的胃排空措施。

【剂型和规格】

乳膏剂：2%。

【贮存】密闭保存。

388. 曲安奈德益康唑
Triamcinolone Acetonide and econazole

【药理作用】益康唑对皮肤癣菌、霉菌和酵母菌（如念珠菌）等有抗菌活性，对某些革兰氏阳性菌也有效。曲安奈德为中效糖皮质激素，具有抗炎、止痒及抗过敏作用。

【适应证】用于：①伴有真菌感染或有真菌感染倾向的皮炎、湿疹；②由皮肤癣菌、酵母菌和霉菌所致的炎症性皮肤真菌病，如手足癣、体癣、股癣、花斑癣；③尿布性皮炎；④念珠菌性口角炎；⑤甲沟炎；⑥由真菌、细菌所致的皮肤混合感染。

【用法和用量】早晚各1次。治疗皮炎、湿疹时，疗程2～4周。治疗炎症性真菌性疾病应持续至炎症反应消退，疗程不超过4周。

【禁忌证】皮肤结核，梅毒或病毒感染者（如疱疹、牛痘、水痘）禁用；对本品过敏者禁用；本品性状发生改变时禁止使用。

【不良反应】

(1) 局部偶见过敏反应，如出现皮肤烧灼感、瘙痒、针刺感等。

(2) 长期使用时可出现皮肤萎缩、毛细血管扩张、色素沉着以及继发感染。

(3) 罕见不良反应有用药部位疼痛、肿胀、超敏性、血管性水肿、接触性皮炎、脱皮、皮肤纹理异常和红斑。

【注意事项】

(1) 避免接触眼睛和其他黏膜（如口、鼻等）。

(2) 用药部位如有烧灼感、红肿等情况应停药，并将局部药物洗净。

(3) 儿童、妊娠期妇女及哺乳期妇女应在医师指导下使用。

(4) 不得长期大面积使用。连续使用不能超过4周，面部、腋下、腹股沟及外阴等皮肤细薄处连续使用不能超过2周。

(5) 过敏体质者慎用。如出现超敏性或化学性刺激，应停止治疗。

【药物相互作用】益康唑是CYP3A4/2C9抑制剂，虽然皮肤给药全身吸收有限，但已有口服抗凝血剂相互作用的报告。使用口服抗凝血剂的患者应慎用，并监测抗凝作用。

【剂型和规格】

乳膏剂：① 1g（曲安奈德 1mg 与硝酸益康唑 10mg）；② 10g（硝酸益康唑 0.10g 与曲安奈德 10mg）；③ 15g（硝酸益康唑 0.15g 与曲安奈德 15mg、醋酸曲安奈德 16.5mg 与硝酸益康唑 150mg）。

【贮存】密闭、阴凉处保存。

389. 莫匹罗星　Mupirocin

【药理作用】本品通过可逆性结合异亮氨酸合成酶，使细胞内异亮氨酸的蛋白质合成中止而起到抑菌和杀菌作用。对皮肤感染有关的耐药金黄色葡萄球菌、表皮葡萄球菌、化脓性链球菌、耐药金黄色葡萄球菌等有很强的抗菌活性。对某些革兰氏阴性菌有一定的抗菌作用。与其他抗生素无交叉耐药性。外用于皮肤后，吸收很少，且吸收后可迅速代谢为无活性产物，经尿液排出。

【适应证】用于革兰氏阳性球菌引起的皮肤感染，如脓疱疮、毛囊炎、疖肿等，及继发性皮肤细菌感染，如湿疹皮炎、溃疡和创伤合并感染。用于预防和治疗外科手术后伤口感染。

【用法和剂量】外用。必要时，患处可用。

【禁忌证】对本药及其基质过敏者禁用。

【不良反应】可见局部刺激反应，包括瘙痒、烧灼感等。偶见皮肤过敏反应，如皮疹、肿胀或虚脱。已有报告显示本品可引起全身性过敏反应，但非常罕见。

【注意事项】基质含有聚乙二醇，建议肾功能受损者慎用。本药不适用于假单胞菌属感染，仅供皮肤给药，勿用于眼、鼻、口等黏膜部位。妊娠期妇女及哺乳期妇女慎用。

【制剂】

软膏剂：2%。

【贮法】密封，室温保存。

（二）角质溶解药

本部分药物包括尿素（软膏剂、乳膏剂）、鱼石脂（软膏剂）和水杨酸（软膏剂），具有使角蛋白溶解变性、角质溶解、较弱的消炎及抗真菌作用，用于皮肤角化症、手足皲裂、疖肿、头足癣及局部角质增生的治疗。

390. 尿素　Urea

【药理作用】本品具有使角蛋白溶解变性，增进角质层水合作用，从而使皮肤润泽、光滑，并可止痒、抗菌。

【适应证】用于手足皲裂；也可用于角化型手足癣所引起的皲裂。

【用法和用量】外用，一日 2～3 次。

【禁忌证】对本品任何成分过敏者及肾功能不全者（大面积外用可增加血中非蛋白氮）禁用。

【不良反应】偶有轻度局部刺激。

【注意事项】

（1）勿入眼内和其他黏膜（如口、鼻）。

（2）若皮损部位合并细菌或真菌感染时，应注意适当增加抗细菌和抗真菌药物。

（3）用药部位如有烧灼感、瘙痒、红肿等情况应停药，并将局部药物洗净。

（4）皮肤薄嫩处慎用，过敏体质者慎用。

【剂型和规格】

软膏剂、乳膏剂：① 10%；② 20%。

【贮存】密闭、阴凉、干燥处保存。

391. 鱼石脂　Ichthammol

【药理作用】本品为消毒防腐药，具有温和刺激性和消炎、防腐及消肿作用。

【适应证】用于疖肿。

【用法和用量】外用，涂于患处，一日 2 次。

【禁忌证】对本品过敏者；本品性状发生改变时禁止使用。

【不良反应】偶见皮肤刺激和过敏反应。

【注意事项】

（1）不得用于皮肤溃烂处。

（2）避免接触眼睛和其他黏膜（如口、鼻等）。

（3）连续使用一般不超过 7 日，若症状不缓解，请咨询医师。

（4）用药部位如有烧灼感、红肿等情况应停药，并将局部药物洗净。

（5）过敏体质者慎用。

【药物相互作用】与酸、碱、生物碱、碘化物、铁和铅盐有配伍禁忌。

【剂型和规格】

软膏剂：10%。

【贮存】密闭保存。

392. 水杨酸 Salicylic Acid

【药理作用】本品局部应用具有角质溶解作用，是一种角质软化剂。但因制剂的浓度不同而作用各异，浓度为 1%～3% 时有角化促成和止痒作用；浓度为 5%～10% 时有角质溶解作用，能将角质层中连接鳞屑的细胞间黏合质溶解，产生抗真菌作用。

【适应证】用于头癣、足癣及局部角质增生。

【用法和用量】外用，涂于患处，一日 2 次。

【禁忌证】对本品过敏者；本品性状发生改变时禁止使用。

【不良反应】可有刺激感或接触性皮炎。大面积使用吸收后可出现水杨酸全身中毒症状，如头晕、神志模糊、精神错乱、呼吸急促、持续耳鸣、剧烈或持续头痛、刺痛。

【注意事项】

(1) 避免接触口腔、眼睛及黏膜。

(2) 用药部位如有灼烧感、红肿等情况，应停药，并将局部药物洗净。

(3) 不能用于发炎或破溃的皮肤。

(4) 本品可经皮肤吸收，不宜大面积和长期使用，特别是年轻患者。

(5) 过敏体质者慎用。

【药物相互作用】

(1) 本品与肥皂、清洁剂、痤疮制剂（如含有过氧苯甲酰、间苯二酚、硫黄、维 A 酸等）、含有乙醇的制剂、药用化妆品等同用，会增加刺激或干燥作用。

(2) 如与其他药物同时使用可能会发生药物相互作用，详情请咨询医师或药师。

【剂型和规格】

软膏剂：① 2%；② 5%。

【贮存】密闭保存。

（三）肾上腺皮质激素类药

本部分药物包括氢化可的松（乳膏剂）和糠酸莫米松（乳膏剂），用于对糖皮质激素有效的皮肤病。

*(272). 氢化可的松 Hydrocortisone

【适应证】用于过敏性皮炎、湿疹、神经性皮炎、脂溢性皮炎及瘙痒症等。

【用法和用量】外用：涂于患处，一日 2～3 次。

【禁忌证】感染性皮肤病，如脓疱病、体癣、股癣等；对本品过敏者；本品性状发生改变时禁用。

【不良反应】有皮肤灼烧感、刺激感；长期使用可引起局部皮肤萎缩、毛细血管扩张、色素沉着、毛囊炎、口周皮炎及继发感染；偶见过敏反应。

【注意事项】

(1) 不宜长期、大面积使用；用药1周后症状未缓解，请咨询医师。

(2) 涂布部位如有灼烧感、瘙痒、红肿等，应立即停止用药，并将局部药物洗净。

(3) 儿童、妊娠期及哺乳期妇女权衡利弊，慎用。

(4) 不得用于皮肤破溃处。

【剂型和规格】

(1)（含醋酸酯）乳膏剂：1%。

(2)（丁酸酯）乳膏剂：0.1%。

【贮存】密闭、凉暗处保存。

其他内容见第十二章激素及影响内分泌药之"（二）肾上腺皮质激素类药 272. 氢化可的松"。

393. 糠酸莫米松　Mometasone Furoate

【药理作用】本品具有局部抗炎、止痒作用。每日用药1次的作用比每日3次的氟轻松或每日2次的曲安奈德显著，安全性与氢化可的松相当。本品对垂体轴的作用较弱。局部涂布软膏或乳膏后的吸收都极少。

【适应证】用于湿疹、神经性皮炎、异位性皮炎及皮肤瘙痒症。

【用法和用量】涂患处，一日1次，不应封闭敷裹。

【禁忌证】对本品或其他糖皮质激素过敏者禁用。

【不良反应】偶见烧灼感、瘙痒刺痛和皮肤萎缩等。长期局部外用可发生皮肤萎缩、毛细血管扩张、多毛症、痤疮样皮炎、口周皮炎、继发感染、皮肤条纹状色素沉着等。

【注意事项】

(1) 不能用于皮肤破溃处。

(2) 少数人可能更瘙痒、灼伤及皮肤萎缩。如出现皮肤刺激，应停药或对症治疗。如出现皮肤感染，应使用适当的抗菌药，如疗效不明显，还应将本品停用，直至感染被控制为止。

(3) 儿童应尽可能使用小剂量，并在用药时，注意由皮质激素可能诱发的垂体轴抑制及库欣综合征。

(4) 用药7日后症状未缓解，应咨询医师或药师；长期外用于面部，可发生痤疮样皮炎。

（5）妊娠期妇女及哺乳期妇女慎用，过敏体质者慎用。

【剂型和规格】

乳膏剂：① 0.1%（5g：5mg）；② 0.1%（10g：10mg）。

【贮存】密闭、阴凉处保存。

（四）其他

本部分药物包括炉甘石（洗剂）、维 A 酸（乳膏剂）和依沙吖啶（外用溶液剂），用于急性瘙痒性皮肤病的治疗，寻常痤疮、扁平疣、黏膜白斑、毛发红糠疹、毛囊角化病、银屑病的辅助治疗及口腔、外伤和感染创面的消毒。

394. 炉甘石　Calamine

【药理作用】本品具有收敛、止痒作用。

【适应证】用于急性瘙痒性皮肤病，如荨麻疹和痱子。

【用法和用量】外用，用前需振摇混匀。每日 2～3 次。

【禁忌证】对该药品过敏者禁用。

【不良反应】较强的收敛作用可使皮肤变得干燥。

【注意事项】对有显著渗出的皮肤损害者，不宜使用本品；过敏体质者慎用。

【剂型和规格】

洗剂：规格暂以国家药品管理部门批准的规格为准。

【贮存】密闭保存。

*(337). 维 A 酸　Tretinoin

【药理作用】本品可诱导表皮增生；促进表皮颗粒层细胞向角质层分化；调节毛囊皮脂腺上皮角化异常过程去除角质栓；影响黑色素细胞的黑色素生成；当皮肤发生生理性老化或受药物和紫外线辐射及创伤伤害时，本品可纠正或预防有害因素对真皮结缔组织生化成分及形态结构引起的异常，刺激皮肤细胞外基质蛋白合成，在真皮上部加速形成新的结缔组织带，并可提高伤口部位的张力强度；对白细胞趋化有抑制活性，从而起到抗炎作用。

外用可有少量经皮肤吸收，吸收后与维生素 A 在体内的主要代谢产物和活性形式相同，可在葡萄糖醛酸转移酶的催化下生成葡萄糖醛酸酯代谢物排出体外。约有吸收量的 5% 随尿排出。

【适应证】用于寻常痤疮、扁平疣、黏膜白斑、毛发红糠疹、毛囊角化病及银屑病的辅助治疗。

【用法和用量】涂于患处，每晚 1 次，或遵医嘱。一日量不应超过 20g。用毕应洗手。

【禁忌证】

(1) 对本药及阿维A酯、异维A酸或其他维生素A衍生物过敏者禁用。

(2) 急性和亚急性皮炎、湿疹类皮肤病患者禁用。

(3) 妊娠期妇女禁用。

(4) 对本品任何成分过敏者禁用。

(5) 眼部禁用。

【不良反应】外用本品可能会引起皮肤刺激症状，如灼烧感、红斑及脱屑，可能使皮损更明显，但同时表明药物正在起作用，不是病情的加重。皮肤多半可适应及耐受，刺激现象可逐步消失。若刺激现象持续或加重，可在医师指导下间歇用药，或暂停用药。

【注意事项】

(1) 湿疹、晒伤、急性和亚急性皮炎、酒渣鼻患者不宜使用。

(2) 不宜用于皮肤皱褶部位。

(3) 用药期间勿用其他可导致皮肤刺激及破损的药物、化妆品或清洁剂，以免加重皮肤反应，导致药物吸收增加及引起系统不良反应。

(4) 日光可加重维A酸对皮肤的刺激，导致维A酸分解，动物实验提示维A酸可增强紫外线致癌能力，因此本品最宜在晚间及睡前应用，治疗过程应避免日晒，或采用遮光措施。

(5) 本品不宜大面积使用，日用量不应超过20g。

(6) 因本品有引起严重刺激和脱屑的可能，开始可采取隔日用药，或每3日用药1次的治疗方案；最好先采用浓度低的制剂，待耐受后再改用浓度高的制剂。

(7) 儿童慎用。

(8) 哺乳期妇女在用药期间应停止哺乳。

【药物相互作用】

(1) 与肥皂等清洁剂、含脱屑药制剂(如过氧苯甲酰、间苯二酚、水杨酸、硫黄等)、含乙醇制剂，异维A酸等合用，可加剧皮肤刺激或干燥，因此必须慎用。

(2) 与四环素类、氟喹诺酮类、吩噻嗪类、磺胺类等光敏感药合用时可增加光毒性的可能。

【剂型和规格】

乳膏剂：① 0.025%；② 0.05%；③ 0.1%。

【贮存】密闭保存。

395. 依沙吖啶 Ethacridine

【药理作用】本品主要对革兰氏阳性及少数革兰氏阴性菌有较强抑制作

用，尤其是对链球菌有效。多用于防腐杀菌。

【适应证】用于皮肤、黏膜和小面积伤口的消毒。

【用法和用量】伤口或创面的清洗，湿敷用。

【禁忌证】对本品过敏者；本品性状发生改变时禁用。

【不良反应】偶见皮肤刺激如烧灼感，或过敏反应如皮疹、瘙痒等。

【注意事项】

（1）使用后拧紧瓶盖，以防污染。

（2）本品见光易分解变色，应避光保存。

（3）本品仅供外用，切忌口服。

（4）过敏体质者慎用。

（5）用药部位如有灼烧感、瘙痒、红肿等，应立即停止用药，并将局部药物洗净。

【药物相互作用】依沙吖啶外用制剂不得与含氯溶液、氯化物、碘化物、苯酚以及碱性药物合用；如与其他药物同时使用可能会发生药物相互作用，详情请咨询医师或药师。

【剂型和规格】

外用溶液剂：0.1%。

【贮存】避光、密闭保存。

（周　颖）

ER-22章视频

第二十二章

眼科用药

本章包括眼科常见病的治疗药物，分别为①抗感染药：酰胺醇类抗生素氯霉素（滴眼剂）、喹诺酮类抗菌药物左氧氟沙星（滴眼剂）、大环内酯类抗生素红霉素（眼膏剂）、抗结核药利福平（滴眼剂）、抗病毒药物阿昔洛韦（滴眼剂）；②青光眼用药：拟胆碱药毛果芸香碱（滴眼剂）、β肾上腺素受体拮抗剂噻吗洛尔（滴眼剂）、碳酸酐酶抑制剂乙酰唑胺（片剂）；③其他：散瞳和调解麻痹作用的阿托品（眼膏剂）、复方托吡卡胺（滴眼剂），肾上腺皮质激素类可的松（滴眼剂、眼膏剂），生物制品类康柏西普（注射剂）。用于治疗眼部常见的细菌、病毒及非典型病原体感染，青光眼，散瞳（眼底检查、验光或眼科手术术前），调解眼部麻痹，眼部炎症以及眼底黄斑变性等。

（一）抗感染药

抗感染药包括用于治疗由细菌、病毒及非典型病原体引起的眼部感染的药品氯霉素、左氧氟沙星、红霉素、阿昔洛韦及利福平。这些药品多为局部用药，用药后可偶见眼部刺激感和过敏反应，应引起注意。

396. 氯霉素　Chloramphenicol

【药理作用】氯霉素为广谱抗生素，其作用机制是抑制细菌的蛋白质合成。它对多数革兰氏阴性菌、某些革兰氏阳性菌、沙眼衣原体及立克次体等有抑制作用。具有良好的眼内透过性，滴眼后可在眼内获得较高的药物浓度。

【适应证】用于敏感细菌引起的结膜炎、角膜炎、睑缘炎和沙眼。

【用法和用量】滴眼，一次1～2滴，一日3～5次。

【禁忌证】对本品过敏者、新生儿和早产儿禁用。

【不良反应】常见用药后出现眼部刺激症状，口腔苦味。

【注意事项】

（1）如使用3～4日不见症状改善，应停止使用并向医师咨询。

（2）妊娠期及哺乳期妇女、小儿、老年患者慎用。

(3) 大剂量长期使用(超过 3 个月)可引起视神经炎或视神经乳头炎(特别是小儿)。如需长期使用，应事先做眼部检查，并密切关注视功能和视神经炎的症状，一旦出现异常立即停药。

【药物相互作用】与林可霉素类或红霉素类等大环内酯类抗生素合用可发生拮抗作用，因此不宜联合应用。

【剂型和规格】

滴眼剂：8ml：20mg。

【贮存】避光、密闭、阴凉处(≤20℃)保存。

*(28). 左氧氟沙星　Levofloxacin

【药理作用】喹诺酮类抗菌药物，其作用机制是抑制细菌 DNA 合成，对多数革兰氏阴性菌、某些革兰氏阳性菌、沙眼衣原体有抑制作用。

【适应证】治疗细菌性眼睑炎、睑腺炎、泪囊炎、结膜炎、睑板腺炎、角膜炎及用于眼科围手术期的无菌化疗法。

【用法和用量】滴眼，一次 1 滴，一日 3～5 次。角膜炎急性期，可每 15～30 分钟 1 次。

【禁忌证】对本品或其他喹诺酮类药物过敏者禁用。

【不良反应】眼部刺激症状。严重不良反应可能出现休克、过敏样症状。

【注意事项】

(1) 不宜长期使用，以免诱发耐药菌出现。

(2) 使用中如出现过敏症状，应立即停止使用。

(3) 妊娠期妇女用药应权衡利弊。

【剂型和规格】

滴眼剂：0.3%(5ml、8ml)。

【贮存】避光，密闭，室温(1～30℃)保存。

*(19). 红霉素　Erythromycin

【药理作用】大环内酯类抗生素，其作用机制为抑制细菌蛋白合成，对革兰氏阳性细菌和沙眼衣原体等有抗菌作用。

【适应证】用于沙眼、结膜炎、睑缘炎及眼外部感染。

【用法和用量】涂于结膜囊内，一次适量，一日 2～3 次，最后一次宜在睡前使用。

【禁忌证】对本品过敏者禁用。

【不良反应】偶见眼痛、视力改变、持续性眼红或刺激感等过敏症状。

【注意事项】

(1) 用药部位如有烧灼感、瘙痒、红肿等情况应停药，并将局部药物洗净。

(2) 过敏体质者慎用。

【剂型和规格】

眼膏剂：0.5%。

【贮存】避光、密闭保存。

*(46). 阿昔洛韦　Aciclovir

【药理作用】本品为抗病毒药物，其作用机制为抑制病毒 DNA 合成，对Ⅰ、Ⅱ型单纯疱疹病毒有效，对水痘 - 带状疱疹病毒也有效，而对 EB 病毒及巨细胞病毒作用较弱。本品具有良好的眼内通透性。

【适应证】用于单纯疱疹性角膜炎。

【用法和用量】滴眼，一次 1～2 滴，每 2 小时 1 次。

【禁忌证】对本品过敏者禁用。有严重并发症者禁用。

【不良反应】眼部有轻度疼痛和烧灼感。

【注意事项】小儿、妊娠期及哺乳期妇女慎用。哺乳期妇女用药期间，应暂停哺乳。

【剂型和规格】

滴眼剂：8ml：8mg。

【贮存】密闭、凉暗处（避光且≤20℃）保存。

*(34). 利福平　Rifampicin

【药理作用】本品为半合成广谱杀菌药，抑制细菌 RNA 的合成，脂溶性好，易于进入敏感菌细胞内杀死敏感菌。对结核杆菌、流感杆菌、金黄色葡萄球菌、某些病毒及衣原体等有效。眼部给药吸收后可弥散至大部分体液和组织中。

【适应证】用于敏感微生物所致的眼部感染，如沙眼、结核性眼病及某些病毒性眼病。

【用法和用量】取本品 10mg（滴丸 1 丸），用专用溶剂 10ml 溶解制成滴眼液。滴眼，一次 1～2 滴，一日 4～6 次。

【禁忌证】

(1) 对本品过敏者禁用。

(2) 严重肝功能不全患者禁用。

(3) 胆道阻塞患者禁用。

【不良反应】

（1）滴眼后有眼局部刺激症状。

（2）可见畏寒、呼吸困难、头昏、发热、头痛、泪液呈橘红色或红棕色等。

（3）可引起皮肤发红、皮疹、瘙痒等。

【注意事项】

（1）酒精中毒，肝功能不全者慎用。

（2）妊娠期及哺乳期妇女慎用。

（3）5岁以下小儿及老年人慎用。

（4）本品可能引起白细胞和血小板减少，并导致齿龈出血和伤口愈合延迟等，此时应避免拔牙手术。

【剂型和规格】

滴眼剂：① 10ml：5mg；② 10ml：10mg。

【贮存】 密闭、凉暗处（避光且≤20℃）保存。

（二）青光眼用药

青光眼是威胁和损害视神经视觉功能，表现为与病理性眼压升高有关的致盲性眼病。青光眼可分为原发性青光眼、继发性青光眼和发育性青光眼。最常见的是原发性青光眼，其又可分为原发性闭角型青光眼和原发性开角型青光眼。

青光眼治疗用药可通过不同的作用机制降低眼压，包括毛果芸香碱（注射剂、滴眼剂）、噻吗洛尔（滴眼剂）和乙酰唑胺（片剂）。本类药物大多为局部用药，有时可被吸收而引起全身反应，故用药时应注意其禁忌证。

此外，毛果芸香碱注射剂用于阿托品类药物中毒的对症治疗。

397. 毛果芸香碱 Pilocarpine

【药理作用】 本品是拟胆碱药物，其作用机制为激动位于瞳孔括约肌、睫状体及分泌腺上的毒蕈碱型乙酰胆碱受体，表现为睫状肌与瞳孔括约肌收缩，晶状体变厚、虹膜变平、瞳孔缩小和眼压下降。治疗青光眼机制为增加房水排出，降低眼压。角膜对其溶液有良好通透性。用1%本品滴眼后，10～30分钟起效，降眼压作用达峰时间约为75分钟。缩瞳持续时间为4～8小时。维持降眼压作用时间（与药物浓度有关）为4～14小时。

【适应证】

（1）用于急性闭角型青光眼、慢性闭角型青光眼、开角型青光眼、继发性青光眼等。与其他缩瞳剂、β受体拮抗剂、碳酸酐酶抑制药、拟交感神经药物或高渗脱水剂合用治疗青光眼。

（2）眼底检查、验光或眼科手术后，用本品滴眼缩瞳以抵消散瞳药的睫状肌麻痹或扩瞳作用。

(3) 用于白内障人工晶体植入手术中缩瞳。

【用法和用量】

(1) 滴眼：①慢性青光眼，0.5%～4% 溶液，一次 1 滴，一日 1～4 次。②急性闭角型青光眼急性发作期，1%～2% 溶液，一次 1 滴，每 5～10 分钟 1 次，3～6 次后每 1～3 小时 1 次，直至眼压下降(注意对侧眼每 6～8 小时滴眼 1 次，以防对侧眼闭角型青光眼的发作)。③缩瞳，对抗散瞳作用，1% 溶液，滴眼 1 滴，一日 2～3 次；先天性青光眼房角切开或外路小梁切开术前，1% 溶液，滴眼 1～2 次；虹膜切除术前，2% 溶液，一次 1 滴。

(2) 一次 2～10mg，术中稀释后注入前房或遵医嘱。

【禁忌证】任何不应缩瞳的眼病(如虹膜睫状体炎、瞳孔阻滞性青光眼等)患者和对本品任何成分过敏者禁用。

【不良反应】

(1) 眼刺痛、烧灼感、结膜充血引起睫状体痉挛、浅表角膜炎、颞侧或眼周头痛、诱发近视。眼部反应通常发生在治疗初期，并在治疗过程中消失。

(2) 老年人和晶状体混浊的患者在照明不足的情况下会有视力减退。

(3) 使用缩瞳剂后视网膜脱离罕见。

(4) 长期使用本品可出现晶状体混浊。

(5) 偶见特别敏感的患者，局部常规用药(注射液)后出现流涎、出汗、胃肠道反应、支气管痉挛等毒蕈碱样中毒症状。

【注意事项】

(1) 瞳孔缩小常引起暗适应困难，夜间开车或从事照明不好的危险职业的患者需特别小心。

(2) 定期检查眼压。如出现视力改变，需查视力、视野、眼压描记及房角等，根据病情变化改变用药及治疗方案。

(3) 为避免吸收过多引起全身不良反应，滴眼后需用手指压迫泪囊部 1～2 分钟。

(4) 如意外服用，需给予催吐或洗胃；如过多吸收出现全身中毒反应，应使用阿托品类抗胆碱药进行对抗治疗。

(5) 妊娠期及哺乳期妇女、儿童慎用。

【药物相互作用】

(1) 本品与 β 受体拮抗剂、碳酸酐酶抑制药、α 和 β 肾上腺素受体激动药或高渗脱水剂合用有协同作用。

(2) 与局部抗胆碱药物合用可干扰本品的降眼压作用。

【剂型和规格】

(1) 注射液：1ml：2mg。

（2）滴眼剂：规格暂以国家药品管理部门批准的规格为准。

【贮存】密闭、凉暗处（避光且≤20℃）保存。

398. 噻吗洛尔 Timolol

【药理作用】本品是非选择性β肾上腺素受体拮抗剂，可减少房水生成，没有明显的内源性拟交感活性和局麻作用，对心肌无直接抑制作用。用0.5%本品滴眼，每12小时1次，降眼压作用起效快，滴眼后20～30分钟眼压即开始下降，经1～2小时后达峰值，可持续12小时以上。

【适应证】用于原发性开角型青光眼，某些继发性青光眼、高眼压症、部分原发性闭角型青光眼和其他药物及手术无效的青光眼，加用本品滴眼可进一步增强降眼压效果。

【用法和用量】滴眼，一次1滴，一日2次，如眼压已控制，可改为一日1次。如原用其他药物，在改用本品治疗时，原药物不宜突然停用，应自滴用本品的第2日起逐渐停用。

【禁忌证】

（1）支气管哮喘者或有支气管哮喘史，严重慢性阻塞性肺病患者禁用。

（2）窦性心动过缓、Ⅱ或Ⅲ度房室传导阻滞、明显心衰、心源性休克者禁用。

（3）对本品过敏者禁用。

（4）1岁以下婴幼儿禁用。

【不良反应】最常见眼烧灼感及刺痛。可引起泪液分泌减少、角膜知觉减退、浅层点状角膜病变、过敏性结膜炎等。滴眼液被吸收后也可能出现心动过缓、心律失常；头晕、加重重症肌无力的症状、感觉异常、嗜睡、失眠；支气管痉挛、呼吸衰竭、呼吸困难、鼻腔充血、咳嗽；掩盖糖尿病患者应用胰岛素或降糖药后的低血糖症状。

【注意事项】

（1）当出现呼吸急促、脉搏明显减慢、过敏等症状时，请立即停止使用本品。

（2）使用中若出现脑供血不足症状时应立即停药。

（3）心功能损害者，使用本品时应避免服用钙通道阻滞剂。

（4）对无心力衰竭史的患者，如出现心力衰竭症状应立即停药。

（5）冠状动脉疾患、甲状腺功能亢进和重症肌无力患者慎用。

（6）自发性低血糖患者及接受胰岛素或口服降糖药治疗的患者慎用，可掩盖低血糖症状。

（7）妊娠期妇女用药须权衡利弊。哺乳期妇女用药期间宜暂停哺乳。

(8) 老年患者慎用。

(9) 本品不宜单独用于治疗闭角型青光眼。

(10) 定期复查眼压，根据眼压变化调整用药方案。

【药物相互作用】

(1) 本品与肾上腺素合用可引起瞳孔扩大。

(2) 本品与拉坦前列素合用，降眼压作用加强。本品与毛果芸香碱合用或与多佐胺合用，有相加的降眼压作用。

(3) 不主张两种局部β受体拮抗剂合用。

【剂型和规格】

滴眼剂：① 5ml：12.5mg；② 5ml：25mg。

【贮存】避光、密闭保存。

399. 乙酰唑胺 Acetazolamide

【药理作用】本品为碳酸酐酶抑制药，能抑制睫状体上皮的碳酸酐酶活性，使 HCO_3^- 生成减少，从而减少房水生成达 50%～60%，使眼压下降。此外，有较弱的利尿作用。口服易吸收。蛋白结合率高。口服 500mg 后 1～1.5 小时降低眼压作用开始；2～4 小时血药浓度达峰值；可维持 4～6 小时，血药峰浓度为 12～27mg/L，半衰期为 2.4～5.8 小时。在 24 小时内给药量的 90%～100% 以原型由肾脏排泄。

【适应证】

(1) 为各种类型青光眼急性发作时的短期控制降眼压药物。①开角型(慢性单纯性)青光眼：如局部降眼压药物控制不满意，合用本品可使大多数患者眼压得到控制，作为术前短期辅助药物；②闭角型青光眼：急性期应用本品降压；③抗青光眼及某些内眼手术前降低眼压，抗青光眼术后眼压控制不满意者，可应用本品控制眼压。

(2) 用于继发性青光眼，降低眼压。

【用法和用量】

(1) 成人：①开角型青光眼，首剂 250mg，一日 1～3 次，维持量应根据患者对药物的反应决定，尽量使用较小的剂量使眼压得到控制；一般一次 250mg，一日 2 次，即可使眼压控制在正常范围。②继发性青光眼和手术前降眼压，一次 250mg，每 8 小时 1 次，一般一日 2～3 次。③急性病例，首剂 500mg，以后用维持量，一次 125～250mg，一日 2～3 次。

(2) 儿童：青光眼，一次 5～10mg/kg，一日 2～3 次。

【禁忌证】

(1) 对本品或磺胺类药物过敏者禁用。

（2）肝、肾功能不全和肝硬化者；酸中毒者；肝性脑病者禁用。

（3）肾上腺功能衰竭及肾上腺皮质功能减退（艾迪生病）者禁用。

（4）严重糖尿病患者禁用。

（5）有尿道结石、菌尿和膀胱手术史者禁用。

（6）妊娠期妇女禁用。

【不良反应】

（1）常见不良反应有四肢及面部麻木感、嗜睡、激动、口渴、头痛、运动失调、耳鸣及胃肠道不适症状。

（2）水、电解质紊乱：长期用药可引起电解质紊乱及代谢性酸中毒等症状，加重低钾血症、低钠血症。对限制饮水患者易导致尿路结石；对严重慢性阻塞性肺疾病患者可导致急性呼吸衰竭。

（3）肝硬化患者对本品产生的毒性反应敏感；碱性尿液使肾脏排氨减少，导致血氨浓度增加。

（4）长期使用本品可使血小板减少、粒细胞减少、严重者发生再生障碍性贫血。

（5）特异性反应：主要表现为骨髓抑制、剥脱性皮炎和过敏性肾炎等。

【注意事项】

（1）糖尿病患者慎用。

（2）老年人、小儿慎用。

（3）哺乳期妇女用药应暂停哺乳。

（4）不宜长期使用。如长期使用，需监测血常规、尿常规、电解质。

【药物相互作用】

（1）与促肾上腺皮质激素、糖皮质激素，尤其与盐皮质激素合用，可导致严重的低血钾，合用时监测血钾及心脏功能。长期同时使用有增加低血钙的危险，可造成骨质疏松，因为这些药都能增加钙的排泄。

（2）与苯丙胺、抗M胆碱药（尤其是阿托品）、奎尼丁合用，由于形成碱性尿，本品排泄减少，会使不良反应加重或延长。

（3）与抗糖尿病药（如胰岛素）合用，可减少低血糖反应，因为本品可造成高血糖和尿糖，故应调整剂量。

（4）与苯巴比妥、卡马西平或苯妥英钠等合用，可引起骨软化发病率上升。

（5）洋地黄类药物与本品合用，可提高洋地黄的毒性，并可发生低钾血症。

（6）与甘露醇或尿素合用，在增强降低眼压作用的同时，可增加尿量。

（7）与噻嗪类排钾利尿剂合用，增加低钾血症发生风险。

【剂型和规格】

片剂：0.25g。

【贮存】避光、密闭保存。

（三）其他

本节包括散瞳药阿托品（眼膏剂）、复方托吡卡胺（滴眼剂）、肾上腺皮质激素类药物可的松（眼膏剂、滴眼剂）和生物制品类康柏西普（注射液），分别用于散瞳、调节麻痹、眼部炎症和黄斑变性的治疗。

*(215). 阿托品 Atropine

【药理作用】本品为抗胆碱药，可阻断眼内肌 M 胆碱能受体，使瞳孔括约肌和睫状肌松弛，发挥扩瞳、调节麻痹、预防虹膜与晶状体粘连等作用。局部用药后30分钟起效，持续时间12～14日。

【适应证】用于眼底检查及验光前的散瞳，眼科手术术前散瞳，术后防止粘连。治疗虹膜睫状体炎。

【用法和用量】

（1）虹膜睫状体炎等：涂于结膜囊内，一次适量，一日1～2次。或根据病情需要使用。

（2）儿童验光：涂于结膜囊内，一次适量，一日3次，检查前3日用。

【禁忌证】

（1）未经治疗的闭角型青光眼患者禁用。

（2）前列腺肥大者禁用。

（3）痉挛性瘫痪患者禁用。

（4）21-三体综合征患者禁用。

（5）儿童脑外伤患者禁用。

【不良反应】可见皮肤、黏膜干燥，发热，面部潮红，心动过速，排尿困难等；眼睑发痒、红肿、结膜充血等过敏反应，出现后应立即停药。

【注意事项】

（1）阿托品类扩瞳药对眼压异常或窄角、浅前房眼患者，应用后可使眼压明显升高而有激发青光眼急性发作的危险。故对这类病例不应使用本品。

（2）角膜穿孔或者即将穿孔的角膜溃疡患者慎用。

（3）妊娠期妇女慎用，哺乳期妇女用药期间宜暂停哺乳。

（4）老年患者慎用。

【药物相互作用】三环类抗抑郁药、H_1受体拮抗剂、抗胆碱类的抗帕金森病药、吩噻嗪类抗精神病药等均有抗胆碱作用，合用后可加重尿潴留、便秘、口干等阿托品样不良反应。

【剂型和规格】

眼膏剂：1%。

【贮存】避光、密闭保存。

400. 可的松　Cortisone

【药理作用】本品为肾上腺皮质激素类药，具有抗炎和抗过敏等作用，能抑制结缔组织的增生，降低毛细血管壁和细胞膜的通透性，减少炎性渗出，并能抑制组胺及其他过敏性物质的形成与释放。用于眼部，有效成分可进入前房。

【适应证】用于虹膜睫状体炎、虹膜炎、角膜炎、过敏性结膜炎等。

【用法和用量】

(1) 眼膏剂：涂于下眼睑内，一次适量，一日 2～3 次，每日最后 1 次睡前用。

(2) 滴眼剂：滴眼，用前摇匀，一次 1～2 滴，一日 3～4 次。

【禁忌证】单纯疱疹性或溃疡性角膜炎禁用。

【不良反应】

(1) 长期频繁用药可引起青光眼、白内障。

(2) 长期使用可导致继发性眼部感染。

【注意事项】

(1) 妊娠期及哺乳期妇女不宜频繁、长期使用。

(2) 青光眼患者应在眼科医师指导下使用。

(3) 眼部细菌性或病毒性感染时应与抗菌药物合用。

(4) 本品不宜长期使用，一般连续不得超过 2 周，若症状未缓解应停药就医。

【药物相互作用】使用本品时，不能同时使用其他糖皮质激素类滴眼剂。

【剂型和规格】

(1) 眼膏剂：① 0.25%；② 0.5%；③ 1%。

(2) 滴眼剂：3ml：15mg。

【贮存】避光、密闭保存。

401. 复方托吡卡胺　Compound Tropicamide

【药理作用】本品由托吡卡胺及去氧肾上腺素组成，同时具有阿托品样的副交感神经抑制作用和去氧肾上腺素的交感神经兴奋作用。通过松弛瞳孔括约肌和收缩瞳孔开大肌发挥调节麻痹、散瞳及局部血管收缩作用。

【适应证】用于诊断及治疗目的的散瞳、调节麻痹。

【用法和用量】

(1) 散瞳：滴眼，一次 1～2 滴；或一次 1 滴，间隔 3～5 分钟，共滴眼 2 次。

(2) 调节麻痹：滴眼，一次 1 滴，间隔 3～5 分钟，共滴眼 2～3 次。

【禁忌证】未治疗的闭角型青光眼患者禁用。对本品过敏者禁用。

【不良反应】眼部偶见局部刺激症状，可能使青光眼患者眼压升高。全身严重不良反应包括休克、过敏样症状。

【注意事项】

(1) 有眼压升高因素的房角狭窄、前房较浅者慎用。

(2) 高血压、动脉硬化、冠状动脉供血不足、糖尿病、甲状腺功能亢进患者慎用。

(3) 小儿慎用。

(4) 出现过敏症状或眼压升高等情况应及时停用。

【药物相互作用】与单胺氧化酶抑制剂（如哌异丙肼）或三环类、四环类抗抑郁药（马普替林、氯米帕明、阿莫沙平）合用可引起血压增高。

【剂型和规格】

滴眼剂：① 1ml（托吡卡胺 5mg，盐酸去氧肾上腺素 5mg）；② 5ml（托吡卡胺 25mg，盐酸去氧肾上腺素 25mg）。

【贮存】密封容器，室温保存（1～30℃）。

402. 康柏西普△ Conbercept

【药理作用】本品为血管内皮生长因子（VEGF）受体与人免疫球蛋白 Fc 段基因重组的融合蛋白。能竞争性抑制 VEGF 与受体结合并阻止 VEGF 家族受体的激活，从而抑制内皮细胞增殖和血管新生。本品为大分子药物，玻璃体腔内注射主要在局部发挥作用，很难透过正常的血眼屏障。

【适应证】用于治疗湿性年龄相关性黄斑变性（ARMD）。

【用法和用量】本品经玻璃体腔内注射给药。本品推荐给药方案为：初始 3 个月，每个月玻璃体腔内给药，每次每眼 0.5mg（相当于 0.05ml 的注射量），之后每 3 个月玻璃体腔内给药 1 次。

或者，在初始 3 个月连续每月玻璃体腔内给药 1 次后，按需给药。这种方案需要患者每月随访，由眼科医师根据患者的视力和影像学结果，评估是否因活动性病变而需要再次给药治疗。初始连续给药 3 次后，按需给药与每 3 个月给药 1 次相比，需要更多的随访和检查，但患者可能在合理的给药次数情况下获得更佳的治疗效果。

治疗期间应关注患者视力变化情况，如果出现显著的视力下降，患者应根据眼科医师的评估进一步接受本品注射治疗。两次注射之间的间隔时间不得小于 1 个月。

【禁忌证】

（1）对本品及其成分中任何辅料过敏的患者禁用。

（2）眼部或眼周感染、活动性眼内炎症的患者禁用。

【不良反应】

（1）常见不良反应为注射部位出血、结膜充血和眼压增高。其他不良反应为结膜炎、玻璃体浑浊、视觉灵敏度减退、前房性闪光、眼炎症、白内障和角膜上皮缺损等。

（2）潜在出现免疫反应的可能。

【注意事项】

（1）本品注射后60分钟内可观察到眼压升高，因此须同时对眼压和视神经乳头的血流灌注进行监测和治疗。

（2）注射后一周内应监测患者的情况，以便早期发现感染并治疗。

（3）不得与其他抗血管内皮生长因子（VEGF）药物同时使用（全身或局部）。

（4）在出现下述情况，应暂停给药，且不得在下次计划给药之前恢复给药：与上次的视力检查相比，最佳矫正视力（BCVA）下降≥30字母；眼压≥30mmHg；视网膜撕裂；涉及中心凹中央的视网膜下出血，或出血面积占病灶面积的50%或更多；在给药前后的28日已接受或计划接受眼内手术。

（5）接受抗VEGF治疗湿性AMRD后，视网膜色素上皮撕裂的风险因素包括大面积的和/或高度隆起的视网膜色素上皮脱离。在具有这些视网膜色素上皮撕裂风险因素的患者慎用。

（6）孔源性视网膜脱离或3、4级黄斑裂孔患者应中断治疗。

（7）不得用于妊娠期妇女，除非预期利益超过对于胎儿的潜在风险时才可考虑使用。

（8）哺乳期妇女用药期间，应暂停哺乳。

【剂型和规格】

注射液：10mg/ml，0.2ml/支。

【贮存】2～8℃避光保存。

（解　玥　赵环宇）

第二十三章

耳鼻喉科用药

本章包括耳鼻喉科常见病的治疗药品，分别为血管收缩药麻黄碱（滴鼻剂）、羟甲唑啉（滴鼻剂、鼻喷雾剂），喹诺酮类抗菌药氧氟沙星（滴耳剂），抗眩晕药地芬尼多（片剂）及鼻用抗过敏药丙酸氟替卡松（鼻喷雾剂）、糠酸莫米松（鼻喷雾剂）。用于鼻炎、鼻充血，中耳炎、外耳道炎、鼓膜炎，多种原因所致的眩晕、恶心和呕吐等的治疗。

403. 麻黄碱　Ephedrine

【药理作用】本品为拟肾上腺素药，可直接激动血管平滑肌的α、β受体，使皮肤、黏膜及内脏血管收缩。用于鼻部可作为减鼻充血剂，缓解因感冒等引起的鼻塞症状。

【适应证】用于急、慢性鼻炎及鼻窦炎，缓解鼻黏膜充血肿胀引起的鼻塞，减少鼻腔分泌物。用于鼻出血的辅助治疗。

【用法和用量】滴鼻，一次2～4滴，一日3～4次。

【禁忌证】鼻腔干燥、萎缩性鼻炎患者禁用。

【不良反应】偶有鼻刺激感，头痛、头晕、心率加快、血压升高等。

【注意事项】

（1）运动员慎用。

（2）儿童、妊娠期妇女慎用。

（3）不宜长期使用，建议使用5～7日。

（4）冠心病、高血压、甲状腺功能亢进、糖尿病、闭角型青光眼患者慎用。

【药物相互作用】不能与单胺氧化酶抑制剂、三环类抗抑郁剂同用。

【剂型和规格】

滴鼻剂：1%。

【贮存】避光、密闭保存。

404. 氧氟沙星　Ofloxacin

【药理作用】本品为喹诺酮类抗菌药，其作用机制是抑制细菌 DNA 的合成，抗菌谱较广。对包括葡萄球菌属、链球菌属、变形杆菌属、铜绿假单胞菌、流感嗜血杆菌在内的来自中耳炎、外耳道炎、鼓膜炎病灶的致病菌株，具有抗菌活性。

【适应证】用于敏感菌引起的中耳炎、外耳道炎、鼓膜炎。

【用法和用量】滴耳，成人，一次 6～10 滴，儿童酌减，一日 2～3 次。滴耳后进行约 10 分钟耳浴。根据症状适当增减滴耳次数。

【禁忌证】对本品所含成分及喹诺酮类药物过敏者禁用。

【不良反应】偶有中耳痛及瘙痒感。

【注意事项】

（1）本品一般用于中耳炎局限在中耳黏膜部位的局部治疗。若炎症已蔓及鼓室周围时，除局部治疗外，成人应同时服用喹诺酮类抗菌药。

（2）妊娠期妇女慎用。一般不用于婴幼儿。

（3）出现过敏症状时应立即停药。

（4）本品疗程不宜超过 4 周。

（5）使用本品时若药液温度过低，可能会引起眩晕。因此，使用温度应接近体温。

【药物相互作用】长期大量使用经局部吸收后，可产生与全身用药相同的药物相互作用，如可使环孢素、丙磺舒等药物血药浓度升高，干扰咖啡因的代谢等。

【剂型和规格】

滴耳剂：5ml：15mg。

【贮存】避光、密闭保存。

405. 地芬尼多　Difenidol

【药理作用】本品可增加椎基底动脉血流量，调节前庭神经系统功能，抑制呕吐中枢，具有抗眩晕、镇吐及抑制眼球震颤作用，特别是对内耳前庭引起的眩晕和呕吐有效。

【适应证】用于防治多种原因或疾病引起的眩晕（如椎基底动脉供血不全、内耳眩晕症、颈性眩晕等）、恶心、呕吐，如乘车、船、飞机时的晕动病等。

【用法和用量】晕动病：一次 25～50mg，一日 3 次。预防晕动病：应在出发前 30 分钟服药。

【禁忌证】对本品过敏者、6 个月以内婴儿、肾功能不全者禁用。

【不良反应】可见口干、心悸、头昏、头痛、视力模糊、嗜睡、不安和轻度胃肠不适，停药后即可消失；偶有幻听、幻视、定向力障碍、精神错乱、忧郁等。偶见皮疹，一过性低血压反应。

【注意事项】

(1) 青光眼、胃肠道或泌尿道梗阻性疾病及窦性心动过速者慎用。

(2) 妊娠期妇女慎用。

【剂型和规格】

片剂：25mg。

【贮存】密闭保存。

406. 羟甲唑啉 Oxymetazoline

【药理作用】本品为咪唑啉类衍生物，具有直接激动血管 α_1 受体引起鼻腔黏膜血管收缩的作用，从而减轻炎症所致的充血和水肿。经鼻给药后可经鼻黏膜吸收，局部起效迅速（1～5 分钟），作用时间持续 8～12 小时。部分药物以原型经肾脏、粪便排出。

【适应证】用于急慢性鼻炎、鼻窦炎、过敏性鼻炎、肥厚性鼻炎。

【用法和用量】

(1) 滴鼻，成人和 6 岁以上儿童，一次一侧 1～3 滴，早晨和睡前各 1 次。

(2) 喷鼻，成人和 6 岁以上儿童，一次一侧 1～3 喷，早晨和睡前各 1 次。

连续使用不得超过 7 日。如需长时间用药，可采用每连续 7 日后停药几日再使用的间断性用药方式。

【禁忌证】

(1) 萎缩性鼻炎及鼻腔干燥者禁用。

(2) 妊娠期妇女及 2 岁以下小儿禁用。

(3) 正在接受单胺氧化酶抑制剂（如帕吉林、苯乙肼、多塞平等）治疗的患者禁用。

(4) 对本品过敏者禁用。

【不良反应】

(1) 用药过频易致反跳性鼻充血，久用可致药物性鼻炎。

(2) 少数人用药后有黏膜刺激、鼻黏膜干燥症状，及头疼、心率加快等反应。

【注意事项】

(1) 高血压、冠心病、甲状腺功能亢进、糖尿病等患者慎用。哺乳期妇女慎用。

(2) 本品不适用于萎缩性鼻炎、干燥性鼻炎。

（3）严格按照推荐剂量使用，连续使用不得超过 7 日。

【药物相互作用】本品不能与其他收缩血管类的滴鼻剂或鼻喷雾剂同用。

【剂型和规格】

（1）滴鼻剂：① 3ml：1.5mg；② 5ml：2.5mg；③ 10ml：5mg。

（2）喷雾剂：① 5ml：1.25mg；② 10ml：5mg。

【贮存】遮光，密闭保存。

*（202）丙酸氟替卡松　Fluticasone Propionate

【药理作用】糖皮质激素类药物，具有强效的局部抗炎与抗过敏作用。

【适应证】用于预防和治疗季节性过敏性鼻炎（包括花粉症）和常年性过敏性鼻炎。

【用法和用量】经鼻喷雾吸入，成人和 12 岁以上儿童，每侧鼻孔各 2 喷，每日 1 次（单侧鼻孔每日 100μg），以早晨用药为好，部分患者需每日 2 次，早晚各 1 次直至症状改善。当症状得到控制后，维持剂量为每侧鼻孔 1 喷，每日 1 次。每日最大剂量为单侧鼻孔不超过 4 喷（200μg）。

【禁忌证】对任何含有氟替卡松成分的药品有过敏史的患者禁用。

【不良反应】可出现鼻出血、头痛并可引起鼻、喉部干燥、刺激等。

【注意事项】

（1）妊娠期、哺乳期妇女及婴幼儿慎用。

（2）肺结核患者、全身性感染者、糖尿病患者及过敏体质者慎用。

（3）应在接触过敏原之前使用本品，以防止过敏性鼻炎症状的发生。

【药物相互作用】强效细胞色素 P450 酶抑制剂（如利托那韦、酮康唑等）可抑制本品代谢，应避免合用。

【剂型和规格】

鼻喷雾剂：0.05%（50μg/ 喷）。

【贮存】室温密闭保存。

*（393）糠酸莫米松　Mometasone Furoate

【药理作用】局部用糖皮质激素，可减少早期、晚期变态反应的一些标志物，发挥局部抗炎作用的剂量并不引起全身作用。

【适应证】本品适用于治疗成人、青少年和 3～11 岁儿童季节性或常年性鼻炎。

【用法和用量】对于曾有中至重度季节性过敏性鼻炎症状的患者，主张在花粉季节开始前 2～4 周用本品做预防性治疗。

(1) 喷鼻，成人(包括老年患者)和青年，用于预防和治疗的常用推荐量为每侧鼻孔 2 揿，一日 1 次(总量为 200μg)，一旦症状被控制后，剂量可减至每侧鼻孔 1 揿(总量 100μg)，即能维持疗效。如果症状未被有效控制，可增加剂量至每侧鼻孔 4 揿的最大每日剂量，一日 1 次(总量 400μg)，在症状控制后减小剂量。

(2) 喷鼻，3～11 岁儿童，常用推荐量为每侧鼻孔 1 揿，一日 1 次(总量为 100μg)。

在首次给药后 12 小时即能产生明显的临床效果。

【禁忌证】对本品中任何成分过敏者和对其他糖皮质激素过敏者禁用。

【不良反应】使用本品后可能出现头痛、鼻出血等。鼻出血一般具有自限性，停药后自行消失。

【注意事项】

(1) 对于涉及鼻黏膜的未经治疗的局部感染，不应使用本品。

(2) 对于活动性或静止性呼吸道结核感染，未经治疗的真菌、细菌、全身性病毒感染或眼单纯疱疹的患者慎用。

(3) 长期使用高剂量，可能发生糖皮质激素的全身反应。

(4) 接受糖皮质激素治疗的患者，免疫功能可能受到抑制，故应警惕面临某些感染(如水痘、麻疹)的危险。

【剂型和规格】

鼻喷雾剂：50μg/揿(0.05%)。

【贮存】2～25℃保存。

(解　玥　赵环宇)

第二十四章

妇产科用药

本章包括妇产科常用的子宫收缩药和治疗阴道感染的用药。

(一) 子宫收缩药

子宫收缩药包括选择性收缩子宫平滑肌的缩宫素(注射剂)、麦角新碱(注射剂)、垂体后叶素(注射剂)、米非司酮(片剂)、米索前列醇(片剂)、依沙吖啶(注射剂)及卡前列甲酯(栓剂),用于引产、分娩时的催产及流产、产后止血或产后子宫复旧。

407. 缩宫素 Oxytocin

【药理作用】本品为多肽类激素子宫收缩药。其作用为刺激子宫平滑肌收缩,模拟正常分娩的子宫收缩作用,导致子宫颈扩张,子宫对本品的反应在妊娠过程中逐渐增加,足月时达高峰。能刺激乳腺的平滑肌收缩,有助于乳汁自乳房排出,但并不增加乳腺的乳汁分泌量。

口服极易被消化液破坏,故口服无效;滴鼻经黏膜很快吸收,作用时效约20分钟;肌内注射后3～5分钟起效,作用持续30～60分钟;静脉滴注立即起效,15～60分钟内子宫收缩的频率与强度逐渐增加,然后稳定,滴注完毕后20分钟,其效应逐渐减退。本品经肝、肾代谢,经肾排泄,极少量是原型物。半衰期为1～6分钟。

【适应证】用于引产、催产、产后及流产后因宫缩无力或缩复不良引起的子宫出血;用于了解胎盘储备功能(催产素激惹试验)。

【用法和用量】

(1) 引产或催产:静脉滴注,一次2.5～5单位。用氯化钠注射液稀释至每1ml中含有0.01单位。静脉滴注开始时每分钟不超过0.001～0.002单位,每15～30分钟增加0.001～0.002单位,至达到宫缩与正常分娩期相似,最快每分钟不超过0.02单位,通常为每分钟0.002～0.005单位。

(2) 控制产后出血:每分钟静脉滴注0.02～0.04单位。胎盘娩出后肌内注射5～10单位。

【禁忌证】

（1）对本药过敏者禁用。

（2）明显头盆不称及胎位异常者禁用。

（3）脐带先露或脱垂者禁用。

（4）严重的妊娠高血压综合征患者禁用。

（5）出现胎儿窘迫者禁用。

（6）宫缩过强者禁用。

（7）产前出血（包括胎盘早剥）者禁用。

（8）子宫收缩乏力长期用药无效者禁用。

（9）产道受阻者禁用。

（10）多胎妊娠者禁用。

（11）子宫过大（包括羊水过多）者禁用。

（12）有剖宫产史、子宫肌瘤剔除术史者禁用。

（13）骨盆过窄或产道受阻者禁用。

（14）完全性前置胎盘者禁用。

（15）前置血管者禁用。

（16）需要立即手术的产科急症患者禁用。

【不良反应】偶有恶心、呕吐、心率加快或心律失常。大剂量可引起高血压或水潴留。使用后因宫缩过强可引起相关并发症，如子宫破裂、胎儿窘迫等。

【注意事项】

（1）下列情况慎用：心脏病、临界性头盆不称、曾有宫腔内感染史、宫颈曾经手术治疗、宫颈癌、早产、胎头未衔接、超过35岁的妊娠期者，用药时应警惕胎儿异常及子宫破裂的可能。

（2）骶管阻滞时用本品，可发生严重的高血压，甚至脑血管破裂。

（3）用药前及用药时需检查及监护：①子宫收缩的频率、持续时间及强度；②妊娠期妇女脉搏及血压；③胎儿心率；④静止期间子宫肌张力；⑤胎儿成熟度；⑥骨盆大小及胎先露下降情况；⑦出入液量的平衡（尤其是长时间使用者）；⑧用于催产时必须明确指征并在密切监测下进行，以免产妇和胎儿发生危险。

（4）本药不得用于选择性引产。

【药物相互作用】

（1）环丙烷等碳氢化合物吸入全麻时，使用本品可导致产妇出现低血压，窦性心动过缓和/或房室节律失常。恩氟烷浓度＞1.5%，氟烷浓度＞1.0%吸入全麻时，子宫对本品的效应减弱。恩氟烷浓度＞3.0%可消除反应，并可导致子宫出血。

(2) 其他宫缩药与本品同时用，可使子宫张力过高，产生子宫破裂和 / 或宫颈撕裂。

【剂型和规格】

注射液：① 1ml：5 单位；② 1ml：10 单位。

【贮存】密闭、凉暗处保存。

408. 麦角新碱　Ergometrine

【药理作用】本品为子宫收缩药。可直接作用于子宫平滑肌，作用强而持久。大剂量可使子宫肌强直收缩，能使胎盘种植处子宫肌内血管受到压迫而止血。

肌内注射后吸收快而完全，2～3 分钟后即宫缩开始，作用持续 3 小时。静脉注射后立即见效，作用持续约 45 分钟，节律性的收缩可持续 3 小时。在肝内代谢，经肾脏随尿液排出。

【适应证】

(1) 主要用在产后或流产后预防和治疗由于子宫收缩无力或缩复不良所致子宫出血。

(2) 用于产后子宫复原不全，加速子宫复原。

【用法和用量】肌内或静脉注射，一次 0.2mg，必要时可 2～4 小时重复注射 1 次，最多 5 次。静脉注射时需稀释后缓慢注入，至少 1 分钟。

【禁忌证】下列情况禁用：胎儿娩出前使用本品可能发生子宫强直性收缩，以致胎儿缺氧或颅内出血；胎盘未剥离娩出前使用可使胎盘嵌留宫腔内。

【不良反应】

(1) 由于产后或流产后子宫出血的用药时间较短，药物的某些不良反应较其他麦角生物碱少见。但静脉给药时，可出现头痛、头晕、耳鸣、腹痛、恶心、呕吐、胸痛、心悸、呼吸困难、心率过缓；也有可能突然发生严重高血压，使用氯丙嗪后可以有所改善甚至消失。

(2) 如使用不当，可能发生麦角中毒，表现为持久腹泻、手足和下肢皮肤苍白的发冷、脉搏弱、持续呕吐、惊厥。

【注意事项】

(1) 下列情况慎用：①冠心病，血管痉挛时可造成心绞痛或心肌梗死；②肝功能损害；③严重的高血压，包括妊娠高血压综合征；④低血钙；⑤可能加重闭塞性周围血管病；⑥肾功能损害；⑦脓毒症。

(2) 交叉过敏反应：患者不能耐受其他麦角制剂，同样也不能耐受本品。

(3) 遇有低钙血症，麦角新碱的效应减弱，应谨慎静脉注射钙盐，以恢复宫缩。

(4) 如有感染存在，用药应慎重，因感染可增强本品的敏感性。

【药物相互作用】

(1) 避免与其他麦角生物碱合用。

(2) 不得与血管收缩药(包括局麻药液中含有的)合用。

(3) 与升压药合用，有出现严重高血压甚至脑血管破裂的危险。

(4) 吸烟过多，可致血管收缩或挛缩。

【剂型和规格】

注射液：① 1ml：0.2mg；② 1ml：0.5mg。

【贮存】 避光、密闭、冷处保存。

409. 垂体后叶注射液　Posterior Pituitary Injection

【药理作用】 本品对平滑肌有强烈收缩作用，尤其对血管及子宫基层作用更强，由于剂量不同，可引起子宫节律收缩至强直收缩。对于肠道及膀胱亦能增加张力而使其收缩。此外，尚有抗利尿作用。

肌内注射吸收良好，3～5 分钟开始起效，可维持 20～30 分钟。静脉注射或静脉滴注起效更快，但维持时间很短。本品不与血浆蛋白结合，消除半衰期约为 20 分钟，大部分经肝和肾脏清除。

【适应证】 用于肺、支气管出血(如咯血)、消化道出血(呕血、便血)，并适用于因宫缩不良所致产后出血、产后子宫复旧不全。也可用于腹腔手术后肠道麻痹等。对尿崩症有减少排尿量的作用。

【用法和用量】 肌内、皮下注射或稀释后静脉滴注。

(1) 引产或催产：静脉滴注，一次 2.5～5 单位；用氯化钠注射液稀释至每 1ml 中含有 0.01 单位。静脉滴注开始时每分钟不超过 0.001～0.002 单位；每 15～30 分钟增加 0.001～0.002 单位，至达到宫缩与正常分娩期相似；最快每分钟不超过 0.02 单位，通常为每分钟 0.002～0.005 单位。

(2) 控制产后出血：每分钟静脉滴注 0.02～0.04 单位，胎盘娩出后可肌内注射 5～10 单位。

(3) 呼吸道或消化道出血：一次 6～12 单位。

(4) 产后子宫出血：一次 3～6 单位。

【禁忌证】 肾炎、心肌炎、血管硬化、骨盆过窄、双胎、羊水过多、子宫膨胀过度等患者禁用。子宫颈尚未完全扩大时禁用。

【不良反应】 可见面色苍白、出汗、心悸、胸闷、腹痛、过敏性休克。

【注意事项】 高血压及冠状动脉病患者慎用。用药后如出现【不良反应】

项下的症状应立即停药。用于催产时必须明确指征，在密切监视下进行。

【药物相互作用】

（1）环丙烷等碳氢化合物吸入全麻时，使用缩宫素可导致产妇出现低血压，窦性心动过缓和 / 或房室节律失常。恩氟烷浓度＞1.5%，氟烷浓度＞1.0% 吸入全麻时，子宫对缩宫素的效应减弱。恩氟烷浓度＞3.0% 可消除反应，并可导致子宫出血。

（2）与其他缩宫药合用，可使子宫张力过高，产生子宫破裂和 / 或宫颈撕裂。

【剂型和规格】

注射液：① 0.5ml：3 单位；② 1ml：6 单位。

【贮存】 避光、密闭、冷处（2～10℃）保存。

410. 米非司酮　Mifepristone

【药理作用】 本品为孕激素受体水平的拮抗剂，具有终止早孕、抗着床、诱导月经及促进宫颈成熟等作用。与孕酮竞争受体而达到拮抗孕酮的作用，与糖皮质激素受体亦有一定结合力。米非司酮能明显增高妊娠子宫对前列腺素的敏感性。小剂量米非司酮序贯前列腺素类药物，可得到满意的终止早孕效果。

本品口服吸收迅速，半合成及合成米非司酮血药浓度达峰时间分别为 1.5 小时和 0.81 小时，血药峰浓度分别为 0.8mg/L 和 2.34mg/L，但有明显个体差异。消除半衰期为 20～34 小时。服药后 72 小时血药水平仍可维持在 0.2mg/L 左右。本品有明显首关效应。口服 1～2 小时后血中代谢产物水平已可超过母体化合物，其中 90% 由肝脏代谢，然后经胆汁进入消化道排出，其余经肾排泄。

【适应证】

（1）与前列腺素药序贯使用，可用于终止 16 周（112 日）以内的宫内妊娠，包括：①用于终止 7 周（49 日）内的妊娠；②用于终止 8～16 周（50～112 日）内的妊娠。

（2）用于无防护性（未采用任何避孕措施）性生活或避孕失败（如避孕套破裂或滑脱、体外排精失败或安全期计算失误等）后 72 小时以内预防意外妊娠的临床补救措施。

（3）用于育龄妇女伴中重度症状的子宫肌瘤的术前治疗。

【用法和用量】

（1）终止妊娠

1）终止 7 周（49 日）内的宫内妊娠：停经 49 日内的健康早孕妇女，首次空腹或进食2小时后服用25～50mg，每12小时加服25mg，第3日清晨服用最后一次。第3日服药1小时后一次空腹口服米索前列醇片0.6mg，或于阴道后穹窿放置卡前列甲酯栓1mg（1枚），或使用其他同类前列腺素药物。其后卧床休息2小时，门诊观察6小时。注意观察用药后出血情况，有无胎囊排出和不良反应。若对总量150mg不能耐受，可将总量减为50mg，具体如下：第1日清晨口服本药20mg，12小时后口服10mg，第2日清晨口服本药10mg，12小时后口服10mg，第3日清晨口服米索前列醇600μg。

2）终止8～16周（50～112日）内的宫内妊娠：口服给药，本药一次100mg，一日1次，连用2日，总量为200mg。第3日于距离第1次使用本药36～48小时口服米索前列醇400μg，视情况可间隔3小时重复给予米索前列醇，一次400μg，但不得超过4次。

（2）紧急避孕：在无防护性性生活或避孕失败后72小时内空腹或进食2小时服25mg，服药后禁食2小时。

（3）伴中重度症状的子宫肌瘤的术前治疗：口服给药，一次10mg，一日1次，于月经第1～3日开始使用，疗程为3个月（不应超过3个月）。

【禁忌证】

（1）心、肝、肾功能不全及肾上腺皮质功能不全者禁用。

（2）青光眼、哮喘等属于对使用前列腺素类药物禁忌者禁用。

（3）带宫内节育器妊娠、怀疑宫外孕，以及年龄超过35岁的吸烟妇女禁用。

（4）凝血功能障碍或进行抗凝治疗者禁用。

（5）哺乳期妇女禁用。

（6）慢性肾上腺衰竭者禁用。

（7）确证或怀疑宫外孕者禁用。

【不良反应】可见轻度恶心、呕吐、腹泻、眩晕、疲乏、腹痛、肛门坠胀感、子宫出血、皮疹、面部潮红和麻木；个别妇女可出现一过性肝功能异常。

【注意事项】

（1）使用对象为停经天数不应超过49日的早孕者，孕期越短，效果越好。

（2）米非司酮片必须在具有急诊、刮宫手术和输液、输血条件下使用。

（3）服药后，一般会较早出现少量阴道出血，部分妇女流产后出血时间较长。少数早孕妇女服用本品后，即可自然流产。约80%的孕妇在使用前列腺素类药物后，6小时内排出绒毛胎囊，约10%妊娠期妇女在服药后一周内排出妊娠物。

（4）服药后8～15日应去原治疗单位复诊，以确定流产效果。必要时作B超检查或血人绒毛膜促性腺激素（HCG）测定，如确诊为流产不全或继续妊娠，应及时处理。

（5）使用本品终止早孕失败者，必须进行人工流产终止妊娠。

【药物相互作用】 服用本品1周内，避免服用阿司匹林和其他非甾体抗炎药。

【剂型和规格】

片剂：① 10mg；② 25mg；③ 200mg。

【贮存】 避光、密闭、干燥处保存。

411．米索前列醇　Misoprostol

【药理作用】 本品具有E类前列腺素的药理活性，可软化宫颈、增强子宫张力和宫内压。与米非司酮序贯应用，可显著增高和诱发早孕子宫自发收缩的频率和幅度，用于终止早孕。

本品口服吸收迅速，可于1.5小时吸收完全。其血浆活性代谢产物米索前列醇酸达峰值时间为15分钟，口服200μg，平均峰浓度为0.309μg/L，消除半衰期为20～40分钟。主要经尿排出。

【适应证】 与米非司酮序贯联用于终止16周（112日）内的宫内妊娠。

【用法和用量】 口服给药。

（1）终止7周（49日）内的妊娠：空腹或进食2小时后，口服米非司酮（一次25～50mg，一日2次，连服2～3日，总量150mg），每次服后禁食2小时，第3～4日清晨口服本药0.6mg。

（2）终止8～16周（50～112日）的妊娠：第1、2日分别空腹或进食2小时后，顿服米非司酮100mg，总量为200mg，每次服后禁食2小时，第3日在距第1次口服米非司酮36～48小时口服本药0.4mg，视临床情况可间隔3小时后重复1次，最多用药不超过4次。

【禁忌证】

（1）心、肝、肾疾病患者及肾上腺皮质功能不全者禁用。

（2）有使用前列腺素类药物禁忌者，如青光眼、哮喘及过敏体质者禁用。

（3）带宫内节育器妊娠和怀疑异位妊娠者禁用。

（4）除终止早孕妇女外，其他妊娠期妇女禁用。

（5）对本品过敏者禁用。

【不良反应】 可见腹泻、腹痛、消化不良、肠胀气、恶心及呕吐；月经过多、阴道出血、经期前后阴道出血；皮肤瘙痒，偶有眩晕、头痛；倦怠、震颤、惊厥、呼吸困难、发热、心悸、低血压、心动过缓。

【注意事项】

（1）本品用于终止早孕时，必须与米非司酮配伍，严禁单独使用。

（2）本品配伍米非司酮终止早孕时，必须有医生处方，并在医生监管下在有急诊刮宫手术和输液、输血条件的单位使用。本品不得在药房自行出售。

（3）服药前必须向服药者详细告知治疗效果及可能出现的不良反应。治疗或随诊过程中，如出现大量出血或其他异常情况应及时就医。

（4）服用本药时，必须在医院观察4～6小时。服药后，一般会较早出现少量阴道出血，部分妇女流产后出血时间较长。少数早孕妇女服用米非司酮后，即可自然流产，约80%的妊娠期妇女在使用本品后，6小时内排出绒毛胎囊。约10%妊娠期妇女在服药后一周内排出妊娠物。

（5）服药后8～15日应去原治疗单位复诊，以确定流产效果。必要时作B超检查或血HCG测定，如确认为流产不全或继续妊娠，应及时处理。

（6）使用本品终止早孕失败者，必须进行人工流产终止妊娠。

（7）妊娠期妇女用药可导致出生缺陷、流产、早产，还有用于引产或流产导致子宫破裂的报道。

【药物相互作用】

（1）服用本品1周内，避免服用阿司匹林和其他非甾体抗炎药。

（2）本药可能增强缩宫素的活性，尤其在给予缩宫素前4小时内给予本药时。

【剂型和规格】

片剂：200μg。

【贮存】避光、密闭、阴凉、干燥处保存。

*(395). 依沙吖啶　Ethacridine

【药理作用】本品可引起子宫内膜组织坏死而产生内源性前列腺素，引起子宫收缩。本品直接对子宫肌肉也有兴奋作用。

用于引产时，羊膜腔内注射本药后，经12小时羊水中药物浓度达高峰，少量进入母体血液循环。大部分药物分布在胎儿的多种组织器官和体液中，其中胃液中含量最高。药物在产妇肝脏解毒后，经肾排泄，在24～36小时尿中排泄量达最高峰，胎儿娩出后，尿中药物浓度急剧下降，并较快消失。

【适应证】用于终止12～26周的妊娠。

【用法和用量】羊膜腔内给药或宫腔内羊膜腔外注药：本品的安全剂量为一次50～100mg，极量120mg，中毒剂量为500mg，一般用量为100mg以内。

（1）羊膜腔内给药：排空膀胱后，妊娠期妇女取仰卧位，选择宫体最突出部位，羊水波动明显处为穿刺点，用纱布持7号腰穿针垂直刺入腹壁，进入羊膜腔时有落空感，再继续进针0.5～1cm后拔出针芯，有羊水涌出后，将装有本品100mg溶液的注射器接在穿刺针上，再回抽羊水证实无误后将药液缓缓注入，拔针前须回抽羊水。拔针前将针芯插入针内快速拔针后，敷盖消毒纱布，压针眼。

（2）宫腔内羊膜腔外注药：妊娠期妇女膀胱排空后取膀胱截石位，常规外阴、阴道、宫颈消毒后，用宫颈钳夹住宫颈前唇，将橡皮导管沿宫颈向宫腔送入，将已配制的本品溶液（内含 100mg 药物，用注射用水稀释）100ml 注入导管。导管下端双折用线扎紧，卷折在阴道内，塞纱布以固定，于术后 24 小时取出纱布和导管。

【禁忌证】肝功能不全、肾功能不全患者禁用。严重贫血、心功能不全、急性传染病及生殖器官炎症者均不宜应用。

【不良反应】

（1）中毒时表现为少尿、无尿及黄疸，肝、肾功能严重损害。

（2）有 3%～4% 妊娠期妇女发热可达 38℃以上。

（3）本品引产容易发生胎盘滞留或部分胎盘、胎膜残留而引起大量出血。

（4）软产道损伤，常见宫颈撕裂、宫颈管前壁或后壁穿孔。

（5）极个别妊娠期妇女有过敏反应。

【注意事项】

（1）羊膜腔内注药不良反应轻，但必须在妊娠 16 周以后，经腹壁能注入羊膜腔内者才能使用此种给药途径。

（2）妊娠小于 16 周，常用宫腔内注药，将导管经阴道放入宫腔内羊膜腔外，经导管将药物注入，这种途径不良反应较大，感染发生率也较高，故现已少用。

（3）用本品引产同时，慎用其他引产药（如缩宫素静脉滴注），以免导致软产道损伤。

（4）如出现体温 39℃以上，白细胞计数超过 20×10^9/L 时，应给予抗生素。

（5）本品水溶液不稳定，遇光易分解变色，使用前应临时配制。

【药物相互作用】尚不明确。

【剂型和规格】

注射液：2ml：50mg。

【贮存】避光、密闭保存。

412. 卡前列甲酯　Carboprost Methylate

【药理作用】具有对子宫平滑肌的作用及抗早孕作用。与丙酸睾丸酮和复方地芬诺酯（复方苯乙哌啶）片合并使用有协同抗早孕作用。

栓剂给药直接到达作用部位，同时有部分通过阴道黏膜吸收入循环系统，但血中浓度很低难以测出，给药后约6～9小时主要由尿中代谢排出。

【适应证】

(1) 终止妊娠药：本品不宜单独使用，须与米非司酮等序贯用，应用于终止早期妊娠。特别适合高危妊娠者，如多次人流史、子宫畸形、剖腹产后以及哺乳期妊娠者。

(2) 预防和治疗宫缩弛缓所引起的产后出血。

【用法用量】

(1) 终止妊娠：停经≤49日的健康早孕妇女，空腹或进食2小时后，首剂口服200mg米非司酮片1片后禁食2小时，第3日早晨于阴道后穹窿放置卡前列甲酯栓1mg，或首剂口服25mg米非司酮片2片，当晚再服1片，以后每隔12小时服1片，第3日晨服1片25mg米非司酮片后1小时于阴道后穹窿放置卡前列甲酯栓1mg。卧床休息2小时，门诊观察6小时，注意用药后出血情况，有无妊娠物排出和副反应。

(2) 预防和治疗宫缩弛缓所引起的产后出血：于胎儿娩出后，立即戴无菌手套将卡前列甲酯栓1mg放入阴道，贴附于阴道前壁下1/3处，约2分钟。

【禁忌证】

(1) 前置胎盘及宫外孕、急性盆腔感染、胃溃疡患者禁用。

(2) 心血管疾病，哮喘及严重过敏体质、青光眼患者禁用。

(3) 本品不能用作足月妊娠引产。

【不良反应】

(1) 主要为腹泻、恶心或呕吐、腹痛等，采用复方地芬诺酯（复方苯乙哌啶）片后，不良反应显著减少。停药后上述反应即可消失。

(2) 少数人面部潮红，很快消失，注意观察前列腺素可能引起的一般副反应，如胃肠道、心血管系症状等。

【注意事项】

(1) 本品应在医师监护下使用。如发现不可耐受性呕吐、腹痛或阴道大出血，应立即停用。

(2) 必须戴无菌手套将药品置入阴道，以免发生继发感染。

(3) 糖尿病，高血压及严重心、肝、肾功能不全者慎用。

【药物相互作用】尚不明确。

【剂型和规格】

栓剂：① 0.5mg；② 1mg。

【贮存】遮光，密闭，低温（低于−5℃）保存。

（二）其他

本部分药物包括用于真菌、厌氧菌及滴虫性阴道炎的治疗药物咪康唑、甲硝唑及克霉唑和治疗高泌乳素血症的溴隐亭。

*(387). 咪康唑 Miconazole

【适应证】局部治疗外阴阴道念珠菌病和革兰氏阳性细菌引起的双重感染。

【用法和用量】阴道给药，洗净后将栓剂或阴道软胶囊置于阴道深处。栓剂，每枚0.2g，一日1枚，7日为一疗程；每枚0.4g，3日为一疗程。阴道软胶囊，每粒0.4g，3日为1疗程。

【禁忌证】对本品过敏者；妊娠期妇女；1岁以下儿童禁用。

【不良反应】偶见过敏反应，多数较轻微。常见的不良反应是局部刺激、瘙痒和烧灼感，尤其是在治疗开始时。盆腔痉挛、荨麻疹、皮肤丘疹也有发生。非常罕见的不良反应包括血管神经性水肿、湿疹、阴道刺激、阴道分泌物和给药部位不适。

【注意事项】

(1) 发生局部敏感或过敏反应时应停药。

(2) 避免接触眼睛，并切忌口服。如被意外大量口服，必要时可采用适当的胃排空措施。

(3) 性伴侣应同时进行治疗。

(4) 本品在高温季节可能出现轻微融化现象，只需放入阴凉环境或冰箱冷藏室中，恢复原状即可使用，对产品疗效无影响。除轻微融化现象外，药品性状发生其他改变时禁止使用。

(5) 过敏体质者首次使用本药时，必须进行严密观察，如有过敏征兆，应立即停药。

【药物相互作用】

(1) 由于本品的成分可使乳胶制品如避孕隔膜、避孕套等破损，故应避免与此类产品接触。

(2) 咪康唑类药物与其他药物，如口服降糖药或苯妥英钠同时服用，可增加其他药物的作用及副作用，应慎用。

(3) 已知咪康唑全身用药时可抑制CYP3A4/2C9，由于阴道给药的全身吸收有限，因此罕见有临床意义的药物相互作用。但口服抗凝剂（如华法林）的患者应慎用，并监测抗凝效应。

【剂型和规格】

(1) 栓剂：① 0.2g；② 0.4g。

(2) 阴道软胶囊：0.4g。

【贮存】遮光，密闭，15～30℃干燥处保存。

其他内容见“387. 咪康唑”。

*(30). 甲硝唑 Metronidazole

【适应证】用于厌氧菌性阴道炎、滴虫性阴道炎及混合感染。

【用法和用量】阴道给药，用戴上指套的手指将本品塞入阴道深处，栓剂一次1枚，阴道泡腾片一次1～2片，每晚1次，7日为一疗程。

【禁忌证】有活动性中枢神经系统疾病和血液病者禁用。妊娠期前3个月妇女及哺乳期妇女禁用。

【不良反应】偶见过敏反应。

【注意事项】

(1) 使用本品时应避开月经期。

(2) 给药时应洗净双手或戴指套或手套。

(3) 用药期间注意个人卫生，防止重复感染，使用避孕套或避免房事。

(4) 本品仅供阴道给药，切忌口服。

(5) 用药部位如有烧灼感、红肿等情况应停药，并将局部药物洗净。

(6) 过敏体质者慎用。

【剂型和规格】

(1) 栓剂：0.5g。

(2) 阴道泡腾片：0.2g。

【贮存】避光、密闭，30℃以下阴凉处保存。

其他内容见“30. 甲硝唑”。

413. 克霉唑 Clotrimazole

【药理作用】本品为唑类广谱抗真菌药，通过抑制麦角固醇的合成产生抗真菌作用。对白念珠菌作用强，对其他念珠菌效果差。

阴道给药后仅有少量的克霉唑能被吸收(3%～10%)。由于已被吸收的克霉唑迅速地在肝脏代谢形成无药理学活性的代谢产物，阴道内给予克霉唑后不会发生可以检测出的全身作用或副作用。

【适应证】用于由真菌通常是念珠菌引起的阴道炎症；由酵母菌引起的感染性白带；以及由克霉唑敏感菌引起的二重感染。

【用法和用量】局部用药在非月经期使用，睡前外阴清洁后，将一枚药片(栓)放入阴道后穹隆处，0.15g的栓剂，一日1枚，7日为一疗程。0.5g的片剂，1片即一疗程，必要时可在4日后进行第二次治疗。

【禁忌证】对活性成分克霉唑或任何其他成分过敏时禁用；18岁以下患者禁用。

【不良反应】用药时有轻度外阴阴道烧灼感，一般不需处理。个别患者对本品过敏。

【注意事项】

(1) 因念珠菌性外阴阴道病容易复发，治疗期间需完成治疗疗程。

(2) 广谱抗生素可诱发本病，应停用。

(3) 妊娠期可选择局部用药，但不要使用投药器。

(4) 对首次感染者首选局部用药。

(5) 对反复发作者应除外糖尿病。

(6) 疗效不良者应做阴道分泌物培养，除外非白念珠菌感染。

(7) 急性期应避免性生活。

(8) 对多次复发患者的性伴侣应同时检查，必要时给予治疗。

(9) 有滴虫混合感染者应同时治疗。

【药物相互作用】

(1) 本品不得与其他抗真菌药同用，如制霉菌素等。

(2) 本品辅料可损伤乳胶制品，不宜使用避孕套或阴道隔膜。

(3) 如与其他药物同时使用可能会发生药物相互作用，详情请咨询医师或药师。

【剂型和规格】

(1) 栓剂：0.15g。

(2) 阴道片：0.5g。

【贮存】密闭、30℃以下保存。

*(92). 溴隐亭　Bromocriptine

【适应证】

(1) 用于泌乳素依赖性月经周期紊乱和不育症（伴随高或正常泌乳素血症）、闭经（伴有或不伴有溢乳）、月经过少、黄体功能不足和药物诱导的高泌乳激素症（抗精神病药物和高血压治疗药物）。

(2) 非催乳素依赖性不育症：多囊性卵巢综合征、与抗雌激素联合运用（如氯底酚胺）治疗无排卵症。

(3) 高泌乳素瘤：垂体泌乳激素分泌腺瘤的保守治疗，在手术治疗前抑制肿瘤生长或减小肿瘤面积，使切除容易进行；术后可用于降低仍然较高的泌乳素水平。

(4) 抑制生理性泌乳：分娩或流产后通过抑制泌乳来抑制乳腺充血、肿胀，从而可预防产后乳腺炎。

(5) 良性乳腺疾病：缓和或减轻经前综合征及乳腺结节（或囊性）乳腺疾病相关性乳腺疼痛。

【用法用量】应在就餐时口服。

(1) 月经周期不正常及不孕症：根据需要一次 1.25mg，一日 2～3 次，必要时剂量可增至一次 2.5mg，每日 2～3 次。应不间断治疗，直至月经周期恢复正常和 / 或重新排卵。如果需要，可连续治疗数个周期以防复发。

(2) 高泌乳激素症：根据需要一次 1.25mg，每日 2～3 次，逐渐增至一日 10～20mg，具体方案应依据临床疗效和副作用而定。

(3) 抑制泌乳：一日 5mg，早晚各 1 次，连服 14 日。为预防泌乳，应尽早开始治疗，但不应早于分娩或流产后 4 小时。治疗停止后 2～3 日，偶会有少量泌乳，此时可以再用原剂量重复治疗 1 周即可停止泌乳。

(4) 产褥期乳房肿胀：单次服用 2.5mg，如果需要，6～12 小时后可以重复服用，不会抑制泌乳。

(5) 产后初期乳腺炎：与抑制泌乳剂量相同，应与抗生素联合使用。

(6) 良性乳腺疾病：从一日 1.25mg 开始，一日 2～3 次，逐渐增至每日 5～7.5mg。

【禁忌证】对甲磺酸溴隐亭片组成中任何成分过敏者禁用。在精神病学方面，自发性和家族性震颤、亨廷顿舞蹈症、严重的心血管疾病、各种类型的内源性精神病、未经治疗的高血压、妊娠期高血压，分娩后及产褥期高血压状态、妊娠毒血症、对其他麦角生物碱类过敏者禁用，已有瓣膜病的患者禁用。

【注意事项】

(1) 甲磺酸溴隐亭片治疗后，生育能力可能恢复，因此应建议非计划怀孕的育龄妇女采取可靠的（非激素）避孕措施。而想要怀孕的育龄妇女在已证实怀孕后则应即刻终止甲磺酸溴隐亭片治疗。

(2) 治疗乳腺疼痛及结节性和 / 或囊性乳腺疾病时，应先排除恶性肿瘤的可能。

(3) 应用本品抑制产褥期泌乳时，特别在治疗第一周，建议不定期检查血压。一旦发生高血压，伴有持久性严重头痛，应立即停止服药并对患者进行密切观察。

(4) 有精神病史或严重心血管病史的病人服用大剂量甲磺酸溴隐亭片时，需要小心谨慎。

(5) 治疗与高泌乳素血症无关的女性患者时，应当给予最低有效剂量，以避免发生血浆泌乳素水平低于正常水平，否则将有可能引起黄体功能障碍。

绝经后妇女应每半年检查一次，月经正常的妇女应每年检查一次。

（6）服用甲磺酸溴隐亭片后可能发生视觉障碍，因此在驾驶或操控机器时应特别小心。

（7）乙醇可能会降低对本品的耐受性。最大剂量限制在每日 30mg，高剂量长期使用可能发生纤维化。

【剂型和规格】

片剂：2.5mg。

【贮存】密闭，避光，防潮，15～25℃保存。

其他内容见“92. 溴隐亭”。

（李慧博）

ER-25章视频

第二十五章 计划生育用药

414. 避孕药

临床常用的女用避孕药大多由孕激素和雌激素配伍而成，通过影响生殖过程中的不同环节，从而达到抗生育的目的。

根据作用受精卵形成的环节不同，女用避孕药制剂中所含的药物可归纳为以下几类①主要抑制排卵的药物：多为雌激素和孕激素组成的复方制剂；②主要阻碍受精的药物：如低剂量孕激素、外用杀精子剂及绝育药等；③主要干扰孕卵着床的药物：如较大剂量孕激素及其他事后避孕药。

根据使用途径和药物特点进行分类，女用避孕药可分为口服避孕药、注射用避孕药、外用避孕药和缓释系统（皮下埋植避孕药、宫内节育系统、阴道避孕环等）。如按其起效和持续时间则可分为速效避孕药和短效避孕药。

本章包括 4 种孕激素和雌激素的单药或由它们及环丙孕酮和炔诺酮组成的 15 种复方制剂，如表 25-1 所示。

表 25-1 避孕药的药物品种及制剂

种类		药物品种	制剂
口服避孕药	短效口服避孕药		复方醋酸环丙孕酮片
			复方炔诺酮片（避孕片一号）
			复方左炔诺孕酮片
			左炔诺孕酮炔雌醇（三相片）
	速效口服避孕药	甲地孕酮	醋酸甲地孕酮片
			复方醋酸甲地孕酮片（避孕片二号）
			复方甲地孕酮注射液
		左炔诺孕酮	左炔诺孕酮片剂
	辅助口服避孕药	炔雌醇	炔雌醇片

续表

种类		药物品种	制剂
注射用避孕药	长效避孕药		复方庚酸炔诺酮注射液
外用避孕药	外用避孕药	壬苯醇醚	壬苯醇醚栓剂
			壬苯醇醚凝胶
			壬苯醇醚膜
皮下埋植避孕药			左炔诺孕酮硅胶棒（六根型）
			左炔诺孕酮硅胶棒（二根型）

414-1. 复方醋酸环丙孕酮片
Compound Cyproterone Acetate Tablets

【药理作用】本品是醋酸环丙孕酮和炔雌醇的复方制剂，醋酸环丙孕酮有抗雄激素和明显的孕激素作用。单独给予醋酸环丙孕酮可导致月经周期紊乱，而加入了炔雌醇的复方醋酸环丙孕酮片则可避免这种情况。复方醋酸环丙孕酮片治疗期间，不发生排卵，因而可以防止妊娠。

（1）醋酸环丙孕酮：口服不同剂量范围的醋酸环丙孕酮后吸收完全。口服复方醋酸环丙孕酮片后醋酸环丙孕酮达峰时间为 1.6 小时，达峰浓度为 15ng/ml。部分以原型从胆汁排泄。大多数代谢产物，以药物原型和代谢物 3∶7 的比率从尿和胆汁排出。测定的肾与胆汁消除半衰期为 1.9 日。醋酸环丙孕酮几乎专一地和血浆白蛋白结合。因为与蛋白结合是非特异性的，所以性激素结合球蛋白（SHBG）水平的变化并不影响醋酸环丙孕酮的药动学。醋酸环丙孕酮的绝对生物利用度较完全（剂量的 88%）。

（2）炔雌醇：口服炔雌醇吸收迅速而完全。服用复方醋酸环丙孕酮片后炔雌醇达峰时间为 1.7 小时，达峰浓度为 80pg/ml。炔雌醇高度但非特异性地与血清白蛋白结合。2% 的药物水平为非结合型。炔雌醇有首关效应，导致绝对的和可变的口服生物利用度降低。炔雌醇不以原型排泄。炔雌醇代谢物在尿液和胆汁以 4∶6 比率排泄，半衰期约为 1 日。

【适应证】用于女性口服避孕。也用于治疗妇女雄性激素依赖性疾病，例如痤疮、妇女雄性激素性脱发、轻型多毛症，以及多囊卵巢综合征患者的高雄性激素症状。

【用法和用量】口服。

（1）既往没有使用激素避孕药（过去 1 个月），于每次月经出血的第 1 日开始服药，从药盒中取出标记该周星期日期的药片始用，以后每日按顺序服用，直至服完21片，随后7日不服药。即使月经未停也要在第8日开始服用下一盒药。应在每日大约相同的时间服药。

（2）从单纯孕激素方法（微丸、注射液、埋植剂）改服，可在任何时间从微丸（埋植剂应在取出日，注射液应在下一次注射日）改服复方醋酸环丙孕酮片，但应在服药的最初7日内加用屏障避孕法。

（3）早期妊娠流产后，可以立即开始服药。在这种情况下，不需要加用其他避孕方法。

（4）分娩后或中期妊娠流产后，建议妇女在分娩后或中期妊娠流产后21～28日开始服药。如果开始较晚，应在服药的最初7日内加用屏障法。然而，如果已经发生性行为，在实际开始服用复方醋酸环丙孕酮片之前，应该除外妊娠，或者妇女要等到她的第一次月经来潮时再服用。

【禁忌证】下列情况禁用：①出现血栓形成（静脉或动脉）或有血栓形成的病史（如深静脉血栓形成、肺栓塞、心肌梗死、脑血管意外）；②存在血栓形成的前驱症状或曾有相关病史（如短暂脑缺血发作、心绞痛）；③累及血管的糖尿病；④存在静脉或动脉血栓形成的严重或多重危险因素；⑤存在或曾有严重的肝脏疾病；⑥存在或曾有肝脏肿瘤（良性或恶性）史；⑦已知或怀疑生殖器官或乳腺存在受性甾体激素影响的恶性肿瘤；⑧未确诊的阴道出血；⑨已知或怀疑妊娠；⑩哺乳期；⑪对本品任何成分过敏；⑫男性。

【不良反应】

（1）严重不良反应，包括怀疑妊娠、血栓栓塞病、听力或视觉障碍，高血压、肝功能异常、精神抑郁、缺血性心脏病、胸部锐痛或突然气短、偏头痛、乳腺肿块、癫痫发作次数增加、严重腹痛或腹胀、皮肤黄染或全身瘙痒等。

（2）其他不良反应，包括乳房触痛、疼痛、分泌；头痛、偏头痛、性欲改变、情绪抑郁、恶心、呕吐、阴道分泌物改变、各种皮肤疾病、体液潴留、体重变化、过敏反应、肝功能异常、血清甘油三酯升高。

【注意事项】

（1）开始服药前应体检，采集完整的个人和家庭病史，特别注意检查血压、乳房、腹部和盆腔器官。

（2）服用本品时应当每年进行体检，在体检过程中向医师说明正在服用本品。

（3）必须按规定方法服药，若漏服药不仅可发生突破性出血，还可导致避孕失败。如果使用者忘记服药的时间在12小时以内，对避孕的保护作用不会降低。一旦想起，就必须立即补服，同时仍应在常规时间服用下一片药物。

（4）吸烟妇女，尤其是35岁以上的（含35岁）妇女，服药期间应戒烟。

（5）如欲怀孕，应停药并采取其他避孕措施，直到出现第一个月经周期后再怀孕。

（6）可能发生不规则出血，特别是使用的第一个月内。因此，评定任何不规则出血，要在适应期约 3 个周期后才有意义。

【药物相互作用】可使本品避孕效果降低的药物：确定药物有巴比妥类药物、扑米酮、卡马西平和利福平等酶诱导剂；怀疑药物有奥卡西平、托吡酯、非尔氨酯和灰黄霉素。

【剂型和规格】

片剂：规格暂以国家药品管理部门批准的规格为准，且须为国家批准的用于避孕的规格。

【贮存】避光、密闭保存。

414-2. 复方炔诺酮片
Compound Norethisterone Tablets

【药理作用】本品是炔诺酮和炔雌醇的复方制剂，炔诺酮能阻止孕卵着床，并使宫颈黏液稠度增加，阻止精子穿透。炔雌醇能抑制促性腺激素分泌，从而抑制卵巢排卵。

【适应证】用于女性避孕。

【用法和用量】口服，从月经周期第 5 日开始用药，一日 1 片，连服 22 日，不能间断，停药后 3～7 日内行经；于行经的第 5 日再服下一周的药。

【禁忌证】乳腺癌、生殖器官癌、阴道有不规则出血、肝功能异常或近期有肝病或黄疸史、深部静脉血栓形成、脑血管意外、高血压、心血管病、糖尿病、高脂血症、抑郁症、40 岁以上妇女、对本品任一成分过敏者禁用。

【不良反应】

（1）有类早孕反应。表现为恶心、呕吐、困倦、头晕、食欲减退。

（2）可见突破性出血（多发生在漏服药时，必要时可每晚加服炔雌醇 0.01mg），闭经。

（3）可见精神压抑、头痛、疲乏、体重增加、面部色素沉着。

（4）可见肝功能损害，或使肝良性腺瘤相对危险性增高。

（5）35 岁以上的吸烟妇女，服用本品患缺血性心脏病危险性增加。

（6）可能引起高血压。

【注意事项】

（1）服用本品时应当每年进行体检，在体检过程中向医师说明正在服用本品。

（2）出现下列症状时应停药：怀疑妊娠、血栓栓塞病、视觉障碍、高血压、肝功能异常、精神抑郁、缺血性心脏病等。

(3) 按规定方法服药，漏服药不仅可发生突破性出血，还可导致避孕失败。一旦发生漏服，除按常规服药外，应在24小时内加服1片。

(4) 哺乳期妇女应于产后半年开始服用。

【药物相互作用】

(1) 可使避孕效果降低的药物：抗菌药，尤其是口服广谱抗菌药；肝药酶诱导剂，如利福平、苯巴比妥、苯妥英钠等，应避免同时服用。

(2) 本品影响其他药物的疗效，使其作用减弱的有抗高血压药、抗凝血药以及降血糖药，使其疗效增强的有三环类抗抑郁药。

【剂型和规格】

片剂：规格暂以国家药品管理部门批准的规格为准，且须为国家批准的用于避孕的规格。

【贮存】 避光、密闭保存。

414-3. 复方左炔诺孕酮片
Compound Levonorgestrel Tablets

【药理作用】 本品是左炔诺孕酮和炔雌醇的复方制剂，左炔诺孕酮能阻止孕卵着床，并使宫颈黏液黏稠度增加，阻止精子穿透。炔雌醇能抑制促性腺激素分泌，从而抑制卵巢排卵。两种成分配伍，增强避孕作用，又减少了不良反应。

【适应证】 用于女性口服避孕。

【用法和用量】 口服：从每次月经来潮的第5日开始服药，每日1片，连服22日，不能间断、遗漏，服完后等下次月经来潮的第5日，再继续服药。

【禁忌证】

(1) 乳腺癌、生殖器官癌、阴道有不规则出血、肝功能不全、近期有肝病或黄疸史、深部静脉血栓、脑血管意外、高血压、心血管病、糖尿病、高脂血症、抑郁症者禁用。

(2) 40岁以上妇女禁用。

(3) 对本品任一成分过敏者禁用。

【不良反应】

(1) 有类早孕反应。表现为恶心、呕吐、困倦、头晕、食欲减退。

(2) 可见突破性出血(多发生在漏服药时，必要时可每晚加服炔雌醇0.01mg)，闭经。

(3) 可见精神压抑、头痛、疲乏、体重增加、面部色素沉着。

(4) 可见肝功能损害，或使肝良性腺瘤相对危险性增高。

（5）35岁以上的吸烟妇女，服用本品患缺血性心脏病危险性增加。

（6）可能引起高血压。

【注意事项】

（1）服用本品时应当每年进行体检，在体检过程中向医师说明正在服用本品。

（2）出现下列症状时应停药：怀疑妊娠、血栓栓塞病、视觉障碍、高血压、肝功能损害、精神抑郁、缺血性心脏病等。

（3）必须按规定方法服药，若漏服药不仅可发生突破性出血，还可导致避孕失败。一旦发生漏服，除按常规服药外，应在24小时内加服1片。

（4）哺乳期妇女应于产后半年开始服用。

（5）如欲怀孕，应停药并采取其他避孕措施，停药半年后再怀孕。

【药物相互作用】

（1）可使避孕效果降低的药物：抗菌药，尤其是口服广谱抗菌药；药酶诱导剂，如利福平、苯巴比妥、苯妥英等，应避免同时服用。

（2）抗高血压药、抗凝血药以及降血糖药可减弱本药的疗效。三环类抗抑郁药可使其疗效增强。

【剂型和规格】

片剂：规格暂以国家药品管理部门批准的规格为准，且须为国家批准的用于避孕的规格。

【贮存】遮光、密闭保存。

414-4．左炔诺孕酮炔雌醇（三相）片
Levonorgestrel and Ethinylestradiol Tablets

【药理作用】本品中所含左炔诺孕酮为口服强效孕激素，作用较炔诺酮强，并有雄激素、雌激素和抗雌激素的作用，既可抑制卵巢排卵，又可增加宫颈黏液稠度和抑制子宫内膜发育。炔雌醇亦能抑制促性腺激素分泌，从而抑制卵巢排卵，两药配伍既提高避孕效果，又减少了不良反应。

【适应证】用于女性口服避孕。

【用法和用量】口服，首次服药从月经的第3日开始，每晚1片，连续21日，先服黄色片6日，继服白色片5日，最后服棕色片10日。以后各服药周期均于停药第8日按上述顺序重复服用。不得漏服。若停药7日，连续两个月闭经者，应咨询医师。首次服药从月经的第3日开始时，推荐在第一个治疗周期服药的头7日内，加用屏障避孕法。

【禁忌证】乳腺癌、生殖器官癌、肝功能异常或近期有肝病或黄疸史、阴道异常出血、镰状细胞性贫血、深部静脉血栓病、脑血管意外、高血压、心血

管病、高脂血症、肾功能不全、严重糖尿病、抑郁症及哺乳期妇女、对本品任何成分过敏者禁用。

【不良反应】常见不良反应有恶心、呕吐、头痛、乳房痛、经间少量出血；较少见的不良反应有抑郁、皮疹及不能耐受隐形眼镜；较严重的不良反应有血栓形成、高血压、肝病、黄疸、过敏反应、肿瘤等。

【注意事项】

(1) 服用本品时应当每年进行体检，在体检过程中向医师说明正在服用本品。

(2) 必须按规定方法服药，若漏服药不仅可发生突破性出血，还可导致避孕失败。一旦发生漏服，除按规定服药外，应在24小时内补服1片。

(3) 出现下列症状时应停药：怀疑妊娠、血栓栓塞病、听力或视觉障碍，高血压、肝功能异常、精神抑郁、缺血性心脏病、胸部锐痛或突然气短、偏头痛、乳腺肿块、癫痫发作次数增加、严重腹痛或腹胀、皮肤黄染或全身瘙痒等。

(4) 吸烟可使服用本品的妇女发生心脏病和卒中的危险性增加，尤其是35岁以上的妇女，故服药期间应戒烟。

(5) 如欲怀孕，应停药并采取其他避孕措施，直到出现第一个月经周期后再怀孕。

【药物相互作用】

(1) 可使避孕效果降低的药物：药酶诱导剂如利福平、苯巴比妥、苯妥英、某些抗生素(青霉素、四环素)等。

(2) 肝药酶抑制剂如西咪替丁及丙米嗪等可抑制本品的代谢而使不良反应增加，故应予以注意。

【剂型和规格】

片剂：规格暂以国家药品管理部门批准的规格为准，且须为国家批准的用于避孕的规格。

【贮存】室温，避光保存。

414-5. 左炔诺孕酮 Levonorgestrel

【药理作用】本品为合成的强效孕激素，是消旋炔诺孕酮的光学活性部分，主要作用于下丘脑和垂体，使月经中期卵泡刺激素和黄体生成激素的水平高峰明显降低或消失，使卵巢不能排卵。同时还能抑制子宫内膜发育，改变宫颈黏液稠度，使精子不易进入宫腔，而达到避孕目的。可与炔雌醇组成复合片或三相片作为短效口服避孕药。复合片降低高密度脂蛋白(HDL)较明显，双相片、三相片则影响较小；由于三相片每周期减少本品用量约40%，不良反应少。通过剂型改变，还可作为多种长效避孕药。

口服吸收迅速，生物利用度约为100%，蛋白结合率为93%～95%。主要分布于肝、肾、卵巢及子宫中，代谢物大多以葡萄糖醛酸盐和硫酸盐形式从尿和粪便中排出。消除半衰期为10～24小时。

【适应证】本药主要以单方或与雌激素合用，抑制排卵，用作避孕药。其中单方口服制剂主要用于紧急避孕，复方口服制剂主要与炔雌醇组成短效口服避孕药，皮下埋植剂类适用于要求长期避孕的育龄妇女。

【用法和用量】用于紧急避孕，在性生活后72小时内服用0.75mg，间隔12小时再服0.75mg。

【禁忌证】

(1) 对本品过敏者；本品性状发生改变时禁用。

(2) 乳腺癌、生殖器官癌、肝功能异常或近期有肝病或黄疸史、静脉血栓病、脑血管意外、高血压、心血管病、糖尿病、高脂血症、抑郁症及40岁以上妇女禁用。

【不良反应】可见月经改变，多数表现为服药当月的月经提前或延后。可见轻度恶心、呕吐、乳房触痛、头痛、眩晕、疲劳等症状，一般不需处理，可在24小时后自行消失，如症状较重或持续存在应向医师咨询。可有子宫异常出血，若出血不能自行消失，应及时去医院就诊，警惕异位妊娠的存在。

【注意事项】

(1) 本品是用于避孕失误的紧急补救避孕药，不是引产药。

(2) 本品不能作为常规避孕方法，不推荐频繁使用，服药后至下次月经前应采取可靠的避孕措施。

(3) 如服药后2小时内发生呕吐，应立即补服1片。

(4) 如逾期1周月经仍未来潮，有可能妊娠，应进行妊娠检测，或进一步咨询医师。

(5) 服药后3～5周如出现子宫不规则出血或严重下腹疼痛，应及时就医以排除异位妊娠。

(6) 本品用于17岁以上人群，17岁以下如需使用请咨询医师。

(7) 建议哺乳期妇女服用本品后暂停授乳至少3日，在此期间应定时将乳汁挤出。

【药物相互作用】氨苄西林、四环素可降低本药避孕效果。余项同炔诺酮。

【剂型和规格】剂型规格暂以国家药品管理部门批准的剂型规格为准，且须为国家批准的用于避孕的剂型规格。

【贮存】避光、密闭保存。

414-6. 甲地孕酮　Megestrol

【药理作用】本药为高效孕激素，口服时孕激素作用为黄体酮的75倍，注射时约为黄体酮的50倍，并无雌激素和雄激素活性。具有显著排卵抑制作用，还能影响宫颈黏液稠度和子宫内膜正常发育，从而阻止精子穿透，使孕卵不易着床达到避孕目的。

本药肌内注射后，能在局部组织中储存，吸收缓慢而发挥长效作用。蛋白结合率在85%以上。在肝脏代谢，大部分代谢产物与葡萄糖醛酸结合随尿排出，小部分随粪便排出。

【适应证】临床主要用作短效口服避孕药，也可肌内注射作长效避孕药。还用于治疗痛经、闭经、功能性子宫出血、子宫内膜异位症及子宫内膜腺癌等。

【用法和用量】

(1) 用作短效口服避孕药：从月经周期第5日起，每日口服1片复方醋酸甲地孕酮（避孕片二号）片，连服22日为一周期，停药后2～4日来月经；然后于月经第5日继续服下一个月的药。

(2) 用作探亲避孕药：口服给药，一次2mg，探亲当日中午服2mg，当晚2mg，以后每晚2mg，直至探亲结束，次日再服2mg。

(3) 用作长效避孕药：复方甲地孕酮注射液，肌内注射。第一周期：注射2次，分别于月经来潮当日算起的第5日和第12日各注射1支。第二周期：按第二次注射日期计算，每隔30～31日注射1支，或于每月行经第10～12日注射1支。

【禁忌证】下列情况应禁用：乳腺癌患者，有乳房肿块患者，生殖器官癌患者，严重肝、肾功能不全者，血栓栓塞性疾病患者，胆囊疾病患者，妊娠期妇女，因肿瘤骨转移而产生的高钙血症患者，未明确诊断的阴道出血者。

【不良反应】①可见类早孕反应：表现为恶心、呕吐、困倦、头晕、食欲减退。②可见突破性出血或闭经。③可见精神压抑、头痛、疲乏、体重增加，面部色素沉着。④可见肝功能损害，或使肝良性腺瘤相对危险性增高。⑤35岁以上的吸烟妇女，服用本品患缺血性心脏病危险性增加。⑥可能引起高血压。

【注意事项】

(1) 子宫肌瘤、精神抑郁、血栓病史、卟啉病、有血栓性静脉炎史、高血压、糖尿病、癫痫、偏头痛、哮喘患者慎用。

(2) 用于探亲避孕时如出现突破出血，可每晚加服炔雌醇0.01～0.015mg，连服3～5日，如出血量较多接近下次月经时可视为一次月经，无须处理。

（3）用于探亲避孕时如出现闭经，可注射复方黄体酮，或口服复方醋酸甲地孕酮片（口服避孕片2号），一日2片，连服3日。

（4）孕激素可引起一定程度的体液潴留，因此癫痫、偏头痛、哮喘、心肾功能不全的患者用药期间应严密观察。

【药物相互作用】利福平、苯巴比妥、氨苄西林、非那西丁、吡唑酮类镇痛药（如保泰松）可诱导肝微粒体酶，加速甲地孕酮的体内代谢，合用可导致子宫内膜突破出血。

【剂型和规格】剂型规格暂以国家药品管理部门批准的剂型规格为准，且须为国家批准的用于避孕的剂型规格。

【贮存】避光、密闭保存，避免受热。

414-7. 复方醋酸甲地孕酮片（避孕片二号）Compound Megestrol Acetate Tablets

【药理作用】本品系由孕激素与雌激素的衍生物组成的复方制剂。醋酸甲地孕酮能阻止孕卵着床，并使宫颈黏液稠度增加，阻止精子穿透。炔雌醇能抑制促性腺激素分泌，从而抑制卵巢排卵。两种成分配伍，既增强避孕作用，又减少了不良反应。

【适应证】用于女性口服避孕。

【用法和用量】口服，于每次月经第5日开始，一日1片，连服22日。停药后3～7日内行经，于行经的第5日再服下一周期的药。产后或流产后在月经来潮再服。服药一个月可以避孕1个月，因此需要每个月服药。一般在睡前服药。

【禁忌证】下列情况应禁用：乳腺癌患者，有乳房肿块患者，生殖器官癌患者，严重肝、肾功能不全者，血栓栓塞性疾病患者，胆囊疾病患者，妊娠期妇女，因肿瘤骨转移而产生的高钙血症患者，未明确诊断的阴道出血者，40岁以上妇女及对本品任一成分过敏者。

【不良反应】①可见类早孕反应：表现为恶心、呕吐、困倦、头晕、食欲减退。②可见突破性出血或闭经。③可见精神压抑、头痛、疲乏、体重增加，面部色素沉着。④可见肝功能损害，或使肝良性腺瘤相对危险性增高。⑤35岁以上的吸烟妇女，服用本品患缺血性心脏病危险性增加。⑥可能引起高血压。

【注意事项】

（1）服药期间，应定期体检，发现异常应及时停药就医。

（2）按规定方法服药，漏服药不仅可发生突破性出血，还可导致避孕失败。一旦发生漏服，除按常规服药外，应在24小时内加服1片。

（3）哺乳期妇女应于产后半年开始服用。

(4) 出现下列症状时应停药：怀疑妊娠、血栓栓塞病、视觉障碍、高血压、肝功能异常、精神抑郁、缺血性心脏病等。

【药物相互作用】

(1) 可使避孕效果降低的药物：抗菌药尤其是口服广谱抗菌药；药酶诱导剂，如利福平、苯巴比妥、苯妥英钠等，应避免同时服用。

(2) 本品影响其他药物的疗效，使其作用减弱的有抗高血压药、抗凝血药以及降血糖药。

(3) 使其疗效增强的有三环类抗抑郁药。

【剂型和规格】

片剂：规格暂以国家药品管理部门批准的规格为准，且须为国家批准的用于避孕的规格。

【贮存】 密封，置阴凉干燥处。

414-8. 复方甲地孕酮注射液
Compound Megestrol Injection

【药理作用】 本品为雌激素孕激素配伍的长效避孕药。肌内注射后局部沉积储存，缓慢释放，发挥长效作用，维持时间1～2周以上。己酸羟孕酮与戊酸雌二醇配伍，具有抑制排卵作用。对少数仍有排卵者的避孕作用，是由于药物改变宫颈黏液的理化性质和对子宫内膜的影响，干扰了子宫内膜和受精卵发育的同步作用，从而影响卵子的受精和受精卵的着床过程。

【适应证】 女性用注射避孕药。尤其适用于不能耐受或坚持服用口服避孕药者。

【用法和用量】 肌内注射，每月1次。具体方法如下：第一周期，注射2次，分别于月经来潮当日算起的第5日和第12日各注射1支；第二周期，按第2次注射日期计算，每隔30～31日注射1支，或于每月行经第10～12日注射1支。

【禁忌证】

(1) 现患乳腺癌者禁用。

(2) 严重肝病患者禁用。

(3) 现患或曾患深部静脉血栓 / 肺栓者，或缺血性心脏病，或脑血管意外者禁用。

(4) 不明原因的阴道出血者禁用。

(5) 产后6周内的母乳喂养者禁用。

【不良反应】 ①少数患者在用药后有恶心、呕吐、头昏、乳房胀痛、乏力、疲乏等反应，一般反应较轻，无须处理。②月经紊乱，主要表现为不规则阴道出血和闭经，随使用时间延长，闭经的发生率有所增加。③个别可发生高血压，停药后多可恢复正常。

【注意事项】

(1) 为保证避孕效果，必须按规定日期用药。

(2) 注射时必须将药液摇匀、抽净，完全注入，作深部肌内注射。如有漏药，需补足。

【药物相互作用】影响肝酶代谢药物如利福平和灰黄霉素及某些抗惊厥药等可影响本品避孕效果。

【剂型和规格】

注射液：规格暂以国家药品管理部门批准的规格为准，且须为国家批准的用于避孕的规格。

【贮存】密闭、避光保存。

414-9. 复方庚酸炔诺酮注射液

Compound Norethisterone Enanthate Injection

【药理作用】本品为避孕药，主要系通过抑制垂体促性腺激素分泌而抑制排卵，达到避孕作用，对于宫颈黏液与子宫内膜的直接作用亦与其避孕机制有关。

本品肌内注射后可贮存于注射局部组织，逐步释放而发挥长效作用，主要通过肝脏代谢及肾脏排泄。临床药动学研究表明，单次肌内注射本品4～6日活性产物炔诺酮可达血药峰值，其表观消除半衰期为4～7日。连续用药1年后，炔诺酮庚酸酯在体内无积蓄。

【适应证】健康育龄妇女避孕用，尤其适用于不能耐受或坚持服用口服避孕片以及放置宫内节育器易脱落者。

【用法和用量】肌内注射：一个月1次，可以避孕1个月。首次给药时，可于月经来潮第5日同时注射2ml。自第2个月起，均在月经第10～12日注射1ml。

【禁忌证】急性肝炎、慢性肝炎、肾炎、高血压及有乳房肿块者禁用。

【不良反应】

(1) 少见月经改变，如周期缩短、经量减少、不规则出血及闭经。

(2) 偶见恶心、头晕、乳胀等，一般均较轻微，不需处理。必要时可对症处理。

【注意事项】

(1) 必须按时注射，并注意将药液抽取干净完全注入，作深部肌内注射。

(2) 本品在气温低时流动性差，可置热水中温热，待恢复流动性后即可使用。

【剂型和规格】

注射液：规格暂以国家药品管理部门批准的规格为准，且须为国家批准的用于避孕的规格。

【贮存】遮光、密闭保存。

414-10. 炔雌醇　Ethinylestradiol

【药理作用】本品为口服有效的强效雌激素。炔雌醇对下丘脑和垂体有正、负反馈作用。小剂量可刺激促性腺素分泌；大剂量则抑制其分泌，从而抑制卵巢的排卵，达到抗生育作用。

口服吸收好，生物利用度40%～50%。大部分以原型药排出，其中约有60%由尿液排出。半衰期为6～14小时，能与血浆蛋白中度结合。

【适应证】

(1) 临床用于月经紊乱，如闭经、月经过少、功能性子宫出血、绝经期综合征、子宫发育不全。

(2) 用于晚期乳腺癌（绝经期后妇女）、晚期前列腺癌的治疗。

(3) 与孕激素配伍，对抑制排卵有协同作用，增强避孕效果，为口服避孕药中最常用的雌激素。

【用法和用量】作为短效口服避孕药前半周期发生突破性出血时的辅助药，一次0.005～0.01mg，一日1次，直至服完一个周期的短效避孕药。

【禁忌证】

(1) 已知或怀疑与雌激素有关的肿瘤患者禁用。

(2) 急性血栓性静脉炎或血栓栓塞患者禁用。

(3) 既往使用雌激素时曾伴有血栓性静脉炎或血栓栓塞患者禁用。

(4) 有胆汁淤积或急性黄疸史者禁用。

(5) 未明确诊断的阴道不规则出血者禁用。

(6) 妊娠期妇女和哺乳期妇女禁用。

【不良反应】

(1) 可有恶心、呕吐、头痛、乳房胀痛等。

(2) 偶有阴道不规则流血、闭经、尿频、尿痛、头痛、血压升高、皮疹、乳腺小肿块等。

【注意事项】

(1) 应尽可能短程并以最低有效量使用本药，以减少可能发生的不良反应。

(2) 长期或大量使用本药者，停药或减量时须逐步进行。

(3) 肝、肾、心脏病患者，子宫肌瘤，癫痫，糖尿病患者慎用。

【药物相互作用】口服 1g 维生素 C 能使单次口服炔雌醇生物利用度提高到 60%～70%。与孕激素类药合用，具有抑制排卵的协同作用，可用作避孕药。

【剂型和规格】剂型规格暂以国家药品管理部门批准的剂型规格为准，且须为国家批准的用于避孕的剂型规格。

【贮存】避光、密闭保存。

414-11. 壬苯醇醚　Nonoxinol

【药理作用】本品为非离子型表面活性剂，对精子细胞膜有破坏作用，可降低精子脂膜表面张力、改变精子渗透压而杀死精子或使精子失去活力，从而达到避孕的目的。

本药薄膜放入阴道深处后溶解成凝胶体（约 10 分钟），作用可保持 2 小时。栓剂用药后 10 分钟生效，作用维持 2～10 小时。

【适应证】用于女性阴道用短效避孕。

【用法和用量】阴道给药。

（1）壬苯醇醚栓：阴道内给药。一次 1 粒，于房事前 5 分钟放入阴道深处。

（2）壬苯醇醚凝胶：外用。阴道给药，一次 3g。

（3）壬苯醇醚膜：阴道内给药。于房事前 10 分钟，取药膜一张，对折 2 次或揉成松软小团，以示指（或中指）戴指套将其推入阴道深处，10 分钟后可行房事。最大用量每次不超过 2 张。

【禁忌证】

（1）对本药过敏者禁用。

（2）阴道有炎症者禁用。

（3）阴道壁松弛或子宫脱垂者禁用。

（4）可疑生殖道恶性肿瘤者禁用。

（5）有不规则阴道出血者禁用。

（6）怀疑妊娠者禁用。

【不良反应】

（1）个别使用者可能发生过敏反应，以致女性外阴、阴道及男性阴茎充血。

（2）少数使用者局部有轻度刺激症状，阴道分泌物增多。

【注意事项】使用时应将药物放置于阴道深部，必须在药物溶解后方可性交。如为片剂或栓剂，放置阴道后不宜起立或走动，以免药物流出。房事后 6～8 小时内不要取出药剂，也不要冲洗阴道。

【药物相互作用】与口服避孕药同时应用时，可能会发生相互作用。

【剂型和规格】剂型规格暂以国家药品管理部门批准的剂型规格为准，且须为国家批准的用于避孕的剂型规格。

【贮存】密闭、阴凉干燥处保存。

414-12. 左炔诺孕酮硅胶棒（六根型）
Levonorgestral Silastic Implant

【药理作用】具有较强抑制垂体分泌促性腺激素的作用而抑制排卵；它能使宫颈黏液变稠，阻碍精子穿透，又能使子宫内膜萎缩不利于孕卵着床，因而起到避孕作用。

【适应证】用于育龄妇女，要求长期避孕者。

【用法和用量】于月经来潮的5日内，局部麻醉下在上臂内侧或股内侧作一长度约为2mm的横切口后，用埋植针将药棒呈扇行植入皮下，每人每次6支，伤口外敷创可贴，纱布包扎即可。

【禁忌证】

（1）乳腺癌患者禁用。

（2）不明原因的阴道出血者禁用。

（3）产后6周内的母乳喂养者禁用。

（4）现患或曾患深部静脉血栓/肺栓塞，或缺血性心脏病，或脑血管意外者禁用。

（5）活动期肝炎，或肝硬化失代偿期，或肝脏肿瘤患者禁用。

【不良反应】

（1）月经紊乱，可表现为月经过频、经期延长、月经稀发、闭经或点滴出血等。

（2）类早孕反应，如恶心、头晕、乳房胀痛、乏力、嗜睡等，程度多较轻微，一般不需处理。

（3）少数妇女可发生头痛。

（4）偶见体重增加、血压上升、痤疮、精神抑郁或性欲改变等情况。

（5）偶有埋植局部发生感染。

【注意事项】

（1）皮下埋植放、取手术应在有资质的医院或计划生育服务机构由经过严格技术培训的人员操作。

（2）植入本品的妇女应定期到上述医疗单位进行随访观察，有异常情况及时返诊。

【药物相互作用】经常服用影响肝酶代谢药物者，如利福平和灰黄霉素及某些抗惊厥药等可影响本品的避孕效果。

【剂型和规格】

埋植剂：规格暂以国家药品管理部门批准的规格为准，且须为国家批准的用于避孕的规格。

【贮存】避光，密封保存。

414-13．左炔诺孕酮硅胶棒（二根型）
Levonorgestral Silastic Implant

【药理作用】全合成的孕激素。具有较强抑制垂体分泌促性腺激素的作用而抑制排卵；它能使宫颈黏液变稠，阻碍精子穿透，又能使子宫内膜萎缩不利于孕卵着床，因而起到避孕作用。

埋植于皮下，属零级释放型。每日释放68μg，以后每日释放量逐渐下降，1年末为40μg，5年末为30μg。

【适应证】用于育龄妇女，要求长期避孕者。

【用法和用量】于月经周期的第一周内（从月经来潮的第一日算起），局麻无菌条件下，在上臂或股内侧，皮肤上做一个0.2cm切口，用套管针将埋植物放入皮下。外敷创可贴，纱布包扎即可。每人每次2支，有效避孕期4年。

【禁忌证】①急慢性肝炎、肾炎、肿瘤、糖尿病、甲亢、严重高血压、血栓性疾病、镰状细胞贫血、癫痫；②原因不明的阴道流血者；③可疑妊娠者；④应用抗凝血药患者禁用。

【不良反应】①可见月经紊乱（月经过频、经期延长、月经稀发、闭经或点滴出血等）；②可见类早孕反应（恶心、头晕、乏力、嗜睡等）；③可见乳房胀痛、偶见体重增加、血压上升、痤疮、精神抑郁或性欲改变等；④个别埋植局部发生感染。

【注意事项】

（1）既往月经不调、经常有闭经史者、产后或流产后尚未恢复正常月经者、哺乳期或45岁以上妇女不宜使用本品。

（2）如出现不能耐受的不良反应，可由医生对症治疗，必要时可取出药棒。

（3）计划妊娠者，需在取出6个月后方可受孕。

（4）应在县级医院或计划生育指导站以上的医疗单位进行植入、观察和取出。

（5）手术操作人员必须经严格的技术培训取得资格后方能开展此项手术。

（6）植入本品的妇女应定期到上述医疗单位进行随访观察。

(7) 埋植期间，如植入者发生妊娠，建议人工流产终止妊娠，并取出埋植物。

(8) 取出埋植时，须谨慎仔细，降低破损率。

【药物相互作用】妇女使用巴比妥类药物、苯妥英钠、解热止痛药、保泰松、利福平和四环素等药物，可影响本品的避孕效果。

【剂型和规格】

埋植剂：规格暂以国家药品管理部门批准的规格为准，且须为国家批准的用于避孕的规格。

【贮存】避光，密封保存。

（李慧博）

第二十六章

儿科用药

本章包括咖啡因、牛肺表面活性剂、培门冬酶 3 种药物。这 3 种药物无论是化学结构，还是药理作用、适用证都不一样；之所以将这 3 种药物归为一章进行描述，是因为这 3 种药物都仅适用儿童这一特殊群体。

415. 咖啡因△　Caffeine

【药理作用】咖啡因结构上类似于甲基黄嘌呤类药物茶碱和可可碱，通过拮抗腺苷受体（包括 A_1 和 A_2A 两种亚型），发挥中枢神经系统刺激剂作用，其可能的作用机制包括：①刺激呼吸中枢；②增加每分通气量；③提高机体对血 CO_2 升高的敏感性；④提高机体对血 CO_2 升高的反应；⑤增强骨骼肌张力；⑥减轻膈肌疲劳；⑦增加代谢率；⑧增加耗氧量。

枸橼酸咖啡因在水溶液中快速解离，其中枸橼酸分子在输注或吸收后可快速代谢。咖啡因起效发生在输注开始的几分钟内，早产新生儿在口服给予咖啡因 10mg/kg 后，血浆咖啡因峰浓度（C_{max}）为 6～10mg/L，达峰平均时间（t_{max}）为 30 分钟至 2 小时，吸收程度不受配方乳喂养方式影响，但 t_{max} 可能延长。咖啡因快速分布进入脑部，早产儿脑脊液中的咖啡因浓度接近于血浆中的浓度。咖啡因在新生儿体内的代谢非常有限，大多数活性物质通过尿液排泄。早产新生儿体内咖啡因和茶碱之间可发生相互转化。新生儿体内咖啡因的清除几乎完全通过肾脏排泄完成，新生儿体内的咖啡因平均半衰期（$t_{1/2}$）和尿内以未代谢分子形式排泄的比例（Ae）与胎龄 / 矫正胎龄成反比。新生儿 $t_{1/2}$ 约为 3～4 日，Ae 约为 86%（6 日内）。至 9 个月内，婴儿对咖啡因的代谢接近于成人（$t_{1/2}$=5 小时，Ae=1%）。严重肾脏功能受损的患儿可能存在蓄积，患有胆汁淤积型肝炎的早产新生儿咖啡因清除半衰期延长。

【适应证】用于治疗早产新生儿原发性呼吸暂停。

【用法和用量】

（1）缓慢静脉输注或口服：未经过相关治疗的新生儿负荷剂量为枸橼

酸咖啡因 20mg/kg（1ml/kg），缓慢静脉输注（30 分钟），24 小时后给予 5mg/kg（0.25ml/kg）的维持剂量，之后根据临床需要可每 24 小时进行一次缓慢静脉输注（10 分钟）或者通过口服（例如鼻胃管）给予维持剂量 5mg/kg。如早产新生儿对推荐的负荷剂量的临床应答不充分，可在 24 小时后给予第二次负荷剂量最大 10～20mg/kg。

（2）用药疗程需根据患儿临床情况进行调整。通常持续到新生儿矫正胎龄满 37 周或患者持续 5～7 日不出现明显的呼吸暂停发作。如果患儿呼吸暂停症状有反复，可重新开始给予枸橼酸咖啡因，重新开始时根据停药时间选择维持剂量或半负荷剂量。

【禁忌证】对本品中任何成分过敏者禁用。

【不良反应】

（1）与剂量相关：①可能产生中枢神经系统的刺激作用，例如易激惹、烦躁不安和颤抖；②对心脏不良影响，如心动过速、高血压和每搏输出量增加。

（2）其他的不良反应还包括输注部位静脉炎或炎症（常见）、过敏反应（罕见）、败血症、低血糖、高血糖、发育停滞、喂养不耐受、胃食管反流、胃内容物吸入增加、尿量增加、尿中钠和钙含量增加、血红蛋白降低、甲状腺素降低、坏死性小肠结肠炎（因果关系未确定）等。

【注意事项】

（1）早产儿呼吸暂停的诊断是排除性的，应排除其他原因引起的呼吸暂停，或给予适当的治疗后再开始给予枸橼酸咖啡因治疗。当枸橼酸咖啡因治疗无应答时，提示可能是其他原因引起的呼吸暂停。

（2）咖啡因易通过胎盘进入胎儿血液循环系统，如果母亲分娩前摄入过大量咖啡因，新生儿用药前需要测定血浆咖啡因基线浓度。咖啡因可通过乳汁分泌，接受咖啡因治疗的新生儿，如采用母乳喂养，其母亲不得摄入含有咖啡因的食物或药物。

（3）已用茶碱进行过治疗的早产新生儿，应在开始给予枸橼酸咖啡因治疗前测定其血浆咖啡因基线浓度。

（4）患有癫痫的新生儿给予枸橼酸咖啡因时应特别谨慎，曾有咖啡因给药过量时发生癫痫发作的病例报道。

（5）咖啡因可加快心率、增加左心室输出量以及每搏输出量，患有心血管疾病的新生儿在给予枸橼酸咖啡因治疗时应谨慎。

（6）肾脏或肝脏功能受损的早产新生儿应谨慎给予枸橼酸咖啡因，应根据血浆咖啡因浓度监测结果调整剂量。

（7）应观察早产新生儿发生坏死性小肠结肠炎情况。

（8）咖啡因可能加重胃食管反流新生儿的病情。

（9）咖啡因能导致低血糖、高血糖、多尿和电解质流失，注意监测血清血糖水平，需要时采取措施纠正液体和电解质紊乱。

（10）在安慰剂对照临床试验中，咖啡因的含量范围为 8～40mg/L；当血清咖啡因含量超过 50mg/L 时产生严重的毒性。

（11）本药仅供单次使用，剩余药液应丢弃。操作过程需要严格保证无菌。变色或存在异物的溶液不得使用。

（12）本药不得肌内、皮下、椎管内或腹腔注射给药。

（13）静脉输注只能采用输液泵或其他定量输液装置进行；可直接使用，也可用 5% 葡萄糖、0.9% 氯化钠或 10% 葡萄糖酸钙注射液稀释后给药。严禁与其他药品在同一条静脉给药通道内混合或同时使用。

【药物相互作用】

（1）咖啡因和茶碱可在早产儿体内发生相互转化，不应同时使用。

（2）咖啡因主要经 CYP1A2 代谢，可能与 CYP1A2 的底物、CYP1A2 的抑制剂或 CYP1A2 的诱导剂发生相互作用。

（3）咖啡因与西咪替丁等延缓咖啡因清除的药物共用时，有必要降低咖啡因的用量。同时使用苯巴比妥和苯妥英等可增强咖啡因清除的药物时，有必要增加咖啡因的用量。如果不确定用量时，应监测血浆咖啡因浓度。

（4）枸橼酸咖啡因与能抑制胃酸分泌的药物（如 H_2 受体拮抗剂或质子泵抑制剂）同时使用，理论上可增加坏死性小肠结肠炎发生的风险。

（5）咖啡因和多沙普仑同时使用可能增强其对心肺和中枢神经系统的刺激作用，如需要同时使用，应严格监测心率和血压。

【剂型和规格】

（枸橼酸盐）注射液：1ml：20mg（相当于咖啡因 10mg）。

【贮存】 30℃以下遮光、密闭保存。

416. 牛肺表面活性剂△ Calf Pulmonary Surfactant

【药理作用】 肺表面活性剂可降低肺泡气 - 液界面表面张力，保持肺泡稳定，防止肺不张。在伴有呼吸障碍的早产儿，肺表面活性物质有使肺泡扩张和稳定的作用，可改善肺的顺应性和气体交换。

肺表面活性剂滴入气管后，部分在肺泡发挥作用，其他则进入肺组织进行再循环，再利用。其代谢主要在肺内，基本上不进入体内其他部分进行代谢。肺表面活性剂清除途径有多种可能，其中相当部分为肺泡Ⅱ型细胞摄取，进入板层小体重新利用，其生物半衰期在不同情况下差异较大，肺泡池卵磷脂全部更新时间为 3～11 小时。肺表面活性剂肺内清除按一级动力学进行。

【适应证】用于新生儿呼吸窘迫综合征治疗及早产儿呼吸窘迫综合征预防。

【用法和用量】

（1）气管内给药：一次 70mg/kg 出生体重（40～100mg/kg）。每支加 2ml 注射用水，并将药品复温到室温（室温放置 20 分钟或用手复温），轻轻震荡，勿用力摇动，使成均匀的混悬液，若有少量泡沫属正常现象。将药物抽吸于 5ml 注射器内，以细塑料导管经气管插管注入肺内，插入深度以刚到气管插管下口为宜。总剂量分 4 次，按平卧、右侧卧、左侧卧、半卧位顺序注入。注入速度不要太快，以免药液呛出或阻塞气道；给药后加压给氧，勿气量过大以免发生气胸。

（2）多数通常只应用 1 次即可，如患儿呼吸情况无明显好转，需继续应用呼吸机，明确呼吸衰竭是由呼吸窘迫综合征引起，必要时可在第一次用药后 12～24 小时（至少 6 小时）可应用第 2 次，重复给药最多应用 3 次，剂量与首次给药相同。

【禁忌证】无特殊禁忌。

【不良反应】根据临床试验，给药操作中可能由于一过性气道阻塞出现一过性紫绀、呛咳、呼吸暂停等。以上症状在药液注毕，手控通气 1 分钟，药物分布于肺泡内后即消失，未见过敏反应及其他不良反应。由于一过性气道阻塞可有短暂的血氧下降和心率、血压波动，发生不良反应时应暂停给药，给予相应处理，病情稳定后再继续给药。

【注意事项】

（1）仅可用于气管内给药，用药前患儿需进行气管插管。有气胸患儿应先进行处理，然后再给药，以免影响呼吸机的应用。

（2）新生儿出现呼吸窘迫综合征早期征象后尽早给药，通常在出生后 12 小时以内，不宜超过 48 小时；胎龄小于 29 周和 / 或存在新生儿呼吸窘迫综合征风险的早产儿最好在出生后 30 分钟内给药。

（3）给药前要拍胸片证实气管插管的位置适中，勿插入过深，以防药液只流入右侧，同时要保持气道插管的通畅，必要时予以吸引。

（4）本品加水后有时需振荡较长时间（10 分钟左右）以使混悬液均匀，但勿用强力，避免产生过多泡沫。不要将混悬液中的小颗粒注入气管，可用 4 号细针头吸取药液。

（5）给药操作应由 2 名医务人员合作完成，注药过程中应密切监测患儿呼吸循环情况，肺部听诊可有一过性少量水泡音，不必做特殊处理。

（6）给药后肺顺应性可在短时间内好转，应及时检查血气，调整呼吸机参数（压力、氧浓度）。

（7）给药后4小时内尽可能不要吸痰。

（8）本品开启后应在24小时内应用。

【药物相互作用】早产儿的母亲产前应用糖皮质激素，可促进肺结构和功能的成熟，增加肺表面活性物质的分泌，提高本品的治疗效果。

【剂型和规格】

注射用无菌粉末：70mg。

【贮存】密封、-10℃以下保存。

417. 培门冬酶△　Pegaspargase

【药理作用】培门冬酶通过选择性耗竭血浆中的门冬酰胺而杀伤白血病细胞。这些白血病细胞由于缺乏门冬酰胺合成酶不能合成门冬酰胺，需依赖外来的门冬酰胺存活；而正常细胞由于含有门冬酰胺合成酶，较少受药物的影响。

第1次及第2次肌内注射2 500IU/m^{2}培门冬酶注射液后，其药动学参数见表26-1。

表26-1　第1次及第2次肌内注射2 500IU/m^2 培门冬酶注射液后药动学参数

注射时间	第1次给药	第2次给药
剂量	2 500IU/m^2	2 500IU/m^2
t_{max}/h	89±40	46±25
C_{max}/（IU/ml）	1.30±1.34	2.04±1.97
$t_{1/2\beta}$/h	157±49	123±27
$AUC_{(0\sim t)}$/[（IU·h）/ml]	$AUC_{(0\sim 336h)}$ 243.805±257.566	$AUC_{(0\sim 648h)}$ 373.346±428.809
$AUC_{(0\sim\infty)}$/[（IU·h）/ml]	313.144±321.821	380.888±438.425
MRT/h	243.393±58.987	181.127±56.893
V_{ss}/（ml/kg）	425.089±891.353	286.371±714.757
Cl_s*/[ml/（h·kg）]	1.942±4.131	1.043±2.060

【适应证】可用于儿童急性淋巴细胞白血病患者一线治疗。一般用于联合化疗，推荐与长春新碱，泼尼松和柔红霉素联合使用。

【用法和用量】肌内注射：2 500IU/m^2，每14日给药1次。在单一部位注射给药量应少于2ml；如药量体积超过2ml，则应在多个部位注射。

【禁忌证】

（1）对培门冬酶有严重过敏史患者禁用。

（2）既往使用左旋门冬酰胺酶治疗出现过急性血栓症者禁用。

（3）既往使用左旋门冬酰胺酶治疗出现胰腺炎患者禁用。

（4）既往使用左旋门冬酰胺酶治疗出现严重出血事件者禁用。

【不良反应】本品及类似的国外左旋门冬酰胺酶经 PEG 修饰制得的酶制剂的临床试验中发现的不良反应有过敏反应、恶心、呕吐、畏食、腹痛、胰腺炎、转氨酶升高、高胆红素血症、高血糖症、凝血功能异常、血常规检查异常、血栓等。

【注意事项】

（1）可引起过敏性反应和急性过敏反应，有过左旋门冬酰胺酶过敏史的患者发生概率更高。给药后应在复苏装置及其他必备条件下观察 1 小时以防发生过敏反应。患者发生严重急性过敏反应时应停止给药，并积极给予救治措施。

（2）发生严重血栓现象时应停止用药。

（3）发生胰腺炎（可以腹部疼痛作为胰腺炎的征兆）时应停止用药。

（4）可发生葡萄糖耐量降低，一般可逆，停药后可逐渐缓解。

（5）给药期及给药后应定期检测相关凝血参数是否超过基线。对于有急性凝血征兆的患者在给药前应用新鲜冷冻的血浆替代凝血因子。

（6）药品冷冻结冰后或室温放置了 48 小时以上，或振摇、剧烈搅动过不能使用。

【药物相互作用】未进行相关研究。

【剂型和规格】

注射液：① 2ml：1 500IU；② 5ml：3 750IU。

【贮存】遮光、密闭，在 2～8℃处保存，避免冷冻结冰。

（王晓玲　胡利华）

附录一 处方常用缩略语

b.i.d.	每日 2 次
co.	复方的
collut.	漱口剂
em.; emuls.	乳剂
extr.	浸膏
g	克
h	小时
i.h.	皮下注射
i.m.	肌内注射
i.v.	静脉注射
i.p.	腹腔注射
inj.	注射剂
lin.	搽剂
liq.	溶液，液体的
lit.	升
lot.	洗剂
mg	毫克
ml	毫升
muc.	胶浆剂
neb.	喷雾剂
p.o	口服
p.r.n.	必要时
pil.	丸剂
pulv.	粉剂、散剂
q.4h.	每 4 小时
q.d.	每日
q.h.	每 1 小时
q.i.d.	每日 4 次
Rp.	取
s.; sig.	标记，指示
s.l.	乳糖
s.o.s	需要时
sir.; syr.	糖浆
solut.（sol.）	溶液
sp.	醑剂
supp.	栓剂
t.; tr.	酊剂
t.i.d.	每日 3 次
tab.	片剂
troch.	锭剂
ug.; ung.	软膏

附录二 肝、肾功能受损儿童用药

摘自《中国国家处方集》(儿童版)

附表 2-1 肝损伤患儿慎用的药物

损伤类别	慎用的药物
代谢性药物性肝炎	氯丙嗪、三环类抗抑郁药、抗癫痫药、抗风湿药、抗甲状腺药、免疫抑制药、甲睾酮和其他蛋白同化激素、巴比妥类、甲基多巴
急性实质性肝炎	
剂量依赖性肝细胞坏死	对乙酰氨基酚
非剂量依赖性肝细胞坏死	异烟肼、对氨基水杨酸、三环类抗抑郁药、单胺氧化酶抑制药、抗癫痫药、肌松药、抗溃疡药、青霉素衍生物、抗真菌药、利尿药、美托洛尔、钙通道阻滞药、奎尼丁
药物引起的脂肪肝	
以胆汁淤积性损害为主	异烟肼、甲氨蝶呤、苯妥英钠、苯巴比妥、糖皮质激素、四环素、水杨酸类、丙戊酸钠
肝肉芽肿浸润	异烟肼、硝基呋喃类、青霉素衍生物、磺胺类、抗癫痫药、阿司匹林、雷尼替丁、氯丙嗪、奎尼丁、丙吡胺、肼屈嗪
慢性实质性肝炎	
活动性慢性肝炎	甲基多巴、呋喃妥因、异烟肼、对乙酰氨基酚
慢性胆汁淤积	氯丙嗪、丙米嗪、红霉素、丙戊酸钠、非诺洛芬
肝纤维化和肝硬化	甲氨蝶呤、烟酸、维生素 A
肝磷脂和酒精性肝炎样	胺碘酮
药物引起的胆管病变(硬化性胆管炎)	氟尿嘧啶
药物引起的肝血管病变	
布卡综合征	口服避孕药、达卡巴嗪
静脉栓塞性疾病	硫唑嘌呤、硫鸟嘌呤、环磷酰胺、环孢素、多柔比星、丝裂霉素、卡莫司汀、雌激素
肝窦状隙损害，包括扩张、紫癜肝、周边窦状隙纤维化、非硬化性门静脉高压、小节再生性增生、肝动脉和门静脉血栓	硫唑嘌呤、口服避孕药、雄激素、同化激素、维生素 A、甲氨蝶呤、巯嘌呤

续表

损伤类别	慎用的药物
肝脏肿瘤	
良性肿瘤	口服避孕药、雄激素和蛋白同化激素
病灶性小节增生	口服避孕药
肝细胞癌	口服避孕药、雄激素和蛋白同化激素
GOT 和 GPT 升高	四环素、林可霉素、克林霉素、两性霉素 B、氨苄西林、苯唑西林、氯唑西林、美洛西林、多黏菌素、头孢呋辛、头孢美唑、头孢曲松、头孢哌酮、头孢他啶、拉氧头孢、氟康唑、伊曲康唑、酮康唑、阿昔洛韦、异烟肼、利福平、乙胺丁醇、辛伐他汀、普伐他汀、阿托伐他汀、来氟米特、吗替麦考酚酯、西咪替丁、奥美拉唑、兰索拉唑、肝素钙、依诺肝素、达肝素钠、氯丙嗪、氟哌啶醇、奥氮平
γ- 谷氨酰转移酶（γ-GT）升高	苯妥英钠、苯巴比妥、乙醇

附表 2-2　肾病患儿慎用的药物

损害类别	慎用的药物
肾小球功能障碍	非甾体抗炎药、硝普钠、四环素类抗生素、普萘洛尔、可乐定、利血平、米诺地尔、甲基多巴、哌唑嗪、尼卡地平、卡托普利、硝苯地平、两性霉素 B、环孢素
肾小管功能障碍	巯嘌呤、锂制剂、格列本脲、四环素类、两性霉素 B、秋水仙碱、利福平、长春新碱等
肾小球肾炎及肾病综合征	锂制剂、铋制剂、青霉胺、卡托普利、非甾体抗炎药、利福平、甲巯咪唑、华法林、可乐定、干扰素、磺胺类
急性肾衰竭	
泌尿系统阻塞	镇静催眠药、阿片制剂、抗抑郁药、甲基多巴、解热镇痛药、吗啡及海洛因等镇痛剂、抗凝药、磺胺类、甲氨蝶呤、巴比妥类、乙醇、利福平、琥珀胆碱、巯嘌呤及对比剂等
血管阻塞	氨基己酸、噻嗪类利尿药、磺胺类、糖皮质激素、青霉素、肼屈嗪、普鲁卡因胺、奎尼丁、丙硫氧嘧啶等
肾间质及肾小管损害	青霉素类、四环素类、氨基糖苷类抗生素、利福平、磺胺类、环孢素、多黏菌素 B、对比剂、右旋糖酐 -40
肾前尿毒症	锂盐、强利尿药、四环素类
急性肾小管坏死	氨基糖苷类抗生素、鱼精蛋白、氢化可的松、卡托普利（低钾及血容量降低可加重毒性）、顺铂、卡莫司汀、洛莫司汀、甲氨蝶呤、门冬酰胺酶、丝裂霉素。能增大上述各药毒性的有呋塞米、两性霉素 B、克林霉素、头孢菌素类及对比剂

续表

损害类别	慎用的药物
渗透性肾病	甘露醇、右旋糖酐-40、甘油及大量葡萄糖
肾小管损害	丝裂霉素、口服避孕药、甲硝唑（儿童）、磺胺类、噻嗪类利尿药、卡马西平、格列本脲、苯妥英钠、奎尼丁、青霉胺、链激酶及生物制品等
急性肾小球肾炎	利福平、肼屈嗪、青霉胺、依那普利等
间质性肾炎	头孢菌素、青霉素类、庆大霉素、对氨水杨酸、利福平、异烟肼、乙胺丁醇、多黏菌素B、黏菌素、呋喃妥因、多西环素、磺胺类、氢氯噻嗪、呋塞米、布洛芬、吲哚美辛、阿司匹林、非诺洛芬、西咪替丁、硫唑嘌呤、环孢素、干扰素、卡托普利、普萘洛尔、甲基多巴、苯妥英钠、苯巴比妥、苯茚二酮等
肾结石	维生素D、维生素A及过量抗酸药（如磷酸钙及三硅酸镁等）、乙酰唑胺、非甾体抗炎药、大量维生素C（4～6g/d）、磺胺类及甲氨蝶呤
尿潴留	吗啡、哌替啶、可待因、吲哚美辛、肾上腺素、阿托品、山莨菪碱、东莨菪碱、溴丙胺太林、喷托维林、溴丙胺太林、氯丙嗪、奋乃静、氟哌啶醇、多塞平、丙米嗪、氯米帕明、苯海索、丙吡胺、普萘洛尔、拉贝洛尔、硝苯地平、硝酸甘油、氟桂利嗪、氨茶碱、呋塞米、可乐定、甲基多巴、林可霉素、头孢唑林、异烟肼、西咪替丁、镇静催眠药、氨甲苯酸等
血尿	头孢菌素、多肽抗生素、甲硝唑、氨基糖苷类、多黏菌素、青霉素类、磺胺类、抗结核药、西咪替丁、雷尼替丁、卡托普利、环磷酰胺、环孢素、解热镇痛药、抗凝药、阿普唑仑等
尿失禁	氟哌啶醇、氯丙嗪、甲基多巴、哌唑嗪
影响肾功能试验	西咪替丁
引起肾损害的常用药物	抗菌药物（如青霉素类、磺胺类、利福平、氨基糖苷类、四环素类、两性霉素B、万古霉素、多黏菌素等）、抗肿瘤药（如环磷酰胺、长春新碱、氟尿嘧啶、巯嘌呤、顺铂、洛莫司汀、丝裂霉素、柔红霉素、博来霉素等）、生物制品、非甾体抗炎药、钙通道阻滞药、维生素A和维生素D、右旋糖酐-40、甘油、环孢素等

附表 2-3　肾衰患儿药物剂量调整

药物	代谢和排泄	血浆蛋白结合率 /%	肾功能正常时给药剂量	肾衰时剂量调节 GFR/[ml/(min·1.73m²)] 30～50	10～29	<10	透析后追加剂量
抗菌药物							
阿米卡星	无参考	极少	5～7.5mg/kg，q8h	q12～18h	q18～24h	q48～72h	血透：5mg/kg 给药后监测血药浓度 腹透：5mg/kg 给药后监测血药浓度，或腹腔注射：LD 25mg/L，维持在 12mg/L CRRT：7.5mg/kg，q12h，监测血药浓度【A】
庆大霉素	无参考	无参考	2.5mg/kg，q8h	q12～18h	q18～24h	q48～72h	血透：按 2mg/kg 给药，监测血药浓度 腹透：按 2mg/kg 给药，监测血药浓度，或腹腔注射：LD 8mg/L，维持在 4mg/L CRRT：2～2.5mg/kg，q12～24h，监测血药浓度【A】
链霉素	无参考	34	20～40mg/(kg·d)，q24h	7.5mg/kg，q24h	7.5mg/kg，q48h	7.5mg/kg，q72～96h	血透：7.5mg/kg，q72～96h 腹透：7.5mg/kg，q72～96h CRRT：7.5mg/kg，q24h，监测血药浓度【D】
妥布霉素	无参考	无参考	2.5mg/kg，q8h	q12～18h	q18～24h	q48～72h	血透：按 2mg/kg 给药，监测血药浓度 腹透：按 2mg/kg 给药，监测血药浓度，或腹腔注射：LD 8mg/L，维持在 4mg/L CRRT：2～2.5mg/kg，q12～24h，监测血药浓度【A】

续表

药物	代谢和排泄	血浆蛋白结合率/%	肾功能正常时给药剂量	肾衰时剂量调节 GFR/[ml/(min·1.73m²)] 30～50	10～29	<10	透析后追加剂量
头孢克洛	20%～50% 被透析	25	20～40mg/(kg·d)，q8～12h	100%	100%	50%	血透：50%，如有需要血透开始后追加剂量 腹透：50% CRRT：不适用【B】
头孢羟氨苄	肾衰患儿 $t_{1/2}$ 为 20～24h	20	30mg/(kg·d)，q12h	100%	15mg/kg，q24h	15mg/kg，q36h	血透：15mg/kg，q24h 腹透：15mg/kg，q36h CRRT：不适用【D】
头孢拉定	无参考	8～17	25～50mg/(kg·d)，q6～12h；OM：75～100mg/(kg·d)，q6～12h	12.5～50mg/kg，q12h	12.5～50mg/kg，q24h	12.5～50mg/kg，q36h	血透：血透开始后给予 12.5～50mg/kg，首剂后 12h、36～48h 再次给予 腹透：12.5～50mg/kg，q36h CRRT：不适用【D】
克林霉素	不可清除	94	口服：10～30mg/(kg·d)，q6～8h；静脉：25～40mg/(kg·d)，q6h	100%	100%	100%	血透：100% 腹透：100%，腹腔注射：LD 300mg/L，维持在 150mg/L CRRT：100%【D】
红霉素	不可清除	75～90	口服：30～50mg/(kg·d)，q6～8h；静脉：15～50mg/(kg·d)，q6h	100%	100%	10～17mg/kg，q8h	血透及腹透：10～17mg/kg，q8h CRRT：100%【B】
氨苄西林	40% 可经透析清除	15～18	100～200mg/(kg·d)，q6h	35～50mg/kg，q6h	35～50mg/kg，q8～12h	35～50mg/kg，q12h	血透及腹透：35～50mg/kg，q12h CRRT：35～50mg/kg，q6h【B】

续表

药物	代谢和排泄	血浆蛋白结合率 /%	肾功能正常时给药剂量	肾衰时剂量调节 GFR/[ml/(min•1.73m²)] 30～50	10～29	<10	透析后追加剂量
万古霉素	无参考	55	10mg/kg，q6h 或 15mg/kg，q8h	10mg/kg，q12h	10mg/kg，q18～24h	10mg/kg，需监测血药浓度	血透：10mg/kg，需监测血药浓度 腹透：10mg/kg，需监测血药浓度，或腹腔注射：LD 500mg/L，维持在30mg/L CRRT：10mg/kg，q12～24h，需监测血药浓度
抗结核药							
乙胺丁醇	5%～20% 可透析	20～30	15～25mg/(kg•d)，q24h	100%	15～25mg/(kg•d)，q36h	15～25mg/(kg•d)，q48h	血透及腹透：15～25mg/kg/d，q48h CRRT：100%【D】
异烟肼	50%～100% 可透析	10～15	治疗：10～15mg/(kg•d)，q12～24h；预防：10mg/(kg•d)，q24h	100%	100%	100%	血透：100% 透析后给药 腹透：100% CRRT：100%【D】
镇痛药							
对乙酰氨基酚	肝代谢	20～50	10～15mg/kg，q4～6h	100%	100%	q8h	血透及腹透：q8h CRRT：100%【B】
阿司匹林	肝代谢，肾排泄；50%～100% 可透析	无参考	10～15mg/kg，q4～6h 或抗炎治疗：60～100mg/(kg•d)，q4～6h	100%	100%	避免	血透：透析后给药 腹透：避免 CRRT：100%(监测 GFR 水平)【D】
可待因	肝代谢，极少经肾脏排泄	7	0.5～1mg/kg，q4～6h	75%	75%	50%	血透及腹透：50% CRRT：75%【D】

续表

药物	代谢和排泄	血浆蛋白结合率/%	肾功能正常时给药剂量	肾衰时剂量调节 GFR/[ml/(min·1.73m²)]			透析后追加剂量
				30～50	10～29	<10	
哌替啶	肝代谢，极少经肾脏排泄，去甲哌替啶除外	60～85	0.5～2mg/kg，q3～4h	75%	75%	50%	血透及腹透：避免 CRRT：75%【D】
美沙酮	肝代谢，极少经肾脏排泄	60～90	口服：0.05～0.2mg/kg，q4～6h给3～4次，然后q8～12h；静脉：0.03～0.1mg/kg，q4～6h给3～4次，然后q8～12h	q6～8h	q8～12h	q12～24h	血透及腹透：q12～24h CRRT：以q8～12h起始，逐步加量，在4～5dose后，延长至q8～24h【D】
吗啡	肝代谢，肾排泄	20～35	口服：0.2～0.5mg/kg，q4～6h；静脉：0.05～0.2mg/kg，q2～4h	75%	75%	50%	血透及腹透：50% CRRT：75%逐步加量【B】
镇静催眠药							
地西泮	在肝脏代谢为活性代谢物，排泄前经葡萄苷酸化作用，以奥沙西泮，去甲安定和*N*-替马西泮形式在尿中排泄	新生儿：84～86，成人：98	口服：0.12～0.8mg/(kg·d)，q6～8h；静脉：0.04～0.3mg/kg，q6～8h	100%	100%	100%	血透及腹透：100% CRRT：100%逐步加量【D】

续表

药物	代谢和排泄	血浆蛋白结合率/%	肾功能正常时给药剂量	肾衰时剂量调节 GFR/[ml/(min·1.73m²)] 30～50	10～29	<10	透析后追加剂量
戊巴比妥	在肝脏中经羟基化和氧化作用；只有1%经肾清除	35～55	1～2mg/kg，q2～6h或1～3mg/(kg·h)（戊巴比妥会导致昏迷，大剂量使用时应注意）	100%	100%	100%	血透及腹透：100% CRRT：100%逐步加量，注射剂溶解包含10%乙醇和40%丙二醇，监测毒性盐取代物，不可透析【D】
抗高血压药							
可乐定	肾衰患者半衰期延长；透析不可排泄	20～40	5～10μg/(kg·d)，q8～12h，最大是0.9mg/d	100%	100%	100%	血透：100%透析后剂量 腹透：100% CRRT：100%【D】
肼屈嗪	在肝脏中乙酰化，14%以原型经尿排泄	85～90	口服：0.75～1mg/(kg·d)，q6～12h，最大200mg/d；静脉：0.1～0.2mg/kg，q6h，每次最大剂量20mg	q8h	q8h	q12～24h	血透及腹透：q12～24h CRRT：q8h【D】
米诺地尔	50%～100%可透析	无参考	0.25～0.1mg/(kg·d)，q12～24h，最大50mg/d	100%	100%	100%	血透：100%透析后给药 腹透：100% CRRT：100%【D】
利尿剂							
依他尼酸	经肝脏代谢成有活性的半胱氨酸化合物，60%以原型经尿排泄，30%经胆汁排泄	90	1mg/kg，q8～12h	100%	100%	100%	血透：不适用 腹透：100% CRRT：100%【D】

续表

药物	代谢和排泄	血浆蛋白结合率/%	肾功能正常时给药剂量	肾衰时剂量调节 GFR/[ml/(min·1.73m²)]			透析后追加剂量
				30～50	10～29	<10	
呋塞米	经肝脏代谢，50%口服量，80%静脉量以原型经尿排泄	98	口服：1～6mg/(kg·d)，q6～12h；静脉：1～2mg/kg，q6～12h	100%	100%	100%	血透：不适用 腹透：100% CRRT：100%，血液或腹膜不可透析【D】
氢氯噻嗪	无参考	无参考	2mg/(kg·d)，q12h	100%	不推荐	不推荐	血透及腹透：不推荐 CRRT：100%【D】
螺内酯	经肝脏代谢成有活性的半胱氨酸化合物，60%以原型经尿排泄，30%经胆汁排泄	91～98	1～4mg/(kg·d)，q12～24h	100%	100%	不推荐	血透及腹透：不推荐 CRRT：不推荐【D】
抗心律失常药及强心苷药							
地高辛	50%～70%以原型经尿排泄	20～25	参考儿科文献	75%	50%或q36h	25%或q48h	血透及腹透：25%或q48h CRRT：75%逐步加量到目标值，监测血药浓度，由于V_d较大，不可透析【B】
利多卡因	90%经肝脏代谢	60～80(AAG)	负荷剂量0.5～1.5mg/kg，20～50μg/(kg·min)	100%	100%	100%	血透及腹透：100% CRRT：100%监测血药浓度，活性代谢物的蓄积具有神经毒性，可引起震颤和癫痫【B】

续表

药物	代谢和排泄	血浆蛋白结合率 /%	肾功能正常时给药剂量	肾衰时剂量调节 GFR/[ml/(min•1.73m²)] 30～50	10～29	<10	透析后追加剂量
普萘洛尔	主要经肝脏代谢，有首关效应	60～90	口服：0.5～4mg/(kg•d)，q6～8h，最大16mg/(kg•d)；静脉：0.01～0.1mg/kg，婴儿日剂量≤1mg，儿童日剂量≤3mg	100%	100%	100%	血透及腹透：100% CRRT：100% 不可透析【D】
普鲁卡因胺	在肝脏中乙酰化，血液可部分透析，腹膜不可透析	15～20	口服：15～50mg/(kg•d)，q4～6h；静脉：负荷剂量3～6mg/kg，20～80μg/(kg•min)	口服：q6～12h 连续使用，100%	口服：q6～12h 连续使用，100%	口服：q8～24h；静脉：LD 12mg/kg，从低剂量开始，以维持剂量停止	血透：口服，透析后 q8～24h；静脉：LD 12mg/kg，从低剂量开始，以维持剂量停止 腹透：口服，q12～24h；静脉：LD 12mg/kg，从低剂量开始，以维持剂量停止 CRRT：口服，q6～12h 连续使用，100%，监测血药浓度；普鲁卡因胺可经血液透析 20%～50%，不可经腹膜透析；*N*- 乙酰普鲁卡因胺血液、腹膜均不可透析
抗痛风药及抗炎药							
别嘌醇	约 75% 的药物代谢为活性代谢物，主要是别嘌呤二醇	<1	参照个体方案	50%	50%	30%	血透及腹透：30% CRRT：50%【D】
布洛芬	45%～80% 经尿排出	90	5～10mg/kg，q6h	100%	100%	100%	血透及腹透：100% CRRT：100%【D】

续表

药物	代谢和排泄	血浆蛋白结合率/%	肾功能正常时给药剂量	肾衰时剂量调节			透析后追加剂量
				GFR/[ml/(min·1.73m²)]			
				30～50	10～29	<10	
泼尼松	在肝脏中转化为泼尼松龙	70，蛋白结合	根据适应证调整	100%	100%	100%	血透及腹透：100% CRRT：100%【D】
免疫抑制药及抗肿瘤药							
多柔比星	在肝和血中代谢为活性和非活性代谢物	75	参照个体方案	100%	100%	100%	血透及腹透：100% CRRT：100%，高胆红素患者应调整剂量【B】
巯嘌呤	在胃肠黏膜和肝发生首关效应，20%以原型经肝排泄	19	参照个体方案	q48h	q48h	q48h	血透及腹透：q48h CRRT：q48h【B】
白消安	通过结合谷胱甘肽在肝脏代谢，10%～50%的代谢产物经尿排泄	32～55	参照个体方案	100%	100%	100%	血透及腹透：100% CRRT：100%华盛顿大学实验结果显示调整可行【B】
顺铂	不通过肝药酶代谢，50%经尿排泄	>90	参照个体方案	75%	75%	50%	血透：50%，透析后给药 腹透：50% CRRT：75%【B】在给予最小的透析剂量前需保证肾功能恢复正常
环磷酰胺	前体药物经过羟基化，变为有活性的环磷酰胺氮芥，20%原型药物和85%～90%的活性代谢物经尿排泄	20，基础代谢率60	参照个体方案	100%	100%	75%	血透：50%，透析后给药 腹透：75% CRRT：100%，部分可透析20%～50%【B】

续表

药物	代谢和排泄	血浆蛋白结合率/%	肾功能正常时给药剂量	肾衰时剂量调节 GFR/[ml/(min·1.73m²)]			透析后追加剂量
				30～50	10～29	<10	
阿糖胞苷	主要在肝脏中经胞苷脱氨酶代谢失活，80% 以代谢产物经尿排泄	13	参照个体方案	100%	100%	100%	血透：参考其他儿科文献 腹透：无数据 CRRT：100%，Cl<60ml/min 会增加神经毒性风险，肝、肾功能障碍患者应减少剂量【B】
长春碱	主要经肝脏代谢，95% 经胆汁排泄	75	参照个体方案	100%	100%	100%	血透及腹透：100% CRRT：100%，高胆红素患者应调整剂量【D】
长春新碱	主要经肝脏代谢，80% 经胆汁排泄	75	参照个体方案	100%	100%	100%	血透及腹透：100% CRRT：100%，高胆红素患者应调整剂量【D】
甲氨蝶呤	在肝脏代谢为 7- 羟甲氨蝶呤；主要经肾小球滤过和肾小管主动分泌，由尿排泄（90%）	50～60	参照个体方案	50%	50%	30%	血透及腹透：30% CRRT：50%，监测血药浓度，《儿科剂量手册》推荐：Cl 61～80ml/min 的患者减少 25%，Cl 51～60ml/min 的患者减少 33%【A】
作用于神经与精神系统药物							
卡马西平	肝	75～90（主要为 AAG）	10～20mg/(kg·d)，q8～12h	100%	100%	75%	血透及腹透：75% CRRT：75%，监测血药浓度【B】

续表

药物	代谢和排泄	血浆蛋白结合率/%	肾功能正常时给药剂量	肾衰时剂量调节 GFR/[ml/(min·1.73m²)]			透析后追加剂量
				30～50	10～29	<10	
苯巴比妥	肝，20%～50% 经肾	35～50	3～7mg/(kg·d)，(根据年龄)q12～24h	100%	100%	50% 或 q24h	血透：100%，补充剂量可在透析过程中也可在透析后，依赖于患者的癫痫发作阈值 腹透：腹透可清除 40%～50%，清除量随透析周期不同而变化 CRRT：10mg/kg，q8h，可能需要更高水平(如 60～80)，监测血药浓度【B】
丙戊酸	主要在肝脏，极少经肾，血透无须调整剂量，非结合的清除率被减少到 27%，血透减少 20% 的清除率	80～90	20～60mg/(kg·d)，q8～12h；静脉 q6h	100%	100%	100%	血透及腹透：100% CRRT：100%【B】
其他							
苯海拉明	主要经肝	78	1mg/kg，q4～6h	100%	100%	100%	血透及腹透：100% CRRT：100%【D】
肝素	网状内皮系统代谢，极少经肾排泄	极少	50～100U 负荷剂量，之后 20U/(kg·h)	100%	100%	50%	血透及腹透：50% CRRT：监测 PPT 或 ACT【B】
华法林	主要经肝	99	0.1～0.3mg/(kg·d)	100%	100%	100%	血透及腹透：100% CRRT：N/A，监测 PT/INR【D】

备注：(1) 本表摘自美国内科医师协会《肾衰患者药物处方剂量指南》(2007 年第 5 版)儿童用药部分[ARONOFF G R, BENNTT W M, BERNS J S, et al.Drug Prescribing in Renal Failure: Dosing Guidelines for Adults and Children[M]. 5th ed.2007: 135-182]

(2) 数据来源于：【A】数据临床试验；【B】个案报道；【D】专家对该药物药代和药效学的评价。

附录三 抗 HIV 病毒药物及一线治疗方案

摘自《中国艾滋病诊疗指南（2018 版）》

目前国际上抗 HIV 病毒药物共有 6 大类 30 多种药物（包括复合制剂），分别为核苷类反转录酶抑制剂（nucleoside reverse transcriptase inhibitors，NRTIs）、非核苷类反转录酶抑制剂（non-NRTIs，NNRTIs）、蛋白酶抑制剂（protease inhibitors，PIs）、整合酶链转移抑制剂（integrase strand transfer inhibitors，INSTIs）、膜融合抑制剂（fusion inhibitors，FIs）及 CCR5 抑制剂。国内的抗 HIV 药物有 NRTIs、NNRTIs、PIs、INSTIs 以及 FIs 5 大类（包含复合制剂），见附表 3-1。成人和青少年艾滋病患者抗病毒治疗的标准一线方案见附表 3-2，儿童抗病毒治疗方案见附表 3-3。抗反转录病毒药物常见毒副反应及处理措施见附表 3-4。

附表 3-1 国内现有主要抗反转录病毒药物介绍

药物名称	缩写	类别	剂型	用法与用量	主要不良反应	药物间相互作用和注意事项	备注
齐多夫定（Zidovudine）	AZT，ZDV	NRTIs	100mg 胶囊片剂，300mg 胶囊、片剂，10mg/ml 糖浆	成人：300mg/ 次，2 次 /d；新生儿 / 婴幼儿：2mg/kg，4 次 /d；儿童：160mg/m^2，3 次 /d	①骨髓抑制、严重贫血或中性粒细胞减少症；②胃肠道不适：恶心、呕吐、腹泻等；③ CPK 和 GPT 升高；乳酸酸中毒和 / 或肝脂肪变性	不能与司他夫定（d4T）合用，服药与进食无关	进口和国产药

续表

药物名称	缩写	类别	剂型	用法与用量	主要不良反应	药物间相互作用和注意事项	备注
拉米夫定（Lamividine）	3TC	NRTIs	150mg 和 300mg 片剂或 10mg/ml 糖浆	成人：150mg/ 次，2 次 /d 或 300mg/ 次，1 次 /d；新生儿：2mg/kg，2 次 /d；儿童：4mg/kg，2 次 /d	不良反应少，且较轻微，偶有头痛、恶心、腹泻等不适	—	进口和国产药
司他夫定（Stavudine）	d4T	NRTIs	15mg、20mg 胶囊或 1mg/ml 糖浆	成人：推荐剂量按体重为 ≥60kg 患者，一次 40mg，每日 2 次。<60kg 患者，一次 30mg，每日 2 次。 儿童：<30kg，每次 lmg/kg，每 12 小时一次，>30kg 的儿童患者，按成人推荐剂量服用	①周围神经病变脂肪营养不良；②快速进展的下行性神经肌肉衰弱（罕见）；③胰腺炎；④乳酸酸中毒并肝脏脂肪变	不能与司他夫定（d4T）合用	国产药
阿巴卡韦（Abacavir）	ABC	NRTIs	300mg 片剂，20mg/ml 口服液	成人：300mg/ 次，2 次 /d；儿童：8mg/kg，2 次 /d	①高敏反应，一旦出现高敏反应应终身停用本药；②恶心、呕吐、腹泻等	有条件时应在使用前查 *HLA-B*5701*，如阳性不推荐使用，服药与进食无关	进口和国产药

续表

药物名称	缩写	类别	剂型	用法与用量	主要不良反应	药物间相互作用和注意事项	备注
去羟肌苷（Didannosine）	DDI	NRTIs	25mg、100mg咀嚼片；50mg颗粒剂；167mg、250mg散剂	体重>60kg，200mg，每日2次（咀嚼片），或250mg，每日2次（散剂）；体重<60kg，125mg，每日2次（咀嚼片），或167mg每日2次（散剂）空腹服用	①恶心、腹泻；②周围神经病变；③胰腺炎；④乳酸酸中毒并肝脏脂肪变，虽然很少发生，但有可能危及生命	餐后服用水平降低55%；建议餐前至少半小时或餐后2小时服用	进口和国产药
富马酸替诺福韦二吡呋酯片（Tenofovir-Disoproxil）	TDF	NRTIs	300mg片剂	成人：300mg/次，1次/d，随食物同服	①肾脏毒性；②轻至中度消化道不适，如恶心、呕吐、腹泻等；③代谢如低磷酸盐血症，脂肪分布异常；④可能引起酸中毒和/或肝脂肪变性	—	
齐多夫定/拉米夫定	AZT/3TC	NRTIs		成人：1片/次，2次/d	见AZT与3TC	见AZT	进口和国产药
恩曲他滨/富马酸 替诺福韦二吡呋酯片	FTC/ TDF	NRTIs		1片/次，1次/d，口服，随食物或单独服用均可	见FTC与TDF		进口药

续表

药物名称	缩写	类别	剂型	用法与用量	主要不良反应	药物间相互作用和注意事项	备注
恩曲他滨/丙酚替诺福韦片	FTC/ TAF	NRTIs		成人和年龄≥12 岁且体重≥35kg 的青少年，1 片 / 次，1 次 /d：① 200mg/10mg（和含有激动剂的 PIs 联用）；② 200mg/25mg（和 NNRTIs 或 INSTIs 联用）	腹泻、恶心、头痛	利福平、利福布汀会降低丙酚替诺福韦的吸收，导致 TAF 的血浆浓度下降，不建议合用	进口药
拉米夫定/富马酸替诺福韦二吡呋酯片	3TC/ TDF	NRTIs		1 片 / 次，1 次 /d，口服	见 3TC 与 TDF	—	国产药
奈韦拉平（Nevirapine）	NVP	NNRTIs	200mg 片剂或 10mg/ml 糖浆	成人：200mg/ 次，2 次 /d；新生儿 / 婴幼儿：5mg/kg，2 次 /d；儿童：≤8 岁，4mg/kg，2 次 /d，>8 岁，7mg/kg，2 次 /d 注意：NVP 有导入期，即在开始治疗的最初 14 天，需先从治疗量的一半开始（1 次 /d），如果无严重的不良反应才可以增加到足量（2 次 /d）	①皮疹，出现严重的或可致命性的皮疹后应终身停用本药；②肝损害，出现重症肝炎或肝功能不全时，应终身停用本药	引起 PIs 类药物血浓度下降，服药与进食无关	国产药

续表

药物名称	缩写	类别	剂型	用法与用量	主要不良反应	药物间相互作用和注意事项	备注
奈韦拉平 / 齐多夫定 / 拉米夫定	NVP/ AZT/3TC	NRTIs+ NNRTIs		1 片 / 次，2 次 /d（推荐用于 NVP 200mg，1 次 /d，2 周导入期后耐受良好患者）	见 NVP/ AZT/3TC	—	国产药
依非韦伦（Efavirenz）	EFV	NNRTIs	50mg、200mg 胶囊，或 600mg 片剂	成人：体重＞60kg，600mg/ 次，1 次 /d，体重≤60kg，400mg/ 次，1 次 /d；儿童：体重 15～25kg，200～300mg，1 次 /d，体重 25～40kg，300～400mg，1 次 /d，体重＞40kg，600mg，1 次 /d 睡前服用	①中枢神经系统毒性，如头晕、头痛、失眠、抑郁、非正常思维等，可产生长期神经精神作用，可能与自杀意向相关；②皮疹；③肝损害；④高脂血症和高甘油三酯血症	—	进口和国产药
利匹韦林（Nilpivirine）	RBV	NNRTIs		25mg/ 次，1 次 /d，随食物服用	主要为抑郁、失眠、头痛和皮疹	与其余抗反转录病毒药物无明显相互作用；不应与其他 NNRTI 类合用	进口药

续表

药物名称	缩写	类别	剂型	用法与用量	主要不良反应	药物间相互作用和注意事项	备注
阿扎那韦（Atazanavir）	AVT	PIs	胶囊剂：100mg、150mg、200mg	40mg，每日 1 次；若与 EFV 或 TDF 联用则 300mg 加 100mg 利托那韦（RTV），每日 1 次；与食物同服	①可引起间接高胆红素升高；②有些患者可以引起 P-R 间期延长、有症状的 I 度房室传导阻滞；慎用于房室传导功能障碍的患者，或者同时服用可以引起房室传导功能异常的药物；③高血糖；④脂肪分布不均；⑤有可能增加血友病患者的出血概率	和食物同时服用可以增加生物利用度，但避免与抑酸剂同时服用	进口药
茚地那韦（Indinavir）（仅作为不能耐受 NNRTIs 的替代用药）	IDV	PIs	胶囊剂：200mg	茚地那韦（IDV）800mg 和利托那韦（RTV）100mg，每日 2 次	①可出现肾结石，间质性肾炎胃肠不耐受、恶心；②其他不良反应包括头痛、衰弱、视力模糊、眩晕、皮疹、口腔金属味、脱发	和食物同服水平下降 77%；如果未同时服用利托那韦，餐前 1 小时、餐后 2 小时服用；可与脱脂乳或低脂肪食物同服	进口和国产药

续表

药物名称	缩写	类别	剂型	用法与用量	主要不良反应	药物间相互作用和注意事项	备注
洛匹那韦/利托那韦（Lopinavir/Nitonavir）	LPV/r	PIs	软胶囊：每粒含 LPV133.3mg + RTV33.3mg；片剂：每片含 LPV200mg + RTV50mg；口服液：每 5ml 含 LPV400mg + RTV 100mg（口服液含 42% 的乙醇）	成人：2 片 / 次，2 次 /d（每粒含量：LPV 200mg，RTV 50mg）；儿童：体重 7～15kg，LPV12mg/kg 和 RTV 3mg/kg，2 次 /d，体重 15～40kg，LPV 10mg/kg 和 RTV 2.5mg/kg，2 次 /d	主要为腹泻、恶心、血脂异常，也可出现头痛和转氨酶升高	—	进口药
达芦那韦/考比司他（Darunavir/Cobicistat）	DRV/c	PIs		成人：每次 800mg 达芦那韦 /150mg 考比司他（1 片），1 次 /d，随食物同服，整片吞服，不可掰碎或压碎	腹泻、恶心和皮疹	尚未在妊娠期女性中开展充分、良好对照的研究	进口药
拉替拉韦（Raltegravir）	RAL	INSTIs		成人：400mg/ 次，2 次 /d	常见的有腹泻、恶心、头痛、发热等；少见的有腹痛、乏力、肝肾损害等	—	进口药

续表

药物名称	缩写	类别	剂型	用法与用量	主要不良反应	药物间相互作用和注意事项	备注
多替拉韦（Dolutegravir）	DTG	INSTIs		成人和年龄≥12 岁青少年：50mg/ 次，1 次 /d，服药与进食无关	常见的有失眠、头痛、头晕、异常做梦、抑郁等精神和神经系统症状，和恶心、腹泻、呕吐、皮疹、瘙痒、疲乏等，少见的有超敏反应，包括皮疹、全身症状及器官功能损伤（包括肝损伤），降低肾小管分泌肌酐	当与 EFV、NVP 联用时，按 2 次 /d 给药	进口药
阿巴卡韦 / 拉米夫定 / 多替拉韦	ABC/3TC/DTG	INSTIs + NRTIs		成人和年龄≥12 岁且体重≥40kg 的青少年：1 片 /d（每片含 ABC600mg，3TC 300mg，DTG50mg）	见 ABC、DTG 和 3TC	如果条件允许，建议对即将使用包含 ABC 治疗方案的 HIV 感染者在治疗前进行 *HLA-B*5701* 的筛查；*HLA-B*5701* 阳性的 HIV 感染者不应使用含有 ABC 的方案	进口药

续表

药物名称	缩写	类别	剂型	用法与用量	主要不良反应	药物间相互作用和注意事项	备注
丙酚替诺福韦/恩曲他滨/艾维雷韦/考比司他	TAF/FTC/EVG/c	INSTIs + NRTIs		成人和年龄≥12 且体重≥35kg 的青少年：1 片/次，1 次/d，随食物同服（每片含 150mg 艾维雷韦，150mg 考比司他，200mg 恩曲他滨和 10mg 丙酚替诺福韦）	腹泻、恶心和头痛	不建议与利福平、利福布汀合用	进口药
艾博韦泰（Albuvirtide）		长效 FIs		160mg/针，1 次 2 针（320mg），1 周静脉滴注 1 次	血甘油三酯、胆固醇升高、腹泻等	由于不经细胞色素 P450 酶代谢，与其他药物相互作用小	国产药

附表 3-2 成人及青少年艾滋病患者抗病毒治疗推荐方案

2 种 NRTIs	第三类药物
推荐方案	
TDF（ABC[a]）+3TC（FTC） FTC/TAF	+NNRTIs: EFV、RPV 或 + PIs: LPV/r、 DRV/c 或 +INSTIs: DTG、RAL
单片制剂方案	
TAF/FTC/EVG/c[b] ABC/3TC/DTG[b]	
替代方案	
AZT+3TC	+EFV 或 NVP[c] 或 RPV[d] 或 +LPV/r

注：a. 用于 *HLA-B*5701* 阴性者；b. 单片复方制剂；c. 对于基线 CD4+ T 淋巴细胞＞250 个 /μl 的患者要尽量避免使用含 NVP 的治疗方案，合并丙型肝炎病毒感染的避免使用含 NVP 的方案；d. RPV 仅用于病毒载量＜105 拷贝 /ml 和 CD4+ T 淋巴细胞＞200 个 /μl 的患者 TDF、ABC、3TC、FTC、TAF、AZT、EFV、LPV/r、DRV/c、DTG、RAL、NVP、RPV、ETC、EVG/c 同附表 3-1。

附表 3-3 儿童抗病毒治疗方案

年龄（岁）	推荐方案	备选方案	说明
＜3	ABC 或 AZT+3TC+LPV/r	ABC+3TC+NVP AZT+3TC+NVP	①由于年龄非常小的婴幼儿体内药物代谢很快，且其免疫系统功能尚未发育完全，导致感染不易被控制，体内病毒载量含量很高，因此婴幼儿治疗需要非常强有力的方案；② AZT 或 ABC 作为一种 NRTIs 使用（首选 ABC）；③曾暴露于 NNRTIs 药物的婴幼儿选择 LPV/r；④ TDF 不能用于该年龄段儿童
3~10	ABC+3TC+EFV	AZT/TDF+3TC+ NVP/EFV/LPV/r	
＞10	TDF+3TC+EFV	ABC/AZT+3TC+ NVP/EFV/ LPV/r	美国已批准 TDF 使用于 3 岁以下儿童

注：TDF、ABC、AZT、3TC、LPV/r、EFV、NVP 同附表 3-1。

附表 3-4　抗反转录病毒药物常见毒副反应及处理措施

药物	常见的毒副反应	危险因素	建议处理措施
AZT	贫血，中性粒细胞减少	CD4+ T 淋巴细胞计数低于 200 个 /μl	用 TDF 或 ABC 替代；使用低剂量的 AZT
	乳酸酸中毒或肝脂肪变性引起的肝大脂肪萎缩；脂肪代谢障碍；肌病	$BMI>25kg/m^2$（或体重＞75kg） 长期使用核苷类药物	用 TDF 或 ABC 替代 —
TDF	慢性肾损害；急性肾损害、范可尼综合征	潜在肾脏疾病；$BMI<18.5kg/m^2$ 或低体重（＜50kg）；女性明显未治疗的糖尿病及高血压；合并使用其他肾损害药物或蛋白酶抑制剂	用 ABC 或 TAF 或 AZT 替代；TAF 避免用于 eGFR ＜ 30 ml/（$min•1.73\ m^2$）的患者
	骨密度减少	成人软骨病、儿童佝偻病或骨折病史；存在骨质疏松或骨密度减少的高危因素；维生素 D 缺乏	—
	肝脂肪变引起的肝大	长期暴露于核苷类药物；肥胖；肝脏疾病	—
ABC	超敏反应	*HLA-B* 5701* 阳性	避免用于 *HLA-B* 5701* 阳性的患者；用 AZT 或 TDF 替代
3TC	副作用小；但在合并 HBV 感染患者中，停用 3TC 可致急性肝衰竭	—	—
EFV	中枢神经系统毒性（头晕、失眠、多梦等）或精神症状（焦虑、抑郁或精神错乱）	具有抑郁症或精神疾病病史者	晚上服药；减少剂量为 400mg/d；如减少剂量无效，可用 LPV/r 替代，有经济条件患者可以选择 INSTIs
	肝毒性	潜在肝脏疾病；合并使用其他肝毒性药物 不详	考虑 LPV/r，有经济条件患者可以选择 INSTIs—
	皮疹或超敏反应	不详	
	男性乳房发育	不详	考虑 LPV/r，有经济条件患者可以选择 INSTIs

续表

药物	常见的毒副反应	危险因素	建议处理措施
NVP	肝毒性；皮疹及超敏反应，包括 Stevens-Johnson 综合征	合并 HCV 感染；合并使用其他肝毒性药物 基线 CD4+ T 淋巴细胞计数＞250 个 /μl 者	如出现轻度肝损伤可选用 EFV 替代（包括 3 岁以上儿童）；如重度肝损伤或超敏反应，或 3 岁以下儿童，选用其他种类药物（INSTIs 或 PIs）
LPV/r	心电图异常（P-R 和 QRS 间期延长）、尖端扭转型室性心动过速	既往存在心脏传导系统疾病者；同时使用其他引起长 P-R 或 QRS 间期的药物；先天性长 Q-T 间期综合征；低钾血症	存在上述高危因素者应谨慎使用 LPV/r
	胰腺炎	艾滋病进展期；酗酒	—
	血脂异常	心血管危险因素，如肥胖及糖尿病等	考虑降脂治疗；或者更换为其他 PIs，具体参考相关疾病指南
	腹泻	—	考虑止泻的治疗；或者更换为其他 PIs
RAL	横纹肌溶解、肌病或肌痛	合并使用其他具有增加横纹肌溶解或肌病风险的药物，包括他汀类药物	使用其他类别抗 HIV 药物替代（如 PIs）
	肝炎、肝衰竭；皮疹及超敏反应	不详	—
DTG	肝毒性、超敏反应、中枢神经系统毒副作用	合并 HBV 或 HCV 感染，其他肝脏疾病；妊娠早期和未采取有效避孕的育龄期女性	改用其他 INSTIs 或 PIs，避免使用 DTG 方案

注：AZT、TDF、ABC、AZT、3TC、EFV、TAF、LPV/r、NVP、ETV、RAL、DTG 同附表 3-1。

附录四　儿科临床常用药物监测的药动学参数

摘自《中国国家处方集》(儿童版)

药品名称	口服生物利用度 / %	达峰时间 / h	血浆蛋白结合率 / %	表观分布容积 / (L/kg)	消除途径	达稳态时间 / d	消除率 / (ml/kg)	消除半衰期 / h	有效浓度范围 / (mg/L)	潜在中毒浓度 / (mg/L)	一日剂量 / (mg/kg)
卡马西平	成人：75～85	成人：4～8	成人：75～80	成人：0.8～2.2	肝 99%	成人：7～14	一日 28	成人：25～65	4～12	＞12	10～20，分次
乙琥胺	成人：近 100	3～7	成人：＜10	成人：0.65	肝 70% 肾 30%	6～10	一日 16	30～36	40～100	＞150	15～40
苯巴比妥	成人：80～90	成人：2～18	20～45	0.9	肝 80% 肾 20%	10～18	一日 8.2	40～70	10～40	＞40	3～6，分次
苯妥英钠	成人：95	成人：4～12	85～95	0.5～0.8	肝＞95% 肾＜5%	2～5	每小时 8.25～79.2	5	10～20	＞25	负荷量 15，维持量 5
丙戊酸钠	成人：近 100	成人空腹：0.5～1.5 成人食后：2～8	成人：85～95	成人：0.1～0.4	肝	2～2.5	成人：每小时 7～8	新生儿：30～40	50～100	未定	15～60，分次
左乙拉西坦	≥95	1	0	0.5～0.7	肾	1～2	成人：每小时 43.3～80.8	健康成人：6～8 新生儿：16～18	12～46	未定	20～50，最大维持量 60

续表

药品名称	口服生物利用度/%	达峰时间/h	血浆蛋白结合率/%	表观分布容积/（L/kg）	消除途径	达稳态时间/d	消除率/（ml/kg）	消除半衰期/h	有效浓度范围/（mg/L）	潜在中毒浓度/（mg/L）	一日剂量/（mg/kg）
托吡酯	≥80	2～4	15	0.75	肾	4～5	成人：每小时34.65～51.98	20～30 10～15（合并肝药酶诱导药）	10～15	未定	口服，开始0.5～1，分2次服，每1～2周增加0.5～1，直至有效，一般3～6，分2次，宜整片吞服
拉莫三嗪	≥95	1～3	55	0.92～1.22	肝	3～6（5～15合并丙戊酸钠）	成人：每分钟（39±14）ml	15～35（单药） 30～90（合并丙戊酸钠） 8～20（合并肝药酶诱导药）	2.5～15	未定	2
奥卡西平	90	3～6	40	0.6～1	肝	2～3	成人：每小时27.72～86.63	8～15	3～35	未定	口服，开始8～10，分2次服，维持量为30，最大剂量45
地高辛	成人：60～80	成人：2～6	成人：20～25	6～10	肾	成人：7～11	成人：每分钟188ml/1.73m^2	36～37	0.5～2μg/L	>2.4μg/L	负荷量一次8～125μg/L，维持量一日3～5μg/L

续表

药品名称	口服生物利用度/%	达峰时间/h	血浆蛋白结合率/%	表观分布容积/(L/kg)	消除途径	达稳态时间/d	消除率/(ml/kg)	消除半衰期/h	有效浓度范围/(mg/L)	潜在中毒浓度/(mg/L)	一日剂量/(mg/kg)
万古霉素	几不吸收	即刻(注)	成人：55	成人：0.43～1.25	肝	成人：3～5	成人：每分钟(87.35±9.45)ml	成人：2～3	峰：25～40 谷：5～10	峰：>50 谷：>20	一日10～40，分次
茶碱	成人：近100	成人：2～3	成人：60	成人：0.3～0.7	肝	成人：3～8	每分钟(0.67±0.13)ml	成人：2.6～4.8 新生儿：>24	<15	>15	视制剂不同而定
环孢素	成人：20～30	成人：3～4	成人：90	成人：3.5～4	肝94% 肾6%		成人：每分钟5～7ml	成人：10～30	骨髓移植：100～200ng/ml 肝移植：200～300ng/ml 肾移植：100～200ng/ml		视移植后时间及移植种类而定
他克莫司	成人：10～20	成人：0.7～6	成人：>98.8	成人：16.1	肝	成人：3	成人：每小时2.43L 肝移植：每小时4.1L	成人：4～41	10～20ng/ml		视移植后时间及移植种类而定

注：表内未标注“成人”的为儿童的数据。

附录五　抗菌药物在特殊人群中的应用

表格引自国家卫生计生委、国家中医药管理局和解放军总后勤部卫生部于 2015 年发布施行的《抗菌药物临床应用指导原则》(2015 年版)。

附表 5-1　肾功能减退患者抗菌药物的应用

肾功能减退时的应用	抗菌药物				
按原治疗剂量应用	阿奇霉素	头孢哌酮	利福喷丁	卡泊芬净	替硝唑
	多西环素	头孢曲松	利福布汀	来卡芬净	乙胺嘧啶
	米诺环素	莫西沙星	利福昔明	伏立康唑口服制剂	
	克林霉素	利奈唑胺		伊曲康唑口服液	
	氯霉素	替加环素		酮康唑	
	萘夫西林				
轻、中度肾功能减退时按原治疗剂量，重度肾功能减退时减量应用	红霉素	美洛西林	氨苄西林 / 舒巴坦[1]	环丙沙星	利福平
	克拉霉素	哌拉西林	阿莫西林 / 克拉维酸[1]	甲硝唑	乙胺丁醇
	苯唑西林		哌拉西林 / 他唑巴坦[1]	达托霉素[1]	吡嗪酰胺
	氨苄西林		头孢哌酮 / 舒巴坦[1]	氟康唑[1]	氟胞嘧啶[1]
	阿莫西林				

续表

肾功能减退时的应用	抗菌药物				
轻、中、重度肾功能减退时均需减量应用	青霉素	头孢氨苄	头孢唑肟	亚胺培南	磺胺甲噁唑
	羧苄西林	头孢拉定	头孢噻肟	美罗培南	甲氧苄啶
	替卡西林	头孢呋辛	头孢吡肟	厄他培南	
	阿洛西林	头孢孟多	拉氧头孢	氧氟沙星	
	头孢噻吩	头孢西丁	替卡西林 / 克拉维酸	左氧氟沙星	
	头孢唑啉	头孢他啶	氨曲南	加替沙星	
避免应用，确有指征应用时需在治疗药物浓度监测下或按内生肌酐清除率调整给药剂量	庆大霉素	链霉素	万古霉素	两性霉素 B 去氧胆酸盐[2]	
	妥布霉素	其他氨基糖苷类	去甲万古霉素	伊曲康唑静脉注射液[2,3]	
	奈替米星		替考拉宁	伏立康唑静脉注射液[4]	
	阿米卡星		多黏菌素 B		
	卡那霉素		多黏菌素 E		
不宜应用	四环素	呋喃妥因	萘啶酸		

注：[1]轻度肾功能减退时按原治疗量，只有严重肾功能减退者需减量。

[2]该药有明显肾毒性，虽肾功能减退者不需调整剂量，但可加重肾损害。

[3]非肾毒性药，因静脉制剂中赋形剂（环糊精）蓄积，当内生肌酐清除率（Ccr）< 30ml/min 时避免应用或改口服。

[4]非肾毒性药，因静脉制剂中赋形剂（环糊精）蓄积，当内生肌酐清除率（Ccr）< 50ml/min 时避免应用或改口服。

附表 5-2　肝功能减退患者抗菌药物的应用

肝功能减退时的应用	抗菌药物				
按原治疗量应用	青霉素 G	庆大霉素	万古霉素	氧氟沙星	米卡芬净
	头孢唑林	妥布霉素	去甲万古霉素	左氧氟沙星	
	头孢他啶	阿米卡星	多黏菌素类	诺氟沙星	
		其他氨基糖苷类	达托霉素[1]	利奈唑胺[1]	
严重肝病时减量慎用	哌拉西林	头孢噻吩	替加环素	环丙沙星	伊曲康唑
	阿洛西林	头孢噻肟	甲硝唑	氟罗沙星	伏立康唑[1]
	美洛西林	头孢曲松			卡泊芬净[1]
	羧苄西林	头孢哌酮			
肝病时减量慎用	红霉素	培氟沙星	异烟肼[2]	克林霉素	林可霉素
肝病时避免应用	红霉素酯化物	两性霉素 B	磺胺药	四环素	氯霉素
	酮康唑	咪康唑	利福平		

注：[1]在严重肝功能不全者中的应用目前尚无资料。

[2]活动性肝病时避免应用。

附表 5-3 新生儿应用抗菌药物后可能发生的不良反应

抗菌药物	不良反应	发生机制
氯霉素	灰婴综合征	肝酶不足，氯霉素与其结合减少，肾排泄功能差，使血游离氯霉素浓度升高
磺胺药	脑性核黄疸	磺胺药替代胆红素与蛋白的结合位置
喹诺酮类	软骨损害（动物）	不明
四环素类	齿及骨骼发育不良，牙齿黄染	药物与钙络合沉积在牙齿和骨骼中
氨基糖苷类	肾、耳毒性	肾清除能力差，有遗传因素、药物浓度等个体差异大
万古霉素	肾、耳毒性	同氨基糖苷类
磺胺药及呋喃类	溶血性贫血	新生儿红细胞中缺乏葡萄糖 -6- 磷酸脱氢酶

附录六　药物代谢动力学符号注释

A	体内药量（mg 或 μmol）
AUC	血浆药物浓度 - 时间曲线下面积，它代表一次用药后的吸收总量，反映药物的吸收程度［(mg•h)/L 或(μmol•h)/L］
C	在 t 时的血药浓度（mg/L 或 μmol/L）
C_{inf}	恒速滴注浓度（mg/L 或 μmol/L）
Cl	肌肝（L/h）
Ccr	内生肌酐清除率（L/h）
$\mathrm{Cl_R}$	药物肾清除率（L/h）
$C(\mathrm{m})$	血浆代谢物浓度（mg/L 或 μmol/L）
C_{max}	一次给药后的最大血药浓度（mg/L 或 μmol/L）
$C(\mathrm{m})_{\mathrm{ss}}$	持续恒速静脉滴注稳定时代谢物浓度（mg/L 或 μmol/L）
C_{ss}	在零级过程滴注（即恒速静脉滴注）后达稳态时的血药浓度（mg/L 或 μmol/L）
$C_{\mathrm{ss,\,max}}$；$C_{\mathrm{ss,\,min}}$	固定给药剂量及给药间隔，当到达稳态时，最大和最小血浆药物浓度（mg/L 或 μmol/L）
C_{upper}；C_{lower}	血浆药物浓度的上、下限（mg/L 或 μmol/L）
D_2	负荷剂量（mg 或 μmol/L）
$\mathrm{EC_{50}}$	产生 1/2 最大效应的浓度（mg/L 或 μmol/L）
E_{max}	最大效应（使用效应测量单位）
F	药物生物利用度（无单位）
GFR	肾小球滤过率（ml/min 或 L/h）
K	在一定模型的表观一级消除速率常数（$\mathrm{h^{-1}}$）
K_{a}	吸收速率常数（$\mathrm{h^{-1}}$）
K_{A}	药物与蛋白的结合常数（L/mol）
K_{D}	透析治疗中，患者的消除速率常数（$\mathrm{h^{-1}}$）
K_{e}	尿排泄速率常数，也指表观一级吸收速率常数（$\mathrm{h^{-1}}$）
K_{m}	在一室模型代谢转化的表观一级速率常数（即代谢物的消除速率常数），也有代表 Michaelis 常数（$\mathrm{h^{-1}}$）
n	多次用药所给剂量的次数
R_{o}	恒速静脉滴注速率（mg/h）
τ	给药间隔（h）
τ_1	肾衰竭时的给药间隔

τ_{max}	维持血浆浓度于 C_{upper} 和 C_{lower} 之间的最大给药间隔时间（h）
t_{max}	血管外给药时，达到最大血药浓度时的时间（h）
t_{inf}	恒速滴注时间（h）
$t_{1/2}$, $t_{0.5}$	半衰期（h）
$t_{1/2\alpha}$	分布半衰期（h）
$t_{1/2\beta}$	消除半衰期（h）
$t_{1/2Ka}$	吸收半衰期（h）
V	建立在血浆浓度基础上的表观分布容积（L）
V_c	中央室的分布表观容积（L）
V_d	在多室模型药物的表观分布容积，系指体内药量和后分布相血药浓度之间的一个比例常数（L）
V_m	用 Michaelis-Menten 方程所描述过程的理论上的最大速率（mg/h 或 μmol/L）
V_{ss}	建立在血浆药物浓度基础上的稳态表观分布容积（L）
X_0	负荷剂量或初剂量（mg 或 μmol）

附录七 部分医学、分子生物学及相关名词英文缩写

γ-氨基丁酸	GABA
γ-谷氨酰转移酶	γ-GT
5-氟尿嘧啶	5-FU
5-羟色胺/去甲肾上腺素再摄取抑制剂	SNRIs
5-羟吲哚醋酸	5-HIAA
P糖蛋白	P-gp
UDP-葡糖醛酸转移酶	UDPGT

B

半数有效剂量	ED_{50}
半数致死量	LD_{50}
苯二氮䓬类	BZD
表皮生长因子受体	EGFR
丙型肝炎病毒	HCV
补体依赖的细胞毒性	CDC

C

充血性心力衰竭	CHF
促红细胞生成素	EPO
促甲状腺激素释放激素	TRH
促卵泡激素	FSH
促肾上腺皮质激素	ACTH

D

单纯红细胞再生障碍性贫血	PRCA
单胺氧化酶抑制剂	MAOIs
单胺氧化酶	MAO
单磷酸次黄嘌呤核苷	IMP

低密度脂蛋白胆固醇	LDL-C
短暂性脑缺血发作	TIA

E

儿茶酚-*O*-甲基转移酶	COMT
二氢嘧啶脱氢酶	DPD

F

非快速眼动	NREM
非淋菌性尿道炎	NGU
非小细胞肺癌	NSCLC
非甾体抗炎药	NSAIDs
肺动脉高压	PH
肺栓塞	PE

G

干细胞因子	SCF
高密度脂蛋白胆固醇	HDL-C
谷草转氨酶	GOT
谷丙转氨酶	GPT
骨髓增殖性肿瘤	MPN
冠心病	CHD
冠状动脉旁路移植术	CABG
国际标准化比值	INR
过氧化物酶增殖体激活受体α	PPARα

H

核苷二磷酸	NDP
核苷三磷酸	NCP
红细胞集落生成单位	CFU-E
环氧酶	COX
还原型烟酰胺腺嘌呤二核苷酸	NADH
患者自控镇痛	PCA
磺胺甲噁唑	SMZ
活化部分凝血活酶生成时间	aPTT
活化的凝血酶原复合物浓缩剂	aPCC
活化全血凝固时间	ACT
获得性免疫缺陷综合征	AIDS

J

激素替代治疗	HRT
极低密度脂蛋白胆固醇	VLDL-C
急性等容血液稀释	ANH
急性泛发性发疹性脓疱病	AGEP
急性早幼粒细胞白血病	APL
甲氨蝶呤	MTX
甲肝减毒活疫苗	HepA-L
甲肝灭活疫苗	HepA-I
甲基羟戊二酰辅酶A	HMG-CoA
甲氧苄啶	TMP
甲状旁腺激素	PTH
甲状腺素结合球蛋白	TBG
甲状腺髓样癌	MTC
碱性磷酸酶	ALP
结核菌素纯蛋白衍生物	TB-PPD
经尿道前列腺切除术	TURP
经皮冠状动脉介入治疗	PCI
经皮经肝胆管造影术	PCT
巨细胞病毒	CMV

K

抗癫痫药	AED
抗利尿激素分泌失调综合征	SIADH
抗凝血酶Ⅲ	AT-Ⅲ
口服补液盐	ORS
口服葡萄糖耐量试验	OGTT

L

粒细胞-巨噬细胞集落刺激因子	GM-CSF
粒细胞集落刺激因子	G-CSF
连续不卧床腹膜透析	CAPD
良性前列腺增生	BPH
磷酸二酯酶-5	PDE-5
隆凸性皮肤纤维肉瘤	DFSP
卵巢过度刺激综合征	OHSS

M

麻风疫苗	MR
麻腮风疫苗	MMR
慢性肾病	CKD
慢性嗜酸性粒细胞白血病	CEL
慢性髓细胞性白血病	CML
慢性阻塞性肺疾病	COPD
弥散性血管内凝血	DIC

N

耐多药肺结核	MRD-TB
耐甲氧西林金黄色葡萄球菌	MRSA
内皮素受体 A	ETA
内皮素受体 B	ETB
尿苷二磷酸葡萄糖醛酸转移酶	UGT
尿嘧啶核苷酸	dUMP
凝血酶时间	TT
凝血酶原复合物浓缩剂	PCC
凝血酶原时间	PT

P

皮肤 T 细胞淋巴瘤	CTCL
葡萄糖 -6- 磷酸脱氢酶	G-6-PD
普拉德 – 威利综合征	PWS

Q

羟丙基甲基纤维素	HPMC
前列腺素	PG
前列腺特异性抗原	PSA
侵袭性系统性肥大细胞增生症	ASM
轻微脑功能障碍	MBD
去甲肾上腺素	NE
全段甲状旁腺激素	IPTH

R

人抗嵌合抗体	HACA
人抗鼠抗体	HAMA

人类免疫缺陷病毒	HIV
乳酸脱氢酶	LDH
乳腺癌耐药蛋白	BCRP

S

三磷酸腺苷	ATP
射血分数保留的心衰	HFpEF
射血分数中间值的心衰	HFmrEF
深静脉血栓形成	DVT
神经阻滞剂恶性综合征	NMS
肾素 - 血管紧张素 - 醛固酮	RAAS
生长激素	GH
史 - 约综合征	SJS
嗜酸性粒细胞增多综合征	HES
双氢睾酮	DHT
四氢叶酸	THFA

T

糖依赖性促胰岛素释放肽	GIP
脱氧核糖核酸	DNA
脱氧三磷酸鸟苷	dGTP
脱氧三磷酸腺苷	dATP

W

胃肠道间质瘤	GIST

X

腺苷二磷酸	ADP
香草杏仁酸	VMA
血管紧张素转换酶	ACE
血管紧张素转换酶抑制剂	ACEI
血管紧张素Ⅱ	AngⅡ
血管性血友病	vWD
血尿素氮	BUN
血栓素 A_2	TXA_2
血栓性血小板减少性紫癜	TTP
血小板糖蛋白Ⅱb/Ⅲa	GPⅡb/Ⅲa
血小板衍生生长因子	PDGF

血小板衍生生长因子受体	PDGFR
胸苷酸合成酶	TS
选择性 5- 羟色胺再摄取抑制剂	SSRIs

Y

延髓催吐化学感受区	CTZ
炎性肠病	IBD
广泛性焦虑症	GAD
药动学	PK
药品不良反应	ADR
胰高血糖素样肽 -1	GLP-1
乙肝病毒 e 抗原	HBeAg
乙肝免疫球蛋白	HBIG
依赖抗体的细胞毒性	ADCC
乙酰胆碱酯酶	AChE
乙型肝炎病毒	HBV
阴离子转运多肽 1B1	OATP1B1

Z

直接面视下督导化疗	DOT
治疗指数	TI
中毒性表皮坏死松解症	TEN
中枢神经系统	CNS
中性粒细胞绝对计数	ANC
终末期肾病	ESRD
总胆固醇	TC
组织型纤溶酶原激活物	tPA
最低肺泡有效浓度	MAC
最低抑菌浓度	MIC
左心室射血分数	LVEF

药品中文名称索引

C

D

E

F

S

T

W

X

药品英文名称索引

E

F

G

H